Susanne Geyer / Arthur Grabner

Die Tierarzthelferin

Susanne Geyer / Arthur Grabner

Die Tierarzthelferin

Lehrbuch und Leitfaden
für die Ausbildung zur Tierarzthelferin
und zum Tierarzthelfer

7., überarbeitete Auflage

mit Beiträgen von
Doris Schoon und Hans-Joachim Schäfer

schlütersche

Bibliografische Information Der Deutschen Bibliothek

Die Deutsche Bibliothek verzeichnet diese Publikation in der Deutschen Nationalbibliografie; detaillierte bibliografische Daten sind im Internet über http:/dnb.ddb.de abrufbar.

ISBN 3-87706-586-4

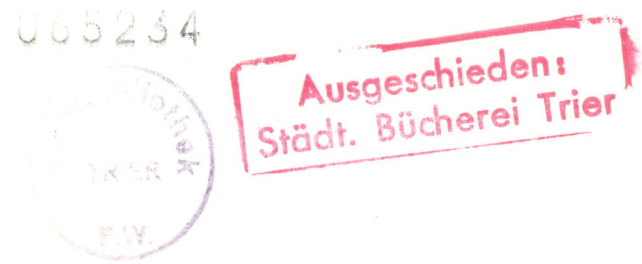

Dr. med. vet. Susanne Geyer
Gräfelfing

Univ.-Professor Dr. med. vet. Arthur Grabner
Klinik für Pferde, Allgemeine Chirurgie und Radiologie
Freie Universität Berlin

Beiträge von
Dr. med. vet. Doris Schoon
Berufliches Schulzentrum 9 Leipzig

Dr. med. vet. Hans-Joachim Schäfer
Aulendorf

© 2005, Schlütersche Verlagsgesellschaft mbH & Co. KG, Hans-Böckler-Allee 7, 30173 Hannover

Alle Rechte vorbehalten. Das Werk ist urheberrechtlich geschützt. Jede Verwertung außerhalb der gesetzlich geregelten Fälle muss vom Verlag schriftlich genehmigt werden.

Die beschriebenen Eigenschaften und Wirkungsweisen der genannten pharmakologischen Präparate basieren auf den Erfahrungen der Autoren, die größte Sorgfalt darauf verwendet haben, dass alle therapeutischen Angaben dem derzeitigen Wissens- und Forschungsstand entsprechen.
Der Verlag und die Autoren übernehmen keine Haftung für Produkteigenschaften, Lieferhindernisse, fehlerhafte Anwendung oder bei eventuell auftretenden Unfällen und Schadensfällen. Die den Produkten beigepackten Informationen sind unbedingt zu beachten. Jeder Benutzer ist zur sorgfältigen Prüfung der durchzuführenden Medikation verpflichtet. Jede Dosierung oder Applikation erfolgt auf eigene Gefahr.

Satz: Die Feder, Konzeption vor dem Druck GmbH, Wetzlar
Druck: Werbedruck Aug. Lönneker GmbH & Co. KG, Stadtoldendorf
Bindung: Buchbinderei S. R. Büge, Celle

Vorwort zur 6. und 7. Auflage

Mit jeder Neuauflage eines Buches besteht die Möglichkeit – vor allem aber auch die Notwendigkeit – der Aktualisierung, Erweiterung und Ergänzung des bereits veröffentlichten Textes.

Die 6. Auflage wurde, auch unter Berücksichtigung hilfreicher Anregungen von Lehrenden und Lernenden, vollständig neu bearbeitet und umfangreich erweitert. So wurde besonders im Kapitel »Arbeitsbereiche der Tierarzthelferin« auf die Assistenz bei Untersuchung, Behandlung und Operation sowie die Betreuung von Intensivpatienten ausführlicher eingegangen. Für das Verständnis der Anatomie und Physiologie des Tierkörpers wurde eine erweiterte Darstellung der Zell- und Gewebelehre und der Organsysteme notwendig.

Für die Bearbeitung des Kapitels »Krankheitslehre« einschließlich Bundesseuchengesetz und Tierseuchengesetz konnte Frau Dr. Schoon aus Leipzig gewonnen werden. Durch die neue Gebührenordnung für Tierärzte (GOT) verlangte das Kapitel »Abrechnungs- und Gebührenwesen« eine gründliche Überarbeitung, die Herr Dr. Schäfer, Aulendorf, übernahm. Beiden Mitarbeitern sei für ihr mühevolles Entgegenkommen besonders gedankt.

Textabschnitte, in denen Gesetzes- oder Verordnungsnovellierungen zu berücksichtigen waren, wurden aktualisiert. Technische Neuerungen in der Diagnostik und Therapie wurden thematisch aufgegriffen und soweit besprochen, wie sie für den Fachkundeunterricht in den Berufsschulen notwendig sind. Die praktische Verwertung des theoretischen Wissens muss durch die Unterweisung in der ausbildenden Praxis erworben werden. Auf eine Ausführung des Bereichs »Praxisverwaltung und Praxiseinkauf« wurde verzichtet, weil entsprechende Fachbücher für diese Lerngebiete bereits vorliegen.

Das vorliegende Buch wendet sich an die Tierarzthelferinnen und Tierarzthelfer in der Ausbildung, soll aber auch als Nachschlagewerk für alle in der Praxis tätigen Helfer dienen.

Das Buch hat durch das neue Layout ein anderes Gesicht bekommen. Darüber hinaus wurde die Zahl der überwiegend farbigen Abbildungen bedeutend erhöht. Dadurch sollte das komplexe Wissensgebiet für den Lernenden verständlicher und einprägsamer sowie für den Leser allgemein informativ gestaltet werden. In diesem Zusammenhang danken wir Herrn Bas Teunis, Eindhoven, für das Erstellen zahlreicher neuer Zeichnungen. In den Fällen, in denen bestehende und bewährte Abbildungen als Grundlage dienten, ist diese kenntlich gemacht. Ein besonderer Dank gilt der Firma Eickemeyer, Tuttlingen, für die Bereitstellung umfangreichen Bildmaterials für das Kapitel »Instrumente«.

Dem Verlag sei besonders gedankt für die großzügige Gestaltung des Buches und das Eingehen auf unsere besonderen Wünsche hinsichtlich der Wiedergabe des Lehrstoffes. Herzlichen Dank sagen wir auch den Kolleginnen Frau Dr. B. Land und Frau Dr. B. Schröder für die vielfältige Unterstützung.

München, Berlin
im April 2005

Susanne Geyer
Arthur Grabner

Verflechtungen der Veterinärmedizin mit anderen Wissenschaften

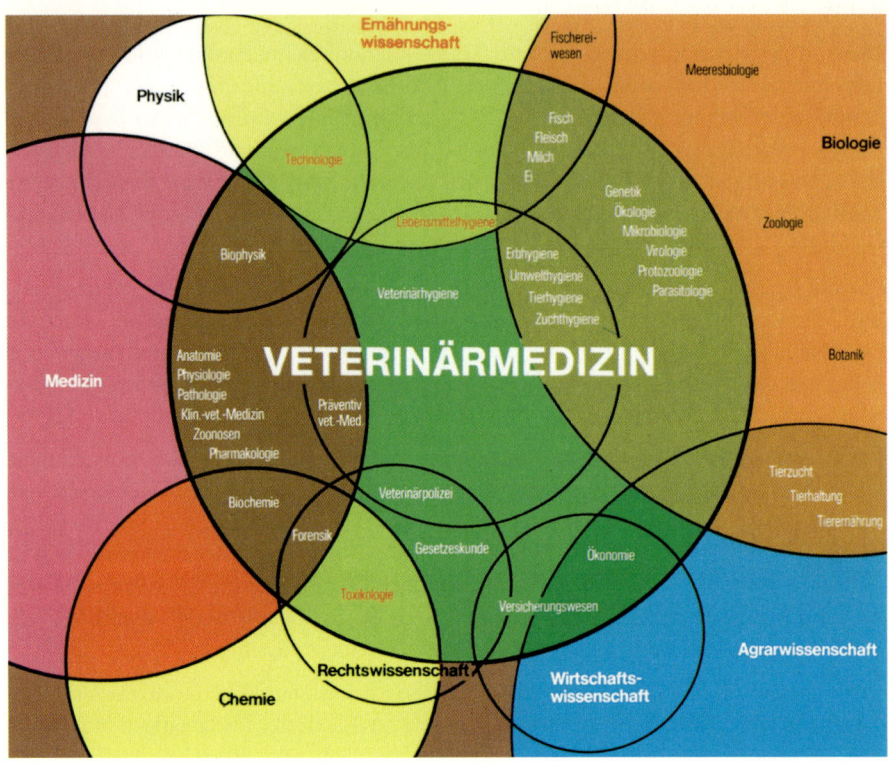

Inhalt

Ausbildung und Beruf

1	**Gesundheits- und Veterinärwesen**	13
1.1	Gesundheitswesen	13
1.1.1	Aufgaben des Gesundheitswesens	13
1.1.2	Gesundheitsgesetzgebung	15
1.1.3	Öffentlicher Gesundheitsdienst	15
1.2	Berufe im Gesundheitswesen	16
1.2.1	Heilberufe	16
1.2.2	Heilhilfsberufe	18
1.2.3	Veterinärhilfsberufe	19
1.3	Veterinärwesen	20
2	**Der tierärztliche Berufsstand und seine Organisation**	23
2.1	Der tierärztliche Beruf	23
2.2	Die tierärztlichen Berufsvertretungen	24
3	**Ausbildung zur Tierarzthelferin**	29
3.1	Berufsausbildung	29
3.1.1	Berufswahl	29
3.1.2	Gesundheitliche Überwachung	29
3.1.3	Verlauf der Ausbildung	30
3.2	Ausbildungsordnung	32
3.2.1	Ausbildungsberufsbild	32
3.2.2	Ausbildungsrahmenplan	33
3.2.3	Berichtsheft	40
3.2.4	Rahmenlehrplan	40
3.3	Prüfungsordnung	41
3.4	Weiterbildung zur Tierarztfachhelferin	42
4	**Die Tierarzthelferin im Beruf**	43
4.1	Die tierärztliche Praxis und Klinik	43
4.1.1	Die tierärztliche Praxis	43
4.1.2	Die tierärztliche Klinik	44
4.2	Arbeitsbereiche der Tierarzthelferin	45
4.2.1	Allgemeine Aufgaben	45
4.2.2	Assistenz in der Sprechstunde	47
4.2.2.1	Umgang mit Tierbesitzern	47
4.2.2.2	Umgang mit Tieren in der Praxis	47
4.2.2.3	Erste Hilfe am Menschen	48
4.2.2.4	Unfallgefahren beim Umgang mit Tieren	48
4.2.2.5	Vorbereitung zur Untersuchung und Behandlung	50
4.2.2.6	Anwendung medizinisch-technischer Geräte	52
4.2.3	Assistenz bei Operationen	53
4.2.3.1	Präoperative Vorbereitungen	53
4.2.3.2	Operationsassistenz und Narkoseüberwachung	55
4.2.3.3	Postoperative Versorgung	59
4.2.4	Betreuung von Intensivpatienten	59
4.2.4.1	Der Notfallpatient	59
4.2.4.2	Schock	62
4.2.4.3	Erste-Hilfe-Maßnahmen am Tier in der Praxis	62
4.2.4.4	Intensivbehandlung	63
4.2.4.5	Tod und Euthanasie	64
4.2.5	Haltung und Fütterung	65
4.2.5.1	Haltung	65
4.2.5.2	Fütterung	65
4.2.6	Tierschutz	67

4.3	Praxispflege und Hygiene	71
4.3.1	Praxispflege	71
4.3.2	Hygiene	74
4.3.3	Desinfektion und Sterilisation	74
4.4	Arbeitsschutz und Unfallverhütung	79
4.4.1	Einige Maßnahmen zur Verhütung von Unfällen	79
4.4.2	Warnbeschilderung in Labor und Praxis	83
4.4.3	Brandschutz	83
4.4.4	Arbeitssicherheit in tierärztlichen Praxen und Kliniken (Betreuungsvertrag)	84
4.5	Abfall- und Tierkörperbeseitigung	84
4.5.1	Abfallbeseitigung	84
4.5.2	Tierkörperbeseitigung	86

Medizin

5	Einführung in die medizinische Fachsprache	87
5.1	Anwendung von Fachbegriffen	87
5.1.1	Bildung medizinischer Begriffe	87
5.1.2	Lateinische Formenlehre	88
5.2	Einteilung des Tierkörpers und der Körperregionen	89
5.2.1	Einteilung der Körperregionen	90
5.2.2	Organe und Organsysteme	93

6	Zell- und Gewebelehre	95
6.1	Die Zelle und ihre Aufgaben	95
6.1.1	Aufbau der Zelle	95
6.1.2	Lebensvorgänge der Zelle	97
6.2	Einteilung des Körpergewebes	99
6.2.1	Epithelgewebe	99
6.2.2	Binde- und Stützgewebe	101
6.2.3	Muskelgewebe	104
6.2.4	Nervengewebe	105

7	Bau und Arbeitsweise der Organsysteme	109
7.1	Bewegungsapparat	109
7.1.1	Skelettsystem	109
7.1.1.1	Kopfknochen	110
7.1.1.2	Wirbelsäule (Columna vertebralis)	112
7.1.1.3	Brustkorb (Thorax)	113
7.1.1.4	Gliedmaßen (Extremitäten)	113
7.1.1.5	Verbindungen der Knochen	117
7.1.1.6	Skelett der Vögel	118
7.1.2	Muskelsystem	120
7.2	Äußere Haut (Cutis)	125
7.2.1	Aufbau der Haut	125
7.2.2	Hautanhangsorgane	126
7.2.3	Hautkrankheiten	127
7.2.4	Haut und Federkleid der Vögel	128
7.3	Schleimhaut und Körperhöhlen	130
7.3.1	Schleimhaut (Mucosa)	130
7.3.2	Einteilung und Lage der Körperhöhlen	132
7.4	Verdauungsorgane (Digestionsapparat)	134
7.4.1	Verdauungskanal	134
7.4.1.1	Mundhöhle (Cavum oris)	134
7.4.1.2	Zähne (Dentes)	135
7.4.1.3	Schlundkopf, Rachen (Pharynx)	138
7.4.1.4	Speiseröhre (Ösophagus)	138

7.4.1.5	Magen (Gaster)	138	7.11.4.2	Vorgänge im weiblichen Organismus	178
7.4.1.6	Darmkanal (Intestinum)	140	7.11.4.3	Paarung und Fortpflanzung	179
7.4.2	Physiologie der Verdauung	141	7.11.4.4	Instrumentelle Samenübertragung	181
7.4.3	Verdauungsstörungen	142	7.11.4.5	Embryotransfer	181
7.4.4	Verdauungsorgane der Vögel	142	7.11.4.6	Hormonale Steuerung der Fortpflanzung	182
7.5	**Anhangsorgane Leber und Bauchspeicheldrüse**	145	7.11.5	Milchdrüse (Mamma)	183
7.5.1	Leber (Hepar)	145	7.11.6	Geschlechtsorgane der Vögel	183
7.5.2	Bauchspeicheldrüse (Pankreas)	147	7.11.7	Vogelei	184
7.6	**Ernährung und Stoffwechsel**	149	**7.12**	**Endokrines System**	186
7.6.1	Nährstoffe	149	7.12.1	Zirbeldrüse (Epiphyse)	186
7.6.2	Futtermittel	151	7.12.2	Hirnanhangsdrüse (Hypophyse)	186
7.6.3	Stoffwechsel	152	7.12.3	Schilddrüse (Thyreoidea)	188
7.7	**Atmungsorgane (Respirationsapparat)**	153	7.12.4.	Nebenschilddrüse (Epithelkörperchen, Parathyreoidea)	188
7.7.1	Obere Atemwege	154	7.12.5	Nebenniere	188
7.7.2	Untere Atemwege und Lunge	155	7.12.6	Bauchspeicheldrüse (Pankreas)	188
7.7.3	Atmungsorgane der Vögel	157	7.12.7.	Endokrines System der Vögel	188
7.8	**Kreislaufsystem (Zirkulationsapparat)**	158	**7.13**	**Nervensystem**	189
7.8.1	Blutgefäße	159	7.13.1	Zentralnervensystem (ZNS)	190
7.8.2	Herz	160	7.13.2	Peripheres Nervensystem	191
7.8.3	Kreislaufsystem der Vögel	163	7.13.3	Vegetatives Nervensystem	192
7.9	**Blut**	164	7.13.4	Rezeptoren	193
7.10	**Lymphsystem und Milz**	172	7.13.5	Reflexe	193
7.10.1	Lymphatisches System der Säugetiere	172	**7.14**	**Sinnesorgane**	194
7.10.2	Lymphatisches System, Milz, Thymus der Vögel	173	7.14.1	Gefühlssinn	194
7.11	**Harn- und Geschlechtsorgane (Urogenitalapparat)**	174	7.14.2	Geschmackssinn	195
7.11.1	Harnapparat	174	7.14.3	Geruchssinn	196
7.11.2	Harnapparat der Vögel	176	7.14.4	Gesichtssinn	196
7.11.3	Geschlechtsorgane	176			
7.11.4	Fortpflanzungsvorgänge	177			
7.11.4.1	Vorgänge im männlichen Organismus	177			

7.14.5	Gehörsinn	200	8.2.2	Infektionsabwehr	219
7.14.6.	Gleichgewichtssinn	202	8.2.3	Impfung (Immunprophylaxe)	221
7.14.7	Sinnesorgane der Vögel	202	8.2.3.1	Aktive Immunisierung	221
			8.2.3.2	Passive Immunisierung	222
8	**Krankheitslehre**	**203**	8.2.4	Viren und Viruskrankheiten	222
8.1	Allgemeine Krankheitslehre	203	8.2.5	Bakterien und bakterielle Infektionskrankheiten	229
8.1.1	Krankheitsursachen	203	8.2.6	Pilze und Pilzkrankheiten (Mykosen)	232
8.1.1.1	Innere Krankheitsursachen	204	8.2.7	Parasiten und parasitäre Erkrankungen	234
8.1.1.2	Äußere Krankheitsursachen	204	8.2.7.1	Tierische Einzeller oder Urtierchen (Protozoen)	235
8.1.2	Entzündung (Inflammatio)	205	8.2.7.2	Würmer	237
8.1.3	Kreislaufstörungen	208	8.2.7.3	Gliederfüßer (Arthropoden)	238
8.1.3.1	Kreislaufstörungen von Seiten des Herzens	208	8.2.8	Zoonosen	240
8.1.3.2	Kreislaufstörungen von Seiten der Blutgefäße	208	8.3	Das Tierseuchengesetz	244
8.1.3.3	Störungen der Blutgerinnung	209	8.3.1	Anzeigepflicht	244
8.1.3.4	Ödeme	209	8.3.2	Meldepflicht	246
8.1.3.5	Blutungen	209			
8.1.3.6	Kreislaufschock	210	**9**	**Diagnostik und Therapie**	**247**
8.1.4	Stoffwechselstörungen	210			
8.1.4.1	Atrophie	211	9.1	Klinische Untersuchung	247
8.1.4.2	Degeneration	211	9.1.1	Vorbericht und Kennzeichnung der Tiere	247
8.1.4.3	Nekrose	212	9.1.2	Allgemeinuntersuchung	248
8.1.5	Kontrolliertes Wachstum	212	9.1.3	Spezielle Untersuchung der Organsysteme	252
8.1.5.1	Anpassungswachstum	212			
8.1.5.2	Ersatzwachstum	213	9.2	Bildgebende Untersuchungsverfahren	255
8.1.6	Missbildungen	213	9.2.1	Röntgen	255
8.1.7	Tumoren	213	9.2.1.1	Röntgentechnik	255
8.1.8	Immunpathologie	214	9.2.1.2	Weitere Verfahren zur Röntgendiagnostik	261
8.1.8.1	Überempfindlichkeitsreaktionen (Allergien)	215	9.2.1.3	Strahlenschutz	261
8.1.8.2	Immunschwächen	215	9.2.2	Elektrokardiographie	263
8.1.8.3	Autoimmunkrankheiten	215	9.2.3	Endoskopie	269
8.2	Infektionskrankheiten und ihre Erreger	216	9.2.4	Ultraschall	272
8.2.1	Allgemeine Infektionslehre	216	9.2.4.1	Physikalische Grundlagen	272

9.2.4.2	Ultraschalldiagnostik (Sonographie)	272		10.4.2	Fehlerarten	344
9.2.5	Weitere bildgebende Verfahren	275		10.4.3	Durchführung von Qualitätskontrollen	345
9.2.5.1	Thermographie	275		**10.5**	**Untersuchungen im Praxislabor**	348
9.2.5.2	Szintigraphie	276		10.5.1	Laborgegenstände und Praxisgeräte	348
9.2.5.3	Kernspin- oder Magnetresonanztomographie (MR)	276		10.5.2	Hämatologische Untersuchungen (Blutstatus)	350
9.3	**Therapeutische Maßnahmen**	277		10.5.2.1	Blutstatus	350
9.3.1	Verabreichung von Arzneimitteln	277		10.5.2.2	Gerinnungsuntersuchungen	358
9.3.2	Physikalische Behandlungsmethoden	279		10.5.2.3	Blutgasanalyse	359
9.3.3	Naturheilverfahren	284		10.5.3	Klinisch-chemische Untersuchungen	359
9.3.4	Verhaltenstherapie	285		10.5.3.1	Absorptionsfotometrie (»Nasschemie«)	360
9.4	**Chirurgische Maßnahmen**	285		10.5.3.2	Reflexionsfotometrie (»Trockenchemie«)	364
9.4.1	Betäubungslehre (Anästhesiologie)	285		10.5.3.3	Refraktometrische Messung von Plasmaprotein	365
9.4.2	Operative Eingriffe	289		10.5.4	Harnuntersuchungen	366
9.4.3	Verbandlehre	292		10.5.5	Kotuntersuchungen	371
9.5	**Instrumentenkunde**	297		10.5.6	Hautuntersuchungen	377
9.5.1	Instrumente	297		10.5.7	Zytologische Untersuchungen	379
9.5.2	Chirurgisches Nahtmaterial	330		10.5.8	Liquoruntersuchungen	381
				10.5.9	Spezielle Laboruntersuchungen	382
10	**Laboruntersuchungen**	333		10.5.9.1	Untersuchung von Körperhöhlenpunktaten	382
10.1	**Mikroskopie**	333				
10.2	**Probengewinnung und Aufbereitung von Untersuchungsmaterial**	335		10.5.9.2	ELISA (Untersuchung auf FeLV und FIV)	383
10.2.1	Blutprobengewinnung	335		10.5.9.3	Mikrobiologische Untersuchungen in der Praxis	383
10.2.2	Gewinnung und Aufbereitung von Harn	339		10.5.9.4	Serologische Untersuchungen	385
10.2.3	Kot-, Haut- und Gewebeproben	339		10.5.9.5	Weitere Laboruntersuchungen	385
10.2.4	Proben zur mikrobiologischen Untersuchung	340				
10.3	**Einsendung von Untersuchungsmaterial**	341		**11**	**Arzneimittelkunde**	387
10.4	**Qualitätssicherung**	344		**11.1**	**Arzneimittel**	387
10.4.1	Präzision und Richtigkeit	344		11.1.1	Das Rezept	390
				11.1.2	Arzneiwirkungen	391

11.1.3	Packungsbeilage der Fertigarzneimittel	392	12.7	Zahlungsverkehr in der Tierarztpraxis 415
11.1.4	Aufbewahrung und Betreuung von Arzneimitteln	392	12.7.1	Barzahlung 415
			12.7.2	Karte mit Geldchip 415
11.1.5	Vorschriften zum Umgang mit Arzneimitteln	394	12.7.3	Zahlung mit Debit-/Maestrokarte (electronic cash) 416
11.1.6	Arzneimittellisten	397	12.7.4	Kreditkarten 416
11.2	Betäubungsmittel (BtM)	398	12.7.5	Einzug durch Lastschrift ... 416
			12.7.6	Scheckzahlung 417
			12.7.7	Rechnung 417
			12.7.8	Tierärztliche Verrechnungsstellen und andere Anbieter. . 418

Verwaltung

12	**Abrechnungs- und Gebührenwesen** 403		**12.8**	**Außenstände und Mahnverfahren** 418
12.1	Gebührenordnung für Tierärzte (GOT) 403		12.8.1	Außenstände vermeiden 418
			12.8.2	Teilzahlungsservice 419
12.2	Arzneimittelpreisverordnung (AMPreisV) ... 409		12.8.3	Zahlungserinnerung 419
			12.8.4	Mahnung 419
12.3	Abrechnung von Produkten, die nicht der Verschreibungspflicht unterliegen 410		12.8.5	Der persönliche Kontakt ... 420
			12.8.6	Gerichtliche Mahnverfahren 420
12.3.1	Freiverkäufliche und apothekenpflichtige Arzneimittel 410			
			13	**Wichtige Daten in der tierärztlichen Praxis** 421
12.3.2	Sonstige Produkte 410		13.1	Normbereiche 421
12.3.3	Futtermittel 410		13.1.1	Physiologische Werte am Tier 421
12.4	Berechnungsbeispiele 411			
12.4.1	Pferd, Kolik (Bauchschmerzen) 411		13.1.2	Laborwerte 423
			13.2	Maßeinheiten 425
12.4.2	Kalb, Diarrhoe und Exsikkose 412		13.2.1	Maße und Gewichte 425
			13.2.2	SI-Einheiten 426
12.4.3	Hund, Kastration einer Hündin 413		13.2.3	Messbehelfe in der Praxis 426
12.5	Betreuungsverträge 414		13.3	Aufbewahrungsfristen 427
12.6	Abrechnung besonderer Leistungen 414			
			Literatur 428
12.6.1	Abrechnung für die amtliche Schlachttier- und Fleischuntersuchung 414			
			Abbildungsnachweise 430
12.6.2	Abrechnung für die künstliche Besamung 415			
			Stichwortverzeichnis 431
12.6.3	Abrechnung für staatlich angeordnete Maßnahmen 415			

1 Gesundheits- und Veterinärwesen

Gesundheit ist nach einem von der Weltgesundheitsorganisation (WHO) festgelegten Begriff ein »Zustand vollständigen körperlichen, geistigen und sozialen Wohlbefindens«. Die Bewahrung und Verbesserung der Gesundheit sind Zweck des staatlich regulierten Gesundheitssystems.

1.1 Gesundheitswesen

Im Gesundheitswesen sind alle öffentlichen und privaten Einrichtungen der Gesundheitsvorsorge und der Krankenbehandlung zusammengefasst. Dazu gehören unter anderem die öffentlichen Gesundheitsdienste (staatliche und städtische Gesundheitsämter), alle Einrichtungen der ambulanten und stationären Krankenbehandlung, das Betriebsarztwesen, die Schwangerenberatung und die Säuglingspflege. Des Weiteren sind alle im medizinischen Bereich tätigen konfessionellen und karitativen Organisationen sowie Rettungsdienste und nicht zuletzt die Lehreinrichtungen zur Ausbildung (Universitätskliniken, angeschlossene Institute, Krankenpflegeschulen) Teil des Gesundheitswesens.

Das Gesundheitswesen steht auf drei Säulen:
- Öffentlicher Gesundheitsdienst (Behörden)
- Ambulante Versorgung in der Praxis
- Stationäre Versorgung im Krankenhaus

1.1.1 Aufgaben des Gesundheitswesens

Der Begriff »Gesundheitswesen« gliedert sich in drei eigenständige Aufgabenbereiche:

Gesundheitsschutz

Dazu gehören Maßnahmen der allgemeinen Hygiene und der Sozialhygiene wie Umwelt- und Ortshygiene (z. B. Trink-, Brauchwasserversorgung, Abfallbeseitigung, Schulen, Kindergärten), Verhütung und Bekämpfung übertragbarer Krankheiten, Hygiene im Verkehr mit Lebensmitteln und Bedarfsgegenständen, der Strahlenschutz, Maßnahmen der Unfallverhütung, Mitwirkung bei der Gewerbeaufsicht u. a. m.

Gesundheitspflege

Sie hat die Aufgabe, Menschen vor gesundheitsschädlichem Handeln zu bewahren, und umfasst alle Maßnahmen der Gesundheitsvorsorge (z. B. Gesundheitsaufklärung, Mütterberatung – *primäre Prävention*), den Schutz vor Erkrankung bei Gefährdeten (z. B. Vorsorge- und Früherkennungsuntersuchungen, Impfprophylaxe – *sekundäre Prävention*), die Bewahrung vor weiteren Krankheitsgefahren bei bereits Erkrankten (z. B. bei der Krebsbekämpfung – *tertiäre Prävention*) und alle Maßnahmen der Gesundheitsfürsorge.

Kurative Medizin

Darunter versteht man alle Möglichkeiten der ambulanten Versorgung durch niedergelassene Ärzte und Zahnärzte und der stationären Versorgung im Krankenhaus, um bei Erkrankten oder Verletzten die Gesundheit wiederherstellen zu können. In diesen Bereich gehören auch die Maßnahmen zur Wiedereingliederung von körperlich, geistig oder seelisch behinderten Menschen in das Alltags- und Berufsleben *(Rehabilitation)*.

Die genannten Aufgabenbereiche des Gesundheitswesens werden durch den öffentlichen Gesundheitsdienst, das Krankenhauswesen und die ambulante Versorgung von Erkrankten durch niedergelassene Ärzte wahrgenommen.

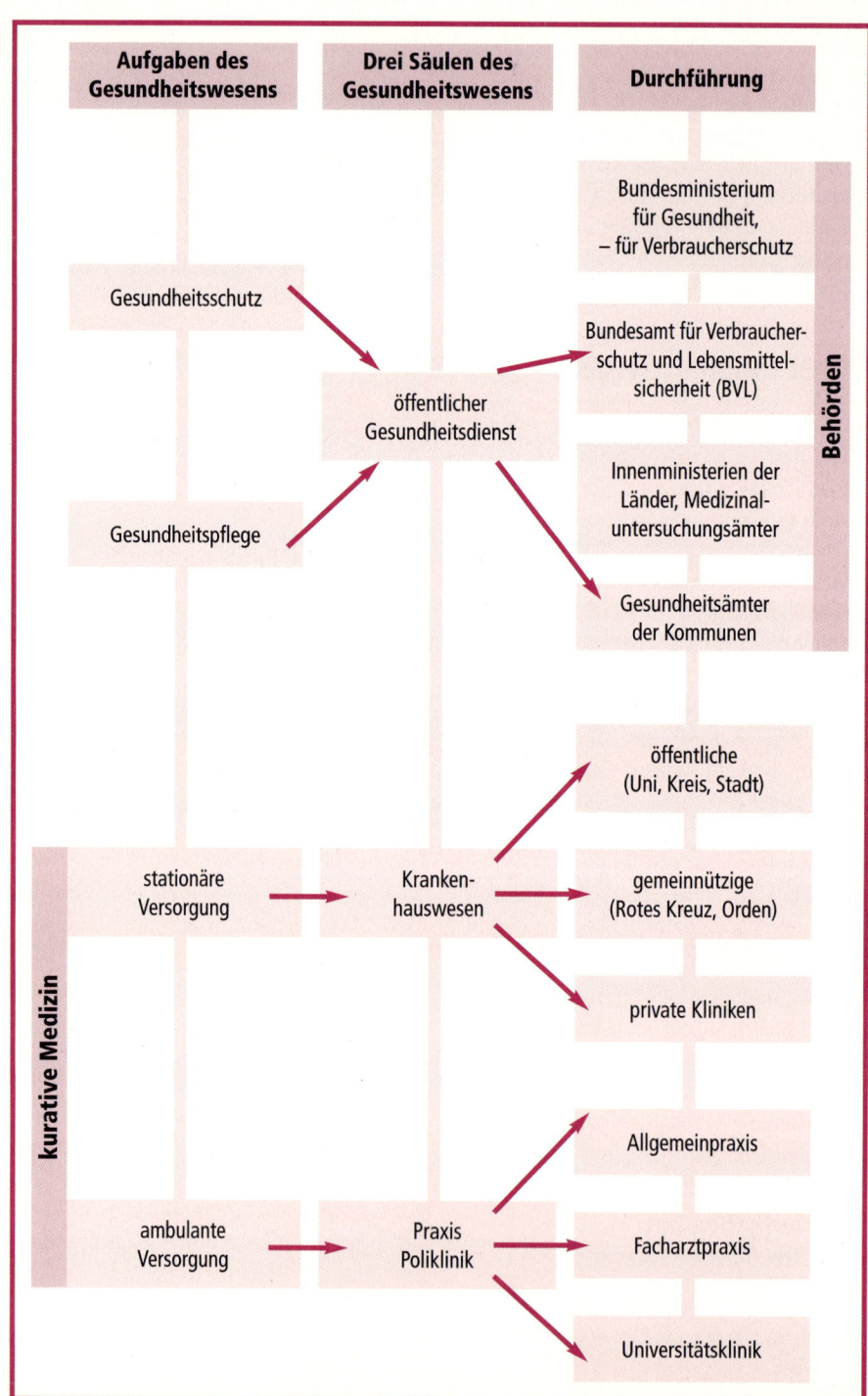

1.1.2 Gesundheitsgesetzgebung

In der Bundesrepublik Deutschland gehört die Durchführung der Gesetze über das Gesundheitsrecht zur Zuständigkeit der Länder unter Oberaufsicht des Bundes.

Im Gesundheitsrecht sind die Vorschriften über die öffentliche Gesundheitspflege enthalten, besonders über die Heilberufe, die Apotheken, den Verkehr mit Arzneimitteln und Betäubungsmitteln, Impfstoffen und Seren, die allgemeine Gesundheitsfürsorge, die Seuchenbekämpfung, die Lebensmittelhygiene und das Veterinärwesen.

Recht = Ordnung innerhalb einer Rechtsgemeinschaft
Gesetz = Ordnungsregel durch den Gesetzgeber

Grundlagen der Gesundheitsgesetzgebung (Legislative)

Bereiche der Bundesgesetzgebung sind alle Maßnahmen gegen gemeingefährliche und übertragbare Krankheiten bei Menschen und Tieren *(Bundesseuchengesetz)*, die Zulassung zu Heilberufen, Heilhilfsberufen und zum Heilgewerbe, der Verkehr mit Arzneien, Heil- und Betäubungsmitteln und Giften und die Gesundheitsfürsorge (z. B. Bundessozialhilfegesetz).

In den Bereich der Länder gehören die Gesetze über die Berufsvertretungen und über die Berufsgerichtsbarkeit der Ärzte, Zahnärzte, Tierärzte und Apotheker *(Kammergesetze)* und Gesetze über die Einrichtung von Behörden (Medizinaluntersuchungsämter, Landesimpfanstalten, Gesundheitsämter u. a.), die mit der Durchführung der Gesundheitsgesetze betraut sind.

1.1.3 Öffentlicher Gesundheitsdienst

Der öffentliche Gesundheitsdienst umfasst die Gesundheitsbehörden des Bundes und der Länder sowie die Gesundheitsämter auf kommunaler Ebene.

Aufbau und Verwaltung des öffentlichen Gesundheitsdienstes (Exekutive)

Die Gesundheitsaufsicht und Verwaltung im gesamten Bundesbereich obliegt dem Bundesministerium für Gesundheit mit seiner Gliederung in Abteilungen, Unterabteilungen und Referate für das Gesundheitswesen und dem Bundesministerium für Verbraucherschutz.

Das Bundesamt für Verbraucherschutz und Lebensmittelsicherheit (BVL) hat seinen Sitz in Bonn mit Dienststellen in Braunschweig und Berlin. Es übernimmt Aufgaben im Bereich des Risikomanagements. Dazu gehört der Betrieb eines europäischen Schnellwarnsystems vor gefährlichen Lebensmitteln und Futtermitteln. Die einzelnen Referate erfüllen Aufgaben in der Überwachung von Lebensmitteln, Tabakerzeugnissen, kosmetischen Mitteln, Futtermitteln, Pflanzenschutzmitteln und Tierarzneimitteln sowie in der Überprüfung von Arzneimittelrückständen in Lebensmitteln. Ein weiterer Schwerpunkt des BVL liegt in der Durchführung von Zulassungsverfahren für Tierarzneimittel.

Das Bundesinstitut für Risikobewertung (BfR) – früher BgVV – ist eine wissenschaftliche Einrichtung mit Sitz in Berlin. Es nimmt durch eigene Forschung wichtige Aufgaben bei der Verbesserung des gesundheitlichen Verbraucherschutzes und der Lebensmittelsicherheit wahr.

Das **BVL** überwacht und prüft
- Verbraucherschutz in der EU
- Betrieb eines Schnellwarnsystems
- Lebensmittel und Bedarfsgegenstände
- Futtermittel
- Pflanzenschutzmittel
- Tierarzneimittel (Zulassung u. Registrierung)
- Arzneimittelrückstände in Lebensmitteln

Das **BfR** ist ein Forschungsinstitut zum Verbraucherschutz
- Gesundheit des Verbrauchers (Gefahren/Risiken)
- Wahlfreiheit des Verbrauchers (Irreführung/Täuschung)

Auf Landesebene sind meist das Innenministerium oder in einigen Bundesländern auch dem Sozialministerium zugeordnete Gesundheitsabteilungen die oberste Gesundheitsbehörde.

Der Unterstützung dieser Landesbehörden und der Erledigung selbstständiger Aufgaben auf dem Gebiet des Gesundheitswesens dienen besondere Einrichtungen:

- Landes- oder Medizinaluntersuchungsämter für das Gesundheitswesen sind Einrichtungen zur Seuchendiagnostik und Seuchenbekämpfung bei Mensch und Tier.
- Landesimpfanstalten.
- Standesorganisationen in allen Ländern (Ärztekammern und Tierärztekammern).

Zusätzlich zu den ärztlichen Standesorganisationen als Berufsvertretungen gibt es in allen Ländern auf Grund der kassenärztlichen Vorschriften die so genannten *kassenärztlichen Vereinigungen.* Dies sind Stellen, die als Berater der Versicherungsträger auftreten und die Belange der Kassenärzte diesen gegenüber wahrnehmen.

Auf kommunaler Ebene leistet das **Gesundheitsamt** die Basisarbeit des öffentlichen Gesundheitsdienstes in der Bevölkerung. Es wird von einem Amtsarzt geleitet. Neben dem ärztlichen Personal sind in den Gesundheitsämtern MTAs, Arzthelferinnen, Gesundheitsingenieure, Gesundheitsaufseher, Sozialarbeiter und Verwaltungspersonal angestellt.

Die Gesundheitsämter überwachen die Durchführung der Gesundheitsgesetzgebung (insbesondere das Bundesseuchengesetz) und sind ärztliche Berater der Kreisverwaltungsbehörden, die in den Landkreisen und kreisfreien Städten Vollzugsorgan der Gesundheitsaufsicht sind.

Aufgaben des Gesundheitsamtes im einzelnen sind:

- das Bewusstsein zur persönlichen Gesundheitspflege zu fördern (Gesundheitserziehung),
- die gesundheitliche Versorgung der Bevölkerung fachlich zu beaufsichtigen (Aufsicht über die Arztpraxen, das ärztliche Hilfspersonal, die Apotheken und die Krankenanstalten),
- die allgemeinen hygienischen und sozialhygienischen Maßnahmen des Gesundheitsschutzes und der Gesundheitsvorsorge (Prävention) durchzuführen,
- die Gesundheitsfürsorge für Kranke, Behinderte und Süchtige zu betreiben,
- innerhalb des Gutachterwesens amtsärztlich (Ausstellung von Zeugnissen und Erstellung von Gutachten), gerichtsärztlich und vertrauensärztlich (Untersuchung der Arbeitsfähigkeit) tätig zu sein.

1.2 Berufe im Gesundheitswesen

1.2.1 Heilberufe

Zu den Heilberufen zählen der Arzt, der Zahnarzt, der Tierarzt und der Apotheker. Ihre Ausbildung und Berufsausübung sind in entsprechenden staatlichen Zulassungen (Approbation) und einer Berufsordnung gesetzlich geregelt. Jeder Angehörige dieser Berufsstände ist in seinem Bundesland Pflichtmitglied der jeweiligen Berufsvertretung (Landesärztekammer, Landeszahnärztekammer, Landestierärztekammer, Landesapothekerkammer).

Die Kammern haben als Körperschaften des öffentlichen Rechts mit Unterstützung der Kreis- und Bezirksverbände u. a. die Aufgabe, im Rahmen der Gesetze die beruflichen Belange der genannten Berufsstände wahrzunehmen und in der öffentlichen Gesundheitspflege mitzuwirken.

Arzt

Aufgabe des Arztes ist es, das Leben zu erhalten, die Gesundheit zu schützen und wiederherzustellen sowie Leiden zu lindern. Der Arzt übt seinen Beruf nach den Geboten der Menschlichkeit aus. Er dient nach § 1 der Bundesärzteordnung der Gesundheit des einzelnen Menschen und des gesamten Volkes.

Weitere Grundsätze seiner Berufsausübung sind in einer Reihe von Bestimmungen in der ärztlichen Berufsordnung festgelegt. Hierzu gehört insbesondere auch die Verpflichtung über das, was ihm in seiner Eigenschaft als Arzt anvertraut oder bekannt geworden ist, zu schweigen. Nach erfolgreicher Beendigung des Medizinstudiums und Nachweis der geforderten Praktikantenzeit wird auf Antrag bei der zuständigen Behörde des Landes die Erlaubnis zur Ausübung des ärztlichen Berufes erteilt.

Die meisten Ärzte bemühen sich nach der Approbation um eine Weiterbildung zum Facharzt auf den vielfältigen Gebieten und Teilgebieten ärztlicher Tätigkeit. Sie üben dann ihren Beruf in der freien Praxis, im Krankenhaus, im öffentlichen Gesundheitsdienst, in der Bundeswehr oder in vielen weiteren Bereichen der Medizin aus.

Eine Teilgebietsbezeichnung darf ein Arzt erst führen, wenn er eine über das Gebiet hinausgehende Weiterbildung in dem speziellen Teilgebiet abgeschlossen hat.

Zahnarzt

Aufgabe des Zahnarztes ist die Erkennung und Behandlung von Zahn-, Mund- und Kieferkrankheiten. Er ist ferner mit der Eingliederung von Zahnersatz (zahnärztliche Prothetik) und der Behandlung falsch stehender Zähne oder falsch geformter Kiefer (Kieferorthopädie) beschäftigt.

Nach einem fünfjährigen Studium der Zahnmedizin und bestandener Prüfung erhält der Zahnarzt die Approbation, die ihn zur Ausübung des zahnärztlichen Berufes berechtigt.

Tierarzt

Ausbildung und Tätigkeit des Tierarztes sind ausführlich in Kapitel 2.1. dargestellt.

Beispiele für Gebiete und Teilgebiete ärztlicher Tätigkeit

Gebiet	Teilgebiet
Innere Medizin	■ Gastroenterologie ■ Lungen- und Bronchialheilkunde ■ Kardiologie ■ Nephrologie ■ Hämatologie ■ Endokrinologie
Chirurgie	■ Unfallchirurgie ■ Gefäßchirurgie ■ Kinderchirurgie
Frauenheilkunde und Geburtshilfe	
Kinderheilkunde	■ Kinderkardiologie
Orthopädie	■ Rheumatologie
Urologie	
Pathologie	■ Neuropathologie

Apotheker

Aufgaben des Apothekers sind die kunstgerechte Ausführung ärztlicher Rezepte, die Herstellung und Abgabe von Heilmitteln, für deren einwandfreie Beschaffenheit er verantwortlich ist.

Die Apotheke ist ein Gewerbebetrieb für Zubereitung und Verkauf von Arzneimitteln nach ärztlicher Vorschrift (Rezept) oder im Handverkauf. Nach einem mehrjährigen Studium der Pharmazie und einer praktischen Ausbildung in einer Lehrapotheke und bestandener staatlicher Prüfung ist der Apotheker nach erteilter Approbation zur Führung einer Apotheke berechtigt.

Neben dem Apotheker ist unter den Heilberufen nur der Tierarzt berechtigt, Arzneimittel selbst herzustellen, vorrätig zu halten und abzugeben (vergl. tierärztliches Dispensierrecht).

Die Berufsbezeichnungen *Heilpraktiker* bzw. *Tierheilpraktiker* gehören nicht den genannten Heilberufen, sondern dem Heilgewerbe an. Darunter versteht man die Ausübung der Heilkunde bzw. Tierheilkunde durch nicht approbierte Personen. Heilpraktiker sind an gesetzliche Berufsbedingungen (Heilpraktikergesetz) gebunden und üben die Heilkunde auf der Grundlage einer staatlichen Genehmigung nach Prüfung durch den Amtsarzt aus.

1.2.2 Heilhilfsberufe

Für die vielfältigen Bereiche des Gesundheitswesens gibt es eine Fülle von Berufszweigen, die sich in Helferinnenberufe, Krankenpflegeberufe, diagnostischtechnische Berufe und therapeutisch-rehabilitative Berufe aufteilen lassen.

Helferinnenberufe

In jedem Bereich der vier Heilberufe gibt es Helferinnen, deren Ausbildung auf der Grundlage des Berufsbildungsgesetzes im Rahmen eines Ausbildungsverhältnisses erfolgt. Die *Arzt-, Zahnarzt-, Tierarzt- und Apothekenhelferinnen* erhalten im Allgemeinen nach einer dreijährigen Ausbildung in der Praxis bzw. Apotheke und in der Berufsschule und nach bestandener Abschlussprüfung den Helferinnenbrief. Die Helferinnen üben ihren Beruf vorwiegend in der freien Praxis bzw. Apotheke aus. Arzthelferinnen werden auch in Krankenhäusern und bei Gesundheitsbehörden beschäftigt.

Ausbildung und Berufstätigkeit der Tierarzthelferin sind in den Kapiteln 3 und 4 dargestellt.

Diagnostisch-technische Berufe

Angehörige dieser Berufsgruppe sind für die medizinische Assistenz von besonderer Bedeutung. Sie üben ihre Tätigkeit als *medizinische/r Laboratoriumsassistent/in – MTA –, medizinisch-technische/r Radiologieassistent/in* oder als *veterinärmedizinisch-technische/r Assistent/in – VMTA –* hauptsächlich in Krankenhäusern (Laboratorien, Röntgenabteilungen), Arztpraxen und Untersuchungsämtern aus.

Pharmazeutisch-technische Assistenten arbeiten in Apotheken unter Aufsicht eines Apothekers oder in der pharmazeutischen Industrie.

Die Ausbildung für diese Berufe ist durch Bundesgesetze geregelt und erfolgt an anerkannten Lehranstalten. Voraussetzung für die Zulassung ist die abgeschlossene Realschulbildung.

Zytologie-Assistenten sind dem Arzt bei der Herstellung und Auswertung zytologischer Präparate (z. B. Zellabstriche im Rahmen der Krebsfrüherkennung) behilflich. Die Ausbildung erfolgt in Berufsfachschulen.

Therapeutisch-rehabilitative Berufe

Darunter versteht man Berufe, die dem Arzt insbesondere bei der physikalischen Behandlung von Patienten (z. B. Massagen, Bäder, Bestrahlungen, Übungsbehandlungen) und bei der Wiederherstellung der Gesundheit bei körperlichen und seelischen Leiden (Rehabilitation) behilflich sind.

Masseure, medizinische Bademeister und *Krankengymnasten* (Physiotherapeuten) haben nach ihren staatlich vorgeschriebenen Ausbildungsgängen auch die Möglichkeit, freiberuflich in eigener Praxis tätig zu sein.

Beschäftigungs- und Arbeitstherapeuten (Ergotherapeuten) sind nach einer ebenfalls gesetzlich geregelten dreijährigen Ausbildungsdauer in orthopädischen Kliniken, Nervenkrankenhäusern, Altenpflegeheimen und Rehabilitationszentren tätig.

Logopäden werden nach Abschluss einer dreijährigen, staatlich geregelten Ausbildung auf Anordnung des Arztes bei der Diagnostik und Therapie von Hör-, Stimm- und Sprachkrankheiten tätig.

Orthoptisten sind Helfer des Augenarztes bei der Übungsbehandlung sehgestörter Patienten.

Krankenpflegeberufe

Innerhalb dieser Berufsgruppe findet man die Berufsbezeichnungen »*Krankenschwester*«, »*Krankenpfleger*« oder »*Kinderkrankenschwester*«, »*Kinderkrankenpfleger*«, die nach erfolgreichem Abschluss einer dreijährigen theoretischen und praktischen Ausbildung an staatlichen oder staatlich anerkannten Schulen getragen werden dürfen. Voraussetzungen für die Zulassung sind der Realschulabschluss oder eine gleichwertige Ausbildung und das vollendete 17. Lebensjahr. Bei der *Krankenpflegehelferin* bzw. beim *Krankenpflegehelfer* genügt nach Hauptschulabschluss eine einjährige Ausbildung.

Die Ausübung dieser Berufe findet hauptsächlich in Krankenhäusern oder in der ambulanten Krankenpflege statt.

Als weitere Berufe im Gesundheitswesen seien noch die *Hebamme* bzw. der *Entbindungspfleger* und die *Diätassistentin* genannt, deren Ausbildung ebenfalls durch ein Bundesgesetz geregelt ist.

Der *Rettungssanitäter* hat seine Aufgaben in der Besetzung des Rettungswagens, erste Hilfe bei Notfällen zu leisten und in der Assistenz für den Notarzt.

1.2.3 Veterinärhilfsberufe

In veterinärmedizinischen Ausbildungsstätten, Untersuchungsämtern und biologischen Forschungseinrichtungen wird technische Assistenz benötigt. Diese Tätigkeit wird von *vet. med. technischen Assistenten* (VMTA) und *vet med. Laboranten* ausgeführt, deren Ausbildung in Berufsfachschulen abgeleistet wird.

Von VMTAs werden Hilfeleistungen und selbstständige Tätigkeiten bei zytologischen und histologischen Untersuchungen erbracht. Ihre Arbeitsgebiete liegen in der klinischen Chemie, der Hämatologie, Serologie, Mikrobiologie, Parasitologie und auf dem Gebiet der Untersuchung von Lebensmitteln tierischer Herkunft.

Neben den Tierarzthelfern / -helferinnen mit ihrem vorwiegenden Tätigkeitsbereich in Praxis und Klinik stehen dem Tierarzt in größeren Tierkliniken und in Einrichtungen mit Versuchstierhaltung *Tierpfleger* als unentbehrliche Helfer für die ordnungsgemäße Haltung und Pflege des Tierbestandes zur Verfügung. Eine systematische Ausbildung dieses Berufszweiges erfolgt in Tierkliniken, zoologischen Gärten, Tierheimen, Versuchstierzuchten und biologisch forschenden Industriebetrieben.

Tiergesundheitspfleger sind in Hessen in Veterinärämtern für den Tiergesundheitsdienst, die Tierseuchenbekämpfung, die Tierkörperbeseitigung und den Tierschutz tätig.

In der Schlachttier- und Fleischbeschau sind *Fleischkontrolleure* beschäftigt, die in einem mehrwöchigen Lehrgang ausgebildet werden.

Geflügelfleischkontrolleure sind an der Seite des amtlichen Tierarztes an der Untersuchung des Schlachtgeflügels und bei der Überwachung der Einhaltung von Hygienevorschriften beteiligt.

In der Lebensmittelüberwachung und im öffentlichen Veterinärwesen sind fachlich ausgebildete *Lebensmittelkontrolleure* und *Gesundheitsaufseher* eingesetzt.

Aus dem Tierzuchtbereich sei noch der *Besamungswart* genannt, dessen Tätigkeitsfeld in der künstlichen Besamung von Rindern und Schweinen an Besamungsstationen oder im tierärztlichen Praxisbereich liegt. Bewerber müssen eine landwirtschaftliche Vorbildung besitzen und werden in einem Lehrgang zum Besamungswart ausgebildet.

1.3 Veterinärwesen

Unter dem Begriff »Veterinärwesen« wird die Gesamtheit aller amtlichen tierärztlichen Tätigkeiten und Aufgaben zusammengefasst. Im Veterinärwesen erfüllt der Amtstierarzt viele öffentliche Aufgaben, die dem Schutz des Menschen vor gesundheitlichen Gefahren dienen und ihm durch Gesetz übertragen worden sind. Dadurch sind enge Verbindungen zu Aufgaben des Gesundheitsschutzes und Wechselwirkungen mit Institutionen des öffentlichen Gesundheitsdienstes gegeben.

Rechtliche Grundlagen

Zu den rechtlichen Grundlagen der tierärztlichen Berufsausübung zählen das Berufsrecht (Bundes-Tierärzteordnung, Tierärztekammerrecht), das Tierseuchenrecht, das Fleischbeschaurecht, das Geflügelfleischhygienerecht, das Lebensmittelrecht, das Arzneimittel- und Dispensierrecht, das Futtermittelrecht, das Tierschutzrecht, das Bundes-Seuchenrecht und ferner solche aus den Bereichen der Tierzucht, des Tierkaufs, des Umweltschutzes, der Tierkörperbeseitigung u. a. m.

Aufgaben des öffentlichen Veterinärwesens

Für das öffentliche Veterinärwesen gibt es grundlegende Aufgaben, deren Ziel und Verpflichtung der Schutz der Gesundheit von Mensch und Tier sowie das Allgemeinwohl sind.

- Verhütung und Bekämpfung von übertragbaren Krankheiten der Tiere.
- Schutz des Menschen vor Gefahren und Schädigungen durch Tierkrankheiten.
- Schutz des Menschen vor Gesundheitsgefährdung sowie vor Irreführung und Täuschung durch Lebensmittel tierischer Herkunft.
- Erhaltung und Entwicklung eines leistungsfähigen Tierbestandes.
- Schutz der Umwelt vor schädlichen Einflüssen, die von Tieren sowie vom Tier stammenden Erzeugnissen und Abfällen ausgehen.
- Schutz des Lebens und Wohlbefindens der Tiere (Tierschutz).

Die Hauptaufgaben erstrecken sich somit auf die Bereiche der *Tierhaltung* (Tierzucht, Tiergesundheitsschutz, Tierseuchenbekämpfung, Tierschutz), des *Ver-*

Aufbau des öffentlichen Veterinärwesens

Bund	■ BMG: – Verschiedene Referate (Lebensmittelüberwachung, Veterinärwesen u. a.) – BfR	■ BMVL: – Abteilung Agrarische Erzeugung, Veterinärwesen, – Bundesanstalten – BVL
Länder	■ Referate für Veterinärwesen in den Sozial- bzw. Ernährungs- und Landwirtschaftsministerien ■ Veterinäruntersuchungsämter ■ Tiergesundheitsdienste	
Regierungsbezirke	■ Referate für Veterinärwesen in den Bezirksregierungen	
Kreise	■ Staatliche und kommunale Veterinärämter	

braucherschutzes (Schlachttier- und Fleischuntersuchung, Lebensmittelhygiene, Rückstandsprobleme durch Zusatzstoffe und Tierarzneimittel, Schutz vor Irreführung und Täuschung) und der *Umwelthygiene* (Umweltbelastung durch Tierhaltung, Tierkörperbeseitigung).

Die genannten Aufgaben werden von beamteten Tierärzten im höheren Veterinärverwaltungsdienst wahrgenommen.

Aufbau des öffentlichen Veterinärwesens

Wesentliche Funktionen des Veterinärwesens sind durch Bundesrecht geregelt und werden in der Europäischen Gemeinschaft (EG) normiert.

Auf Bundesebene ist die Veterinärverwaltung in verschiedenen Referaten des Bundesministeriums für Gesundheit (BMG) und des Bundesministeriums für Verbraucherschutz und Landwirtschaft (BMVL) vertreten.

Die Bundesministerien werden zur Erfüllung ihrer Funktionen von verschiedenen Bundesinstituten, wie dem für gesundheitlichen Verbraucherschutz und Lebensmittelsicherheit (BVL) (siehe Kapitel 1.1.3) und dem Paul-Ehrlich-Institut für Sera und Impfstoffe sowie dem deutschen Institut für medizinische Dokumentation und Information (DIMDI) unterstützt.

Weitere Bundesbehörden sind für das öffentliche Veterinärwesen von besonderer Bedeutung. Dies sind u. a. die Bundesforschungsanstalt für Viruskrankheiten der Tiere mit Standorten in Tübingen, Insel Riems und Wusterhausen, die Bundesanstalt für Fleischforschung in Kulmbach, die Bundesanstalt für Milchforschung in Kiel und die Bundesforschungsanstalt für Landwirtschaft in Braunschweig-Völkenrode und in Neustadt-Mariensee sowie die Bundesforschungsanstalt für Fischerei in Hamburg.

In den Ländern ist das öffentliche Veterinärwesen in drei Verwaltungsebenen (Ministerium, Bezirksregierung, Kreis) präsent.

Oberste Veterinärbehörden in den Ländern sind die jeweiligen Ministerien für Soziales oder Ernährung und Landwirtschaft.

Der Unterstützung dieser Landesbehörden dienen staatliche Veterinäruntersuchungsämter, die Laboruntersuchungen durchführen und wissenschaftliche Gutachten erstellen. In Bayern hat man ärztliche, tierärztliche und chemische Untersuchungsämter zu Landesuntersuchungsämtern für das Gesundheitswesen zusammengeschlossen.

Daneben bestehen auf Landesebene noch Tiergesundheitsdienste bzw. Tiergesundheitsämter, die vorbeugende Maßnahmen und eine planmäßige Bekämpfung von weitverbreiteten Tierkrankheiten und Gesundheitsstörungen durchführen sollen.

Die Sachbearbeiter für Lebensmittelüberwachung und Veterinärwesen in den Bezirksregierungen haben neben ihren öffentlichen Aufgaben auch die Dienst- und Fachaufsicht über die Untersuchungsämter und die Kreisverwaltungen.

Auf der unteren Verwaltungsebene führen staatliche und kommunale Veterinärämter die Aufgaben des öffentlichen Veterinärwesens durch. Sie bilden das Fundament im Aufbau der Veterinärverwaltung.

Aufgaben des Veterinärwesens im Landkreis

- Aufgaben des Amtstierarztes nach Landesrecht
- Tierseuchenbekämpfung
- Mitwirkung bei der Tierzucht
- Tierschutz, Tiergesundheit
- Schlachttier- und Fleischuntersuchung
- Lebensmittelüberwachung
- Tierkörperbeseitigung

2 Der tierärztliche Berufsstand und seine Organisation

2.1 Der tierärztliche Beruf

Ausbildung

Die Ausbildung zum Tierarzt erfolgt in der Bundesrepublik Deutschland an den veterinärmedizinischen Fakultäten der jeweiligen Universitäten oder an einer Tierärztlichen Hochschule. Nach erfolgreichem Abschluss des Studiums der Tiermedizin *(Tierärztliche Prüfung)* erhält der Studierende auf Antrag die Bestallung *(Approbation)* als Tierarzt bei der zuständigen Behörde des Landes, in dem die Prüfung abgelegt wurde. Die Approbation erlaubt dem Tierarzt die Ausübung des tierärztlichen Berufs. Demnach darf die Berufsbezeichnung »Tierarzt« nur führen, wer approbierter Tierarzt ist oder die Erlaubnis zur Ausübung des tierärztlichen Berufes besitzt. Unabhängig davon ist ein Tierarzt erst nach einer fertiggestellten und beim Dekanat eingereichten wissenschaftlichen Arbeit (Dissertation) und einer erfolgreich abgelegten mündlichen Doktorprüfung berechtigt, die Doktorwürde *(Promotion)* zu tragen. Nach geeigneter Veröffentlichung seiner Doktorarbeit darf der Tierarzt den Titel »Dr. med. vet.« führen.

Weiterbildung

Viele Tierärzte bemühen sich, auch nach der Approbation, ihre Erfahrungen und Kenntnisse auf bestimmten Gebieten ihrer Berufstätigkeit zu vertiefen.

Diese Weiterbildung ist auf Grund der Kammergesetze der Länder in den entsprechenden Weiterbildungsordnungen gesetzlich geregelt worden.

Dauer und Inhalt der Weiterbildung in den jeweiligen Gebieten richten sich nach den Bestimmungen, die in der Anlage zur Weiterbildungsordnung festgelegt sind.

Die Anerkennung zum Führen einer Fachtierarztbezeichnung erhält der Tierarzt nach abgeschlossener Weiterbildung durch seine Landestierärztekammer nach einer vor einem besonderen Prüfungsausschuss abgelegten Prüfung.

Beispiele für Fachtierarztbezeichnungen nach einer Weiterbildung:

Gebiete
Pferde, Rinder, Kleintiere, Schweine, Geflügel, Chirurgie, Innere Medizin, Fortpflanzung, Pathologie, Mikrobiologie, Parasitologie, Lebensmittelhygiene, Tierernährung u. a. m.

Zusatzbezeichnungen
Augenheilkunde, Zahnheilkunde, Dermatologie, Homöopathie, Akupunktur, Verhaltenstherapie, Qualitäts- und Umweltmanagement u. a. m.

Ein Fachtierarzt sollte entsprechend seiner Gebietsbezeichnung grundsätzlich nur in diesem Gebiet tätig werden. Er kann jedoch weiterhin als niedergelassener praktizierender Tierarzt tätig sein, wenn er neben seiner Fachtierarztbezeichnung auch die Bezeichnung »prakt. Tierarzt« führt.

Unabhängig von einer Weiterbildung haben die Tierärzte, die ihren Beruf ausüben, gemäß ihrer Berufsordnung eine Fortbildungspflicht (Lesen von Fachliteratur, regelmäßiger Besuch von Fortbildungsveranstaltungen und Fachkongressen), und sich dabei über die für ihre Berufsausübung geltenden Bestimmungen zu unterrichten.

Tätigkeit als Tierarzt

Nach § 1 der Bundes-Tierärzteordnung vom 18. Februar 1986 ist

(1) der Tierarzt berufen, Leiden und Krankheiten der Tiere zu verhüten, zu lindern und zu heilen, zur Erhaltung und Entwicklung eines leistungsfähigen Tierbestandes beizutragen, den Menschen vor Gefahren und Schädigungen durch Tierkrankheiten sowie durch Lebensmittel und Erzeugnisse tierischer Herkunft zu schützen und auf eine Steigerung der Güte von Lebensmitteln tierischer Herkunft hinzuwirken.
(2) Der tierärztliche Beruf ist kein Gewerbe; er ist seiner Natur nach ein freier Beruf.

Mit dieser Verordnung ist der Tierarzt einer besonderen Verpflichtung unterworfen.

Die tierärztlichen Berufsaufgaben erstrecken sich somit auf folgende drei medizinisch und volkswirtschaftlich bestimmte Schwerpunkte im Dienst an den Menschen:
- Erhaltung der Gesundheit und Leistungsfähigkeit der Tiere *(Tiererhaltung)*.
- Vermehrung des dem Menschen nutzbaren Tierbestandes *(Tiervermehrung)*.
- Verwertung der Tiere vornehmlich zur Gewinnung gesundheitsunschädlicher Lebensmittel *(Tierverwertung)*.

Die tierärztlichen Berufstätigkeiten schließen nach der Approbation gemäß den Berufsaufgaben des Tierarztes mehrere Möglichkeiten ein:
- Niederlassung als praktizierender Tierarzt in eigener Groß- und / oder Kleintierpraxis oder als Assistent bzw. als Vertreter in einer solchen Praxis.
- Niederlassung als Fachtierarzt mit angegebener Gebietsbezeichnung.
- Tierarzt in der pharmazeutischen Industrie und Forschung (z. B. als Pharmakologe, Mikrobiologe, Pathologe).
- Tierarzt in der freien Wirtschaft (z. B. Futtermittelindustrie, Fleischwaren- und Lebensmittelindustrie).
- Tierarzt in der Schlachttier- und Fleischuntersuchung.
- Tierarzt in der Veterinärverwaltung und in der amtlichen Lebensmittelüberwachung (so genannte Amtstierärzte im Verwaltungsdienst des Bundes, der Länder und Kreise).
- Tierarzt in Untersuchungs- und Forschungsanstalten.
- Tierarzt im Tiergesundheitsdienst landwirtschaftlicher Organisationen (z. B. Rindergesundheitsdienst).
- Tierarzt in akademischen Ausbildungsstätten und Instituten (Tierärztliche Hochschule und Fachbereiche der Universitäten).
- Tierarzt in der Bundeswehr (Veterinäroffiziere überwachen innerhalb der Bundeswehr den Verkehr mit Lebensmitteln tierischer Herkunft).
- Tierarzt in der Entwicklungshilfe (die Tätigkeit insbesondere in tropischen Ländern wird als technische Hilfe von der Bundesregierung, der Europäischen Gemeinschaft sowie von internationalen Organisationen getragen).

Ferner können Tierärzte zusätzlich auf vielen weiteren Gebieten tätig werden, z. B. in zoologischen Gärten, in der Fisch-, Pelztier- und Bienenkunde, in tierärztlichen Berufsorganisationen, als Lehrer und Berater in landwirtschaftlichen Schulen, Berufsschulen und in Lehranstalten für Veterinärhilfsberufe.

2.2 Die tierärztlichen Berufsvertretungen

Der Tierarzt erfüllt eine öffentliche Aufgabe. Die tierärztlichen Berufsaufgaben sind durch die Bundes-Tierärzteordnung gesetzlich und bundeseinheitlich geordnet. Entsprechend dem föderalistischen Aufbau nach dem Grundgesetz obliegt die

Überwachung der Erfüllung dieser Berufspflichten den einzelnen Bundesländern.

Zu diesem Zweck wurden gemeinsam für die vier Heilberufe Gesetze über die »Berufsvertretung und über die Berufsgerichtsbarkeit der Ärzte, Zahnärzte, Tierärzte und Apotheker« (Kammergesetze) erlassen.

Tierärztekammer und Bezirksverbände

Durch diese Gesetze wurden in allen Bundesländern Landestierärztekammern als *Körperschaften des öffentlichen Rechts* geschaffen.

Darunter versteht man Organisationen, deren Existenz gesetzlich verankert ist. Sie erfüllen Aufgaben, die im öffentlichen Interesse liegen. Ihre Mitglieder sind alle auf Grund einer Pflichtmitgliedschaft Angehörige einer bestimmten Berufsgruppe. So sind auch alle Tierärzte Pflichtmitglieder ihrer Kammer. Die Berufsvertretung der Tierärzte besteht aus den Landestierärztekammern und den tierärztlichen Bezirksverbänden, die für den Bereich eines Regierungsbezirks gebildet wurden (z. B. Tierärztlicher Bezirksverband Oberbayern für den Regierungsbezirk Oberbayern).

Sie stehen unter der Aufsicht ihrer Landestierärztekammer und der für den Sitz des Bezirksverbandes zuständigen Regierung. Sie sind ebenfalls Körperschaften des öffentlichen Rechts.

Die Kammern und Bezirksverbände haben in berufsständischer Selbstverwaltung die Aufgabe der Förderung und des Schutzes des tierärztlichen Berufs.

Nach dem Kammergesetz bestehen für die Berufsvertretung dabei folgende Rechte und Pflichten:
- Regelung der beruflichen Belange der Tierärzte in einer Berufsordnung (Berufsausübung, Weiterbildung).
- Überwachung der Erfüllung tierärztlicher Berufspflichten (Berufsaufsicht).
- Hinwirken auf ein gedeihliches Verhältnis der Tierärzte untereinander und von Tierärzten zu Dritten (Schlichtung bei Streitigkeiten).
- Förderung der tierärztlichen Fortbildung.
- Schaffung von Wohlfahrtseinrichtungen für Tierärzte und deren Angehörige.
- Mitwirkung in der öffentlichen Gesundheitspflege.
- Beantwortung von Anfragen der Behörden und ggf. Erstellung von Gutachten.

Außerdem sind die jeweiligen Landestierärztekammern die zuständige Stelle für die Ausbildung zur Tierarzthelferin bzw. zum Tierarzthelfer.

Die Wahl der Delegierten der Landestierärztekammern erfolgt durch ihre Mitglieder in bestimmten, mehrjährigen Abständen. Aus den gewählten Delegierten setzt sich die Delegiertenversammlung zusammen, der es nach Artikel 13 des Kammergesetzes obliegt, den Vorstand und die erforderlichen Kammerausschüsse (z. B. Prüfungsausschuss, Weiterbildungsausschuss, Schlichtungsausschuss) zu wählen. Die Delegiertenversammlung versteht sich somit als »Parlament des tierärztlichen Berufsstandes«.

Bundestierärztekammer e. V.

Die Dachorganisation des gesamten tierärztlichen Berufsstandes ist die Bundestierärztekammer (BTK) zu der sich sämtliche Tierärztekammern der Länder und die freien tierärztlichen Berufsverbände in der Bundesrepublik Deutschland zusammengeschlossen haben.

Die BTK hat 31 Mitglieder, davon 17 Tierärztekammern und 14 freie Berufsvereinigungen. Unter den 17 Landestierärztekammern sind seit der Jahreswende 1990/91 auch die Tierärztekammern der fünf neuen Bundesländer. Die BTK wird von ihrem Präsidenten geleitet und nach außen vertreten, der von der Delegiertenversammlung auf vier Jahre gewählt wird.

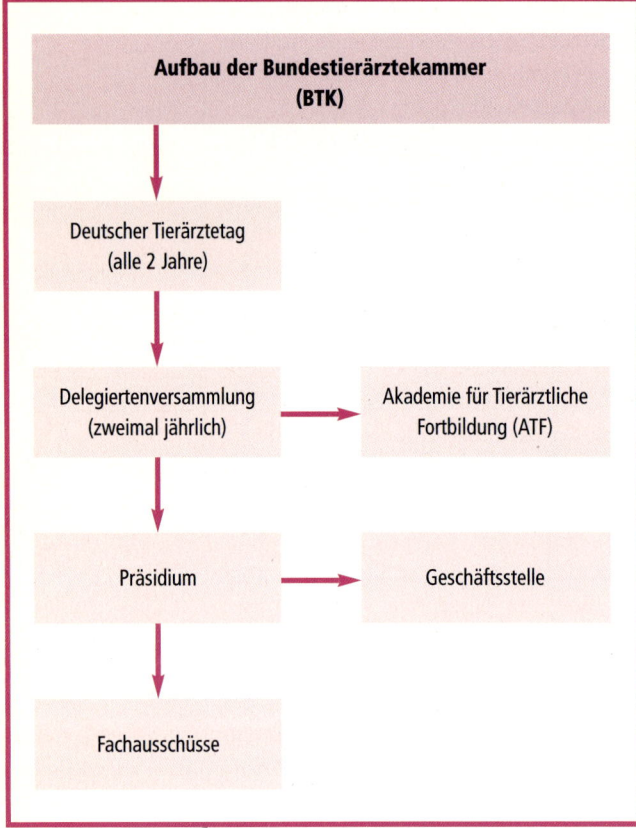

Neben Aufgaben zur Berufspolitik (u. a. Förderung der Zusammenarbeit innerhalb des tierärztlichen Berufsstandes, Beratung der gesetzgebenden Körperschaften des Bundes und der Bundesregierung, Pflege der Verbindungen zu den tierärztlichen Vereinigungen des Auslandes) nimmt die Bundestierärztekammer durch die Akademie für Tierärztliche Fortbildung (ATF) in einer Vielzahl von Fachtagungen, wissenschaftlichen Veranstaltungen und Seminaren die Verpflichtung zur Fortbildung der Tierärzte wahr.

In dem von der BTK herausgegebenen Deutschen Tierärzteblatt werden monatlich aktuelle Berichte und Nachrichten der Kammern und Verbände bekannt gegeben.

Tierärztliche Vereinigungen innerhalb der BTK

Neben den Tierärztekammern und Bezirksverbänden besteht eine Vielzahl von freien Berufsvereinigungen mit freiwilliger Mitgliedschaft, die verschiede Berufsgruppen innerhalb der Tierärzteschaft repräsentieren, z. B. der Bundesverband Praktischer Tierärzte e. V. (BPT), der Bundesverband der beamteten Tierärzte (BbT), die Tierärztliche Vereinigung für Tierschutz (TVT) oder der Verband Deutscher Tierarztfrauen und Tierärztinnen (VDTT).

Wissenschaftliche Vereinigungen wie die Deutsche Veterinärmedizinische Gesellschaft e. V. (DVG) mit ihren verschiedenen Fachgruppen sind Zusammenschlüsse von Tierärzten zur Förderung der Wissenschaft. Sie veranstalten Fachkongresse in regionalem, bundesweitem und internationalem Rahmen. Deutsche Fachgruppen dieser Verbände sind auch internationalen Fachorganisationen angegliedert.

Für die Veterinärmedizin relevante Gesetze und Verordnungen
(in der jeweils gültigen Fassung)

Berufsstand

- Approbationsordnung für Tierärzte (TAppO)
- Berufsordnung der Landestierärztekammern
- Bundes-Tierärzteordnung
- Gebührenordnung für Tierärzte (GOT)
- Gesetz über die Berufsvertretungen und über die Berufsgerichtsbarkeit der Ärzte, Zahnärzte, Tierärzte und Apotheker (Kammergesetz)
- Medizingeräteverordnung (MedGV)
- Röntgenverordnung (RöV) – Strahlenschutzmaßnahmen
- Tierarzthelfer-Ausbildungsverordnung (TierarztHAusbV)
- Weiterbildungsordnung

Arzneimittel
- Arzneimittelgesetz (AMG)
- Arzneimittelpreisverordnung (AMPreisV) v. 14.11.1980
- Betäubungsmittelgesetz (BtMG)
- Betäubungsmittel-Verschreibungsverordnung (BtMVV)
- Tierärztliches Dispensierrecht (seit 1961 bundeseinheitlich geregelt)
- Verordnung über tierärztliche Hausapotheken (TÄHAV)

Lebensmittel
- Fleischhygienegesetz (FlHG) und Fleischhygieneverordnung (FlHV)
- Fischhygiene-Verordnung (FischHV)
- Geflügelfleischhygienegesetz (GFlHG) und -Verordnung (GFlHV)
- Hackfleischverordnung (HFlV)
- Lebensmittel- und Bedarfsgegenstände-Gesetz (LMBG)
- Lebensmittel-Kennzeichnungsverordnung (LMKV)
- Milchverordnung

Tiergesundheit, Hygiene, Tierkauf, Tierschutz, Tierzucht
- Abfallbeseitigungsgesetz
- Futtermittelgesetz (FutMG)
- Gesetz zur Verhütung und Bekämpfung übertragbarer Krankheiten beim Menschen (Bundesseuchengesetz)
- Tierseuchengesetz (TierSG)
- Tierimpfstoff-Verordnung
- Tollwut-Verordnung
- Verordnung über anzeigepflichtige Tierseuchen
- Verordnung über meldepflichtige Tierseuchen
- Verordnung zum Schutz gegen die vesikuläre Schweinekrankheit
- Tierkörperbeseitigungsgesetz (TierKBG)
- Tierkaufrecht nach den Bestimmungen des Bürgerlichen Gesetzbuches (BGB) in der jeweils gültigen Fassung
- Tierschutzgesetz
- Tierzuchtgesetz (TierZG)

Unfallschutz
- Arbeitssicherheitsgesetz
- Biostoff-Verordnung
- Richtlinien für Laboratorien (GUV)
- Unfallverhütungsvorschriften (GUV)

3 Ausbildung zur Tierarzthelferin

3.1 Berufsausbildung

Der Ausbildungsberuf »Tierarzthelfer/Tierarzthelferin« ist dem Berufsfeld Gesundheit zugeordnet. Er ist eng mit der Tätigkeit des Tierarztes in der Groß- bzw. Kleintierpraxis verbunden.

Nach der *Tierarzthelfer-Ausbildungsverordnung* ist die Ausbildung und deren Dauer von 3 Jahren gesetzlich geregelt und der Beruf der Tierarzthelferin als medizinischer Assistenzberuf staatlich anerkannt.

3.1.1 Berufswahl

Nicht selten sind der Besitz von Haustieren und die Bereitschaft bei der Untersuchung und Behandlung kranker Tiere zu helfen die Beweggründe, eine Ausbildungsstelle als Helferin in der Praxis eines niedergelassenen Tierarztes zu suchen. Dies kommt häufig durch persönliche Kontaktaufnahme mit einem Tierarzt, Anzeigen im deutschen Tierärzteblatt, Vermittlung der Berufsberatung eines Arbeitsamtes und durch schriftliche Bewerbung zustande.

Formale Voraussetzungen für den Beginn der Berufsausbildung sind u. a. ein Mindestalter von 16 Jahren, der Hauptschulabschluss oder eine gleichwertige Schulausbildung. Die Anforderungen der tierärztlichen Praxis setzen eine besondere Eignung und ein Einfühlungsvermögen im Umgang mit Tieren und Tierbesitzern voraus. Sie verlangen neben einer schnellen Auffassungsgabe, einem guten Personen-, Namen- und Sachgedächtnis auch unbedingte Zuverlässigkeit und Verschwiegenheit. Ein ausgeprägtes Gefühl für Ordnung und Sauberkeit sind für die Praxispflege und -hygiene notwendig.

3.1.2 Gesundheitliche Überwachung

Nach dem *Jugendarbeitsschutzgesetz* ist für Auszubildende, die das 18. Lebensjahr noch nicht vollendet haben, vor Einstellung eine ärztliche Untersuchung vorgeschrieben. Jeder Ausbildungstierarzt, der Jugendliche beschäftigt, ist verpflichtet, sich darüber eine Bescheinigung vorlegen zu lassen.

Vor Ablauf des ersten Ausbildungsjahres hat sich der Jugendliche einer Nachuntersuchung zu unterziehen und die Bescheinigung hierüber dem ausbildenden Tierarzt auszuhändigen.

Aus Gründen der Gesundheitspflege und zur Verhütung von Berufserkrankungen besteht auch bei Auszubildenden, die das 18. Lebensjahr bereits vollendet haben, die Verpflichtung, sich vor Einstellung ärztlich untersuchen und regelmäßig – mindestens einmal im Jahr – Nachuntersuchungen vornehmen zu lassen.

Strahlenschutz

Gemäß Röntgenverordnung (§ 29 Abs. 1 Satz 3) darf tierärztliches Hilfspersonal (Tierarzthelferin, Tierpfleger) Röntgenstrahlen auf Tiere nur dann anwenden, wenn es die für diese Tätigkeit notwendigen Kenntnisse im Strahlenschutz hat.

Die *Kenntnisse* können durch die Teilnahme an einem *Strahlenschutzkurs*, vermittelt durch die Tierärztekammer, erworben werden. Auch eine intensive Schulung durch den ausbildenden Tierarzt ist möglich. Die Kurse umfassen u. a. folgende Lehrinhalte:

- Allgemeine Apparatekunde
- Physikalisch-technische Grundlagen der Röntgenstrahlenerzeugung
- Grundlagen der Strahlenbiologie

- Strahlenschutz im Anwendungsbereich
- Aufnahmetechniken
- Dunkelkammerarbeit
- Strahlenschutzgesetzgebung

Der Kurs wird mit einer Prüfung abgeschlossen und die erfolgreiche Teilnahme bescheinigt.

3.1.3 Verlauf der Ausbildung

Neben der fachlichen Ausbildung in der tierärztlichen Praxis ist der Besuch der Berufsschule für jeden Auszubildenden Pflicht. Die allgemeinen Vorschriften für diese gleichzeitige Ausbildung in Praxis und Berufsschule nach dem »dualen System« sind im *Berufsbildungsgesetz (BBiG)* festgelegt.

Das Ausbildungsverhältnis beginnt mit einer *Probezeit,* die wenigstens einen Monat und höchstens drei Monate beträgt. Vor Beendigung des zweiten Ausbildungsjahres wird zur Ermittlung des Ausbildungsstandes eine *Zwischenprüfung* durchgeführt. Mit Bestehen der Abschlussprüfung nach drei Ausbildungsjahren endet das Berufsausbildungsverhältnis.

HELFERINNEN-BRIEF

GEBOREN AM ______ IN ______

HAT DIE ABSCHLUSSPRÜFUNG ALS

TIERARZTHELFERIN

AM

VOR DEM PRÜFUNGSAUSSCHUSS
DER BAYERISCHEN LANDESTIERÄRZTEKAMMER
BESTANDEN
UND AUF GRUND DES ERGEBNISSES
DIESEN HELFERINNEN-BRIEF ERHALTEN

MÜNCHEN, DEN ______

DIE BAYER. LANDESTIERÄRZTEKAMMER

PRÄSIDENT

Abb. 3.1: *Helferinnenbrief der Bayerischen Landestierärztekammer.*

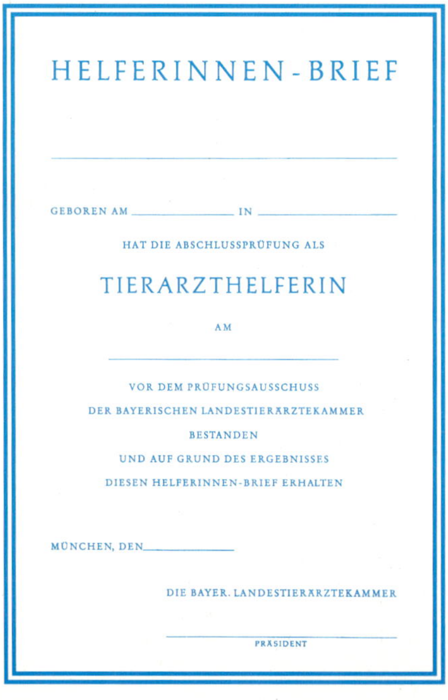

Bei Nichtbestehen der Abschlussprüfung verlängert sich das Ausbildungsverhältnis bis zum vertraglich vereinbarten Ende. Auf Verlangen der Helferin wird die Ausbildungsdauer bis zur nächstmöglichen Wiederholungsprüfung, höchstens jedoch um ein Jahr verlängert.

Während der Probezeit kann das Berufsausbildungsverhältnis ohne Einhaltung einer Kündigungsfrist und ohne Angabe von Gründen gekündigt werden.

Nach Beendigung der Probezeit ist die Kündigung nur aus einem wichtigen Grund ohne Einhaltung einer Kündigungsfrist oder von der auszubildenden Helferin mit einer Frist von vier Wochen bei Aufgabe der Berufsausbildung oder bei Ausbildung für eine andere Berufstätigkeit möglich (§ 15 BBiG). Weitere gesetzliche Vorschriften der Kündigung sind im Ausbildungsvertrag enthalten.

Als zuständige Stellen für die Ausbildung zur Tierarzthelferin gelten die *Landestierärztekammern,* die die Berufsausbildung überwachen, Ausbildungsverträge prüfen, in ein Verzeichnis eintragen und Prüfungsausschüsse für die Zwischen- und Abschlussprüfung errichten. Als Nachweis einer erfolgreich abgeschlossenen Berufsausbildung wird von der entsprechenden Landestierärztekammer ein Helferinnen-Brief ausgehändigt (Abb. 3.1).

Ausbildungsvertrag

Nach Maßgabe der Richtlinien für die Ausbildung und Prüfung einer Tierarzthelferin ist zwischen einem ausbildenden Tierarzt und der auszubildenden Helferin bzw. bei Minderjährigen auch deren gesetzlichem Vertreter ein schriftlicher Ausbildungsvertrag zu schließen.

Die verbindlichen Inhalte dieses Vertrages sind:
§ 1: Ausbildungsdauer und Probezeit
§ 2: Pflichten des ausbildenden Tierarztes
§ 3: Pflichten der Auszubildenden
§ 4: Vergütungen und sonstige Leistungen
§ 5: Tägliche und wöchentliche Ausbildungszeiten
§ 6: Urlaub
§ 7: Kündigung
§ 8: Ausstellung eines Zeugnisses bei Beendigung des Ausbildungsverhältnisses

Ergänzend zum Ausbildungsvertrag finden die Bestimmungen des Berufsbildungsgesetzes und das Tarifvertragswerk »Tierarzthelferin«, das einen Manteltarifvertrag und einen Vergütungstarifvertrag umfasst, in der jeweils gültigen Fassung Anwendung.

Der Ausbildungsvertrag ist zum Abschluss dem zuständigen tierärztlichen Bezirksverband zur Unterschrift vorzulegen.

Tarifvertragswerk »Tierarzthelferin«

Zwischen dem Bundesverband Praktischer Tierärzte e. V. (BPT) und dem Berufsverband der Arzt-, Zahnarzt- und Tierarzthelferinnen e.V. wurde ein Manteltarifvertrag und ein Gehaltstarifvertrag abgeschlossen.

Der *Manteltarifvertrag* umfasst alle für die Tierarzthelferin wichtigen, arbeitsrechtlichen Bestimmungen und gilt entsprechend auch für Auszubildende.

Übersicht über den Manteltarifvertrag:
§ 1: Geltungsbereich
§ 2: Arbeitsvertrag
§ 3: Probezeit
§ 4: Schweigepflicht
§ 5: Ärztliche Untersuchungen
§ 6: Arbeitszeit
§ 7: Überstunden, Sonntags-, Feiertags- und Nachtarbeit, Rufbereitschaft und Bereitschaftsdienst
§ 8: Arbeitsversäumnis, Arbeitsunfähigkeit
§ 9: Gehaltsfortzahlung in besonderen Fällen
§ 10: Gehalt, Urlaubsgeld, Weihnachtszuwendung und vermögenswirksame Leistungen
§ 11: Teilzeitarbeit
§ 12: Schutz- und Berufsbekleidung
§ 13: Sachbezüge
§ 14: Urlaub
§ 15: Arbeitsbefreiung
§ 16: Kündigungsfristen
§ 17: Zeugnis
§§ 18–21: Sterbegeld, Ausschlussfristen, Wahrung des Besitzstandes, Inkrafttreten und Laufzeit

Die Gültigkeit dieses Tarifvertrages beträgt mindestens drei Jahre.

Im Gegensatz dazu kann der *Gehaltstarifvertrag* von den Vertragspartnern jährlich geändert werden. Er umfasst u. a. eine Gehaltstabelle für vollbeschäftigte Tierarzthelferinnen, die Ausbildungsvergütung und gibt die Zuschläge für Überstunden, Sonntags-, Feiertags- und Nachtarbeit an.

Beide Tarifverträge gelten für alle Tierarzthelferinnen, deren Tätigkeit dem Berufsbild entspricht und die in einer Tierarztpraxis oder tierärztlichen Klinik beschäftigt sind.

Anwendungsvoraussetzung ist, dass die Helferin Mitglied ihres Berufsverbandes und der Praxis- bzw. Klinikinhaber Mitglied des BPT ist. Die Anwendung dieses Tarifvertragswerkes kann auch vereinbart werden, wenn eine oder beide arbeitsvertragschließenden Parteien nicht Mitglied der genannten Berufsorganisationen sind.

BdA

Der Berufsverband der Arzt, Zahnarzt- und Tierarzthelferinnen e. V., mit Geschäftsstelle in Dortmund, ist eine Interessenvertretung der Helferinnen und bemüht, die Belange der Helferinnen in Bezug auf Mantel- und Gehaltstarifvertrag, die finanzielle und soziale Absicherung der Berufstätigkeit, die Fortbildung und Qualifizierung im Beruf zu unterstützen.

Pflichten der Auszubildenden

Neben der Teilnahme am Berufsschulunterricht und dem Bemühen, die erforderlichen Fertigkeiten und Kenntnisse zur Erreichung des Ausbildungszieles zu erwerben, hat die auszubildende Helferin folgende Grundpflichten:
- sorgfältige Ausführung von Verrichtungen und Aufgaben, die ihr im Rahmen der Berufsausbildung übertragen worden sind (*Sorgfaltspflicht*);
- Befolgen von Weisungen, die ihr vom ausbildenden Tierarzt erteilt werden (*Weisungsgebundenheit*);
- Stillschweigen über alle Praxisvorgänge bewahren, was auch nach Beendigung des Arbeitsverhältnisses gilt (*Schweigepflicht*).

Bei grob fahrlässigem Verhalten und Schäden, die durch Nichtbeachtung der genannten Grundpflichten entstanden sind, kann auch eine auszubildende Tierarzthelferin zur *Haftung* herangezogen werden.

3.2 Ausbildungsordnung

Auf Grund des § 25 des Berufsbildungsgesetzes wurde eine »Verordnung über die Berufsausbildung zum Tierarzthelfer/Tierarzthelferin« erlassen. Diese Rechtsverordnung trat 1986 in Kraft.

Dadurch erfährt der Ausbildungsberuf »Tierarzthelfer/Tierarzthelferin« eine staatliche Anerkennung und bundesweite Regelung. Bisher bestand nur in Bayern eine Ausbildungs- und Prüfungsrichtlinie. In den anderen Ländern wurde nach der Regelung für Arzthelferinnen verfahren.

Grundlage der Neuordnung ist eine Verlängerung der Ausbildung von zwei auf drei Jahre. Im ersten Ausbildungsjahr wird nach dieser Verordnung eine dem Berufsfeld Gesundheit angemessene Grundbildung vermittelt, wobei die Ausbildung in der Berufsschule nach den landesrechtlichen Vorschriften über das Berufsgrundbildungsjahr erfolgen soll.

Die neue Ausbildungsverordnung enthält die bisher fehlende fachliche und zeitliche Aufgliederung der Ausbildung und passt sie an die veränderten Gegebenheiten und Bedingungen der tierärztlichen Praxis an.

3.2.1 Ausbildungsberufsbild (§ 4)

Gegenstand der Berufsausbildung sind mindestens die folgenden Fertigkeiten und Kenntnisse:
1. Kenntnisse über das Gesundheits- und Veterinärwesen, die tierärztliche Praxis und Klinik,
2. Arbeitsschutz, Arbeitshygiene, Umweltschutz und rationelle Energieverwendung,
3. Maßnahmen der Praxishygiene,
4. Anwendungen und Pflegen medizinisch-technischer Geräte und Instrumente,
5. Umgehen mit Klienten und Patienten,
6. Sofortmaßnahmen bei Notfällen,
7. Mitwirken bei diagnostischen und therapeutischen Maßnahmen des Tierarztes,
8. Durchführen von Laborarbeiten einschließlich der Qualitätssicherung,
9. Umgehen mit Arzneimitteln, Sera und Impfstoffen sowie mit Heil- und Hilfsmitteln,
10. Anwenden von medizinischen Fachausdrücken und Grundkenntnissen über Krankheiten von Tieren,
11. Vergleichende Anatomie, Physiologie und Pathologie,
12. Prävention und Prophylaxe,
13. Organisieren von Verwaltungs- und Praxisabläufen einschließlich Textverarbeitung,
14. Durchführen des Abrechnungswesens.

3.2.2 Ausbildungsrahmenplan (§ 5)

Die Tierarzthelfer-Ausbildungsverordnung beschreibt in einem Ausbildungsrahmenplan die zu vermittelnden Kenntnisse und Fertigkeiten. Damit schafft sie die Voraussetzungen für eine moderne, qualitativ hochwertige Ausbildung in den tierärztlichen Praxen.

Abweichungen von der zeitlichen und fachlichen Gliederung des Ausbildungsinhaltes sind dann zulässig, wenn praxisbedingte Besonderheiten dies erfordern.

Nach der Tierarzthelfer-Ausbildungsverordnung hat der ausbildende Tierarzt unter Zugrundelegung des Rahmenplanes einen Ausbildungsplan zu erstellen. Vom auszubildenden Tierarzthelfer ist in Form eines Nachweises seiner Ausbildung ein *Berichtsheft* zu führen, das der ausbildende Tierarzt regelmäßig durchzusehen hat.

◀ *Anlage zu § 5 der Ausbildungsverordnung.*

Ausbildungsrahmenplan für die Berufsausbildung zum Tierarzthelfer / zur Tierarzthelferin

Abschnitt I: Berufliche Grundbildung im ersten Ausbildungsjahr

Teil des Ausbildungsberufsbildes	zu vermittelnde Fertigkeiten und Kenntnisse	zeitliche Richtwerte in Wochen im ersten Ausbildungsjahr
1. Kenntnisse über das Gesundheits- und Veterinärwesen, die tierärztliche Praxis und Klinik (§ 4 Nr. 1)	a) Aufgaben und Organisation des Gesundheits- und Veterinärwesens beschreiben b) über grundlegende Rechtsvorschriften im Gesundheits- und Veterinärwesen Auskunft geben c) die Bedeutung der tierärztlichen Praxis für die öffentliche Gesundheit und die Erzeugung von Lebensmitteln tierischer Herkunft beschreiben d) Organisation, Aufgabe und Fachspezialisierung tierärztlicher Praxen und Kliniken beschreiben e) die in der ausbildenden tierärztlichen Praxis oder Klinik geltenden Regelungen über Arbeitszeit, Vollmachten und Weisungsbefugnisse beschreiben f) für den Tierarzthelfer / die Tierarzthelferin geltende arbeits- und tarifrechtliche Regelungen beschreiben g) Inhalte der Ausbildungsordnung und den betrieblichen Ausbildungsplan erläutern	6 ▶▶

Anlage zu § 5 der Ausbildungsverordnung.

Teil des Ausbildungsberufsbildes	zu vermittelnde Fertigkeiten und Kenntnisse	zeitliche Richtwerte in Wochen im ersten Ausbildungsjahr
2. Arbeitsschutz, Arbeitshygiene, Umweltschutz und rationelle Energieverwendung (§ 4 Nr. 2)	a) Vorschriften zum Schutz der Gesundheit am Arbeitsplatz, insbesondere Unfallverhütungsvorschriften, beachten b) Verhalten bei Betriebsunfällen in der tierärztlichen Praxis beschreiben c) Verhaltensregeln im Brandfall nennen und Maßnahmen zur Brandbekämpfung einleiten d) über Strahlenschutz Auskunft geben e) Maßnahmen zum Schutz vor Röntgenstrahlen ergreifen f) Grundsätze der allgemeinen und persönlichen Hygiene anwenden g) Maßnahmen zur Sammlung, Lagerung und Beseitigung von Abfällen unter Beachtung einschlägiger Vorschriften, insbesondere des Umwelt- und Seuchenschutzes* durchführen h) Maßnahmen zur Beseitigung von Tierkörpern und Tierkörperteilen unter Beachtung der geltenden Vorschriften durchführen i) die in der ausbildenden tierärztlichen Praxis oder Klinik verwendeten Energiearten nennen und Möglichkeiten rationeller Energieverwendung im beruflichen Einwirkungs- und Beobachtungsbereich anführen	während der gesamten Ausbildungszeit zu vermitteln
3. Maßnahmen der Praxishygiene (§ 4 Nr. 3)	a) Praxis- und Laborinstrumente unter Beachtung des Umweltschutzes und nach den gebräuchlichen Verfahren pflegen, desinfizieren, reinigen und sterilisieren b) ärztliche Hilfsmittel, insbesondere Verbandstoffe, Operationswäsche und Tupfer sterilisieren c) für Hygiene in den Betriebsräumen sorgen	8
4. Anwenden und Pflegen medizinisch-technischer Geräte und Instrumente (§ 4 Nr. 4)	a) Einrichtungen der ausbildenden Praxis oder Klinik erläutern b) zur Behandlung und Operation notwendige und gebräuchliche medizinische Instrumente und Geräte nennen c) medizinische Instrumente und Geräte pflegen	6

*… des Umweltschutzes und der Seuchenbekämpfung … (Anm. der Autoren)

Teil des Ausbildungsberufsbildes	zu vermittelnde Fertigkeiten und Kenntnisse	zeitliche Richtwerte in Wochen im ersten Ausbildungsjahr
5. Umgehen mit Klienten und Patienten (§ 4 Nr. 5)	a) Tiere vor, während und nach der Behandlung betreuen b) Tiere bei stationärer Behandlung artgemäß und tierschutzgerecht halten, versorgen und pflegen	5
6. Sofortmaßnahmen bei Notfällen (§ 4 Nr. 6)	Verhalten bei Unfällen in der tierärztlichen Praxis beschreiben und Erste Hilfe am Menschen leisten	2
7. Durchführen von Laborarbeiten einschließlich der Qualitätssicherung (§ 4 Nr. 8)	a) Untersuchungsmaterial sachgemäß beseitigen b) Untersuchungsmaterial zum Versand vorbereiten und unter Berücksichtigung der einschlägigen Vorschriften versenden	3
8. Anwenden von medizinischen Fachausdrücken und Grundkenntnisse über Krankheiten von Tieren (§ 4 Nr. 10)	a) übliche medizinische Fachausdrücke und Abkürzungen erklären und anwenden b) die für die ausbildende Praxis oder Klinik wichtigsten Tierarten und deren artspezifische Besonderheiten nennen c) die wichtigsten, artspezifischen Tierkrankheiten nennen	5
9. Vergleichende Anatomie, Physiologie und Pathologie (§ 4 Nr. 11)	Aufbau, Funktion und die wichtigsten Erkrankungen des – Skelett- und Muskelsystems – Atemsystems – Verdauungssystems bei Tieren und die wichtigsten Unterschiede zu Aufbau und Funktion des menschlichen Körpers erläutern	10
10. Organisieren von Verwaltungs- und Praxisabläufen einschließlich Textverarbeitung (§ 4 Nr. 13)	a) Patientenkartei handhaben b) Schriftverkehr einschließlich Ablage sowie Telefonverkehr abwickeln c) Postein- bzw. -ausgang bearbeiten	4
11. Durchführen des Abrechnungswesens (§ 4 Nr. 14)	a) Grundregeln der Buchführung und des Umsatzsteuerrechts anwenden b) Zahlungsvorgänge erklären und den Zahlungsverkehr abwickeln	3

Anlage zu § 5 der Ausbildungsverordnung.

Anlage zu § 5 der Ausbildungsverordnung.

Abschnitt II: Berufliche Fachbildung – Fertigkeiten und Kenntnisse im zweiten und dritten Ausbildungsjahr

Teil des Ausbildungsberufsbildes	zu vermittelnde Fertigkeiten und Kenntnisse	zeitliche Richtwerte in Wochen im Ausbildungsjahr: 2.	3.
1. die in § 4 Nr. 2 aufgeführten Teile des Ausbildungsberufsbildes	die in Abschnitt I, laufende Nummer 2, aufgeführten Fertigkeiten und Kenntnisse	während der gesamten Ausbildungszeit zu vermitteln	
2. Anwenden und Pflegen medizinisch-technischer Geräte und Instrumente (§ 4 Nr. 4)	a) Zweck, Funktionsweise und Anwendung der wichtigsten Diagnose- und Therapiegeräte beschreiben	2	
	b) Fehlerquellen bei Anwendung der in der tierärztlichen Praxis Verwendung findenden Diagnose- und Therapiegeräte feststellen und Maßnahmen zu ihrer Beseitigung einleiten c) Diagnose- und Therapiegeräte nach Weisung und unter Anleitung des Tierarztes sachgemäß anwenden		6
3. Umgehen mit Klienten und Patienten (§ 4 Nr. 5)	a) Tierhalter und ihre Tiere empfangen, im Wartezimmer betreuen und die Besucherfolge regeln	2	
	b) Möglichkeiten und Notwendigkeit psychologischer Einflussnahme auf den Tierhalter beschreiben c) Tierhalter in Absprache mit dem Tierarzt beraten		4
4. Sofortmaßnahmen bei Notfällen (§ 4 Nr. 6)	bedrohliche Zustände bei Patienten erkennen, Sofortmaßnahmen einleiten und Maßnahmen der Ersten Hilfe durchführen		4
5. Mitwirken bei diagnostischen und therapeutischen Maßnahmen des Tierarztes (§ 4 Nr. 7)	a) vorbereitende Maßnahmen zur Untersuchung, Behandlung und Operation durchführen	6	
	b) begleitende Maßnahmen nach Weisung des Tierarztes durchführen, insbesondere Halten und Beruhigen der Tiere bei der Untersuchung, Mitwirken bei Behandlung und operativen Eingriffen, Überwachung der Narkose, Vornehmen von Injektionen unter Berücksichtigung der arzneimittelrechtlichen Regelungen, Anlegen von Verbänden, Aufnehmen der Befunde und Registrieren der Behandlungsmaßnahme		8

Anlage zu § 5 der Ausbildungsverordnung

Teil des Ausbildungs-berufsbildes	zu vermittelnde Fertigkeiten und Kenntnisse	zeitliche Richtwerte in Wochen im Ausbildungsjahr: 2.	3.
6. Durchführen von Laborarbeiten einschließlich der Qualitätssicherung (§ 4 Nr. 8)	a) Grundlagen für medizinische Laboruntersuchungen beschreiben b) Laborgeräte und -apparate und ihre Anwendung beschreiben c) Haut-, Liquor-, Blut-, Harn-, Kot- und Magensaftuntersuchungen beschreiben d) einfache Haut-, Blut-, Harn- und Kotuntersuchungen durchführen e) einfache bakteriologische Untersuchungen durchführen f) Labordaten dokumentieren	10	
	g) Untersuchungsergebnisse durch Qualitätskontrollen sichern		2
7. Umgehen mit Arzneimitteln, Sera und Impfstoffen sowie mit Heil- und Hilfsmitteln (§ 4 Nr. 9)	a) die Begriffe Arzneimittel, Betäubungsmittel, Sera und Impfstoffe sowie Heil- und Hilfsmittel erklären b) Mittelabgabe unter Berücksichtigung der einschlägigen Vorschriften beschreiben c) Formen und Arten der Verabreichung der Mittel beschreiben	6	
	d) Wirkungen und wesentliche unerwünschte Wirkungen am Beispiel häufig verabreichter Arzneimittelgruppen nennen e) Mittel unter Berücksichtigung der einschlägigen Vorschriften aufbewahren, bevorraten und handhaben		4
8. Anwenden von Grundkenntnissen über Krankheiten von Tieren (§ 4 Nr. 10)	a) die wichtigsten Tierkrankheiten nennen und über Maßnahmen zur Vorbeugung und Behandlung Auskunft geben b) zwischen Mensch und Tier übertragbare Krankheiten nennen		6

Anlage zu § 5 der Ausbildungsverordnung

Teil des Ausbildungs-berufsbildes	zu vermittelnde Fertigkeiten und Kenntnisse	zeitliche Richtwerte in Wochen im Ausbildungsjahr:	
		2.	3.
	c) die wichtigsten Ursachen von Tierkrankheiten wie Ernährung, mechanische Einwirkungen, Strahlen- und Temperatureinwirkungen, chemische Substanzen, innere Krankheitsursachen und deren Folgen nennen d) Infektionsmöglichkeiten und typische Anzeichen infektiöser Krankheiten bei Tieren und den Ablauf einer Infektion bei den unterschiedlichen Tierarten beschreiben e) anzeigepflichtige Krankheiten und deren wesentliche Symptome nennen		6
9. Vergleichende Anatomie, Physiologie und Pathologie (§ 4 Nr. 11)	a) Aufbau, Funktion und die wichtigsten Erkrankungen – des Herz- und Kreislaufsystems – des Blutes – der Haut- und Sinnesorgane – der Harn- und Geschlechtsorgane – der Steuerungssysteme des Körpers bei Tieren und die wichtigsten Unterschiede zu Aufbau und Lage im menschlichen Körper erläutern		10
	b) über Fortpflanzung und Trächtigkeitsdauer der wichtigsten Tierarten Auskunft geben		6
10. Prävention und Prophylaxe (§ 4 Nr. 12)	a) Möglichkeiten der Prävention und Prophylaxe zum Schutz von Menschen und Tieren beschreiben	2	
	b) Notwendigkeit und Möglichkeiten von Prävention und Prophylaxe situationsgemäß einschätzen und erste Maßnahmen einleiten		2
11. Organisieren von Verwaltungs- und Praxisabläufen einschließlich Textverarbeitung (§ 4 Nr. 13)	a) Formulare und Vordrucke unterschriftsfertig vorbereiten b) Unfallmeldungen, Kliniküberweisungen und sonstige verwaltungsorganisatorische Maßnahmen abwickeln	Anzahl der Wochen siehe nächste Seite	

Teil des Ausbildungsberufsbildes	zu vermittelnde Fertigkeiten und Kenntnisse	zeitliche Richtwerte in Wochen im Ausbildungsjahr:	
		2.	3.
	c) Verfahren der Terminplanung und Patientenbestellung erläutern und anwenden d) Methoden der medizinischen Dokumentation beschreiben und anwenden e) einfache Textverarbeitungs-, Speicher- und Datenverarbeitungsgeräte handhaben f) Schriftverkehr unter Einbeziehung neuer Formen der Textverarbeitung durchführen	8	
	g) Bestände der tierärztlichen Hausapotheke unter Anleitung des Tierarztes überwachen h) Praxisbedarf einschließlich Büromaterial bevorraten und bestellen		4
12. Durchführen des Abrechnungswesens (§ 4 Nr. 14)	a) Rechnungslegung für tierärztliche Leistungen in Kenntnis und Anwendung der Gebührenordnung und der Arzneimittelpreisverordnung durchführen b) Mahnverfahren durchführen		6

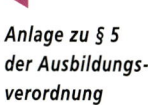

Anlage zu § 5 der Ausbildungsverordnung

3.2.3 Berichtsheft

Während der praktischen Ausbildung wird von der Tierarzthelferin ein Berichtsheft geführt. Es gilt als Nachweis für die in der Praxis erworbenen Kenntnisse und Fertigkeiten, die vom ausbildenden Tierarzt vermittelt und durch seine Unterschrift bescheinigt wurden. Die Berichtshefte sind nicht bundeseinheitlich konzipiert. Grundlage für die Abfassung der Tätigkeitsberichte ist aber der Ausbildungsrahmenplan für die Ausbildung zur Tierarzthelferin. In ihm werden alle Gebiete der praktischen Ausbildung zum Erwerb der Kenntnisse und Fertigkeiten berücksichtigt.

Die Berichte sollen sich auf Unterweisungsthemen, Lehrgespräche und Tätigkeitsbeschreibungen beziehen und können stichwortartig oder in Form eines kurzen Aufsatzes abgefasst werden.

Das Berichtsheft ist Voraussetzung für die Zulassung zur Abschlussprüfung.

3.2.4 Rahmenlehrplan

Parallel zu dieser Regelung für die ausbildenden Tierarztpraxen haben die Beauftragten der Kultusministerkonferenz den Rahmenlehrplan für den Unterricht in den Berufsschulen erarbeitet und mit dem Ausbildungsrahmenplan des Bundes abgestimmt.

Die Berufsschulen vermitteln dem Schüler / der Schülerin allgemeine und berufsbezogene Lerninhalte für die Berufsausbildung, die Berufsausübung und im Hinblick auf die berufliche Weiterbildung.

Der Rahmenlehrplan ist nach Ausbildungsjahren gegliedert. Er umfasst Lerngebiete, Lernziele, Lerninhalte und Zeitrichtwerte.

In den berufsbezogenen Vorbemerkungen zum Rahmenlehrplan sind folgende übergreifende Lernziele angegeben. Die berufsspezifische Anbindung ist an entsprechenden fachlichen Lernzielen vorzunehmen.

Der Schüler/die Schülerin soll
- Grundsätze und Maßnahmen der Unfallverhütung und des Arbeitsschutzes zur Vermeidung von Gesundheitsschäden und zur Vorbeugung gegen Berufskrankheiten kennen und beachten;
- mit der Berufsausübung verbundene Umweltbelastungen erkennen und Maßnahmen zu ihrer Vermeidung bzw. Verminderung treffen;
- Grundsätze und Maßnahmen des rationellen Einsatzes von Energie beschreiben;
- Kenntnisse der Anatomie, der Physiologie und der Pathologie besitzen;
- Fachsprache anwenden;
- sich seiner/ihrer Verantwortung bei der Durchführung von Hygienemaßnahmen und beim Umgang mit Medikamenten und Geräten bewusst sein;
- die Bedeutung der verwaltenden Tätigkeiten erkennen und die dafür erforderlichen Kenntnisse und Fertigkeiten anwenden;
- Verantwortungsbewusstsein bei der Erfassung, Verarbeitung und Weitergabe von Informationen und Daten entwickeln;
- moderne Technologien in praxisnahen Funktions- und Handlungszusammenhängen anwenden;
- die Fähigkeit entwickeln, im Rahmen der beruflichen Aufgaben mit Menschen und Tieren verständnisvoll umzugehen und bei ihrer Betreuung sachkundige Hilfe zu leisten;
- den beruflichen Aufgaben- und Verantwortungsbereich beachten;
- Einsicht in die Bedeutung des Gesundheitswesens für den Einzelnen und die Gesellschaft gewinnen und Bereitschaft entwickeln, die im Beruf erworbenen Fähigkeiten verantwortungsbewusst einzusetzen.

3.3 Prüfungsordnung

Prüfungsbestimmungen der Ausbildungsordnung

§ 8 Zwischenprüfung

(1) Zur Ermittlung des Ausbildungsstandes ist eine Zwischenprüfung durchzuführen. Sie soll vor dem Ende des zweiten Ausbildungsjahres stattfinden.

(2) Die Zwischenprüfung erstreckt sich auf die in der Anlage für das erste Ausbildungsjahr und die unter den laufenden Nummern 3, 7, 8 und 9 für das zweite Ausbildungsjahr aufgeführten Fertigkeiten und Kenntnisse sowie den im Berufsschulunterricht entsprechend den Rahmenlehrplänen zu vermittelnden Lehrstoff, soweit er für die Berufsausbildung wesentlich ist.

(3) Die Zwischenprüfung ist schriftlich an Hand praxisbezogener Fälle oder Aufgaben in insgesamt höchstens 120 Minuten in den folgenden Prüfungsgebieten durchzuführen:
1. Gesundheits- und Veterinärwesen,
2. Praxishygiene,
3. Geräte- und Instrumentenkunde,
4. Anatomie und Physiologie,
5. Praxisorganisation,
6. Kleines Labor.

Die Prüfungsdauer kann insbesondere unterschritten werden, soweit die schriftliche Prüfung in programmierter Form durchgeführt wird.

§ 9 Abschlussprüfung

(1) Die Abschlussprüfung erstreckt sich auf die in der Anlage aufgeführten Fertigkeiten und Kenntnisse sowie auf den im Berufsschulunterricht vermittelten Lehrstoff, soweit er für die Berufsausbildung wesentlich ist.

(2) Die Prüfung ist in den Prüfungsfächern Medizin, Verwaltung sowie Wirtschafts- und Sozialkunde schriftlich und im Prüfungsfach Praktische Übungen mündlich durchzuführen.

(3) Für die schriftliche Prüfung kommen Fragen und Aufgaben insbesondere aus folgenden Gebieten in Betracht:
1. im Prüfungsfach Medizin:
   a) Grundkenntnisse der Anatomie, Physiologie und Pathologie,
   b) Praxishygiene und Umweltschutz,
   c) Arbeitsschutz,
   d) medizinisch-technische Geräte und Instrumente,
   e) Laborarbeiten einschließlich Qualitätssicherung,
   f) Grundkenntnisse über Arzneimittel, einschließlich Sera und Impfstoffe,
   g) Prävention und Prophylaxe.
2. im Prüfungsfach Verwaltung:
   a) Gesundheits- und Veterinärwesen,
   b) Grundkenntnisse über das kassenärztliche Abrechnungswesen*,
   c) Liquidation,
   d) Rechnungswesen und Zahlungsverkehr,
   e) Praxisorganisation.
3. im Prüfungsfach Wirtschafts- und Sozialkunde: allgemeine wirtschaftliche und gesellschaftliche Zusammenhänge der Berufs- und Arbeitswelt. Die Fragen und Aufgaben sollen vorwiegend praxisbezogene Fälle berücksichtigen.

(4) Im Prüfungsfach Praktische Übungen soll der Prüfling bei der Bearbeitung praktischer Vorgänge zeigen, dass er technische, medizinische und verwaltungsmäßige Zusammenhänge einer Tierarztpraxis versteht und praktische Aufgaben lösen kann. Es kommen Fragen und Aufgaben insbesondere aus folgenden Gebieten in Betracht:
   a) Umgang mit Patienten,
   b) Wartung des Praxisinventars,
   c) Hilfeleistungen in der Praxis,
   d) Anwendung und Pflege medizinisch-technischer Geräte und Instrumente,
   e) Durchführung einfacher Laborarbeiten,
   f) Sterilisieren und Desinfizieren,
   g) Abwickeln von Schriftverkehr.

Prüfungsbestimmungen § 8 Zwischenprüfung § 9 Abschlussprüfung.

*ist in »tierärztliches Abrechnungswesen« abzuändern (Anm. der Autoren).

*Prüfungs-
bestimmungen
§ 9 Abschluss-
prüfung.*

(5) Für die schriftliche Prüfung ist von folgenden zeitlichen Höchstwerten auszugehen:
1. im Prüfungsfach
   Medizin   120 Minuten
2. im Prüfungsfach
   Verwaltung   120 Minuten
3. im Prüfungsfach
   Wirtschafts- und Sozialkunde   45 Minuten

Die Prüfungsdauer kann insbesondere unterschritten werden, soweit die schriftliche Prüfung in programmierter Form durchgeführt wird.

(6) Die Prüfung im Prüfungsfach Praktische Übungen soll für den einzelnen Prüfling nicht länger als 45 Minuten dauern.

(7) Die schriftliche Prüfung ist auf Antrag des Prüflings oder nach Ermessen des Prüfungsausschusses in einzelnen Fächern durch eine mündliche Prüfung zu ergänzen, wenn diese für das Bestehen der Prüfung den Ausschlag geben kann. Schriftliche und mündliche Prüfung haben das gleiche Gewicht.

(8) Bei der Ermittlung des Gesamtergebnisses haben die Prüfungsfächer Medizin und Praktische Übungen gegenüber jedem der übrigen Prüfungsfächer das doppelte Gewicht.

(9) Zum Bestehen der Abschlußprüfung müssen im Gesamtergebnis und im Durchschnitt der Prüfungsergebnisse für die Prüfungsfächer Medizin und Praktische Übungen mindestens ausreichende Leistungen erbracht werden. Werden die Prüfungsleistungen in mindestens einem Prüfungsfach mit ungenügend bewertet, so ist die Prüfung nicht bestanden.

3.4 Weiterbildung zur Tierarztfachhelferin

Es besteht die Möglichkeit für Tierarzthelferinnen oder andere mit entsprechender Tätigkeit betraute Praxishelferinnen, an Weiterbildungskursen teilzunehmen und sich als Tierarztfachhelferin zu qualifizieren. Für die Zulassung gelten derzeit unterschiedliche Bestimmungen in den einzelnen Bundesländern:

- entweder examinierte Tierarzthelferin und mindestens 2-jährige Berufstätigkeit,
- oder vergleichbare Berufsausbildung und mindestens 3 Berufsjahre als Tierarzthelferin,
- oder anderer Berufsabschluss und mindestens 6 Berufsjahre als Helferin in der Tierarztpraxis.

Die Kurse umfassen Gebiete der Praxistätigkeit und -organisation, sollen das Grundwissen erweitern und mit modernen Techniken in Labor und Praxis vertraut machen.

Ziel der Weiterbildung ist auch die Befähigung zur verantwortungsvollen Übernahme von Aufgaben im administrativen Bereich, bei der Klientenberatung und in der Führung des Praxispersonals.

Die Ausbildung ist auf Wochenendseminare verteilt, dauert ca. 1½–2 Jahre und schließt mit einer Prüfung ab.

4 Die Tierarzthelferin im Beruf

4.1 Die tierärztliche Praxis und Klinik

4.1.1 Die tierärztliche Praxis

Mit dem Begriff »Praxis« ist einerseits der Tätigkeitsbereich des Arztes oder Tierarztes gemeint, andererseits umfasst der Begriff die Gesamtheit der Arbeitsräume des niedergelassenen Mediziners. Ein »praktischer Tierarzt« hat demnach eine Praxis, die allerdings nicht an das Vorhandensein weitläufiger Praxisräume gebunden ist.

Praxisspezialisierung

Je nach Spezialisierung sind die Praxen unterschiedlich organisiert:

Großtierpraxis: Patienten sind die landwirtschaftlichen Nutztiere (Rinder, Schafe, Schweine) und Pferde. Sie werden meistens in den Stallungen oder auf der Weide, d. h. an Ort und Stelle vom Tierarzt untersucht und behandelt (Außenpraxis).

Kleintierpraxis: Patienten sind die kleinen Haustiere (Hunde und Katzen) und Heimtiere (Kleinsäuger, Vögel, Reptilien). Gelegentliche Patienten sind wild lebende Tiere, die als Findlinge aufgenommen wurden. Die tierärztliche Untersuchung und Behandlung findet in den Praxisräumen statt, in etlichen Fällen auch in Form des Hausbesuches.

Gemischtpraxis: Sowohl Großtiere als auch Kleintiere werden behandelt. Ein Sprech- und Behandlungszimmer ist erforderlich. Diese Praxisform macht meistens eine straffe Durchorganisation des Arbeitsablaufes notwendig und kann selten von einem Tierarzt allein bewältigt werden, weshalb sich eine Arbeitsgemeinschaft von zwei oder mehreren Tierärzten bildet. Sie stehen dem Praxisinhaber als Assistenten zur Seite.

Gemeinschaftspraxis: Zwei oder mehr Tierärzte arbeiten als Praxisinhaber zusammen. Die Praxis trägt deren Namen.

Gruppenpraxis: Zusammenschluss mehrerer Praxisinhaber an einem Praxissitz. Jeder Inhaber hat sein eigenes Praxisschild. Vorteilhaft ist die gemeinsame Nutzung der Einrichtung, fachliche Zusammenarbeit, gemeinsame Mitarbeiter und die gegenseitige Vertretung. Die Abrechnungen erfolgen getrennt.

Praxisgemeinschaft: Zusammenschluss mehrerer Praxisinhaber an örtlich getrennten Praxissitzen. Jeder Praxisinhaber kennzeichnet seinen Praxissitz. Wie bei der Gruppenpraxis gemeinsame Nutzung der Einrichtung.

Fachtierarztpraxis: Hat ein Tierarzt die Anerkennung für ein bestimmtes Fachgebiet (z. B. Fachtierarzt für Kleintiere) erhalten, so ist er damit verpflichtet, hauptsächlich in diesem Fachgebiet tätig zu werden.

Praxisräume

Eine gewisse Grundkonzeption ist für die Vielfalt der Arbeit und ihren möglichst reibungslosen Ablauf notwendig. Anzahl und Größe der Räume richten sich weitgehend nach der zu erwartenden Patientenzahl, den Untersuchungs- und Behandlungsmöglichkeiten samt Operationen. Die Aufteilung eines großen Raumes in Zonen bestimmter Arbeitsabläufe wird häufig gehandhabt, kann aber zu Störungen und Unruhe des Patienten führen, wenn in diesem Raum gleichzeitig noch andere Patienten untersucht werden. Für die Abnahme eines Elektrokardiogramms oder die Endoskopie ist deshalb ein weiterer Raum notwendig.

Die Anordnung der Betriebsräume und Arbeitsbereiche resultiert häufig schon aus den baulichen Gegebenheiten, wird jedoch stets nach der Zweckmäßigkeit vorgenommen, so dass die Wege mit dem Patienten, z. B. vom Untersuchungs- in den Röntgenraum oder Operationsraum, nicht umständlich oder zu lang sind. Vorratslager werden im Keller – soweit vorhanden – angelegt, womit gleichzeitig auch die Vorschriften für eine sachgemäße Lagerung größerer Mengen brennbarer Flüssigkeiten sowie Arzneimittelvormischungen für die Herstellung von Fütterungsarzneimitteln gewährleistet sind.

Zur Führung der tierärztlichen Hausapotheke ist ein gesonderter Betriebsraum notwendig. In ihm kann der Arzneimittelvorrat – den Aufbewahrungsvorschriften entsprechend – gelagert werden.

Wird in der Praxis geröntgt, was ja heutzutage fast durchwegs der Fall ist, muss ein von den anderen Betriebsräumen abgetrennter Röntgenraum vorhanden sein. Er ist durch besondere bauliche Maßnahmen im Sinne der Strahlenschutzverordnung abgesichert.

Vielfach gibt es in Kleintierpraxen noch andere zusätzliche Räume, wie z. B. einen Raum für medizinische Bäder bei Hunden, und Boxen, in denen Intensivpatienten oder frischoperierte Tiere zur ständigen Überwachung untergebracht werden können. Ein Toilettenraum für die Tierbesitzer befindet sich meistens in der Nähe des Wartezimmers. Ein gesonderter Toilettenraum muss außerdem für das Personal zur Verfügung stehen.

4.1.2 Die tierärztliche Klinik

Mit Genehmigung der Tierärztekammer darf die Bezeichnung »Tierärztliche Klinik« geführt werden. Die Größe der Klinik richtet sich weitgehend nach der zu versorgenden Tierart.

Grundsätzlich muss die Möglichkeit bestehen, mehrere Patienten stationär unterzubringen.

Nach den erlassenen Richtlinien werden Mindestanforderungen gestellt:
- Beschäftigung mehrerer Tierärzte und ausreichend Tierarzthelfer und Pflegepersonal, damit eine ganzjährige Versorgung – Tag und Nacht – der Patienten und sofortige Hilfe bei Notfallpatienten gewährleistet sind;
- Räume, die leicht gepflegt und in hygienisch einwandfreiem Zustand gehalten werden können. Besonders wichtig sind auch die Beheizung, Belüftung und die Wasser- und Abwasserführung. Ein Isolationsraum, Räume für die Futterlagerung und Futterzubereitung müssen auch vorhanden sein. Wasch-, Umkleideräume und ein Aufenthaltsraum für das Klinikpersonal sind ebenfalls notwendig;
- Ausstattung der Klinik mit Apparaten, Geräten und Instrumenten, die Untersuchungen und Behandlungen nach dem jeweiligen Stand der veterinärmedizinischen Wissenschaft ermöglichen.

Beispiel der Betriebsräume einer Kleintierpraxis

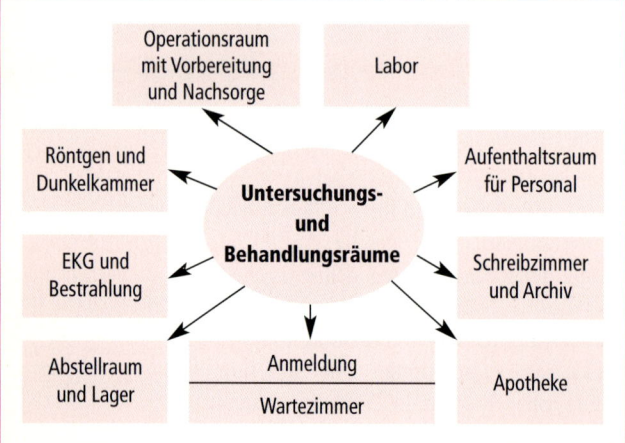

4.2 Arbeitsbereiche der Tierarzthelferin

4.2.1 Allgemeine Aufgaben

Fast jeder Berufstätige hat in seinem Arbeitsbereich mit anderen Menschen zu tun, die entweder als Vorgesetzte oder Mitarbeiter oder Klienten bestimmte Erwartungen in Umgang, Kommunikation und Mitarbeit setzen.

Der *Tierarzt* oder die *Tierärztin* erwarten von der Tierarzthelferin neben dem beruflichen Können und organisatorischen Fähigkeiten vor allem absolute Gewissenhaftigkeit und Verantwortungsbewusstsein. Die Helferin sollte ihre Arbeit mit Freude, Ausdauer und einer gewissen Belastbarkeit erledigen.

Die *Kollegen,* andere Hilfskräfte und Tierpfleger erwarten ein kollegiales Verhalten, die Bereitschaft zur Teamarbeit und gegenseitige, unterstützende Hilfeleistung, falls dies notwendig sein sollte.

Das Auftreten den *Tierbesitzern* gegenüber gehört für die Tierarzthelferin unter Umständen zu den schwierigsten Aufgaben, da sie sich jeweils neu, auf noch unbekannte Menschen einstellen muss. Wichtig ist, nie die Freundlichkeit und Höflichkeit zu verlieren. Die Tierbesitzer erwarten von der Helferin Aufmerksamkeit, Geduld, Ruhe und einen geschickten Umgang mit dem Patienten.

Trotz notwendiger Kommunikation mit dem Tierbesitzer sollte die Helferin eine gewisse Distanz wahren und ein – mit Takt und Einfühlungsvermögen gepaartes – Durchsetzungsvermögen gegenüber dem Tierbesitzer zeigen.

Die Tierarzthelferin sollte ein sicheres Auftreten und ein gepflegtes Aussehen zeigen. Sie vermittelt den ersten Eindruck, den der Tierbesitzer von der Praxis bekommt.

Die Tierarzthelferin wird in allen Bereichen der Praxis tätig. Das bedeutet einerseits, dass sie Hilfestellung bei der Untersuchung und Behandlung eines Tieres leistet, andererseits aber auch, dass sie Arbeiten an medizinischen Apparaten und im Laboratorium nach genauer Anleitung, unter Kontrolle des Tierarztes selbst ausführt. Eine große Unterstützung bietet sie bei der Praxisorganisation, Terminplanung und Erledigung des Schriftverkehrs.

Im Allgemeinen sind folgende Aufgaben durch die Tierarzthelferin zu erledigen:

Vor der Sprechstunde wird die Ordnung in Wartezimmer und Praxisräumen überprüft, die Spender für Desinfektionsmittel gefüllt, ausreichende Mengen Einweghandtücher bereitgestellt, der Terminkalender des Tages durchgesehen und Vorbereitungen für festgesetzte Operationen getroffen. Müssen Praxisfahrten unternommen werden, ist der Instrumenten- und Medikamentenvorrat im Auto durchzusehen. Die Tierarzthelferin sollte nach kurzer Zeit wissen, welche Dinge stets mitgenommen werden müssen.

Während der Sprechstunde steht die Tierarzthelferin für die Untersuchung und Behandlung am Tier zur Verfügung. Sie hält, soweit es ihre Kräfte zulassen, die Tiere oder reicht Instrumente, bereitet Spritzen vor, assistiert eventuell bei kleineren Operationen und hilft bei der Durchführung von physikalischen Untersuchungen (z. B. EKG) und Behandlungen (z. B. Bestrahlung, medizinische Bäder).

Im Labor müssen die abgenommenen Proben von Blut, Harn und Kot nach Anweisung untersucht und weitere Proben für den Versand an andere Laboratorien fertiggestellt werden.

Außerhalb der Sprechstunde sind neben weiteren bestellten Patienten, Notfällen, angesetzten größeren Operationen, der Nachsorge von operierten Patienten noch andere Hilfeleistungen zu erledigen. Medikamente müssen nachbestellt, Instrumente betreut (Desinfektion, Überprüfung der

Funktionsfähigkeit, Sterilisation) und in der Patientenkartei Eintragungen ergänzt werden.

Dort wo stationäre Patienten in der Praxis aufgenommen sind, kann die Tierarzthelferin zur Pflege und Fütterung der Tiere eingesetzt werden.

Bei allen Tätigkeiten ist ein gutes Fachwissen, erworben durch den Unterricht in der Berufsschule und die Belehrungen in der Praxis, von großem Nutzen.

Die ihr übertragenen Arbeiten erledigt die Tierarzthelferin mit Gewissenhaftigkeit, Sorgfalt und den erworbenen Fähigkeiten und Kenntnissen ihrer Ausbildung. Werden ihr neue Arbeiten zugewiesen, so wird sie diese nicht selbstständig, sondern erst nach gründlicher Unterweisung durch den Tierarzt ausführen.

Handelt sie nämlich eigenmächtig, so haftet sie selbst für möglicherweise entstehende Schäden. Sie darf deshalb z. B. nicht eigenmächtig Injektionen durchführen, Rezepte ausfüllen, Medikamente ausgeben oder in der Praxis mit Klinikbetrieb stationär eingestellte Tiere entlassen. Sie haftet auch für Schäden, die durch Unachtsamkeit, Flüchtigkeit und mangelnde Sorgfalt entstehen.

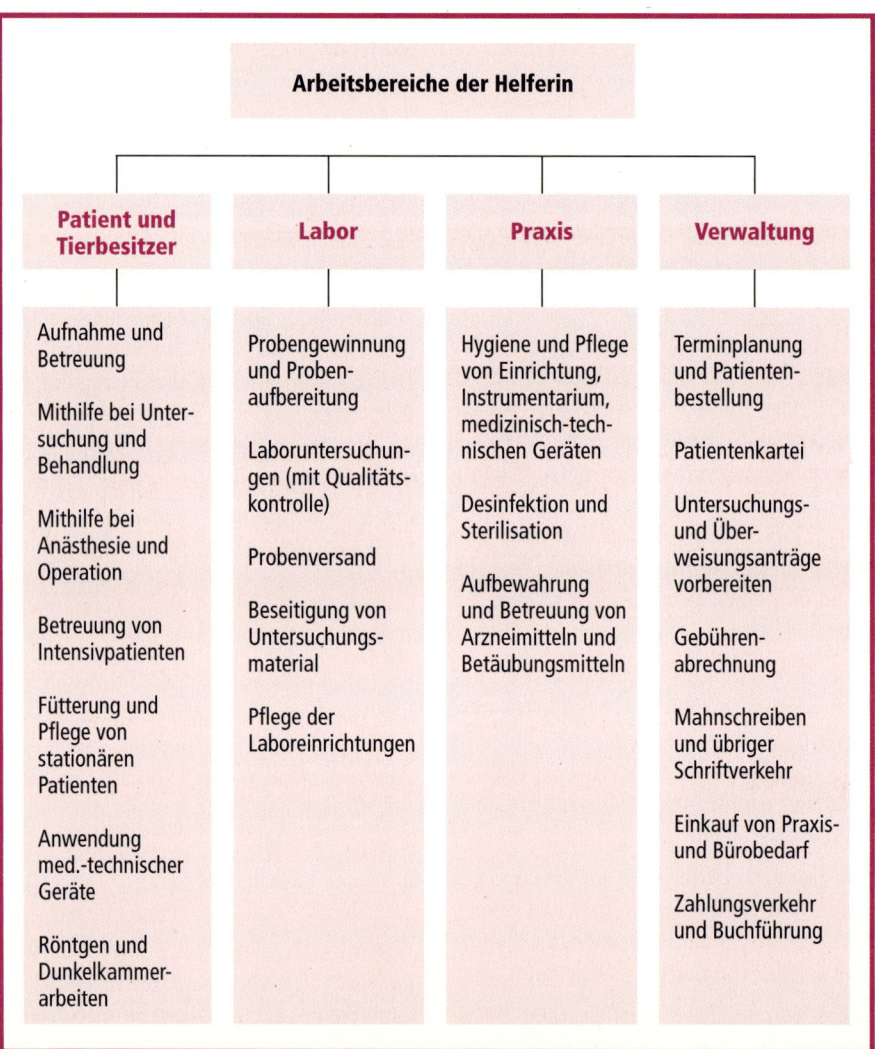

Arbeitsbereiche der Helferin

Patient und Tierbesitzer
- Aufnahme und Betreuung
- Mithilfe bei Untersuchung und Behandlung
- Mithilfe bei Anästhesie und Operation
- Betreuung von Intensivpatienten
- Fütterung und Pflege von stationären Patienten
- Anwendung med.-technischer Geräte
- Röntgen und Dunkelkammerarbeiten

Labor
- Probengewinnung und Probenaufbereitung
- Laboruntersuchungen (mit Qualitätskontrolle)
- Probenversand
- Beseitigung von Untersuchungsmaterial
- Pflege der Laboreinrichtungen

Praxis
- Hygiene und Pflege von Einrichtung, Instrumentarium, medizinisch-technischen Geräten
- Desinfektion und Sterilisation
- Aufbewahrung und Betreuung von Arzneimitteln und Betäubungsmitteln

Verwaltung
- Terminplanung und Patientenbestellung
- Patientenkartei
- Untersuchungs- und Überweisungsanträge vorbereiten
- Gebührenabrechnung
- Mahnschreiben und übriger Schriftverkehr
- Einkauf von Praxis- und Bürobedarf
- Zahlungsverkehr und Buchführung

4.2.2 Assistenz in der Sprechstunde

4.2.2.1 Umgang mit Tierbesitzern

Meistens nimmt die Tierarzthelferin den ersten Kontakt mit den Tierbesitzern auf, sowohl an der Pforte als auch am Telefon. Aus Sorge um ihr Tier haben Besitzer oft das Bedürfnis, sich sofort ausführlich der Tierarzthelferin mitzuteilen.

Sie befinden sich manchmal sogar in einem »psychischen Ausnahmezustand«, d. h. sie sind in großer Anspannung, überbewerten harmlose Äußerungen Dritter oder dramatisieren die Situation. Die Tierarzthelferin kann dann versuchen, mit Geduld, Höflichkeit und Freundlichkeit das Gespräch auf die notwendigen Angaben zur Aufnahme der Personalien und zu Fragen des Vorberichtes zu lenken (siehe Kapitel 9.1).

Beides wird möglichst nicht im Beisein Dritter aufgenommen. Es gibt Tierbesitzer, die sich einer gewissen Schuld an der Erkrankung des Tieres bewusst sind und im Beisein anderer Personen anamnestische Daten und Fakten nicht bekannt geben wollen, obgleich diese Daten für den Tierarzt sehr wichtig wären.

Die Tierarzthelferin ist nicht berechtigt, irgendwelche Kritik oder Bewertung einer bisher durchgeführten Behandlung zu äußern oder nach dem Namen des vorbehandelnden Tierarztes zu fragen. Nie sollte die Tierarzthelferin Ungeduld oder Zeitdruck, unter dem sie stehen kann, zu erkennen geben. Diskussionen über die Dringlichkeit eines Falles (notfalls muss der Tierarzt eingeschaltet werden) sind genauso zu vermeiden wie Erziehungsversuche am Tierbesitzer. Der Umgang wird um so leichter, je beruhigender die Tierarzthelferin auf den Tierbesitzer einwirken kann.

Tiere, die zur Untersuchung gebracht werden, sollten außerhalb des Praxisraumes und ohne Weisung des Tierarztes noch nicht angefasst werden. Eine Ausnahme stellen nur die Notfälle dar, die ohnehin vorrangig behandelt werden müssen.

Telefonische Auskünfte können von der Tierarzthelferin unaufgefordert erteilt werden, soweit sie die Zeiten der Sprechstunde oder Anmeldungen betreffen. Terminabsprachen richten sich nach dem Bestellsystem der Praxis. Für alle anderen Auskünfte muss Rücksprache mit dem Tierarzt geführt werden. Er genehmigt die Bekanntgabe von Diagnosen, Untersuchungsergebnissen, Behandlungserfolgen und Entlassungsterminen von stationären Patienten. Medizinische Ratschläge und Verdachtsdiagnosen dürfen nicht erteilt werden. Auch kann die Tierarzthelferin selbstständig nicht beurteilen, ob ein vom Tierbesitzer als dringend bezeichneter »Fall« außerhalb der Sprechstunde behandelt werden muss oder warten kann.

Die Tierarzthelferin unterliegt der *beruflichen Schweigepflicht;* d. h. sie hat gegenüber praxisfremden Personen Stillschweigen in Bezug auf Tierbesitzer und Patient zu bewahren.

Die Wartezeiten vor dem Sprechzimmer der Praxis können lang sein. Deshalb sollten alle Tierbesitzer und Begleitpersonen im Wartezimmer eine Sitzgelegenheit finden. Auch für kurzweilige Lektüre muss gesorgt werden; denn nicht jeder Tierhalter sucht das Gespräch mit seinem ebenfalls wartenden Nachbarn. Ein ausreichender Abstand zwischen den Stühlen ist günstig, damit es nicht zu Beißereien der Tiere untereinander kommt. Kläffende Hunde sollten, bis sie »an der Reihe sind«, außerhalb des allgemeinen Wartezimmers bleiben.

4.2.2.2 Umgang mit Tieren in der Praxis

Kein Tier wird ohne Zustimmung des Besitzers oder Aufforderung durch den Tierarzt entgegengenommen oder angefasst.

Eine Befragung des Tierbesitzers nach dem Verhalten des Tieres fremden Personen gegenüber ist angebracht.

Wichtig ist, auf die Körperhaltung, Mimik und mögliche Lautäußerungen des Tieres zu achten. Besonders bei Hund und Katze kennen wir die unterschiedlichen Verhaltensweisen, die instinkt- oder anlagebedingt oder auch erworben sind (Ängstlichkeit, Nervosität, Schreckhaftigkeit, Aggressivität) und die sich als »Sprache« des Tieres äußern können.

Beim ersten Kennenlernen des Patienten sollte die Helferin das Tier ruhig, mit leiser Stimme ansprechen und sich ihm nur mit gemäßigten Schritten nähern. Nicht gleich die Hand ausstrecken, damit Drohgebärden und Abwehrhaltung vermieden werden. Günstiger ist es, sich etwas Zeit zu nehmen und durch gutes Zureden das Tier umzustimmen. Ist der erste Körperkontakt durch Streicheln des Tieres hergestellt, lassen sich weitere Vorbereitungen für die anstehenden Untersuchungen vornehmen.

Nichthaustiere, wie Zootiere und exotische Tiere, lässt man am besten vom Überbringer aus dem Transportbehältnis entnehmen und während der Untersuchung und Behandlung festhalten.

Bei den Kleinsäugern – Kaninchen, Meerschweinchen, Hamster, Ratte, Maus – ist die Handhabung deshalb einfacher, weil sie als so genannte Streicheltiere die menschliche Hand gewohnt sind.

4.2.2.3 Erste Hilfe am Menschen

Bei großem Andrang, verbrauchter Luft und Unruhe unter den Tieren im Wartezimmer kann es zu Unpässlichkeit, Ohnmacht oder gar Bissverletzung eines Tierbesitzers kommen. Hier ist die Tierarzthelferin zur »*Ersten Hilfe*« aufgefordert. Die Teilnahme an einem Erste-Hilfe-Kurs vor Beginn der Berufsausübung ist eine wünschenswerte Voraussetzung.

Bereitstellung für die »Erste Hilfe« am Menschen:
- Rufnummer der Rettungsleitstelle oder des Notarztes,
- Notliege mit Decke,
- verfügbares Beatmungsgerät,
- sauberes Wasserglas,
- Verbandsmaterial.

Bei Unpässlichkeit genügt es meistens, wenn für ausreichend frische Luft gesorgt wird. Bei Ohnmachtsanfällen wird die Person auf eine Notliege – mit hochgestelltem Fußteil – gelegt und zugedeckt. Liegt jedoch ein Schockzustand mit ausgeprägter Blässe der Haut, Schweißausbruch und schneller Atmung vor, muss neben der Lagerung auf der Notliege oder in »stabiler Seitenlage« sofort der Notarzt gerufen werden.

Dem Patienten darf in keinem Fall, auch nicht bei leichten Kopfschmerzen, ein in der Praxis verfügbares Medikament angeboten oder verabreicht werden, auch nicht auf Bitten des Patienten. Die Ohnmacht oder Unpässlichkeit könnte mit einer schweren Krankheit zusammenhängen und durch die Situation im Wartezimmer ausgelöst worden sein. Eingenommene Medikamente könnten hier schlimme Folgen haben.

4.2.2.4 Unfallgefahren beim Umgang mit Tieren

Situationen, die für das Tier ungewohnt sind, können Angst und Abwehrreaktionen auslösen. Beim Umgang mit Tieren ist es deshalb notwendig zu wissen, wie sich die verschiedenen Tierarten in abweichenden, für sie angstvollen Situationen verhalten. Gute Beobachtung des einzelnen Tieres, eigenes achtsames Verhalten und gegebenenfalls vorbeugende Maßnahmen (Fixierungsmaßnahmen) sind notwendig, um Gefahrenmomente zu erkennen und Unfälle zu vermeiden.

Rinder können treten, ausschlagen und Hornstöße versetzen.

Pferde sind Fluchttiere, die bei Angst, Erschrecken oder Schmerz sofort flüchten möchten. Die heftigen Bewegungen und ein mögliches Ausschlagen nach hinten sind dabei eine Gefahr für die umstehen-

DIE TIERARZTHELFERIN IM BERUF

den Menschen. Weitere Abwehrbewegungen beim Pferd sind das Kopfschlagen und der Huftritt.

Schweine, besonders Eber, können beißen. Auch ferkelführende Muttersauen beißen gelegentlich.

Bei den Großtieren ist stets eine vorsichtige Annäherung von vorn, beim Eber von hinten, und ein Ansprechen mit kräftiger Stimme erforderlich.

Methoden der Fixierung
- Aufheben einer Vordergliedmaße beim Pferd, Ansetzen der Oberlippenbremse (auch Nasenbremse genannt)
- Fixieren des Kopfes bei den Wiederkäuern, Ansetzen der Rinderbremse oder der Schlagfessel
- Anlegen der Schlingendrahtbremse beim Schwein
- Zubinden der Schnauze beim Hund
- Verwendung des »Katzentuches« bei der Katze
- Ergreifen der Füße beim Greifvogel
- Ergreifen des Kopfes bei Vögeln
- Fassen des Nackenfelles bei kleinen Nagetieren

Im Allgemeinen wird vor allem die Erfahrung im Umgang mit Tieren die Fähigkeit zur Fixierung ermöglichen. Je sicherer und dabei schonend das Tier während der Untersuchung und Behandlung gehalten wird, desto ruhiger ist es. Der Tierarzt kann leichter arbeiten und der Besitzer ist dankbar für den guten Umgang mit seinem Tier.

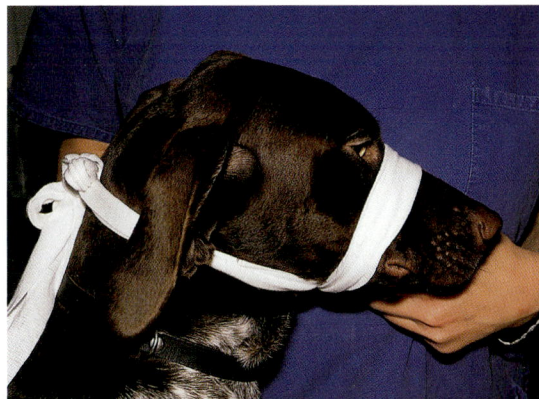

▲ Abb. 4.1:
Zubinden der Schnauze beim Hund.

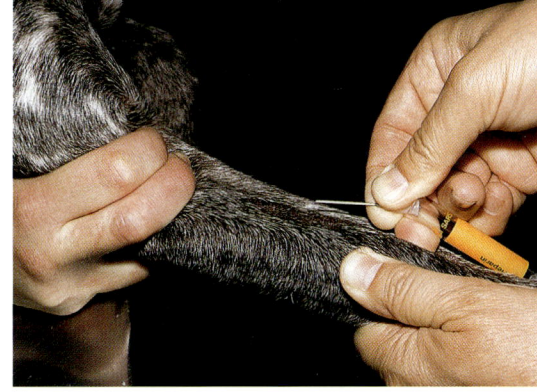

▲ Abb. 4.2:
Blutentnahme beim Hund.

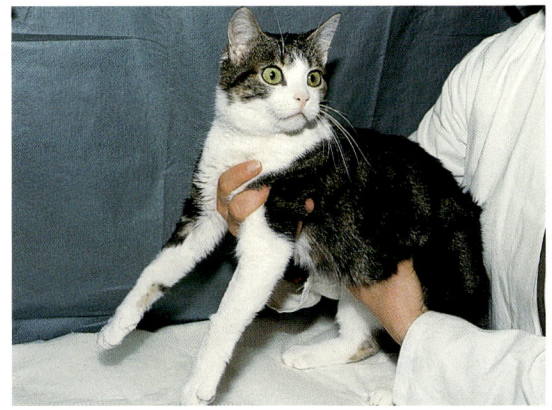

▲ Abb. 4.3:
Fixierung der Katze zur Palpation des Abdomens.

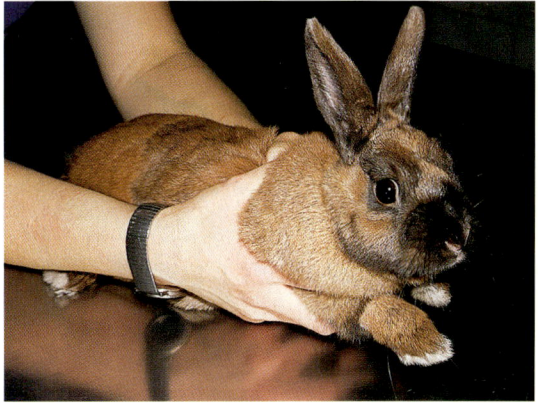

▲ Abb. 4.4:
Halten eines Kaninchens.

DIE TIERARZTHELFERIN IM BERUF

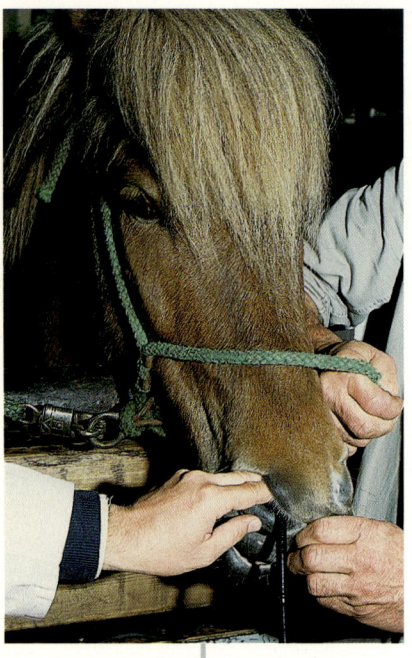

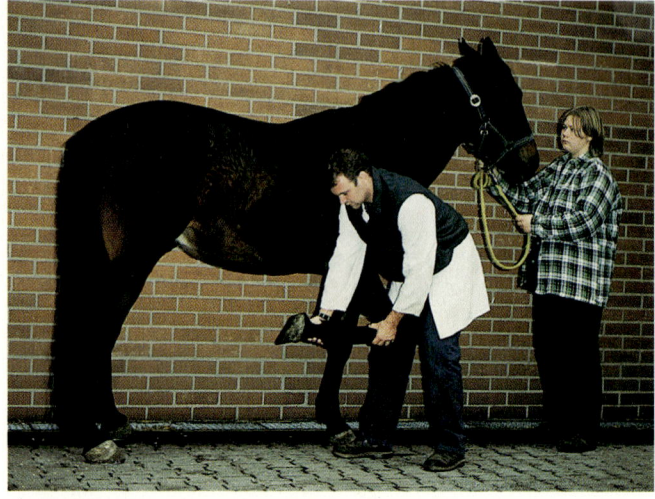

▲ Abb. 4.6:
Aufheben der Vordergliedmaße beim Pferd.

◀ Abb. 4.5:
Fixierung der Oberlippe zur Endoskopie.

4.2.2.5 Vorbereitung zur Untersuchung und Behandlung

Bereits vor der eigentlichen Untersuchung des Patienten können von der Tierarzthelferin einige vorbereitende Arbeiten erledigt werden:
- Erstgespräch mit dem Tierbesitzer an der »Rezeption»,
- Aufnahme eines allgemeinen Vorberichtes,
- erstes Ansprechen, evtl. Kontaktnahme mit dem Patienten,
- Zwischengespräch mit dem Tierarzt, um erste Informationen zu erhalten, besonders bei dringenden Fällen.

Wird der Tierbesitzer samt Patient ins Behandlungszimmer gebeten, sind die Anweisungen des Tierarztes abzuwarten. Während seines Gesprächs mit dem Tierbesitzer kann die Helferin evtl. das Körpergewicht und die Körperinnentemperatur des Tieres ermitteln und weiterhin beruhigend auf das Tier einwirken.

Bereitlegen der Instrumente für die Untersuchung

Die Zusammenstellung der Utensilien kann in den einzelnen tierärztlichen Praxen variieren. Teilweise sind die Instrumente, die besonders häufig benötigt werden, auf einem fahrbaren Tischchen sofort greifbar. Dazu gehören z. B. die Instrumente für die Augenuntersuchung, Untersuchung des äußeren Ohres oder auch die Instrumente für die Zahnsanierung.

Vorbereitung zur Blutentnahme

Für die meisten Blutuntersuchungen im Labor ist Venenblut erforderlich. Dazu muss eine gut zugängliche Vene für die Punktion vorbereitet werden.

Zum Auffangen des Blutes müssen die verschiedenen Probenröhrchen bereitgestellt werden, z. B. zur Plasmagewinnung, Serumgewinnung, Hämatokritbestimmung, Blutsenkung.

DIE TIERARZTHELFERIN IM BERUF

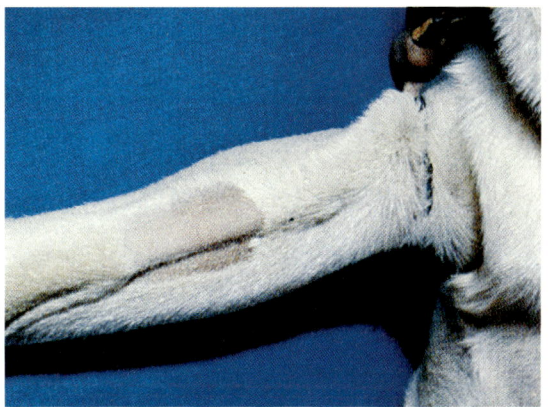

▲ Abb. 4.7:
Vorbereitung der Vene zur Punktion.

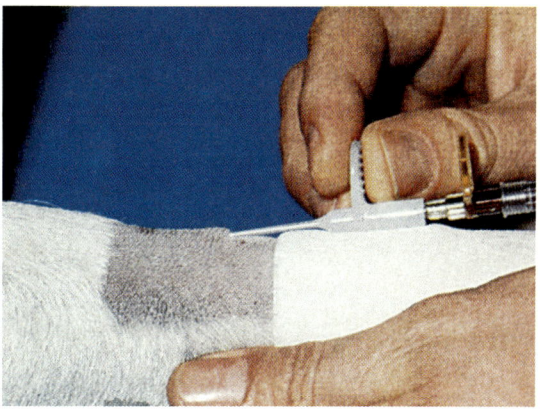

▲ Abb. 4.8:
In die Vene eingeführte Verweilkanüle.

◄ Abb. 4.9:
Infusionsvorbereitung.

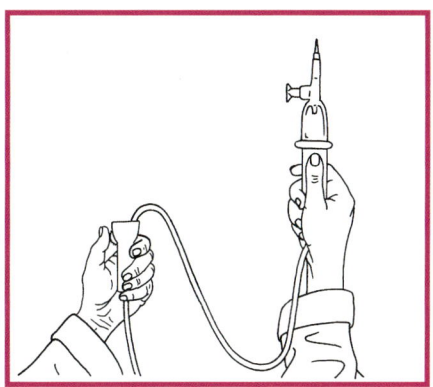

1. Rollklemme schließen

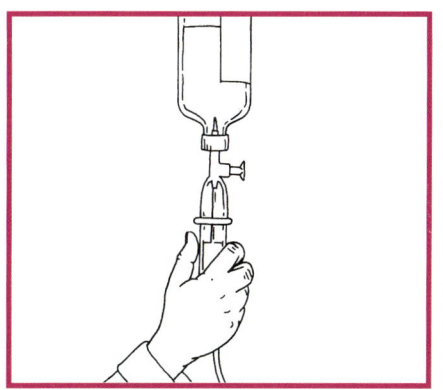

2. Flüssigkeitsspiegel herstellen

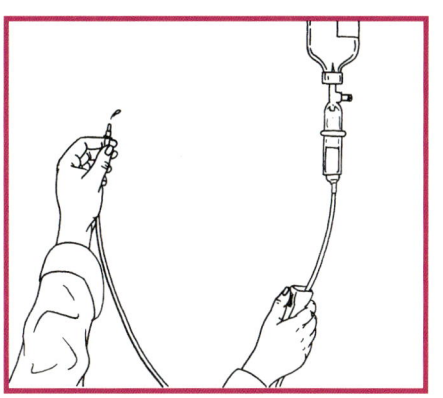

3. Belüftung mit Rollklemme öffnen, um durchgehend Flüssigkeit in der Schlauchleitung zu bekommen

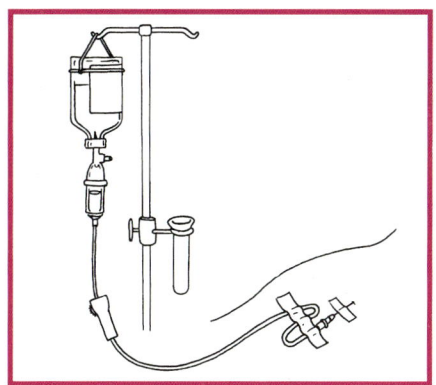

4. Infusionsbesteck an Venenverweilkanüle anschließen, Tropfgeschwindigkeit einstellen

Vorbereitung zur Behandlung

Schließt sich an die Blutentnahme die intravenöse Applikation von Medikamenten an, so wird statt der gewöhnlichen Punktionskanüle eine so genannte Venenverweilkanüle benutzt. Diese ist vor allem für die Infusionen, die sich teilweise über Stunden erstrecken können, unerlässlich.

Vorbereitung zur Infusion

Zuerst müssen alle zur Venenpunktion notwendigen Gegenstände bereitgelegt werden (Schere oder Schermaschine, Alkoholtupfer, Staugummi, Venenverweilkanüle, Klebeband) und dann das Infusionsbesteck, die Infusionslösung und der Infusionsständer.

Die Füllung des Infusionsbestecks mit der gewählten Infusionslösung muss vor der Venenpunktion erledigt sein. Der Anschlusskonus des Schlauches für die Verweilkanüle muss bis dahin durch die Kunststoffkappe geschützt bleiben. Ebenso muss der Kanülenmandrin bis zum Ende der Infusion in der Schutzkappe aufbewahrt bleiben.

Vorbereitung zur Injektion

Medikamente, die injiziert werden sollen, müssen in entsprechende Spritzen aufgezogen werden. Größere Arzneimittelmengen können ohne aufgesetzte Kanüle der Ampulle oder Vorratsflasche entnommen werden, sehr kleine Mengen (z. B. 0,05 – 0,1 ml) müssen stets mit aufgesetzter Kanüle aufgezogen werden, um die genau errechnete Dosis des Mittels einhalten zu können.

Luft in der Spritze wird ausgedrückt und der Flüssigkeitsspiegel bis zur Kanülenspitze hergestellt. Bis zur Injektion bleibt die Schutzkappe auf der Kanüle.

Mehrere vorbereitete Spritzen bis zur Injektion neben der entleerten Ampulle oder der Vorratsflasche liegen lassen, um Verwechslungen bei unterschiedlichen Applikationsarten zu vermeiden.

4.2.2.6 Anwendung medizinisch-technischer Geräte

Die Zahl der medizinisch-technischen Geräte in der Tierarztpraxis ist groß. Zu ihnen zählen z. B.
- Geräte für die Diagnostik:
  Röntgengerät, EKG-Gerät, Ultraschallgeräte, Endoskope;
- Geräte für das Labor:
  Photometer, Zentrifugen, Sterilisatoren (Heißluftsterilisator, Autoklav);
- Geräte für die Therapie:
  Inhalations-Narkosegeräte, Elektro-Chirurgiegeräte, Diathermie- und Reizstromgeräte, Lasergeräte.

Zu den medizinisch-technischen Geräten gehören nicht nur energetisch betriebene, sondern auch manuell zu bedienende Geräte, z. B. Beatmungsbeutel, Blutdruckmessgeräte, höhenverstellbare Untersuchungstische.

Alle Geräte sollten nur von Personen betätigt werden, die in die Handhabung der Geräte genau eingewiesen sind. Die Einweisung umfasst:
- Verwendungszweck
- Funktionsweise
- Reinigung
- Desinfektion
- Sterilisation
- Funktionsprüfung
- Verhalten bei Störungen

Die Einweisung wird vom Tierarzt vorgenommen. Funktionsstörungen bei der Anwendung der Geräte sind ihm sofort zu melden. Die genaue Schulung am Gerät und die Beachtung der Gebrauchsanweisung sollen verhindern, dass durch falschen Gebrauch und Fehlbedienung unzureichende Sicherheit und Gefahren für den Anwender auftreten.

Verordnung für den Umgang mit medizinischen Geräten

Diese Verordnung ist für die Humanmedizin in Kraft. Aber auch im veterinärmedizinischen Bereich muss gesichert sein, dass durch die Arbeit mit diesen Geräten keine »Gefahr für Leben und Gesundheit am Patienten, Beschäftigten oder Dritten« besteht. Die Geräte müssen also den Regeln der Technik, den Vorschriften des Arbeitsschutzes und der Unfallverhütung entsprechen.

4.2.3 Assistenz bei Operationen

Die Tierarzthelferin ist im Allgemeinen in die notwendigen Untersuchungs- und Arbeitsabläufe am Patienten vor, während und nach der Operation eingegliedert. Aus diesem Grund ist es von besonderer Bedeutung, dass die Helfer in der Praxis sich spezielle Kenntnisse und Fertigkeiten in der Untersuchung und Beurteilung des Allgemeinzustandes der zur Operation anstehenden Tiere aneignen. Auch während der Operation sind die Helfer ein wichtiges Bindeglied zwischen Patient und Operateur, und haben ihre Aufgaben in der Operationsassistenz und der Narkoseüberwachung konzentriert und verantwortungsbewusst zu erfüllen. Nach der Operation müssen auf Anweisung des Tierarztes ebenfalls wichtige Aufgaben wahrgenommen werden, die sich mit der Überwachung der Aufwachphase, der rechtzeitigen Erkennung von Komplikationen und der Versorgung von Intensivpatienten befassen.

4.2.3.1 Präoperative Vorbereitungen

Vor jeder Operation hat zuerst eine Untersuchung des Patienten zu erfolgen, die dazu geeignet ist, Krankheiten zu erkennen, die für die bevorstehende Narkose (Anästhesie) von Bedeutung sind. Außerdem dient sie einer sinnvollen Auswahl der Arzneimittel zur Prämedikation und Narkose und der Planung einer angemessenen Narkoseüberwachung sowie der gegebenenfalls notwendigen Vorbereitung von unterstützenden Maßnahmen, z. B. Infusionen, Beatmung bei Risikopatienten.

Diese Untersuchung beinhaltet neben der Erhebung eines Vorberichts und der Kennzeichnung des Tieres eine sorgfältige Allgemeinuntersuchung, die besonders die Funktionen von Herz und Kreislauf und der Lunge berücksichtigt. Im Verdachtsfall können weiterführende Untersuchungen durchgeführt werden.

Präanästhetische Untersuchung des Patienten

Vorbericht (Anamnese)
- Gleichzeitig bestehende Erkrankungen, Vorbehandlungen
- Frühere Erkrankungen und Narkosen
- Zeitpunkt der letzten Futteraufnahme, Kot- und Harnabsatz
- Spontanaktivität (ruhiges, aufgeregtes oder aggressives Tier?)

Kennzeichnung des Patienten
- Tierart (deutliche Unterschiede in der Reaktion auf Narkosemittel)
- Rasse (bestimmte Hunderassen, z. B. Bulldoggen, Greyhounds, Afghanen können besondere Narkoseeinleitungen erforderlich machen)
- Alter (Neugeborene und alte Tiere scheiden Narkosemittel verlängert aus)
- Geschlecht (Trächtigkeit?)
- Körpergewicht (Festlegung der Dosierung des Narkosemittels)

Allgemeine Untersuchung
(siehe auch Kapitel 9.1)
- Verhalten
- Ernährungszustand
- Schleimhautfarbe und Kapillarfüllungszeit (KFZ)
- Messung der Körperinnentemperatur
- Puls (Frequenz, Regelmäßigkeit, Qualität)
- Atmung (Frequenz, Atmungstypus, Atemnot?)
- Auskultation des Herzens (Herzgeräusche? Rhythmusstörung?)
- Auskultation der Lunge (Abnorme Atemgeräusche?)

Weiterführende Untersuchungen
- Labor (z. B. Hämatokrit, Plasmaprotein, ggf. Blutbild, Harnstoff, Blutglukose)
- Röntgen (z. B. Thorax, Abdomen)
- Ultraschall
- EKG

Umfang und Ausführlichkeit der präanästhetischen Untersuchung hängen einerseits vom Allgemeinzustand des Patienten, von erhöhtem Narkoserisiko und andererseits von der Dringlichkeit der Operation, z. B. Soforteingriff bei Unfallpatienten mit arterieller Blutung ab.

Vorbereitung des Patienten zur Narkose

Futterentzug
Futter sollte außer bei sehr kleinen, sehr jungen und schwer erkrankten Patienten etwa 8 bis 12 Stunden vor Narkoseeinleitung entzogen werden. Wasser kann bis etwa 3 Stunden vorher angeboten werden. Eine Fütterung unmittelbar vor der Narkose erhöht das Risiko eines Erbrechens und in der Aufwachphase die Gefahr eines Fehlschluckens (tracheale Aspiration).

Zusammenstellung der benötigten Geräte und des Zubehörs
Für jede Narkose ist ein bestimmtes Standardzubehör für den venösen Zugang und für eine Intubation erforderlich, das vorher auf Vollständigkeit und Funktionsfähigkeit überprüft werden sollte.

Zubehör für den venösen Zugang: Venenkatheter verschiedener Größe, Alkohol, Tupfer, Schermaschine, Klebeband, Infusionsbesteck und -ständer.

Instrumente für die Intubation: Endotrachealkatheter (Dichtigkeit der Manschette überprüfen), Intubationsbesteck, Klemme für Manschettenzuleitung, Spritze zum Blockieren der Manschette, Klebeband oder Mullbinde zur Fixation, Maulspreizer.

Instrumentarium für Inhalationsnarkose: Narkosegerät und Narkosesystem, Atembeutel
- Die Auswahl der Größe und Art wird von der Größe des Patienten bestimmt.
- Der Atembeutel sollte etwa das 5fache des Atemvolumens des Patienten fassen.
- Wenn der Kalk verbraucht ist, muss neuer CO_2-Absorber nachgefüllt werden.

Bereitstellung der Medikamente für die jeweilige Form der Sedation und Narkose. Zusätzlich sollten stets ein *Notfallinstrumentarium* und *Notfallmedikamente* vorbereitet und sofort greifbar sein.

Vorbereitung der Instrumente zur Operation

(siehe auch Kapitel 4.3.3)

Ein geeigneter Tisch wird mit einem an allen Seiten überhängenden sterilen Tuch abgedeckt.

Die zur Operation benötigten, sterilisierten Instrumente werden darauf oder ersatzweise in einer ausreichend großen Schale ausgelegt. Die Instrumente des Standardsatzes sollten zum leichten Auffinden zusammen mit den Tupfern in stets gleicher Anordnung platziert werden. Falls für den Eingriff erforderlich, können zusätzlich Spezialinstrumente ausgelegt werden. Die vorbereiteten Instrumente werden mit einem sterilen Tuch bis zum Beginn des operativen Eingriffs abgedeckt.

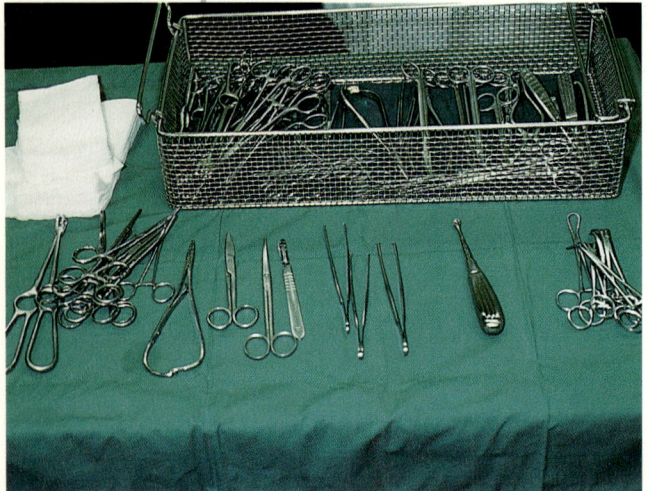

Abb. 4.10: Instrumentarium in Vorbereitung zur Sprunggelenksoperation beim Pferd.

Vorbereitung des Patienten zur Operation
(siehe auch Kapitel 4.3.3)

Zur Infektionsprophylaxe muss der Vorbereitung des Operationsfeldes besondere Beachtung geschenkt werden. Deshalb ist es vorteilhaft, einen wesentlichen Teil der Maßnahmen, wie Schur und Reinigung außerhalb des OP vorzunehmen. Vielfach erfolgt diese Vorbereitung am sedierten oder bereits narkotisierten Tier.

Entfernen der Haare
Das Operationsfeld muss großzügig nach allen Seiten um die vorgesehene Schnittlinie geschoren werden, um eine dauerhafte Asepsis während des Eingriffs zu erreichen. Bei Operationen an den Gliedmaßen wird die gesamte Extremität von allen Seiten geschoren. Zum Entfernen der Haare wird im Allgemeinen eine elektrische Schermaschine verwendet und anschließend eine Rasur durchgeführt. Mit einem $^1/_{10}$-mm-Scherkopf können beim Kleintier gegebenenfalls die Haare so dicht an der Haut entfernt werden, dass keine Rasur erforderlich wird. Die Haare werden vorzugsweise mit einem Handstaubsauger entfernt.

Hautreinigung und Desinfektion
Die Haut wird intensiv, aber schonend mit Seife gewaschen. Vor der Lagerung auf dem Operationstisch wird die Haut einschließlich der Haare in der Umgebung des Operationsfeldes getrocknet. Auf dem Operationstisch wird der Patient in der gewünschten Lage, ggf. unter Abstützung mit geeigneten Polstern oder Kissen ausgebunden. Die geschorene und gewaschene Haut wird anschließend zur Entfettung mit alkoholgetränkten Kompressen oder Tupfern von der vorgesehenen Schnittlinie zur Peripherie hin abgerieben. Es ist darauf zu achten, dass dieselbe Stelle niemals zweimal mit demselben Tupfer behandelt wird. Anschließend wird der gesäuberte und entfettete Bereich mit einem geeigneten Desinfektionsmittel besprüht oder mit sterilen Tupfern bestrichen. Der Tupfer wird dabei mit einer sterilen Klemme gefasst. Die Einwirkungszeit des Desinfektionsmittels beträgt jeweils etwa 5 Minuten.

Lagerung des Patienten
Die Lagerung erfolgt nach den jeweiligen Anforderungen und dem Ort des Eingriffs. Bauchoperationen werden meist in Rückenlage vorgenommen. Die Extremitäten werden dabei am Operationstisch oder an einer Trage fixiert. Für kleine Tiere haben sich aus PVC hergestellte Tragen bewährt, die seitlich Öffnungen zur Fixation der Gliedmaßen aufweisen. Zur Kastration der Katze können diese, z. B. an einen gekippten Tisch gehängt werden.

Abdeckung des Operationsfeldes
Das keimarm gemachte Hautgebiet wird mit Abdecktüchern aus Baumwolle, wasserdichten Einmaltüchern oder kostengünstiger durch Plastikfolien bis auf die vorgesehene Schnittlinie abgedeckt. Bei Verwendung von Textiltüchern sollte zum Schutz vor Feuchtigkeit zusätzlich mit Plastikfolien abgedeckt werden. Durch eine großzügige Abdeckung des Patienten mit Folien oder Tüchern, die mindestens 30 cm über die Tischkante herabhängen, wird eine Berührung des OP-Tisches und eine Kontamination der OP-Kleidung während der Operation vermieden. Folien bzw. Tücher werden mit Tuchklemmen an der Haut fixiert. Bei abdominalen Eingriffen erfolgt die Hautinzision durch die Folie. Bei Eingriffen an den Gliedmaßen ist es üblich, Pfoten bzw. Hufe in eine sterile Schlauchbinde zu wickeln.

4.2.3.2 Operationsassistenz und Narkoseüberwachung

Die Tierarzthelferin wird dem Chirurgen beim Anlegen der Operationskleidung behilflich sein und ggf. auch die sterilen Operationshandschuhe reichen. Dann wird sie gemäß der ihr übertragenen Aufgabe entweder in der Operationsassistenz oder in der Narkoseüberwachung tätig sein.

Die **Operationsassistenz** beginnt nach Anlegen von Haube und Mundschutz mit der Waschprozedur einer chirurgischen Händedesinfektion (siehe Kapitel 4.3.3) und dem Anlegen eines sterilen OP-Kittels, der der Verpackung entnommen wird, ohne die Außenseite zu berühren. Falls keine Sterilisationsmöglichkeit für die Operationswäsche zur Verfügung steht, kann auch ein kurzärmeliger Kittel benutzt werden, der vor dem Waschen und der Desinfektion von Händen und Unterarmen angelegt wird. Schließlich sind sterile Handschuhe anzulegen.

Die eigentliche Operationsassistenz erfolgt nach Anweisung des Chirurgen und bezieht sich im Allgemeinen auf Handreichungen der sterilen Instrumente, der Tupfer und des Nahtmaterials.

Mit der **Narkoseüberwachung** wird der Tierarzthelferin eine sehr verantwortungsvolle Aufgabe übertragen. Die Narkosemittel (Anästhetika) führen vorübergehend und umkehrbar zu einem Ausfall von Funktionen des zentralen Nervensystems. Ein Narkosezwischenfall kann bei jeder Narkosemethode und bei jedem Patienten auftreten, sogar bei einem gesunden Tier während eines Routineeingriffs. Einem lebensgefährlichen Atemstillstand geht in der Regel eine Atemdepression voraus, die durch rechtzeitiges Erkennen durch eine überwachte Narkose ein frühzeitiges Eingreifen ermöglicht. Eine nicht erkannte Atemdepression ist die häufigste Ursache tödlicher Narkosezwischenfälle beim Tier.

Das Ausmaß der Patientenüberwachung richtet sich nach dem Ergebnis der präanästhetischen Untersuchung und der Art und Dauer des geplanten Eingriffs. Je länger und risikoreicher die Operation ist, desto umfassender sollte die Überwachung sein. So reicht bei kurzdauernden Operationen eines gesunden Patienten, z. B. Kastration, Wundrevision, Zahnsanierung, eine optische Kontrolle der Atemtätigkeit und der Schleimhäute sowie die Palpation von Puls oder Herzstoß im Normalfall zur Überwachung der Narkose aus. Bei längeren Operationen sollten in regelmäßigen Abständen Atemfrequenz, Pulsfrequenz und -qualität, Schleimhautfarbe und die kapilläre Rückfüllungszeit kontrolliert werden.

Die **Narkosetiefe** ist neben der Wirkung der Anästhetika auf den Organismus auch von den chirurgischen Reizen, z. B. Einführen eines Tracheotubus, Hautschnitt, Zug am Bauchfell oder an den Ovarien, abhängig. Die Narkosetiefe muss gesteuert und dabei an die jeweilige Intensität des chirurgischen Reizes angepasst werden. Bei den heute üblichen Kombinationsnarkosen ist der Narkoseverlauf und die Narkosetiefe nur begrenzt an den für die Äthernarkose üblichen Narkosestadien (siehe Kapitel 9.4.1) zu erkennen. Zur Einschätzung der Narkosetiefe dienen während einer Injektionsnarkose bei Hund und Katze der Lidreflex und der Tonus der Kiefermuskulatur. Der Ausfall des Lidreflexes weist auf eine ausreichende chirurgische Toleranz hin. Lassen sich beim Öffnen der Kiefer eine Spannung oder gar Zungenbewegungen nachweisen, ist die Narkose zu flach.

Die **Überwachung der Atemfunktionen** dient neben der Einschätzung der Narkosetiefe beim spontan atmenden Patienten besonders der Erkennung einer ausreichenden Versorgung des Organismus mit

Überwachung der Atemfunktion.

Klinische Größe	Überwachungsmethode
Atemfrequenz, Atemrhythmus, Atemtiefe	Adspektion der Thoraxbewegung
Pulmonaler Gasaustausch	Pulsoximetrie, Kapnographie

Sauerstoff und der Abgabe von Kohlendioxid (pulmonaler Gasaustausch).

Mit dem *Pulsoximeter* (Abb. 4.11) steht ein einfaches apparatives Verfahren zur Verfügung, mit dem kontinuierlich die Sauerstoffversorgung im peripheren Gewebe beurteilt und die Pulsfrequenz gemessen werden kann. Durch die *Kapnometrie* ist die kontinuierliche Messung des Kohlendioxidgehalts in der Atemluft möglich. Sie beruht auf der Eigenschaft des Kohlendioxids, infrarotes Licht zu absorbieren.

Ein Sauerstoffmangel (Hypoxie) geht mit den klinischen Anzeichen einer Blaufärbung der Schleimhäute (Zyanose), einer erhöhten Herzfrequenz (Tachykardie) und Störungen des Herzrhythmus einher. Mit einem Pulsoximeter lassen sich während der Operation auftretende Hypoxien frühzeitig erkennen.

Die **Überwachung der Herz-Kreislauf-Funktion** soll Störungen der Herztätigkeit, der Herzleistung und Veränderungen des Blutdrucks erkennbar machen.

Die kapilläre Rückfüllungszeit (KFZ) sollte während der Narkose an der Maulschleimhaut regelmäßig überprüft werden. Sie beträgt beim gesunden Tier 1 bis 2 Sekunden und ist bei einem hohen Flüssigkeitsverlust (Exsikkose) und im Schock verzögert.

Während der Narkose ist auch die Durchgängigkeit des Endotrachealtubus fortwährend zu überprüfen. Um ein Abknicken des Tubus zu vermeiden und die Atemwege freizuhalten, sollte der Hals und Kopf in natürlicher, leicht gebogener Position gehalten werden. Bei der Lagerung des Patienten ist darauf zu achten, dass eine übermäßige Beugung des Halses und ein Seitwärtsziehen (Abduktion) der Gliedmaßen mit Druck auf den Thorax vermieden wird.

Unter Klinikverhältnissen sind die Befunde der Voruntersuchung, Art, Menge und Zeitpunkt der verabreichten Medikamente zur Prämedikation, die Narkoseeinleitung mit erforderlichen Nachdosierungen, ggf. Infusionen und andere Medikamente zu vermerken. Sie werden mit den im Verlauf einer Narkoseüberwachung regelmäßig, üblicherweise in 10- bis 15-minütigen Abständen gewonnenen Daten (Puls- und Atemfrequenz, Blutdruck, Sauerstoffsättigung, Temperatur) in ein Narkoseprotokoll (Formblatt) eingetragen. Anhand eines Protokolls kann der Verlauf der Narkose nachvollzogen werden und dieses kann somit zur Aufklärung bei Zwischenfällen helfen.

Überwachung der Herz-Kreislauf-Funktion.
▼

Klinische Größe	Überwachungsmethode
Pulsfrequenz, Rhythmus, Füllungszustand	Palpation einer Arterie
Herzgeräusche, Rhythmusstörungen	Auskultation des Herzens
Herzrhythmusstörungen	EKG-Monitoring
Systolischer und diastolischer Blutdruck	Blutdruckautomat

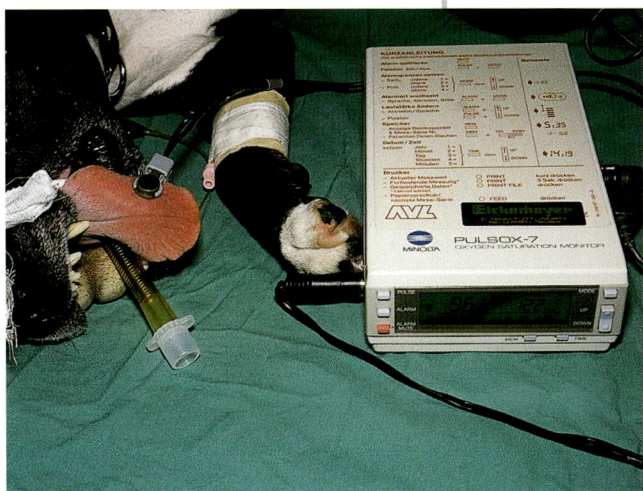

▲ **Abb. 4.11:** *Pulsoximeter.*

Anästhesie-Protokoll

Datum:
Pferdename: Kbl.-Nr.:
Besitzer:
Anschrift: Tel.:

Alter des Pferdes: Gewicht:
Diagnose:
Eingriff: geplant ○   Notfall ○
Operateure:

Anästhesisten:

Narkose-Check
am: durchgeführt von:
klinische US: *Blutuntersuchung:*
HF: HK:
AF: GE:
T: ph:
SH: BE:
KFZ: pCO_2:
Befund Vv.jugulares: pO_2:

Prämedikation
Venenkatheter: V.jug.dex. ○   V.jug.sin. ○   Andere ○
Medikamente:

Anästhesieverlauf
Tubus: Zeit Intubation:
Narkosegerät:
Narkosegas:
Beatmung: spontan ○   kontrolliert ○   Dauer (min):
Infusionen:

Lagerung: Seitenlage re. ○   li: ○   Rückenlage ○

Anästhesiebeginn: OP-Beginn:
Anästhesieende: OP-Ende:
Aufwachphase:
Zeit Extubation: Bemerkungen:
Zeit Sternallage:
Zeit Stehen:
p.op. Medikamente:

▲ *Abb. 4.12:*
Anästhesie-Protokoll.

Hinsichtlich der Vorbereitung zur Operation und der Narkoseüberwachung wird auf die weiterführende Fachliteratur verwiesen:

H. G. Niemand, P. F. Suter (Hrsg.): Praktikum der Hundeklinik. Parey Verlag, 9. Aufl. Berlin 2001.

R. R. Paddleford, W. Erhardt (Hrsg.): Anästhesie bei Kleintieren. Schattauer Verlag Stuttgart 1992.

H. Schebitz, W. Brass (Hrsg.): Operationen an Hund und Katze. Parey Verlag, 2. Aufl. Berlin 1999.

4.2.3.3 Postoperative Versorgung

Die Überwachung der Atmung sowie von Herz und Kreislauf muss in der Aufwachphase kontinuierlich weitergeführt werden. Sie kann für den Operationserfolg entscheidend sein.

Deshalb sollte die zur Narkosenachsorge eingeteilte Helferin ebenso fundierte Kenntnisse aufweisen wie zur Narkoseüberwachung während der Operation.

Bei einer Inhalationsanästhesie wird nach Unterbrechung der Lachgaszufuhr noch über 5 Minuten reiner Sauerstoff zugeführt. Atemfrequenz und Atemtiefe werden beobachtet bevor der Sauerstoff abgeschaltet wird. Die Tiere werden vorzugsweise in abgedunkelte, ruhige Räume verbracht, um Exzitationen zu vermeiden.

Untersuchungsumfang in der Aufwachphase:
- Pulspalpation
- Kontrolle der Schleimhautfarbe und der kapillären Rückfüllungszeit
- Auskultation von Herz und Lunge
- Messung der inneren Körpertemperatur
- Regelmäßige Überprüfung der Narkosetiefe (Schluckreflex, Tonus der Kiefermuskulatur)

Oftmals verlassen die Tiere unterkühlt den Operationstisch, was die Dauer der Aufwachphase verlängert. Bei innerer Körpertemperatur unter 36 °C sollte Wärme durch Handtücher und Wärmekissen zugeführt werden. Sobald das Tier schlucken kann, wird die Luft aus der Manschette des Endotrachealtubus abgelassen. Die Extubation sollte mit Einsetzen des Schluckreflexes und bei ausreichendem Tonus der Kiefermuskulatur erfolgen. Bei Vorliegen von Schleimansammlungen im Maulbereich darf nur unter gleichzeitigem Absaugen extubiert werden, damit Sekrete und Fremdmaterial nicht in die tieferen Atemwege abfließen können. Das Tier soll so lange beobachtet werden, bis es die Bauchlage beibehalten kann. Hat der Patient das Bewusstsein wiedererlangt, wird der Tierarzt eine abschließende Untersuchung vornehmen.

Bei Risikopatienten wird die Infusionstherapie während der Aufwachphase fortgesetzt und der Harnabsatz kontrolliert. Sollen Venenverweilkanülen nach dem Abhängen von Infusionen belassen werden, sind sie mit Kochsalzlösung ggf. mit Heparinzusatz durchzuspülen und mit Pflasterverbänden zu sichern.

4.2.4 Betreuung von Intensivpatienten

4.2.4.1 Der Notfallpatient

Ein Notfall ist eine sogenannte Elementargefährdung, d. h. eine unmittelbare Gefährdung des Lebens.

Die *Vorbereitung* in der Praxis auf einen unvorhergesehenen Notfall beginnt bereits bei der ständigen Bereitstellung der notwendigen Gerätschaften und Medikamente. Die gesonderte Aufbewahrung der erforderlichen Instrumente und Arzneimittel sowie eine Checkliste für Kontrolle und Ergänzung des verbrauchten Materials kann sehr hilfreich sein.

Zu den wichtigsten Geräten und Medikamenten zählen:
- Laryngoskop, Endotrachealtubus, Tracheotubus,
- Gerät für die Sauerstoffzufuhr (z. B. Narkosegerät),
- Instrumentarium für die intravenöse Infusion und andere Injektionen,
- Infusionslösungen, Kreislauf- und Herzmittel, Anästhetika und Analgetika, sowie weitere Mittel,
- Verbandsmaterial,
- Wärmekissen und Decken.

Wichtig ist auch geschultes Personal, das fähig ist, einen Notfall zu erkennen und die Handgriffe der Ersten Hilfe beherrscht. Die Praxishelfer nehmen meistens den ersten Kontakt zum Tierbesitzer am Telefon oder im Wartezimmer auf. Der Tierbesitzer ist nicht immer in der Lage, einen wirklichen Notfall zu erkennen und einzuschätzen, deshalb darf er nicht abgewiesen werden.

Die ganze Sorge gilt dem Tier und der Erhaltung seines Lebens!

Sowohl der Patient als auch der Tierbesitzer befinden sich in einer Stresssituation, die durch das umsichtige und ruhige Verhalten der Tierarzthelferin günstig beeinflusst werden kann.

Die wichtigsten Regeln sind:
- Ruhe bewahren,
- gezielte Fragen am Telefon stellen und Anweisungen für die erste Hilfe und den Transport des Tieres in die Praxis erteilen,
- Beruhigung des Tierbesitzers,
- sofort den Tierarzt informieren,
- die notwendigen Geräte, Instrumente, Verbandsmaterial und Medikamente für die Schocktherapie bereitstellen.

Die telefonischen Anweisungen an den Tierbesitzer richten sich nach den vorberichtlichen Angaben.

Unfälle (Sturz, Tritt, Bissverletzung, Verkehrsunfall): möglichst flach und ausgestreckt auf der rechten Körperseite lagern! Wenn das Tier Schmerzen hat, kann es beißen, deshalb das Tier nur wenig irritieren und sich selbst schützen. Sehr kleine Tiere (Nager, Kaninchen, Ziervögel) können in Schachteln oder Käfigen gebracht werden. Die Verwendung von Boxen oder Körben für den Transport von kleinen Hunden oder Katzen ist nicht ratsam, da die Tiere nicht ausgestreckt gelagert werden können. Sie werden vorsichtig auf dem Arm oder in einer Kiste transportiert. Große Hunde lagert man am besten auf ein breites Brett. Bei Bauchverletzungen mit Eröffnung der Bauchhöhle sollte der Besitzer ein großes sauberes Tuch um den Bauch wickeln und befestigen. Vorgefallene Eingeweide sollte er nicht berühren oder versuchen, sie zu reponieren.

Blutungen aus großen Wunden können mit Hilfe eines Druckverbandes (großes, sauberes Handtuch oder ähnliches) in dem betroffenen Gebiet – bis zum Eintreffen in der Praxis – gemindert werden. Blutungen aus den natürlichen Körperöffnungen, wie Mundhöhle, Nase, After, Scheide können nicht erstversorgt werden. Bei Blutungen aus der Mundhöhle oder Nase: Kopf tief lagern lassen!

Vergiftungen: handelt es sich um eine Giftaufnahme, sollte der Tierbesitzer Reste des Giftes, die Verpackung oder auch das Erbrochene des Tieres mit in die Praxis bringen. Das erleichtert dem Tierarzt Diagnose und therapeutische Entscheidung. Kontaminationen der Haut mit Schmierölen, Altöl oder Farben müssen in der Praxis versorgt werden.

Verbrennungen durch kochendes Wasser oder heißes Fett verursachen große Schmerzen. Fett aus dem Fell mit aufsaugendem Papier beseitigen! Verbrennungsbereiche mit reichlich kaltem Wasser oder Eiswürfelpackungen kühlen lassen!

Insektenstiche (von Bienen, Wespen) sind dann gefährlich, wenn sie im Bereich der Zunge und des Rachenraumes zur Schwellung und Atmungsbehinderung führen.

Das Freihalten der Atemwege ist wichtig. Sofort in tierärztliche Behandlung!

Schlangenbisse kommen bei Waldspaziergängen vor. Erste Anzeichen sind Wesensveränderung und Benommenheit, Schwellung im Bereich der Bissstelle und eventuelles Schonen der betroffenen Gliedmaße. Sofortige Versorgung durch den Tierarzt!

Krämpfe können viele Ursachen haben. Durch den Vorbericht Häufigkeit und Dauer der Krampfanfälle klären und ermitteln, ob es sich um ein säugendes weibliches Tier handelt oder vielleicht eine Giftaufnahme möglich ist. Bis zur Konsultation des Tierarztes sollte das Tier in einem geräuscharmen Raum belassen bleiben und so gelagert werden, dass es sich während des Krampfes nicht zusätzlich verletzen kann.

Bewusstlosigkeit oder Benommenheit und Schläfrigkeit sind Anzeichen, deren Ursachen vielfältig sein können. Der Besitzer sollte das Tier sofort dem Tierarzt vorstellen. Bis dahin muss für eine ungehinderte Atmung gesorgt werden. Anamnestische Nachfragen können noch während der Untersuchung des Tieres eingeholt werden. Ist das Tier ein Diabetiker, der vom Besitzer mit Insulin versorgt wird, können die genannten Anzeichen eine *Hypoglykämie* bedeuten. Der Besitzer kann versuchen, dem Tier vorsichtig etwas Zucker- oder Honiglösung einzuflößen.

Lungenödeme sind Flüssigkeitsansammlungen in der Lunge, verbunden mit hochgradiger Atemnot und Schaumbildung in der Mundhöhle. Die Tiere wollen infolge der Atemnot nur sitzen. Sie sollten gleich zum Tierarzt gebracht werden.

Hitzschlag ist mit einer *Hyperthermie* (bis über 42 °C) des Körpers verbunden und lebensgefährlich. Sofortige Abkühlung des gesamten Tieres durch Abspritzen, Übergießen oder Umschläge mit kaltem Wasser sind notwendig.

Plötzliche Umfangsvermehrungen des Bauches kommen vornehmlich bei großen Hunden vor und können eine Magendrehung bedeuten. Der Tierarzt muss sofort aufgesucht werden!

Bei der *Untersuchung* eines Notfalles, die rasch und systematisch durchgeführt werden muss, ist vorrangig, kein wichtiges Organsystem zu übersehen. Eine gute Hilfe dafür ist das einfache Gedächtnisschema A-B-C-D-E:

A – Atmung, Atemwege

B – Blutzirkulation; evtl. Blutungen, Schock

C – Centrales Nervensystem, Bewusstsein, Wahrnehmungsreaktion

D – Digestion, gesamter Verdauungstrakt, Bauchhöhle

E – Exkretion, Organe der Ausscheidung (Harn, Kot)

Die Punkte A – C beschreiben die lebenswichtigsten Funktionen *(Vitalfunktionen)*, die im Notfall sofort überprüft und bei einem lebensbedrohlichen Zustand unverzüglich behandelt werden müssen. Anschließend werden D und E untersucht.

◀ *A-B-C-D-E-Schema bei der Untersuchung eines Notfalles.*

Untersuchungsgang

Atmung
- Bestehen Blutungen aus den Nasenöffnungen?
- Sind die Atemwege frei durchgängig?
- Beurteilung der Atemfrequenz (Tachypnoe, Bradypnoe), des Atmungstyps (kostaler, abdominaler Typ)
- Besteht erschwerte Atmung (Dyspnoe)?
- Beurteilung der Atemgeräusche

Blut und Kreislauf
- Bestehen größere Blutungen?
- Beurteilung der Schleimhautfarbe
- Beurteilung der kapillären Füllungszeit
- Überprüfung der Pulsfrequenz und Pulsstärke
- Auskultation des Herzens
- Anzeichen für einen Schock?

Zentrales Nervensystem
- Bewusstseinszustand
- Ansprechbarkeit vorhanden?
- Sind die Reflexe intakt?
- Schmerzäußerungen?
- Bestehen abnorme Bewegungsabläufe (Krämpfe, sogenannte Ruderbewegungen)?
- Sind Lähmungserscheinungen (Paresen, Paralysen) vorhanden?

Abdomen
- Verletzung der Bauchdecke (evtl. Hernienbildung)?
- Spannung des Abdomens (schlaff, gespannt, schmerzhaft)?
- Aufgetriebenes Abdomen?
- Palpation der Bauchorgane
- Harnabsatz vorhanden?
- Blutbeimengungen im Enddarm?

Es schließen sich die Untersuchungen des Muskel- und Skelettsystems an, sowie die Kontrollen durch Röntgen, EKG und Laboruntersuchungen.

4.2.4.2 Schock

Der Schock (ältere Bezeichnung »Kollaps«) ist ein komplexes Kreislaufversagen, bei dem ein Missverhältnis zwischen dem Blutbedarf (Sauerstoffbedarf) der verschiedenen Organgewebe und dem Blutangebot über die zuführenden Gefäße besteht. Es kommt zu Störungen der Mikrozirkulation in den Geweben, zur Hypoxie (verminderter Sauerstoffgehalt des Gewebes) und zu Stoffwechselstörungen. Das Schockgeschehen läuft in Phasen ab und erfasst nicht alle Organe gleichzeitig.

Einige Schockformen
- *Hypovolämischer Schock*
  Ursachen: große Blutverluste, Austrocknung, Verbrennungen
- *Kardiogener Schock*
  Ursache: akute Herzinsuffizienz des Herzens durch verminderte Pumpleistung des Herzens
- *Septischer Schock*
  Ursache: Endotoxinwirkung verschiedener Bakterien
- *Anaphylaktischer Schock*
  Ursache: allergische Sofortreaktion

Als Sicherungsmaßnahme für die Durchblutung lebenswichtiger Organe wie Herz, Gehirn, Lunge, Leber, Nieren kommt es zur Zentralisation des Kreislaufs. Haut und Gliedmaßen werden weniger gut durchblutet und fühlen sich kühl an.

Symptome des Schocks
- frequenter, zuerst pochender, später schwacher Puls
- Untertemperatur, kühle Haut und Extremitäten
- blasse Schleimhäute
- verlängerte Kapillarfüllungszeit
- Bewusstseinstrübung
- Tachykardie (erhöhte Herzfrequenz)
- Hyperventilation (vertiefte und beschleunigte Atmung)
- verminderter Harnabsatz

Kann der Körper die Ausfälle der Kreislauffunktionen durch Mobilisierung seiner Reserven und Steigerung der Gegenmaßnahmen nicht kompensieren (funktionell ausgleichen), kommt es zum völligen Zusammenbruch und zum Tod des Patienten. Um das zu verhindern, muss durch frühzeitiges therapeutisches Eingreifen eine Stabilisierung des Kreislaufs erreicht werden.

4.2.4.3 Erste-Hilfe-Maßnahmen am Tier in der Praxis

Wenn der Tierarzt noch nicht anwesend oder unabkömmlich ist, können von der Tierarzthelferin einige wichtige, lebensrettende Maßnahmen ausgeführt werden.

Freihalten der Atemwege und Beatmung
Beim bewusstlosen Patienten (Vorsicht bei Verletzung am Kopf) kann vorsichtig versucht werden, die Mundhöhle zu öffnen, einen Maulsperrer einzusetzen und die Rachengegend von Schleim und Blut zu befreien. Die Zunge muss vorgelagert werden, Sauerstoff (aus dem Beatmungsgerät) kann über einen Schlauch, der auf den Zungengrund gelegt wird oder über den

intubierten Endotrachealkatheter zugeführt werden. Kopf und Nacken müssen gestreckt bleiben. Ist das Tier bei Bewusstsein, kann Sauerstoff über eine Maske (aber ohne Zwang) oder mit Hilfe eines Plastikzeltes, in das das Tier gelegt wird, zugeführt werden.

Bei *Atemstillstand* ist sofort eine künstliche Beatmung notwendig. Kopf und Nacken müssen gestreckt, die Zunge vorgelagert werden. Der Patient liegt auf der rechten Seite. In Abständen von 1 bis 2 Sekunden wird der Brustkorb dicht hinter dem Schulterblatt mit der Hand ruckartig gepresst. Der Druck muss kurz und kräftig sein. Dazwischen kann sich der Brustkorb und damit die Lunge wieder ausdehnen. Wird das Tier intubiert, kann es gleich an das Beatmungsgerät angeschlossen werden.

Reanimation

Reanimation ist die Wiederbelebung bei akutem Herz- und Atemstillstand.

Die Wiederbelebung läuft ab nach dem Schema

A Atemwege freimachen

B Beatmen

C (C-)Zirkulation wiederherstellen durch Herzmassage und fortgesetzte Beatmung.

Mit dem Beatmungsgerät wird über den Endotrachealkatheter eine künstliche Beatmung eingeleitet. Durch Herzmassage wird versucht, die Herztätigkeit wieder in Gang zu bringen. Dazu wird der untere Teil des Thorax direkt hinter den Schulterblättern beidseitig mit den Händen zusammengedrückt. Der Druck muss intensiv sein und wird zweimal kurz hintereinander ausgeführt, um dann erst nach einer etwas längeren Pause wiederholt zu werden. Die Massage dauert an, bis durch die Auskultation eine Herzschlagfolge festzustellen ist.

Blutungen

Größere Blutungen müssen durch Abbinden oberhalb der Blutaustrittsstelle kontrolliert werden. Arterielle Blutungen, erkennbar am pulsierenden Blutaustritt, müssen gleich abgedrückt oder abgeklemmt werden.

Bei größeren Wunden sterile Tupfer, Gaze und Binden für einen Druckverband benutzen.

Lagerung

Der Patient muss so bequem gelagert werden, dass eine ungehinderte Atmung möglich ist und vorhandene Schmerzen gemildert werden.

Wärme

Um eine Auskühlung des Patienten zu verhindern, wird er auf eine warme Unterlage gelegt und zugedeckt. Die Bestrahlung mit Wärmelampen ist zu vermeiden.

Ständige Beobachtung

Bis zur tierärztlichen Versorgung ist eine ständige Beobachtung des Patienten notwendig. Wiederholte Kontrollen der Atmung, des Pulses, der Schleimhautfarbe und der Kapillarfüllungszeit sind erforderlich. Auch das Zureden und Beruhigen des wachen Tieres sind unerlässlich. Selbst nach der Erstversorgung des Patienten durch den Tierarzt muss die ständige Beobachtung fortgesetzt werden.

4.2.4.4 Intensivbehandlung

Bei vielen schwerwiegenden Erkrankungen sind wie beim Menschen auch beim Tier intensive Pflege- und Behandlungsmaßnahmen erforderlich, um eine Aufrechterhaltung lebenserhaltender Funktionen zu erreichen.

Dies betrifft insbesondere lebensschwache Neugeborene, stark geschwächte Jungtiere und im Allgemeinen Tiere, die an folgenden Krankheitszuständen leiden:

Herz-Kreislauf-Krankheiten

(→ Volumenmangel, Schock)
Leitsymptome: erhöhte Herzfrequenz, schwacher Puls, trockene Mundschleimhäute.
Therapie: Infusionen und spezifische Herz- und Kreislaufmittel.

Magen-Darm-Krankheiten
(→ **Austrocknung und Flüssigkeitsdefizit**)
Leitsymptome: Erbrechen und/oder Durchfall, Kolikschmerz.
Therapie: Infusionen zur Stützung des Wasser- und Elektrolythaushalts,
spezifische Medikation, chirurgische Behandlung bei Ileuszuständen.

Akute äußere Vergiftungen
(→ toxinabhängige Organstörungen)
Leitsymptome: unterschiedlich, toxinabhängig, ggf. Krampf- oder Lähmungszustände.
Therapie: Giftentfernung
– beim Kleintier durch Erbrechen, Magenspülung, Einlauf,
– beim Großtier durch abführende Darmreinigung,
verstärkte Ausscheidung über den Harn (forcierte Diurese) durch Infusionen, spezifische Behandlungsmaßnahmen.

Akute äußere und innere Blutungen
(→ Volumenmangel, Schock)
Leitsymptome: erhöhte Herz- und Atemfrequenz, blasse Schleimhäute.
Therapie: Volumenauffüllung, ggf. Bluttransfusion, Behandlung nach der Ursache.

Chronische Niereninsuffizienz
(→ innere Harnvergiftung, urämisches Koma)
Leitsymptome: vermehrter Durst und Harnabsatz (Polydipsie und Polyurie).
Therapie: gezielte Infusionen zur maximalen Ausscheidung harnpflichtiger Stoffe.

Futterverweigerung (Anorexie)
(→ Abmagerung, Austrocknung)
Ursachen: Infektionskrankheiten und Gehirnstörungen, Stoffwechselkrankheiten, Tumorkrankheiten,
Schluckstörungen (Dysphagie) durch unterschiedliche Grundleiden mit entzündlicher Schwellung oder Lähmung des Schlundkopfs.
Therapie: parenterale Ernährung, spezielle Infusionsbehandlung, Sondenernährung.

Komazustände
(→ Erlöschen der Hirnfunktionen, Tod)
Leitsymptome: tiefe Bewusstlosigkeit, Seitenlage, tiefe Atmung.
Unterschiedliche Ursachen, wie z. B. Leberversagen (hepatisches Koma), Nierenversagen (urämisches Koma), Hirntrauma, hyperglykämisches Koma bei Diabetes mellitus, hypoglykämisches Koma bei Stoffwechselstörungen mit Unterzucker.
Therapie: spezifische Behandlungsmaßnahmen, Volumenauffüllung, Elektrolytersatz durch spezielle Infusionslösungen.

Bei den vorgenannten Krankheitsbeispielen aus dem Bereich der Inneren Medizin stehen oft zeitaufwendige Infusionsbehandlungen im Vordergrund der therapeutischen Tätigkeiten, die nach Anweisung des Tierarztes von den Helfern in der Praxis ausgeführt werden. Darüber hinaus sind bei Groß- und Kleintieren bei chirurgisch und orthopädisch versorgten Krankheiten oft mehrtägige Wundbehandlungen mit Verbandswechseln und intensive pflegerische Maßnahmen erforderlich, um eine Wiederherstellung des Gesundheitszustandes der Patienten zu erreichen.

4.2.4.5 Tod und Euthanasie

Das letzte Stadium des Lebens ist die *Agonie,* der »Todeskampf«, eine Phase des Bewusstseinsschwunds mit Abnahme aller lebenswichtigen Körperfunktionen. In diesem *moribunden* Zustand, oft das Ende einer schweren, lebensbedrohenden Krankheit, ist eine Erholung des Organismus nicht möglich. Es folgt der Tod. Er ist ein in Phasen ablaufender, biologischer Vorgang, bei dem es zuerst zum Atmungs- und Herzstillstand (klinischer Tod) und dann zum Hirntod (biologischer Tod) mit erloschener Spontanatmung, völliger Bewusstlosigkeit und Fehlen der Reflexe kommt. Nach dem Hirntod treten die Zeichen des Todes auf: Pupillenerweiterung *(Mydriasis)* und fehlender Pupillenreflex *(Pupillenareflexie),* später die Erkaltung des Körpers, die Totenstarre und Totenflecke.

In Fällen aussichtsloser Krankheitssituationen, in denen Leiden und Schmerzen der Tiere beendet werden müssen, ist die *Euthanasie* eine Maßnahme der »Sterbehilfe« am Tier. Der Tierarzt entscheidet, wann die schmerzlose Tötung als Akt des Tierschutzes eingesetzt werden muss. Bedingung ist, dass die Tötung nur unter Vermeidung von Schmerzen und unter Betäubung, d. h. nach Vorgabe eines Narkosemittels durchgeführt werden darf (s. Tierschutzgesetz). Zur Vermeidung krampfartiger Erregungszustände (Exzitationen) werden vor der Betäubung, insbesondere beim Pferd, Beruhigungsmittel (Sedativa) verabreicht.

4.2.5 Haltung und Fütterung

Eine besondere Aufgabe für die Tierarzthelferin in der Praxis ist die Beratung des Tierbesitzers in Fragen der Haltung und Fütterung von Klein- und Heimtieren.

Nach Unterweisung durch den Tierarzt, eigener Fortbildung in Seminaren, sowie dem Literaturstudium ist die Helferin dazu befähigt. Durch sachgemäße Informierung des Tierhalters kann sie dazu beitragen, dass gesundheitliche Schäden am Tier infolge Haltungs- und Fütterungsfehler vermieden werden.

Eingehende Ausführungen können hier zu dem Thema »Haltung und Fütterung« nicht gemacht werden; es sei auf die umfangreiche, verfügbare Literatur verwiesen.

4.2.5.1 Haltung

Nach dem Tierschutzgesetz muss grundsätzlich dafür gesorgt werden, dass jedes Tier, das sich in menschlicher Obhut befindet, seiner Art entsprechend untergebracht ist, ernährt und gepflegt wird.

Zur artgerechten Haltung der *Heimtiere* zählt die Berücksichtigung folgender Punkte:

Käfig, Gehege, Voliere
- ausreichende Größe (die Abmessungen für die verschiedenen Heimtierarten sind festgesetzt)
- Ausstattung mit Sitz- und Schlafplatz, Kletter- und Bademöglichkeit, evtl. Nagematerial, Spielzeug
- Einstreu (bei Kleinsäugern staubenden Torfmull und Sägemehl vermeiden)
- Trink- und Futternapf, vor Verschmutzung geschützt
- Standort zugfrei, im Freien wind- und regengeschützt

Klimatische Verhältnisse
- frische Luft
- ausreichend Licht (im Sommer keine pralle Sonne)
- gut temperierter Aufenthaltsraum
- ausreichend Luftfeuchtigkeit

Bewegungsmöglichkeit
- Auslauf in der Wohnung oder größerem Laufkäfig
- Freiflug in der Wohnung für Vögel
- Freilaufgehege im Garten

Gemeinschaftsbedürfnis
- Artgenossen
- evtl. unterschiedliche Tierarten
- menschliche Zuwendung

4.2.5.2 Fütterung
(siehe auch Kapitel 7.6)

Heimtiere
Die Futterzusammenstellung für Heimtiere ist für den Tierhalter eine Herausforderung, wenn er sich nicht nur auf käufliche, vorgefertigte Futtermischungen beschränkt. Diese Art der Ernährung deckt zwar den Bedarf an Grundnährstoffen und Mineralstoffen, ist aber sehr einseitig. Die Zufütterung von Saftfutter (Grünfutter, Obst, Gemüse), tierischem Eiweiß (z. B. hart gekochtes Ei, Magerquark) und das Anbieten von frischen Zweigen sorgt nicht nur für Abwechslung im »Speiseplan«, sondern ergänzt das Nährstoffangebot und befriedigt bei vielen Heimtierarten das Nagebedürfnis.

Grundsätzlich gilt beim Futterangebot:
- nicht alle genannten Sorten, besonders bei Saftfutter, auf einmal füttern, besser tageweise wechseln,
- kleine Mengen, sowohl bei den einzelnen Sorten als auch in der Gesamtmenge,
- angewelktes oder verschmutztes Futter muss beseitigt werden.

Hunde und Katzen

Hunde und Katzen werden heutzutage hauptsächlich mit kommerziellen Futtermitteln ernährt. Das Angebot umfasst Dosen- und Trockenfutter für die verschiedenen Lebensabschnitte, wie Trächtigkeit, Welpenalter, ausgewachsenes Tier, altes Tier. Außerdem ist eine unterstützende, diätetische Behandlung mit industriell hergestelltem Alleinfutter bei verschiedenen Krankheitszuständen von Hund und Katze möglich.

Die Tiere decken ihren Energiebedarf durch die Futteraufnahme. Das bedeutet, dass der Nährstoffgehalt und damit der Energiegehalt eines Fertigfuttermittels und seine Zusammensetzung den ernährungsphysiologischen Bedürfnissen des Tieres entsprechen müssen.

Der Energiebedarf eines Hundes z. B. hängt vom Körpergewicht (die rassebedingten Durchschnittsgewichte sind bekannt), von den unterschiedlichen Lebensphasen und möglicherweise einer Arbeitsleistung (z. B. Schlittenhund, Blindenführhund, Bergrettungshund) ab.

Ein *ausgewachsener Hund* braucht z. B. folgenden Nährstoffgehalt des Futters pro Tag:

Kohlenhydrate	maximal	50 %
Fett	mindestens	5 %
Eiweiß	mindestens	22 %
Rohasche	mindestens	2 %
Rohfaser	maximal	5 %
variabel	(Minimum–Maxima)	16 %

Bei einem Hund mit *Arbeitsleistung* ist der Fettanteil im Nährstoffangebot höher. Er beträgt 30 %, bezogen auf die Trockensubstanz. Fett ist ein besserer Energielieferant. Besonders bei anhaltender Arbeitsleistung wird viel Energie verbraucht.

Ein *gesunder Hund*, eine *gesunde Katze* können ausschließlich mit Fertigfutter versorgt werden, da es den ernährungsphysiologischen Anforderungen bezüglich der Nährstoffe und des Vitamin- und Mineralstoffgehaltes entspricht. Durch das deutsche Futtermittelrecht ist die Angabe der Zusammensetzung und der Inhaltsstoffe eines Fertigfuttermittels auf der Verpackung vorgeschrieben (s. Kap. Ernährung u. Stoffwechsel). Teilweise wird auch die umsetzbare Energie in kcal angegeben.

Trächtige und säugende Tiere benötigen ein höheres Energieangebot. Ab der 5. Trächtigkeitswoche (schnellere Gewichtszunahme der Feten) wird der Hündin wöchentlich eine um 15 % höhere Futtermenge angeboten. Während der Trächtigkeit und Säugezeit ist vor allem die Aufteilung der täglichen Gesamtfuttermenge auf mehrere Einzelportionen anzuraten.

Hunde- und Katzenwelpen vom Absetzalter bis zum Alter eines ausgewachsenen Tieres haben einen höheren Energiebedarf und Bedarf an Baustoffen, wie Eiweiß, Kalzium und Phosphor z. B. für das Knochenwachstum. Ein Überangebot an den genannten Stoffen kann zu schwerwiegenden Erkrankungen führen. Deshalb ist ein

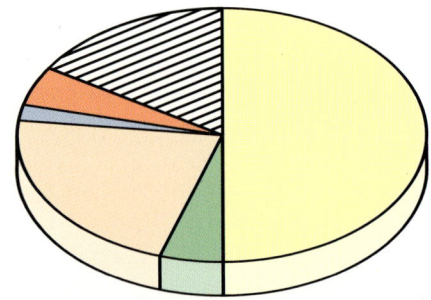

Abb. 4.13: Nährstoffgehalt des Futters für einen ausgewachsenen Hund (nach Effem-Forschung für Kleintiernahrung).

Die Prozentzahlen beziehen sich auf die wasserfreie Trockensubstanz des Futtermittels.

gut bilanziertes Fertigfutter für Welpen vorteilhafter. Futterzusätze sind nicht erforderlich.

Alte Tiere werden ihrer körperlichen Befindlichkeit entsprechend gefüttert. Maßgebend sind das Gewicht, die körperliche Aktivität und der Allgemeinzustand. Oft sind die Tiere weniger aktiv, benötigen deshalb eine geringere Energiezufuhr. Der Proteinanteil im Futter soll dem für jüngere Tiere entsprechen und hochwertig sein. Für eine gute Darmpassage ist ein höherer Rohfaseranteil vorteilhaft.

Diätetische Fertigfutter

Diätetische Fertigfutter stehen für die unterstützende Behandlung verschiedener Krankheiten bei Hund und Katze zur Verfügung. Es gibt z. B. die sogenannte Nierendiät, Herzdiät, Leberdiät, Pankreasdiät, eine Diät zur Verhinderung einer Blasensteinbildung und eine Diät gegen *Fettleibigkeit*. Wird das Idealgewicht eines Tieres, das je nach Rasse, Körperbau und Alter variiert, um mehr als 15 % überschritten, spricht man von Adipositas. Der Grund dafür ist ganz allgemein eine höhere Kalorienzufuhr gegenüber einem geringeren Kalorienverbrauch. Die Fütterungsfehler sind eine Überfütterung, bereits im Jungtieralter, oder ein zusätzliches Angebot von Leckerbissen. Dazu kommt dann häufig noch ein Bewegungsmangel. Eine gewisse Veranlagung zur Adipositas kann rassebedingt sein.

Die Behandlung zielt darauf ab, durch Verfütterung einer Diät mit geringem Kaloriengehalt, aber allen notwendigen Nährstoffen, in anfangs gewohnter Futtermenge, das Körpergewicht zu reduzieren. Das Diätfutter ist mit Ballaststoffen (unlösliche Rohfaser) angereichert. Sie sorgen für ein Sättigungsgefühl und erleichtern die Darmpassage. Der tägliche Energiebedarf wird aus dem körpereigenen Depotfett gedeckt.

4.2.6 Tierschutz

Wer sich dem Schutz des Tieres widmet, zeigt sein Verständnis für das Leben aller Mitgeschöpfe dieser Welt. Das Tier steht innerhalb unserer menschlichen Verantwortung und die Fürsorge für ein Tier zwingt uns zur Rücksichtnahme und Hilfe.

Tierschutz bedeutet auch »Umweltschutz« und »Artenschutz« (Naturschutz, Jagdrecht). Tierschutz bezieht sich also nicht nur auf die in häuslicher Gemeinschaft mit dem Menschen lebenden oder uns im tierärztlichen Beruf anvertrauten Tiere. Durch das Bundesnaturschutzgesetz und die Bundesartenschutzverordnung werden Schutz und Pflege wild lebender Tiere und wild wachsender Pflanzen besonders geregelt. Die Länder erlassen weitere Vorschriften zur Verwirklichung des Artenschutzes, insbesondere zum Schutz der Lebensräume wild lebender Tiere. Das Aufnehmen, die Pflege und die Aufzucht kranker, hilfloser Tiere der geschützten Art und ihr weiterer Verbleib sind ebenfalls geregelt. Ein vorbeugender Tierschutz wird geübt, wenn der Lebensraum der Tiere geschützt wird: Errichten von Wildzäunen, Aufstellen von Warnschildern bei Wildwechsel, Gewässerschutz, Kenntlichmachung von Hindernissen, z. B. Aufkleber an großen Glasflächen, um ein Anfliegen einheimischer Vögel zu verhindern.

Seit 1. Juni 1998 gilt die Neufassung des Tierschutzgesetzes.

> **§ 1 des Tierschutzgesetzes lautet:**
>
> »Zweck dieses Gesetzes ist es, aus der Verantwortung des Menschen für das Tier als Mitgeschöpf dessen Leben und Wohlbefinden zu schützen. Niemand darf einem Tier ohne vernünftigen Grund Schmerzen, Leiden oder Schäden zufügen.«

Tierhaltung

Der *zweite Abschnitt* des Gesetzes betrifft die Tierhaltung. Jeder, der ein Tier hält, betreut oder zu betreuen hat, muss dafür sorgen, dass das Tier seiner Art entsprechend untergebracht ist, ernährt und gepflegt wird. Auch muss das Gemeinschaftsbedürfnis des Tieres berücksichtigt werden. Richtige Licht- und Temperaturverhältnisse und ausreichende Bewegungsmöglichkeiten für das Tier sind zu beachten. Für diese Voraussetzungen werden vom Halter des Tieres ausreichende Kenntnisse und Fähigkeiten zur Tierhaltung verlangt. Das Bundesministerium für Ernährung, Landwirtschaft und Forsten kann durch Rechtsverordnung einen Nachweis dieser Kenntnisse und Fähigkeiten bei allen Personen, die gewerbsmäßig Tiere halten und betreuen, veranlassen.

Durch besondere Rechtsverordnung können für den Transport von Tieren deren Transportfähigkeit, die Versendungsart, Transportmittel und – falls notwendig – die Betreuung der Tiere während der Fahrt durch eine Begleitperson bestimmt werden.

§ 3 des Gesetzes verbietet

- einem Tier – außer in Notfällen – Leistungen abzuverlangen, die seine Kräfte übersteigen oder denen es infolge seines Zustandes nicht gewachsen ist;
- ein Tier auszusetzen oder ohne Versorgung zurückzulassen, nur um es loszuwerden oder um sich seiner Betreuerpflicht zu entziehen;
- ein Tier einer wildlebenden Art, das aufgezogen und in häuslicher Gemeinschaft gehalten wurde, ohne Umgewöhnung und Vorbereitung auf die Ernährungs- und Klimaverhältnisse in der freien Natur auszusetzen;
- die Ausbildung oder das Training eines Tieres (z. B. für Schaustellung, Film oder Werbung), wenn damit erhebliche Schmerzen, Leiden oder Schäden verbunden sind;
- ein Tier – außer bei der Jagd – auf andere Tiere zu hetzen; auch darf die Schärfe des Tieres nicht an einem anderen geprüft werden;
- ein Tier zu aggressivem Verhalten auszubilden oder abzurichten, dass diese Aggressivität bei ihm selbst oder bei Artgenossen zu Schmerzen, Leiden oder Schäden führt oder die Haltung des Tieres nur unter Bedingungen möglich ist, die mit Schmerzen, Leiden oder Schäden verbunden sind;
- die Zwangsfütterung (außer aus gesundheitlichen Gründen) oder dem Tier Futter darzureichen, das ihm erhebliche Schmerzen, Leiden oder Schäden zufügen könnte;
- die Anwendung von Dopingmitteln bei Tieren, die an sportlichen Wettkämpfen oder ähnlichen Veranstaltungen teilnehmen;
- eine direkte Anwendung von Strom am Tier, wenn dadurch das Verhalten und die Bewegung des Tieres erheblich eingeschränkt werden oder Bewegung erzwungen wird und Schmerzen, Leiden und Schäden damit verbunden sind.

Tötung von Tieren

Der *dritte Abschnitt* des Gesetzes regelt die Tötung von Tieren (Euthanasie). Die Tötung von Wirbeltieren darf nur unter Betäubung oder sonst – soweit zumutbar – unter Vermeidung von Schmerzen vorgenommen werden. Eine Ausnahme besteht für die Jagd und die Schädlingsbekämpfung. Allerdings dürfen auch hier bei der Tötung nicht mehr als unvermeidbare Schmerzen auftreten.

Ein Wirbeltier töten darf nur, wer die dazu notwendigen Kenntnisse und Fähigkeiten hat. Für die berufs- oder gewerbsmäßige Tötung von Tieren ist ein Sachkundenachweis der Ausführenden notwendig. Warmblütige Tiere dürfen (außer bei Notschlachtungen) erst geschlachtet werden, wenn sie vor dem

Blutentzug betäubt wurden. Ausnahmegenehmigungen erteilen die zuständigen Behörden nur für Angehörige bestimmter Religionsgemeinschaften, bei denen das Schlachten ohne Betäubung (Schächten) vorgeschrieben ist.

Weitere Ausnahmeregelungen sowie das Schlachten von kaltblütigen Tieren und Fischen können durch Rechtsverordnung genehmigt werden.

Eingriffe an Tieren

Der *vierte Abschnitt* des Gesetzes betrifft die Eingriffe an Tieren. Grundsätzlich darf an einem Wirbeltier kein Eingriff, der mit Schmerzen verbunden ist, ohne Betäubung vorgenommen werden. Die Betäubung warmblütiger Wirbeltiere, Amphibien und Reptilien ist von einem Tierarzt vorzunehmen. Eine Betäubung ist dann nicht erforderlich, wenn auch beim Menschen bei ähnlichen Eingriffen die Betäubung unterbleibt oder im Einzelfall nach tierärztlicher Beurteilung die Betäubung am Tier nicht möglich ist. Eingriffe ohne Betäubung sind nur bis zu einem genau festgesetzten Lebensalter der Jungtiere bei der Kastration, der Enthornung und beim Kupieren des Schwanzes gestattet. Die Betäubung ist außerdem nicht erforderlich bei der Kennzeichnung von Tieren mittels Tätowierung, Ohrmarken, Flügelmarken, injizierter Mikrochips, Schlagstempel beim Schwein, Schenkelbrand beim Pferd.

Verboten ist das vollständige oder teilweise Amputieren von Körperteilen, Entnehmen oder Zerstören von Organen und Geweben eines Wirbeltieres.

Teilweise Amputationen von Körperteilen sind im Einzelfall erlaubt, wenn dies nach tierärztlicher Indikation geboten ist oder wenn es für die vorgesehene Nutzung des Tieres unerlässlich ist. Das Gleiche gilt für die Kastration, wenn dadurch eine unkontrollierte Fortpflanzung der Tiere verhindert wird.

Die Entnahme von Organen oder Organteilen und Geweben ist nur erlaubt, wenn eine tierärztliche Indikation vorliegt, für eine Transplantation, zum Anlegen einer Kultur oder zur Untersuchung von isolierten Geweben oder Zellen.

Tierversuche

Der *fünfte Abschnitt* umfasst die Regelungen für Tierversuche. Als Tierversuche im Sinne des Gesetzes werden Eingriffe oder Behandlungen an Tieren zu Versuchszwecken bezeichnet, die mit Schmerzen, Leiden oder Schäden für die Tiere verbunden sind.

Der Gesetzgeber lässt folgende Gründe für die Versuchsdurchführung gelten:
- Erkennen oder Beeinflussen physiologischer Zustände oder Organfunktionen bei Mensch oder Tier,
- Vorbeugen, Erkennen und Behandeln von Krankheiten bei Mensch oder Tier,
- Erkennen von Umweltgefährdungen,
- Grundlagenforschung,
- Prüfung von Stoffen auf ihre Unbedenklichkeit für die Gesundheit von Mensch oder Tier und die Prüfung der Wirksamkeit von Stoffen gegen tierische Schädlinge.

Tierversuche dürfen nur angesetzt werden, wenn sie durch andere Untersuchungsverfahren nicht ersetzt werden können. Die Versuchsvorhaben müssen behördlich genehmigt sein. Auch nicht genehmigungspflichtige Versuchsvorhaben, wie z. B. Impfungen, Blutentnahmen oder sonstige diagnostische Maßnahmen nach bereits erprobten Verfahren, müssen der zuständigen Behörde angezeigt werden.

Tierversuche an Wirbeltieren dürfen nur von Personen mit abgeschlossenem Hochschulstudium der Veterinärmedizin, Medizin oder Naturwissenschaften (Zoologie) oder von Personen mit den notwendigen Fachkenntnissen nach abgeschlossener Berufsausbildung durchgeführt werden. Unter anderem ist auch festgesetzt, dass für die Versuche an Wirbeltieren, mit Ausnahme aller Nutztierarten, nur zu diesem Zweck gezüchtete Tiere verwendet werden sollen.

Über die Tierversuche sind Aufzeichnungen mit Angabe der Zahl, Tierart, Kennzeichnung und Herkunft der Tiere zu machen und drei Jahre lang aufzubewahren. Nach Abschluss der Versuche ist eine tierärztliche Untersuchung zur Beurteilung der Lebensfähigkeit der Tiere ohne Schmerzen oder Leiden notwendig.

Der *sechste Abschnitt* des Gesetzes erlaubt Eingriffe und Behandlungen an Tieren zur Aus-, Fort- und Weiterbildung an Hochschulen, wissenschaftlichen Einrichtungen und Krankenhäusern, wenn die gesetzlichen Auflagen (fünfter Abschnitt) beachtet werden.

Im *siebenten Abschnitt* des Gesetzes wird hervorgehoben, dass Eingriffe und Behandlungen an Wirbeltieren, zur Herstellung, Gewinnung, Aufbewahrung oder Vermehrung von Stoffen oder Produkten, anzeigepflichtig sind und nur unter den gesetzlichen Bedingungen für Tierversuche vorgenommen werden dürfen.

Zucht, Halten von Tieren und Handel mit Tieren

Der *achte Abschnitt* des Gesetzes betrifft die Zucht, das Halten von Tieren und den Handel mit Tieren. Gewerbsmäßig gehaltene Tiere, z. B. für die Schaustellung, in einem Reit- und Fahrbetrieb oder zur Zucht und für den Handel, müssen der zuständigen Behörde gemeldet sein. Die behördliche Genehmigung ist auch notwendig für die Tierhaltung in Tierheimen, Zoologischen Gärten, Einrichtungen zur Schutzhundausbildung, Tierbörsen oder für die tierschutzgerechte Bekämpfung von Wirbeltieren als Schädlinge.

Die Genehmigung wird nur erteilt, wenn die verantwortlichen Personen die für die Tätigkeit notwendigen fachlichen Kenntnisse und Fähigkeiten nachweisen können.

Es ist verboten, Wirbeltiere zu züchten oder bio- oder gentechnische Maßnahmen vorzunehmen, wenn damit zu rechnen ist, dass die Nachkommen erblich bedingte Schäden wie Verunstaltungen, Verhaltensstörungen oder Aggressionssteigerungen aufweisen und dadurch Schmerzen oder Schäden erleiden.

Beim Handel mit Tieren ist zu berücksichtigen, dass Wirbeltiere an Kinder und Jugendliche unter 16 Jahren nicht ohne Einwilligung der Erziehungsberechtigten abgegeben werden dürfen.

Verbringungs-, Verkehrs- und Haltungsverbot

Im *neunten Abschnitt* des Gesetzes wird betont, dass Wirbeltiere, bei denen Schäden infolge tierschutzwidriger Handlungen festgestellt werden, nicht gehalten oder in den Verkehr gebracht werden dürfen. Durch Rechtsverordnung ist es demnach möglich, die Einfuhr von Tieren genehmigungsabhängig zu machen, die Ausfuhr von Tieren zu verbieten, wenn an den Tieren tierschutzwidrige Handlungen zum Erreichen bestimmter Rassemerkmale vorgenommen wurden.

Sonstige Bestimmungen

Der *zehnte Abschnitt* des Gesetzes enthält die sonstigen Bestimmungen zum Schutz der Tiere. Diese betreffen z. B. das Verbot, Stoffe oder Vorrichtungen zum Verscheuchen oder Fangen von Wirbeltieren zu benutzen, wenn damit Schmerzen, Leiden oder Schäden der Tiere verbunden sind.

Durch besondere Rechtsverordnung kann das Halten, der Handel, der Import oder Export von Tieren wild lebender Arten verboten, eingeschränkt oder von einer Genehmigung abhängig gemacht werden. Der Schutz des Wildes vor Schäden durch land- oder forstwirtschaftliche Arbeiten wird ebenfalls durch Rechtsverordnung geregelt.

Eine weitere Forderung des Tierschutzes sind freiwillige Verfahren zur Überprüfung der serienmäßigen Herstellung von Aufstallungssystemen und Stalleinrichtungen zum tierartgerechten Halten landwirtschaftlicher Nutztiere. Ebenso wird die Überprüfung der beim Schlachten verwendeten Betäubungsgeräte und -anlagen gefordert.

4.3 Praxispflege und Hygiene

4.3.1 Praxispflege

Die Pflege der Praxis bezieht sich auf alle Räume, Einrichtungsgegenstände, Apparate, Geräte sowie Boxen und Transportkäfige und das Geschirr für Trank und Futter. Hinzu kommt die Betreuung von Praxiswäsche, Instrumentarium, Laborchemikalien, Medikamenten einschließlich Verbandsmaterial und allen Lagervorräten.

Als Schwerpunkt dieses Themas sind zu nennen:
- Ordnung
- Sauberkeit
- Antisepsis
- Asepsis
- Gebrauchsfertigkeit
- Vorratshaltung

Ordnung bedeutet, dass allen beweglichen Gegenständen der ihnen gebührende und stets gleich bleibende Platz gegeben wird. Ordnung besteht, wenn man etwas auch im Dunkeln finden kann! Die Verteilung und Zuordnung innerhalb der Praxisräume hängt teilweise von der Gebrauchsnotwendigkeit und der Gebrauchshäufigkeit ab. Ein Beatmungsgerät z. B., das bei der Behandlung von Notfällen erforderlich ist, steht meistens nicht im Behandlungszimmer, kann aber sofort von anderer, gewohnter Stelle herbeigeholt werden. Instrumente und Medikamente dagegen, die während der Sprechstunde fast ständig benötigt werden, sind in unmittelbarer Nähe des Behandelnden aufbewahrt. Nach Gebrauch muss *jeder Gegenstand* wieder an *seinen Platz* zurückgestellt und -gelegt werden. Ordnung bedeutet auch eine genaue Archivierung von Patientenkartei und Röntgenaufnahmen, geordnete Ablage von Schriftstücken und die exakte Buchführung.

Sauberkeit unterstreicht den ersten Eindruck, den der Tierbesitzer von der Praxis gewinnt! Eine gewisse Unordnung ist während der Sprechstunde noch in Kauf zu nehmen, mangelnde Sauberkeit nie! Das betrifft vor allem die Beseitigung aller Flecken, Tierhaare, Abfälle nach jedem einzelnen Patienten.

Auch auf die Sauberkeit der *Arbeitskleidung* muss geachtet werden. Blutflecken auf Kittel und Schuhen können den nächsten Tierbesitzer schockieren; deshalb immer mehrere Kittel vorrätig halten und notfalls schnell wechseln. Eine gute Lüftung der Behandlungsräume ist selbstverständlich, reicht aber manchmal bei penetranten Gerüchen nicht aus, weshalb hier den Geruch überdeckende Raumsprays verwendet werden.

Staub und Schmutz sind die günstigste Vorbedingung für die Übertragung und Ausbreitung von Infektionserregern. Mit der Säuberung der Räume, Geräte und Gebrauchsgegenstände ist deshalb auch eine Desinfektion und/oder Sterilisation notwendig.

Antisepsis und Asepsis sind eng mit den Begriffen Desinfektion und Sterilisation verbunden. Mit Maßnahmen der Antisepsis wird eine »*Keimarmut*« erreicht, mit den Maßnahmen der Asepsis ein Zustand der »*Keimfreiheit*« erzielt.

DIE TIERARZTHELFERIN IM BERUF

▶ *Hygieneplan.*

HYGIENEPLAN FÜR DESINFEKTION UND STERILISATION

Was? Arbeitsbereich	Wann? Zeitpunkt, Häufigkeit
Praxisräume	■ täglich und zusätzlich bei Bedarf
Einrichtungsgegenstände (Behandlungstisch, Möbel, Ablagen)	■ täglich und nach Patientenkontakt
Tierkäfige, Boxen	■ nach Benutzung
Stallungen	■ in regelmäßigen Abständen, sofort bei Seuchen
Medizinisch-technische Geräte	■ kontaminierte Teile, sonst in regelmäßigen Abständen
Thermolabile Gegenstände (Trachealtubus, Katheter, Endoskop)	■ nach Gebrauch
Instrumentarium	■ sofort nach Gebrauch
Praxiswäsche	■ Kittel nach Verschmutzung, Operationswäsche nach Gebrauch
Gummischuhe, -schürzen	■ nach Gebrauch
Hände	■ hygienische Händedesinfektion: vor Arbeitsbeginn, nach jedem Patienten ■ chirurgische Händedesinfektion: vor jeder Operation
Haut des Patienten	■ vor Injektionen, Punktionen, Operationen ■ bei Wundbehandlung, Verbandwechsel
Infektiöses Material (aus Praxis und Labor)	■ nach Behandlung oder Operation ■ nach Laboruntersuchung (Untersuchungsmaterial, Bakterienkulturen)
Einmalartikel (Spritzen, Kanülen, Skalpelle)	■ sofort nach Gebrauch

DIE TIERARZTHELFERIN IM BERUF

Womit? Desinfektionsmittel, Sterilisatorart	**Wie?** Durchführung	**Wer?**
■ Grobdesinfektionsmittel in angegebener Konzentration	■ Wischverfahren oder Scheuerdesinfektion	■ Raumpfleger/in
■ Flächendesinfektionsmittel mit Reinigungswirkung, gebrauchsfertige Sprühlösung	■ Wisch- oder Sprühverfahren mit anschließendem Nachwischen	■ Tierarzthelfer/in
■ Grobdesinfektionsmittel, evtl. Dampfstrahler	■ Scheuern, Wischen, Abstrahlen	■ Tierarzthelfer/in und Stallpersonal
■ Desinfektionsmittel zur Seuchenbekämpfung	■ Lange Einwirkungszeit	■ Stallpersonal
■ Feindesinfektionsmittel	■ Wisch- oder Sprühverfahren	■ Tierarzthelfer/in
■ Mittel nach Herstellerempfehlung evtl. Autoklav	■ Herstelleranweisung beachten	■ Tierarzthelfer/in
■ Feindesinfektionsmittel, Heißluftsterilisator, Autoklav	■ Einlegen in eine Schale, 30 Min. Einwirkzeit ■ Reinigen, abspülen, abtrocknen ■ Sterilisieren (sortieren für Heißluft- oder Dampfsterilisator)	■ Tierarzthelfer/in
■ Wäscherei (evtl. Desinfektionsmittel) Autoklav	■ Einweichen, Waschen, Autoklav (Mittel über Nacht einwirken lassen)	■ Wäscherei ■ Tierarzthelferin
■ Flächendesinfektionsmittel	■ nach gründlicher Reinigung Sprühverfahren	■ Tierarzthelfer/in
■ Händedesinfektionsmittel (meist Alkohol enthaltendes Antiseptikum)	■ hygienische Händedesinfektion: 1. desinfizieren (Einwirkzeit mindestens 30 Sek.) 2. waschen 3. trocknen	■ gesamtes Praxispersonal
	■ chirurgische Händedesinfektion: 1. waschen (mit Bürste) 2. trocknen 3. desinfizieren (Einwirkzeit mindestens 2 Min.)	■ Tierarzt, Tierarzthelfer/in (Operationsassistenz)
■ Hautdesinfektionsmittel auf sterilem Mull- oder Zellstofftupfer	■ leichtes Wischen und Betupfen der Hautstelle	■ Tierarzt, Tierarzthelfer/in
■ Grobdesinfektionsmittel (5%-Lösung)	■ in Eimer oder Schale legen, Einwirkzeit 5 Stunden (für flüssiges und festes Material)	■ Tierarzthelfer/in, Laborpersonal
■ Abfallbox, Plastiksack	■ als Müll entsorgen	■ Tierarzt, Tierarzthelfer/in

Gebrauchsfertigkeit bedeutet, dass ein Gerät sofort einsatzbereit, ein Instrument sofort brauchbar ist. Es muss nicht erst gesucht oder gesäubert und sterilisiert werden. In Notfällen und bei Sofortmaßnahmen in der Praxis ist das ganz entscheidend. Einer *regelmäßigen Überprüfung* bedürfen Beatmungs- und Narkosegeräte, Endoskope, EKG-Gerät und Laborapparate. Gerade zur unpassenden Zeit sind z. B. Gasflaschen leer, die Verbindungsschläuche brüchig, die elektrischen Anschlüsse defekt oder es fehlt überhaupt ein Ersatzstück. Zum Ärger kommt in solchen Fällen noch eine zeitraubende Reparatur oder Beschaffung von Ersatzteilen; denn nur technisch einwandfreie Apparaturen dürfen verwendet werden.

Vorratshaltung bedeutet, dass alles, was ständig verbraucht wird, in ausreichender Menge vorrätig sein muss. Die Entscheidung über das Ausmaß des Vorrats trifft im Allgemeinen der Tierarzt. Er beurteilt auf Grund des Verbrauchs und unter Berücksichtigung der *Haltbarkeitsdauer* (z. B. bei Medikamenten und sterilisierter Einwegware) die Bestellmengen. Auf jeden Fall sollte auch von selten zu verwendenden Medikamenten, wie z. B. von Schlangengift-Immunserum, stets die erforderliche Menge für zwei Patienten vorhanden sein.

Bei der Bevorratung wird außerdem noch die finanzielle Begünstigung in Form des *Mengenrabattes* berücksichtigt. Erstreckt sich die Haltbarkeitsdauer eines Medikamentes auf zwei bis drei Jahre, kann die Bevorratung großzügiger ausfallen, um die Vorteile einer *Preisstaffelung* auszunützen. Bei allen Vorräten dürfen eventuell angegebene Lagerungshinweise nicht außer Acht gelassen werden.

4.3.2 Hygiene

Hygiene ist die Lehre von der Gesunderhaltung des Menschen und seiner Umwelt. Hygiene ist ein Fachgebiet der Medizin, das sich mit der Gesundheitsfürsorge, der Krankheitsvorbeugung und dem Einfluss der Umwelt auf die Gesunderhaltung des Menschen auseinander setzt.

Ein *Hygieneplan* (s. S. 72) dient dazu, besonders die Reinigung, Desinfektion und Sterilisation in den verschiedenen Praxisbereichen zu bestimmen und das Hygienebewusstsein aller Mitarbeiter zu unterstützen.

Zur *Praxishygiene* gehören besonders die vorgenannten Begriffe Ordnung, Sauberkeit, Antisepsis und Asepsis, sowie die Abfallbeseitigung. Ihre sorgfältige Beachtung trägt in hohem Maße zum hygienischen Verhalten im Arbeitsablauf bei.

4.3.3 Desinfektion und Sterilisation

Jeder Patient, der in die Praxis gebracht wird, ist als Keimträger anzusehen. Durch den Kontakt mit den Tieren, ihre Untersuchung und Behandlung besteht die Gefahr der Verschleppung von Krankheitserregern, vor allem durch infizierte Gerätschaften, Instrumente, Tisch- und Bodenflächen, Käfige, aber auch durch das Praxispersonal selbst. Um der Gefahr zu begegnen, ist große Sorgfalt und ein gewisses »Hygienebewusstsein« bei der Reinigung, Desinfektion und Sterilisation notwendig.

Desinfizieren bedeutet nach der Definition im DAB » einen Gegenstand in einen Zustand zu versetzen, in dem er nicht mehr infizieren kann«, also das Abtöten von Krankheitserregern. Man verwendet dazu hauptsächlich chemische Verfahren.

Sterilisieren bedeutet das Abtöten oder Entfernen aller Keime, der pathogenen und apathogenen Mikroorganismen, einschließlich der Dauerformen. Sterilisation ist demnach umfassender als die Desinfektion. Es werden physikalische Verfahren angewendet.

Am wirkungsvollsten sind die Maßnahmen der Sterilisation. Da aber nicht alle Gegenstände, z. B. manche Gummi- und

Kunststoffschläuche, Endoskope, Katheter, die hohen Temperaturen der Sterilisation vertragen, muss hier die Desinfektion durchgeführt werden.

Physikalische Verfahren

Dampfsterilisation: Die Verwendung von Wasserdampf, der unter Überdruck steht, ist eine echte Sterilisation. Man benutzt dazu einen Autoklaven. Hitzeempfindliche Gummi- und Plastikgegenstände, Textilien und empfindliche Instrumente werden mit einem Druck von 1 bar bei 120 °C etwa 45 Minuten lang sterilisiert. Hitzeunempfindliche Instrumente, Glaswaren und Gegenstände aus Porzellan werden bei einem Druck von 3 bar und 143 °C etwa 20 Minuten lang sterilisiert.

Heißluftsterilisation: Hierzu benötigt man einen Sterilisator, in dem Instrumentarium und Glaswaren bei einer Temperatur von 180 °C und 30 Minuten Dauer keimfrei gemacht werden. Alle in der Praxis verwendeten Stoff-, Kunststoff- und Gummiartikel sind für diese Sterilisationsmethode nicht geeignet.

Gassterilisation: Diese Methode ist besonders für die schonende Sterilisation von empfindlichem Instrumentarium, Köpfen der Ultraschallgeräte und Endoskope mit empfindlicher Optik geeignet.

Sterilisation mit Strahlen: In der Industrie finden Gammastrahlen zur Sterilisation von Einwegartikeln (Spritzen, Kanülen, Infusionsgeräte) Verwendung. Ultraviolette Strahlen benutzt man für die Oberflächensterilisation und für so genannte UV-Schleusen. Der gesamte Raum, z. B. zwischen einer Infektionsabteilung und anderen Abteilungen, wird bestrahlt und damit eine Keimvernichtung erreicht.

Chemische Verfahren

Die Zahl der für die Desinfektion verwendeten chemischen Mittel ist groß. Ihre Wirksamkeit auf Krankheitskeime wird durch Gutachten überprüft, die nach Richtlinien der Deutschen Gesellschaft für Hygiene und Mikrobiologie erstellt werden.

Von der Deutschen Veterinärmedizinischen Gesellschaft (DVG) wird eine Desinfektionsmittelliste herausgegeben. Sie gilt für die Desinfektion in der Tierhaltung. Die aufgeführten Mittel sind an Hand einer Überprüfung durch zwei wissenschaftliche Institute als wirksam gegen Seuchen in der Tierhaltung erklärt worden. In einer Tabelle sind Wirkstoffzusammensetzung, Gebrauchskonzentration und Mindesteinwirkungszeit zur genauen Information für die Anwendung bei verschiedenen Erregern angegeben. Diese Mittel dürfen nicht mit Reinigungsmitteln vermischt werden, da sonst ihre keimtötende Wirkung in Frage gestellt ist. Durch Desinfektion soll ein Seuchenausbruch und eine Seuchenverbreitung vermieden werden. Auch sollen Krankheitskeime, die nicht unbedingt Seuchenerreger sind, vermindert werden.

Die *Desinfektionsmittel* wirken auf die Keime in Sinne einer Umwandlung mit Denaturierung der Erregerproteine. Sie wirken auf Bakterien, Sporen, Pilze, Viren. Man spricht von einer *bakteriziden, sporiziden, fungiziden* und *viruziden* Wirkung.

Bei den im Handel befindlichen Mitteln ist mit der desinfizierenden auch eine reinigende und desodorierende Wirkung verbunden.

Verschiedene Mittel für die Grob-, Flächen- oder Feindesinfektion enthalten *Tenside*, die allein keine desinfizierende Wirkung haben. Sie sorgen für eine Herabsetzung der Oberflächenspannung von Lösungen. Diese können besser die zu desinfizierenden Materialien (Holz, Metall, Kunststoff) benetzen.

Die wichtigsten Bestandteile der Desinfektionsmittel sind z. B.:
- Formaldehyd (Formalin):
  als 3- bis 5-prozentige wässrige Gebrauchslösung wirksam.
- Natron- und Kalilauge:
  als 2-prozentige Lösungen in der Seuchenbekämpfung empfohlen.
- Alkohol:
  ist besonders in den Händedesinfektionsmitteln enthalten.
- Chlor:
  wird zur Wasser-, Jauche- und Stalldesinfektion benutzt.
- Farbstoffe:
  z. B. Rivanollösung (1-promillig) oder Mercurochromlösung (1-prozentig) zur Wunddesinfektion.
- Jod:
  als Haut- und Schleimhautdesinfiziens (Jodtinktur, Jodglyzerin).
- Phenole:
  werden für die Grobdesinfektion, zum Scheuern als 2-prozentige Lösungen benutzt.
- Wasserstoffperoxid (Wasserstoffsuperoxid):
  als Wunddesinfiziens (0,5-prozentig).

Die Wirkung der verschiedenen Desinfektionsmittel ist abhängig von der chemischen Grundsubstanz, der gewählten Konzentration, der Einwirkungszeit, der Temperatur der Lösung und der Oberflächenbeschaffenheit der Gegenstände.

Flächendesinfektion

Die Flächendesinfektion wird an Fußböden, Möbeln, Behandlungstischen, Schränken sowie an abwaschbaren Wänden und Türen (Türklinken!) vorgenommen. Man benötigt dazu eine 1-prozentige Lösung eines Grobdesinfektionsmittels. Um die Herstellung der erforderlichen Konzentration zu erleichtern, sind über den Handel Dosierpumpen oder noch besser Portionsbeutel erhältlich, die für einen Eimer Wischwasser die erforderliche Desinfektionsmittelmenge enthalten.

Verschiedene Desinfektionsmittel sollten nicht miteinander vermischt und keine Seifenlösungen hinzugefügt werden, weil unter Umständen die desinfizierende Wirkung beeinträchtigt wird.

Bei der Flächendesinfektion ist zum Schutz der Hände das Tragen von Schutzhandschuhen notwendig.

Ebenfalls zur Flächendesinfektion geeignet sind Sprühlösungen, die ohne Treibgase in gebrauchsfertiger Konzentration in Sprühflaschen angeboten werden. Sie sind hauptsächlich für die Desinfektion der Behandlungstische – nach jeder Untersuchung und Behandlung eines Patienten – vorgesehen.

Instrumentendesinfektion und -sterilisation

Alle Instrumente des täglichen Praxisbedarfs und die Operationsinstrumente werden in *drei Arbeitsgängen* keimfrei gemacht. Voraussetzung ist nur, dass sie für den Heißluftsterilisator aus Metall, Glas oder Porzellan sind.

1. Desinfizieren

Die benutzten Geräte oder Instrumente werden stets gleich nach Gebrauch für 30 Minuten in eine bereitgestellte Schale mit Desinfektionsmittellösung gelegt. Diese Lösung sollte auch schmutz- und blutlösend wirken, jedoch die Oberfläche der verschiedenen Materialien nicht angreifen.

2. Reinigen

Nach dem Desinfektionsbad werden die Instrumente nochmals gründlich gespült und von letzten Schmutzresten befreit. Für die Rillen der Klemmen und Pinzetten ist u. U. eine Reinigung mit einer Bürste notwendig. Anschließend müssen alle Instrumente mit einem Tuch abgetrocknet werden.

3. Sterilisieren

Der Heißluftsterilisator wird auf eine Temperatur von 180 °C und 30 Minuten (ggf. auch auf 150 °C und 60 Minuten) eingestellt. Bei Glasspritzen muss der Kolben aus dem Glaszylinder gezogen werden, sonst springt das Glas beim Sterilisieren. Der Aufdruck auf den Spritzen gibt die Höchsttemperatur für die Sterilisation an (z. B. 200 °C).

Gummischläuche, Katheter und Sonden

Kunststoff verträgt keine Heißluftsterilisation. Gummischläuche, Katheter und Sonden müssen in ein Feindesinfektionsmittel gelegt werden und sind danach gründlich mit Wasser zu spülen und dann zu autoklavieren. Wo kein Autoklav vorhanden ist, kann notfalls auch unmittelbar vor Gebrauch ausgekocht werden.

Optische Geräte

Optische Geräte, wie z. B. Endoskope (Fiberskope), dürfen weder in den Heißluftsterilisator noch in den Autoklav gelegt werden. Die Instrumente haben empfindliche Optiken und elektrische Bedienungsteile, die durch Hitze unbrauchbar werden könnten. Endoskope werden nach Gebrauch mit einer lauwarmen Seifenlösung (auch Haushaltsspülmittel) vorsichtig abgerieben. Der Instrumentierkanal wird mit einer Bürste gereinigt und durchgespült. Zur Desinfektion sind Mittel auf Glutaraldehydbasis geeignet. Die Einwirkzeit richtet sich nach dem gewählten Mittel. Nach der Desinfektion wird das Endoskop gut mit Wasser abgespült und mit Gaze trockengerieben.

◀ *Desinfektion und Sterilisation.*

Desinfektion (Antisepsis)		Sterilisation (Asepsis)	
Definition: gezielte Vernichtung von Krankheitserregern		Definition: Vernichtung aller Mikroorganismen	
Methoden	**Anwendungsbereiche**	**Methoden**	**Anwendungsbereiche**
Hitze ■ Feuer ■ kochendes Wasser ■ Dampf **Chemikalien** **Strahlen** ■ Sonnenlicht ■ UV-Strahlen ■ Gamma-Strahlen	**Seuchenbekämpfung bei Mensch und Tier** **Mensch** ■ Krankenhäuser ■ Wohnungen ■ Transportmittel **Tier** ■ Stall ■ öffentliche Plätze ■ Transportmittel ■ tierische Erzeugnisse **Industrie** ■ Lebensmittelbetriebe	**Hitze** ■ trocken (Heißluftsterilisator) ■ feucht (Autoklav) ■ fraktionierte Erhitzung **Filtrieren** **Strahlen** **Chemische Mittel** ■ (nur sehr stark wirkende Chemikalien)	**Chirurgie** ■ Instrumente ■ Kleidung **Pharmazie** ■ Injektionspräparate ■ Impfstoffe **Haltbarmachung von Lebens- und Futtermitteln** (Vollkonserven) **Forschung** ■ Mikrobiologie ■ Weltraumfahrt

Händedesinfektion

Die *hygienische Händedesinfektion* wird nach dem Kontakt mit jedem Patienten notwendig, gleichgültig, ob eine Infektion vermutet wird oder nicht. Handelsübliche, gebrauchsfertige Lösungen enthalten vielfach Alkohol als Wirkstoff. Die Einwirkzeit beträgt meistens $1/2$ bis 2 Minuten. Nach der Desinfektion werden die Hände mit einem Einweghandtuch abgetrocknet.

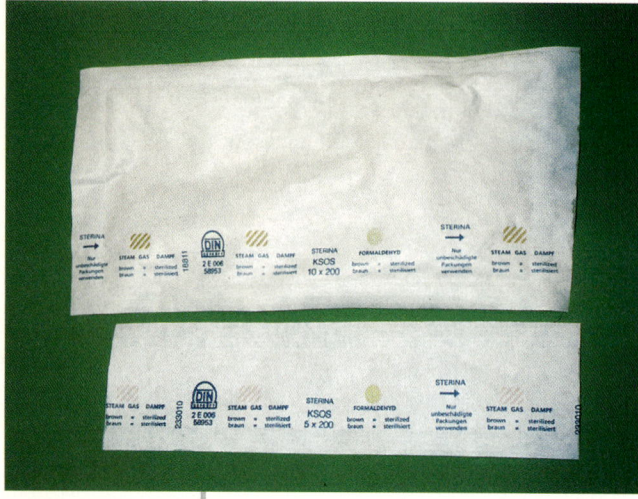

Abb. 4.14: Indikatoren zur Überprüfung der sachgerechten Sterilisation.

Bei der *chirurgischen Händedesinfektion* wird ein tiefes Eindringen des Mittels verlangt, was nur durch vorhergehende gründliche Reinigung der Hände mit Seife oder desinfizierender Waschlösung gelingt. Die Reinigung der Fingernägel mit einer sterilen Handbürste darf nicht vergessen werden. Die Hände werden dann mit einem Einwegtuch abgetrocknet und anschließend muss ein alkoholisches Desinfektionsmittel mindestens 2 Minuten einwirken können. Nach dem Abtrocknen mit sterilem Einwegtuch werden sterile Einwegoperationshandschuhe übergezogen.

Hautdesinfektion

Mit dieser Art der Desinfektion ist die Keimabtötung auf der *Haut des Patienten* gemeint. Jede Verletzung der Haut kann eine Wundinfektion bedeuten. Deshalb wird die Desinfektion bei jeder Blutentnahme, Injektionen, Verbandwechsel, Punktionen von Körper- und Gelenkhöhlen und zur Vorbereitung des Operationsfeldes notwendig.

Es werden hauptsächlich 70-prozentiger, vergällter Alkohol, anschließend Jodtinktur oder ähnliche Tinkturen – auch in Sprayform – verwendet.

Das *Operationsfeld* muss vorbereitet und weitestgehend keimfrei gemacht werden. Dazu ist ein Scheren der Haare und eine Rasur in weitem Umkreis notwendig. Die Haut wird anschließend mit Seife gewaschen, mit Wundbenzin oder Äther entfettet und zur Desinfektion mit Jodtinktur bestrichen oder anderen Tinkturen besprüht. Der desinfizierte Hautbezirk soll die Schnittgegend um etwa 10 cm überschreiten.

Wichtige Begriffe zur Desinfektion und Sterilisation	
Hygiene	Gesundheitslehre; Gesundheitspflege; vorbeugende Medizin,
Desinfektion	Abtötung, Inaktivierung oder Beseitigung pathogener Keime hauptsächlich mittels chemischer Verfahren,
Sterilisation	Keimfreimachung; Abtötung aller Keime mittels physikalischer Verfahren,
Entwesung	Beseitigung von Ungeziefer, Schädlingsbekämpfung,
Asepsis	Verhütung von Infektionen durch Verwendung von sterilisiertem Operationsbesteck und Verbandmaterial,
Antisepsis	Methode der Wundbehandlung; Vernichtung der Erreger der Wundinfektion durch chemische Mittel (Antiseptika).

4.4 Arbeitsschutz und Unfallverhütung

Während ihrer beruflichen Tätigkeit ist die *Tierarzthelferin* Gefahren ausgesetzt, die zu Unfällen und damit zu Gesundheits- und Sachschäden führen können. Es ist deshalb notwendig, dass sie ausreichend über die maßgebenden Unfallverhütungsvorschriften orientiert ist.

Das geschieht durch:
- Auslegen der »Allgemeinen Unfallverhütungsvorschriften« in der Praxis,
- Belehrung (in regelmäßigen Abständen durch den Praxisinhaber) über notwendige Verhaltensweisen,
- Beachtung der Arbeitsvorschriften an Geräten und bei Laborarbeiten.

Die Tierarzthelferin ist verpflichtet, sich gemäß den Vorschriften, Anweisungen und Belehrungen zu verhalten, weil sie sonst – im Falle eines eingetretenen Schadens – wegen Unterlassung oder Fahrlässigkeit haftbar gemacht werden kann.

Der *Arbeitsschutz* betrifft die Tierarzthelferin selbst, während ihrer Tätigkeit in der Praxis. Wenn z. B. für die Tätigkeit am Röntgenapparat eine Schutzausrüstung (Schürze, Handschuhe) zur Verfügung steht, dient das dem persönlichen Schutz des Arbeitnehmers während des Röntgens, um Gesundheitsschäden zu vermeiden.

Unfallverhütung bezieht sich auf die Kenntnis von möglichen Gefahren. Sie müssen ausgeschaltet werden, um sich selbst und andere Personen vor Unfällen und ihren verschiedenen Folgen zu schützen. Wenn z. B. ein elektrischer Apparat, der für gewöhnlich von mehreren Personen bedient wird, eine defekte Zuleitung hat, so muss sie das sofort dem Praxisinhaber melden, damit bei weiterer Bedienung des Gerätes kein Schaden am Patienten oder anderen Personen auftreten kann.

Der Zugang zur Praxis muss bei Dunkelheit beleuchtet sein. Die Gehwege und Treppen zur Praxis sind im Winter schnee- und eisfrei zu halten und zu streuen. Die Fußböden in den Praxisräumen dürfen nicht mit wachshaltigen Mitteln gepflegt werden. Durch Beachtung dieser Maßnahmen wird die Benutzung der Arbeitswege und Zugänge sicherer und die Gefahr des Ausrutschens und Hinfallens verringert.

4.4.1 Einige Maßnahmen zur Verhütung von Unfällen

Schutzkleidung

Neben der Zivilkleidung werden für die Berufsausübung folgende Kleidungsarten unterschieden:
- Arbeitskleidung:
  Kleidung, die keine spezifische Schutzfunktion hat. Sie wird anstelle von oder kombiniert mit Zivilkleidung getragen.
- Berufskleidung:
  Kleidung, die berufsspezifisch ist und als Standes- und Dienstkleidung ausgewiesen werden kann.
- Schutzkleidung:
  Kleidung, die zum Schutz gegen körperschädigende Einwirkungen dient.

Verschiedene Anforderungen werden an eine sinnvolle Schutzkleidung gestellt. Im medizinischen Bereich soll sie vor allem einen Schutz gegen Infektionserreger bieten und deren Verschleppung verhindern. Die Kleidung soll außerdem tragephysiologisch zumutbar sein, was von den Eigenschaften der Kleidung, dem Umgebungsklima und dem Kontakt mit dem Körper abhängig ist. Persönliche Schutzkleidung darf den Träger bei seiner Arbeitsverrichtung nicht behindern. Die Stoffe sollten aus Naturfaser sein, wegen der Brenneigenschaften und um die elektrostatische Aufladung nicht zu begünstigen.

Der Arbeitgeber ist verpflichtet, die Schutzbekleidung bereitzustellen (§ 12 des Manteltarifvertrages). Der Arbeitnehmer ist verpflichtet, Schutzkleidung zu tragen, wenn sie verbindlich vorgeschrieben ist.

Weitere Teile der Schutzkleidung sind Schürzen aus Gummi oder ähnlichem

Material und *Gummistiefel* sowie *Sicherheitsschuhe* aus Leder mit Stahlkappen. Schürze wie Schuhe sind vor allem in der Großtierpraxis unentbehrlich und schützen gegen Nässe, Verschmutzung und mechanische Einwirkungen.

Das *Tragen von Schutzkleidung* ist in der Praxis unerlässlich. Schutzkleidung muss die übrige Kleidung bedecken. Mykotisch infizierte Fellhaare eines Tieres z. B. können leicht am Pullover oder anderen Kleidungsstücken haften bleiben und dann eine Infektionsquelle für weitere Patienten oder auch für die Tierarzthelferin selbst darstellen.

Bei Verdacht einer Zoonose sollten vor Berührung des Patienten Einweghandschuhe angezogen werden.

Auf die Notwendigkeit, sich beim *Umgang mit Tieren* vor möglichen Verletzungen zu schützen, wird in Kapitel 4.2.2.4 hingewiesen.

Umgang mit Instrumenten

Beim Umgang mit Instrumenten muss an die Gefahr der Schnitt- und Stichverletzungen und an die Möglichkeit der Übertragung von Infektionskrankheiten gedacht werden. Durch Verwendung von Einwegartikeln werden diese Gefahren weitgehend eingedämmt; es entfällt z. B. das Sterilisieren von Spritzen, Kanülen und Skalpellen (Verkürzung des Arbeitsganges = Unfallverhütung).

In die Spritze aufgezogene Medikamente werden dem Tierarzt nur mit geschützter aufgesetzter Kanüle gereicht. Es ist darauf zu achten, dass spitze und scharfe Gegenstände nicht ohne schützende Hülle in den Abfalleimer geworfen werden. Eine Verletzung bei späterer Entleerung des Eimers wäre sonst die Folge.

Am günstigsten ist eine *Abfallbox* aus festem Kunststoff, die auf einer günstig zu erreichenden Ablagefläche steht und in die scharfe (Skalpellklingen) und spitze (Kanülen, Nadeln) Gegenstände nach beendeter Verwendung gegeben werden können. Die Abfallbox muss sicher verschließbar sein und kann über den Hausmüll entsorgt werden.

Steht in der Großtierpraxis oder bei Hausbesuchen eine Abfallbox nicht gleich zur Verfügung, können gebrauchte Kanülen vorübergehend – wie in Abb. 4.15, 4.16 dargestellt – verwahrt werden.

Umgang mit Medikamenten

Beim Öffnen von Ampullen müssen Verletzungen vermieden werden. Die Ampulle wird fest in die Hand genommen, der Ampullenhals leicht angesägt und dann der Ampullenkopf nur mit einem Alkoholtupfer abgebrochen. Verwechslungen von Medikamenten müssen vermieden werden. Alle Arzneiflaschen ohne Etikett, ebenso Tabletten ohne dazugehörige Verpackung könnten dazu Anlass geben. Sie müssen verworfen werden.

Ein in die Spritze aufgezogenes Medikament, das nicht gleich injiziert wird, muss bis zum Verbrauch neben der Originalflasche liegen bleiben oder der Name des Medikamentes muss auf der Einmalspritze vermerkt werden.

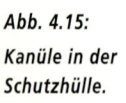

Abb. 4.15: Kanüle in der Schutzhülle.

Abb. 4.16: Kanüle in der gebrauchten Spritze.

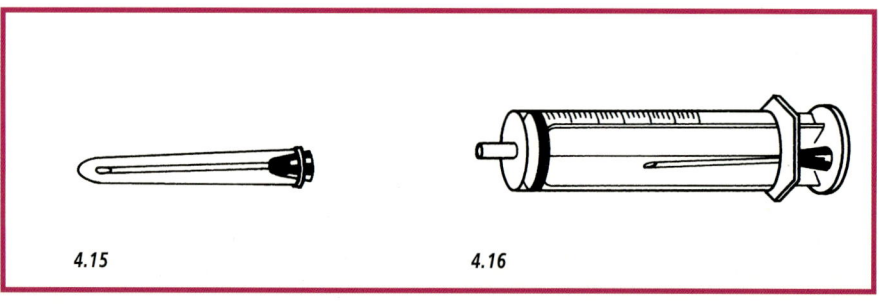

4.15

4.16

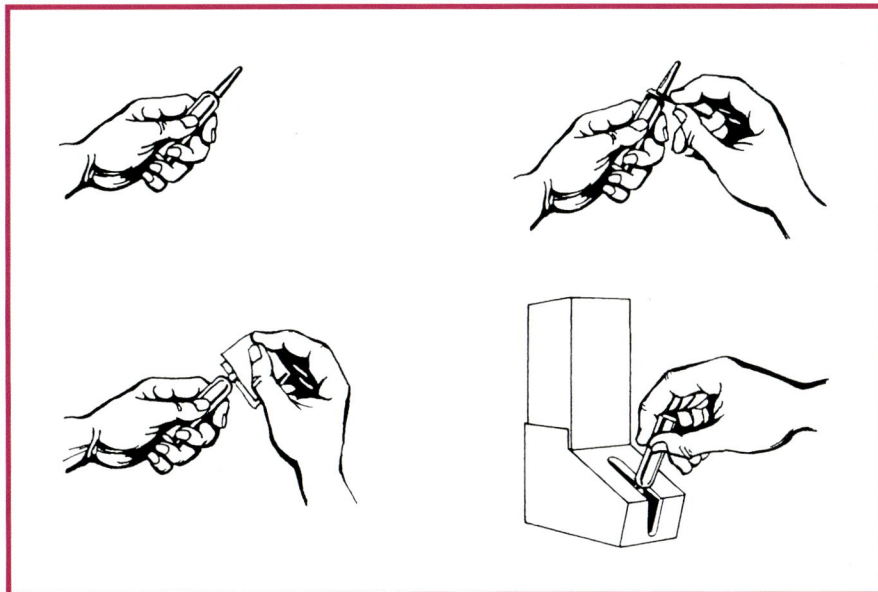

◀
*Abb. 4.17:
Möglichkeiten der gefahrlosen Ampullenöffnung.*

Laborarbeiten

Laborarbeiten können trotz Arbeitsvereinfachung durch moderne Untersuchungsmethoden auch in der tierärztlichen Praxis zu Unfällen führen. Nach den Richtlinien für Laboratorien ist es verboten, Flüssigkeiten mittels Pipette mit dem Mund aufzuziehen. Dafür müssen im Handel erhältliche *Pipettierhilfen* benutzt werden.

Arbeitet die Tierarzthelferin im Labor mit brennbaren oder explosiven Flüssigkeiten, so muss sie wissen, dass in der Nähe *kein offenes Feuer* (z. B. Flamme eines Bunsenbrenners) sein darf; nur auf diese Weise kann ein Unfall vermieden werden. Feuergefährliche Stoffe dürfen nicht offen stehen bleiben. Es gibt Vorschriften für die Lagerung brennbarer Flüssigkeiten (Tabelle 4.1). Im Labor besteht *Rauchverbot*.

Im Labor darf nicht gegessen werden. Es ist nicht erlaubt, Lebensmittel in Chemikalien- oder Laboratoriumsgefäßen aufzubewahren. Umgekehrt dürfen Chemikalien nicht in üblicherweise für Lebensmittel vorgesehene oder gekennzeichnete Behältnisse gefüllt und darin aufbewahrt werden.

Eine besondere Sorgfalt gilt dem *Umgang mit Untersuchungsmaterial*, damit Infektionen vermieden werden. Ein Händedesinfektionsmittel und Einweghandtücher müssen vorrätig sein. *Infektiöses Material*, z. B. Eiter, Punktatflüssigkeit, ist erst zu *desinfizieren* bevor es weggeschüttet werden kann. Man stellt in einem größeren Gefäß eine 5-prozentige Desinfektionslösung her, in der dann das infektiöse Material etwa 5 Stunden bleiben muss. In die Toilette darf nur dieses aufbereitete Material gegossen werden. Festes Untersuchungsmaterial wird ebenfalls desinfiziert und anschließend in einem Plastikbeutel für die Verbrennung bereitgestellt.

Tabelle 4.1: Lagerungsvorschriften für brennbare Flüssigkeiten

Ort der Lagerung	Chloräthyl Äther Wundbenzin	Äthylalkohol Isopropylalkohol Aceton
Praxis und Labor	1 Liter	5 Liter
Keller oder Hausapotheke	20 Liter*)	20 Liter*)

*) Bei Lagerung in zerbrechlichen Gefäßen (Glas, Porzellan) sind nur 1 Liter bzw. 5 Liter erlaubt.

Merke:

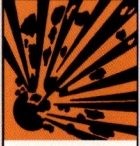
Explosionsgefährlich

Hantieren mit solchen Stoffen erfordert größte Vorsicht.
- Stoß-, schlagempfindlich.
- Empfindlich gegen Temperaturerhöhung.
- Empfindlich gegen Funken.

Brandfördernd

Diese Stoffe aus gefährdeten Bereichen schnell entfernen, da sie brandverstärkend wirken.
Diese Stoffe treten häufig als Sauerstofflieferanten für den Verbrennungsvorgang auf.
- Stoffe nur entfernen, wenn gefahrloses Bewegen möglich ist!
- Stoffe vor höheren Temperaturen schützen!

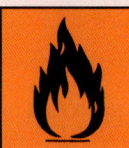
Leicht entzündlich

Solche Stoffe, meist Flüssigkeiten, sind häufig die Ursache eines Brandes. In der Regel nimmt die Zündneigung mit steigender Temperatur zu.
- Leicht entzündliche Flüssigkeiten bilden schon bei Zimmertemperatur entzündliche bis explosionsfähige Dampf-Luft-Gemische!
- Keine Zündquellen!
- Vor hohen Temperaturen schützen! (Druckaufbau im Behälter)

Giftig

Gilt für Stoffe in sämtlichen Aggregatzuständen (gasförmig, flüssig, fest). So gekennzeichnete Substanzen können auch beim Kontakt mit anderen Chemikalien sowie mit Wasser giftige Gase freisetzen. Dies gilt auch bei Erwärmen.
- Stoffe nicht mit der Haut oder Schleimhäuten in Berührung bringen!
- Flüssigkeiten nicht schlucken, Gase nicht einatmen!
- Behälter, wenn möglich, aus der Gefahrenzone bringen!
- Auf gelöstes Gift im Löschwasser achten!

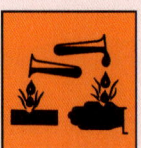
Ätzend

Alkalische (Laugen) sowie saure Lösungen (Säuren) müssen als ätzend eingeordnet werden. Der Kontakt mit Haut und Schleimhäuten ist zu vermeiden, auch Dämpfe von Säuren oder Laugen sind ätzend.
- Möglichkeit der Verdünnung durch Wasser! (Vorsicht bei Schwefelsäure)
- Auswaschen der Dämpfe aus der Atemluft!
- Nach Kontakt mit solchen Flüssigkeiten mit viel Wasser verdünnen! (Brause)

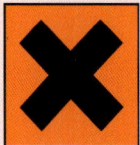
Reizstoff

Darunter fallen alle jene Stoffe, die im weitesten Sinne gesundheitliche Schäden hervorrufen können – nicht nur augenblicklich, auch erst später.
- Getrennt von Nahrungsmitteln lagern!
- Nicht mit der Haut in Berührung bringen!

4.4.2 Warnbeschilderung in Labor und Praxis

Es gibt verschiedene gefährliche Arbeitsstoffe, mit denen sowohl in der Praxis als auch im Labor gearbeitet wird, z. B.
- Äther
- Äthylalkohol
- Isopropylalkohol
- Chloräthyl
- Wundbenzin
- Azeton
- Giemsa-Lösung
- Kalilauge

Sie müssen in Behältnissen aufbewahrt werden, die mit den entsprechenden Gefahrensymbolen versehen sind.

Brennbare Flüssigkeiten dürfen in Praxen und Labors für den Handgebrauch in erforderlicher Menge bereitgestellt werden.

Beim Umgang mit brennbaren Flüssigkeiten ist zu beachten, dass sie nicht in der Nähe von Zündquellen ab- oder umgefüllt werden. Bei Arbeiten im Labor muss dafür der Abzug benutzt werden. Zündquellen sind Bunsenbrenner, Gas- oder Elektroheizungen, Kühlschränke, Motoren und Schalter.

4.4.3 Brandschutz

Um die Entstehung eines Brandes in der Praxis zu vermeiden, soll auf mögliche Ursachen aufmerksam gemacht werden:

- Flüchtige Substanzen (z. B. Äther) nicht im Kühlschrank aufbewahren (Explosionsgefahr).
- Spraydosen mit Treibgas nicht in der Nähe von Heizstrahlern benutzen (Explosionsgefahr).
- Kurzschlussgefahr besteht bei defekten Zuleitungen von Elektrogeräten (Entstehung eines Schwelbrandes).
- Unzureichender Abstand von Wärmelampen oder Heizstrahlern zu Einstreu oder Patientenunterlagen in den Boxen (Brandgefahr).
- Offene Flamme im Labor in der Nähe von brennbaren Flüssigkeiten.
- Rauchen beim gleichzeitigen Hantieren mit brennbaren Flüssigkeiten.

Daraus ergeben sich folgende Ge- und Verbote:

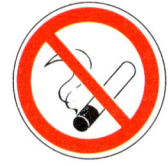

Rauchverbot in der Praxis!

Bei Beachtung des Nichtraucherschutzes (§ 32 der Arbeitsstättenverordnung) kann das Rauchen in der Pause und im Aufenthaltsraum möglich sein.

Verhalten im Brandfall

Ruhe bewahren	
Brand melden	Feuerwehr 112
In Sicherheit bringen	Gefährdete Personen warnen Hilflose mitnehmen (Tiere retten) Türen schließen Keinen Aufzug benutzen Auf Anweisungen achten
Löschversuche unternehmen	Feuerlöscher benutzen

Verhalten im Brandfall

Muster für einen Aushang, auf dem die wichtigsten Punkte für das Verhalten im Brandfall vermerkt sind, können käuflich erworben werden und sollten entsprechend den Gegebenheiten der Praxis variiert werden.

Jederzeit sollte auch noch auf zwei wichtige Punkte geachtet werden:
- Leicht brennbares Verpackungsmaterial nie in den Praxisräumen lagern;
- Die Durchgänge nicht mit Geräten, Schränken, Vorräten verstellen, da sonst der Fluchtweg nach außen und der Zugang für die Feuerwehr erschwert sind.

4.4.4 Arbeitssicherheit in tierärztlichen Praxen und Kliniken (Betreuungsvertrag)

Nach den Unfallverhütungsvorschriften wird eine sicherheitstechnische und betriebsärztliche Betreuung aller Betriebe mit Beschäftigten vorgeschrieben.

Die *sicherheitstechnische Betreuung* wird möglichst mit einer tierärztlichen Fachkraft für Arbeitssicherheit vertraglich abgeschlossen. Die *arbeitsmedizinische Betreuung* übernimmt ein Betriebsarzt. Bei den Praxisbesuchen durch die Fachkräfte werden zur Sicherung des Arbeits- und Gesundheitsschutzes alle Arbeitsplätze, die Arbeitsabläufe und der Umfang der verwendeten Gefahrenstoffe beurteilt. Falls notwendig, erteilen die Fachkräfte dann Ratschläge zur Verbesserung, um etwaigen Gesundheitsschäden vorzubeugen.

4.5. Abfall- und Tierkörperbeseitigung

4.5.1 Abfallbeseitigung

In der Praxis gibt es die verschiedensten Abfälle. Neben den Wertstoffen wie Papier und Glas, die auch in den privaten Haushaltungen anfallen, ist vor allem an den praxisspezifischen Müll zu denken.

Abfall aus dem medizinischen Bereich

Nach der »Richtlinie für die Erkennung, Verhütung und Bekämpfung von Krankenhausinfektionen« wird zwischen drei Arten von Müll unterschieden:

A– Abfälle, die keiner besonderen Maßnahme zur Infektionsverhütung bedürfen; der sogenannte Hausmüll.

B– Abfälle, die mit Blut, Sekreten und Exkreten verunreinigt sind, z. B. Wundverbände, Einmalspritzen, Kanülen, Einwegkatheter, Schlauchsysteme usw.; Materialien, die bei mikrobiellen Arbeiten anfallen; Körperteile und Organabfälle; Probenröhrchen mit Blut.

C– Abfälle, die beim Sammeln, Transportieren, Lagern und Beseitigen besonderer Maßnahmen zur Infektionsverhütung bedürfen. Hiermit ist der Abfall gemeint, der nach dem Bundesseuchengesetz gesondert behandelt werden muss.

Zum Sammeln und Transportieren des *Praxismülls (B-Abfall)* müssen Einwegbehältnisse verwendet werden, die gut verschließbar, geruchsdicht, feuchtigkeitsbeständig und transportfest sind. Das Fassungsvermögen der Behältnisse sollte 70 Liter nicht überschreiten. Nach den Richtlinien für die Erkennung, Verhütung und Bekämpfung von Krankenhausinfektionen spricht aus hygienischen Gründen nichts gegen eine gemeinsame Entsorgung der Abfälle der Gruppen A und B durch die örtliche Müllabfuhr; es sei denn, die städtische oder gemeindliche »Allgemeine Müllsatzung« schreibt eine Entsorgung des B-Abfalles in einer gesonderten Verbrennungsanlage für Krankenhausmüll vor. Die *Abfälle der Gruppe C* sind besonders zu kennzeichnen und müssen in zentralen Spezialanlagen verbrannt werden. Das BgVV (Bundesamt für gesundheitlichen Verbraucherschutz und für Veterinärmedizin) erkennt auch bestimmte Verfahren zur Desinfektion des C-Abfalles an. Er kann dann wie B-Abfall beseitigt werden.

Die Menge des anfallenden Mülls und die Art der Behandlung, d. h. Sammeln, Lagern, Transport und Beseitigung, ist in den einzelnen Praxen verschieden. Teilweise werden Spezialsäcke, teilweise formbeständige Einmalbehälter benutzt. Es muss auf jeden Fall gesichert sein, dass spitze, scharfe, mit Wundsekret oder anderen Ausscheidungen der Tiere verschmutzte Gegenstände die Umhüllungen oder Sammelbehälter für Müll nicht durchdringen können und beim Transport zur Entsorgung gefahrlos gehoben und getragen werden können. Es muss auch verhindert werden, dass »Müllkontrolleure« (neugierige Kinder, Einwegspritzensammler) den Abfall durchsuchen können.

Bakterienkulturen

Bakterienkulturen und infektiöses Untersuchungsmaterial müssen vor der Entsorgung desinfiziert werden (siehe Kapitel 4.4).

Altpapier

Altpappe, zerlegte Kartonagen und Altpapier sollten gebündelt und gestapelt für die Abholung durch karitative Verbände bereitgestellt oder zu Altpapier-Containern gebracht werden.

Glas

Hierzu gehören vor allem die Flaschen der Infusionslösungen und leere Arzneiflaschen. Vor dem Sammeln die Korken, Gummistopfen und Metallverschlüsse entfernen! Container für Altglas sind in den Gemeinden aufgestellt.

Verbrauchsmaterial aus Kunststoff

Bei der Entnahme von Proben (Blut, Harn, Kot) und Aufbereitung im Labor werden meistens Einwegartikel aus Kunststoff verwendet. Wenn größere Mengen dieses Verbrauchsmaterials anfallen, können sie durch eine sogenannte Vernichtungssterilisation für die Entsorgung über den Hausmüll vorbereitet werden. Hitzebeständige Spezialbeutel aus Polypropylen oder Polyamid sind im Handel erhältlich. Die gefüllten Beutel werden heißluft- oder dampfsterilisiert. Bei diesen Verfahren kommt es auch zu einer Volumenreduktion durch Schrumpfen der Kunststoffartikel.

Scharfe und spitze Gegenstände

Skalpelle, Kanülen, Lanzetten, Nadeln, Brechampullen, Objektträger sind an Ort und Stelle in festen Behältern, z. B. aus Kunststoff, zu sammeln. Die Behälter müssen gut verschließbar sein. Die Plastikspitzen der Infusionsbestecke sind mit den Schutzkappen zu sichern. Diese Abfälle werden wie B-Müll behandelt.

Altarzneimittel

Das sind aussortierte verfallene, verschmutzte, verdorbene oder anderweitig veränderte und für die Anwendung am Tier nicht mehr geeignete Arzneimittel.

Vorsicht beim Sammeln: Glasbruch – Verletzungsgefahr!

Die Arzneimittel werden mit der Verpackung gesammelt und dann als Sondermüll bei den entsprechenden Sammelstellen abgegeben. Sondermüllaktionen geben die einzelnen Gemeinden bekannt. Verschiedentlich werden die Altarzneimittel auch von den Stadtapotheken angenommen. Eine Entsorgung über den Hausmüll ist nicht vertretbar. Ein missbräuchlicher Zugriff müsste ausgeschlossen sein; denn Arzneimittel sind Giftstoffe.

Röntgenmaterial

Alte Röntgenfilme und verbrauchte Fixierbäder werden gesammelt. Die Kanister für die Fixierlösung liefert eine Silberscheideanstalt über einen Hol- und Bringdienst. Die alten Röntgenfilme sind dann mitzugeben.

Batterien

Haushaltsbatterien (alkalische Normalbatterien) sind getrennt von Quecksilberbatterien (Knopfzellen mit Aufschrift Mercury, M oder Mercure) zu sammeln und dem Fachhandel zuzuführen.

Sondermüll

Hierunter sind alle Abfälle zu verstehen, die in die vorgenannten nicht einzugruppieren sind und für gewöhnlich in kleineren Mengen in der Praxis anfallen: Chemikalienreste aus dem Labor, Lösungsmittel wie Aceton, Spiritus, Benzin, Quecksilber aus Fieberthermometern, Spraydosen mit Inhaltsresten. Hierzu zählen auch die Probenansätze mit Cyanhämiglobinkomplex aus der photometrischen Hämoglobinbestimmung.

Die Reste sollten in ihren Behältnissen bleiben und nicht zusammengeschüttet werden, um gefährliche chemische Reaktionen zu vermeiden. Die Beseitigung ist durch Abgabe bei Sondermüllaktionen in den Gemeinden oder bei Gesellschaften zur Beseitigung von Sondermüll möglich.

4.5.2 Tierkörperbeseitigung

Nach dem Tierkörperbeseitigungsgesetz ist zu unterscheiden zwischen:
- Tierkörpern:
  Das sind verendete, getötete, tot geborene oder noch nicht geborene Tiere.
- Tierkörperteilen:
  Das sind Schlachtabfälle und sonst anfallende Teile von Tieren.
- Erzeugnissen von Tieren:
  Das sind Fleisch, Milch, Eier, die unschädlich beseitigt werden müssen. Exkremente zählen nicht dazu.

Die Beseitigung von Tierkörpern, Tierkörperteilen und Erzeugnissen muss so geschehen, dass weder Menschen noch Tiere durch Erreger übertragbarer Krankheiten oder toxische Stoffe gefährdet werden können und dass Gewässer, Boden und Futtermittel nicht verunreinigt werden. Im Allgemeinen sind *Tierkörperbeseitigungsanstalten* mit der Beseitigung beauftragt. Das gilt vor allem für Tierkörper von Einhufern, Klauentieren, von Zootieren und Tieren aus Tierhandlungen. Desgleichen gilt dies für Hunde und Katzen, Geflügel, Kaninchen und Edelpelztiere, wenn es mehr als nur einige Tierkörper sind. Einzelne Körper dieser genannten Tierarten dürfen auf geeigneten, von der zuständigen Behörde zugelassenen Plätzen oder auf eigenem Gelände des Tierbesitzers vergraben oder in dafür zugelassenen Abfallbeseitigungsanlagen verbrannt werden. Beim Vergraben muss die den Tierkörper bedeckende Erdschicht mindestens 50 Zentimeter stark sein.

Einzelne Gemeinden verbieten allerdings durch Verordnung das Vergraben von Hunden, Ferkeln und Lämmern in ihrem Gemeindebereich.

In der Praxis anfallende Tierkörper und Tierkörperteile von Hunden, Katzen und Kaninchen werden meistens von den Tierärzten selbst oder von einem von ihnen Beauftragten zur Tierkörperbeseitigungsanstalt oder, falls diese am Ort nicht existiert, zu einer Sammelstelle gebracht. Bis zur Ablieferung sind die Tierkörper oder Tierkörperteile so zu verwahren, dass Menschen nicht unbefugt und Tiere nicht mit ihnen in Berührung kommen können. Die Abholung des Tierkörpers durch die Beseitigungsanstalt oder die dortige Ablieferung entfallen, wenn der Tierkörper für diagnostische Zwecke in einer tierärztlichen Untersuchungsstelle abgegeben wird.

5 Einführung in die medizinische Fachsprache

Wie in vielen anderen Berufen ist auch in den Heilberufen die Kenntnis einer Fachsprache *(Terminologie)* notwendige Voraussetzung für ein einheitliches Verständnis der vielfältigen medizinischen Begriffe.

Es ist eine Aufgabe der Ausbildung zur Tierarzthelferin, eine Einführung in die medizinische Terminologie zu geben, damit sie die in der Praxis üblichen Fachausdrücke auch anwenden und ein medizinisches Wörterbuch lesen kann. Medizinische Fachbegriffe werden lateinisch geschrieben und entstammen zum weitaus größten Teil den klassischen Sprachen Griechisch und Latein und nur zu einem geringen Prozentsatz anderen Sprachen.

Die lateinische Sprache hat viele Bezeichnungen selbst gebildet, aber noch mehr als Fremdwörter von der griechischen Sprache übernommen und »latinisiert«, d. h. in die eigene sprachliche Form umgebildet.

5.1 Anwendung von Fachbegriffen

5.1.1 Bildung medizinischer Begriffe

Für die Bildung medizinischer Begriffe auf der Grundlage der lateinischen und griechischen Sprache stehen verschiedene Wortelemente zur Verfügung:
- Vorsilben (Präfixe) z. B. *endo* = innen
- Wortstämme mit Endungen (v. a. Haupt- und Eigenschaftswörter)
  z. B. *Tonus* = der Druck, die Spannung
- Bindevokale
  z. B. *Psych-o-logie* = Seelenkunde
- Nachsilben (Suffixe)
  z. B. *Hepat-itis* = Leberentzündung

Terminusbildung durch verschiedene Attribute

Die Begriffs- (Terminus-) bildung kann erstens aus einzelnen Wörtern durch Attribute entstehen, z. B. *Arteria pulmonalis* = Lungenarterie.

Dabei stehen im Lateinischen die das Hauptwort (Substantiv) näher bestimmenden Attribute im Gegensatz zum Deutschen in der Regel hinter dem Substantiv.

Beispiele

Substantiv	Ort	Ursache	Verlauf	Richtung
Otitis	**externa**	**parasitaria**	**chronica**	**sinistra**

= chronische parasitäre Entzündung des linken äußeren Gehörgangs

Substantiv	Aufgabe	Ort	Lage
Musculus	**flexor**	**digitalis**	**profundus**

= tiefer Zehenbeugemuskel

Terminusbildung durch Wortzusammensetzung

Die andere Möglichkeit der Terminusbildung ist die Zusammensetzung von mehreren Wortelementen

Beispiele

aus Wortstämmen	**Neur-algie** = Nervenschmerzen
aus Vorsilbe und Wortstamm	**Hypo-tonus** = Unterdruck
aus Wortstämmen und Nachsilbe	**Osteo-myel-itis** = Knochenmarkentzündung
aus Vorsilbe, Wortstamm, Nachsilbe	**Peri-kard-itis** = Herzbeutelentzündung

EINFÜHRUNG IN DIE MEDIZINISCHE FACHSPRACHE

Die fünf lateinischen Deklinationen (nach den verschiedenen Wortstammauslauten)

a-Deklination:	**Vena portae** = die Pfortader (die Vene der Leberpforte)
o-Deklination:	**Fundus oculi** = der Augenhintergrund (der Grund bzw. Boden des Auges)
u-Deklination:	**Exitus letalis** = der Tod (der tödliche Ausgang)
e-Deklination:	**facies** = das Gesicht
konsonantische Deklination:	**foramen occipitale** = das Hinterhauptsloch (das Loch des Hinterhaupts)

Übersicht über wichtige Vorsilben

Vorsilbe	Bedeutung	Beispiel
a-	Verneinung	Avitaminose
an-		Anämie
anti-	gegen	Antigen
dys-	Normabweichung	Dyspnoe
ekto-	außen	Ektoparasit
endo-	innen	Endothel
epi-	auf, bei	Epidermis
ex-	aus, heraus	Exkret
extra-	außerhalb	Extrasystole
hypo-	unter, Unterfunktion	Hypoglykämie
hyper-	über, Überfunktion	Hypertonie
para-	daneben	Parasympathicus
peri-	um ... herum	Periost
post-	hinter, danach	postoperativ
pro-	vorher, davor	Prognose
syn-, sym-	mit, zusammen	Symptom

Vorsilben mit quantitativer Bedeutung

Vorsilbe	Bedeutung	Beispiel
hemi-	halb	Hemiplegie
holo-	ganz	holosystolisch
mikro-	klein, kurz	Mikrobiologie
makro-	groß, lang	makroskopisch
oligo-	wenig, selten	Oligurie
poly-	viel, häufig	Polydipsie

5.1.2 Lateinische Formenlehre

Für das Verständnis der medizinischen Begriffsbildung sind Grundkenntnisse der lateinischen Formenlehre notwendig. Die lateinische Sprache unterscheidet mehrere Beugungen von Haupt- und Eigenschaftswörtern, sogenannte Deklinationen, bei denen drei Merkmale beachtet werden müssen:

- die Einzahl *(Singular)* oder die Mehrzahl *(Plural)*
- der Fall *(Casus)*
  Berücksichtigung finden in der medizinischen Fachsprache nur der Nominativ (1. Fall) und der Genitiv (2. Fall)
- das Geschlecht *(Genus)*
  Maskulinum = männlich
  (z. B. Endung *-us*)
  Femininum = weiblich
  (z. B. Endung *-a*)
  Neutrum = sächlich (z. B. Endung *-um*)

Im Gegensatz zum Deutschen fehlt im Lateinischen ein Artikel. Deshalb kommt es bei der Deklination der Substantive und Adjektive allein auf die Endungen an, die an den Wortstamm angehängt werden.

Vorsilben (Präfixe) und Nachsilben (Suffixe)

Die medizinische Fachsprache kennt zahlreiche Vorsilben und Endungen, die den eigentlichen Begriffen eine spezifische Bedeutung verleihen.

Schreibweise, Aussprache, Betonung

In der lateinischen Sprache gibt es außer am Satzanfang und bei Eigennamen keine Großschreibung. Ebenso fehlen die Konsonanten »k« und »z« und die Umlaute. Im deutschen Sprachbereich werden viele Fachbegriffe in eingedeutschter Form geschrieben. Aus »c« wird dann »z« oder »k« und aus ae, oe und ue werden die entsprechenden Umlaute,

Beispiel

carcinom	Karzinom
oesophagus	Ösophagus

Die Buchstabenverbindung -ti- wird vor Vokalen als -zi- gesprochen und in eingedeutschter Form am Wortende mit »z« geschrieben,

Beispiel

substantia	Substanz

Die Betonung liegt im Lateinischen immer auf der vorletzten oder drittletzten Silbe, was auch für latinisierte griechische Wörter gilt.

Die Betonung hängt dabei immer von der Länge oder Kürze der vorletzten Silbe und seiner Vokale ab,

Beispiel

musculus	Betonung auf drittletzter Silbe
duo**de**num	Betonung auf vorletzter Silbe

Übersicht über wichtige Nachsilben

Nachsilbe	Bedeutung	Beispiel
-itis	Entzündung	Gastritis
-osis (-ose)	degenerativer Prozess	Arthrosis
-om	Anschwellung, Tumor	Hämatom
-id (-ideus, -idea)	ähnlich	Thyreoidea
-ase	Enzym (Ferment)	Lipase
-phil	freundlich	lipophil
-phob	fürchtend	hydrophob

5.2 Einteilung des Tierkörpers und der Körperregionen

Der Körper (Organismus) des Tieres setzt sich wie der menschliche Körper aus mehreren Organsystemen zusammen. Die Organsysteme sind ihrerseits aus vielen Organen aufgebaut, die wiederum aus verschiedenen Geweben bestehen, deren kleinste Funktionseinheit die Zelle ist. Die lateinischen Lage- und Richtungsbezeichnungen dienen der eindeutigen Lagebeschreibung von Einzelteilen des Tierkörpers.

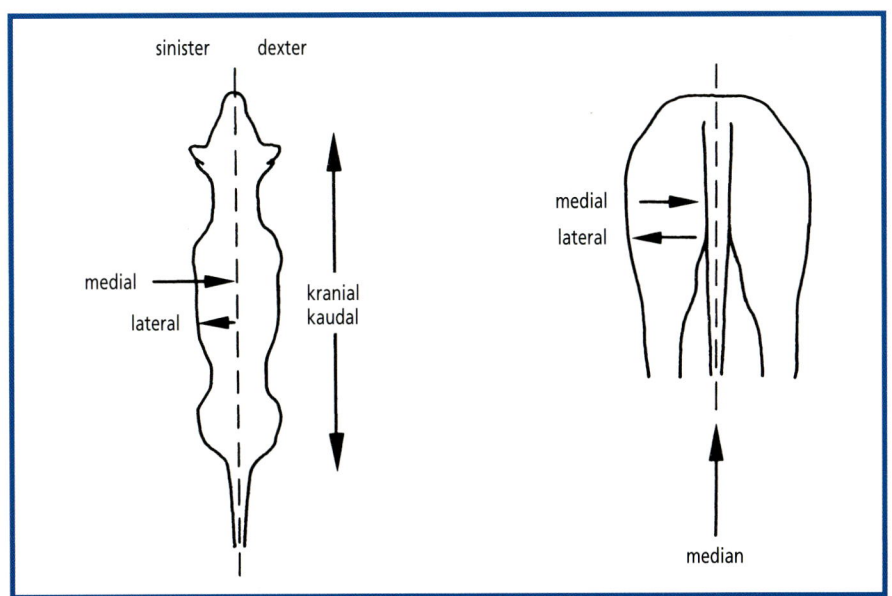

Abb.5.1:

Lage- und Richtungsbezeichnungen am Tierkörper (dorsale und kaudale Ansicht).

Lage- und Richtungsbezeichnungen

sinster, -tra, -trum	links, der linke ...
dexter, -tra, -trum	rechts, der rechte ...
externus, -a, -um	außen liegend
internus, -a, -um	innen liegend
superior	(weiter) oben liegend
inferior	(weiter) unten liegend
kranial (anterior*)	vorn, vorderer Teil kopfwärts
kaudal (posterior*)	hinten, hinterer Teil, schwanzwärts
profundus	tief liegend
superficialis	oberflächlich liegend
rostral (nasal*)	nasenwärts
oral	den Mund betreffend
labial	die Lippen betreffend
zervikal	halswärts
dorsal	rückenwärts
thorakal	brustwärts
ventral	bauchwärts
medial	zur Körpermitte hin
lateral	seitwärts, zur Seite hin
median	in der Mittellinie des Körpers
palmar (volar*)	die Handfläche betreffend (Beugeseite am Vorderfuß)
plantar	die Fußsohle betreffend (Beugeseite am Hinterfuß)
proximal	körpernah
distal	körperfern (besonders an der Gliedmaße)

*) veraltete Bezeichnung

5.2.1 Einteilung der Körperregionen

Man teilt den Tierkörper in seine deutlich gegeneinander abgesetzten Hauptteile ein:
- Kopf
- Stamm (bestehend aus Hals, Rumpf und Schwanz)
- Gliedmaßen

Am **Kopf** (Caput) unterscheidet man den Gehirnteil und den Gesichtsteil. Beide gehen ohne scharfe Grenze ineinander über.

Den Übergang vom Kopf zum Hals bildet die *Genickgegend* (mit Hinterhauptsbein und erstem Halswirbel), zwischen Unterkieferast und erstem Halswirbel die Ohrspeicheldrüsengegend *(Parotisgegend)*, medial von dieser die *Schlundkopfgegend* und in kaudaler Fortsetzung des Kehlganges die *Kehlkopfgegend*.

Am **Hals** (Collum) unterscheidet man:
die *Halsgegend* mit dem Kamm (beim Pferd die Mähne tragend) und den Seitenflächen;

die *Drosseladerrinne* (besonders deutlich beim Pferd erkennbar), ventral am Hals die Kehle mit der *Luftröhrengegend*;

der Übergang des Halses in den Rumpf, der sogenannte Halsaufsatz, wird seitlich als *Vorschultergegend* bezeichnet.

Der **Rumpf** (Truncus) besteht aus Brust (Pectus), Bauch (Abdomen) und Becken (Pelvis), dem sich der Schwanz (Cauda) anschließt.

Die **Brust** (Pectus) teilt man ein in:
- den *dorsalen Brustrücken* (beim Pferd: Widerrist kranial hervortretend)
- die *Seitenbrustgegend*
- die *Vorderbrust*
- die *Unterbrust* (Ventralfläche der Brust)

Den **Bauch** (Abdomen) gliedert man in drei hintereinander liegende Abschnitte:
- die vordere Bauchgegend (*kraniales Abdomen*)
- die mittlere Bauchgegend (*mediales Abdomen*)
- die hintere Bauchgegend (*kaudales Abdomen*)

Das **Becken** (Pelvis) besteht aus der *Kreuzgegend*, seitlich anschließend der *Gesäßgegend* und der *Hüfthöckergegend* sowie kaudal *der Aftergegend*. Zwischen After und den äußeren Geschlechtsorganen erstreckt sich der Damm (Perineum), auch Mittelfleischgegend genannt. Kreuz- und Gesäßgegend bilden die *Kruppe*.

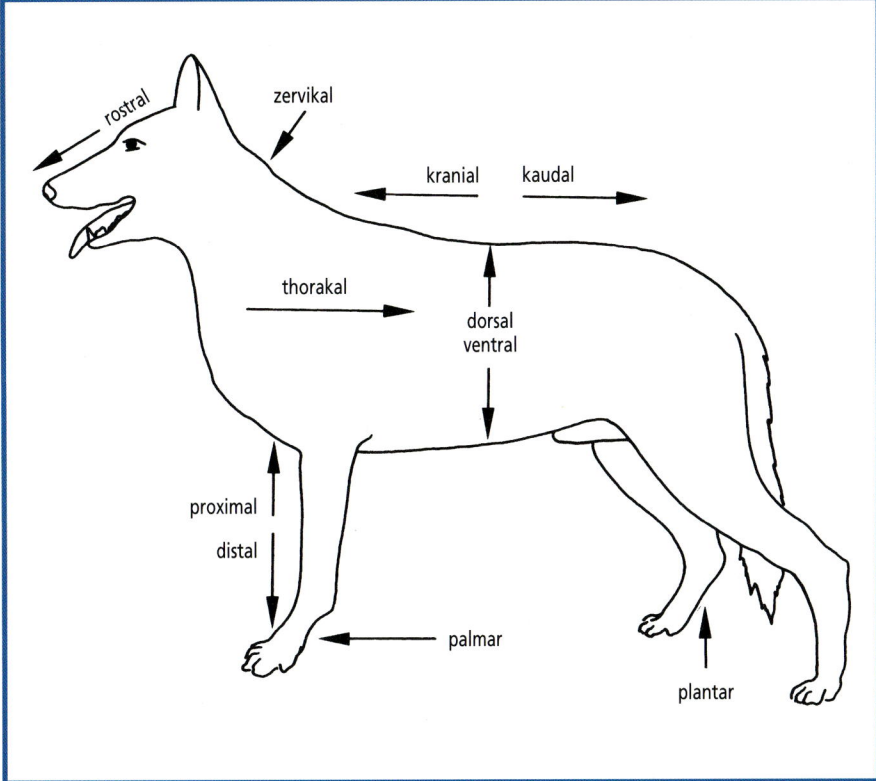

Abb.5.2:
Lage- und Richtungsbezeichnungen am Tierkörper (laterale Ansicht).

Der kaudale Ausläufer des Stammes ist der **Schwanz** (Cauda), mit seinem Ansatz *(Schwanzwurzel)* und der *Schwanzspitze*.

Man unterscheidet **zwei Gliedmaßenpaare** (Extremitäten):
- die **Vorder- oder Schultergliedmaßen**
- die **Hinter- oder Beckengliedmaßen**

An den Gliedmaßen unterscheidet man folgende gleichartige Abschnitte:
- der dem Rumpf eng verbundene *Schulter- bzw. Beckengürtel;*
- die *Gliedmaßensäule* (bestehend aus Ober- und Unterarm, bzw. Ober- und Unterschenkel),
- die *Gliedmaßenspitze*.

Die *Gliedmaßenspitze* besteht aus:
1. der *Fußwurzel*
   Vorderfußwurzel (Carpus)
   Hinterfußwurzel (Tarsus)
2. dem *Mittelfuß* (beim Pferd Röhrbein)
   vorderer M. (Metacarpus)
   hinterer M. (Metatarsus)
3. den *Zehen* (Digiti)
   Die *Zehen* bestehen aus drei Gliedern (Phalanges):
   – erstes Zehenglied (Phalanx I) – beim Pferd: Fesselbein
   – zweites Zehenglied (Phalanx II) – beim Pferd: Kronbein
   – drittes Zehenglied (Phalanx III) – beim Pferd: Hufbein; bei Wiederkäuer und Schwein: Klauenbein; beim Fleischfresser: Krallenbein.

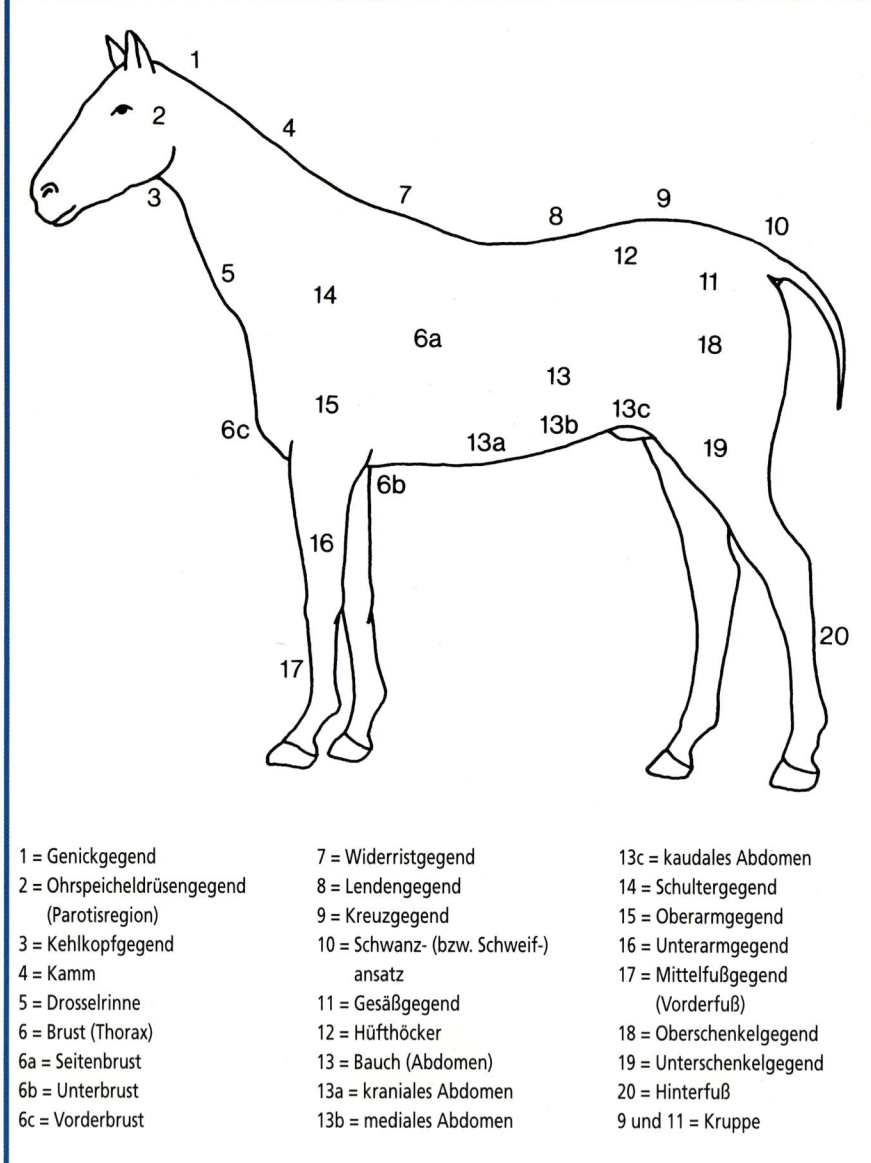

Abb. 5.3:
Die Körpergegenden (Körperregionen).

1 = Genickgegend
2 = Ohrspeicheldrüsengegend (Parotisregion)
3 = Kehlkopfgegend
4 = Kamm
5 = Drosselrinne
6 = Brust (Thorax)
6a = Seitenbrust
6b = Unterbrust
6c = Vorderbrust
7 = Widerristgegend
8 = Lendengegend
9 = Kreuzgegend
10 = Schwanz- (bzw. Schweif-)ansatz
11 = Gesäßgegend
12 = Hüfthöcker
13 = Bauch (Abdomen)
13a = kraniales Abdomen
13b = mediales Abdomen
13c = kaudales Abdomen
14 = Schultergegend
15 = Oberarmgegend
16 = Unterarmgegend
17 = Mittelfußgegend (Vorderfuß)
18 = Oberschenkelgegend
19 = Unterschenkelgegend
20 = Hinterfuß
9 und 11 = Kruppe

5.2.2 Organe und Organsysteme

Der Tierkörper lässt sich in einzelne Organe gliedern, wobei mehrere auf Grund ihrer Funktionen zu Organsystemen zusammengefasst werden. Organe sind Gewebs-/Zellverbände, die (funktionell und strukturell) eine Einheit bilden.

Organsystem		Organe
Bewegungssystem	Skelettsystem	Knochen, Gelenke
	Skelettmuskelsystem	Skelettmuskeln, Sehnen
Eingeweidesystem	Geschlechtssystem	Hoden, Samenleiter, akzessorische Geschlechtsdrüsen, Penis
		Eierstöcke, Eileiter, Gebärmutter, Scheide
	Stoffwechselsystem	
	■ Atmungssystem	Nase, Rachen, Kehlkopf, Luftröhre, Bronchien, Lunge
	■ Verdauungssystem	Mundhöhle, Rachen, Speiseröhre, Magen, Darm, Bauchspeicheldrüse (exokrines Pankreas), Leber
	■ Harnsystem	Nieren, harnableitende Wege
Kreislauf- und Abwehrsystem	Blutgefäßsystem	Herz, Blutgefäße
	Lymphatisches System	Milz, Lymphknoten und -gefäße, Mandeln, rotes Knochenmark, Thymus, lymphatische Einrichtungen der Haut, des Atmungs-, Geschlechts- und Verdauungstraktes
Steuerungs- und Regelsystem	Nervensystem	Zentrales Nervensystem (Gehirn und Rückenmark), peripheres Nervensystem vegetatives Nervensystem
	Endokrines System	Zirbeldrüse, Hypothalamus, Hypophyse, Schilddrüse, Nebenschilddrüse, Bauchspeicheldrüse (endokrines Pankreas), Nebennieren, Eierstöcke, Hoden
Sinnesorgane		Augen, Ohren, Nase, Mundhöhle, äußere Haut
Äußere Haut		äußere Haut inkl. Hautanhangsorgane (z. B. Zehenendorgane, Milchdrüse)

6 Zell- und Gewebelehre

6.1 Die Zelle und ihre Aufgaben

Die Zelle ist das kleinste, mit den Fähigkeiten des Lebens behaftete Bau- und Funktionselement des tierischen Organismus (Größe der Zelle von etwa 1 Mikrometer bis 0,25 Millimeter Durchmesser).

Alle Zellen des Organismus sind nach einem gewissen Grundschema aufgebaut. Sie entstammen alle der ersten Zelle, die nach der Befruchtung aus Samenzelle und Eizelle entstanden ist. Durch ständige Zellteilungen und Differenzierung entwickeln sich unterschiedlichste Zellformen, an deren Struktur auch die verschiedenen Funktionen gebunden sind. Auf diese Weise beginnt eine Spezialisierung der Zellen während der embryonalen Entwicklung und es entstehen Gewebe und Organe mit völlig verschiedenen Aufgaben. Dadurch ist eine funktionsbezogene Arbeitsteilung im Organismus möglich.

6.1.1 Aufbau der Zelle

In jeder Zelle geschehen mehrere Arbeitsabläufe gleichzeitig. Dies ist durch den Aufbau der Zelle mit ihrem Zellplasma (Zytoplasma) und ihren Zellorganellen sowie dem Zellkern gegeben.

Zellmembran

Sie umschließt als dünnes Häutchen das Zytoplasma, ist entweder glatt oder weist Ausbuchtungen und Einziehungen – das bedeutet eine Oberflächenvergrößerung der Zelle – auf, die für die *Aufnahme* von Stoffen und *Abgabe* von Substanzen des Zellstoffwechsels notwendig sind.

Die Membran grenzt den Zellinhalt gegen die Umgebung ab, ist aber durchlässig *(permeabel)* und gewährleistet den lebensnotwendigen Austausch mit der Umgebung. Verbindung zu benachbarten Zellen besteht in Form von Haftplatten.

Zellkern (Nukleus)

Er ist von einer permeablen Membran umgeben, durch deren Poren ein ständiger Austausch von Stoffen zwischen Kern und Plasmabestandteilen stattfindet. Im Kern liegt das Kerngerüst, zwischen dessen Maschen sich das Chromatin mit der genetischen Grundsubstanz Desoxyribonukleinsäure *(DNS)* befindet. Aus dem Chromatin gehen die *Chromosomen* in der für jede Tierart konstanten Anzahl hervor. Diese Zahl wird als Chromosomensatz bezeichnet und ist in jeder Zelle des Einzelorganismus gleich. Im Zellkern gibt es außerdem ein bis mehrere Kernkörperchen *(Nukleolus)*. Sie enthalten viel Ribonukleinsäure *(RNS),* bilden die Ribosomen und regulieren zentral die Eiweißsynthese.

Die Kerngröße steht in gewisser Relation zur Zellgröße, d. h. eine Zunahme des Zellstoffwechsels geht mit einer Größenzunahme des Kerns einher. Man kann somit an verschiedenen Zellen die Stoffwechselaktivität an der Kerngröße bemessen.

Aufbau der Zelle.

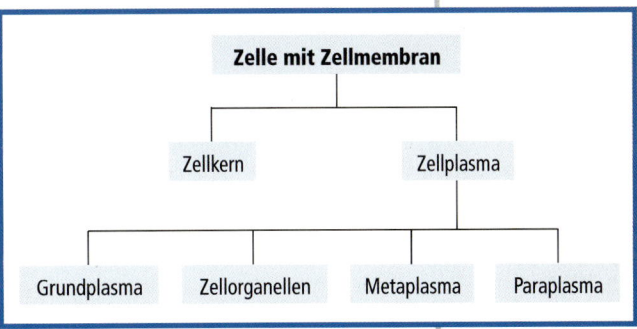

ZELL- UND GEWEBELEHRE

▸ Abb. 6.1:
Schematische Darstellung einer tierischen Zelle.

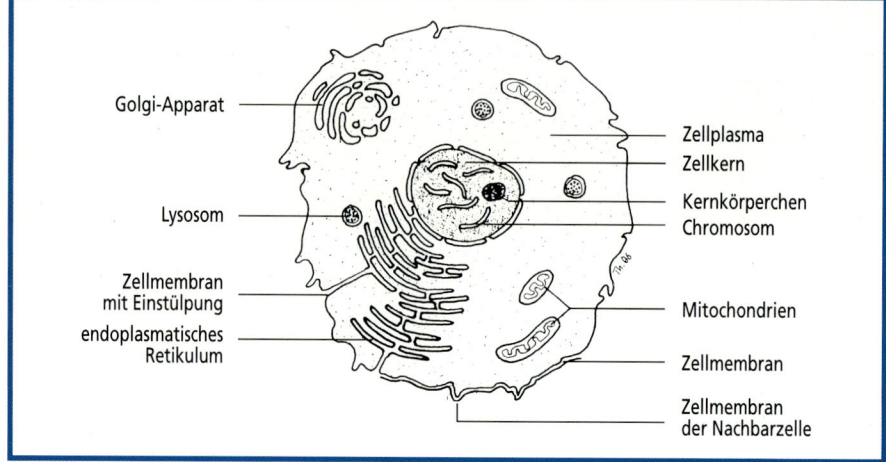

Der Zellkern steuert die lebenswichtigen Vorgänge der Zelle. Zellen ohne Kern sterben ab.

Zellplasma

Das Zellplasma besteht aus dem *Grundplasma* und den Zellorganellen. Das Grundplasma ist ein Kolloid, eine gelartige Substanz, die zur Wasseraufnahme und -abgabe befähigt ist. Durch diese Quellung und Entquellung kommt es zur so genannten Plasmaströmung.

Zellorganellen

Mitochondrien

Das sind stäbchenförmige oder ovale Organellen, die in Anzahl, Form und Größe in den einzelnen Zellen variieren. In stoffwechselaktiven und in jüngeren Zellen sind sie zahlreicher.

Mitochondrien haben große Bedeutung für den *Zellstoffwechsel*. Sie sind Träger von Enzymsystemen für die Zellatmung und die Energiegewinnung durch Glykolyse (Abbau von Glukose).

Die gewonnene Energie wird als Adenosintriphosphat (ATP) gespeichert und bei Bedarf abgegeben. Die Mitochondrien werden deshalb auch als »*Kraftwerke der Zelle*« bezeichnet.

Endoplasmatisches Retikulum

Es ist ein Membransystem in Gitterform, gebildet aus hohlen Platten, Röhren oder Blasen, die mit dem Golgi-Apparat und über die Zellwand mit dem extrazellulären Raum in Verbindung stehen. Dies ist vor allem für den *Transport* wichtig.

Die Membranen tragen außen kleine Granula (Körnchen), als Ribosomen bezeichnet.

Ribosomen

Sie kommen nicht nur als Besatz am endoplasmatischen Retikulum, sondern auch frei im Grundplasma vor. Sie werden in den Kernkörperchen gebildet und an das Plasma abgegeben. Sie enthalten viel RNS und sind für die *Eiweißsynthese* notwendig.

Golgi-Apparat

Das lamellige Membranwerk aus Röhrchen und Bläschen mit Verbindung zum endoplasmatischen Retikulum hat die Aufgabe, die im Retikulum gebildeten Stoffe zu kondensieren, zu speichern und dann als abgeschnürte *Sekretbläschen* an die Zelloberfläche zu transportieren.

Lysosomen

Sie sind bläschenförmige Gebilde und enthalten Enzyme für den zelleigenen Eiweißabbau von Abfallprodukten. Man spricht hierbei auch von intrazellulären »*Verdauungsvorgängen*«. Die Lysosomen variieren in Anzahl und Form, sind aber nicht in allen Zelltypen nachweisbar.

Zentralkörperchen (Zentriolen)
In den meisten Zellen gibt es zwei Zentriolen, die, von einer besonderen Plasmazone umschlossen, nahe dem Zellkern liegen. Sie bestehen aus kleinsten Hohlzylindern. Während der Zellteilung erfolgt von den Zentriolen aus die Bildung der *Teilungsspindel* (Kernspindel).

Metaplasma
Dies sind *Fibrillen* im Zellplasma, bestehend aus ganz spezifischen Proteinen für die entsprechenden Funktionen in verschiedenen Zellen.

Man unterscheidet:
- Neurofibrillen in den Nervenzellen,
- Tonofibrillen in den Epithelzellen,
- Myofibrillen in den Muskelzellen.

Außerdem gibt es ein Röhrensystem (Mikrotubuli) im Zellplasma, das an den Bewegungen der Zelle und einer gewissen Stabilität beteiligt sein soll.

Paraplasma
Alle Stoffwechselprodukte, die als Zelleinschlüsse in der Zelle vorkommen, werden als Paraplasma bezeichnet.

Dazu zählen Pigmente (z. B. Melanin), Sekretkörnchen, Fette, Glykogen, kristalline Einschlüsse.

6.1.2 Lebensvorgänge der Zelle

Die lebende Zelle ist zu einigen grundlegenden Funktionen befähigt:
- Bewegung
- Reizbarkeit
- Stoffwechsel
- Vermehrung (mit Wachstum und Differenzierung)

Die **Bewegung** der Zelle äußert sich z. B. in der *Plasmaströmung,* d. h. Bewegung des Grundplasmas. Diese Art der intrazellulären Bewegung ist auch Ursache der *amöboiden Bewegung.*

Zellfortsätze wie *Geißeln* (z. B. Schwanzfäden der Spermien) und *Flimmerhärchen* (z. B. in den Atemwegen oder den Eileitern) sind zur Eigenbewegung befähigt.

Besondere Bedeutung kommt auch den *Myofibrillen* in den Muskelzellen zu, durch die eine Muskelbewegung erst möglich wird.

Die **Reizbarkeit** gilt für jede Zelle. Sie kann Reize, z. B. thermische, mechanische, elektrische Reize, aufnehmen und verarbeiten. Im Nervengewebe und im Sinnesepithel ist diese Fähigkeit besonders ausgeprägt.

Der **Zellstoffwechsel** umfaßt die Aufnahme, Verwertung und Abgabe von Stoffen.

- Stoffaufnahme; sie wird allgemein als *Resorption* über die Zellmembran bezeichnet. Das kann passiv durch Osmose oder Diffusion – entsprechend dem Konzentrationsgefälle – geschehen oder aktiv durch Phagozytose von festen Bestandteilen oder Pinozytose von flüssigen Bestandteilen in das Innere der Zelle.

- Stoffverwertung; sie erfolgt intrazellulär mit Bildung neuer, körpereigener Stoffe, Entstehung von Energie und von Schlackenstoffen.

- Stoffabgabe von spezifischen Substanzen, wie z. B. Enzymen, Hormonen. In den Drüsenzellen besteht eine sehr intensive *Sekretion*. Diese Zellen zeigen vielfach ausgesprochene Sekretionsphasen. Neben der Sekretbildung wird Sekret gespeichert und erst auf besonderen Reiz hin abgegeben.

Auch die Schlackenstoffe wie Kohlendioxid, Ammoniak und auch Wasser werden ausgeschieden.

Eine **Zellvermehrung** ist während der gesamten Lebensdauer des Organismus notwendig, vor allem aber auch während der Wachstumsperiode des Lebewesens. Die Zellvermehrung geschieht im Organismus durch Zellteilung, wozu fast alle kernhaltigen Körperzellen fähig sind.

ZELL- UND GEWEBELEHRE

Jede Körperzelle unterliegt einem *Generationszyklus,* d. h. sie hat eine bestimmte Lebensdauer, beginnend mit der Teilung, über Wachstum und Differenzierung der Zelle bis zur neuen Teilung.

Während des *Wachstums* nimmt die Zelle an Substanz, besonders an Eiweißverbindungen zu, bis sie die spezifische Größe erreicht hat. Gleichzeitig findet auch die *Differenzierung* für die entsprechende Funktion der Zelle statt, je nach Organ oder Gewebe, dem sie zugeordnet ist.

Die Zyklusdauer ist sehr verschieden. Blut- und Epithelzellen haben eine kurze Lebensdauer, weshalb diese Zellen häufig erneuert werden. Nervenzellen und Zellen der quergestreiften Muskulatur haben dagegen eine sehr lange Lebensdauer, so dass ihr Generationszyklus der Lebensdauer des Tieres entspricht. Die Zellen werden meistens nicht erneuert.

Durch die Zellvermehrung werden gealterte und absterbende Zellen ersetzt. Der Alterungsprozess der Zelle gehört auch zum Generationszyklus und zeigt sich zuerst in einer Zunahme der Lysosomen, dann in einer Eindickung (Wasserverlust) des Zytoplasmas und damit Störung des Zellstoffwechsels und Degeneration der Zelle. Der Kern wird aufgelöst und zerfällt. Schließlich wird die lebensunfähige Zelle abgebaut, abgestoßen oder phagozytiert.

Zellteilung

Die Formen der Zellteilung sind:
- *Indirekte Zellteilung (Mitose);* die Chromosomenspalthälften werden zu gleichen Teilen auf die Tochterzellen verteilt. Dies ist die häufigste Art der Zellteilung.
- *Direkte Zellteilung (Amitose);* eine einfache und schnelle Durchschnürung des Zellkerns und des Zytoplasmas.
- *Reduktions- oder Reifeteilung (Meiose);* hier wird durch zwei Teilungsebenen der Chromosomensatz um die Hälfte reduziert. Es entstehen die reifen Geschlechtszellen (Eizellen oder Samenzellen).

Die **Mitose** läuft in vier Phasen ab:
- Prophase; Auflösung der Zellorganellen, Spiralisierung der Chromosomen, Auflösung der Kernmembran und des Nukleolus.
  Bildung des Spindelapparates *(Kernspindel)* aus den Zentriolen und dann Längsspaltung der Chromosomen.
- Metaphase; Anheften der *Chromosomen* an den Fasern des Spindelapparates und Anordnung in der Äquatorialebene, Entstehung des Muttersterns (Monaster).
- Anaphase; die Chromosomenspalthälften werden zu den Spindelpolen gezogen, Entstehung der beiden Tochtersterne (Diaster), Beginn der Zytoplasmateilung in der Zellmitte.
- Telophase; Entspiralisierung der Chromosomen, Bildung der Nukleoli und einer Membran um die neuen Tochterzellkerne, Abschnürung der Tochterzellen durch Bildung neuer Zellmembranen.

Nach der abgeschlossenen Teilung bilden sich die Zellorganellen und es beginnt die Differenzierung der neuen Zellen.

Abb. 6.2:
Indirekte Zellteilung (Mitose).
a = *Prophase*
b = *Metaphase*
c = *Anaphase*
d = *Telophase*

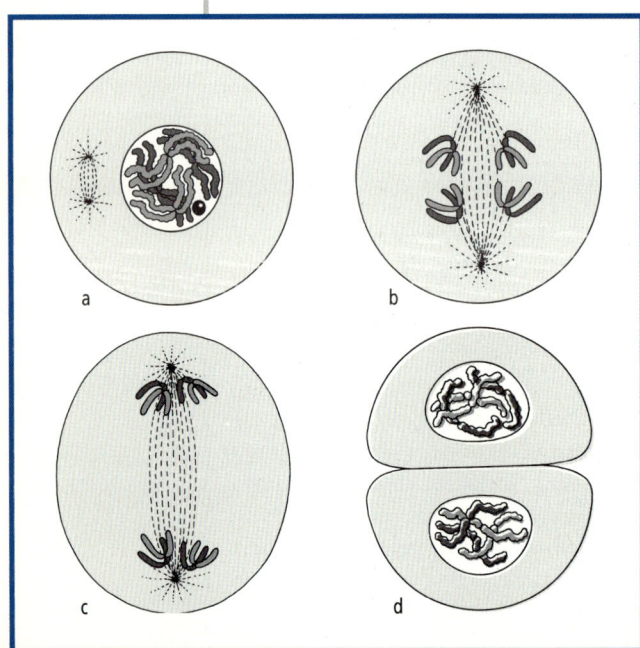

Die Mitose dauert durchschnittlich dreißig Minuten und ist während dieser Zeit störanfällig. Schäden an den Chromosomen und Störungen der Spindelfunktion können durch Mitosegifte (z. B. Zytostatika) oder Strahlen (z. B. Röntgenstrahlen) verursacht sein.

6.2 Einteilung des Körpergewebes

Jede Gewebeart stellt einen Verband gleichartiger Zellen mit einheitlicher Funktion dar.

Der Zusammenhalt des Zellverbandes wird durch die Zwischenzellsubstanz *(Interzellularsubstanz)* gewährleistet, gebildet von den Zellen des jeweiligen Gewebes. Im Epithelgewebe ist diese Zwischenzellsubstanz eine dünne, homogene Schicht, als Kittsubstanz bezeichnet. Im Bindegewebe dagegen sind in die Zwischenzellmasse Fasern und im Knochengewebe außerdem Mineralstoffe eingelagert.

Die verschiedenen Gewebearten sind:
- Epithelgewebe
- Binde- und Stützgewebe
- Muskelgewebe
- Nervengewebe

6.2.1 Epithelgewebe

Einteilung des Epithelgewebes:
- Deckepithel
- Drüsenepithel
- Sinnesepithel

Deckepithel

Das Deckepithel ist die oberste Schicht der Körperoberfläche und die Auskleidung aller inneren Hohlorgane sowie der Körperhöhlen. Es enthält wenig Interzellularsubstanz und keine Blutgefäße. Die Funktionen des Deckepithels sind der Schutz vor thermischen, chemischen oder anderen Einflüssen, und die Funktionen der Resorption und Sekretion.

Die unterschiedlichen Zellformen und Schichtungen des Deckepithels lassen folgende Einteilung zu:

a) **einschichtiges Plattenepithel;** nur eine Schicht abgeplatteter Zellen, Serosa des Bauch- und Brustfells und des Herzbeutels, Endothel der Blut- und Lymphgefäße und des Herzens, Auskleidung der Lungenalveolen, häutiges Labyrinth des inneren Ohres.

b) **einschichtiges kubisches Epithel;** würfelförmige Zellen, Epithel verschiedener Drüsenausführungsgänge und Nierenkanälchen.

c) **einschichtiges Zylinderepithel;** auch als hochprismatisches Epithel bezeichnet, die Zellen können teilweise Ausstülpungen (Mikrovilli des Darmes) oder einen Besatz von Härchen (Flimmerepithel des Eileiters) aufweisen, Auskleidung des Magens und des Darmkanals, des Eileiters, der Gallenblase, der Gebärmutter und Drüsenausführungsgänge.

d) **mehrstufiges Flimmerepithel;** auch als mehrreihiges Epithel bezeichnet, die Zellen sitzen alle einer Basalmembran auf, aber nicht alle Zellen erreichen die Schichtoberfläche, Auskleidung der Atemwege.

e) **mehrschichtiges Zylinderepithel;** nicht alle Zellen sitzen der Basalmembran auf, Drüsenausführungsgänge und Übergang der Lidbindehaut zum Augapfel.

f) **mehrschichtiges Plattenepithel;** mehrere Zellschichten, die Dicke und Verhornung des Epithels hängt von der Beanspruchung ab. Es gibt das verhornende Plattenepithel der Haut und das nicht verhornende Epithel der kutanen Schleimhaut (z. B. Mundhöhle, Speiseröhre) sowie der Hornhaut des Augapfels.

g) **Übergangsepithel;** mehrstufiges, sehr dehnungsfähiges Epithel in den ableitenden Harnwegen und der Harnblase.

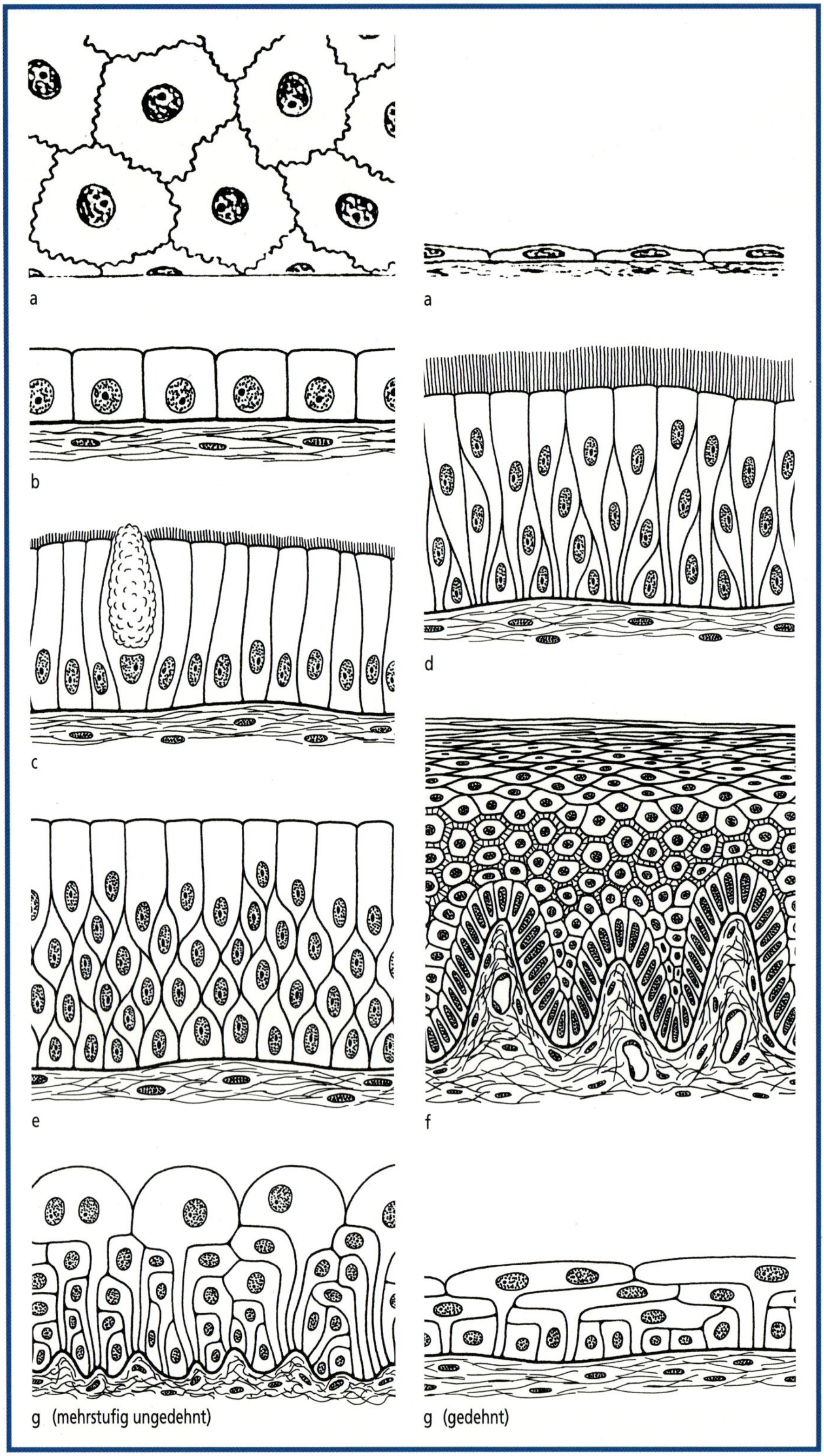

ZELL- UND GEWEBELEHRE

Abb. 6.3:
Epithelgewebe-
formen.

a = Einschichtiges Plattenepithel: Flächenansicht und Schnittbild
b = Einschichtiges kubisches Epithel
c = Einschichtiges Zylinderepithel
d = Mehrstufiges Flimmerepithel
e = Mehrschichtiges Zylinderepithel
f = Mehrschichtiges Plattenepithel
g = Übergangs-epithel

a

a

b

c

d

e

f

g (mehrstufig ungedehnt)

g (gedehnt)

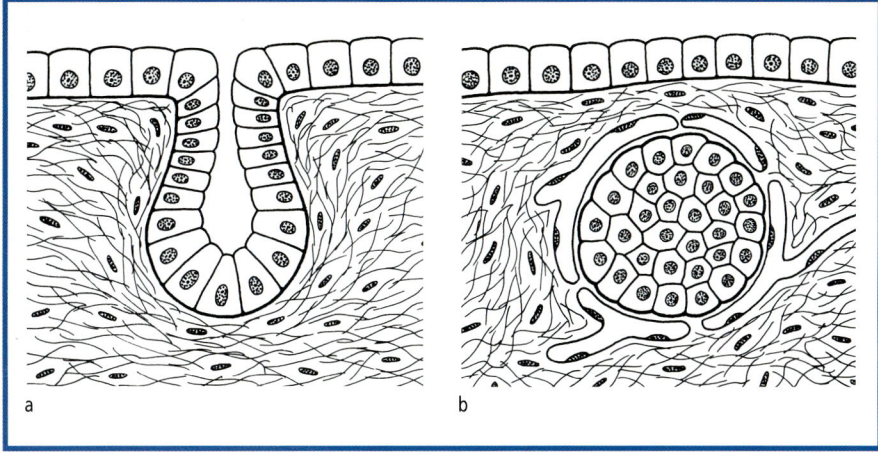

Abb. 6.4:
Drüsenepithel.
a = Drüse mit Ausführungsgang (exokrine Drüse)
b = Drüse ohne Ausführungsgang (endokrine Drüse)

Drüsenepithel

Das *Drüsenepithel* ist für die Sekretion zuständig. Aus dem Deckepithel entwickeln sich die Zellen des Drüsenepithels, wachsen in die Tiefe und bleiben entweder mit der Oberfläche durch einen Ausführungsgang in Verbindung (exokrine Drüsen) oder die Verbindung wird rückgebildet, und es besteht keine Verbindung mehr zur Oberfläche (endokrine Drüsen). In diesem Fall wird der Drüseninhalt an den Blutstrom abgegeben.

Es gibt einzellige Drüsen (z. B. Becherzellen des Darmepithels, siehe Abb. 6.3c) oder die Zellverbände der übrigen Drüsen (z. B. Schweiß-, Talg-, Tränendrüsen und die Hormondrüsen des endokrinen Systems).

Sinnesepithel

Zum *Sinnesepithel* gehören die differenzierten Zellen der Sinnesorgane. Das sind die Hörzellen, die Haarzellen des Gleichgewichtsorgans, das Riechepithel, das Epithel der Geschmacksknospen, die Stäbchen- und Zapfenzellen des Auges und spezifische Nervenendigungen. Sie dienen der Aufnahme von Reizen aus der Umwelt.

6.2.2 Binde- und Stützgewebe

Wie der Name sagt, dient dieses Gewebe der Bindung, Verbindung, Stützung von Organen und Organteilen im Körper. Bindegewebe dient z. B. als Füllgewebe in organfreien Räumen, als Hüllgewebe in Organkapseln, als Gerüstgewebe (Interstitium) in Organen und als Stützgewebe in Knochen und Knorpeln. Bindegewebe stellt die Verbindung zwischen Muskeln

Einteilung des Binde- und Stützgewebes.

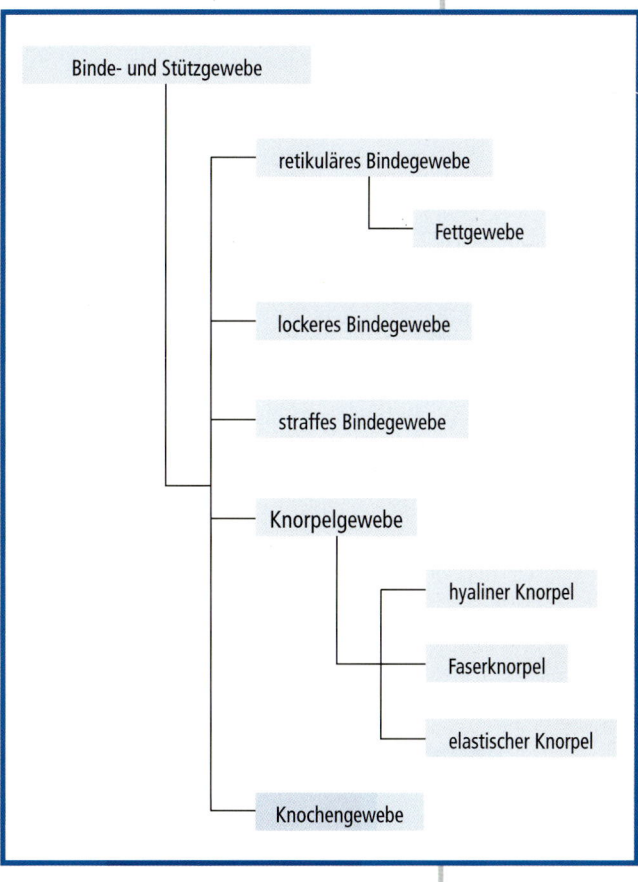

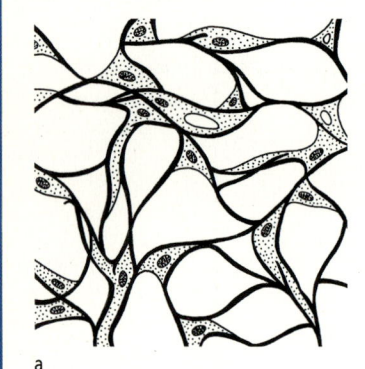 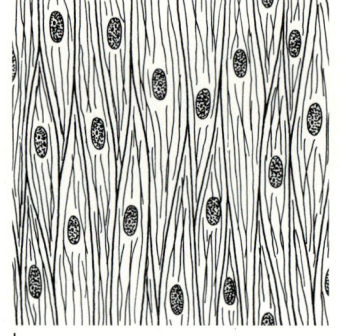 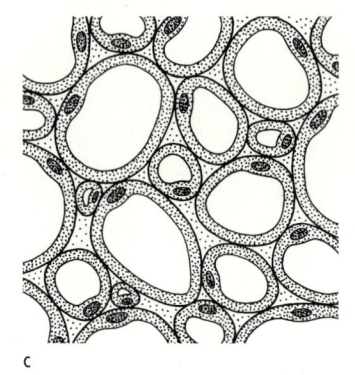

a   b   c

Abb. 6.5:
Unterschiedliche Bindegewebsarten.
a = *Retikuläres Bindegewebe*
b = *Straffes Bindegewebe*
c = *Fettgewebe*

und Knochen her. Bindegewebe kann Wasser und Fett speichern und übernimmt Aufgaben der körpereigenen Abwehr.

Das Bindegewebe besteht aus:
- Zellen, mit sehr unterschiedlicher Gestalt, entsprechend der Funktion.
- Interzellularsubstanz, als wässrige bis gelartige Grundsubstanz im Bindegewebe und in etwas festerer Konsistenz im Stützgewebe (Knorpel und Knochen). In die Grundsubstanz eingelagert sind kollagene oder elastische Fasern und Gitterfasern, die sich, da sie gleichzeitig vorhanden sind, z. T. in ihren Aufgaben unterstützen.

Das embryonale Bindegewebe *(Mesenchym)* ist das Ausgangsgewebe, aus dem sich die verschiedenen Bindegewebsarten entwickeln.

Retikuläres Bindegewebe

Es ist das netzartige Grundgerüst in Milz, Lymphknoten und Knochenmark. Aus den Retikulumzellen der Milz und der Lymphknoten entstehen Lymphozyten, aus denen des Knochenmarks die Erythrozyten und Leukozyten.

Retikulumzellen können Stoffe speichern, z. B. Fett im Knochenmark oder Staubteilchen in den Lungenlymphknoten. Sie sind außerdem zur *Phagozytose* fähig (zelluläre Abwehr). In der Milz werden unbrauchbare Erythrozyten von den Retikulumzellen abgebaut.

Das *Fettgewebe* ist ebenfalls ein retikuläres Gewebe. Die Zellen können sich abrunden, der Kern ist dann randständig (Siegelringform der Zelle) und das Innere der Zelle ist mit Fett gefüllt. Außen werden die Fettzellen von Gitterfasern umsponnen, die zusammen mit elastischen Fasern den mechanischen Außendruck auf die Fettzelle auffangen.

Fettgewebe dient zur Speicherung des *Depotfetts,* als Druckpolster und Wärmeschutz (Nierengegend), formt die Körpergestalt, bildet das Kammfett bei Hengst und Bulle und kann auch fettlösliche Substanzen (z. B. Vitamine) speichern.

Lockeres Bindegewebe

Als faseriges Gebilde füllt das lockere Bindegewebe die Räume zwischen den Organen und Spalten zwischen Gewebsschichten, verbindet Organteile und ermöglicht teilweise ein Gleiten der Organteile gegeneinander. Bindegewebe befindet sich in der Unterhaut und zwischen Muskelbündeln und es bildet das interstitielle Gerüst verschiedener Organe (z. B. Leber). Es wird als Füll- und Verschiebegewebe bezeichnet. In ihm sind die Nerven, Blut- und Lymphgefäße eingebettet und es dient als Wasserspeicher.

Besondere Bedeutung hat es für die Narbenbildung nach Verletzungen.

Die Zellen des lockeren Bindegewebes sind die *Fibrozyten*.

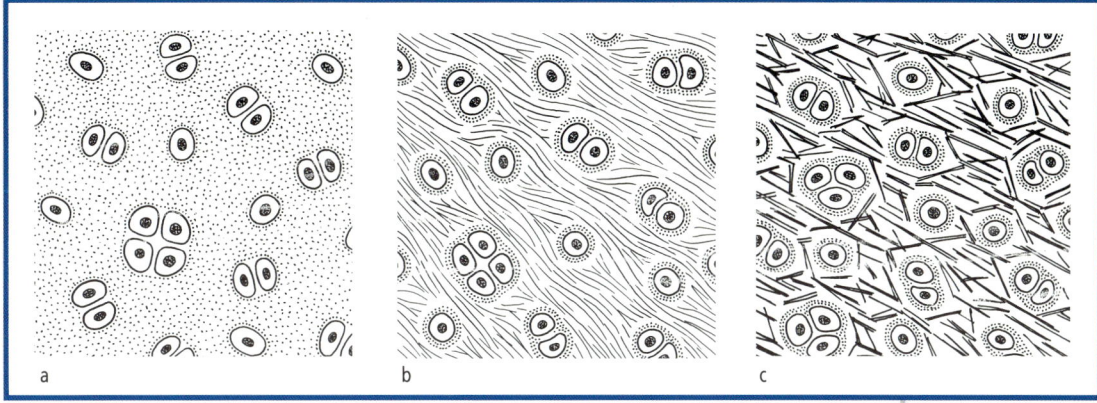

Es lassen sich aber auch noch andere, freie Zellen nachweisen: Histiozyten, Plasmazellen, Lymphozyten, Leukozyten. Diese Zellen beteiligen sich an der Abwehrfunktion.

Straffes Bindegewebe

Straffes Bindegewebe besteht aus Bündeln dicht gelagerter, meist kollagener Fasern mit wenigen Fibrozyten. Die parallele Bündelung der Fasern ist für die Beanspruchung durch Zug bei Sehnen und Bändern notwendig. Straffes Bindegewebe ist außerdem in der Lederhaut, den Gelenkkapseln, den Organkapseln, der Knochenhaut, dem Herzbeutel und in den Faszien zu finden. Elastisches Bindegewebe ist durch ein Überwiegen der elastischen Fasern gekennzeichnet, vorhanden im Nackenband, in der Blutgefäßwand und in der Pleura.

Knorpelgewebe

Nach der Beschaffenheit der Grundsubstanz lässt sich Knorpelgewebe in hyalinen Knorpel, Faserknorpel und elastischen Knorpel einteilen. Die Knorpelzellen (Chondrozyten) liegen in Gruppen oder einzeln in einer weichen Kapsel innerhalb der Grundsubstanz. Der Knorpel selbst hat keine Blutgefäße, er wird über die ihn umgebende Knorpelhaut ernährt. Knorpel ist sehr druckelastisch.

Beim **hyalinen Knorpel** (Glasknorpel) sind in die Grundsubstanz kollagene Fasern eingelagert, die im Lichtmikroskop nicht sichtbar sind, weil sie die gleiche Lichtbrechung haben wie die Zellgrundsubstanz. Der hyaline Knorpel kommt im Körper häufig vor, z. B. als Rippenknorpel, Gelenkknorpel, Trachealring und Nasenscheidewand.

Der **Faserknorpel** enthält weniger Zellen, aber viele kollagene Faserbündel, die dem Knorpel besondere Festigkeit verleihen, z. B. Hufknorpel, Menisken des Kniegelenks und an den Zwischenwirbelscheiben.

Der **elastische Knorpel** enthält besonders viele elastische Fasern, was eine höhere Biegsamkeit des Knorpels ermöglicht, z. B. Ohrmuschelknorpel, Kehldeckel.

Knochengewebe

Das Knochengewebe gehört wie das Knorpelgewebe zum stützenden Teil des Bindegewebes. Die Knochenzellen (Osteozyten) sind längliche Zellen mit vielen, sehr feinen Fortsätzen, die eine Verbindung von Zelle zu Zelle herstellen. Reife Knochenzellen bil-

Abb. 6.6:
Knorpelgewebe.
a = Hyaliner Knorpel
b = Faserknorpel
c = Elastischer Knorpel

Abb. 6.7:
Schematische Darstellung des Lamellenaufbaus im Knochengewebe.

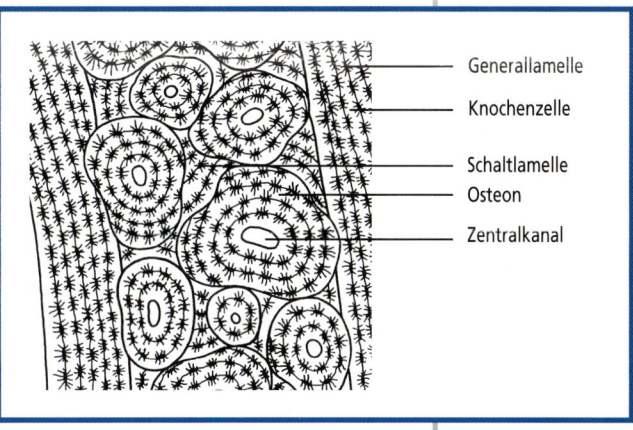

Generallamelle
Knochenzelle
Schaltlamelle
Osteon
Zentralkanal

den *Knochenlamellen,* deren Hauptbestandteile kollagene Faserbündel und die in der Grundsubstanz eingelagerten Mineralstoffe sind. Die Knochenlamellen sind zirkulär (kreisförmig) um einen zentralen Blutgefäßkanal *(Haversscher Kanal)* angeordnet. Diese Einheit ist ein Osteon. Die Osteone werden durch Schaltlamellen miteinander verbunden. In der Außenschicht des Knochens verlaufen die parallel angeordneten Generallamellen. Die Haversschen Kanäle haben Verbindung zu größeren, so genannten Volkmannschen Kanälen und zu den Blutgefäßen der Knochenoberfläche.

Die Anordnung der Lamellen, ihre Form und Größe, die Fasern der Zellgrundsubstanz und besonders die eingelagerten Mineralstoffe (Kalzium-, Magnesium-, Phosphorverbindungen) sorgen für die Stabilität des Knochengewebes.

Das Zahnbein (Dentin) der Zähne ist ein abgewandeltes Knochengewebe.

6.2.3 Muskelgewebe

Die Bewegung des Körpers oder im Körper ist u. a. durch die Kontraktionsfähigkeit der Muskelfasern *(Myofibrillen)* im Muskelgewebe möglich. Dieses steht mit dem benachbarten Bindegewebe in direkter Verbindung (z. B. die Sehnen der Skelettmuskulatur), so daß die Kontraktionskraft des Muskels auf den Knochen übertragen werden kann.

Als Muskulatur wird die Gesamtheit der Muskeln bezeichnet.

Nach dem Bau und der Funktion lassen sich aber drei verschiedene Muskelgewebearten unterscheiden:
- glatte Eingeweidemuskulatur
- quergestreifte Skelettmuskulatur
- quergestreifte Herzmuskulatur

Glatte Eingeweidemuskulatur

Die glatte Eingeweidemuskulatur besteht aus spindelförmigen Zellen, deren Kern zentral in der Zelle liegt. Das Zytoplasma wird als *Sarkoplasma* bezeichnet und enthält neben den Organellen die Myofibrillen. Die Zellmembran ist von einer Gitterhülle umgeben, die in Verbindung zum intramuskulären Bindegewebe steht. Parallel zu Bündeln geordnete Muskelzellen bilden die Muskelfasern. Glatte Muskulatur existiert im Verdauungstrakt, Harn- und Geschlechtsapparat, in den tiefen Atemwegen, den Gefäßen und an Drüsen und Haaren.

Quergestreifte Skelettmuskulatur

Die quergestreifte Skelettmuskulatur liefert im histologischen Aufbau ein völlig anderes Bild als die glatte Muskulatur. Die Zellen zeigen – mikroskopisch sichtbar – helle, einfachlichtbrechende Streifen und dunkle, doppellichtbrechende Streifen der Myofibrillen.

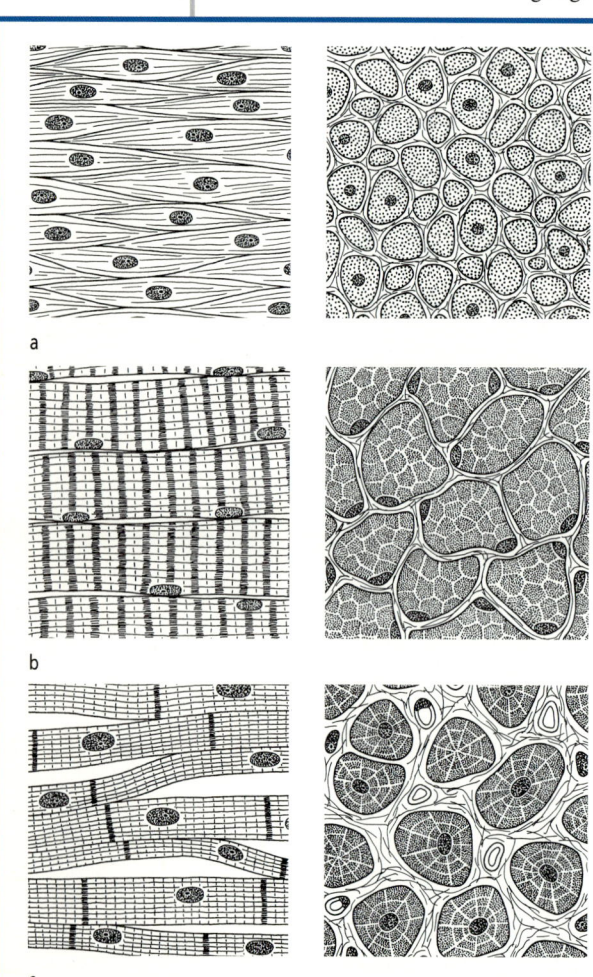

Abb. 6.8: Muskelgewebe im Längs- und Querschnitt.
a = Glatte Eingeweidemuskulatur
b = Quergestreifte Skelettmuskulatur
c = Quergestreifte Herzmuskulatur

Die Skelettmuskelzellen (hier spricht man von Muskelfasern) sind mehrere Zentimeter lang und haben, da es sich um einen langen »Sarkoplasmaschlauch« handelt, auch viele Kerne. Die Anzahl der Kerne ist von der Größe der Zelle abhängig. Alle Kerne liegen peripher der Zellmembran an.

Neben den Zellorganellen und Myofibrillen enthalten die Zellen der Skelettmuskulatur den Farbstoff *Myoglobin*. Er ist wie das Hämoglobin zur Sauerstoffbindung befähigt. Die Zellen können außerdem gespeichertes Glykogen und Fett enthalten. Zwischen den Muskelfasern liegt in dünner Schicht lockeres Bindesgewebe mit vielen Kapillaren. Jede Muskelzelle hat Kontakt mit Nervenfasern. Die Verbindungsstelle ist die sogenannte *motorische Endplatte*, von der aus die Erregung auf die Muskelzellmembran übertragen wird.

Quergestreifte Herzmuskulatur

Die quergestreifte Herzmuskulatur weist wie die Skelettmuskulatur die Querstreifung der Myofibrillen auf. Jede Zelle enthält meist nur einen, zentral liegenden Kern. Alle Zellen sind durch *Glanzstreifen* miteinander verbunden und vereinigen sich netzartig zu den Herzmuskelfasern. Die Glanzstreifen sind mikroskopisch als Quergrenzen der Herzmuskelzellen zu erkennen. Im Sarkoplasma sind viele Mitochondrien zu finden, deren Anzahl aber schwankt und mit der Arbeitsleistung der verschiedenen Herzmuskelabschnitte zu tun hat. In der Muskulatur der Herzkammern gibt es weit mehr Mitochondrien als in der Vorhofmuskulatur.

Der Herzmuskel ist reichlich mit Kapillaren im Interstitium ausgestattet. Dies ist notwendig für die ausreichende Versorgung mit Nährstoffen und Sauerstoff, der durch das Myoglobin der Herzmuskelzelle gebunden wird.

Eine besondere Art der Herzmuskelfasern stellen die *Purkinjeschen Fasern* dar. Ihre Zellen haben weniger Myofibrillen, dafür einen höheren Glykogengehalt. Sie bilden mit dem Hisschen Bündel das Erregungsleitungssystem des Herzens.

6.2.4 Nervengewebe

Das Nervengewebe ermöglicht die Auseinandersetzung des Lebewesens mit der Umwelt. Es werden Reize aufgenommen, weitergeleitet, verarbeitet und Reaktionen als Antworten abgegeben und dem Erfolgsorgan übertragen. Diese Leistungen werden vom Nervensystem erbracht.

Die kleinste Einheit des Nervensystems ist das Neuron.

In der Nervenzelle liegen ein großer Kern, ausgeprägtes endoplasmatisches Retikulum, Golgi-Apparat und sehr viele Mitochondrien sowie Neurofibrillen. Es besteht ein reger Stoffwechsel, der viel Energie und Sauerstoff benötigt. Kommt es zur Nachschubbehinderung, können bereits nach zwei Minuten irreversible Schäden auftreten. Nervenzellen können sich nicht teilen und nicht erneuern.

Die *Dendriten* der Neurozyten mit ihren zahlreichen Verzweigungen stellen eine Oberflächenvergrößerung dar und ermöglichen einen vielzähligen Kontakt mit

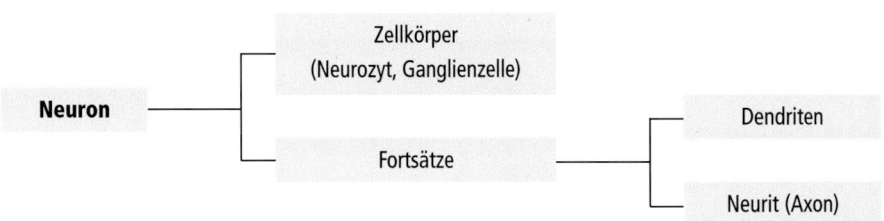

*Abb. 6.9:
Aufbau eines
Neurons.*

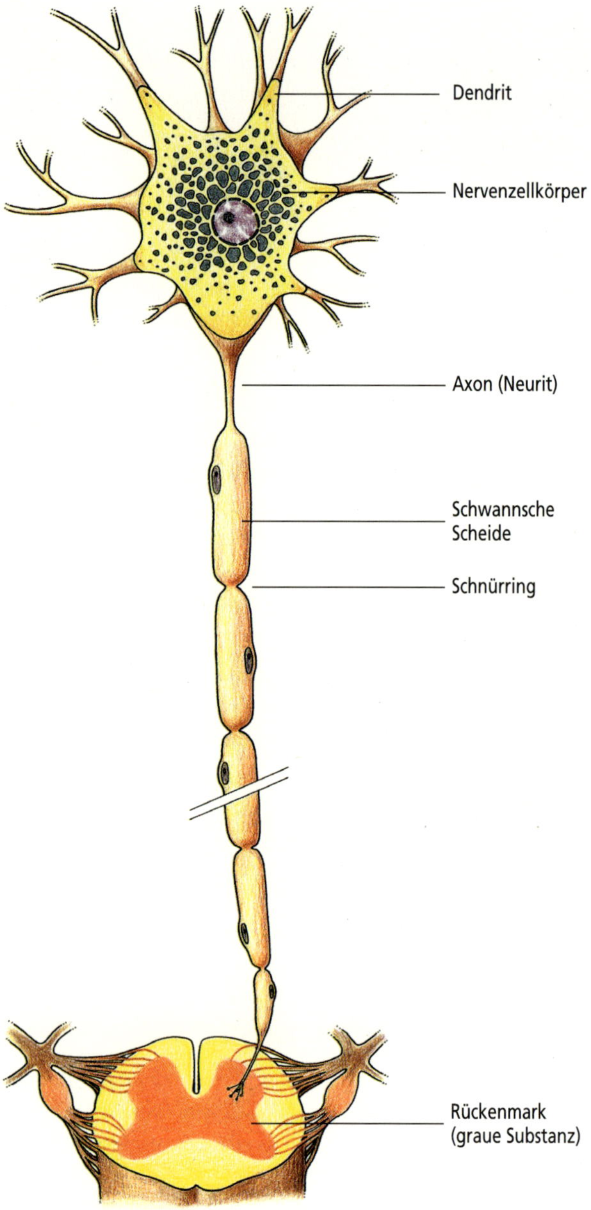

anderen Nervenzellen. Die Dendriten nehmen die Erregung auf (afferente Fortsätze), der *Neurit* als lange Nervenfaser (efferenter Fortsatz) dient der Weiterleitung an andere Nervenbahnen und Körperzellen, z. B. Muskel- und Drüsenzellen.

Der Neurit ist von einer Scheide aus Schwannschen Zellen – das sind *Gliazellen* – umhüllt. Die Hülle zeigt Unterbrechungen, die sogenannten Ranvierschen Schnürringe, die eine Bedeutung für die Weiterleitung der Erregung haben. Die Gliazellen dienen dem Schutz, der Stützung und Ernährung der Nervenzellen.

Mehrere Nervenfasern bilden ein Faserbündel. Mehrere Nervenfaserbündel bilden den Nerv. Der Nerv kann sehr lang sein, z. B. kann er vom Großhirn bis zum Ende des Rückenmarks reichen.

Die *Synapsen* sind die Schaltstellen im Nervensystem. Sie übertragen die Erregung von einem Neuron zum nächsten.

Die präsynaptische knopfartige Endverdickung einer Nervenzelle liegt in der postsynaptischen Vertiefung der Empfängerzelle. Zwischen beiden Zellen besteht ein Spalt. In der präsynaptischen Endverdickung sind Bläschen mit Überträgerstoffen, so genannten *Transmittern*. Sie werden in den Spalt ausgeschüttet und aktivieren die postsynaptische Membran. Synapsen befinden sich an den Dendriten und dem Neurit der Nervenzelle. Die Anzahl der Synapsen zwischen zwei Neuronen kann erheblich schwanken.

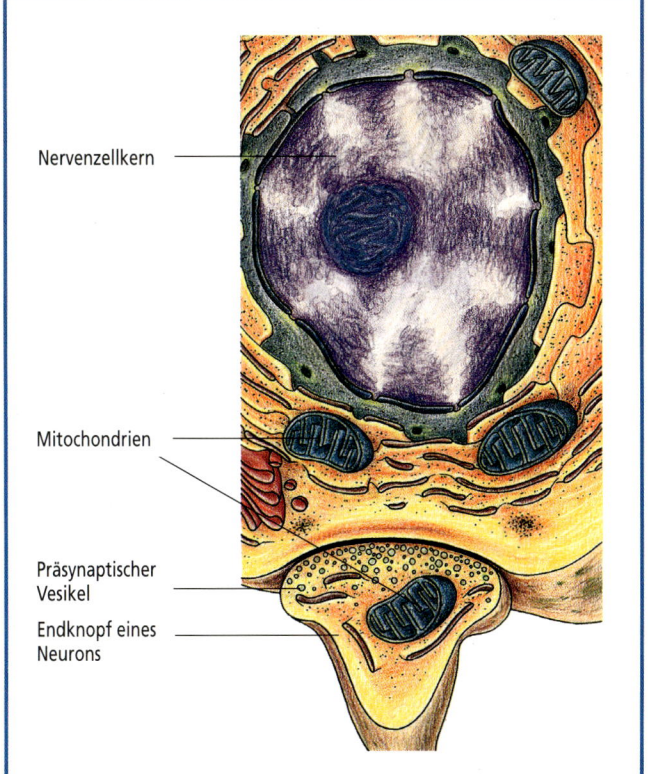

▲
Abb. 6.10:
Synapse und Ausschnitt einer Nervenzelle.

Wichtige Begriffe aus der Zell- und Gewebelehre

Anatomie	Lehre vom Bau des Körpers
Physiologie	Lehre von den normalen Lebensvorgängen
Funktion	Tätigkeit, Ablauf von physikalischen und chemischen Vorgängen
Zytologie	Lehre von den Zellen
Histologie	Lehre von den Geweben
Epithelgewebe	Oberflächen- oder Deckgewebe
Zellmembran	Zellhäutchen
Zytoplasma, Protoplasma	Zellkörper
Zellorganellen	spezialisierte Strukturen in der Zelle
Ribosomen	Zellorganellen für die Eiweißsynthese
Mitochondrien	Energielieferanten der Zelle
endoplasmatisches Retikulum	Netzwerk von wichtigen Zellbestandteilen im Zellkörper
Nukleus	Zellkern
Chromosomen	Zellschleifen, Erbanlagenträger
Zentriolen	Bildner der Teilungsspindel
Neuron	Nervenzelle mit ihren Fortsätzen
Ganglienzellen, Neurozyten	Nervenzellen
Dendriten, Neurit	Fortsätze der Nervenzellen
Synapse	Schaltstelle im Nervensystem
Neurofibrillen	feinste Fäserchen der einzelnen Nervenfaser oder Nervenzelle
Gliagewebe	Nervenstütz- und -nährgewebe

7 Bau und Arbeitsweise der Organsysteme

7.1 Bewegungsapparat

Als Bewegungsapparat bezeichnet man die Gesamtheit jener Organe, die dem Körper die notwendige Stabilität und die Voraussetzung zu spontanen Bewegungen verleihen.

Man unterscheidet:
- *passiver Bewegungsapparat* (Skelettsystem): Knochen, Gelenke, Bänder
- *aktiver Bewegungsapparat* (Muskelsystem): Muskeln und passive Hilfseinrichtungen wie Sehnen, Faszien (Muskelbinden), Sehnenscheiden, Schleimbeutel

7.1.1 Skelettsystem

Das Skelettsystem setzt sich bei höheren Wirbeltieren (unsere Haustiere) aus dem tragfähigen Knochengerüst zusammen, dem knorpelige (an Gelenken, am Kehlkopf und Zungenbein, Nasenbein sowie Brustbein und Rippen) und bindegewebige (Bänder an den Gelenken) Anteile beigegeben sind.

Knochenbildung (Osteogenese)

Es gibt zwei Möglichkeiten der Entstehung von Knochen:

Aus Bindegewebe: im Bindegewebe bilden sich Verknöcherungspunkte mit knochenaufbauenden Zellen *(Osteoblasten).* Das Bindegewebe wird allmählich ersetzt. Es bleiben aber zuerst noch bindegewebige Streifen erhalten, z. B. die Nähte der Schädelknochen. Dadurch ist eine Verschieblichkeit der Knochen möglich, was eine Bedeutung für die Nachgiebigkeit während des Geburtsvorganges haben kann. Später, nach Abschluss des Wachstums, verknöchern auch die Nähte.

Diese Form der Osteogenese findet man bei den meisten Gesichtsknochen und dem Schädeldach.

Aus Knorpelgewebe: zuerst werden die Knochen knorpelig vorgebildet. Die entstandenen Knorpel sind von einer bindegewebigen Hülle umgeben (Perichondrium) und fungieren als so genannte Platzhalter für die späteren Knochen. Auch hier gibt es die Verknöcherungspunkte mit Osteoblasten. Der Knorpel – sonst frei von Blutgefäßen – wird von Gefäßen durchsetzt und Knochen wird gebildet, bis auf die Gelenkflächen der Knochen, die knorpelig bleiben. Das Dickenwachstum geht vom Perichondrium aus, das später zum *Periost* (Knochenhaut) wird. Diese Art der Verknöcherung gilt für die kurzen Knochen, z. B. Würfelknochen der Fußwurzel.

Bei den langen Knochen (Röhrenknochen der Gliedmaßen) unterscheidet man drei Abschnitte: die *Diaphyse* (Knochenschaft) und die beiden *Epiphysen* (Knochenenden) mit den Gelenkknorpeln. Zwischen der Diaphyse und den beiden Epiphysen liegt jeweils als schmale Grenzschicht die *Metaphyse* (Epiphysenfuge). Sie sorgt für das Längenwachstum des Knochens. Nach Abschluss des Wachstums verknöchert auch der Epiphysenfugenknorpel. Man bezeichnet das als Epiphysenschluss.

Das Dickenwachstum des Knochenschaftes geschieht über das Perichondrium von außen und Verknöcherungspunkte von innen.

Bildung der Spongiosa

Während des Wachstums geht im Inneren des Knochens auch Gewebe zugrunde. Das wird durch die knochenabbauenden Zellen *(Osteoklasten)* bewirkt. Es entsteht ein Hohlraum, der im Bereich der Diaphyse zur Bildung der Markhöhle führt, zu den Knochenenden hin aber von Knochenbälkchen durchzogen ist. Sie stellen die *Spongiosa* dar, das ist die sogenannte Schwammsubstanz des Knochens. Die Knochenbälkchen ordnen sich in der Richtung des größten Druckes oder Zuges, die den Knochen beanspruchen. Man vergleicht diesen Aufbau der Druck- und Zuglinien mit den Konstruktionen von Brücken oder Kränen.

Aufbau des Knochens

Die äußerste Schicht des Knochens ist die Knochenhaut, das *Periost*, von dem aus sich Blutgefäße zur Ernährung des Knochens (nutritive Gefäße) in der kompakten, festen Rindenschicht, der *Compacta*, verteilen. Feine Verzweigungen der Gefäße reichen bis ins Knochenmark.

Das *Knochenmark* (Medulla ossium) befindet sich in der Markhöhle der Diaphyse und in den Räumen der Spongiosa. Das Mark besteht aus retikulärem Bindegewebe, Fettzellen und den Stammzellen sowie Vorstufen roter und weißer Blutkörperchen.

Im jugendlichen Alter wird das Mark als rotes Knochenmark, beim älteren Tier als gelbes Fettmark bezeichnet. Bei starken Blutverlusten kann das Fettmark z. T. wieder in rotes Knochenmark rückverwandelt werden.

Im Knochen besteht ein reger Stoffaustausch. Osteoblasten und Osteoklasten sorgen für einen ständigen Umbau des Knochens, damit er sich den Erfordernissen der Beanspruchung anpassen kann. Verminderte Beanspruchung bedeutet vermehrten Abbau, umgekehrt führt vermehrte Beanspruchung zu stärkerem Einbau von anorganischen Substanzen. Bei Frakturen (Knochenbrüchen) kommt es zur Bildung eines *Kallus* um die Frakturenden, das ist ein Überschuss von Knochensubstanz, vom Periost ausgehend.

Die Knochen weisen unterschiedliche Formen auf. Es gibt *Röhrenknochen* (Vorder- und Hinterbeinknochen), *platte Knochen* (Schädelknochen, Schulterblätter, Beckenschaufel), *kurze Knochen* (Würfelknochen der Fußwurzel) und *verschiedenartig geformte Knochen* (Knochen des Gehirn- und Gesichtsschädels).

Als Ansatzstellen für Muskeln und Sehnen haben die Knochen Höcker und Fortsätze.

7.1.1.1 Kopfknochen

Man unterscheidet den Hirnschädel und den Gesichtsschädel. Der Hirnschädel ist die knöcherne Hülle für das Gehirn und

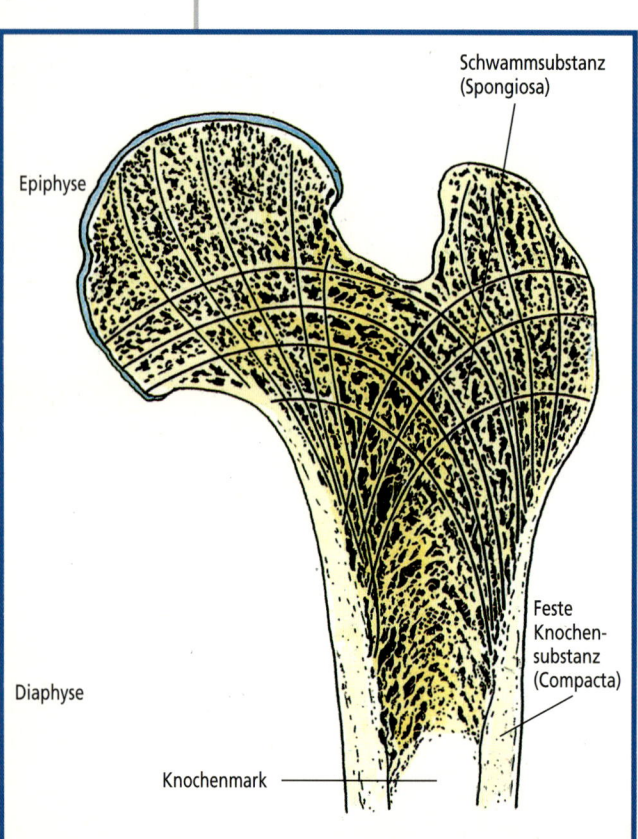

Abb. 7.1: Proximaler Abschnitt eines Röhrenknochens.

die höheren Sinnesorgane. Im Gesichtsschädel mit Unterkiefer liegen die Anfangsorgane des Verdauungs- und Atmungsapparates. Fast alle Knochen des Kopfes sind beim ausgewachsenen Tier fest miteinander verbunden. Ausnahmen davon bilden der Unterkiefer und das Zungenbein, deren Beweglichkeit für das Kauen und Abschlucken der Nahrung notwendig ist. Manche Schädelknochen sind pneumatisiert, d. h. sie beherbergen lufthaltige *Nasennebenhöhlen* (Sinus paranasales).

Fortsätze des Jochbeins und des Schläfenbeins verbinden sich zum *Jochbogen,* an dessen kaudalen Teil sich ein Gelenkfortsatz für den Unterkiefer befindet.

Der Oberkiefer *(Maxilla)* enthält – außer beim Fleischfresser – die Kieferhöhle *(Sinus maxillaris)* und bildet mit seinem Gaumenfortsatz den harten Gaumen. Außen ist am Oberkiefer die beim Pferd und Rind deutlich sichtbare Gesichtsleiste.

Ober- und Unterkiefer tragen jeweils die Zahnfächer *(Alveolen)* für die Schneide- und Backenzähne.

Die beiden Knochen des Unterkiefers *(Mandibula)* sind durch eine Symphyse miteinander verbunden. Die Unterkieferäste haben eine gelenkige Verbindung (Kiefergelenk) zum Jochbein. Das Zungenbein hat Knochenabschnitte, die eine direkte Verbindung zur Zunge und zum Kehlkopf darstellen. Ein knöcherner Aufhängeapparat führt zur Schädelbasis.

Die meisten Knochen des Kopfes sind paarig angelegt. Die unpaar angelegten Knochen befinden sich hauptsächlich in der Medianebene des Kopfes, so z. B. das Zwischenkieferbein, das Keilbein, das Siebbein und das Hinterhauptbein.

Abb. 7.2:
Schädel eines Hundes (ohne Unterkiefer).

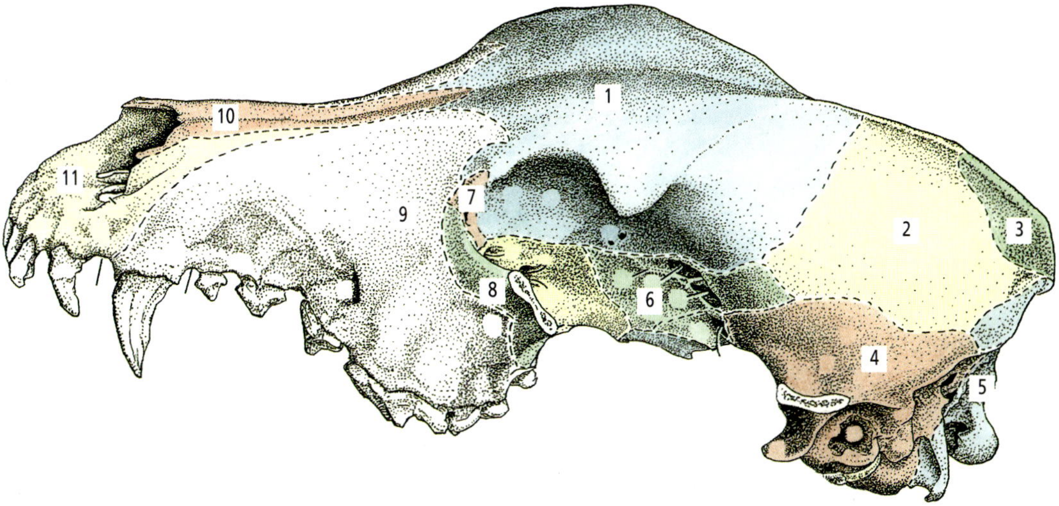

Gesichtsschädel (Facies)   Hirnschädel (Cranium)

1 = Stirnbein (Os frontale)
2 = Scheitelbein (Os parietale)
3 = Zwischenscheitelbein (Os interparietale)
4 = Schläfenbein (Os temporale)
5 = Hinterhauptsbein (Os occipitale)
6 = Keilbein (Os sphenoidale)
7 = Tränenbein (Os lacrimale)
8 = Jochbein (Os zygomaticum) (Ansatz)
9 = Oberkieferbein (Maxilla)
10 = Nasenbein (Os nasale)
11 = Zwischenkieferbein (Os incisivum)

Das *Hinterhauptbein* stellt den Übergang zur Wirbelsäule her. Es ist gelenkig mit dem 1. Halswirbel verbunden und das Hinterhauptsloch ermöglicht den Übertritt des Rückenmarks vom Gehirn in den Wirbelkanal.

7.1.1.2 Wirbelsäule (Columna vertebralis)

Die Wirbelsäule besteht aus einer langen Reihe von Einzelwirbeln *(Vertebrae)*, die nach ihrer Lage in den verschiedenen Körpergegenden nach diesen bezeichnet werden (Tabelle 7.1). Nur die ersten beiden Halswirbel haben noch eigene Namen:
- Erster Halswirbel (Atlas)
- Zweiter Halswirbel (Epistropheus, Axis)

Aufbau eines Wirbels

Das Grundelement des Wirbels ist der Wirbelkörper, der vom Wirbelbogen überspannt wird. Dorsal haben die Wirbel die Dornfortsätze, lateral die Querfortsätze, an denen die Skelettmuskulatur mit ihren Sehnen ansetzt. Außerdem gibt es noch jeweils zwei nach kranial und kaudal gerichtete Gelenkfortsätze. Kleine Einschnitte am Wirbelbogen zweier Wirbel bilden das Zwischenwirbelloch und bieten damit Platz für den Austritt der Rückenmarksnerven (Spinalnerven). Wirbelkörper und Wirbelbogen umschließen, aneinandergereiht, das Rückenmark. Diesen Schutztunnel nennt man den *Wirbelkanal*.

Zwischen zwei Wirbelkörpern – nicht zwischen 1. und 2. Halswirbel – liegt jeweils eine Zwischenwirbelscheibe, auch *Bandscheibe (Discus)* genannt, die in der Mitte den *Nucleus pulposus* (einen Gallertkern) enthält.

Bei Pferd und Wiederkäuer ergeben die langen, vorderen Dornfortsätze der Brustwirbelsäule den *Widerrist*. Alle Brustwirbel haben Gelenkflächen für die Verbindung zu den Rippen. Die Querfortsätze der Lendenwirbel sind besonders lang und liegen fast waagerecht.

Das *Kreuzbein (Os sacrum)* besteht aus miteinander verwachsenen Kreuzwirbeln. Es existieren keine Bandscheiben mehr und die Querfortsätze sind ebenfalls verschmolzen, anfangs zu einer breiten Platte mit Gelenkfläche für die Verbindung zum Darmbein des Beckens. Im Lenden-Kreuzbeinbereich endet das Rückenmark. Die letzten Spinalnerven bilden einen Strang *(Cauda equina)* bevor sie den Wirbelkanal verlassen. Die Schwanzwirbel verlieren zum Ende des Schwanzes hin die eigentliche Wirbelform, der Wirbelkanal verschwindet ab dem 5.–7. Schwanzwirbel.

Tabelle 7.1: Anzahl der Wirbel bei den Haustieren

	Pferd	Rind	Schwein	Hund	Katze
Halswirbel	7	7	7	7	7
Brustwirbel	18	13	14–17	13	13
Lendenwirbel	6	6	6–7	7	7
Kreuzbeinwirbel	5	5	4	3	3
Schwanzwirbel	15–21	18–20	20–26	20–23	20–23

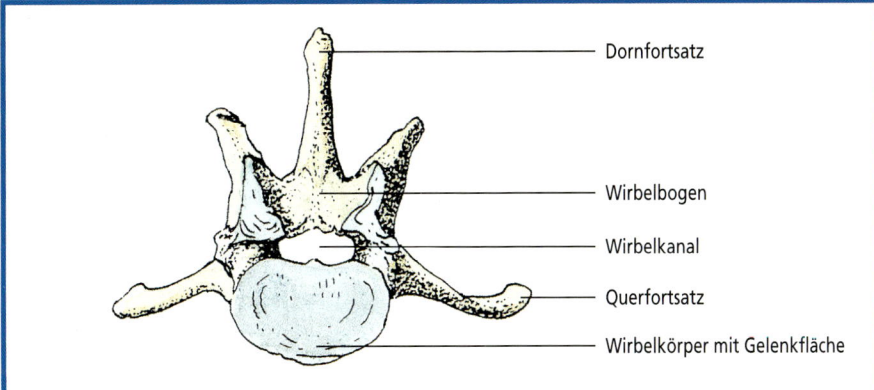

Abb. 7.3:
Lendenwirbel eines Hundes (kaudale Ansicht).

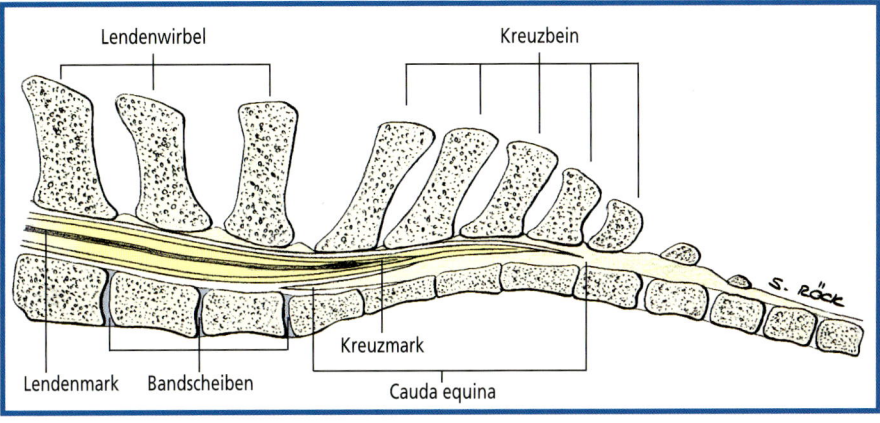

Abb. 7.4:
Sagittales Schnittbild der kaudalen Wirbelsäule beim Pferd.

7.1.1.3 Brustkorb (Thorax)

Der Brustkorb wird von den Brustwirbeln, den Rippen *(Costae)* und dem Brustbein *(Sternum)* gebildet. Die Rippen, deren Zahl der Zahl der Brustwirbel entspricht, setzen gelenkig an den Wirbeln an, wölben sich zu einem tonnenförmigen Raum (für Herz und Lunge) und stellen mit ihrem knorpeligen Anteil eine Verbindung zum Brustbein her. Etwa $3/4$ der Rippengesamtlänge besteht aus Knochen, der Rest aus Knorpel. Setzt der Rippenknorpel am Brustbein an, spricht man von den wahren Rippen oder *Tragerippen*. Sie sind weniger beweglich und dienen zur Stabilisierung der Brustwand. Die falschen Rippen oder *Atmungsrippen* fügen sich zum Rippenbogen zusammen, der dann ans Brustbein anschließt. Die falschen Rippen sind beweglicher und ermöglichen die Erweiterung des Brustkorbes bei der Atmung.

7.1.1.4 Gliedmaßen (Extremitäten)

Vordergliedmaßen (Schultergliedmaßen)
Von den ursprünglich drei Knochen des Schultergürtels – Rabenschnabelbein, Schlüsselbein, Schulterblatt – ist, phylogenetisch gesehen, bei den Säugetieren nur das Schulterblatt geblieben. Vom Rabenschnabelbein existiert nur noch ein Knochenfortsatz am Schulterblatt, der bei der Katze gut ausgebildet ist. Auch vom Schlüsselbein ist nur noch bei der Katze ein Rest des Knochens und beim Hund eine sehnige Einlagerung im Muskel zu finden.

Das Schulterblatt *(Scapula)* setzt beim Haustier nicht knöchern an, sondern steht durch starke Muskelpartien mit dem Rumpf in Verbindung. Im Schultergelenk (Buggelenk) ist das Schulterblatt mit dem Oberarmknochen *(Humerus)* verbunden.

Es ist ein Kugelgelenk, das aber beim Großtier nur Streck- und Beugebewegungen zulässt. Das Ellbogengelenk verbindet Oberarm und Unterarm.

Der Unterarm besteht aus Elle *(Ulna)* und Speiche *(Radius)*, die bei Hund und Katze gegeneinander drehbar sind. Die Elle hat proximal den ausgeprägten Ellbogenfortsatz *(Olecranon)*, der den Radius überragt. Die Speiche ist der Hauptknochen des Unterarms und hat am distalen Ende mehrere Gelenkflächen für die Vorderfußwurzel *(Carpus)*. Beim Menschen ist es die Handwurzel, kurz Handgelenk genannt. Beim Pferd wird der Carpus fälschlich als Vorderknie bezeichnet. Diese Vorderfußwurzel besteht aus zwei Etagen mehrerer kleiner Knochen, die alle durch eine gemeinsame Gelenkkapsel vereinigt sind. Die Zahl der Vorderfußwurzelknochen beträgt beim Pferd 7, beim Rind 6, beim Schwein 8, beim Fleischfresser 7.

Es schließen sich die Knochen des Vordermittelfußes *(Metacarpus)* und die Zehenknochen *(Phalanges)* an. Im Bereich des Metacarpus gibt es erhebliche Unterschiede in der Zahl der Knochen *(Ossa metacarpalia* Mc 1–Mc 5). Sie werden von medial nach lateral beziffert. Beim Menschen sind es noch 5 Knochen, beim

- Pferd: Mc 3 ist das *Röhrbein,* ihm liegen Mc 2 und Mc 4 als *Griffelbeine* an,
- Wiederkäuer: Mc 3 und Mc 4 sind (miteinander verschmolzen) das *Röhrbein,*
- Schwein: Mc 3 und Mc 4 sind die Hauptmittelfußknochen, Mc 2 und Mc 5 die *Nebenknochen,*
- Fleischfresser: Mc 1–Mc 5; Mc 1 ist mit dem 1. Zehenglied verschmolzen und kürzer.

Alle nicht genannten Metakarpalknochen sind nicht vorhanden oder nur als kleine Rudimente zu finden.

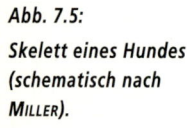

Abb. 7.5:

Skelett eines Hundes (schematisch nach MILLER).

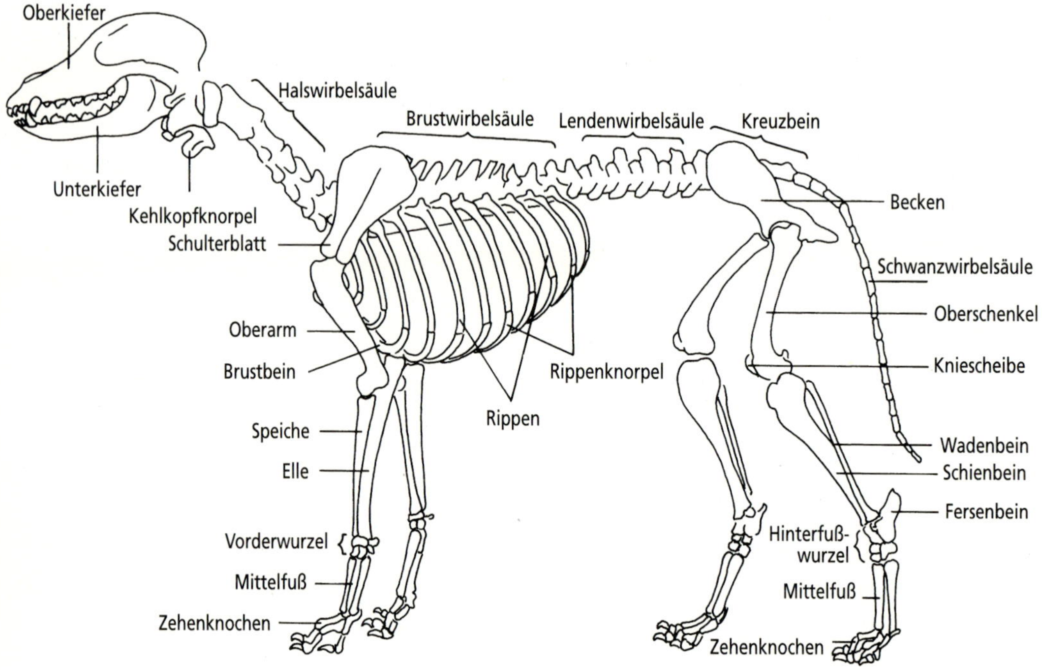

Die Zehen *(Digiti)* zeigen entsprechende Reduzierungen. Wiederkäuer und Schwein fußen auf der 3. und 4. Zehe, das Pferd nur noch auf der 3. Zehe. Die 2. und 5. Zehe werden beim Wiederkäuer und Schwein als *Afterzehen* bezeichnet.

Hintergliedmaßen (Beckengliedmaßen)

Das Becken *(Pelvis)* besteht aus jederseits drei Knochen:
- Darmbein (Os ilium)
- Schambein (Os pubis)
- Sitzbein (Os ischii)

Das Becken bildet einen schräg zur Wirbelsäule stehenden Ring. Der Beckenboden wird vom Schambein und Sitzbein gebildet, das Beckendach vom Kreuzbein und den medialen Teilen der Darmbeinflügel, wo eine mehr oder weniger starre Verbindung besteht. Sitzbein und Schambein jeder Seite sind in der Beckenfuge *(Symphyse)* vereinigt. Alle drei Knochen des Beckens haben Anteil an der Gelenkpfanne *(Acetabulum)* des Hüftgelenks.

Besonders ausgeprägt sind die Hüfthöcker der beiden Darmbeine und die Sitzbeinhöcker, die im Allgemeinen durch die Haut fühlbar sind.

Der Oberschenkelknochen *(Os femoris)* mit seinem Gelenkkopf *(Caput femoris)*, den Muskelansatzstellen und dem beim Fleischfresser deutlichen Hals am proximalen Ende, sowie der Kniescheibenrolle und zwei Gelenkknorren für das Schienbein am distalen Ende, ist der stärkste Röhrenknochen des Skeletts.

Der Femur ist an drei Gelenken beteiligt:
- *Hüftgelenk*
  Caput femoris
  Acetabulum des Beckens
- *Kniescheibengelenk*
  Kniescheibenrolle des Femur
  Kniescheibe (Patella)
- *Kniekehlgelenk*
  distale Gelenkfläche des Femur
  proximale Gelenkfläche der Tibia

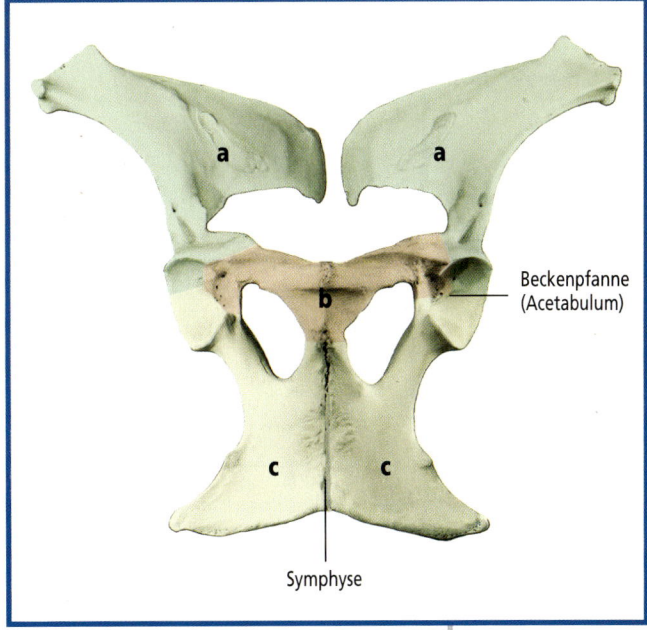

Abb. 7.6:
Beckenknochen des Pferdes (ventrale Ansicht).
a = Darmbein (Os ilium)
b = Schambein (Os pubis)
c = Sitzbein (Os ischii)

Die Kniescheibe *(Patella)* ist ein Sesambein, eingelagert in die Sehne des großen Streckmuskels des Kniegelenks. Da das Kniekehlgelenk ein so genanntes inkongruentes Gelenk ist, d. h. die Gelenkflächen sind nicht deckungsgleich, passen nicht direkt zueinander, sind lateral und medial je eine halbmondförmige Knorpelscheibe *(Meniscus)* zwischengeschoben.

Die beiden Unterschenkelknochen Schienbein *(Tibia)* und Wadenbein *(Fibula)* liegen beim Hund im distalen Bereich eng aneinander, bei Schwein und Katze besteht zwischen beiden Knochen ein Spalt. Die Fibula, bei Schwein und Fleischfressern voll ausgebildet, ist beim Pferd distal und beim Rind nur noch rudimentär vorhanden.

Die Hinterfußwurzel *(Tarsus)* besteht aus drei Reihen kleiner Knochen, die miteinander zum Sprunggelenk (Tarsalgelenk) verbunden sind. Der größte Knochen ist das Fersenbein *(Calcaneus)*. Es stellt mit einem mächtigen Fortsatz die Ansatzstelle für die Achillessehne.

BAU UND ARBEITSWEISE DER ORGANSYSTEME

Abb. 7.7:
Hintergliedmaße eines Hundes.

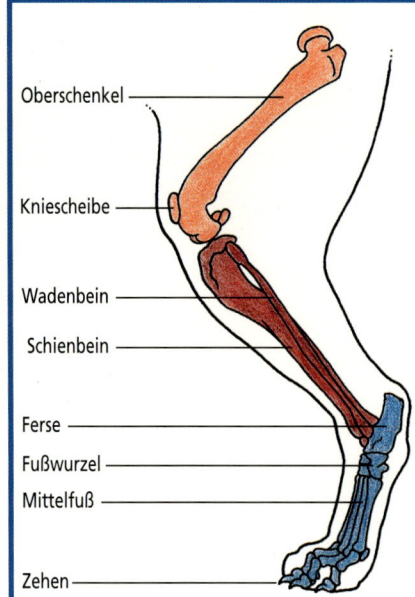

Abb. 7.8:
Fußungsarten der Säugetiere.

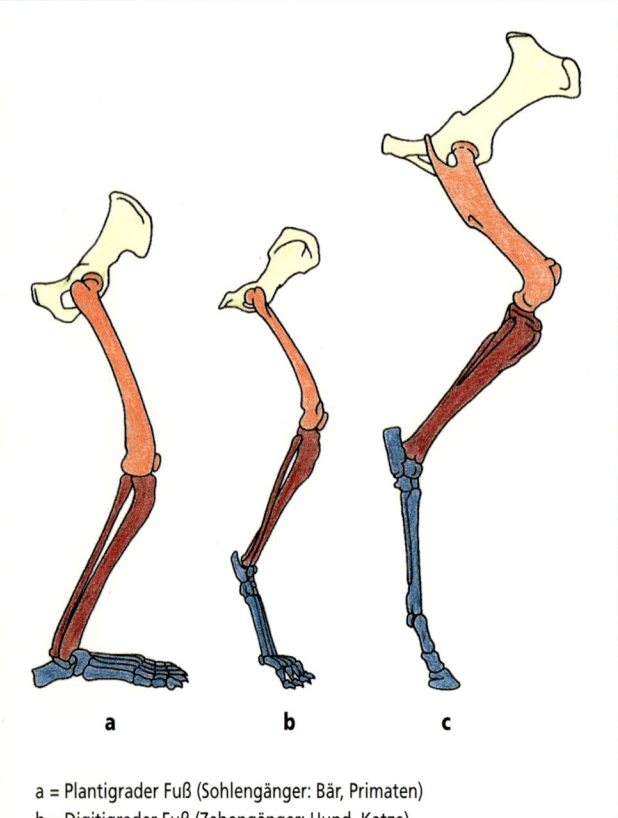

a = Plantigrader Fuß (Sohlengänger: Bär, Primaten)
b = Digitigrader Fuß (Zehengänger: Hund, Katze)
c = Unguligrader Fuß (Spitzengänger: Pferd, Wiederkäuer, Schwein)

Der Aufbau des Hintermittelfußes *(Metatarsus)* ähnelt dem des Vordermittelfußes. Für gewöhnlich fehlt dem Fleischfresser der 1. Metatarsalknochen und damit die entsprechende Zehe. Ist sie doch vorhanden, wird sie beim Hund als »Wolfskralle« bezeichnet.

Die Zehenknochen entsprechen denen der Vordergliedmaße.

Arten der Fußung

- *Sohlengänger* (der ganze Fuß berührt den Boden) z. B. Bär, Affe, Mensch.
- *Zehengänger* (Bodenberührung nur mit den Zehen) z. B. Hund, Katze.
  Am Vorderfuß sind alle 5 Zehen ausgebildet, am Hinterfuß sind jedoch – bei der Katze immer, beim Hund meist – nur 4 Zehen ausgebildet (dabei fehlt die erste Zehe).
- *Zehenspitzengänger* (Bodenberührung nur mit der Zehenspitze) z. B. Schwein, Wiederkäuer, Pferd.

Die Rückbildungsvorgänge sind der Ausdruck des Verlustes der vielseitigen Bewegungsmöglichkeiten der Gliedmaße als Greiforgan zugunsten der einseitigen Beanspruchung nur mehr als Stütz- und Lauforgan.

Die Zehenknochen werden beim Pferd in der Reihenfolge von proximal nach distal als Fesselbein, Kronbein und Hufbein bezeichnet.

Sesambeine, auch Sehnen- oder *Gleichbeine* genannt, sind kleine Knochen, die in Sehnen eingefügt sind oder unter Sehnen liegen. Sie ermöglichen ein besseres Gleiten der Sehnen über Knochen an besonders belasteten Stellen. An den Vorderzehen gibt es Sesambeine im Bereich des Fesselgelenks (Zehengrundgelenk) und am Hufgelenk (Zehenendgelenk) oder Klauengelenk. Das Sesambein des Hufgelenks ist das *Strahlbein*.

Huf des Pferdes

Der Huf ist, wie auch die Klauen, Krallen und Nägel, ein Zehenendorgan, das zu den Hautanhangsorganen gehört. Der Huf besteht aus einer stark verhornten Epidermis (Hornschuh) und der sie ernährenden Lederhaut. Die darunter liegende Unterhaut bildet Polster, wie das Kron- und Saumpolster und das im Ballen- und Strahlbereich liegende, besonders ausgeprägte *Strahlpolster* (Hufkissen). Sie dienen der Druck- und Stoßminderung. Die *Hufrolle* umfasst das Strahlbein und den Schleimbeutel im Bereich der tiefen Beugesehne.

Am Huf werden verschiedene Abschnitte unterschieden:
- Saum: Übergang zur äußeren Haut,
- Krone: oberer Rand des Hornschuhs,
- Wand: dorsaler Teil, Seitenteile, Trachtenteile,
- Sohle: feste Hornplatte palmar und plantar,
- Ballen: mit Hufstrahl.

Der untere Abschluss des Hornschuhs wird als *Tragrand* bezeichnet. Zwischen ihm und der Huflederhaut ist eine Verbindungsschicht als sogenannte *weiße Linie* zu erkennen. In diese weiße Linie werden die Hufnägel eingeschlagen.

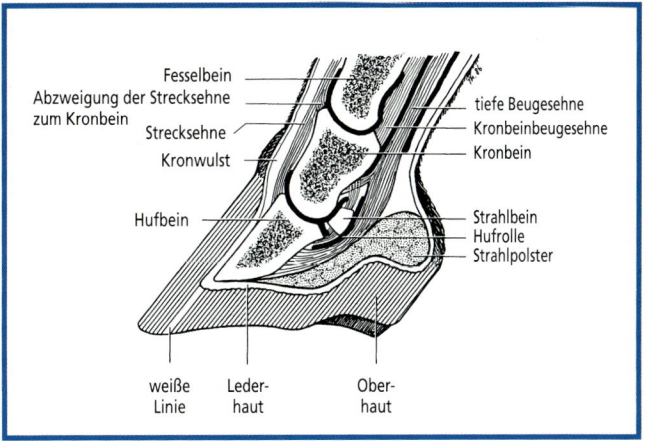

▲ **Abb. 7.9:**
Sagittalschnitt durch einen Pferdehuf (nach ELLENBERGER).

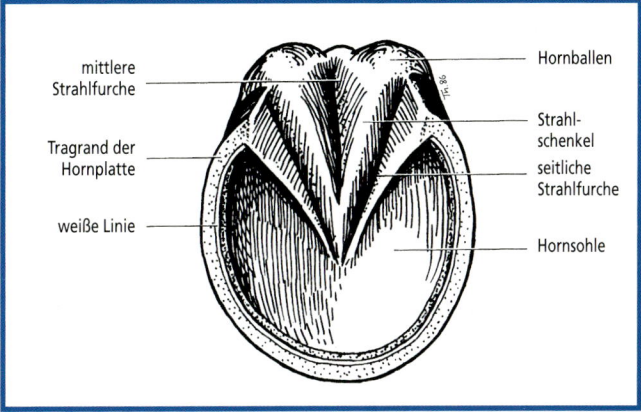

▲ **Abb. 7.10:**
Sohlenfläche eines Pferdehufes (nach ELLENBERGER).

7.1.1.5 Verbindungen der Knochen

Die Knochen des Skeletts sind auf unterschiedliche Weise miteinander verbunden:

Fugen, Hafte (Synarthrosen)
Dauerhafte meist feste Verbindungen
- aus Bindegewebe, z. B. Schädel und Zungenbein,
- aus Knorpelgewebe, z. B. Symphysen des Beckens und des Unterkiefers,
- aus Knochengewebe, z. B. die drei Beckenknochen,
- aus Muskulatur, z. B. die Verbindung des Schulterblatts mit dem Brustkorb (größere Beweglichkeit möglich).

Die Knochennaht *(Sutura)* ist die Verbindung der Schädelknochen untereinander, zuerst – in der Wachstumsperiode – bindegewebig, dann knöchern.

Gelenke (Diarthrosen)
Gelenke stellen die bewegliche Verbindung der Knochen dar. Das Gelenk *(Articulatio)* besteht aus zwei oder mehreren knorpelig bedeckten Knochenenden, dem Gelenkspalt, der Gelenkkapsel und der von der inneren Kapselschicht gebildeten Gelenkschmiere *(Synovia)*. Diese Synovia hält die Knorpelschicht der Gelenkflächen feucht, sorgt für ausreichende Gleitfähigkeit und verringert die Reibung.

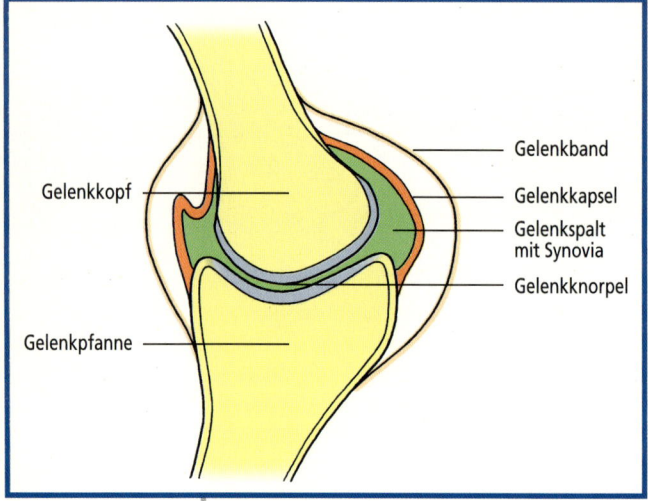

Abb. 7.11:
Schematischer Aufbau eines Gelenks in Beugestellung.

Starke *Bänder* unterstützen die Gelenkfestigkeit. Sie liegen außerhalb der Gelenkkapsel oder sind mit ihr verbunden. Die Gelenkbänder können auch eine übermäßige Bewegung der Knochenenden einschränken.

Mit der Form der Gelenkflächen sind die Bewegungsmöglichkeiten des Gelenks um eine (z. B. Walzengelenk, Scharniergelenk) oder mehrere Achsen (z. B. Kugelgelenk) gegeben.

7.1.1.6 Skelett der Vögel

Zu den besonderen Merkmalen, die das Vogelskelett von dem der Säugetiere unterscheiden, gehört das geringe Gesamtgewicht der Knochen, es beträgt nur etwa 8–9 % des Gesamtkörpergewichts. Viele Knochen sind hohl, sie enthalten kein Knochenmark. Ausnahmen machen dabei die Taucher und flugunfähigen Vögel, wie z. B. der Pinguin und der Strauß. Die Knochen sind kalkreich, hart und sehr spröde. Die Verknöcherung des Skeletts ist frühzeitig abgeschlossen. Außer an den Gelenkflächen gibt es keine knorpeligen Teile im Vogelskelett.

Kopf: Vögel können den Oberschnabel heben. Oberkiefer und Nasenbein sind gegen den Gehirnschädel beweglich, da sich hinter dem Hornschnabelglied eine Durchbiegestelle befindet.

Wirbelsäule: Die Zahl der Halswirbel schwankt erheblich bei den einzelnen Vogelarten, z. B. Huhn 13–14, Gans 17–18, Höckerschwan 25. Durch die Länge des Halses ist eine größere Beweglichkeit des Kopfes gegeben (Futteraufnahme, Nestbau, Verteidigung). Die Brustwirbelsäule ist kurz (3–10 Wirbel) und durch Verwachsung fast unbeweglich. Lenden- und Kreuzwirbel (10–22 Wirbel) sind ebenfalls verschmolzen. Sie bilden einen unbeweglichen Lenden-Kreuzbeinbereich. Die Schwanzwirbelsäule (ca. 13 Wirbel) ist im vorderen Abschnitt beweglich, im hinteren zum Steißknochen *(Pygostyl)* ver-

Man unterscheidet:

Gelenk	Beispiel
Kugelgelenk	Schultergelenk (Rotationsmöglichkeit durch die über das Gelenk verlaufende Muskulatur eingeschränkt)
Walzengelenk	im Bereich des Karpalgelenks; beim Pferd ein Wechselgelenk, d. h. die Bewegung ist einachsig, beschränkt sich auf Beugung und Streckung; beim Fleischfresser sind Dreh- und Seitwärtsbewegungen möglich
Scharniergelenk	Ellbogen- und Fesselgelenk
Schraubengelenk	Sprunggelenk des Pferdes
Schlittengelenk	Kniescheibengelenk
Sattelgelenk	Krongelenk, Huf- und Klauengelenk
Ellipsengelenk	Gelenk zwischen Hinterhaupt und Atlas
Zapfengelenk	Gelenk zwischen Atlas und Axis
Schiebegelenk	Wirbelgelenke
Nussgelenk	Hüftgelenk
Straffes Gelenk	Kreuzdarmbeingelenk, untere Reihe der Vorderfußwurzel und des Sprunggelenks; die Gelenkflächen sind besonders straff miteinander verbunden und bieten kaum Bewegungsmöglichkeit

schmolzen. Er bildet die Ansatzstelle für die Schwanzfedern.

Brustkorb: Das Brustbein ist der größte Knochen des Vogelskeletts mit einem stark entwickelten *Kiel*. Hier, in den beiderseitigen Winkeln zwischen Brustbeinplatte und Kiel, liegt die Hauptmasse der Brustmuskulatur. Hier befindet sich auch der Körperschwerpunkt des Vogels, unabhängig davon ob der Vogel steht, fliegt oder schwimmt. Die Zahl der Rippen schwankt zwischen 3–9 Paaren, von denen nur wenige (beim Huhn 4) das Sternum erreichen. Diese echten Rippen bestehen aus zwei gelenkig miteinander verbundenen, stark gegeneinander abgewinkelten Abschnitten, was von besonderer Bedeutung für die Atmung ist.

Der Schultergürtel des Vogels besteht beiderseits aus dem Rabenbein *(Coracoid)*, dem Schlüsselbein *(Clavicula)* und dem Schulterblatt *(Scapula)*. Beide Schlüsselbeine bilden das Gabelbein *(Forcula)*. Das Schulterblatt ist ein schmaler, dem Brustkorb dorsal anliegender Knochen. Rabenbein und Schulterblatt bilden die Gelenkfläche für den Oberarm.

Flügel: Er wird vom Oberarmknochen, der Speiche, der wesentlich stärkeren Elle, zwei Handwurzelknochen, zwei Mittelhandknochen und drei Fingern (diese entsprechen 2.–4. Finger der Säugetiere) gebildet. Von den Fingern besitzt nur der mittlere zwei Knochen. Das Schultergelenk ist ein Eigelenk, dessen Bewegungsmöglichkeit durch ein starkes Gelenkband einge-

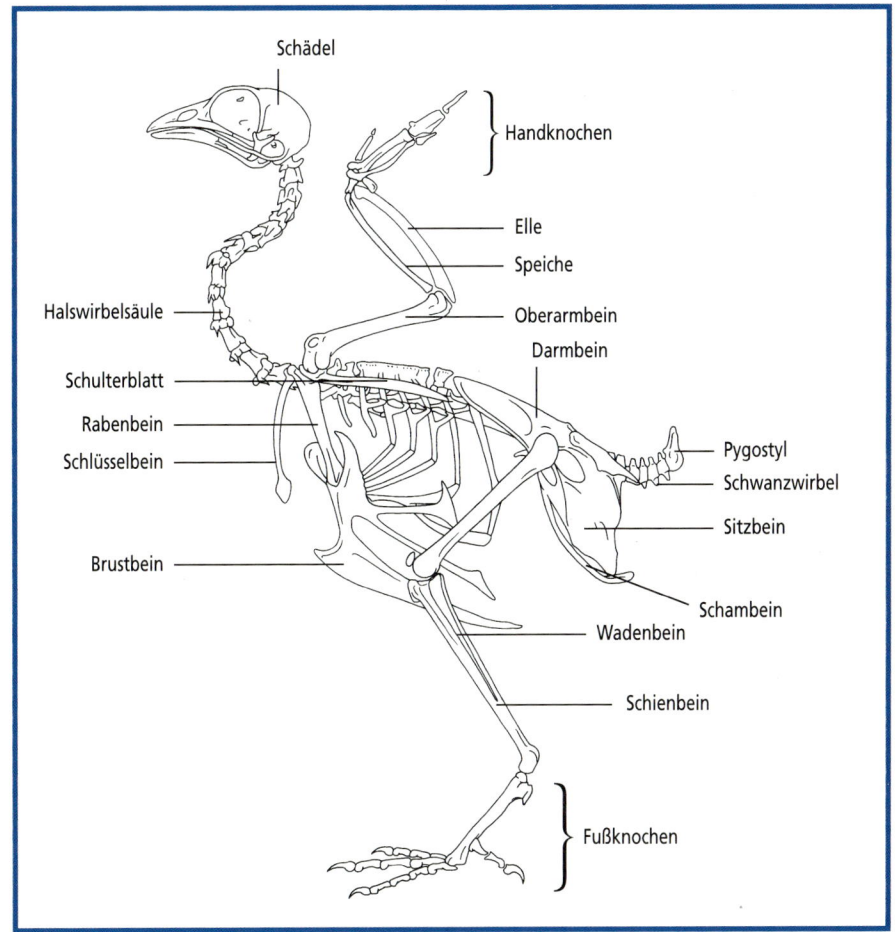

Abb. 7.12: Skelett des Huhnes (nach KRAHMER und SCHRÖDER).

schränkt ist. Die Bewegungsrichtung des Flügels verläuft hauptsächlich von vorn-oben nach hinten-unten.

Becken: Wie beim Säugetier besteht das Becken aus drei Knochenpaaren (Darmbein, Sitzbein, Schambein), die starr mit der Wirbelsäule verbunden sind. Das Darmbein reicht weit nach kranial bis zur letzten Rippe. Das Sitzbein ist ein Teil der Beckenwand, das Schambein ist schmal. Eine Beckensymphyse gibt es beim Vogel nicht. Die Knochen stehen weit auseinander, was für den Durchtritt des Eies notwendig ist.

Hinterbein: Oberschenkelknochen, Kniescheibe und Unterschenkelknochen sind wie beim Säugetier vorhanden und ähnlich gebaut. Das Tarsalgelenk (Laufgelenk) ist ein einfaches Gelenk, da die Tarsalknochen der oberen Reihe mit dem Schienbein, die der unteren Reihe mit dem Metatarsalknochen zu einem großen Röhrenknochen, dem sogenannten *Lauf* verwachsen sind.

Die Vögel besitzen an jedem Fuß vier Zehen, von denen meistens die 1. Zehe nach hinten gerichtet ist. Die Anzahl der Zehenknochen – die auch unterschiedlich groß sind – beträgt bei der 4. Zehe fünf Phalangen. Das letzte Zehenglied trägt die Hornkralle.

7.1.2 Muskelsystem

Die ins Skelett eingebauten Muskeln dienen zusammen mit ihren Hilfselementen (Faszien, Sehnenscheiden und Schleimbeuteln) der Bewegung von Knochen und damit von Gelenken *(willkürliche Bewegungs- oder Skelettmuskeln)*.

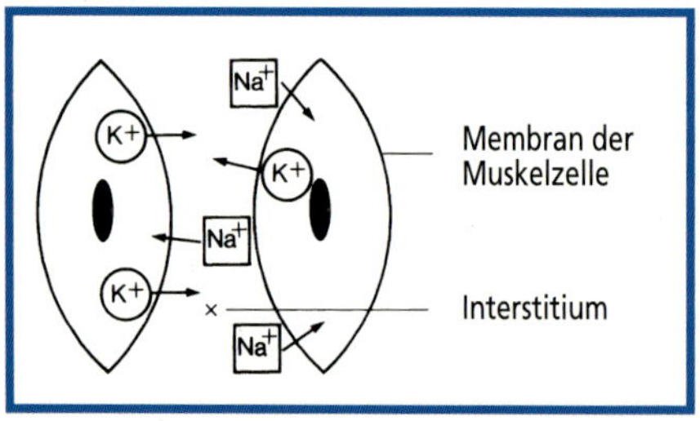

▶ Abb. 7.13: *Elektrischer Vorgang bei der Kontraktion der Muskelzelle (vereinfachte Darstellung).*

Neben der Bewegung hilft die Skelettmuskulatur die Wandungen der großen Körperhöhlen zu bilden (Zwischenrippenmuskulatur, Zwerchfell, Muskeln der Bauchdecke) und unterstützt damit gleichzeitig manche Tätigkeiten innerer Organe (z. B. Atembewegungen, Bauchpresse).

Die Muskelfasern werden mit Hilfe einer Bindegewebshülle gebündelt. Mehrere Muskelfaserbündel zusammen ergeben dann den eigentlichen Muskel *(Musculus)*. Die äußere, straffe, bindegewebige Muskelhülle ist die *Fascie,* auch Muskelbinde genannt. Sie stellt einen Führungsschlauch für den Muskel dar und sorgt auch beim erschlafften Muskel für die richtige Lage.

Muskeln sind elastisch, reizbar (mechanisch, chemisch, elektrisch) und besitzen die Fähigkeit, sich auf bestimmte, nervale Reize (elektrophysiologischer Vorgang zwischen Nerv und Muskel) aktiv zusammenzuziehen, was man als *Kontraktilität* bezeichnet.

Die Tätigkeit eines Muskels, seine Zusammenziehung nennen wir *Kontraktion*. Der Muskel wird dabei verkürzt und bauchig verdickt.

Neben chemischen Vorgängen (Bereitstellung von Energie zur Muskelarbeit) laufen bei der Muskelkontraktion auch elektrische ab. Die Impulsübertragung für die elektrischen Vorgänge geschieht über die motorische Endplatte der Nervenfasern. Die Permeabilitätseigenschaften der Muskelzellmembran werden verändert. Dabei kommt es zu einem Wechsel elektrisch geladener Teilchen (Kalium-, Natriumionen) aus der Muskelzelle in den Zellzwischenraum (Interstitium) und umgekehrt. Es fließt elektrischer Strom, den man *Aktionsstrom* nennt. An der Membran der Muskelzelle entsteht bei der Muskelkontraktion ein Zustand elektrischer Spannung (Aktionspotential). Kommt es anschließend wieder zur Muskelerschlaffung, ist an der Membran der Muskelzelle wieder der Ruhezustand (Ruhepotential) hergestellt.

Die Ableitung der bioelektrischen Ströme ist die Grundlage für die Messung im Elektrokardiogramm (EKG), Elektromyogramm (EMG) und Elektroenzephalogramm (EEG). Ähnliche Vorgänge laufen bei der Erregungsleitung am Nerven ab.

Der Spannungszustand, der auch am nicht kontrahierten Muskel besteht, wird als *Muskeltonus* (Ruhespannung) bezeichnet.

Seine Energie nimmt der Muskel aus der im Stoffwechsel verarbeiteten Nahrung (Fett und Glukose). Bei den chemischen Vorgängen wird Adenosintriphosphat *(ATP)* gebildet, das für den energiebedürftigen Prozess der Muskeltätigkeit benötigt wird. Ein gewisser Vorrat an ATP ist im Muskel gespeichert, um kurzfristig als Energielieferant bereit zu stehen. Für die komplizierten chemischen Reaktionen ist außerdem Sauerstoff notwendig, der durch eine ausreichende Durchblutung des Muskels gesichert wird. Für eine länger anhaltende und schnelle Energiebereitstellung wird das Glykogen, Speicherform der Glukose im Muskel, abgebaut. Dies kann auch ohne Sauerstoffbeteiligung erfolgen. Es entsteht dabei Milchsäure. Besonders bei sehr starker Muskelarbeit kommt es zur Milchsäureanhäufung (Übersäuerung) in der Muskulatur, die notwendigen chemischen Reaktionen können nicht ablaufen, ein ATP-Mangel tritt auf, der Muskel ermüdet. In einer Erholungspause wird die Milchsäure abgebaut und die normale Muskelarbeit wieder ermöglicht.

Die von den Muskeln genutzte Energie wird nicht nur in Arbeit, d. h. Bewegung umgesetzt, sondern es entsteht Wärme, die über das Blut abgeleitet und im Körper verteilt wird. Die Muskulatur in Bewegung ist demnach auch Wärmequelle und maßgeblich an der Beibehaltung der Körpertemperatur beteiligt.

Die Skelettmuskeln haben einen Muskelursprung (Anfang: proximal) und einen Muskelansatz (Ende: distal).

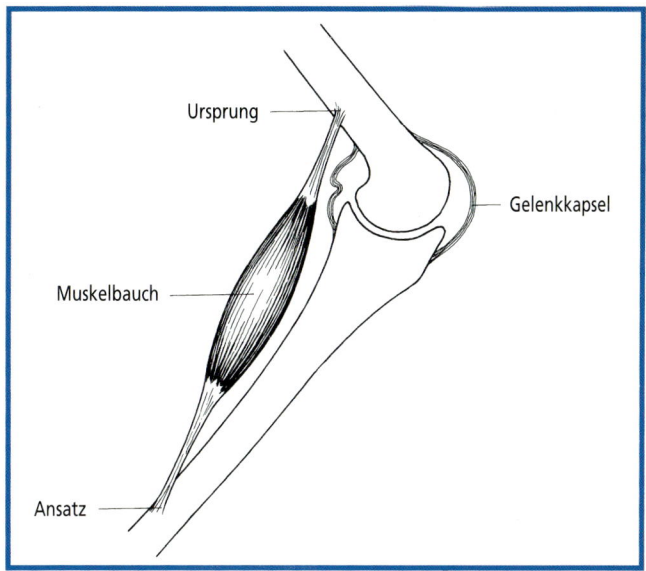

▲ **Abb. 7.14:**
Vereinfachte Darstellung der Bewegung von Knochen durch Muskelkontraktion.

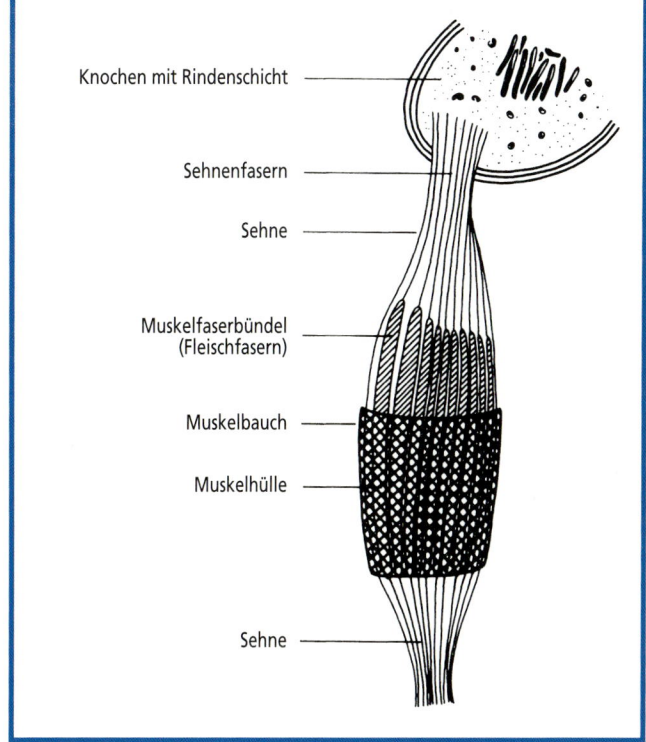

▲ **Abb. 7.15:**
Bau eines spindelförmigen Muskels (schematisch nach Nickel, Schummer, seiferle).

Muskeln können »fleischig« (z. B. die Zwischenrippenmuskeln) oder mit einer Sehne (z. B. die Extremitätenmuskeln) am Knochen ansetzen. Die Verankerung des Muskels geschieht aber immer durch feinste Sehnenfasern, die in der Rindenschicht (Compacta) des Knochens einen festen Halt finden. Durch diese feste Verbindung ist erst die Bewegung des betreffenden Skelettteiles mittels Muskelkontraktion möglich.

Durch Krankheit oder Überbeanspruchung kann diese normale Muskeltätigkeit erheblich in Mitleidenschaft gezogen sein.

Nach dem Aufbau der Muskelzelle unterscheidet man Skelettmuskulatur, Eingeweidemuskulatur und Herzmuskulatur.

Muskelformen

Je nach Funktion und Lage am Körper weisen die einzelnen Muskeln verschiedene Formen auf:
- spindelförmig (an den freien Gliedmaßen)
- lang gestreckt, strangartig (entlang der Wirbelsäule)
- flächenartig, platt (an den Körperwänden)
- besonders massig (an den Oberschenkeln und an der Kruppe)

Bei den einzelnen Abschnitten des Muskels kann es auch noch zu einer Aufteilung in verschiedene Portionen kommen, z. B.
- am Muskelkopf (biceps, triceps, quadriceps)
- am Muskelbauch (biventer)

Auch das Muskelende kann noch mehrfach aufgeteilt sein.

Eine besondere Muskelform stellen die *Ringmuskeln (Sphincter)* dar. Es sind ringförmig angeordnete Muskelzüge (z. B. After-, Harnblasenschließmuskeln), die keinen sehnigen Ansatz an irgendeinem Knochen aufweisen. Diese Ringmuskeln befinden sich in einem Kontraktionszustand und erschlaffen erst unter Einfluss des Willens. So werden Stuhlgang und Harnentleerung erst möglich.

Beispiele der *Funktion einzelner Muskelgruppen:*
- Zwerchfell (Diaphragma) und Zwischenrippenmuskulatur: Atmung
- Bauchmuskulatur: Bauchpresse
- Gesichts- und Ohrmuskulatur: Mimik, Ausdruck

Muskelwirkungen

Die meisten Muskeln haben eine Hauptwirkung, z. B. als
- Beuger (Flexor)
- Strecker (Extensor)
- Einwärtszieher (Adduktor)
- Auswärtszieher (Abduktor)
- Schließmuskel (Sphinkter)

Immer ist die Bewegung nicht die Leistung eines Einzelmuskels, sondern das Zusammenspiel mehrerer Muskeln. Sie werden als Muskelgruppe mit gemeinsamer Aufgabe zusammengefasst *(Synergisten)*, z. B. an den Gliedmaßen die Streckmuskeln.

Eine andere Muskelgruppe (Beuger der Gliedmaße) ist dann als Gegenspieler zu bezeichnen *(Antagonisten)*.

Während der Kontraktion der Strecker sind die Beuger erschlafft.

Steuerung und Arbeitsweise der Muskelsysteme

Skelettmuskulatur	■ Steuerung über das Zentralnervensystem (durch den Willen beeinflussbar), ■ Kontraktion nicht an Rhythmus gebunden, ■ schnelle Bewegung möglich, ■ schnellere Ermüdung.
Eingeweidemuskulatur	■ Steuerung über das vegetative Nervensystem (durch den Willen nicht beeinflussbar), ■ rhythmische Wiederholung der Kontraktion, ■ langsame Bewegung, ■ kaum Ermüdung.
Herzmuskulatur	■ Steuerung über eigenes Reizbildungszentrum (durch den Willen nicht beeinflussbar), ■ rhythmische Wiederholung der Kontraktion, ■ rasche, kräftige Bewegung, ■ keine Ermüdung.

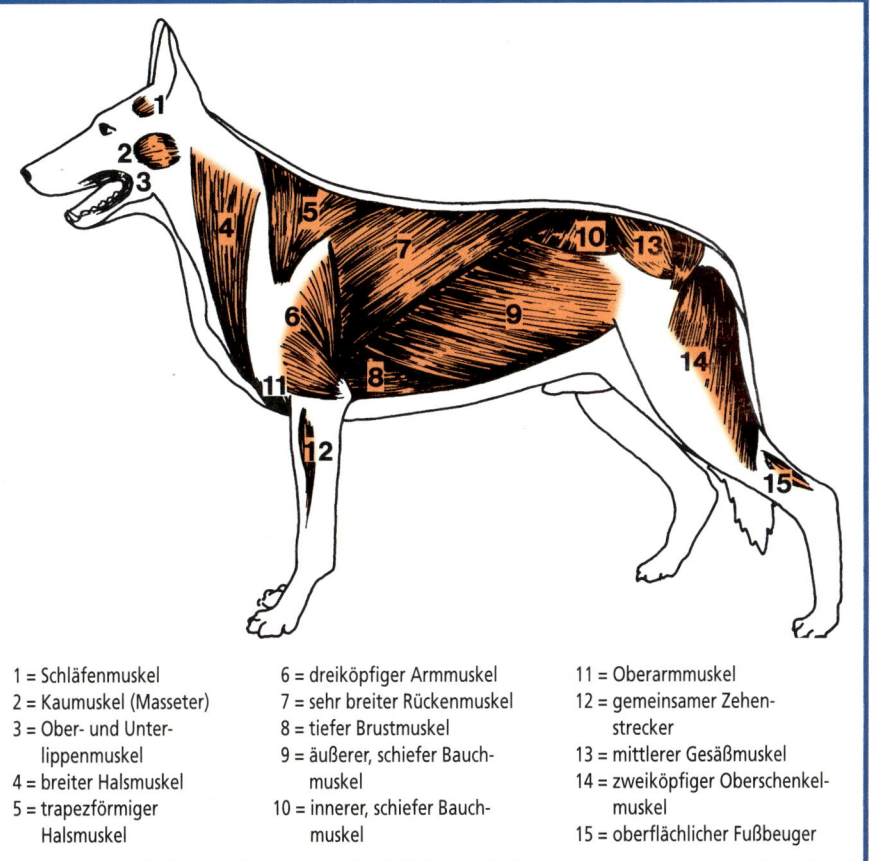

Abb. 7.16: Übersicht der oberflächlichen Muskulatur des Hundes.

1 = Schläfenmuskel
2 = Kaumuskel (Masseter)
3 = Ober- und Unterlippenmuskel
4 = breiter Halsmuskel
5 = trapezförmiger Halsmuskel
6 = dreiköpfiger Armmuskel
7 = sehr breiter Rückenmuskel
8 = tiefer Brustmuskel
9 = äußerer, schiefer Bauchmuskel
10 = innerer, schiefer Bauchmuskel
11 = Oberarmmuskel
12 = gemeinsamer Zehenstrecker
13 = mittlerer Gesäßmuskel
14 = zweiköpfiger Oberschenkelmuskel
15 = oberflächlicher Fußbeuger

Sehnen sind die zugfesten Überträger der Muskelkraft auf die Knochen. Teilweise sind die Sehnen sehr lang (z. B. Gliedmaßensehnen) und auch sehr kräftig (z. B. Achillessehne).

Außer den Muskelbinden gibt es Sehnenhäute in Form der großen *Körperfaszien,* die unter der Haut liegen und den Rumpf und die Gliedmaßen überziehen.

Für Sehnen und Knochen gibt es folgende Schutzvorrichtungen:
- *Sehnenscheiden* sind schlauchartige Gleithüllen, in die Sehnen an Stellen großer Beanspruchung eingebettet sind;
- *Schleimbeutel* sind elastische, abgekapselte Spalten im lockeren Bindegewebe und fangen Druck und Stoß als Polster auf dem Knochen auf.

Sehnenscheiden und Schleimbeutel enthalten eine der Gelenkschmiere ähnliche Flüssigkeit *(Synovia).*

Bei krankhafter Vermehrung dieser Flüssigkeit wölben sich unter der Haut so genannte Gallen (Sehnenscheidengallen) vor. Wir kennen sie z. B. als Steingallen am Huf oder als Piephacke am Sprunggelenk des Pferdes.

Bei heftiger mechanischer Einwirkung auf den Schleimbeutel durch Sturz, Stoß, Schlag oder Druck füllt sich dieser vermehrt mit Synovia. Man spricht von einer Schleimbeutelentzündung (Bursitis).

Die *Muskulatur des Vogels* zeichnet sich durch ihre Kompaktheit aus. So können z. B. die Flugmuskeln eines guten Fliegers über die Hälfte der gesamten Muskelmasse des Vogels ausmachen. Die Becken-Oberschenkelmuskulatur ist die zweitstärkste Muskelgruppe. Sie dient zur Aufrechterhaltung des Gleichgewichts sowie für die verschiedenen Arten der Fortbewegung, wie z. B. Laufen, Hüpfen, Klettern, Schwimmen.

Wichtige Krankheiten des Bewegungsapparates

Trauma	Gewalteinwirkung, Wunde, Verletzung

am Knochen

Fraktur	Knochenbruch
Fissur	Knochenriss
Ostitis	Knochenentzündung
Periostitis	Knochenhautentzündung
Osteomyelitis	Knochenmarkentzündung
Spondylose	Verknöcherung an der Wirbelsäule
Diskopathie	Bandscheibenschaden z. B. bei Dackellähme
Podotrochlose	degenerative Veränderung am Strahlbein (Hufrolle – Pferd)

am Gelenk

Arthritis	Gelenkentzündung
Polyarthritis	Entzündungen gleichzeitig an mehreren Gelenken
Arthrose	Gelenkabnutzung und -verknöcherung z. B. Coxarthrose am Hüftgelenk Gonarthrose am Kniegelenk Spat am Sprunggelenk (Pferd)
Kontusion	Prellung, Quetschung
Luxation	Verrenkung z. B. Luxatio femoris Oberschenkelkopf rutscht aus der Beckenpfanne
Distorsion	Verstauchung, Zerrung der Gelenkkapselbänder
Hüftgelenks-dysplasie (HD)	angeborene Fehlbildung des Hüftgelenks z. B. bei jungen Schäferhunden und Jagdhunden

am Muskel

Myositis	Muskelentzündung
Muskelatrophie	Muskelschwund
Lumbago	Lendenweh, Kreuzverschlag, Kreuzlähme (beim Pferd)

an Sehne, Sehnenscheide und Schleimbeutel

Tendinitis	Sehnenentzündung
Tendovaginitis	Sehnenscheidenentzündung
Bursitis	Schleimbeutelentzündung

Sonstige

Pododermatitis aseptica (Rehe)	nichtinfektiöse Huf- und Klauenlederhautentzündung
Panaritium	eitrige Entzündung des 3. Zehengliedes (Huf, Klaue, Kralle)

Wichtige Begriffe des Bewegungsapparates

Os	Knochen
Periost	Knochenhaut
Kompakta	»Rindenschicht« des Knochens
Spongiosa	Bälkchenschicht des Knochens
Discus intervertebralis	Bandscheibe der Wirbelsäule
Meniskus	Gelenkzwischenscheibe im Kniegelenk
Synovia	»Gelenkschmiere«, auch in Sehnenscheiden und Schleimbeuteln
Articulatio	Gelenk
Faszie	straffe Bindegewebshaut, Muskelbinde
Sphinkter	Ringmuskel, Schließmuskel

7.2 Äußere Haut (Cutis)

7.2.1 Aufbau der Haut

Die Haut ist die schützende Hülle (Decke) für den ganzen Körper. Sie schützt den Organismus vor Verletzungen, Austrocknung, vor chemischen und thermischen Einflüssen, sie speichert Fett und dient der Druck-, Tast- und Temperaturwahrnehmung. Sie ist Sitz der Haare, Schweiß- und Talgdrüsen. An den natürlichen Köperöffnungen geht sie in die Schleimhaut der anschließenden Hohlorgane über. Die Dicke und Festigkeit der Haut ist je nach Tierart, Rasse und Alter verschieden. Auch variiert sie beim Einzeltier an den verschiedenen Körpergegenden. Am Rücken und an den Seiten des Tieres ist sie dicker, an der Unterseite des Körpers und an den Innenflächen der Gliedmaßen ist die Haut dünner und feiner.

Man unterscheidet an der Haut die Oberhaut von der Lederhaut. Als anschließende Schicht sorgt die Unterhaut für eine lockere Verbindung zu den darunter liegenden Muskeln und Knochen.

Oberhaut

Die *Oberhaut (Epidermis)* besteht aus der Hornschicht (Stratum corneum), deren oberste Hornzellen als Schuppen abgeschilfert werden und aus der Keimschicht (Stratum germinativum). Diese Schicht dient der Zellvermehrung und weist Pigmenteinlagerungen (Melanin) auf, die Haut und Haaren die Farbe verleihen. Bei starker Beanspruchung ist das verhornte Plattenepithel der Epidermis besonders verdickt, z. B. an Huf, Klauen, Krallen und den Hörnern.

Abb. 7.17:
Schnitt durch die Haut (nach ELLENBERGER *und* BAUM*).*

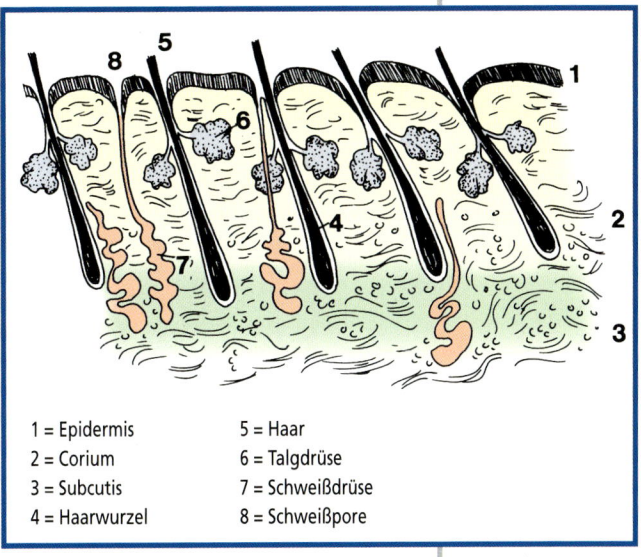

1 = Epidermis
2 = Corium
3 = Subcutis
4 = Haarwurzel
5 = Haar
6 = Talgdrüse
7 = Schweißdrüse
8 = Schweißpore

Lederhaut

Die *Lederhaut (Corium,* Dermis) ist eine straffe Bindegewebsschicht, die für die Ledergewinnung geeignet ist. In der Lederhaut sitzen die Haare, Haarbalgmuskeln, Schweiß- und Talgdrüsen. Diese Schicht ist reichlich mit Blutgefäßen ausgestattet, deren Blutfülle für die Wärmeregulation des Körpers wichtig ist. Zahlreiche Nervenendigungen vermitteln Empfindungen wie Schmerz, Druck und Temperatur. Teilweise wird auch in der Lederhaut Pigment eingelagert.

Unterhaut

Die *Unterhaut (Subcutis)* besteht aus lockerem Bindegewebe und ist mehr oder weniger verschiebbar. Sie wird deshalb als Verschiebeschicht bezeichnet und hat viel Platz für die Einlagerung von Fett. Es bilden sich Fettpolster, z. B. das Kammfett beim Pferd, der Speck des Schweines. Sie dienen dem Schutz vor Kälte und sind Nahrungsreserven.

Hautdrüsen

Die *Talgdrüsen* sind säckchenartige, um das Haar angeordnete Drüsen – auch Haarbalgdrüsen genannt –, die ein fettiges Sekret absondern. Der Talg (Sebum) fettet Haare und Hautoberfläche ein, macht sie geschmeidig und wirkt Wasser abstoßend.

Die Talgdrüsen des äußeren Gehörganges bilden das Ohrenschmalz (Cerumen).

Die *Schweißdrüsen* sind schlauchartige, gewundene Drüsen und scheiden ein wässriges Sekret aus. Der Schweiß dient vor allem dem Wärmeausgleich bei erhöhter Körpertemperatur. Außerdem werden mit dem Schweiß verschiedene Stoffwechselprodukte (z. B. Kochsalz) ausgeschieden.

Die *Duftdrüsen* der Tiere sind tierartlich verschieden verteilt, z. B. Analbeutel und Zirkumanaldrüsen der Fleischfresser, Flankendrüsen der Goldhamster; sie dienen zur Orientierung im Sozialverhalten.

7.2.2 Hautanhangsorgane

Hierunter versteht man Gebilde, die aus der Haut hervorgehen und – außer den Haaren selbst – drüsenlos und haarlos sind:
- Haare (Unterscheidung nach Lage, Bau und Funktion),
- Kopfhorn der Wiederkäuer (außer hornlose Rassen),
- Zehenendorgane (Krallen, Nägel, Hufe, Klauen),
- Sohlen- und Fußwurzelballen der Fleischfresser,
- Kastanie und Sporn des Pferdes (umgebildete Sohlen- und Fußwurzelballen).

Haare (Pili)

An den Haaren werden der aus der Haut ragende *Haarschaft* und die bis in die Unterhaut reichende *Haarwurzel* unterschieden. Die kolbig verdickte Haarzwiebel sitzt auf der Haarpapille. Das Haar selbst besteht aus dem Haarmark (Epithelzellen), der Haarrinde (verhornte Zellen, Pigmenteinlagerung) umgeben von dem Haarhäutchen und aus der Haarscheide *(Wurzelscheide).* Der bindegewebige, äußere Anteil der Haarscheide wird als *Haarbalg* (Haarfollikel) bezeichnet. Dieser ist reichlich mit Blutkapillaren ausgestattet. An den Haarbälgen setzen die Haarbalgmuskeln an. Es ist glatte Muskulatur, durch deren Kontraktion die Haare aufgerichtet werden.

Abb. 7.18: Längsschnitt durch die Wurzel eines Haares.

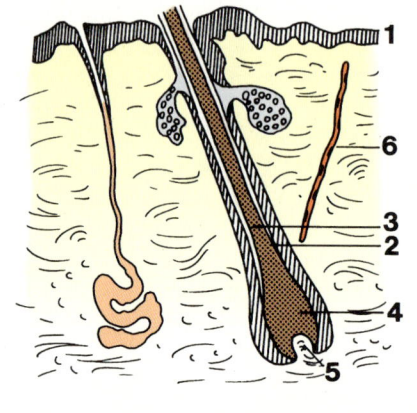

1 = Epidermis
2 = Haarrinde
3 = Haarmark
4 = Haarzwiebel
5 = Haarpapille
6 = Haarbalgmuskel

Die Haare sitzen schräg nach hinten (Haarstrich) in der Lederhaut und halten dadurch eine Luftschicht, die der Wärmeregulierung dient. Die Färbung der Haare ist rassespezifisch und kann einheitlich sein oder in Streifen oder Flecken auftreten. Einmal pro Jahr werden die Haare bei den Haussäugetieren gewechselt. Zu Beginn des Winters schieben sich Wollhaare zwischen die Deckhaare, im Frühjahr fällt das Wollhaar aus, später wechselt das Deckhaar.

Je nach Tierart, Rasse, Alter und Vererbung, aber auch Körpergegend können verschiedene *Haararten* unterschieden werden.

- *Deck- oder Fellhaare;* sie bedingen die Masse und Farbe des Felles und damit das Aussehen des Tieres.
  - Grannenhaare: unten feiner, nach oben zu spindelig;
  - Stichelhaare: besonders bei manchen Hunderassen und Ziegen an Kopf und Füßen. Sie sind straffer und nicht gewellt;
  - Leithaare: sind nicht so zahlreich, fehlen den Huftieren. Sie sind dicker, straff und kürzer.
- *Flaum- oder Wollhaare;* sehr feine und stark gewellte Haare, die bei Hund und Katze je nach Jahreszeit in unterschiedlicher Menge vorhanden sind.
- *Langhaare;* dies sind die Mähnen- und Schweifhaare, sehr fest und stark.
- *Borstenhaare;* sie sind eigentlich Fellhaare, aber sehr grob beim Schwein. Auch der Ziegenbart und die Wimpern (Ciliae) sind Borstenhaare.
- *Tasthaare* (Sinushaare); sie stehen einzeln oder in Gruppen, haben keine Haarbalgdrüsen. An ihren Wurzeln stehen sie in Kontakt mit Tastnerven. Sie dienen der Raumorientierung im Dunkeln. Meistens sind sie auf den Kopf beschränkt, an Nase und Lippen als »Antennenschnurrbart«, an den Wangen und als Augenbrauen.

7.2.3 Hautkrankheiten

Es gibt viele Formen der Hauterkrankung und sehr viele Ursachen, die oftmals schwierig zu ermitteln sind.

Die einzelnen Hautveränderungen (Effloreszenzen) werden meistens nach ihrem Erscheinungsbild bezeichnet.

Mögliche Ursachen von Hautkrankheiten

chemisch	Verätzung durch Säuren oder Laugen
thermisch	Verbrennung durch Strahlen (Röntgen-, Sonnen-, Ultraviolettstrahlen), Feuer, heißes Wasser, Wasserdampf, heißes Fett
allergisch	Unverträglichkeit verschiedener Stoffe
bakteriell	Eitererreger
mykotisch	Hautpilze
parasitär	Milben, Flöhe, Läuse, Zecken, Haarlinge, Herbstgrasmilben
hormonell	Fehlregulation verschiedener Hormondrüsen

Hautveränderungen

Quaddel	flache, begrenzte Schwellung
Bläschen (Vesica)	mit Flüssigkeit gefüllt
Pustel	mit Eiter gefülltes Bläschen
Knötchen (Papel)	feste, kleine Erhebung
Schuppe (Squama)	abgeschilferte, oberste Hornschicht
Kruste	aus geronnenem Blut, Wundsekret und abgestorbenen Gewebszellen

Hautparasiten (Ektoparasiten)

Hautparasiten sind Schmarotzer auf oder in der Haut der Haustiere (Wirtstiere). Man unterscheidet zwischen Parasiten, die ständig auf der Haut des Wirtstieres sitzen, sich teilweise auch tief in die Haut eingraben und deshalb im Nachweisverfahren nur durch ein Hautgeschabsel und unter dem Mikroskop zu finden sind und den Parasiten, die nicht ständig (temporär) auf der Haut des Wirtstieres sitzen. Sie sind meistens schon mit bloßem Auge zu erkennen (siehe Kapitel 8.2.7 und 10.5.6).

7.2.4 Haut und Federkleid der Vögel

Der Aufbau der *Haut* entspricht dem der Säugetiere. In der Subkutis können erhebliche Fettpolster als Reservespeicher für futterarme Zeiten, besonders im Winter und während des Vogelzuges, und als Wärmeschutz eingelagert sein.

Die *Hautdrüsen* mit ihrer Verteilung in der gesamten Haut gibt es beim Vogel nicht. Schweißdrüsen existieren überhaupt nicht. Talgdrüsen gibt es nur in Form der Bürzeldrüse und bei Hühnervögeln im äußeren Gehörgang. Die *Bürzeldrüse* liegt auf der Körperoberseite im Bereich des Schwanzansatzes, besteht aus zwei Hälften und mündet in einer Bürzelzitze nach außen. Mit dem Schnabel kann der Vogel den Drüseninhalt herausdrücken und über das Gefieder verteilen (Schutz vor Feuchtigkeit).

Zu den *Hautanhangsorganen* am Fuß des Vogels zählen die Schuppen und Hornschienen am Lauf, sowie die Krallen und Nägel zum Festhalten, zum Ergreifen der Beute (Greifvögel und Eulen) und teilweise zur Verteidigung. Einige Hühnervögel (z. B. Haushahn) tragen an der plantaren Seite des Laufs Sporen.

Kamm, Wangen- und Kehllappen können als sekundäre Geschlechtsmerkmale bezeichnet werden. Ihr Wachstum wird hormonell gesteuert. Durch die gesteigerte Blutfülle – besonders in der Fortpflanzungszeit – können diese Hautfalten besonders stark anschwellen.

Ein sehr markantes Hautgebilde ist der *Schnabel* des Vogels, der in Form, Größe, auch Farbe die auffälligsten Varianten zeigen kann. Am härtesten ist der Schnabel an der Spitze (stärkste Verhornung). Bei Tauben, Papageienvögeln und Greifvögeln befindet sich vor der Stirn an der Schnabelbasis eine weiche Hautpartie, die sogenannte *Wachshaut*. Sie ist teilweise auch farblich abgehoben und lässt z. B. beim Wellensittich das Geschlecht des Vogels erkennen. Die Nasenlöcher sind meistens in die Wachshaut mit einbezogen.

Um die Eischale durchbrechen zu können, haben schlüpfende Jungvögel an der Oberschnabelspitze einen sogenannten *Eizahn*. Dieses Horngebilde fällt später ab.

Federn (Pennae)

Das Gefieder bedeckt bei fast allen Vögeln den gesamten Körper, ausgespart bleiben meistens die hornigen Hautpartien wie

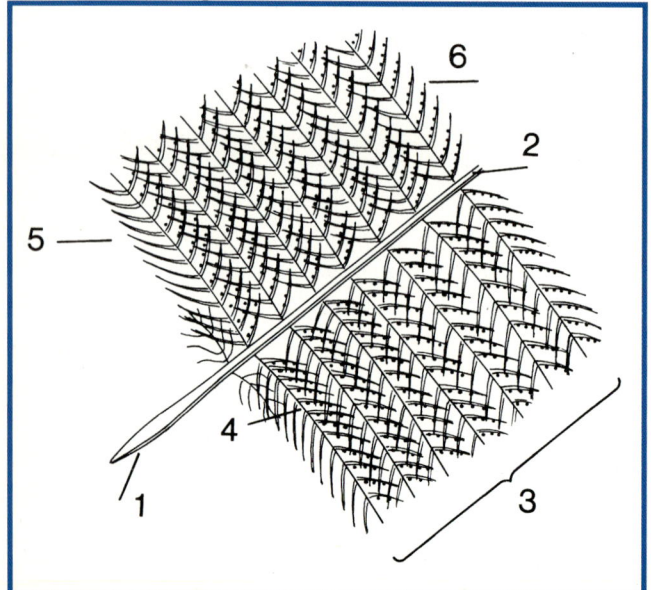

Abb. 7.19:
Unterer Abschnitt einer Konturfeder.
1 = Federspule
2 = Federschaft
3 = Federfahne
4 = Federast
5 = Bogenstrahl
6 = Hakenstrahl

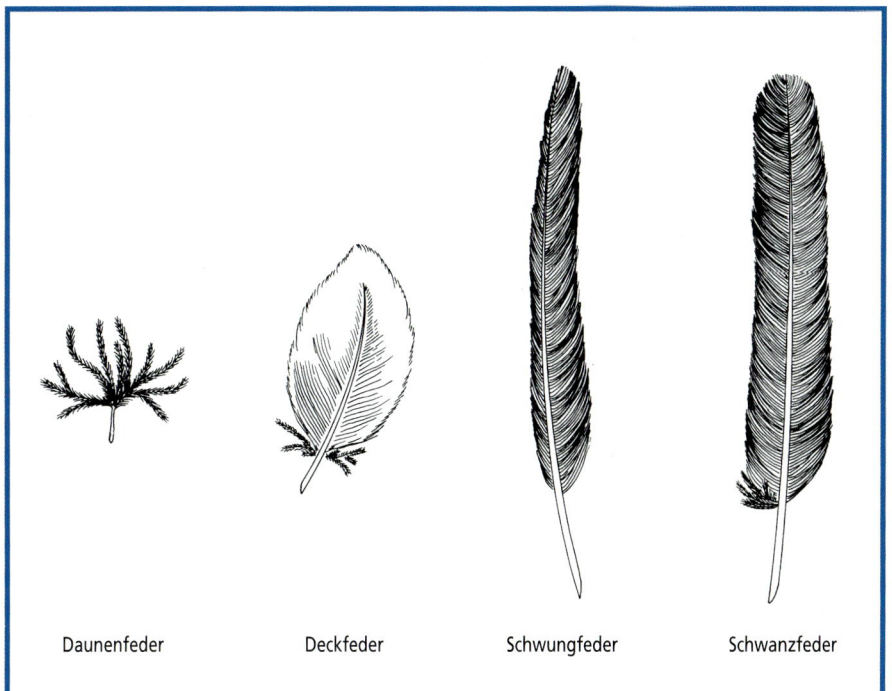

Abb. 7.20: Verschiedene Federtypen des Vogels.

Daunenfeder Deckfeder Schwungfeder Schwanzfeder

Stirnplatten, Hornkämme, die Umgebung des Schnabels und die Füße. Beim Gefieder unterscheidet man:
- Kleingefieder:
  Deckfedern (Rumpf)
  Daunenfedern (Rumpf)
- Großgefieder:
  Schwungfedern (Flügel)
  Steuerfedern (Schwanz)

Die Daunen sitzen unter den Deckfedern und dienen nur dem Wärmeschutz. Deckfedern, Schwung- und Steuerfedern geben dem Vogel die Kontur, den Umriss seiner Gestalt.

Der *Federkiel* – das ist die Längsachse der Feder – ist bei den Schwung- und Steuerfedern besonders stark ausgebildet. Die Federspule, als in der Haut sitzender Teil des Kieles, ist fast hohl. Der Federschaft enthält luftgefüllte Markzellen. Seitlich setzt am Federschaft die Fahne an, bestehend aus Federästen mit Federstrahlen. Die *Federfahne* stellt durch das Ineinandergreifen der Haken- und Bogenstrahlen eine zusammenhängende Fläche dar, die von großer Bedeutung für das Flugvermögen der Vögel ist.

Die Hauptaufgaben des Gefieders sind der Schutz vor Abkühlung (Vögel haben eine Körpertemperatur von 41 bis 43 °C), die Möglichkeit der Fortbewegung und das Federkleid kann mit seinen Farben den Vogel schmücken (Prachtkleid der männlichen Tiere) oder verbergen (Anpassung an den jeweiligen Lebensraum).

Als **Mauser** bezeichnet man den Federwechsel. Dieser kann als Vollmauser (gleichzeitiger Wechsel des Groß- und Kleingefieders) oder als Teilmauser (zeitlich differierender Wechsel der Federn) vollzogen werden. Nie ist die Mauser so heftig, dass sie zur Flugunfähigkeit des Vogels führt. Im Allgemeinen dauert die Mauser etwa 1 bis 3 Monate. Sie findet jedoch nie während der Brut- und Zugzeit der Vögel statt. Greifvögel und auch die bei uns gehaltenen Sittiche und Papageien wechseln so langsam, dass das ganze Jahr hindurch einzelne Federn ausfallen.

Wichtige Begriffe und Krankheiten der Haut

Dermatitis	Hautentzündung
Ekzem	Hautentzündung, häufig mit Juckreiz einhergehend
Exanthem	Hautausschlag mit Quaddel-, Bläschen- und Pustelbildung
Erythem	Hautrötung
Akne	eitrige Entzündung der Haarfollikel auf dem Nasenrücken, über den Augen und an den Lefzen des Hundes
Allergie	Überempfindlichkeit gegenüber einem Stoff, mit dem die Haut in Berührung gekommen ist (z. B. Einstreu, Kunststoffe, Wolle, Putzmittel) oder der aufgenommen wurde (z. B. Medikamente)
Alopezie	Haarausfall
Pruritus	Juckreiz
Dermatomykose	Hauterkrankung durch Pilze (z. B. Mikrosporie, Trichophytie)
Räude	Hauterkrankung durch Milben

7.3 Schleimhaut und Körperhöhlen

7.3.1 Schleimhaut (Mucosa)

Die Schleimhaut bildet als Epithelschicht die Oberfläche der Schlauchsysteme des Körpers, die mit der Außenwelt in Verbindung stehen. An den Körperöffnungen geht die Schleimhaut in die äußere Haut über.

Die Schleimhaut kann glatt sein oder Falten, Blätter, Furchen oder Zotten aufweisen. Unter der Schleimhaut befindet sich die Submucosa, in deren lockerer Schicht die verzweigten Gefäße und Nerven Platz finden.

Man unterscheidet
- *Kutane Schleimhaut,* aus mehrschichtigem Plattenepithel ohne Drüsen, z. B. in der Mundhöhle,
- *Drüsenschleimhaut,* aus einschichtigem Zylinderepithel mit Drüsen, z. B. im Magen und Darm.

Die Schleimhaut ist die innere Auskleidung folgender Organsysteme:
- Verdauungsapparat: Mundhöhle, Speiseröhre, Magen, Darmkanal;
- Atmungsapparat: Nasengänge, Kehlkopf, Luftröhre, Bronchien, Lungenbläschen;
- Harnapparat: Nieren, Harnleiter, Harnblase, Harnröhre;
- Geschlechtsapparat: Eileiter, Gebärmutter, Gebärmutterhals, Scheide, Scham; Vorhaut;
- Auge: Lidbindehaut.

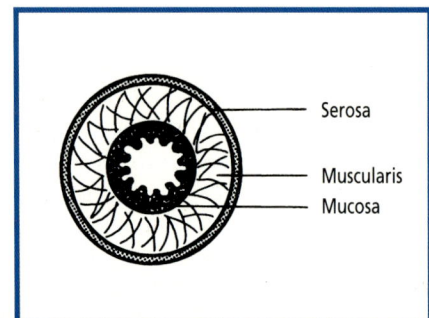

Abb. 7.21: Querschnitt durch den Darm.

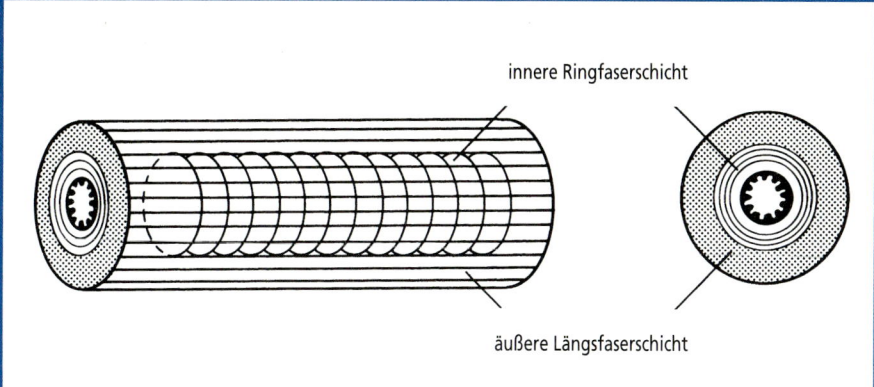

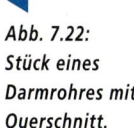

Abb. 7.22: Stück eines Darmrohres mit Querschnitt.

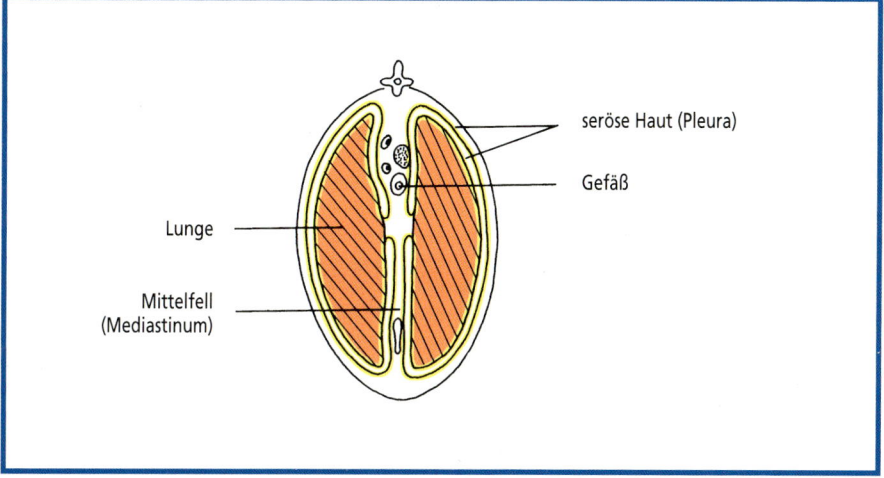

Abb. 7.23: Schematische Abbildung der Brusthöhle.

Die Eingeweideschläuche bestehen aus drei Schichten:
- Schleimhaut (Mucosa):
  mit Oberflächenepithel, bindegewebiger Mittelschicht, unterster Schicht (Submucosa);
- Muskelschicht (Muscularis):
  mit glatter Muskulatur, z. B. am Darm, an der Gebärmutter und quer gestreifter Muskulatur an den natürlichen Körperöffnungen;
- Seröse Haut (Serosa):
  als äußerste Schicht der Eingeweideschläuche.

Die *Muskelschicht* der Eingeweideschläuche bildet, aus quer gestreifter Muskulatur bestehend, die Schließmuskeln der großen Köperöffnungen (After, Harnblasenschließmuskel). An den Eingeweiden im Körperinneren besteht diese Muskelschicht aus glatter Muskulatur und aus zwei Schichten: eine innere Ringfaserschicht und eine äußere Längsfaserschicht, so dass z. B. die Verdauungsorgane in zwei verschiedenen Richtungen zusammengezogen werden können (peristaltische Bewegungen des Magens und der Därme).

Die *seröse Haut* (Serosa) ist der äußere Überzug aller in den Körperhöhlen liegenden Organe und geht direkt in die seröse Haut der Körperhöhlenwände über. Die seröse Haut ist glatt und feucht, was eine Reibung weitgehend vermeidet und mehr ein Gleiten an den Nachbarorganen bewirkt.

7.3.2 Einteilung und Lage der Körperhöhlen

Die Eingeweide liegen in den großen Körperhöhlen:
- Brusthöhle (Cavum pectoris)
- Bauchhöhle (Cavum abdominis)
- Beckenhöhle (Cavum pelvis)

Die Brusthöhle wird durch das Zwerchfell *(Diaphragma)* von der Bauchhöhle getrennt. Kaudal geht die Bauchhöhle ohne Begrenzung in die Beckenhöhle über.

Alle drei Höhlen sind mit Serosa ausgekleidet. Sie bildet außerdem Säcke, in denen sich die Eingeweide befinden. Auf diese Weise liegen sich zwei Serosablätter gegenüber, das sogenannte Wandblatt und das Eingeweideblatt. Beide Serosablätter haben eine glatte, feuchte Oberfläche, die ein ungehindertes Gleiten mit nur geringer Reibung ermöglicht. Die Serosen sind sehr nervenreich und deshalb auch sehr schmerzempfindlich.

Brusthöhle

Die *Brusthöhle* liegt innerhalb des Brustkorbes (Thorax). Kranial reicht sie etwas über das 1. Rippenpaar hinaus, kaudal wird sie vom Zwerchfell begrenzt, das sich noch im Thoraxbereich befindet. Die Brusthöhle ist in der Medianebene durch das Mittelfell *(Mediastinum),* eine Scheidewand, in zwei Höhlen geteilt. Beide sind mit Serosa ausgekleidet, die als Brustfell *(Pleura)* bezeichnet wird. In beide Pleurahöhlen reichen, vom Mittelfell ausgehend, die Lungenflügel, wiederum von Serosa überzogen.

Man kann folgende Einteilung vornehmen:

Brustfell
- Lungenfell (überzieht die Lungenflügel)
- Rippenfell (überzieht die innere Thoraxwand)

Im Mittelfell, das aus Bindegewebe besteht, befinden sich Lymphknoten, Blut- und Lymphgefäße, Nerven, die Luftröhre mit ihrer Aufzweigung, die Speiseröhre, der Brustteil der Aorta und das Herz im Herzbeutel.

Bauchhöhle

Die *Bauchhöhle* umfasst hinter dem Zwerchfell einen Teil des Thoraxbereichs und erstreckt sich nach kaudal bis zum Beckeneingang. Für eine genauere Lagebeschreibung der Eingeweide wird der Bauchbereich in die vordere, mittlere und hintere Bauchgegend unterteilt.

Abb. 7.24:
Linke Ansicht der Brust- und Bauchhöhle beim Hund (nach KOCH).

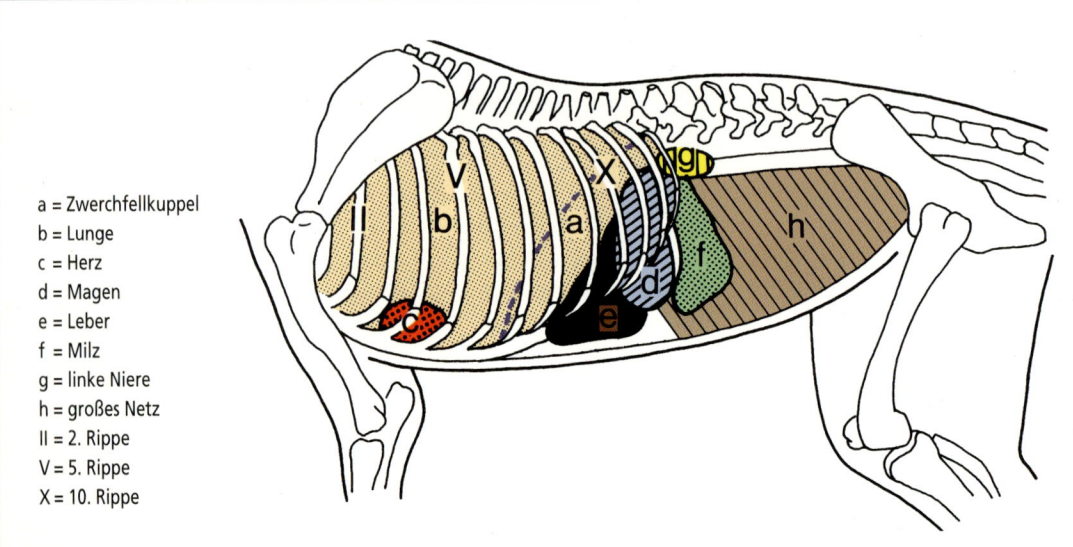

a = Zwerchfellkuppel
b = Lunge
c = Herz
d = Magen
e = Leber
f = Milz
g = linke Niere
h = großes Netz
II = 2. Rippe
V = 5. Rippe
X = 10. Rippe

Die Serosa der Bauchhöhle ist das Bauchfell *(Peritoneum)*. Es überzieht das Zwerchfell, die innere Bauchwand und reicht als Serosasack bis in den kranialen Teil der Beckenhöhle. Vom Peritoneum ausgehend ziehen doppelte seröse Häute zu den meisten Bauchorganen, die ebenfalls von Bauchfell umhüllt sind. Diese Doppelserosa ist das *Gekröse* und wird nach dem jeweiligen Organ, zu dem es gehört, benannt; z. B. *Mesenterium* (Dünndarmgekröse), Mesovar (Eierstockgekröse), Mesosalpinx (Eileitergekröse).

Eine weitere Bauchfellduplikatur ist das Netz *(Omentum)*. Das kleine Netz liegt im Bereich der Leber und des Magens, das große Netz (Darmnetz) breitet sich wie eine Schürze zwischen Bauchwand und Darmkonvolut aus.

Das einschichtige Plattenepithel des Bauchfells und des großen Netzes besitzt eine bedeutende Resorptionsfähigkeit, die therapeutisch genutzt werden kann.

Die Bauchhöhle hat verschiedene *Durchtrittsstellen* für Organe in Form von Spalten, Schlitzen, Löchern oder Ringen, z. B. Aortenschlitz, Hohlvenenloch und Speiseröhrenschlitz im Zwerchfell oder der Nabelring des Neugeborenen sowie der Leistenspalt beim männlichen Tier. Unter ungünstigen Umständen kann es an den Öffnungen zu sogenannten Eingeweidebrüchen *(Hernien)* kommen. Organteile dringen in die Brusthöhle vor (Zwerchfellshernie) oder unter die Haut (Nabelbruch, Leistenbruch).

Beckenhöhle

Die *Beckenhöhle* wird durch das knöcherne Becken, Bänder und Muskeln begrenzt. Im kranialen Bereich geht die Beckenhöhle in die Bauchhöhle über. Das Peritoneum bildet in seinem kaudalen Abschnitt seröse Doppelfalten für die Harn- und Geschlechtsorgane. Beim weiblichen Tier liegen die Gebärmutter, die Eileiter und Eierstöcke in einer Doppelfalte, als breites Mutterband bezeichnet. Die Harnblase darunter liegt in einer zweiten Doppelfalte (Seitenbänder der Blase). Beim männlichen Tier ist die Falte weniger stark ausgebildet.

Die Leibeshöhle der Vögel

Bei den Vögeln gibt es kein Zwerchfell, das die Brusthöhle von der Bauchhöhle trennt. Das Herz liegt in einer gesonderten Höhle, die Baucheingeweide in Bauchfellsäcken. Die Lungenflügel haben auf beiden Seiten Verbindung zu mehreren Luftsäcken; das sind dünnwandige Hohlräume, die während der Atmung auch ständig mit Luft beschickt werden. Von den großen Luftsäcken reichen Ausstülpungen (Divertikel) bis in die hohlen Oberarmknochen, ins Brustbein und in die Räume des Kopfes. Einzelheiten zu den Aufgaben der Luftsäcke finden sich in Kapitel 7.7.3.

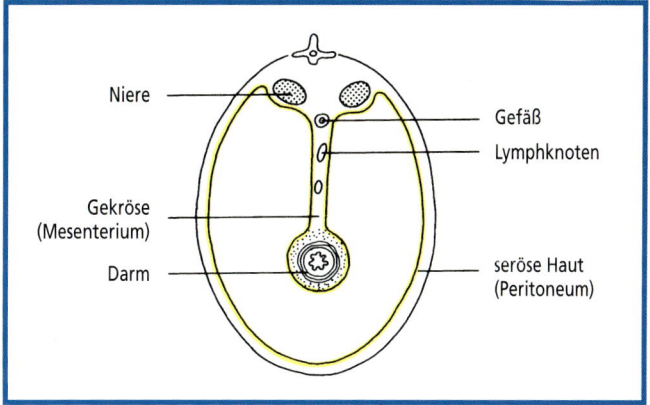

▲ Abb. 7.25: Schematische Abbildung der Bauchhöhle

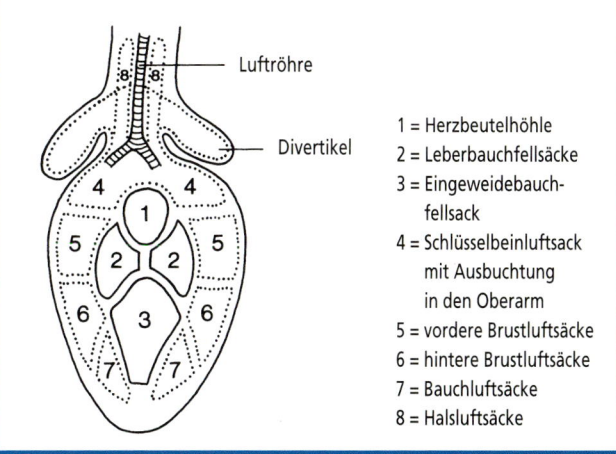

Abb. 7.26: Leibeshöhle des Geflügels (nach DOBBERSTEIN).
▼

1 = Herzbeutelhöhle
2 = Leberbauchfellsäcke
3 = Eingeweidebauchfellsack
4 = Schlüsselbeinluftsack mit Ausbuchtung in den Oberarm
5 = vordere Brustluftsäcke
6 = hintere Brustluftsäcke
7 = Bauchluftsäcke
8 = Halsluftsäcke

Wichtige Begriffe der Schleimhaut und Körperhöhlen	
Mukosa	Schleimhaut
Serosa	seröse Haut (Auskleidung der Brust- und Bauchhöhle, Überzug der dort befindlichen Organe)
Diaphragma	Zwerchfell
Mediastinum	Mittelfell im Thorax
Pleura	Brustfell
Peritoneum	Bauchfell
Mesenterium	Dünndarmgekröse
Divertikel	sackförmige Ausstülpung

7.4 Verdauungsorgane (Digestionsapparat)

7.4.1 Der Verdauungskanal

Den Verdauungskanal – er reicht von der Mundhöhle bis zum After – kann man unterteilen in den Kopfdarm, Vorderdarm, Mitteldarm und Enddarm:
- Kopfdarm: Mundhöhle, Schlundkopf oder Rachen;
- Vorderdarm: Speiseröhre, Magen;
- Mitteldarm: Dünndarm;
- Enddarm: Dickdarm, After.

Die *Hauptaufgaben* der Verdauungsorgane:
- Aufnahme
- Zerkleinerung } der Nahrung;
- Transport
- Verdauung der Nahrung durch mechanische und chemische Prozesse zur Umsetzung in einfache, resorbierbare, verwertbare Bestandteile;
- Resorption von Nährstoffen zur Deckung des Energiebedarfs, Aufbau der Gewebe und Organe;
- Exkretion von unverdaulichen Nahrungsresten.

7.4.1.1 Mundhöhle (Cavum oris)

Die Mundhöhle wird vorn von den Lippen und seitlich von den Backen umschlossen. Sie enthält verschiedene Einzelorgane, die alle von Bedeutung sind für die Nahrungsaufnahme, -zerkleinerung, Geschmacksprüfung, Durchmischung der Nahrung mit Speichel und Weitertransport zur Speiseröhre:
- Zähne (Dentes),
- Zunge mit so genannten Geschmacksknospen,
- harter Gaumen, dessen Schleimhaut direkt dem Knochen anliegt und flache Kämme oder Gaumenstaffeln bildet,
- weicher Gaumen oder Gaumensegel,
- Mundhöhlenboden mit Speicheldrüsen und Zungenbändchen,
- Rachenmandeln (Tonsillen),
- Speicheldrüsen: Ohrspeicheldrüse (Parotis) und drei Unterkieferdrüsen, davon zwei Unterzungendrüsen,
- Rachen (Pharynx) wird auch Schlundkopf genannt und liegt hinter dem Gaumensegel vor dem Eingang zur Luft- und Speiseröhre,
- Kehldeckel (Epiglottis) verschließt die Luftröhre beim Abschlucken eines Bissens.

Die *Lippen* sind für die Nahrungsaufnahme wichtig. Besonders bei Pferd, Schaf und Ziege sind die Lippen gut beweglich. Die Oberlippe weist bei verschiedenen Tieren eine median liegende Lippenfurche auf (Schaf, Ziege, Fleischfresser). Behaarte Lippen tragen außer dünnen Deckhaaren auch Tasthaare.

Die *Mundschleimhaut* ist eine kutane Schleimhaut, die ihre Feuchtigkeit über die Ausführungsgänge der *Speicheldrüsen* und so genannte Wanddrüsen der Mundhöhle (Backen- und Lippendrüsen) bekommt. Speicheldrüsen sind Anhangsdrüsen der Mundhöhle.

Der *Speichel (Saliva)* enthält Schleimsubstanzen (Muzin), Natriumbikarbonat und beim Schwein außerdem Amylase (Ptyalin), ein kohlenhydratspaltendes Enzym! Durch das Einspeicheln wird die Nahrung schlüpfrig, Geschmacksstoffe werden gelöst und teilweise beginnt mit dem Speichelzusatz der chemische Vorgang der Verdauung.

Die *Zunge (Lingua)* ist mit ihrem Zungengrund am Zungenbein befestigt. Sie ist ein starkes, muskulöses Organ, mit dem Geschmackssinn, Tast- und Temperatursinn ausgestattet und deshalb wichtig für die Futteraufnahme. Auf der Zungenoberfläche sitzen verschieden geformte Papillen. Diese kleinen Warzen sind z. T. stark verhornt (rauhe Zungenoberfläche bei Rind und Katze), z. T. sind sie mit reichlich Geschmacksknospen versehen.

Als *Mandeln (Tonsillen)* werden die im Rachenbereich liegenden Zusammenlagerungen von Lymphknötchen bezeichnet. Die Gaumen-, Zungen-, Gaumensegel- und Rachenmandeln werden als sogenannter lymphatischer Rachenring zusammengefasst. Am ausgeprägtesten sind bei den Fleischfressern und Wiederkäuern die Gaumenmandeln, die seitlich neben dem Zungengaumenbogen liegen.

7.4.1.2 Zähne (Dentes)

Alle Zähne bilden den Oberkiefer- und Unterkieferzahnbogen und damit das Gebiss. Beide Zahnbögen sind durch natürliche Zahnlücken mehr oder weniger unterbrochen, z. B. zwischen Schneidezähnen und Hakenzähnen oder zwischen Hakenzähnen und vorderen Backenzähnen. Die Benutzung der Zähne ist erst durch die Bewegung des Unterkiefers über die Kaumuskulatur am Kiefergelenk möglich.

Die Haussäugetiere zeigen unterschiedliche *Gebisstypen*. Beim Pflanzenfresser ist der *Kautyp* durch breite, unebene Kauflächen der schmelzfaltigen Backenzähne gekennzeichnet. Die Fleischfresser müssen

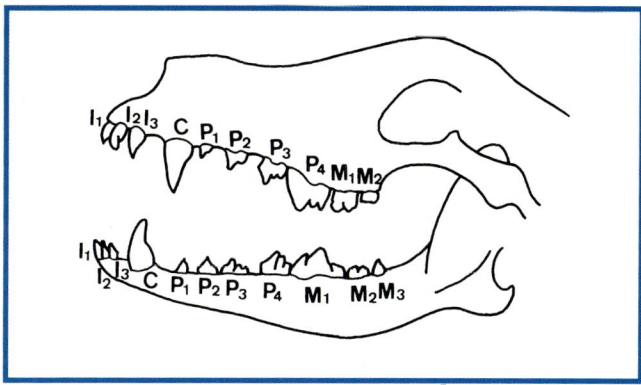

ihre Beute festhalten, deshalb *Greiftyp* der Zähne, und mit den scharfen, schmelzhöckrigen Backenzähnen zerschneiden. Die Allesfresser haben ein Gebiss beider Typen.

Man unterscheidet folgende Zahnarten:
- Schneidezähne (Incisivi)
- Eck- oder Hakenzähne (Canini)
- Vordere Backenzähne (Prämolaren)
- Hintere Backenzähne (Molaren)

Aufbau des Zahnes

Im Allgemeinen unterscheidet man am Zahn folgende Abschnitte: die Zahnkrone, den Zahnhals und die Zahnwurzel.

Die *Zahnkrone* ist der über das Zahnfach *(Alveole)* hinausragende Teil. Der *Zahnhals* ist der Übergangsabschnitt zur Zahnwurzel, muss aber nicht deutlich abgesetzt sein (z. B. Incisivi des Pferdes, Nagezähne, Backenzähne der Pflanzenfresser). Die *Wurzel* sitzt fest im Zahnfach verankert, ist durch das Zahnfleisch *(Gingiva)*, das auch den Zahnhals umschließt, mit dem Periost des Kieferknochens verbunden.

Die Hauptsubstanz des Zahnes ist das Zahnbein *(Dentin)*. Es wird im Bereich der Krone vom *Schmelz* (Email), im Wurzelbereich vom knochenähnlichen *Zement* umgeben. In die Zementschicht strahlen die Wurzelhautfasern ein.

Der Schmelz ist die härteste Körpersubstanz. Er wird nicht nachgebildet. Defekte bleiben lebenslang bestehen.

▲

Abb. 7.27:
Bleibendes Gebiss eines Hundes.
I = Incisivus
C = Caninus
P = Prämolar
M = Molar

BAU UND ARBEITSWEISE DER ORGANSYSTEME

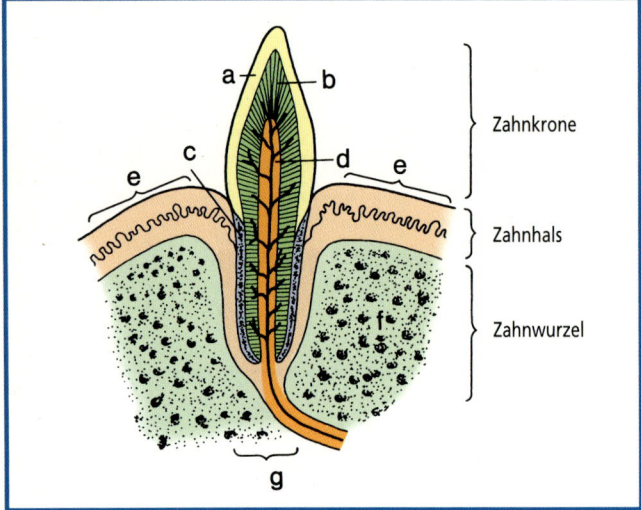

▲
Abb. 7.28:
Aufbau eines Schneidezahns (nach ELLENBERGER).
a = Schmelz (Email)
b = Zahnbein (Dentin)
c = Zement (Substantia ossea)
d = Wurzelkanal (Pulpahöhle)
e = Zahnfleisch (Gingiva)
f = Kieferknochen
g = Zahnfach (Alveole)

Der Schmelz bildet bei den schmelzhöckrigen Zähnen (z. B. bei den Fleischfressern) einen kappenförmigen Überzug der Krone. Schmelzfaltige Zähne (z. B. bei den Wiederkäuern und Pferd) zeigen Einfaltungen des Dentins und Schmelzes an den Seiten der Zähne und Einstülpungen des Schmelzes an den Kauflächen der Zähne. Die Schmelzeinstülpungen an den Incisivi des Pferdes werden als »Kunden«, bezeichnet und ihre Beurteilung zur Altersbestimmung des Tieres herangezogen.

Im Inneren des Zahnes befindet sich die Pulpahöhle mit dem gefäß- und nervenreichen Zahnmark *(Pulpa)*. Dieses steht in der Wurzelspitze mit dem Blutkreislauf und dem Nervensystem in Verbindung.

Milchgebiss
Bei der Geburt sind teilweise schon Milchzähne vorhanden oder sie brechen in den folgenden Tagen oder Wochen durch das Zahnfleisch. Das Jungtier besitzt dann ein Milchgebiss, bei dem die hinteren Backenzähne fehlen, weil sie nicht als Milchzähne angelegt sind.

Bleibende Zähne
Sie werden hinter (lingual) den Milchzähnen angelegt. Beim Wachsen schieben die bleibenden Zähne die Milchzähne heraus. Weil die Wurzeln resorbiert werden, bleiben von den Milchzähnen nur die Kronen übrig. Beim Hund ist unter Umständen der bleibende Zahn neben dem entsprechenden, persistierenden Milchzahn zu beobachten.

In einer ganz bestimmten regelmäßigen Reihenfolge werden alle Milchzähne durch bleibende Zähne ersetzt. Man kann deshalb nach dem Fortgang des Zahnwechsels eine Altersbestimmung des Tieres vornehmen. Die Wiederkäuer besitzen im Oberkiefer keine Schneidezähne, sondern eine feste Kauplatte (Zahnformel siehe Tabelle).

Im Laufe der Lebensjahre werden alle Zähne an ihrer Kaufläche abgerieben und vom Zahnfach aus nachgeschoben. Zu einer Eröffnung der Pulpahöhle kommt es dabei nicht, da sie mit Ersatzdentin ausgefüllt wird. Die Kaufläche der Schneidezähne verändert durch den Abrieb Form und Aussehen, weshalb sie besonders beim Pferd, neben den »Kunden« für die Altersbestimmung herangezogen werden kann.

Bei Reptilien und Fischen, die ein Gebiß mit gleichförmigen Zähnen haben, kommt es zur ständigen Neubildung von Zähnen.

Wurzellose Zähne werden deshalb so genannt, weil bei ihnen keine Unterscheidung zwischen Krone und Wurzel besteht. Sie zeigen ein ständiges Längenwachstum, die Pulpahöhle wird nicht durch Ersatzdentin ausgefüllt sobald die Abnutzung der bleibenden Zähne beginnt. Wurzellose Zähne sind alle Zähne des Kaninchens, des Meerschweinchens, die Schneidezähne des Hamsters, der Ratte, der Maus und die Hauer (Hakenzähne) des Ebers.

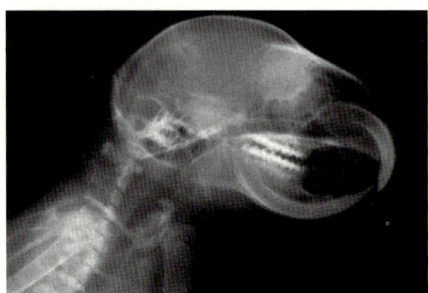

▲ Abb. 7.29:
Wurzellose Nagerzähne (Eichhörnchen).

Zahnformeln

Die Zahnformel gibt die normale Zahl der Zähne in einer Hälfte des Ober- und Unterkiefers an.
In ihr werden die Schneidezähne (Incisivi) als I, die Hakenzähne (Canini) als C, die Prämolaren als P und die Molaren als M bezeichnet. Für die Milchzähne wird an Stelle des Großbuchstabens der entsprechende kleine Buchstabe verwendet. Über dem Strich stehen die Zähne des Ober-, unter dem Strich die des Unterkiefers einer Seite.

	Milchgebiss	Bleibendes Gebiss	Gesamtzahl der bleibenden Zähne	Besonderheiten
Pferd	3i (1c) 3p 3i (1c) 3p	3I (1C) 3P 3M 3I (1C) 3P 3M	40 (Hengst) 36 (Stute)	Die Milchhakenzähne des Hengstes (c) durchbrechen in der Regel das Zahnfleisch nicht. Im bleibenden Gebiss findet man bei der Stute in der Regel keine Canini.
Wiederkäuer	Kauplatte 3p 3i 1c 3p	Kauplatte 3P 3M 3I 1C 3P 3M	32	Bei den Hauswiederkäuern fehlen im Oberkiefer Schneide- und Eckzähne. An ihrer Stelle befindet sich eine Kauplatte. Das Kamel hat auch im Oberkiefer Schneidezähne.
Schwein	3i 1c 3p 3i 1c 3p	3I 1C 4P 3M 3I 1C 4P 3M	44	Die Hakenzähne des Ebers werden als »Hauer« bezeichnet.
Hund	3i 1c 3p 3i 1c 3p	3I 1C 4P 2M 3I 1C 4P 3M	42	Der P4 des Oberkiefers und M1 des Unterkiefers werden als »Reißzähne« bezeichnet.
Katze	3i 1c 3p 3i 1c 2p	3I 1C 3P 1M 3I 1C 2P 1M	30	Die Hakenzähne des Oberkiefers sind bei der Katze dolchartig ausgebildet.
Kaninchen	Zahnwechsel im Alter von 3-5 Wochen abgeschlossen	2I 0C 3P 3M 1I 0C 2P 3M	28	Alle Zähne ohne Wurzeln, dauerndes Längenwachstum.
Meerschweinchen	bleibendes Gebiss bei Geburt fast vollständig	1I 0C 1P 3M 1I 0C 1P 3M	20	Alle Zähne ohne Wurzeln, dauerndes Längenwachstum.
Hamster, Ratte, Maus	nach der Geburt keine Milchzähne mehr	1I 0C 0P 3M 1I 0C 0P 3M	16	Backenzähne mit Wurzeln.

7.4.1.3 Schlundkopf, Rachen (Pharynx)

Der Rachen bildet eine Höhle hinter der Nasen- und Mundhöhle und vor den Eingängen zur Speise- und Luftröhre. In ihm kreuzen sich der Speiseweg und der Luftweg, »reguliert« durch das bewegliche *Gaumensegel*. Bei der Atmung liegt das Gaumensegel dem Zungengrund an und gibt den Weg für den Atem von der Nasenhöhle zu Kehlkopf und Luftröhre frei. Beim Schluckakt liegt das Gaumensegel dorsal der Rachenwand an und lässt den in der Mundhöhle vorbereiteten Nahrungsbrei über den geschlossenen Kehlkopf in die Speiseröhre passieren.

Im Rachen befindet sich jederseits eine Öffnung der *Eustachischen Röhre* (Hörtrompete, Tuba auditiva). Diese ist eine wichtige Verbindung zwischen Rachen und Mittelohr. Sie sorgt für den Druckausgleich (gleicher Luftdruck beiderseits des Trommelfells) während des Schluckaktes oder beim Niesen.

Beim Pferd ist die Hörtrompete im ventralen Bereich zum *Luftsack* erweitert.

7.4.1.4 Speiseröhre (Ösophagus)

Sie ist ein muskulöser Schlauch, der im Anfangsteil dorsal der Luftröhre liegt und dann auf die linke Halsseite wechselt. Die Schleimhaut ist in Längsfalten gelegt, zur Erweiterung des Lumens beim Abschlucken eines Bissens und sie ist mit Schleimdrüsen in der Submukosa versehen.

Im Brustteil liegt der Ösophagus anfangs der Luftröhre auf und mündet nach Durchtritt durch das Zwerchfell unmittelbar in den Magen.

7.4.1.5 Magen (Gaster)

Er ist ein sackartiges Gebilde, in den auf der linken Körperseite die Speiseröhre einmündet. Der Mageneingang wird als *Cardia* bezeichnet. Rechts mündet der Magenausgang *(Pylorus)* in den Zwölffingerdarm.

Man unterscheidet:
- *einhöhliger Magen* z. B. bei Fleischfressern, Schwein, Pferd
- *mehrhöhliger Magen* z. B. bei Wiederkäuern

Nach der Beschaffenheit der Innenauskleidung des Magens unterscheidet man:
- *einfacher Magen* (der ganze Magen ist mit drüsenhaltiger Schleimhaut ausgekleidet)
- *zusammengesetzter Magen* (neben der Drüsenschleimhaut ist auch kutane Schleimhaut ohne Drüsen vorhanden).

Demnach existieren bei:
- Pferd und Schwein:
  einhöhliger, zusammengesetzter Magen
- Fleischfresser:
  einhöhliger, einfacher Magen
- Wiederkäuer:
  mehrhöhliger, zusammengesetzter Magen; hier haben alle Vormägen (Pansen, Haube, Psalter) kutane Schleimhaut, nur der Labmagen ist ein Drüsenmagen.

Einhöhliger Magen

Am Magen unterscheidet man die große und die kleine Krümmung (Kurvatur). An der großen Kurvatur setzt das große Netz an, an der kleinen Kurvatur besteht durch das kleine Netz eine Verbindung zur Leber. Die Schließmuskel am Mageneingang und Magenausgang werden von der Zirkulärmuskelschicht gebildet.

Die Schleimhaut ist stark gefältelt (Magenfurchen). Die Magendrüsen sind in drei verschiedenen Regionen zu finden: an der Cardia, im Fundus und am Pylorus. Diese verschiedenen Drüsenregionen haben bei den einzelnen Tierarten eine unterschiedliche Ausdehnung.

Die Fundusdrüsen sind die eigentlichen Magensaftdrüsen. Sie liefern aus drei verschiedenen Zelltypen ein saures Sekret, das Salzsäure und eiweißspaltende Enzyme (vor allem Pepsin) und zum Schutz der Magenwände auch Schleim enthält.

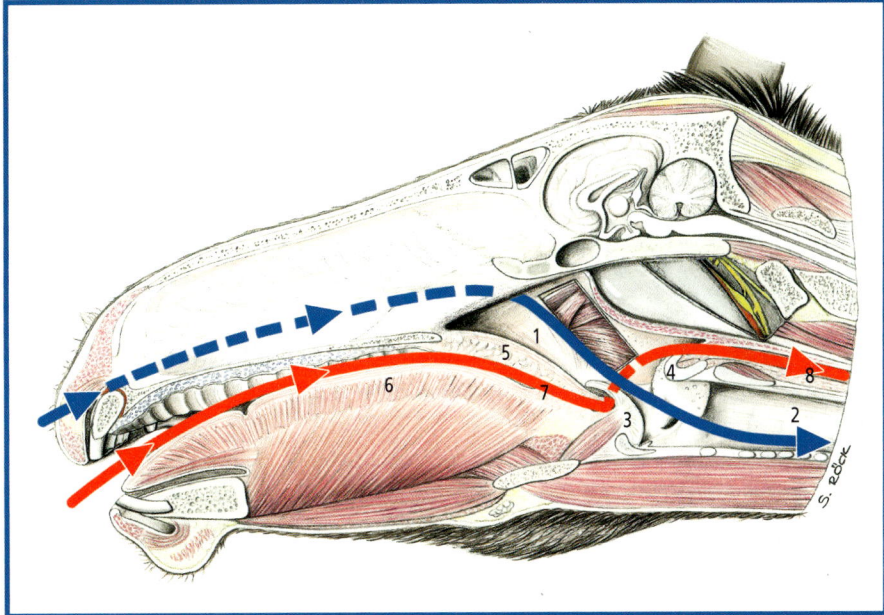

Abb. 7.30:

Luftweg (blau) und Futterweg (rot) beim Pferd.

1 = *Atmungsrachen*
2 = *Luftröhre*
3 = *Kehldeckel*
4 = *Stellknorpel*
5 = *Gaumensegel*
6 = *Zunge*
7 = *Mundhöhle*
8 = *Schlund*

Die Cardiadrüsen und die Pylorusdrüsen bilden ebenfalls einen alkalischen Schleim.

Mehrhöhliger Magen

Der mehrhöhlige Magen der Wiederkäuer ist dadurch gekennzeichnet, dass alle Vormägen mit kutaner Schleimhaut ausgekleidet sind.

Die drei Vormägen sind:
- Pansen (Rumen),
- Haube = Netzmagen (Reticulum),
- Blättermagen = Psalter (Omasum).

In den Vormägen ist die Schleimhaut unterschiedlich gestaltet. So hat der Pansen Zotten verschiedener Größe, bei der Haube ist eine deutliche Netzstruktur zu erkennen, und im Blättermagen ragen große blattartige Falten in die Magenhöhle. Durch die Größe des Pansens können ungeheure Futtermengen aufgenommen werden. In den Vormägen wird das Futter zerkleinert, durchmischt und vergoren. Das Vergären der Nahrung – vor allem der Zellulose – wird durch die Pansenflora, das sind Bakterien und Infusorien, bewerkstelligt.

Unter *Wiederkäuen (Rumination)* versteht man das nochmalige Zerkleinern von Nahrungsbestandteilen in der Mundhöhle. Durch antiperistaltische Bewegungen wird Panseninhalt vom Schleudermagen (Pansenvorhof) in die Mundhöhle befördert, nochmals durchgekaut und wieder abgeschluckt. Zwischen Pansen und Haube wechselt der Futterbrei noch mehrmals, bis er schließlich, ausreichend vorbereitet, durch den Blättermagen in den *Labmagen* (Abomasum) gelangt.

Beim Saugkalb sind die Vormägen noch klein und untätig. Die aufgenommene Milch läuft durch eine *Schlundrinne* direkt in den Labmagen, wo sie durch reichlich *Labferment* (Chymosin) gerinnt. Die Schlundrinne besteht aus zwei wulstartigen Muskelzügen, beginnt am Ende des Ösophagus und setzt sich über die Haubenpsalteröffnung bis zum Labmagen fort.

Sobald das Kalb Rauhfutter aufnimmt, vergrößern sich die Vormägen und beginnen ihre Tätigkeit.

Der Labmagen gleicht in seinem inneren Aufbau dem des einhöhligen, einfachen Magens mit nicht verstreichbaren Falten und einer Drüsenschleimhaut.

7.4.1.6 Darmkanal (Intestinum)

Der Darm ist ein vielfach gewundener Schlauch, der vom Magen bis zum After reicht. Seine Länge variiert bei den einzelnen Tierarten. Er ist bei den Fleischfressern am kürzesten (beim Hund z. B. etwa 5 Meter, bei der Katze etwa 2 Meter, beim Pferd dagegen etwa 30 Meter, beim Rind etwa 50 Meter lang). Das Fassungsvermögen des Darmes richtet sich nach der Menge der aufgenommenen Nahrung und nach dem Fassungsvermögen des Magens.

Aufbau der Darmschleimhaut

Während die Magenschleimhaut spiegelglatt – auch in den Falten – ist, gibt es im Bereich des Darmes Unterschiede:

- Dünndarm, Schleimhautfalten plüschartig mit *Zotten* besetzt. Das sind kleine Schleimhautausstülpungen, die im Zwölffingerdarm am längsten sind. Die Schleimhaut besitzt darmeigene Drüsen (Produktion des *Darmsaftes* mit Enzymen) und viele Becherzellen (Produktion des Darmschleimes zum Schutz der Schleimhaut vor Selbstverdauung und für die Gleitfähigkeit des Darminhaltes);
- Dickdarm, ohne Zotten, Schleimhaut mit Darmeigendrüsen und sehr vielen Becherzellen, die viel Schleim produzieren, um den eingedickten Kot besser gleiten zu lassen. Im Dickdarm findet man die Besonderheit, dass sich die Längsfaserschicht der Muskulatur bei Pferd und Schwein als so genannter *Bandstreifen* (Taenie) darstellt. Die muskelfreien Abschnitte bilden sackartige

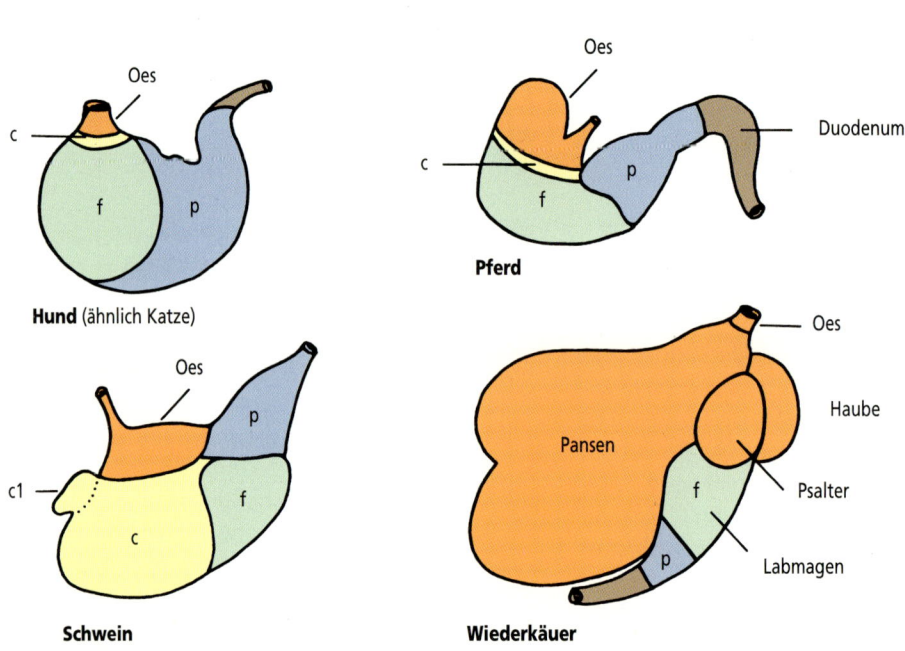

Abb. 7.31: *Schematische Darstellung der Magenregionen (nach ELLENBERGER).*

Oes. = Pars oesophagea = Vormagenabteilung; bei Hund und Katze keine eigene Magenregion
c = Cardiadrüsenregion; beim Pferd mit Cardia- und Fundusdrüsen ausgestattet
c1 = Magendivertikel in der Cardiadrüsenregion
f = Fundusdrüsenregion
p = Pylorusdrüsenregion

Ausbuchtungen *(Poschen)*. Wiederkäuer und Fleischfresser haben keine Taenien und Poschen.

Einteilung des Darmkanals

Der Darmkanal setzt sich aus Mittel- und Enddarm zusammen. Wegen der unterschiedlichen Weite des Darmkanales bezeichnet man den im Allgemeinen engeren Mitteldarm als Dünndarm und den meist weiteren Enddarm als Dickdarm.

Man unterscheidet:
- *Dünndarm*
  Zwölffingerdarm (Duodenum) reicht vom Pylorus bis zum Leerdarm;
  Leerdarm (Jejunum) ist stets das längste Teil;
  Hüftdarm (Ileum).
- *Dickdarm*
  Blinddarm (Caecum);
  Grimmdarm (Colon);
  Mastdarm (Rectum).
- *After (Anus)*
  kurzes Endstück und Ausgang.

7.4.2 Physiologie der Verdauung

Mundhöhle: In der Mundhöhle wird die aufgenommene Nahrung zerkleinert (zerkaut), eingespeichelt und aufgeweicht. Verdauungsfermente finden sich, außer beim Schwein, im Speichel der Tiere nicht.

Speiseröhre: Die so aufbereitete Nahrung wird durch die Bewegung der Zunge zu einem Bissen geformt und durch den Schluckakt in die Speiseröhre befördert. Während des Schluckaktes ist der Atemweg zur Nase hin durch den weichen Gaumen (Gaumensegel) und zur Luftröhre hin durch den Kehldeckel (Epiglottis) verschlossen (siehe Abb. 7.30).

Magen: Durch peristaltische Bewegungen der Speiseröhre gelangt die Nahrung in den Magen. Hier findet eine Durchmischung und eine Vorbereitung auf die Darmverdauung statt. Für die Durchmischung sorgt eine intensive Magenperistaltik, das sind periodisch wiederkehrende Wellenbewegungen, die in Richtung auf den Pylorus an Intensität zunehmen. Außer beim Pferd ist der Pylorus geschlossen und wird erst auf chemische Reize vom Darm her geöffnet. Der Magensaft aus den Fundus- und Pylorusdrüsen dient vor allem der chemischen Eiweißspaltung. Aus den Fundusdrüsen stammen das Pepsin und die Salzsäure. Die Menge der »freien Salzsäure« ist bei den einzelnen Tieren verschieden.

Um die Magenschleimhaut vor einer Selbstverdauung zu schützen, wird von den Drüsen der Cardiaregion, der Pylorusregion und vom Oberflächenepithel des Magens ein alkalisch reagierender Schleim abgesondert.

Die Schleimabsonderung verläuft unabhängig von den Reflexen, die die Magensaftsekretion auslösen.

Darm: Im *Dünndarm* findet die eigentliche Verdauung, also Aufspaltung der Nahrungsmittelbestandteile in einzelne Bausteine, statt. Dazu dienen der Darmsaft aus darmeigenen Drüsen und die Sekrete aus der Bauchspeicheldrüse und der Leber. In den Anfangsteil des Duodenums münden der Gallengang und Ausführungsgang der Bauchspeicheldrüse (Pankreas).

Chemische Vorgänge im Dünndarm:

Im Duodenum wird mit Hilfe des Pankreassaftes der saure Mageninhalt neutralisiert, da der *Pankreassaft* durch seinen hohen Bikarbonatgehalt ein hohes Säurebindungsvermögen hat. Hier werden auch die *Enzyme* (Fermente) der Bauchspeicheldrüse wirksam. Dazu gehören eiweißspaltende, fettspaltende und kohlenhydratspaltende Enzyme. Die Gallenflüssigkeit *(Galle)* sorgt durch ihre Gallensäuren für eine Emulgierung (feinste Tröpfchenverteilung) der Nahrungsfette und bereitet dadurch die enzymatische Fettspaltung vor. Die resorbierbaren Endprodukte dieser chemischen Aufbereitung sind Monosaccharide, Fettsäuren, Glyzerin und Aminosäuren. Sie werden von den Zotten der Dünndarmschleimhaut aufgenommen. Über den Blutweg werden Aminosäuren und Kohlenhydrate, über den Lymphweg die Fette zur Leber transportiert. Die Lymphe erhält durch diesen Fettanteil ein milchiges Aussehen, besonders nach der Futteraufnahme. Daher rührt auch der Name »Milchbrustgang« für den Hauptlymphgang.

Im Jejunum und Ileum wird auch viel Wasser resorbiert.

Mechanische Vorgänge im Dünndarm

Die motorische Tätigkeit des Darmes wird als »Pendelbewegung« (Kontraktionen der Längsmuskulatur) und als rhythmische »Segmentierung« (Kontraktionen der Ringmuskulatur) bezeichnet. Diese Bewegungen bewirken eine Durchmischung des Futterbreies. Außerdem gibt es noch die peristaltischen Bewegungen, die für eine langsame Weiterbeförderung des Darminhaltes in Richtung Dickdarm sorgen.

Die *Bewegungstätigkeit* sowohl des Magens, Dünndarms als auch des Dickdarms wird durch das *vegetative Nervensystem* gesteuert. Der Sympathikus wirkt hemmend, der Parasympathikus (Vagus) wirkt fördernd auf die glatte Muskulatur des Verdauungskanals.

Chemische Vorgänge im Dickdarm

In den Abschnitten des Dickdarmes wird vor allem die Darmflora (Bakterien) wirksam. Sie spalten restliche Eiweißkörper und Kohlenhydrate durch Fäulnis und Gärung. Bei den Pflanzenfressern und Allesfressern werden hier alle Zellulosearten gespalten, die im Dünndarm oder den Vormägen der Wiederkäuer nicht aufbereitet wurden.

Hier findet auch die Vitaminsynthese (Vitamine des B-Komplexes und Vitamin K) durch Bakterien statt.

Mechanische Vorgänge im Dickdarm

Die Peristaltik in diesem Darmteil bewirkt einen Weitertransport des Futterbreies afterwärts, wobei der Darminhalt durch Wasserresorption zunehmend eingedickt wird und durch Schnürung im Endteil des Kolons der Kot, je nach Tierart unterschiedlich geformt, geballt wird.

Sobald der Mastdarm (Rektum) gefüllt ist und ein Dehnungsreiz des Darmes auftritt, wird reflektorisch der Kot über den After abgesetzt.

7.4.3 Verdauungsstörungen

Wichtig in Zusammenhang mit der Verdauung sind drei Funktionsvorgänge, deren Störung sich in erheblichen Verdauungsbeschwerden äußern kann.

- *Motorik:* Behinderung der Kau-, Störungen der Schluck- und Transportbewegungen; z. B. durch Entzündungen, Fremdkörper, Verletzungen der Mundschleimhaut, Zahnanomalien, Speicheldrüsenerkrankungen, Schlundverstopfung.
- *Sekretion:* zu geringe Bereitstellung von Verdauungssäften (Magensaft, Galle, Pankreassaft) bei Erkrankungen im Bereich des Magens, der Leber oder der Bauchspeicheldrüse. Leitsymptome einer Reizung oder Entzündung der Magen- und Darmschleimhaut sind bei Hund und Katze Erbrechen (Vomitus) und Durchfall (Diarrhö).
- *Resorption:* Behinderung der Aufnahme der Nahrungsbausteine infolge Schädigung der Darmwand durch Viren, Bakterien und Pilze. Bei einer mangelhaften Wasserresorption im Darm tritt Durchfall auf.

Zu den Ursachen der Verdauungsstörungen müssen auch Erkrankungen von Leber und Pankreas gezählt werden und ein Befall mit Endoparasiten.

7.4.4 Verdauungsorgane der Vögel

Der Digestionsapparat zeigt bei den Vögeln entsprechend der Futterart einen unterschiedlichen Aufbau.

Kropf: Er ist eine mehr oder weniger große Ausweitung des Ösophagus. Enten, Finken- und Krähenvögel haben nur eine

BAU UND ARBEITSWEISE DER ORGANSYSTEME

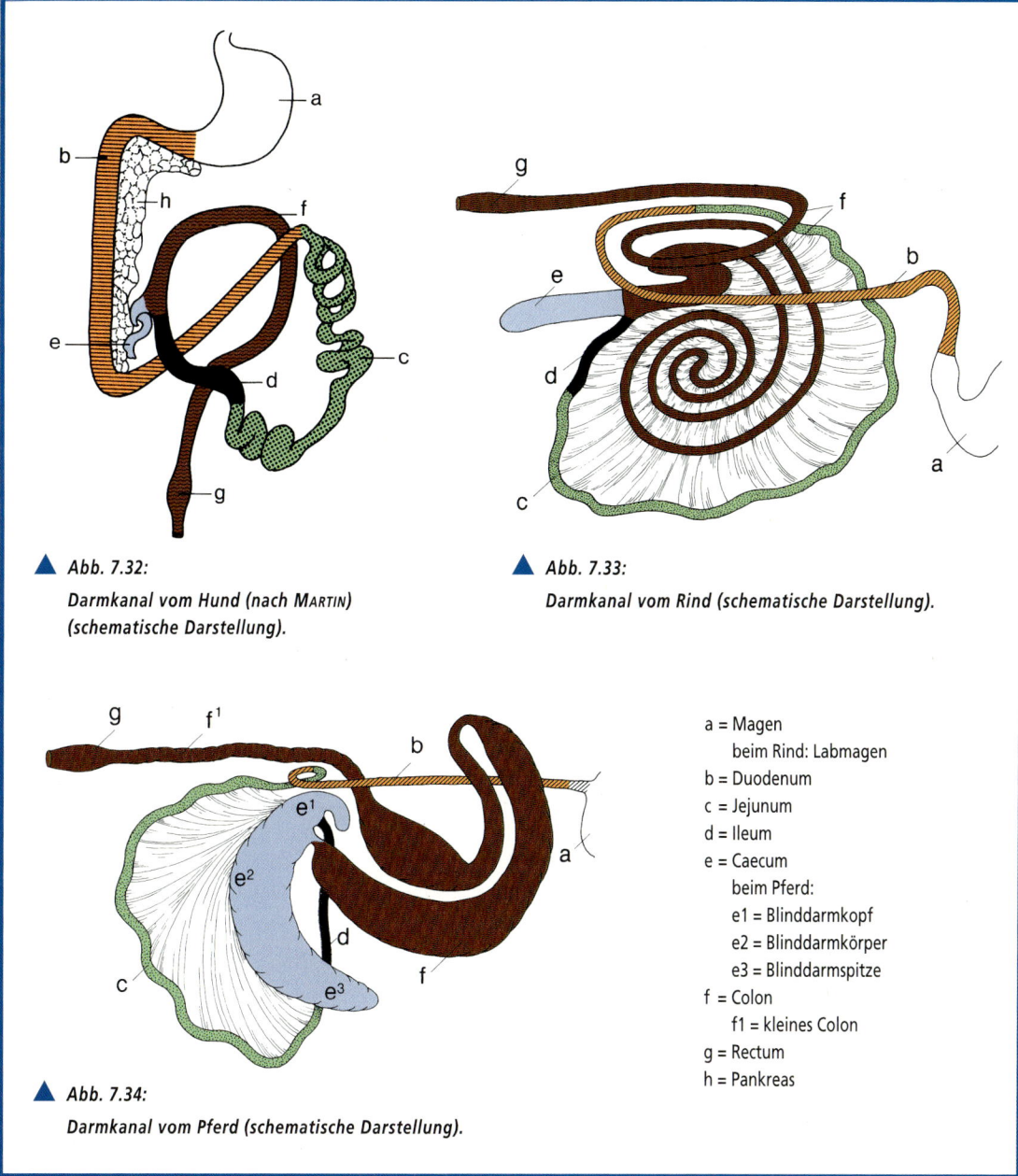

▲ Abb. 7.32:
Darmkanal vom Hund (nach MARTIN) (schematische Darstellung).

▲ Abb. 7.33:
Darmkanal vom Rind (schematische Darstellung).

▲ Abb. 7.34:
Darmkanal vom Pferd (schematische Darstellung).

a = Magen
　　beim Rind: Labmagen
b = Duodenum
c = Jejunum
d = Ileum
e = Caecum
　　beim Pferd:
　　e_1 = Blinddarmkopf
　　e_2 = Blinddarmkörper
　　e_3 = Blinddarmspitze
f = Colon
　　f_1 = kleines Colon
g = Rectum
h = Pankreas

▲ Abb. 7.32–7.34.

spindelförmige Erweiterung, Papageienvögel, Tauben und Hühner dagegen einen richtigen Kropf. Er ist ein Speicherorgan der Speiseröhre und mit Schleimdrüsen ausgestattet.
Hier werden die harten Körner durch Trinkwasser und Speichel erweicht und zur Quellung gebracht. Außerdem ist eine Vorverdauung durch aufsteigenden, enzymhaltigen Magensaft aus dem Drüsenmagen möglich. Der aufgeweichte Kropfinhalt dient bei manchen Vogelarten zur Fütterung der Nestlinge. Bei Tauben ist dem Körnerbrei noch eine käsige Masse aus der obersten Schicht der Kropfauskleidung beigemengt (»Kropfmilch«).

Drüsenmagen: Er stellt eine besondere Differenzierung der Speiseröhre dar, die nur bei Vögeln vorkommt. Seine Schleimhaut sondert Pepsin zur Eiweißspaltung und Salzsäure zur Auflösung von Knochen und Gräten ab. Unverdauliche Futterbestandteile wie Haare, Federn, Zähne und Chitin werden bei den Greifvögeln, Eulen, Würgern u. a. als »Gewölle« ausgespien.

Muskelmagen: Er hat bei allen Körnerfressern die Funktion einer Mühle, d. h. sowohl die Innenauskleidung als auch die Muskulatur sind für die heftige Mahltätigkeit ausgerüstet. Die Innenwand des Magens besteht aus einer dicken, festen verhornten Schicht. Die Muskelschicht besteht aus kräftigen Muskeln, die durch starke Kontraktionen und unter Mithilfe von aufgenommenen Steinen selbst Nüsse zermalmen können. Die Aufnahme von Steinen ist bei Körnerfressern lebensnotwendig.

Dünndarm, Dickdarm und Kloake: Die Länge des Dünndarms ist bei den Vogelarten vergleichsweise unterschiedlich. Je größer die Nahrungsmenge, desto länger der Darm. Fruchtfresser haben einen kurzen, weiten Darm, Körnerfresser einen langen, weiten Darm und Fleisch- sowie Fischfresser einen langen, engen Darm.

Zwischen Dünn- und Enddarm münden die meist paarig angelegten Blinddärme. Als lange, dünne Schläuche ausgebildet und voll in den Verdauungsvorgang einbezogen, existieren sie z. B. noch bei Hühnervögeln, Gänsevögeln, Kranichen, Eulen. Bei anderen Vögeln sind die Blinddärme klein und funktionslos oder fehlen ganz, z. B. bei Greifvögeln, Papageien, Tauben, Spechten, Seglern. Die Blinddärme dienen der Zelluloseverdauung durch Bakterien und sie haben ihren eigenen peristaltischen Rhythmus und eine eigene Entleerung (hellerfarbener Kot).

Der Dickdarm ist als Enddarm meist kurz und weit. Er sorgt für die Eindickung des Kotes, der schließlich in der Kloake gesammelt wird.

Die Kloake ist in drei Abschnitte gegliedert:
- der größte Abschnitt ist die Sammelstelle für den Kot,
- in den zweiten Abschnitt münden die beiden Harnleiter und die beiden Samenleiter, bzw. der Eileiter,
- in den dritten Abschnitt mündet der Gang der Bursa Fabricii, einer thymusähnlich funktionierenden Drüse. Sie wird (außer bei Strauß und Nandu) mit Eintritt der Geschlechtsreife zurückgebildet.

Die Kloake ist ein Sammelbecken für Kot und Harn. Beiden Produkten wird sehr viel Wasser entzogen. Die abgesetzten Kottropfen weisen immer einen mehr oder weniger großen Anteil an Harnsäure (weiß) auf.

Abb. 7.35: Darmkanal beim Geflügel (schematische Darstellung).

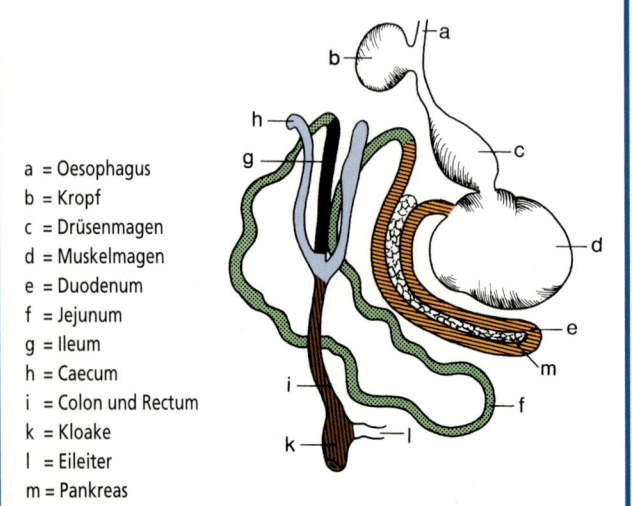

a = Oesophagus
b = Kropf
c = Drüsenmagen
d = Muskelmagen
e = Duodenum
f = Jejunum
g = Ileum
h = Caecum
i = Colon und Rectum
k = Kloake
l = Eileiter
m = Pankreas

Wichtige Begriffe und Krankheiten der Verdauungsorgane

Vomitus	Erbrechen
Diarrhö	Durchfall
Stomatitis	Mundschleimhautentzündung
Gingivitis	Zahnfleischentzündung
Epulis	Zahnfleischgeschwulst
Gastritis	Magenschleimhautentzündung
Enteritis	Darmschleimhautentzündung
Ileus	Verlegung des Darmlumens, z. B. durch einen Fremdkörper
Kolik	Schmerzhafter Krampfzustand im Bauchbereich, z. B. Darmkoliken beim Pferd
Koprostase	Anschoppung von Kotmassen
Obstipation	Verstopfung
Tympanie	Aufblähung im Magen oder Darm
Dilatation	Erweiterung
Torsio ventriculi	Magendrehung
Invagination	Darmeinstülpung
Volvulus	Darmverschlingung
Perforation	Zerreißung oder Durchbohrung der Darmwand, z. B. durch einen Fremdkörper
Peritonitis	Bauchfellentzündung
Hernie	Eingeweidebruch
Gastroskopie	Besichtigung des Magens mit einem optischen Gerät (Endoskop)
Laparoskopie	Besichtigung der Bauchhöhle mit einem Endoskop
Laparotomie	Operative Öffnung der Bauchhöhle; Bauchschnitt
Rektoskopie	Besichtigung des Enddarms mit einem Endoskop

7.5 Anhangsorgane Leber und Bauchspeicheldrüse

7.5.1 Leber (Hepar)

Die Leber liegt im kranialen Abdomen dem Zwerchfell an (konvexe Seite) und auf der anderen Seite (konkave Seite) in unmittelbarer Nähe der Eingeweide. Hier an der Eingeweideseite befindet sich die Leberpforte (Porta hepatis) mit Gefäßen, Nerven, Lymphgefäßen und Gallengängen.

Durch Einschnitte von ventral her – bei den verschiedenen Tierarten unterschiedlich stark ausgeprägt – ist die Leber in Lappen eingeteilt.

Die Farbe der Leber ist kräftig rot. Das Lebergewebe besteht aus einem organspezifischen Zellverband *(Parenchym)* und dem Stützgewebe *(Interstitium);* wobei das Bindegewebe des Interstitiums das Parenchym in einzelne Leberläppchen teilt. Diese Leberläppchen sind beim Schwein besonders gut als kleine Felder zu erkennen. Die Pfortader *(Vena portae)* führt der Leber venöses Blut aus dem Verdauungstrakt und aus der Milz zu.

In der Leber verzweigt sich die Pfortader im Interstitium, um dann als Kapillaren in die Leberläppchen einzutreten. Zwischen den Leberzellbalken fließt das Blut Richtung Zentralvene, gibt vorher die aus dem Darm stammenden Nährstoffe an die Leberzellen ab und nimmt die Endprodukte des Stoffwechsels auf. Das in den Zentralvenen gesammelte Blut wird an die Lebervenen abgegeben, die schließlich in die hintere Hohlvene einmünden.

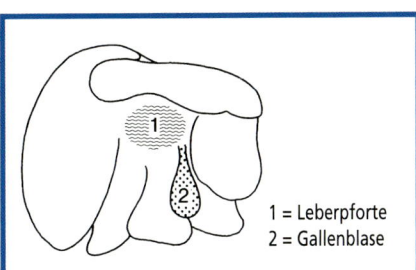

1 = Leberpforte
2 = Gallenblase

Abb. 7.36: Eingeweideseite der Leber (Hund).

Die Leberarterie (Arteria hepatica) ist das nutritive (ernährende) Blutgefäß der Leber.

Die Kupfferschen Sternzellen sind aus dem Verband der Endothelzellen (Innenschicht der Blutkapillaren) herausgelöste Zellen, bleiben aber in Verbindung mit der Gefäßwand. Sie besitzen phagozytäre Eigenschaften und gehören zum retikuloendothelialen System (RHS).

In der Leber gibt es sehr feine *Gallenkapillaren,* die in enger Beziehung zu den Leberzellen stehen. Diese Kapillaren vereinigen sich zu den Gallengängen in der Leber und dann zum sogenannten *Lebergang,* der an der Leberpforte das Organ verlässt. Auf dem Weg zum Zwölffingerdarm ist die Gallenblase angeschlossen. Der Gallengang mündet in das Duodenum. Die *Gallenblase* dient zur Aufbewahrung und Bereitstellung der *Galle* für die Verdauung. Die Abgabe der Galle wird teilweise reflektorisch durch Nahrungsbestandteile bewirkt. Einige Tiere haben keine Gallenblase: Pferd, Reh, Hirsch, Kamel, Ratte, Hamster, Biber, Elefant. Trotzdem wird auch bei diesen Tieren Galle in der Leber gebildet.

Funktionen der Leber

Die Leber ist das vielseitigste Stoffwechselorgan des Organismus.

Die Hauptfunktionen der Leber sind:
- Aufbau von Stoffen (Anabolie)
- Abbau von Stoffen (Katabolismus)
- Entgiftung (Detoxikation)
- Sekretion
- Speicherung

Eiweißstoffwechsel

In der Leber werden aus Aminosäuren (kleinste Bausteine der Eiweißkörper) nach ganz bestimmten Mustern die körpereigenen Proteine aufgebaut. Es entstehen die Plasmaproteine des Blutes: Albumin, Globuline (außer den Gammaglobulinen), Fibrinogen und Prothrombin.

Kohlenhydratstoffwechsel

Die Leber beteiligt sich hier sehr wesentlich, indem sie trotz eines unterschiedlich hohen Kohlenhydratangebots aus dem Darm für einen gleichmäßigen Bestand und auch Reserven an Kohlenhydraten sorgt.

Die aus der Nahrung stammenden Zuckerarten werden als Monosaccharide von der Darmschleimhaut resorbiert und in der Leber zum Polysaccharid Glykogen aufgebaut. Glykogen wird in der Leber

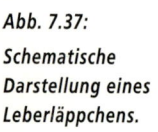

Abb. 7.37:
Schematische Darstellung eines Leberläppchens.

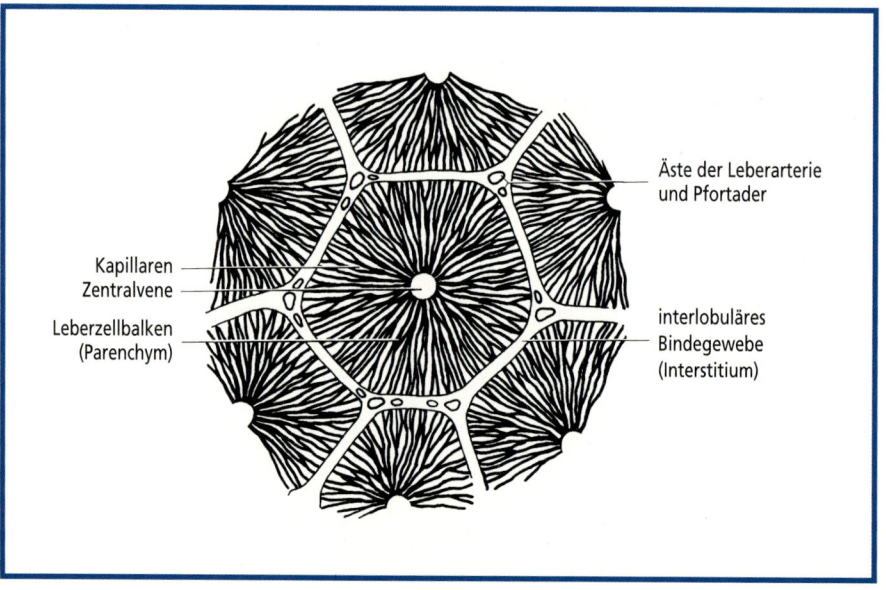

gespeichert und kann bei Bedarf (Arbeitsleistung des Körpers) wieder in Glukose umgewandelt werden.

Auch Fette und Aminosäuren können in Kohlenhydrate umgewandelt werden.

Fettstoffwechsel

Die aus der Nahrung stammenden und im Darm verdauten Fette werden in der Leber zu körpereigenem Fett umgewandelt. Auch Kohlenhydrate können so umgewandelt werden, dass sie schließlich als Fettsäuren zur Verfügung stehen.

Sekretion von Galle

Die Leber funktioniert hier als Drüse. Sie produziert die Galle in den Leberzellen und gibt sie an die Gallenkapillaren ab. Die Galle besteht hauptsächlich aus Gallensäuren und Gallenfarbstoffen (Bilirubin und Biliverdin beim Pflanzenfresser). Gallensäuren sind unerlässlich für die Fettverdauung. Bilirubin entsteht aus Hämoglobin bei Zerfall der roten Blutkörperchen (Erythrozyten). Im Darm wird Bilirubin mehrfach umgewandelt und ergibt schließlich die dunkle Farbe des Kotes.

Harnstoffbildung

Harnstoff ist das Endprodukt aus dem Abbau im Eiweißstoffwechsel. Er entsteht in der Leber aus Ammoniak. Die chemischen Vorgänge hierbei sind sehr kompliziert. Der Harnstoff gelangt über die Blutbahn in die Nieren und wird mit dem Harn ausgeschieden.

Entgiftung

Sowohl aus dem Körper selbst stammende Stoffwechselprodukte als auch von außen stammende – z. B. mit der Nahrung aufgenommene – Stoffe werden in der Leber umgewandelt und auf diese Weise entgiftet und dann ausgeschieden. Hormone werden inaktiviert, überalterte Eryhrozyten abgebaut.

Speicherung

Die Leber kann sehr viel Blut speichern, außerdem Glykogen (bei Bedarf Umwandlung in Glukose), die fettlöslichen Vitamine A, D, E und K, sowie die Spurenelemente Eisen, Kupfer, Zink und Mangan.

Krankheiten und Parasiten der Leber

Ikterus	Gelbsucht. Hierbei kommt es zu einer Gallenfarbstoffvermehrung im Blut. Schleimhäute und Haut sind mehr oder weniger stark gelb gefärbt
Hepatitis	Leberentzündung
Leberdegeneration	Entartung der Leberzellen durch Giftstoffe, Infektionserreger, Stoffwechselstörungen
Leberzirrhose	Verhärtung des Organs durch Umbau des Parenchyms in Bindegewebe
Lebertumoren	Gut- oder bösartige Wucherungen des Organs
Cholelithiasis	Gallensteine, die in der Gallenblase oder in den Gallengängen vorkommen können
Leberegelkrankheit	Sie kommt hauptsächlich bei Rind und Schaf vor ■ großer Leberegel (*Fasciola hepatica*); Zwischenwirt ist die Schnecke ■ kleiner Leberegel (Lanzettegel); Zwischenwirt ist die Ameise
Echinokokken	Larvenstadien (Finnen) des *Echinococcus granulosus* des Hundes kommen beim Menschen und allen Haussäugetieren vor. In der Leber bilden sich erbsen- bis mannskopfgroße Blasen

7.5.2 Bauchspeicheldrüse (Pankreas)

Das Pankreas befindet sich kaudal der Leber, eingebettet in das Gekröse des Duodenums. Es ist ein lang gestrecktes, hellrosafarbenes Organ, das zwei verschiedene Drüsenanteile besitzt (Abb. 7.38).

Man unterscheidet bei Drüsen die innere und die äußere Sekretion. Zu den Drüsen mit innerer Sekretion (inkretorische Drüsen) gehören alle Hormondrüsen. Ihr Sekret wird in die Blutbahn abgegeben. Zu den Drüsen mit äußerer Sekretion (exkretorische Drüsen) gehören alle Drüsen mit einem Ausführungsgang, d. h. ihr Sekret wird an die Oberfläche von Haut oder Schleimhaut abgegeben.

Inkretorischer Pankreasteil: Dieser Teil wird durch die *Langerhansschen Inseln* dargestellt. Es sind im gesamten Pankreas verstreut liegende Zellgruppen (Pankreasinseln) mit zwei verschiedenen Zelltypen:
- A-Zellen (α-Zellen) produzieren das Hormon Glukagon,
- B-Zellen (β-Zellen) produzieren das Hormon Insulin.

Exkretorischer Pankreasteil: Aus seinem Parenchym stammt der alkalische Pankreassaft, der unter anderem die wichtigen Verdauungsenzyme (Fermente) Trypsinogen und Chymotrypsinogen (beides Vorstufen), Lipase und Amylase enthält.

Die Sekretion des Pankreassaftes, seine Menge, seine Konzentration an Enzymen, der Gehalt an Bikarbonat und seine Ausschüttung in das Darmlumen ist von der Einwirkung verschiedener Darmhormone abhängig. Ein Sekretionsreiz ist auch der Nahrungsbrei. Der Pankreassaft wird über ein bis zwei Ausführungsgänge (tierartlich verschieden) im Anfangsteil des Duodenums an den Darm abgegeben.

Funktion der Bauchspeicheldrüse

Aus dem Bau der Drüse ergeben sich ganz bedeutungsvolle Funktionen für den Stoffwechsel und die Verdauung.

Insulin erhöht die Wanddurchlässigkeit der Körperzelle für Glukose, fördert die Glykogenbildung und Speicherung in der Leber, hemmt die Neubildung von Glukose und führt zu einer Senkung des Blutzuckerspiegels.

Glukagon fördert den Glykogenabbau in der Leber und sorgt für eine Erhöhung des Blutzuckerspiegels. Glukagon ist als Antagonist (Gegenspieler) des Insulins anzusehen.

Amylase spaltet Kohlenhydrate, indem sie Stärke und Glykogen zu Maltose abbaut.

Lipase spaltet Nahrungsfette in Fettsäuren und Glyzerin. Durch Gallensäuren wird die Lipase aktiviert.

Trypsin und Chymotrypsin spalten das Nahrungseiweiß in einfache Eiweißkörper. Beide Enzyme werden als Vorstufen im Pankreas gebildet und erst im Darm aktiviert.

Leber und Bauchspeicheldrüse der Vögel

Die *Leber* liegt in den Leberbauchfellsäcken und diese sind von den angrenzenden Luftsäcken umgeben.

Bezogen auf die Körpergröße des Vogels ist seine Leber – im Vergleich zum Säugetier – außerordentlich groß. Die Leber besteht aus zwei Lappen, von denen der rechte größer ist. Beide Lappen sind durch eine schmale Gewebsbrücke miteinander verbunden. Jeder Lappen besitzt eine eigene Leberarterie, eine eigene Pfortader und Gallengang.

Nicht alle Vögel besitzen eine Gallenblase. Sie fehlt z. B. Strauß, Nandu, Taube, Papagei.

Die weitere Verteilung der Gefäße und die Zellanordnung im Lebergewebe entsprechen weitgehend denen der Säugetiere. Ebenso verhält es sich mit den funktionellen Abläufen in der Leber. Die Abbauprodukte des Eiweißstoffwechsels werden in Harnsäure umgewandelt, über die Niere

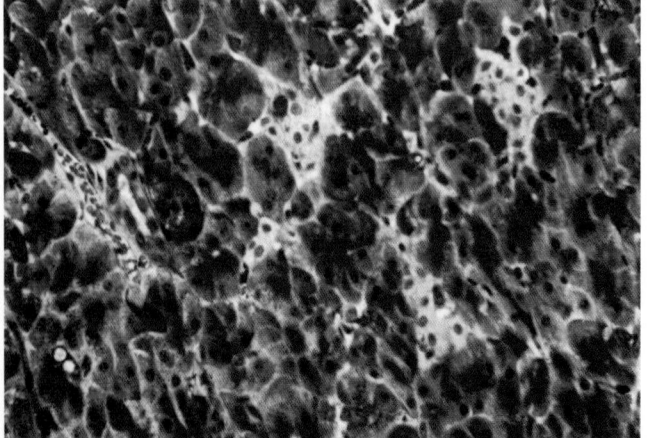

Abb. 7.38: Pankreasinseln.

ausgeschieden und erscheinen als weiße Substanz neben dem Kot in den Ausscheidungen.

Die *Bauchspeicheldrüse (das Pankreas)* befindet sich zwischen den beiden Schenkeln des Zwölffingerdarmes und besteht aus drei Lappen, von denen einer besonders viele Pankreasinseln enthält. Der Pankreassaft mit den Enzymen wird durch zwei bis drei Ausführungsgänge in das Duodenum abgegeben.

Krankheiten der Bauchspeicheldrüse

Pankreatitis	Bauchspeicheldrüsenentzündung
Exkretorische Pankreasinsuffizienz	Fermentmangel
Diabetes mellitus	»Zuckerkrankheit«; durch Insulinmangel kommt es zur Erhöhung des Blutzuckerspiegels
Maldigestion	unzureichende Verdauung durch Enzymmangel
Malabsorption	ungenügende Aufnahme von Nährstoffen aus dem Darm infolge Maldigestion

7.6 Ernährung und Stoffwechsel

7.6.1 Nährstoffe

Mit dem Futter müssen dem Organismus die notwendigen Nährstoffe für seine Gesundheit und seine Leistungsfähigkeit zugeführt werden.

Die Nährstoffe sind:

- **Eiweiße**
- **Kohlenhydrate** } Grundnährstoffe
- **Fette**

- **Vitamine**
- **Mineralstoffe** } Ergänzungsstoffe

- **Wasser** — unentbehrlichster Faktor für alle Lebensfunktionen

Eiweiße (Proteine)

Proteine können mit der Nahrung in Form von sogenanntem »tierischem Eiweiß« (Fleisch, Fisch, Milch, Ei) oder »pflanzlichem Eiweiß« (Getreide, Soja) aufgenommen werden. Die kleinsten Bausteine der Proteine sind die Aminosäuren, die für den Aufbau aller Körperzellen und für Blut, Hormone, Enzyme benötigt werden.

Verschiedene Aminosäuren bezeichnet man als essenziell (lebensnotwendig, unentbehrlich). Sie werden im Organismus nicht synthetisiert, d. h. aufgebaut und müssen deshalb in ausreichender Menge mit der Nahrung zugeführt werden.

Kohlenhydrate (Saccharide)

Sie sind in pflanzlichen Nahrungsmitteln, wie allen Getreidearten, Heu, Häcksel, Gemüse, Hülsenfrüchten, Obst vorhanden. Kohlenhydrate kommen als Monosaccharide (z. B. Fruchtzucker), Disaccharide (Rübenzucker, Milchzucker) oder Polysaccharide (pflanzliche Stärke, Zellulose) vor. Ein Teil der Kohlenhydrate ist wenig verdaulich, sie werden als Ballaststoffe bezeichnet.

Kohlenhydrate sind die Energielieferanten für den Organismus und werden entweder gleich verbrannt oder als Glykogen in der Leber und Muskulatur gespeichert oder auch in Fett umgewandelt, wenn das Angebot aus der Nahrung zu hoch ist und den täglichen Energiebedarf übersteigt.

Fette (Lipide)

Lipide werden einerseits mit der Nahrung aufgenommen, andererseits im Körper synthetisiert. Sie sind für den Zellaufbau wichtig (Zellmembran, Mitochondrien), sind Energielieferanten und können als körpereigene Fettreserven deponiert werden (Fettpolster).

Fette bestehen aus Glyzerin und Fettsäuren, von denen es gesättigte und ungesättigte gibt (Bezeichnung nach den Unterschieden in der Molekülstruktur). Ein Teil der ungesättigten Fettsäuren ist essenziell, kann im Körper nicht synthetisiert werden und muss deshalb mit der Nahrung aufgenommen werden.

Vitamine

Alle Vitamine sind lebensnotwendige, organische Wirkstoffe, die wie die Enzyme und Hormone als Katalysatoren wichtige Steuerungsfunktionen im Stoffwechsel haben. Eine ausreichende Versorgung über die Ernährung muss gewährleistet sein; vor allem von den Vitaminen, die im Körper nicht synthetisiert werden. Mensch, Primaten und Meerschweinchen können Vitamin C nicht selbst bilden.

Man unterscheidet fettlösliche Vitamine (A, D, E, K) und wasserlösliche Vitamine (B-Komplex, C). Fettlösliche Vitamine können in der Leber gespeichert werden.

Vitamin A (Retinol); »Epithelschutzvitamin« für Haut und Schleimhäute; »Wachstumsvitamin« mit Einfluss auf Eiweißsynthese und Knochenwachstum; Beteiligung beim Sehvorgang.

Vitamin B-Komplex; dazu gehören Vitamin B_1 (Thiamin), B_2 (Riboflavin), B_6 (Pyridoxin), B_{12} (Cobalamin), Nikotinsäureamid, Pantothensäure, Biotin und Folsäure; Aktionssubstanzen für die Nerven, Förderung des Eiweiß-, Kohlenhydrat- und Fettstoffwechsels, des Wachstums und der Bildung von Blutzellen.

Vitamin C (Ascorbinsäure); »Antiinfektiöses Vitamin«; Förderung der Infektabwehr, Inaktivierung von Toxinen, Unterstützung der normalen Zellfunktion, der Wundheilung, der Narbenbildung und Endothelschutz für die Kapillarenabdichtung.

Vitamin D (Calciferol); »Antirachitisches Vitamin«; Regelung des Kalzium- und Phosphatstoffwechsels, Förderung des Kalziumeinbaus in den Knochen.

Vitamin E (Tocopherol); »Fruchtbarkeitsvitamin«; Steuerung der Funktion männlicher Keimdrüsen, des Trächtigkeitsverlaufs, Unterstützung der Funktion von Nervensystem und Muskulatur.

Vitamin K (Phyllochinon); »Antihämorrhagisches Vitamin«; spezifische Wirkung auf die Blutgerinnung.

Mineralstoffe

Mineralstoffe sind lebensnotwendige, anorganische Elemente für den Organismus. Ihre Beteiligung am Stoffwechsel des Körpers ist ganz bedeutend, weshalb der Mindestbedarf an Mineralstoffen über die Aufnahme mit dem Futter gedeckt sein muss.

Bei den Mineralstoffen unterscheidet man:
- Mengenelemente:
  Natrium, Kalium, Kalzium, Magnesium, Phosphor, Chlor
- Spurenelemente:
  Eisen, Jod, Kupfer, Mangan, Kobalt, Zink, Fluor, Selen

Natrium und Kalium sind von besonderer Bedeutung für die Regulierung des Elektrolyt- und Wasserhaushaltes im Körper.

Beide Elemente sind auch an der Reizübertragung im Nerven- und Muskelgewebe beteiligt.

Kalium ist vor allem in der Intrazellularflüssigkeit vorhanden. Magnesium und Kalzium haben Einfluss auf die Muskeltätigkeit. Kalium, Kalzium und Magnesium sind wichtige Faktoren verschiedener Enzyme für den Eiweiß- und Kohlenhydratstoffwechsel. Kalzium und Phospor sorgen für den Knochenaufbau und das Wachstum. Chlor ist notwendig für die Bildung von Kochsalz (Natriumchlorid) und Salzsäure im Magen.

Die *Spurenelemente* sind nur in kleinsten Mengen im Organismus vorhanden, aber sehr wichtige Bausteine im Stoffwechselgeschehen. So ist z. B. Eisen, als Teil des Hämoglobins, für den Sauerstofftransport lebensnotwendig.

Jod wird für die Schilddrüsenhormone benötigt.

Fluor ist Bestandteil des Zahnschmelzes.

Zink fungiert als Aktivator im Enzymhaushalt, hat Einfluss auf den Kohlenhydrat-, Eiweiß- und Fettstoffwechsel und ist wichtig für das Wachstum des Organismus.

Wasser

Wasser ist der »unentbehrlichste Lebensfaktor«; denn jegliche Lebensfunktion ist auf die Anwesenheit von Wasser angewiesen. Das Körperwasser wird in seiner Gesamtheit im Allgemeinen konstant gehalten. Es beträgt bei Hund und Katze ca. 70 % des Körpergewichts und setzt sich zusammen aus intra- und extrazellulärer Flüssigkeit, einschließlich Plasma- und Gewebsflüssigkeit. Die Verteilung in den verschiedenen Organen und Geweben ist dabei sehr unterschiedlich. Die Regulierung der Wassermenge und -verteilung im Körper geschieht durch den Wasser-Elektrolyt-Haushalt.

Wasser ist Lösungsmittel (z. B. für Nährstoffe), Transportmittel zu allen Körperzellen und Mittel zum Abtransport der Stoffwechselschlacken. Über die Blutflüssigkeit sorgt das Wasser für die Aufrechterhaltung einer gleichmäßigen Körpertemperatur.

Die Wasserzufuhr muss über die Futter- und Trinkwasseraufnahme gewährleistet sein.

7.6.2. Futtermittel

Den Ernährungsansprüchen der Tierarten entsprechend, gibt es verschiedene Futtermittel, die sich nach Herkunft, Art, Zusammensetzung und Konsistenz unterscheiden:

- Rauhfutter:
  Heu, Stroh, Spreu
- Getreide- und Körnerfutter:
  Getreidekörner und Samen
- Grünfutter:
  Gräser, Klee, Kräuter, Rübenblätter, Salat, Löwenzahn
- Saftfutter:
  Grünfutter, Silage, Obst, Knollen, Wurzeln, Rüben (z. B. Mohrrüben, Zuckerrüben)
- Trockenfutter:
  Futtermittel, die weniger als 15 % Wasser enthalten; z. B. Trockenfutter für Hunde und Katzen, Pellets für Kleinnager
- Futtermittel tierischer Herkunft:
  Milch und Milchprodukte, Fleisch, Fischmehl, Tiermehl, Molkenpulver
- Futtermittel aus Rückständen:
  Rückstände und Nebenprodukte der Getreide-, Kartoffel-, Rüben- und Ölfruchtverarbeitung; z. B. Kleie, Kartoffelschlempe, Rübenmelasse
- Kraftfutter:
  besonders energiereiches Futtermittel
- Alleinfutter:
  ist die Vollnahrung, die allen Nahrungsansprüchen des Tieres gerecht wird
- Mischfutter:
  bestehen aus mehreren Einzelfuttermitteln; z. B. Dosenfutter für Hunde und Katzen, Pellets für Kleinnager, Briketts aus gehäckseltem, gepreßtem Rauhfutter
- Ergänzungsfutter:
  zur Aufwertung des Nährstoffgehalts anderer Futtermittel, z. B. Fischmehl zur Aufwertung des Proteingehalts. Weitere Ergänzungen können Mineralstoffe, Vitamine oder Zusatzstoffe, wie Aromastoffe, Bindemittel, Konservierungsstoffe sein.

Dies ist eine Aufzählung der Oberbegriffe von Futtermitteln. Für eine physiologisch ausgewogene Ernährung der einzelnen Tierarten muss die richtige Auswahl an Futtermitteln zusammengestellt werden.

Inhaltsstoffe von Futtermitteln

Für die Ernährung von Hunden und Katzen werden weitgehend kommerziell angebotene Alleinfutter, als Dosen- oder Trockenfutter, verwendet. Nach gesetzlichen Vorschriften ist eine Deklaration der Zusammensetzung und der Inhaltsstoffe gefordert. Auch Zusatzstoffe müssen angegeben werden.

Die Angaben – bezogen auf den Packungsinhalt – lauten dann z. B. für ein Katzen-Alleinfutter:

Zusammensetzung: Fleisch und tierische Nebenerzeugnisse, Getreide, Mineralstoffe, Zucker

Inhaltsstoffe:
Rohprotein 8,5 %
Rohfett 4,5 %
Rohasche 2,0 %
Rohfaser 0,3 %
Feuchtigkeit 82 %

Zusatzstoffe: Vitamin E 20 mg/kg

Im Analyseverfahren werden die Inhaltsstoffe als Stoffgruppen, so genannte »Roh-Nährstoffe« erfasst.

Auf die Trockensubstanz bezogen, bedeuten
- Rohprotein:
  alle Eiweißverbindungen, einschließlich der freien Aminosäuren,
- Rohfett:
  Fette und fettähnliche Stoffe,
- Rohasche:
  Mineralstoffe,
- Rohfaser:
  hauptsächlich unverdauliche Zellulose (Ballaststoffe),
- NfE:
  Kohlenhydrate in Form von Glykogen, Stärke, Glukose, Fruktose und andere Zuckerarten.

7.6.3 Stoffwechsel

Unter Stoffwechsel versteht man alle biochemischen Abläufe im Organismus, die zur Lebenserhaltung notwendig sind.

In den Körperzellen finden aufbauende (anabole), umwandelnde und abbauende (katabole) Stoffwechselvorgänge statt.

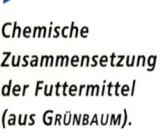

Chemische Zusammensetzung der Futtermittel (aus GRÜNBAUM).

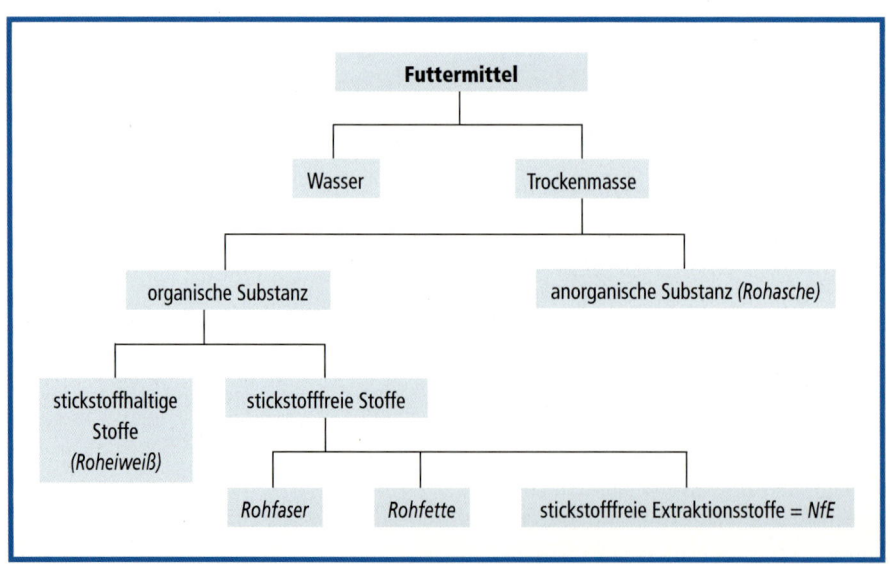

Hauptstoffwechselorgan ist die Leber. Innerhalb und außerhalb der Körperzellen wirken Enzyme, Hormone und Vitamine als Katalysatoren, d. h. sie greifen in das Stoffwechselgeschehen ein, bewirken chemische Reaktionen, beeinflussen die Reaktionsgeschwindigkeit, bleiben selbst aber unverändert. Das physiologische Gleichgewicht des Stoffwechsels wird durch das endokrine System und das vegetative Nervensystem gesteuert.

Man unterscheidet:

Baustoffwechsel bedeutet Aufbau aller körpereigenen Zellen und Organe (Knochen, Muskeln, Drüsen, Blut usw.).

Grundumsatz bedeutet Energieverbrauch für alle Lebensvorgänge im Ruhe- und Schlafzustand des Organismus.

Leistungsumsatz ist der Energieaufwand für Leistungen unterschiedlichster Art, also während der täglichen Bewegung, Nahrungsaufnahme und Verdauung, und für besondere Leistungen des Körpers während der Arbeit (z. B. Wagenpferd, Jagdhund, Polizeihund), im Sport (Renn- und Reitpferde, Rennhunde) und in der Zucht, z. B. während Trächtigkeit, Geburt und Laktation. Sowohl der Bau- als auch der Betriebsstoffwechsel sind erst durch Verbrennungsprozesse der Nahrungsbestandteile mit Hilfe von Sauerstoff möglich. Die dabei frei werdende Energie wird in Kalorien (Joule) gemessen:

1 kcal (Kilokalorie) = 4,2 kJ (Kilojoule)

Der Verbrauch an Kalorien ist innerhalb einer Tierart schon unter Grundumsatzbedingungen verschieden und hängt weitgehend vom Körpergewicht ab.

Wachstum, Alter und Leistung des Tieres bedingen im Laufe seines Lebens einen unterschiedlichen Energiebedarf, den es über die Futteraufnahme decken muss.

Im Allgemeinen bezieht sich der Nährstoffgehalt eines komerziellen Futtermittels auch auf den Energiegehalt. Durch wissenschaftliche Untersuchungen ist der Energiebedarf der Haustiere bekannt, so dass mit artgemäßer, ausgewogener Ernährung in den verschiedenen Lebensphasen, bei angestrengter Arbeit oder während der Trächtigkeit und Laktation gesundheitliche Schäden vermieden werden können.

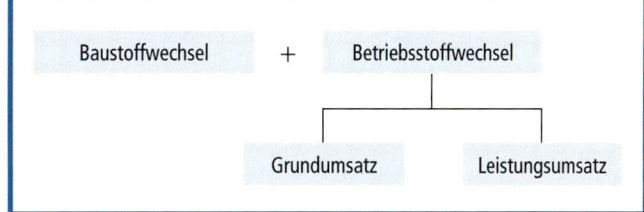

7.7 Atmungsorgane (Respirationsapparat)

Unter dem Begriff »Atmung« fasst man
- Aufnahme
- Transport und
- Abgabe von gasförmigen Stoffen zusammen.

Im Organismus sind an diesem Gasaustausch in erster Linie der Sauerstoff (O_2) und das Kohlendioxid (CO_2) beteiligt.

Der Sauerstoff wird für die Verbrennung der mit der Nahrung aufgenommenen Substanzen in den Zellen benötigt. Als Endprodukt des Stoffwechsels in den Zellen entsteht Kohlendioxid.

Als Verbindungsglied zwischen dem Gaswechsel in der Lunge und dem Gaswechsel in den Zellen kommt die Transportfunktion des Blutes hinzu, die mit der Funktion des Kreislaufs aufs Engste verknüpft ist.

Für die Aufnahme, den Transport und die Abgabe des Atems sind die Luft zuführenden und abführenden Wege des Respirationsapparates zuständig:

Obere Atemwege
- Nase mit Nasenhöhle
- Rachenhöhle (Atmungsrachen)
- Kehlkopf

Untere Atemwege
- Luftröhre
- Bronchien

Am Ende des Atemweges befindet sich die
- Lunge mit unzähligen Lungenbläschen.

Der Luftstrom vermag außer dem Nasenweg (Nasenatmung) auch den Weg über die Mundhöhle (Mundatmung) zu nehmen. Der Hund gebraucht oft die Mundatmung (so genanntes Hecheln), die hier besonders der Flüssigkeitsverdunstung dienen soll. Bei Pferd und Rind ist das nicht möglich, da sie ein langes Gaumensegel besitzen.

Die Aufgaben der Atemwege sind – neben der Weiterleitung – die Anfeuchtung, Erwärmung und Säuberung der Atemluft.

7.7.1 Obere Atemwege

Nase

Der Naseneingang wird tierartlich unterschiedlich benannt:
- Nasenspiegel bei Katze, Hund, Ziege, Schaf
- Rüsselscheibe beim Schwein
- Flotzmaul beim Rind
- Nüstern beim Pferd

Der Innenraum der Nase wird durch die Nasenscheidewand (hyaliner Knorpel) in zwei Nasenhöhlen getrennt.

In den Nasenraum ragen – von der knöchernen Seitenbegrenzung kommend – rechts und links je zwei Nasenmuscheln vor.

Sie bestehen aus sehr dünnen Knochenblättchen, sind spiralig eingerollt und haben in der Submukosa ein reich verzweigtes Venengeflecht. Sie haben die Aufgabe, die kalte, äußere Luft anzuwärmen. Sie ähneln in ihrer Funktion den Rippen einer Zentralheizung. Die Atmungsschleimhaut besteht aus mehrreihigem Flimmerepithel mit Becherzellen und Schleimdrüsen. Durch Verdunstung des Drüsensekrets wird die Atmungsluft angefeuchtet. Die Blutgefäße in den Nasenmuscheln verengen und erweitern sich je nach Temperatur der eingeatmeten Luft.

Durch die beiden Nasenmuscheln ergeben sich in jeder Nasenhöhle drei *Nasengänge*:
- Dorsaler Nasengang:
  der Riechgang; er führt zum Riechorgan,
- Mittlerer Nasengang:
  der Sinusgang; er hat die Zugänge zu den Sinushöhlen,
- Unterer Nasengang:
  der Atmungsgang; am Boden der Nasenhöhle führt er zum Atmungsrachen. Dieser Gang dient auch zum Einsetzen der Nasenschlundsonde.

Mit dem Nasenraum in offener Verbindung stehen die Nasennebenhöhlen *(Sinus)*, die tierartlich wieder sehr unterschiedlich angeordnet sind.

Zu den bekanntesten zählen die Stirn- und Kieferhöhlen. Die Nebenhöhlen sind ebenso wie die Nase mit Schleimhaut ausgekleidet. Bei einer Entzündung der Nasenschleimhaut (= Schnupfen) kann auch die Schleimhaut der Nebenhöhlen erkranken.

Die Choanen stellen den Übergang von Nasen- zu Rachenhöhle dar. Den Abschluss der Nasenhöhle zur Schädelhöhle hin bildet das *Siebbein*. Es ist ein Labyrinth mit vielen Siebbeinmuscheln, die wiederum mit Riechschleimhaut zur Geruchswahrnehmung ausgekleidet sind.

Abb. 7.39: Querschnitt durch die Nasenhöhle im Siebbeinbereich des Hundes (rostrale Ansicht).

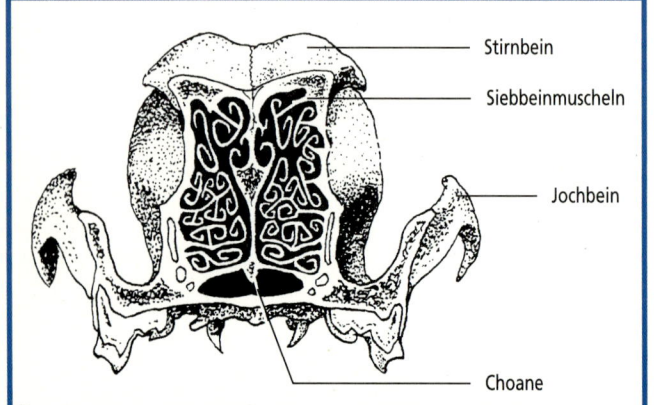

Rachen (Pharynx)

Der *Rachen* steht in Verbindung mit der Nase, der Mundhöhle, der Speiseröhre und außerdem mit dem Mittelohr durch die Ohrtrompete (Eustachische Röhre).

Beim Pferd ist die Ohrtrompete zum so genannten Luftsack erweitert.

In die Schleimhaut des Rachens sind lymphatische Einrichtungen zur Abwehr von Krankheitserregern, die so genannten *Mandeln* (Tonsillen) eingelagert (siehe auch Kapitel 7.4.1.3).

Kehlkopf (Larynx)

Der Kehlkopf ist aus einem Knorpelgerüst aufgebaut. Die Knorpel (vorwiegend hyalines Knorpelgewebe) sind durch Bänder und Muskeln beweglich miteinander verbunden. Zwischen Schildknorpel und den beiden Stellknorpeln (Aryknorpel) zieht jederseits ein besonderes Band, das *Stimmband*. Es ist von einer Schleimhautfalte überzogen. Stimmband und Schleimhautfalte ergeben die Stimmlippe. Zwischen beiden Stimmlippen befindet sich die *Stimmritze*. Die Weite der Stimmritze wird durch Muskulatur, zur Spannung der Stimmlippen, bestimmt. Schwingungen der Stimmlippen bewirken besonders bei der Ausatmung die Lautäußerung (die Stimme).

Der Kehldeckel *(Epiglottis)* verschließt beim Schlucken den Eingang der Luftröhre.

Das endoskopische Bild des Kehlkopfs ist im Kapitel 9.2.3 (Endoskopie) dargestellt.

Unter dem Schildknorpel haben wichtige Drüsen des Körpers ihren Platz. Dies sind die Schilddrüse und die Nebenschilddrüse (Epithelkörperchen).

7.7.2 Untere Atemwege und Lunge

Luftröhre (Trachea)

Die Luftröhre ist eine von Knorpelringen elastisch weit gehaltene Röhre. Die Knorpelringe sind dorsal offen und werden dort von glatter Muskulatur geschlossen. Untereinander sind die Ringe durch eine feine Bandschicht verbunden, was eine Beweglichkeit der Luftröhre ermöglicht.

Die Innenauskleidung der Trachea ist ein mehrreihiges Flimmerepithel. Die Flimmerbewegungen sind rachenwärts gerichtet, so dass Sekret, Staub und kleinere Fremdkörper Richtung Mundhöhle befördert werden können (Auslösung des Hustenreizes).

An der Luftröhrengabelung (Bifurkation) teilt sich die Trachea in die zwei Hauptbronchien, auch Stammbronchien genannt.

Lunge (Pulmo)

Die Hauptbronchien führen in je einen Lungenflügel und verzweigen sich dort wie die Äste eines Baumes *(Bronchialbaum)*. Die Schleimhaut trägt eine Muskelschicht zur Enger- und Weiterstellung der Bronchien.

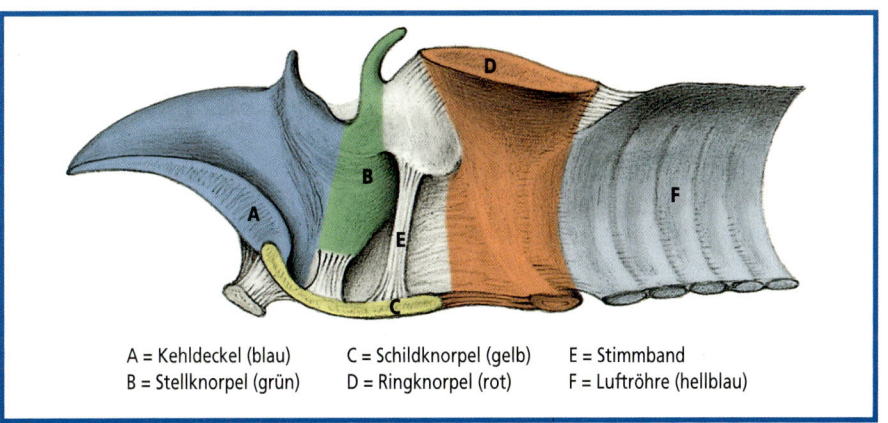

Abb. 7.40: Kehlkopf des Hundes (mediale Ansicht).

A = Kehldeckel (blau) C = Schildknorpel (gelb) E = Stimmband
B = Stellknorpel (grün) D = Ringknorpel (rot) F = Luftröhre (hellblau)

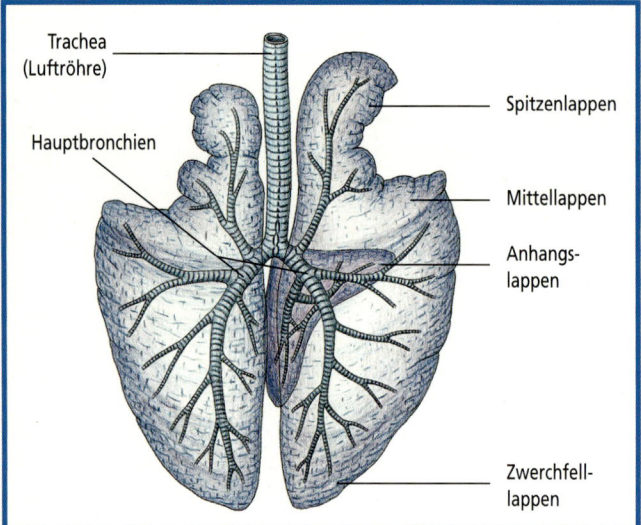

▲ Abb. 7.41:
Schematische Darstellung der Lunge des Pferdes.

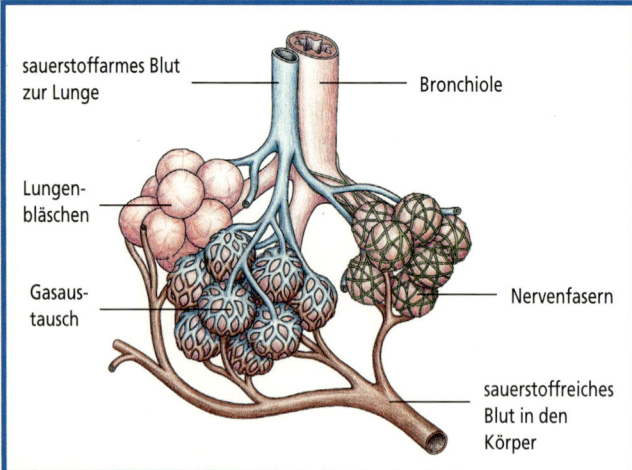

▲ Abb. 7.42:
Alveolen schematisch.

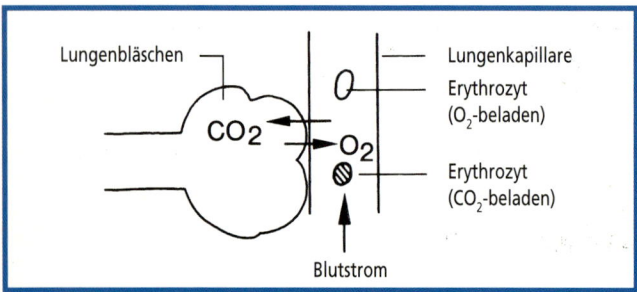

▲ Abb. 7.43:
Gasaustausch in der Lunge (grobschematisch).

Zur Peripherie der Lunge hin werden die Bronchien immer kleiner, die Knorpelspangen verschwinden und auch die Drüsen werden weniger. In den kleinsten Bronchien, den *Bronchioli,* besteht nur noch eine dünne Epithelschicht, die schließlich in das einschichtige Plattenepithel der Lungenbläschen *(Alveolen)* übergeht.

Die Alveolen sind außen von einem dichten Kapillarnetz umsponnen. Über die Wandungen der Alveolen und der Kapillaren findet der Gasaustausch statt (Diffusion der Gase).

Das in den Lungenkapillaren fließende Blut stammt aus der Lungenarterie (Arteria pulmonalis) und ist venöses Blut, d. h. es enthält viel Kohlendioxid. Nach dem Gasaustausch übernehmen die Kapillaren das mit Sauerstoff angereicherte Blut und verbinden sich zu den Lungenvenen, die in den linken Herzvorhof münden.

Man bezeichnet den Austausch von Sauerstoff und Kohlendioxid zwischen dem Blut in den Lungenkapillaren und der Atmungsluft als *äußere Atmung.*

Den Gaswechsel von Sauerstoff und Kohlendioxid zwischen den einzelnen Zellen des Organismus und dem Kapillarblut nennt man *innere Atmung.*

Die Lungenflügel sind in eine tierartlich unterschiedliche Anzahl von Lungenlappen (Spitzenlappen, Mittellappen, Zwerchfelllappen und Anhangslappen) unterteilt.

Die Lungenlappen sind von Serosa überzogen (Lungenfell). Das Innere des Brustraumes ist ebenfalls mit Serosa ausgekleidet (Rippenfell).

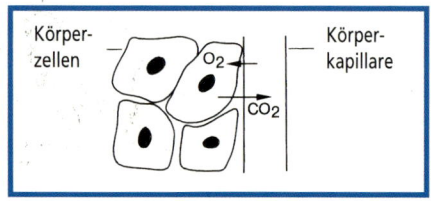

▲ Abb. 7.44:
Gasaustausch in der Zelle (grobschematisch).

Beide Serosaüberzüge nennt man *Brustfell* (Pleura). Rippen- und Lungenfell sind so gegeneinander verschieblich, dass Atembewegungen ohne Reibung und Schmerz ermöglicht werden.

Zusammenspiel der Atmung

Die Einatmung *(Inspiration)* kommt durch aktive Muskelarbeit, also Brustkorberweiterung und Zwerchfellkontraktion, und passive Ausdehnung der Lunge zustande. Die Lunge hat keine Eigenbewegung.

Die Ausatmung *(Exspiration)* geschieht durch Erschlaffen verschiedener Atemmuskeln, also Brustkorbverengung und Zwerchfellerschlaffung, und durch Herausdrücken der Luft aus dem dadurch sich verkleinernden Raum in der Lunge.

Ist die Atmung erschwert, wird die »Bauchpresse« betätigt, d. h. die Bauchmuskeln werden kontrahiert und die Baucheingeweide gegen das Zwerchfell gedrückt.

7.7.3 Atmungsorgane der Vögel

Beim Atmungssystem der Vögel muss man zwischen zwei verschiedenen Arbeitsgängen unterscheiden:
- Gasaustausch zwischen Luft und Blut in der Lunge,
- Ventilation zwischen Außenwelt und Körperinnerem in den Luftsäcken.

Der Vogel hat zwei Nasenmuscheln, aber kein Siebbein (der Geruchssinn ist kaum ausgebildet) und nur eine Nasennebenhöhle. Am *Kehlkopf* (Larynx cranialis) fehlen Schildknorpel und Epiglottis. Der Kehlkopfeingang ist schlitzförmig und kann stark erweitert werden. Die *Luftröhre* besteht aus sehr vielen, geschlossenen Knorpelringen, deren Anzahl je nach Länge des Halses variiert. Das Ende der Luftröhre bildet der Stimmkopf, *Syrinx* (Larynx caudalis). Hier beginnen auch die beiden Hauptbronchien zu den Lungenflügeln.

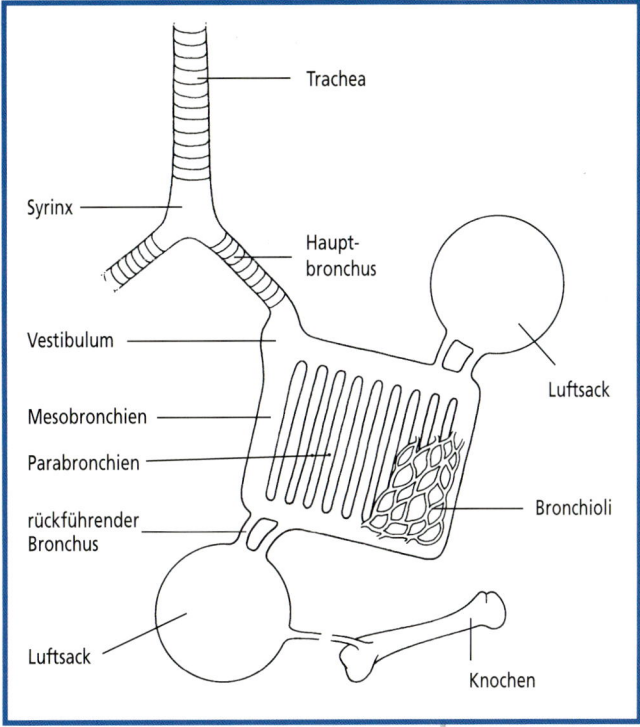

Die *Lunge* liegt dorsal der Brustwand an. Von den Hauptbronchien gehen Mesobronchien und sekundäre Bronchien aus, die weiterhin ein System feiner Röhren *(Parabronchien)* bilden. Diesen Parabronchien schließen sich feinste Bronchioli an. Das sind *Luftkapillaren,* die das eigentliche Atmungsgewebe darstellen. Lungenalveolen gibt es beim Vogel nicht.

Die Bronchioli sind untereinander verbunden und stellen ein durchgehendes Röhrensystem dar. Durch die enge Verbindung des Atmungsgewebes mit dem Geflecht der Blutkapillaren ist ein intensiver *Gasaustausch* gesichert.

Von den größeren Bronchialverzweigungen aus bestehen Verbindungen zu den Luftsäcken und wieder zurück in die Lunge.

Die *Luftsäcke* entspringen an der Lunge. Sie erstrecken sich, in fünf Paaren geordnet, durch den ganzen Körper (siehe Abb. 7.26) Die Auskleidung der Luftsäcke ist kein Atmungsepithel.

 Abb. 7.45: *Atemwege des Vogels (mit Luftsackausstülpung in einen Knochen) schematisch.*

Wichtige Begriffe und Krankheiten der Atmungsorgane

Sinus	Nasennebenhöhle
Pharynx	Rachen
Tonsille	Gaumenmandel
Larynx	Kehlkopf
Syrinx	Stimmkopf, Larynx des Vogels
Eustachische Röhre	Ohrtrompete
Epiglottis	Kehldeckel
Trachea	Luftröhre
Bronchien	Enden der Luftröhrenverzweigung
Bronchiolen	kleine Bronchien
Pulmo	Lunge
Alveole	Lungenbläschen
Pleura	Brustfell
Inspiration	Einatmung
Exspiration	Ausatmung
Rhinitis	Nasenschleimhautentzündung
Sinusitis	Nasennebenhöhlenentzündung
Pharyngitis	Rachenentzündung
Angina	klinischer Ausdruck für Entzündungen im gesamten Rachenraum
Tonsillitis	Mandelentzündung
Tonsillektomie	operatives Entfernen der Mandeln
Laryngitis	Kehlkopfentzündung
Kehlkopflähmung	chronische, unheilbare Atemstörung beim Pferd, zumeist linksseitige Lähmung
Laryngospasmus	Kehlkopfkrampf
Tracheitis	Luftröhrenentzündung
Bronchitis	Entzündung der Bronchien
Bronchospasmus	Bronchialkrampf
Pneumonie	Lungenentzündung
Pleuritis	Brustfellentzündung
Chronisch obstruktive Pneumopathie (COP)	chronische Lungenerkrankung durch Verschluss der Bronchien mit zähem Sekret
Lungenemphysem	Lungenblähung
Mukolytika	Medikamente zur Lösung von Schleim in den Atemwegen
Bronchospasmolytika	Medikamente zur Lösung des Bronchialkrampfs
Expektorantia	Medikamente zur Verbesserung des Aushustens von Sekret

Durch ihre *Ventilation* beteiligen sie sich zwar nicht selbst am Gasaustausch; aber bei der Ausatmung durchströmt die Luft aus den Luftsäcken wieder das Lungengewebe. Auf diese Weise passiert die Atemluft sowohl bei der Inspiration als auch bei der Exspiration das feine Gewebe der Luftkapillaren.

Ein physiologischer Vorgang, der nur bei Vögeln zu finden ist. Die Ausstülpungen der Luftsäcke reichen bis in die hohlen Oberarmknochen, das Brustbein, Räume des Kopfes und unter die Haut.

Luftsäcke sorgen für die
- Regulierung der Körpertemperatur,
- Regulierung des Gleichgewichtes beim Flug,
- Körpervergrößerung (Abnahme des spezifischen Gewichtes) für den Flug,
- Polsterung des Körpers,
- Beteiligung an der Stimmbildung.

7.8 Kreislaufsystem (Zirkulationsapparat)

Das Blutgefäßsystem ist das Transportsystem des Körpers für Blut mit allen seinen Bestandteilen. Blut muss zu allen Organen und Geweben gelangen, um sie einerseits mit Sauerstoff und Nährstoffen zu versorgen und andererseits die Abfallprodukte des Stoffwechsels aus den Geweben aufzunehmen.

Das Kreislaufsystem besteht aus den Blutgefäßen und dem Herzen. Es ist in sich geschlossen und beginnt und endet in den Haargefäßen (Kapillaren) des Körpers.

Man unterteilt in:
Körperkreislauf (großer Kreislauf); aus der linken Herzkammer wird durch die Herzmuskelkontraktion sauerstoffreiches, arterielles Blut in die Hauptschlagader *(Aorta)* gepumpt. Von dort verteilt sich das Blut in den Aufzweigungen der Aorta, den *Arterien,* dann in den kleinsten Arterien *(Arteriolen)* und schließlich im Netzwerk der Haargefäße *(Kapillaren).*

Hier findet der Austausch von Sauerstoff und Nährstoffen gegen Kohlendioxid und die Abbauprodukte des Stoffwechsels statt. Aus dem venösen Anteil der Kapillaren nimmt das nun sauerstoffarme, venöse Blut den Weg über die kleinsten Venen *(Venolen)* in die größeren Blutadern *(Venen)* hin zu den beiden *Hohlvenen*. Diese münden schließlich im rechten Herzvorhof. Der große Kreislauf versorgt alle Organe des Körpers.

Lungenkreislauf (kleiner Kreislauf); das aus dem rechten Herzvorhof stammende Blut nimmt seinen Weg über die rechte Herzkammer zur Lungenarterie *(Arteria pulmonalis)* und weiter zu den Lungenkapillaren.
Dort findet der Gasaustausch (Kohlendioxid gegen Sauerstoff) statt. Das nun sauerstoffreiche, arterielle Blut gelangt über die *Lungenvenen* in den linken Herzvorhof und schließlich über die linke Herzkammer wieder in die Aorta.

> **Merke:**
> Innerhalb des großen Kreislaufs führen die vom Herzen weggehenden Arterien sauerstoffreiches (= arterielles), die zum Herzen ziehenden Venen kohlendioxidbeladenes (= venöses) Blut.
> Im kleinen Kreislauf ist es umgekehrt.

Pfortaderkreislauf

Die Pfortader (Vena portae) ist eine Vene, die das Blut aus den Gefäßen der Bauchorgane Magen, Darm, Pankreas und Milz sammelt und zur Leber befördert. Sie verläuft von den genannten Organen zur Leberpforte und verzweigt sich dann. Das Blut der Pfortader ist das »Arbeitsmaterial« für die Leber. Von ihr werden die zugeführten Nährstoffe weiterverarbeitet und Fremdstoffe (z. B. auch Medikamente) nach Möglichkeit entgiftet. Aus den Leberkapillaren gelangt das Blut dann in die Lebervenen und schließlich in die hintere Hohlvene, die zum Herzen führt.

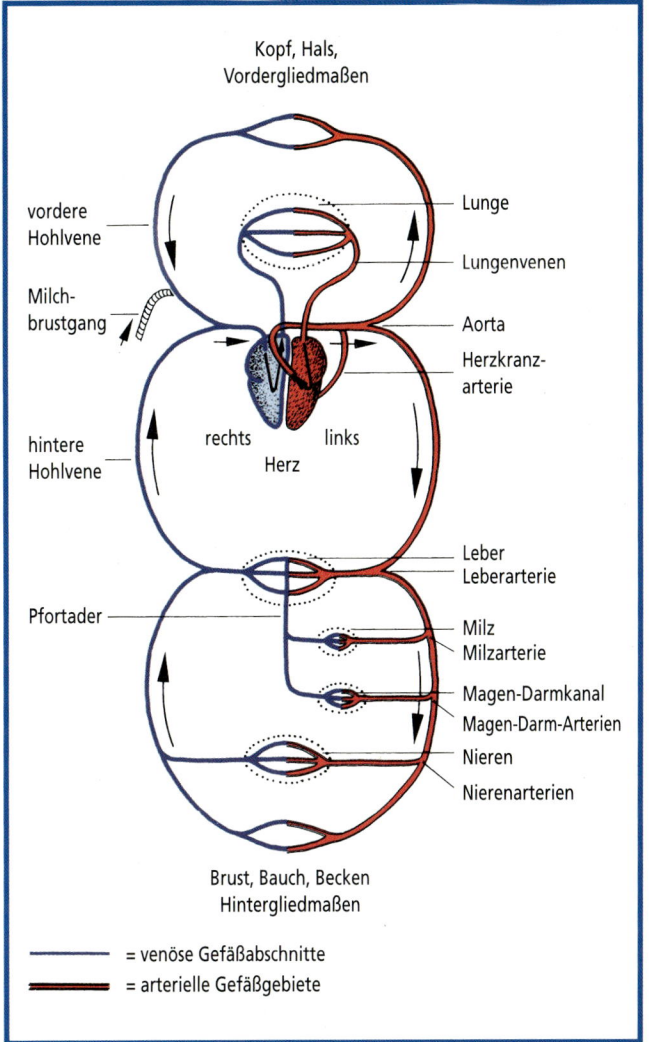

Abb. 7.46: *Schematische Darstellung des Blutkreislaufs (nach Kolb).*

7.8.1 Die Blutgefäße

Zu den Blutgefäßen gehören:
- Arterien (Schlagadern), führen vom Herzen weg,
- Venen (Blutadern), führen zum Herzen hin,
- Kapillaren (Haargefäße), kleinste Gefäße als Verbindung zwischen Arterien und Venen.

Im Aufbau gleichen sich die Arterien und Venen.

Die Innenschicht *(Intima)* besteht aus dem Endothel (einschichtiges Plattenepithel) und einer Bindegewebsschicht. Die Innenschicht der Venen hat kleine, halbmondförmige *Venenklappen,* die ein Rückfließen des Blutes verhindern sollen.

Die mittlere Schicht *(Media)* enthält glatte Muskelfasern und elastische Fasern. In den großen Arterien überwiegt der Anteil an elastischen Fasern. Dadurch können sich die Arterien bei jedem Herzschlag und dem damit verbundenen stärkeren Druck des Blutes ausdehnen. Zwischen den Herzschlägen nimmt der Blutdruck ab und die Gefäßwände der Arterien ziehen sich wieder zusammen. Das Blut wird auf diese Weise rhythmisch (Pulsschlag) in den Arterien weitergeleitet.

In den kleineren Arterien ist der Anteil an Muskelfasern größer. Durch ihre Kontraktion regulieren sie den Blutdruck in den verschiedenen, herzfernen Körperregionen.

Venen haben im Vergleich zu Arterien weniger Muskelfasern, ein weiteres Gefäßlumen und eine dünnere Wand, die für den wesentlich geringeren Blutdruck ausreicht.

Die Außenschicht *(Adventitia)* der Gefäße ist bei Arterien und Venen gleich aufgebaut und besteht aus Bindegewebe. Es umhüllt die Gefäße und stellt die Verbindung zur Umgebung her. Die *Kapillaren* bestehen nur aus einer Endothelschicht, die einer dünnen Membran aufsitzt. Dabei ist der Aufbau im arteriellen und venösen Kapillarenanteil gleich.

Der Stoffaustausch in den Kapillaren geschieht hauptsächlich durch Diffusion und Osmose, beides Vorgänge zum Ausgleich von Konzentrationsunterschieden.

Die größeren Blutgefäße verlaufen zusammen mit Lymphgefäßen und Nerven in den so genannten Bindegewebsstraßen zwischen den Muskelgruppen. Venen liegen oft oberflächlicher als Arterien.

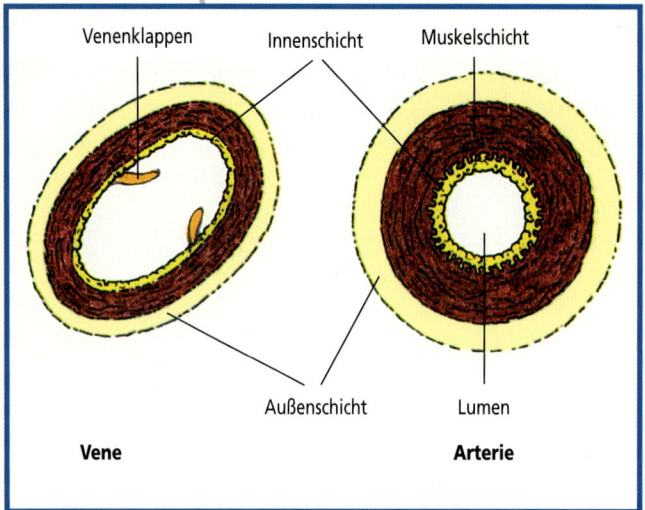

▲ Abb. 7.47:
Vene und Arterie im Querschnitt.

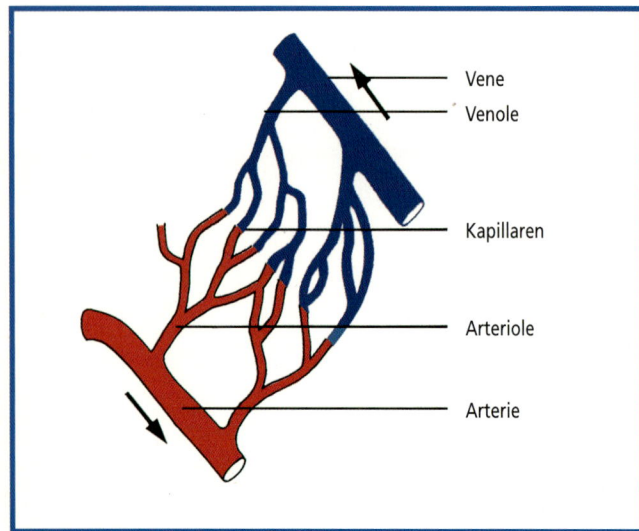

▲ Abb. 7.48:
Kapillargebiet mit arteriellem Zufluss und mit venösem Abfluss.

7.8.2 Das Herz

Das Herz, der Motor des Blutkreislaufs, ist vom Herzbeutel (Perikard) umgeben, der innerhalb des Brustraums im Mittelfell (Mediastinum) liegt.

Der Herzbeutel enthält eine geringe Menge seröser Flüssigkeit, so dass eine reibungslose Bewegung des Herzens im Herzbeutel möglich ist.

BAU UND ARBEITSWEISE DER ORGANSYSTEME

Aufbau des Herzens

Das Herz ist ein Hohlmuskel mit einer breiten Basis und einer ventral gerichteten Spitze. Um das Herz herum verläuft außen zwischen Kammern und Vorhöfen eine Kranzfurche. Hier liegen die *Herzkranzgefäße*, die sich auf jeder Seitenfläche in einer Längsfurche fortsetzen und weiter in der Herzmuskulatur verästeln. Die Herzkranzgefäße, aus der Aorta kommend, sind die nutritiven (ernährenden) Gefäße des Herzens und für die Versorgung des Herzmuskels erforderlich. Störungen der Durchblutung schädigen den Herzmuskel (Infarktgefahr).

Durch die Herzscheidewand *(Septum)* wird das Herz vollständig in eine linke und eine rechte Hälfte getrennt.

Jede Hälfte ist in *Vorhof* (Atrium) und *Kammer* (Ventrikel) geteilt.

Das Herz besteht aus mehreren Schichten
- Innenschicht (Endokard)
- Muskelschicht (Myokard)
- Außenschicht (Epikard)

Beide Herzhälften weisen den gleichen Schichtenaufbau auf. Die linke Herzkammer hat jedoch eine viel kräftigere Muskelschicht als die rechte Herzkammer.

Das *Endokard* besteht aus einschichtigem Plattenepithel, wie das Endothel der Blutgefäße. Das *Epikard* ist der seröse Überzug auf dem Herzmuskel.

Herzklappen

Zwischen Vorhof und Kammer befinden sich beiderseits Herzklappen (Atrioventrikularklappen). Die rechte Herzklappe ist dreizipflig (Tricuspidalis), die linke zweizipflig (Bicuspidalis oder Mitralklappe). Die beiden Klappen werden ihrer Form wegen auch Segelklappen genannt und sind mit Hilfe von Sehnenfäden an Vorsprüngen des Herzmuskels befestigt. Diese Fäden verhindern ein Vorschnellen der Segel in die Vorhöfe.

Weitere Herzklappen liegen am Ausgang der rechten Herzkammer zur Lungenarterie (Pulmonalklappe) und am Ausgang der linken Herzkammer zur Aorta (Aortenklappe). Diese zwei Taschenklappen der Aorta und der Lungenarterie sind halbmondförmig und heißen deshalb auch Semilunarklappen. Sie haben eine Rückschlagventilfunktion, verhindern also, dass das Blut rückläufig fließt.

Die Herzklappen sind mit der Herzinnenhaut überzogen.

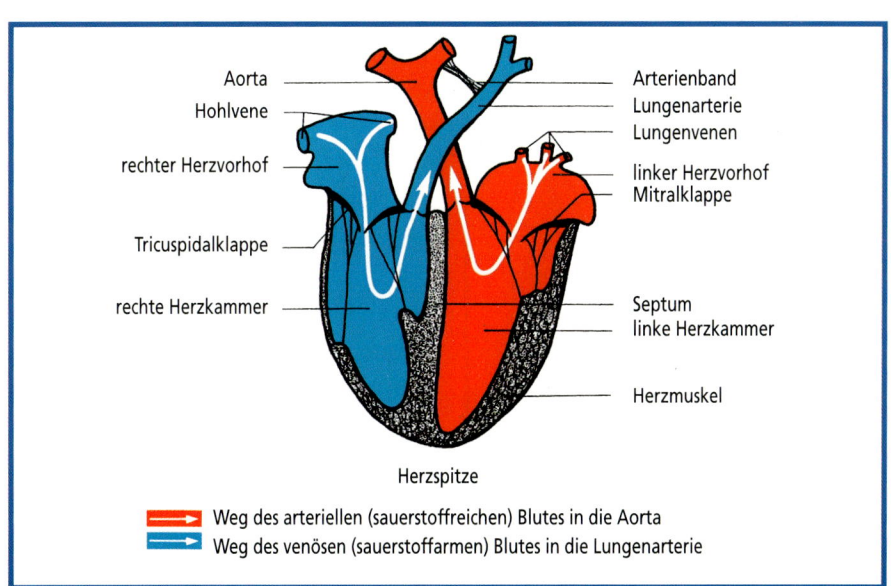

Abb. 7.49: Schematische Darstellung des Aufbaus des Herzens (nach Kolb).

Herzmuskel

Der Herzmuskel (Myokard) besteht aus besonderen quer gestreiften Muskelfasern, die sich selbstständig, ohne Einfluss des Willens kontrahieren. Diese rhythmische Kontraktion des Herzmuskels nennt man *Austreibungszeit (Systole)*. Das Erschlaffen des Herzmuskels wird als *Füllungszeit (Diastole)* bezeichnet (Tabelle 7.2).

Zuerst kontrahieren sich die beiden Vorhöfe und anschließend die Herzkammern, währenddessen sich die Vorhöfe erweitern.

Durch die Kontraktion der Herzvorhöfe wird das Blut in die Herzkammern getrieben.

Durch die Kontraktion der Herzkammern wird Blut aus der linken Kammer in die Aorta und aus der rechten Kammer in die Lungenarterie befördert.

In der Systole hebt sich die Herzspitze. Man kann dies als Herzspitzenstoß fühlen.

Herztöne

Der erste Herzton (»buh«) entsteht bei der Austreibung des Blutes durch die Kontraktion der Herzkammern. Der zweite Herzton (»dupp«) kommt durch Verschluss der Semilunarklappen und Rückschlag des ausgepumpten Blutes zustande.

Reizbildung und Erregungsleitung am Herzen

Die nacheinander erfolgende Kontraktion von Vorhöfen und Kammern wird von einer Anhäufung besonderer Herzmuskelzellen, Knoten genannt, ausgelöst und geregelt.

Die Erregungsimpulse gehen vom *Sinusknoten* aus. Er ist der physiologische *Schrittmacher* und liegt im rechten Vorhof in Nähe der Hohlveneneinmündung. Die Erregung wird weitergeleitet zum *AV-Knoten* (Atrioventrikular-Knoten). Von diesem Knoten aus verteilt sich die Erregung über das *His-Bündel* an der Herzscheidewand, über die *Tawara-Schenkel* für die rechte und linke Kammer und gelangt dann in die feinen Aufzweigungen, die *Purkinje-Fasern*.

Die autonome Erregung der Herzmuskulatur wird durch Nervenzellen im Bereich der Knoten und Kammerscheidewand unterstützt. Die selbstständig vom Herzen ausgehenden Impulse werden außerdem durch das vegetative Nervensystem beeinflusst. Dabei regt der Sympathikus die Herztätigkeit an und der Parasympathikus (Vagus) hemmt sie.

Puls und Blutdruck

Durch die Systole am Herzen wird eine wellenförmige Austreibung des Blutes bewirkt.

Tabelle 7.2: Herztätigkeit und Herztöne während der Systole und Diastole

	Systole	Diastole
Stellung der Herzklappen		
AV-Klappen	geschlossen	offen
Semilunarklappen	offen	geschlossen
Herztöne	1. Herzton	2. Herzton
Zustand der Kammermuskulatur	kontrahiert (Blutaustreibung)	erschlafft (Kammerfüllung)

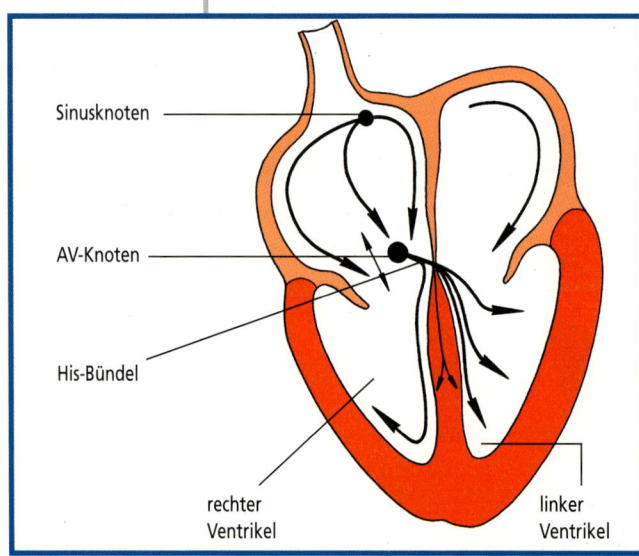

▲ Abb. 7.50:
Erregungsausbreitung im Herzen.

Man kann diese Druckwelle (Puls) an bestimmten Arterien des Körpers fühlen:
- bei Hund und Katze: an der Oberschenkelarterie. Sie liegt an der Innenseite des Oberschenkels;
- bei Pferd und Rind: an der äußeren Kieferarterie.

Die Schnelligkeit des Pulses entspricht im Allgemeinen der Schnelligkeit der Herzschlagfolge.

Beim Puls wird ebenfalls die Frequenz gezählt sowie Rhythmus, Qualität und Füllungszustand der Arterie geprüft.

Die physiologischen Pulsdaten der Haustiere stehen in der Tabelle 13.1.

Der *Blutdruck* ist abhängig von der Kraft des Herzschlags und von der Gesamtmenge des Blutes (Blutvolumen). Er hängt aber auch ab von der Elastizität der Arterien und vom Widerstand in den kleinsten Gefäßen in der Peripherie des Körpers.

Der Blutdruck im Bereich der Arterien ist infolge der rhythmischen Tätigkeit des Herzens fortlaufend Schwankungen unterworfen. Während der Systole des Herzens steigt der Blutdruck im arteriellen Gefäßsystem an *(systolischer Blutdruck)*, um in der Diastole wieder abzunehmen *(diastolischer Blutdruck)*.

Zu hohen Blutdruck bezeichnet man als Hypertonie, zu niedrigen Druck als Hypotonie.

7.8.3 Kreislaufsystem der Vögel

Der Aufbau des Blutkreislaufes entspricht weitgehend dem der Säugetiere.

Das Herz liegt, vom Perikard umgeben, in der Mitte des Brustkorbes. Die Herzbasis reicht teilweise bis zum Syrinx.

Die Pfortader gelangt mit je einem Ast zu den beiden Leberlappen.

Auffallend ist, dass beim Vogel auch von einem Pfortadersystem der Nieren gesprochen werden kann. Ein Teil des venösen Blutes aus dem hinteren Körperbereich wird nämlich zuerst durch die Niere und dann in die Hohlvene geleitet.

Wichtige Begriffe und Krankheiten des Kreislaufsystems

Thrombose	bei Störungen des Blutflusses in Venen oder Arterien entsteht an der Gefäßwand ein Blutpfropf *(Thrombus)*
Embolie	Verschluss von Gefäßen durch einen weggeschwemmten Thrombus in verschiedenen Organen (z. B. Herz, Lunge, Gehirn, Niere). Eine Embolie kann auch durch Fett, Luft oder Fremdkörper hervorgerufen werden.
Infarkt	Durchblutungsstörungen in einem von dem verschlossenen Blutgefäß versorgten Bereich. Es kommt zum Absterben von Zellen und Gewebe in diesem Gebiet. *(Vergleiche Herz-, Lungen-, Gehirn-, Niereninfarkt und überlege die dabei entstehende Störung!)*
Ödem	Flüssigkeitsansammlungen im Gewebe durch einen erhöhten Flüssigkeitsaustritt aus Blut- und Lymphgefäßen.
– Stauungsödeme	bei Herz-, Nieren- oder Lebererkrankungen
– entzündliche Ödeme	(z. B. Schleimhautödem bei Schnupfen)
– allergische Ödeme	(z. B. Quaddeln bei Nesselsucht)
– Hungerödeme	durch verminderte Eiweißaufnahme
– Aszites	Bauchwassersucht
Hämorrhagie	Blutung durch Riss (Ruptur) oder Durchlässigkeit von Blutgefäßen
Hämatom	Bluterguss
Kreislaufinsuffizienz	Kreislaufschwäche
Schock oder Kollaps	hochgradige Kreislaufstörung durch ein Missverhältnis zwischen Blut- und Gefäßvolumen bedingt. (Versacken des Blutes in den großen Venen des Bauchraumes führt zur Blutleere im Kopf und den Gliedmaßen.)

Wichtige Begriffe und Krankheiten des Kreislaufsystems

Herz

Herzinsuffizienz	Herzschwäche
Endokarditis	Entzündung der Herzinnenhaut, besonders an den Herzklappen
Kardiomyopathie	Herzmuskelerkrankung
Myokarditis	Herzmuskelentzündung
Perikarditis	Herzbeutelentzündung
Herzklappenstenose	Verengung an den Herzklappen
Herzklappeninsuffizienz	Schließunfähigkeit von Herzklappen
■ z. B. Mitralinsuffizienz	Schließunfähigkeit der Mitralklappe
Kardiaka	Arzneimittel zur Behandlung einer Herzinsuffizienz, z. B. Digitalispräparate
Antiarrhythmika	Arzneimittel zur Behandlung von Herzrhythmusstörungen

Blutgefäße

Arteriitis	Entzündung der Arterie
Arteriosklerose	Verhärtung und Verkalkung von Arterien
Wurmaneurysma	Erweiterung von Baucharterien beim Pferd durch Wurmschäden (Palisadenwürmer oder Strongyliden)
Phlebitis	Entzündung der Vene
Thrombophlebitis	Venenentzündung mit Blutpfropfbildung, z. B. an der Drosselvene beim Pferd
Varix, Varizen	Krampfadern; erweiterte, geschlängelte Venen
Hämorrhoiden	Erweiterung venöser Gefäße im Analbereich

7.9 Blut

Das Blut wird gelegentlich als »flüssiges Organ« oder »flüssiges Gewebe« bezeichnet, weil es wie Organe und ihre Gewebe sein bestimmtes, eigenes Aufgabengebiet hat.

Blutvolumen

Für die Aufrechterhaltung der Funktionen des Blutes ist ein bestimmtes Volumen (Menge) notwendig.

Das Gesamtvolumen beträgt bei den Säugetieren etwa $1/13$ bis $1/14$ des Körpergewichtes (= 7,1 bis 7,6 Gewichtsprozent).

Die Blutmenge kann je nach Ernährungszustand, Alter und auch Gesundheitszustand schwanken. Neben der in den Gefäßen zirkulierenden Blutmenge hat der Körper Blutreserven in Milz und Leber, die bei erhöhter Arbeitsleistung oder bei akuten Blutverlusten zur Verfügung stehen können.

Eigenschaften des Blutes

- Die rote Farbe des Blutes ist durch den roten Blutfarbstoff (Hämoglobin) bedingt.
- Das Blut ist klebrig; es enthält im Plasma Eiweißkörper.
- Das Blut schmeckt süßlich; das rührt von seinem Zuckergehalt her.
- Das Blut kann gerinnen; wesentlich für den Selbstschutz des Körpers.
- Durch die Vielzahl der Zellen wird das Blut undurchsichtig.

Das *spezifische Gewicht* des Blutes ist weitgehend von der Menge der Erythrozyten abhängig. Sie sind der schwerste Anteil im

Blut, etwas leichter sind die Leukozyten. Dieser Unterschied ist bei der Sedimentierung (Bestimmung der Blutsenkung oder des Hämatokrits) zu erkennen. Die Leukozyten setzen sich als Saum oberhalb der Erythrozytenmasse ab.

Der *pH-Wert* des Blutes liegt im schwach alkalischen Bereich. Für die Beibehaltung des physiologischen Wertes sorgt unter anderem die Alkalireserve im Puffersystem des Blutes. Ist nicht genügend Alkalireserve vorhanden, kommt es zur Übersäuerung (Azidose) des Blutes.

Der *osmotische Druck* des Blutes wird über die Eiweiß- und Salzkonzentration geregelt und entspricht ungefähr der physiologischen (0,95-prozentigen) Kochsalzlösung. Sie wird deshalb medizinisch genutzt. Blutersatzmittel wie Plasmaexpander oder Blutkonserven müssen ebenfalls den osmotischen Druck des Blutes haben, d. h. sie müssen isoosmotisch (isotonisch) sein.

Zusammensetzung des Blutes

Das Blut besteht aus
- Blutplasma (Blutflüssigkeit)
- Blutkörperchen (Blutzellen)

Plasma besteht aus *Blutserum* und *Fibrinstoffen* (Klebstoffe, die mit anderen Faktoren das Blut zum Gerinnen bringen).

Blutplasma

Das Blutplasma ist die natürliche Flüssigkeit in den Blutgefäßen.

Die Blutflüssigkeit setzt sich aus mannigfaltigen chemischen Bestandteilen zusammen. Viele Bau- und Betriebsstoffe des Organismus sind in ihr in bestimmter Konzentration nachweisbar.

Neben dem Wasser (etwa 80 Prozent des Gesamtblutes) enthält die Blutflüssigkeit in überwiegendem Maße Eiweißkörper (6 bis 8 Prozent) und Fibrinogen (4 Prozent). Nach dem Entfernen der Fibrinstoffe erhält man das Blutserum.

Blutplasma = Blutserum + Fibrinogen

Die Blutflüssigkeit enthält im Einzelnen:

Eiweißkörper
Albumin, Globuline, Fibrinogen
Ihre Aufgaben sind vielfältig und umfassen z. B. die Wasserbindung, die körpereigene Abwehr durch die Immunglobuline (Gammaglobuline); sie sind Trägerstoffe für schlecht wasserlösliche Substanzen, wie z. B. Fette, Hormone, auch Medikamente und sie sind für die Blutgerinnung notwendig.

Elektrolyte
z. B. Natrium (Na^+), Kalium (K^+), Kalzium (Ca^{++}), Magnesium (Mg^{++}), Chlorid (Cl^-), Phosphat (PO_4^-), Bikarbonat (HCO_3^-).

Die Elektrolyte sind in Wasser gelöste anorganische Salze, die in Form elektrisch geladener Teilchen (Ionen) im Serum vorkommen.

Nährstoffe
- Eiweiße (Proteine)
- Kohlenhydrate (Blutglukose)
- Fettstoffe (Lipide, Cholesterin)

Aufgaben des Blutes

Die vielfältigen, lebenswichtigen Aufgaben des Blutes sind:

Transport zu den Zellen	- Sauerstoff - Nährstoffe - Vitamine - Hormone
Transport von den Zellen	- Kohlendioxid - Stoffwechselschlacken
Abwehrfunktion	- Immunglobuline - Leukozyten
Wärmeverteilung	
Regulation	- Wasserhaushalt - pH-Wert - osmotischer Druck

Transportstoffe
- Immunkörper (Antikörper)
- Reststickstoff (Rest-N):
  Darunter versteht man beim Eiweißstoffwechsel frei werdende harnpflichtige Substanzen, z. B. Harnstoff, Kreatinin.
- Gesamtbilirubin:
  So wird der in seiner Gesamtheit im Serum vorkommende gelbbräunliche Gallenfarbstoff bezeichnet, der beim Abbau von Hämoglobin gebildet wird.
  Man unterscheidet:
  – *direktes* Bilirubin: Es ist wasserlöslich und kann über den Harn ausgeschieden werden.
  – *indirektes* Bilirubin: Es ist an *Serumalbumin* gebunden.
- Hormone:
  Es sind Wirkstoffe, die von endokrinen Drüsen gebildet und ins Blut abgegeben werden, z. B. Insulin, Östrogen.
- Vitamine:
  Dies sind organische Verbindungen, die für den Organismus lebensnotwendig sind und nicht oder nur ungenügend von diesem gebildet werden.

- Enzyme (Fermente):
  Es sind Eiweißkörper, die Stoffwechselvorgänge im Körper steuern (so genannte Biokatalysatoren) und biochemische Reaktionen beschleunigen.
  Diese lebensnotwendigen Wirkstoffe werden in den Körperzellen gebildet. Von der Vielzahl verschiedener Enzyme sind besonders die von diagnostischer Bedeutung, die bei einer Zellschädigung aus den Zellen austreten und im Serum vermehrt nachgewiesen werden können.
  z. B. Transferasen (AST, ALT), frühere Bezeichnung Transaminasen (GOT, GPT) erhöht bei Leber- und Muskelerkrankungen,
  alkalische Phosphatase (AP) vermehrt bei Leber-, Gallengangs- und Knochenerkrankungen,
  Kreatinkinase (CK) erhöht bei Muskelschädigungen.
  Man unterscheidet beim Nachweis zwischen organspezifischen Enzymen und solchen, die aus verschiedenen Organen stammen.

▶ Übersicht der Bestandteile des Blutes bei Mensch und Tier.

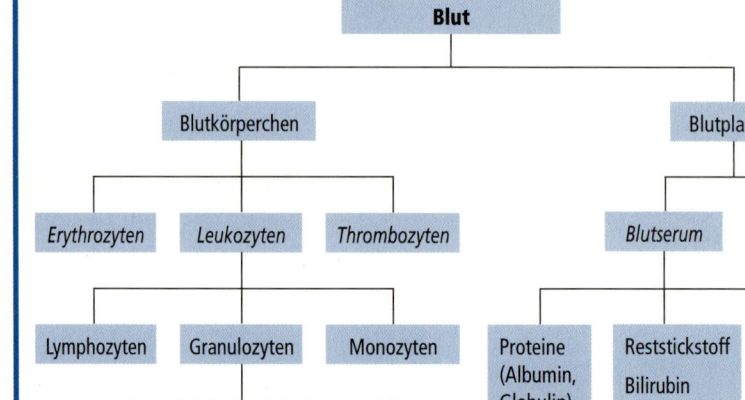

Blutkörperchen

Zu den Blutzellen gehören:
- Rote Blutkörperchen (Erythrozyten)
- Weiße Blutkörperchen (Leukozyten)
- Blutplättchen (Thrombozyten)

Blutbildung (Hämatopoese)

Die Bildung der Blutzellen findet im roten Knochenmark, in Milz, Thymus und Lymphknoten statt. Alle genannten Organe bilden das retikulohistiozytäre System *(RHS)*. Es besteht u. a. aus Zellen des retikulären Bindegewebes und aus Zellen des Blut- und Lymphgefäßendothels.

Bei der *Erythropoese* bildet sich im Knochenmark aus dem Erythroblast (kernhaltig) der noch unreife Normoblast (kernhaltig), anschließend durch weitere Reifung der *Retikulozyt* (kernlos), der im Zellinneren netzartige Strukturen aufweist. Retikulozyten sind nach Spezialfärbung im Blut nachweisbar, Normoblasten nur dann, wenn es zu einer heftigen Neubildung von roten Blutkörperchen kommt.

Als *Leukopoese* wird die Bildung der weißen Blutkörperchen im Knochenmark bezeichnet. Hier entstehen die Granulozyten, die Lymphozyten und die Monozyten. Aus den Stammzellen des Knochenmarks für Lymphozyten entwickeln sich in den lymphatischen Organen Milz, Thymus, Lymphknoten die reifen Lymphozyten, die dann ins Blut gelangen.

Im Thymus differenzieren sich die Stammzellen zu T-Lymphozyten. Im Lymphknoten und anderem lymphatischem Gewebe differenzieren sich die Stammzellen zu B-Lymphozyten. Die Bezeichnung »B« steht für die Bursa Fabricii der Vögel, in der bei dieser Tierklasse die B-Lymphozyten differenziert werden. Die Säugetiere haben keine Bursa Fabricii.

Die *Thrombozyten* entstehen durch Abspaltungen an Knochenmarkriesenzellen (Megakaryozyten). Sie haben keine Zellkerne.

Aufgaben der Blutzellen

Erythrozyten

Die Erythrozyten sind runde, bikonkave, scheibenförmige Zellen, mit ausgeprägter elastischer Verformbarkeit. Beim Säugetier sind sie kernlos. Sie enthalten den Blutfarbstoff *Hämoglobin,* der aus Eiweißbausteinen und Eisen besteht und dem Transport von Sauerstoff zu den Körperzellen und Kohlendioxid von den Zellen zur Lunge dient.

Kommt es zum Austritt von Hämoglobin aus den Erythrozyten, so bezeichnet man diesen Vorgang als Hämolyse.

Die *Erythrozyten* sind jedoch physiologischerweise von einem feinen Häutchen (Zellmembran) umgeben, das den Austritt des Blutfarbstoffes verhindert.

Erythrozyten haben bei den verschiedenen Tierarten eine unterschiedliche Lebensdauer; z. B. beim Pferd ca. 5 Monate, beim Rind ca. 2 Monate. Den Abbau der Erythrozyten bezeichnet man als »Blut-Mauserung«. Beim Abbau in der Milz, auch in der Leber, wird das Eisen des Hämoglobins gespeichert und für den Aufbau neuer Erythrozyten verwendet. Das Abbauprodukt des Hämoglobins wird in Bilirubin umgewandelt.

Leukozyten

Für die Unterscheidung (Differenzierung) der Leukozyten ist die Anfertigung eines gefärbten Blutausstriches erforderlich. Hierbei werden saure (Eosin) und basische (Methylenblau) Farbstoffe, meist in Form von Farbstoffgemischen, verwendet. Die Anfärbung durch saure Farbstoffe gibt rötliche, die durch basische Farbstoffe bläuliche Farbtöne.

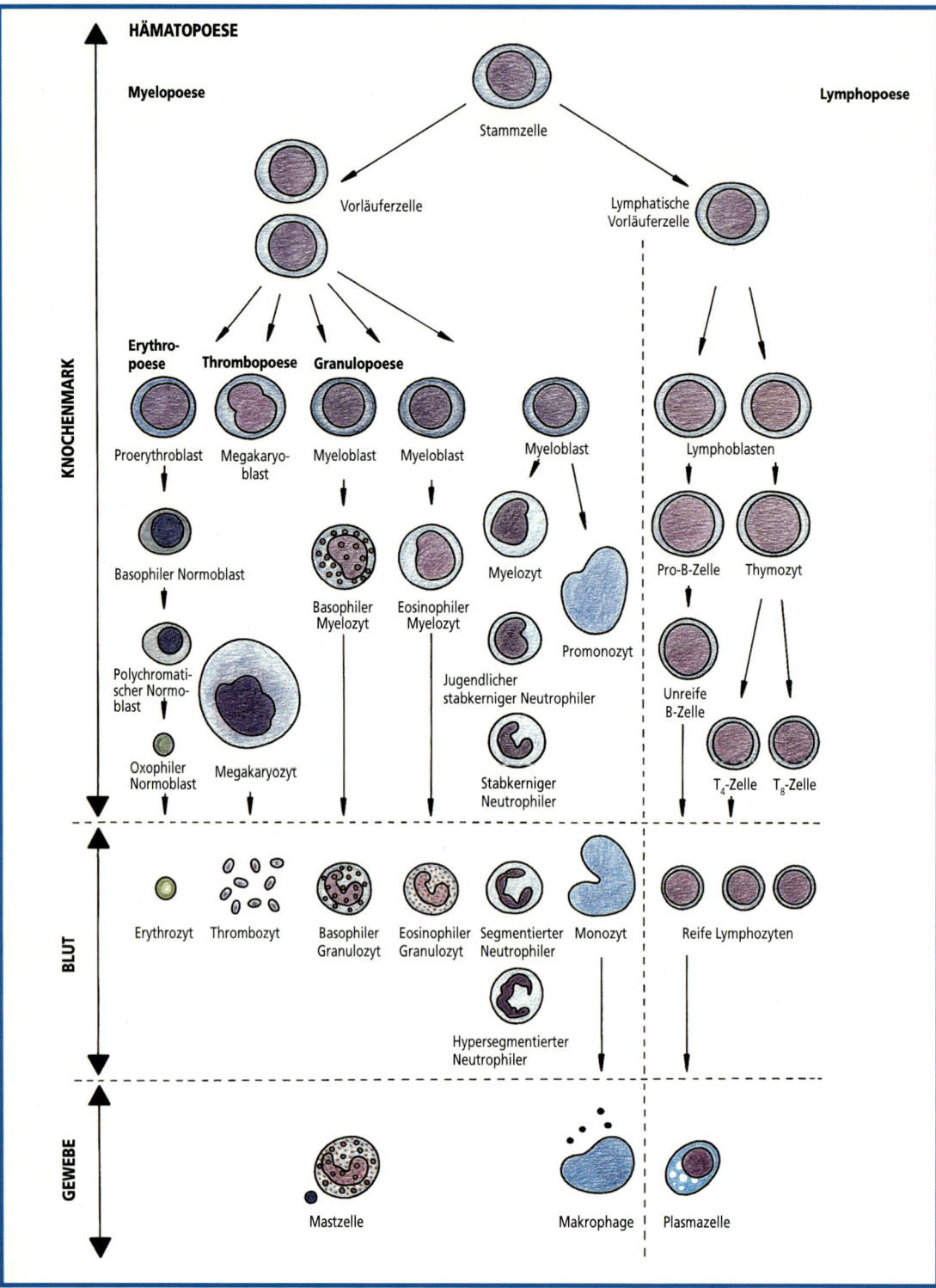

▲ Abb. 7.51:
Form und Entwicklung der Blutzellen.

Bei den *Leukozyten* kann man demnach durch Färbung, Größe und Form der Kerne folgende Zellen unterscheiden:
- Granulozyten
  (mit Körnchen versehen)
  – eosinophile
  – basophile
  – neutrophile
  Bei den neutrophilen Granulozyten kann man nach der Form der Kerne noch stabkernige und segmentkernige Zellen unterscheiden.
- Lymphozyten
- Monozyten

Die Leukozyten treten erst ab einem gewissen Reifungsgrad im peripheren Blut in Erscheinung. Wir unterscheiden auf Grund ihrer Gestalt (Morphologie) und Aufgaben verschiedene Leukozyten:

Die *Granulozyten* haben die Aufgabe, bei Entzündungen und Eiterungen die eingedrungenen Bakterien wegzuschaffen. Sie sind beweglich und haben die Fähigkeit, sich um die Krankheitsprodukte und Bakterien herumzulagern, diese aufzunehmen und zu verdauen (Phagozyten – »Polizei des Körpers«). Sie werden auch kleine Fresszellen (Mikrophagen) genannt. *Phagozytose* ist die Aufnahme und enzymatisch bewirkte Auflösung und dadurch Unschädlichmachung von Fremdstoffen (besonders Bakterien) im Organismus.

Die neutrophilen segmentkernigen Granulozyten bilden die Hauptmenge der weißen Blutzellen.

Treten im Blut sehr junge neutrophile Granulozyten mit einem verhältnismäßig plumpen Kern auf, werden sie als »jugendliche« Granulozyten bezeichnet.

Die neutrophilen stabkernigen Granulozyten sind ebenfalls unreife Zellen und sind z. B. bei Infektionskrankheiten vermehrt. Man bezeichnet dies dann als Linksverschiebung des weißen Blutbildes.

Die eosinophilen Granulozyten können segmentiert oder auch stabkernig sein. Eine Vermehrung der Zellen tritt bei allergischen oder parasitär bedingten Erkrankungen auf.

Basophile Granulozyten sind allgemein bei intensiver Knochenmarkstätigkeit, z. B. bei bestimmten Anämien und bei Leukämie, vermehrt.

Die Lebensdauer der Granulozyten beträgt etwa 8–10 Tage.

Die *Lymphozyten* sind keine Fresszellen, sondern bilden Immunstoffe zur Infektabwehr (Antikörperbildner). Es gibt größere und kleinere Lymphozyten. Die großen, dunkelblauen Formen heißen Plasmazellen. Sie entwickeln sich aus den B-Lymphozyten und bilden ebenfalls Antikörper.

Lymphozyten haben eine Lebensdauer von nur ca. 1–2 Tagen.

Die *Monozyten* sind die größten weißen Blutkörperchen und werden als große Kampf- und Fresszellen (Makrophagen) bezeichnet. Sie sind wie die neutrophilen Granulozyten zur Phagozytose fähig. Außerdem haben sie eine wichtige Funktion bei der Infektabwehr, indem sie ein eingedrungenes Antigen vorbereiten für die Antikörperbildung der Lymphozyten.

Leukozyten werden in der Milz und in der Leber abgebaut.

Thrombozyten

Thrombozyten leiten die Blutgerinnung ein. Sie sind also für den Selbstschutz des Körpers von Bedeutung.

Blutgruppen und Blutsysteme

Darunter versteht man spezifische Inhaltsstoffe des Blutes, die serologisch nachweisbar sind. Durch ihre mannigfaltigen Kombinationen bedingen die Blutsysteme eine unveränderliche Individualität des Blutes.

Beim Menschen sind vor allem die verschiedenen Blutgruppen (A, B, AB und 0) bekannt. Jeder Mensch hat eine bestimmte Blutgruppe. Da ihre Eigenschaft bluteiweißgebunden ist, muss für eine Blutübertragung (Bluttransfusion) gruppengleiches Blut verwendet werden. Sonst führen Unverträglichkeitsreaktionen zur Verklumpung des Blutes (Agglutination) oder zur Blutauflösung (Hämolyse).

Beim Tier gibt es wesentlich umfangreichere Blutgruppensysteme. Das AB0-System des Menschen ist beim Tier nicht anwendbar. So ist auch die Wahrscheinlichkeit von Unverträglichkeiten des Blutes beim Tier wesentlich geringer. Es darf aber auch hier auf eine Prüfung der Verträglichkeit (sogenannte biologische Vorprobe) nicht verzichtet werden.

Blutgerinnung und Blutstillung (Hämostase)

An der Blutgerinnung sind neben den Thrombozyten noch viele andere Faktoren (u. a. Fibrinogen, Prothrombin, Kalzium, Vitamin K) beteiligt. Die Blutgerinnung ist eine in drei Phasen ablaufende Reaktionskette, deren Endstufe die Umwandlung von Fibrinogen in Fibrin darstellt. Durch bestimmte Stoffe kann die Blutgerinnung gehemmt und verhindert werden.

Sogenannte Inhibitoren (Hemmstoffe) sind z. B. das Heparin oder Cumarin. Sie dienen in der Medizin als Gerinnungshemmer. Neben der Gerinnung (Koagulation) des Blutes sind noch andere Faktoren für den Blutungsstillstand wichtig, z. B. die reflektorisch bedingte Engstellung der Gefäße (Vasokonstriktion), Verlangsamung der Strömungsgeschwindigkeit des Blutes und Änderung des Blutdrucks.

Blut der Vögel

Im Vergleich zum Säugetierblut gibt es bezüglich der Blutzellen einige kennzeichnende Unterschiede. Die Erythrozyten des Vogels haben eine ovale Form und besitzen einen Kern. Die neutrophilen Granulozyten des Säugetieres werden beim Vogel als *pseudoeosinophile Granulozyten* bezeichnet. Sie haben stäbchenförmige, eosinophile Granula.

Die eigentlichen eosinophilen Granulozyten haben runde Granula. Die Thrombozyten sind beim Vogel echte Zellen mit einem Kern. Die Zellkörper sind spindelförmig, weshalb sie auch *Spindelzellen* genannt werden (siehe Abb. 10.20).

Die Funktionen der Blutzellen und auch des Plasmas entsprechen denen der Säugetiere.

Wichtige Begriffe und Krankheiten des Blutes

Die Krankheiten des Blutes können sich auf die Zellen und Plasmabestandteile beziehen. Eine Vermehrung wie auch eine Verminderung der physiologischen Anzahl der Blutzellen sind deutliche Anzeichen bei verschiedenen Erkrankungen.

Blutzellen

	vermehrt	vermindert
Leukozyten	Leukozytose	Leukopenie
Erythrozyten	Erythrozytose (Polyglobulie)	Erythropenie
Thrombozyten	Thrombozytose	Thrombozytopenie
Hämokonzentration	Bluteindickung bei allen Krankheiten mit großen Wasserverlusten, z. B. starken Brechdurchfällen.	

Wichtige Begriffe und Krankheiten des Blutes

Veränderungen am roten Blutbild

Anämie	Blutarmut durch Zerstörung oder mangelnde Bildung von Erythrozyten, Störungen der Blutgerinnung, Kreislaufstörungen.
	Eine Anämie kann hervorgerufen werden durch Infektionserreger, Parasiten, Giftstoffe, Eisen- oder Kobaltmangel, Blutverluste oder Schock.
Polyzythämie	krankhafte Vermehrung der Erythrozyten
Anisozytose	ungleiche Größe der Erythrozyten
Poikilozytose	Abweichungen von der normalen Form der Erythrozyten
Polychromasie	Abweichungen von der physiologischen Färbbarkeit der Erythrozyten
Hämolyse	Auflösung der Erythrozyten

Veränderungen am weißen Blutbild

Leukose (Leukämie)	Blutkrebs; schwerwiegende, fortschreitende Veränderungen des weißen Blutbildes
	Die Leukose geht beim Tier in vielen Fällen mit tumorartigen Vergrößerungen der Körperlymphknoten einher. Oftmals besteht dabei eine hochgradige Leukozytenvermehrung. Bei Rind und Katze wird die Leukose durch ein Virus verursacht.
Linksverschiebung	relatives Überwiegen von jugendlichen und stabkernigen neutrophilen Granulozyten
Rechtsverschiebung	relatives Überwiegen der segmentkernigen neutrophilen Granulozyten
Neutrophilie	Vermehrung der neutrophilen Granulozyten, z. B. bei vielen Infektionskrankheiten
Agranulozytose	starke Verminderung oder Fehlen von Granulozyten im peripheren Blut
Eosinophilie	Vermehrung der eosinophilen Granulozyten, z. B. bei bestimmten Wurmerkrankungen
Eosinopenie	Verminderung der eosinophilen Granulozyten, z. B. unter Cortisonbehandlung
Basophilie	Vermehrung der basophilen Granulozyten, z. B. bei verstärkter Knochenmarkstätigkeit
Lymphozytose	Vermehrung der Lymphozyten, z. B. in der Heilphase einer Infektionskrankheit
Lymphopenie	Verminderung der Lymphozyten, z. B. bei vielen akuten Infektionskrankheiten
Monozytose	Vermehrung der Monozyten, z. B. bei einem chronischen Infektionsgeschehen

Wichtige Begriffe und Krankheiten des Blutes

Veränderungen im Blutplasma

Hyperproteinämie	Erhöhung der Bluteiweißmenge
Hypoproteinämie	Bluteiweißmangel
Dysproteinämie	Mißverhältnis zwischen der Menge von Albumin und Globulinen
Hyperglykämie	Erhöhung der Blutzuckerkonzentration, z. B. bei der Zuckerkrankheit (Diabetes mellitus)
Hypoglykämie	Blutzuckermangel
Azetonämie	Vermehrung von Ketonkörpern im Blut, z. B. schwere Stoffwechselstörung beim Wiederkäuer
Hyperlipämie	Blutverfettung; Vermehrung von Fettstoffen im Blut
Urämie	Selbstvergiftung des Körpers mit harnpflichtigen Stoffen, z. B. bei chronischen Nierenschäden
Hyperbilirubinämie	Gelbsucht; erhöhte Gallenfarbstoff-(Bilirubin-)Mengen im Blut führen zur Gelbfärbung von Haut und Schleimhäuten (Ikterus)

Ikterus	**Ursachen** ■ schwere Leberzellstörungen (Leberzellikterus) ■ Verschluss des Gallengangs (Verschlussikterus) ■ verstärkte Auflösung von roten Blutkörperchen (hämolytischer Ikterus)

7.10 Lymphatisches System

7.10.1 Lymphatisches System der Säugetiere

Neben dem Kreislauf des Blutes besteht im Körper auch ein Gefäßsystem für Lymphflüssigkeit, dem neben der Transportaufgabe (Versorgung der Zellen des Organismus mit Nährstoffen) auch die wichtige Funktion der Abwehr vor Schädigungen des Körpers zukommt (vgl. Kapitel 8.2.2, Infektionsabwehr).

Die *Lymphe* ist eine helle Flüssigkeit, die sich aus dem Gewebswasser zwischen den Zellschichten der Organe bildet und aus Fett, Eiweißstoffen, Kristallen, Abwehrstoffen gegen Infektionserreger und aus Gewebswasser besteht. Sie fließt in einem eigenen Gefäßsystem, dem Lymphsystem, welches aus Lymphkapillaren entsteht und sich zu Lymphgefäßen vereinigt.

In den Verlauf der Lymphgefäße sind *Lymphknoten* eingeschaltet, die die Aufgabe einer Filterstation haben (sie halten Schlackenstoffe, Entzündungsprodukte, Toxine und Mikroorganismen zurück). In den Lymphknoten werden außerdem Lymphozyten gebildet.

Die Lymphgefäße vereinigen sich innerhalb des Brustkorbs zum Hauptlymphgefäß, dem Milchbrustgang (Ductus thoracicus), der im Vorderbrustbereich, zwischen Schlüsselbeinvene und Drosselvene, in das Blutgefäßsystem mündet.

Das größte in den Blutkreislauf eingeschaltete lymphatische Organ ist die *Milz* (Splen). Sie liegt links im kranialen Abdomen. Das ganze Organ ist von einem bindegewebigen Balkenwerk durchzogen und von einer Kapsel umgeben. Im Inneren befinden sich zahlreiche Hohlräume, die mit einer dunkelroten Masse, der Milzpulpa, ausgefüllt sind.

Die Hauptaufgaben der Milz bestehen in einer Bildung von Lymphozyten und Antikörpern, Speicherung von Blut, in einer Filter- und Abwehrtätigkeit wie die Lymphknoten und in einer Speicherung des aus dem Erythrozytenzerfall frei werdenden Eisens (»Blutmauserung«).

Als weiteres wichtiges lymphatisches Organ steht dem Organismus bis zum Eintritt der Geschlechtsreife der *Thymus* (Bries, innere Brustdrüse) zur Verfügung. Danach bildet sich der Thymus, der mit anderen endokrinen Drüsen in enger Wechselwirkung steht, in Fettgewebe zurück. Dieses Organ ist für die Entwicklung von Körperabwehr und Immunität von entscheidender Bedeutung.

Zum lymphatischen System gehören zudem die Mandeln sowie meist nur mikroskopisch erkennbare, entsprechende Einrichtungen im Atmungs- und Verdauungstrakt.

Die *Lymphozyten* (= Teilpopulation der Leukozyten) sind für die spezifische Abwehr (= Immunität) verantwortlich. Man unterscheidet sie in B- und T-Lymphozyten (Namensgebung: B: Bursa Fabricii, T: Thymus). Die B-Lymphozyten produzieren die Antikörper. Ihre Endstufe wird Plasmazelle genannt. B-Lymphozyten und Plasmazellen zirkulieren nicht im Blut (Ausnahme: Plasmazell-Leukämien). Die dagegen auch im Blut vorkommenden T-Lymphozyten sind für die so genannte zelluläre Immunität (z. B. Killer-cells) verantwortlich. Eine Vermehrung von T-Lymphozyten im Blut kann z. B. bei Infektionskrankheiten, insbesondere Virusinfektionen, und (lymphatischen) Leukämien auftreten.

7.10.2 Lymphsystem, Milz, Thymus der Vögel

Das Lymphsystem der Vögel ist nicht so ausgeprägt wie das der Säugetiere. Die Rumpflymphgefäße vereinigen sich zum paarigen Milchbrustgang, die anderen Lymphgefäße münden direkt in das Venensystem.

Lymphknoten sind bei Vögeln selten. Bisher sind nur bei Wasservögeln jeweils ein Paar Lymphknoten in der Lenden- und in der Brust- oder Halsregion festgestellt worden.

Die *Milz* ist bei den Vögeln ein sehr kleines, oft kugelförmiges Organ mit den gleichen Funktionen, die vom Säugetier her bekannt sind.

Der *Thymus* befindet sich bei Vögeln im Bereich des Halses und besteht aus einzelnen Läppchen. Die funktionelle Bedeutung liegt in der Zeit des Wachstums, jedoch bildet sich das Organ beim Altvogel nicht so stark zurück wie bei den Säugetieren.

Verschiedentlich wird der Thymus zu den Hormondrüsen gezählt, obgleich bislang noch kein Hormon nachgewiesen ist.

Die *Bursa Fabricii* der Vögel ist ein dem Thymus der Säugetiere entsprechendes Organ. Es liegt dorsal der Kloake, enthält

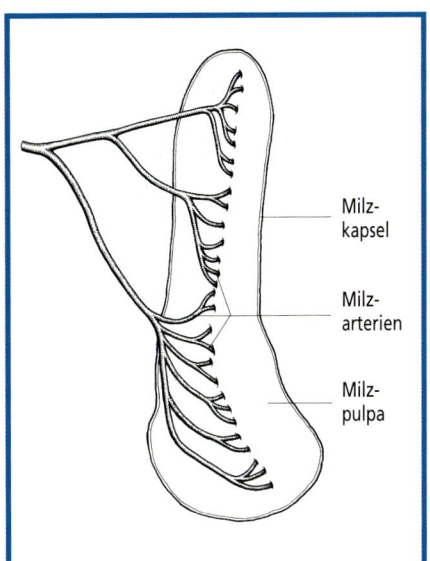

Abb. 7.52: Schematische Darstellung der Milz.

lymphoretikuläres Bindegewebe und bildet die so genannten B-Lymphozyten. Wie beim Säugetier der Thymus wird auch bei Vögeln die Bursa Fabricii mit Beginn der Geschlechtsreife zurückgebildet.

Wichtige Begriffe und Krankheiten des Lymphsystems

Lymphangitis	Lymphgefäßentzündung
Lymphadenitis	Lymphknotenentzündung
Lymphadenom	Lymphknotenvergrößerung
Splenomegalie	Milzvergrößerung
Splenektomie, Milzexstirpation	operative Entfernung der Milz
Chylus	fetthaltige Lymphe

7.11 Harn- und Geschlechtsorgane (Urogenitalapparat)

7.11.1 Harnapparat

Der Harnapparat steht anatomisch mit dem Geschlechtsapparat in Verbindung. Bei den männlichen Säugetieren mündet der Samenleiter in die Harnröhre, und bei den weiblichen Säugetieren liegt der Ausgang der Harnröhre im Scheidenvorhof.

Man spricht deshalb auch vom Harn- und Geschlechtsapparat (Uro-Genital-Apparat).

Zu den Harnorganen gehören:
- Niere (Ren, Nephros), paarig angelegt,
- Harnleiter (Ureter), paarig angelegt,
- Harnblase (Vesica urinaria),
- Harnröhre (Urethra).

Niere

Sie ist ein bohnenförmiges, braunrotes Organ mit einer glatten Oberfläche. Beim Rind ist die Niere mehrfach tief gefurcht (deshalb leicht von den Nieren anderer Haussäugetiere zu unterscheiden). Die rechte Niere liegt meistens mehr kranial.

Im ventralen Bereich ist die Niere von Serosa überzogen, im dorsalen Bereich liegt sie direkt dem Rücken an.

Außen wird die Niere von einer Kapsel umhüllt, auf der zudem noch eine polsternde und wärmeisolierende Fettschicht liegt. Das Organ selbst besteht aus einer Rinden- und einer breiten Markschicht. Im Niereninneren schließlich liegt das Nierenbecken, das in den Ureter einmündet. Der Ureter verlässt am Nierenhilus zusammen mit Blut- und Lymphgefäßen die Niere.

Feinbau der Niere

Jede Niere besteht aus zahlreichen Untereinheiten (Nephronen) *(Hund: 400.000; Pferd: ca. 2,7 Mio; Mensch: ca. 2 Mio)*, die aus Nierenkörperchen und harnbereitenden Kanälchen (Tubuli) bestehen. Die Nierenkörperchen liegen in der Rindenschicht und setzen sich aus Gefäßknäueln oder Kapillarschlingen (Glomerula) und einer sie umgebenden Kapsel (Bowmansche Kapsel) zusammen. Eine Kapsel geht direkt in ein Nierenkanälchen (Tubulus) über. Alle Nierenkanälchen reichen weit in die Markschicht hinein und kehren nach einer Schleife (Henlesche Schleife) wieder zurück in die Rindenschicht. Die Kanälchen vereinigen sich überwiegend in der Markschicht zu Sammelröhrchen, die in das Nierenbecken münden (s. Abb. 7.54).

Funktionen der Niere

- Ausscheidung nicht mehr verwertbarer Substanzen des Stoffwechsels (Schlacken), körperfremder und z. T. toxisch wirkender Substanzen, nicht benötigter Elektrolyte und von Wasser.
- Aufrechterhaltung des osmotischen Drucks und Steuerung des Wasserhaushaltes.
- Regulierung des Säuren-Basen-Gleichgewichts und damit des pH-Wertes des Blutes.
- Harnbereitung aus dem Blutplasma (s. Arbeitsweise der Niere).

- Regulierung des Blutdruckes (Renin-Angiotensin-System).
- Bildung von Erythropoetin in den Nierentubuli zur Stimulierung der Produktion von Erythrozyten.

Die Regulation der Nierenfunktionen erfolgt endokrin durch Hormone der Hypophyse (ADH) und der Nebennierenrinde (Aldosteron).

Arbeitsweise der Niere

- *Glomeruläre Filtration:* Filtrationsprozess in den feinen Kapillarschlingen der Nierenkörperchen und Entstehung des noch sehr dünnen Anfangsharns (Primärharn).
- *Tubuläre Resorption:* Zurückgewinnung des Wassers aus dem Primärharn und der für den Körper wertvollen Substanzen, z. B. Elektrolyte, Glukose, Aminosäuren.
- *Tubuläre Sekretion:* Vermehrte Ausscheidung nicht benötigter Stoffe über den Harn.
- *Harnkonzentrierung* in den Henleschen Schleifen und den Sammelröhrchen unter hormoneller Kontrolle.

Im Feinbau und in den Funktionen der Niere bestehen charakteristische tierartliche Unterschiede.

Harnleiter (Ureter)
Er zieht in der Bauchhöhle und der Beckenhöhle bis zur dorsalen Fläche der Harnblase. In der Nähe des Blasenhalses mündet er schräg in die Harnblase, so dass ein Zurückfließen verhindert wird.

Harnblase (Vesica urinaria)
Die Harnblase liegt ventral vom Mastdarm und den Geschlechtsorganen auf dem Schambein. Sie ist ein muskulöser Sack, der sehr ausdehnungsfähig ist. Die Harnblase kann bei starker Füllung bis weit in die Bauchhöhle vorgelagert sein.

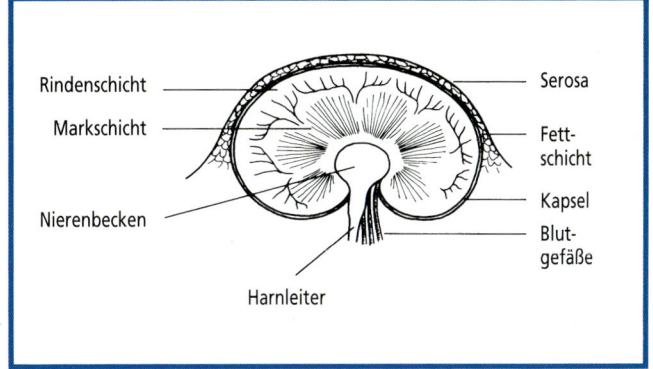

Harnröhre (Urethra)
Am Blasenhals bilden schräge und ringförmige Muskelfaserbündel den Harnblasenschließmuskel (Sphincter vesicae), dem sich die Harnröhre anschließt. Beim männlichen Tier münden die Ausführungsgänge des Geschlechtsapparates in die Harnröhre. Beim weiblichen Tier endet die Harnröhre im Scheidenvorhof, beim männlichen Tier an der Penisspitze.

Abb. 7.53: Schematische Darstellung der Niere.

Abb. 7.54: Feinbau der Niere.

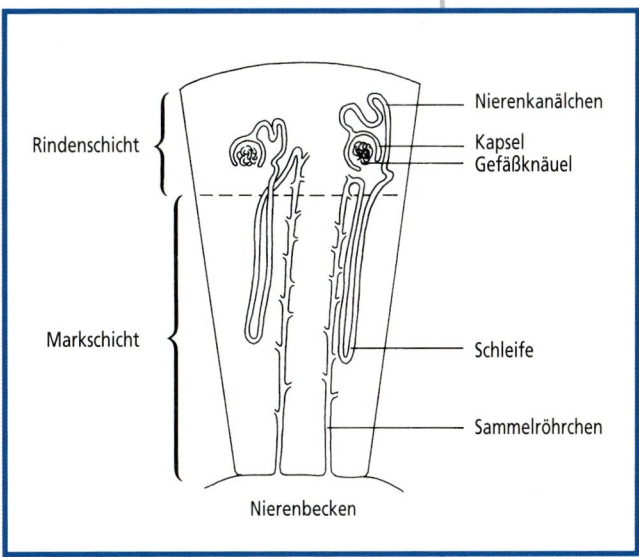

7.11.2 Harnapparat der Vögel

Die Nieren bestehen beiderseits aus drei miteinander verbundenen Lappen, die sich eng in die knöchernen Nischen der Wirbelsäule und des Darmbeins schmiegen. Die säugetiertypische Schichtung in Rinde und Mark fehlt

Die Anzahl der Nephrone ist bei den Vögeln bedeutend höher als bei den Säugetieren. Nierenkelche und ein Nierenbecken fehlen.

Die beiden Harnleiter führen direkt zur Kloake, wo sie im mittleren Abschnitt, neben den beiden Samenleitern bzw. dem Eileiter, münden. Eine Harnblase und eine Harnröhre gibt es bei den Vögeln nicht.

Bei den Vögeln werden mehr als 90 % des Harnwassers in den Nierentubuli rückresorbiert, so dass die produzierte Harnsäure als weiße, breiige Substanz im Kloakeninhalt erscheint.

7.11.3 Geschlechtsorgane

Ob sich männliche oder weibliche Geschlechtsorgane bilden, ist von den Geschlechtschromosomen (XX = weiblich oder XY = männlich) abhängig. Die weitere Organentwicklung wird durch Hormone gesteuert. Aus den zunächst zwar angelegten aber unreifen, jugendlichen Geschlechtsorganen entwickeln sich mit Eintritt in die Pubertät (= Zeit der eintretenden Geschlechtsreife) zur Fortpflanzung fähige Organe. Das Alter des Beginns der Geschlechtsreife ist tierartlich und auch rassespezifisch unterschiedlich (siehe Kapitel 13). Nach Abschluss der geschlechtlichen und körperlichen Entwicklung ist dann der Organismus in jeder Hinsicht fortpflanzungsfähig (= Zuchtreife, festgelegt durch Zuchtverbände).

Wichtige Begriffe und Krankheiten der Harnorgane	
Polyurie	Absatz großer Harnmengen. Gleichzeitig besteht dadurch vermehrter Durst = Polydipsie.
Oligurie	Absatz verminderter Harnmengen
Hämaturie	»Blutharnen«; Absatz von blutigem Harn
Urämie	Harnvergiftung; infolge Niereninsuffizienz werden Schlacken (z. B. Harnstoff) zurückgehalten, die eigentlich mit dem Harn ausgeschieden werden müssten (so genannte harnpflichtige Substanzen)
Glomerulonephritis	Erkrankung der Glomerula, die zu Filtrationsschäden führt, wodurch z. B. Eiweißkörper, die sonst nicht im Harn vorhanden sind, ausgeschieden werden (Proteinurie)
Pyelonephritis	Nierenbeckenentzündung
Tubulonephrose	Arbeitsminderung der Tubuli, wodurch zu wenig von den Stoffen resorbiert wird, die der Körper benötigt
Schrumpfniere	Verkleinerung der Niere infolge Untergang des Nierenparenchyms
Zystitis	Harnblasenentzündung
Urolithiasis	Vorhandensein von Harnsteinen
Urographie	Röntgen-Kontrastdarstellung der Harnorgane

BAU UND ARBEITSWEISE DER ORGANSYSTEME

Anatomie des männlichen Geschlechtsapparates

- Hodensack (Skrotum) mit Hoden (Testis) und Nebenhoden (Epididymis);
- Samenstrang mit Samenleiter (durch den Leistenkanal);
- Akzessorische Geschlechtsdrüsen: Prostata, Harnröhrenzwiebeldrüse, Samenblasendrüse und -ampulle (Funktion der Sekrete: Ernährung, Transport und Aktivierung der Spermien);
- Penis mit Vorhaut (Präputium) und Schwellkörper.

Anatomie des weiblichen Geschlechtsapparates

- Eierstöcke (Ovarien),
- Eileiter (Tuben),
- Gebärmutter (Uterus) mit Gebärmutterhals (Zervix),
- Scheide (Vagina) mit Scheidenvorhof (Vestibulum),
- Scham (Vulva) mit Kitzler (Clitoris).

7.11.4 Fortpflanzungsvorgänge

7.11.4.1 Vorgänge im männlichen Organismus

- Bildung und Reifung der Samen (Spermien) in den Hoden (Spermiogenese).
- Transport der Spermien in die Nebenhoden, dort Abschluss der Reifung und Speicherung.
- Bildung der Samenflüssigkeit (Genitalsekrete) in den akzessorischen Geschlechtsdrüsen. Samenflüssigkeit und Spermien werden Ejakulat genannt.

Die Vorgänge im männlichen Organismus werden hormonell gesteuert. Das wichtigste männliche Geschlechtshormon, das Testosteron, wird in den Hoden in den Leydigschen Zwischenzellen gebildet. Es ist für die Ausbildung des männlichen Erscheinungsbildes (z. B. Kopfform Kater/Kätzin), die Bildung der Spermien sowie die Funktion der sekundären Geschlechtsorgane (z. B. Prostata) verantwortlich.

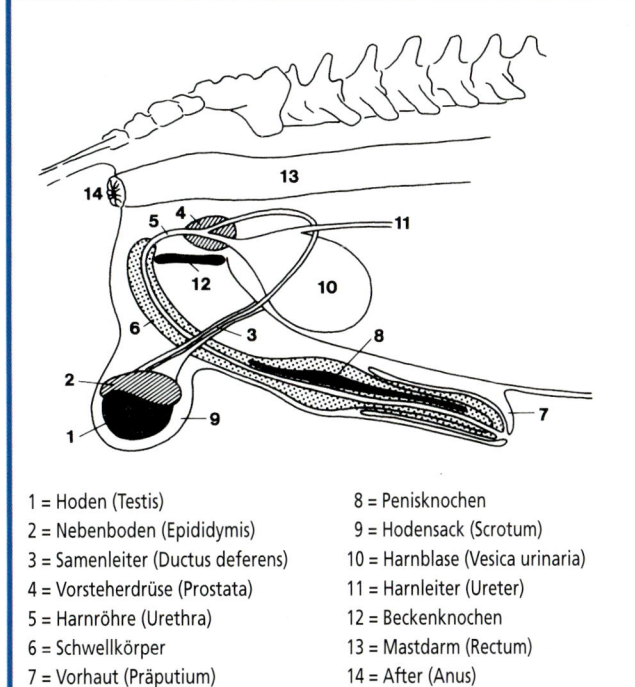

▲ Abb. 7.55:
Geschlechtsorgane des Rüden.

1 = Hoden (Testis)
2 = Nebenboden (Epididymis)
3 = Samenleiter (Ductus deferens)
4 = Vorsteherdrüse (Prostata)
5 = Harnröhre (Urethra)
6 = Schwellkörper
7 = Vorhaut (Präputium)
8 = Penisknochen
9 = Hodensack (Scrotum)
10 = Harnblase (Vesica urinaria)
11 = Harnleiter (Ureter)
12 = Beckenknochen
13 = Mastdarm (Rectum)
14 = After (Anus)

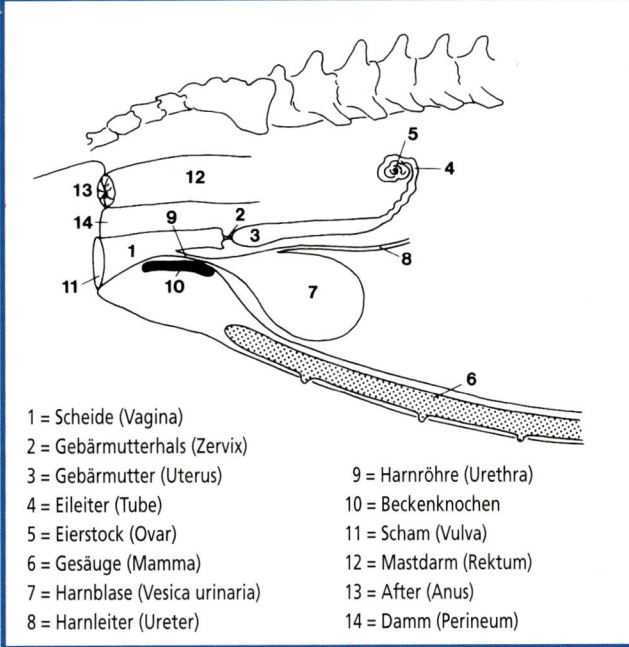

▲ Abb. 7.56:
Geschlechtsorgane der Hündin.

1 = Scheide (Vagina)
2 = Gebärmutterhals (Zervix)
3 = Gebärmutter (Uterus)
4 = Eileiter (Tube)
5 = Eierstock (Ovar)
6 = Gesäuge (Mamma)
7 = Harnblase (Vesica urinaria)
8 = Harnleiter (Ureter)
9 = Harnröhre (Urethra)
10 = Beckenknochen
11 = Scham (Vulva)
12 = Mastdarm (Rektum)
13 = After (Anus)
14 = Damm (Perineum)

Tabelle 7.3.: Weiblicher Sexualzyklus

Zyklusstadium	Ovar (ovarieller Zyklus)	Uterus (uteriner Zyklus)	vorherrschendes Geschlechtshormon
Proöstrus (Vorbrunst)	Follikel- und Eireifung	Aufbau der Schleimhaut (Proliferation)	Östrogene
Östrus (Brunst)	Follikel- und Eireifung und Eisprung (Ovulation)	Aufbau der Schleimhaut (Proliferation)	Östrogene
Metöstrus (Nachbrunst)	Eisprunggrube		
Interöstrus (Zwischenbrunst)	Gelbkörper (Corpus luteum)	Produktion von Sekreten: optimales Milieu für eine befruchtete Eizelle	Progesteron
Anöstrus (Brunstlosigkeit)	keine bedeutenden Funktionskörper	Ruhephase	Keines

7.11.4.2 Vorgänge im weiblichen Organismus

Die Vorgänge im weiblichen Organismus unterliegen deutlichen äußerlich sichtbaren und innerlich zyklischen Veränderungen. Die Steuerung des Sexualzyklus läuft durch ein im Hypothalamus (unterer Teil des Zwischenhirns) gebildetes *Gon*adotropin-*R*eleasing-*H*ormon (GnRH), das in der Hypophyse (Hirnanhangsdrüse) die Gonadotropine LH (luteinisierendes Hormon) und FSH (Follikel-stimulierendes Hormon) freisetzt. Diese sind wiederum für die zyklische Produktion der weiblichen Sexualhormone (Östrogene, Progesteron) verantwortlich. (siehe auch Kapitel 7.12.2).

Wie die meisten Wildtiere zeigen auch einige Haustiere jahresabhängige Zeiten der Geschlechtsaktivität (= *saisonal polyöstrisch*). Die Zuchtsaison der Stuten beginnt zum Frühjahrsanfang und endet im späten Sommer, während dieser Zeit kommt es alle 3 Wochen zur Rosse. Die Decksaison der einheimischen (nordischen) Schafrassen ist zwischen Juli und September, die der Ziegen zwischen September und Dezember. Auch die Katze zeigt unter natürlichen Bedingungen einen saisonal polyöstrischen Zyklus, zwei- bis dreimal im Jahr wird sie immer wieder rollig (Ende des Winters, Frühsommer, Frühherbst). Bei den bisher genannten Tieren liegt in den Zeiten zwischen der Saison eine sexuelle Ruhephase (Anöstrus). Im Gegensatz dazu weisen Rinder, Schweine und südliche Schafrassen (und auch der Mensch) einen ununterbrochenen jahreszeitunabhängigen Sexualzyklus auf (= *polyöstrisch*, kein Anöstrus). Eine besondere Zyklusform besitzen die Hündinnen. Jedem einzelnen, sehr langen Zyklus (Proöstrus bis Interöstrus) folgt immer ein Anöstrus (= *monöstrisch*).

Aus züchterischen Gründen ist die Erkennung der Brunst (= Zeit der Paarungsbereitschaft) besonders wichtig, sie geht mit Schwellung der Schamlippen, Ausfluss (beim Hund anfangs mit Blutbeimengungen) und Unruhe der Tiere einher. Zudem kann der Zustand der innen liegenden Organe (insbesondere die Ovarien) mit Hilfe eines Spekulums, ultrasonographisch und beim Großtier auch rektal palpatorisch ermittelt werden. Bei der Hündin kann man zudem den Zeitpunkt der bevorstehenden Ovulationen mit Hilfe der Vaginalzytologie bestimmen. Zu Beginn des Östrus dominieren im Ausstrich kernlose verhornte Schollen. Sobald vermehrt kernhaltige, unverhornte Epithelien erscheinen, ist demnächst mit einer Ovulation zu rechnen (siehe Kapitel 10.5.7). Der Zeitpunkt der ersten Brünstigkeit, Brunstzyklus und -dauer sind in der Tabelle (13.2) angegeben.

Volkstümliche Brunstbezeichnungen bei unseren Haustieren

Stute – Rosse
Kuh – Rindern
Sau – Rausche
Ziege, Schaf – Bocken
Hündin – Läufigkeit
Katze – Rolligsein

BAU UND ARBEITSWEISE DER ORGANSYSTEME

7.11.4.3 Paarung und Fortpflanzung

Kopulationsreflexe:
- Geschlechtstrieb (Libido),
- Erektionsreflex,
- Samenerguss (Ejakulation),
- Orgasmus,
- Duldungsreflex (beim weiblichen Tier).

Spermatransport und Befruchtung (Konzeption)
- Transport der Spermien im weiblichen Genitale.
- Befruchtung durch Vereinigung einer weiblichen mit einer männlichen Keimzelle: befruchtete Eizelle.

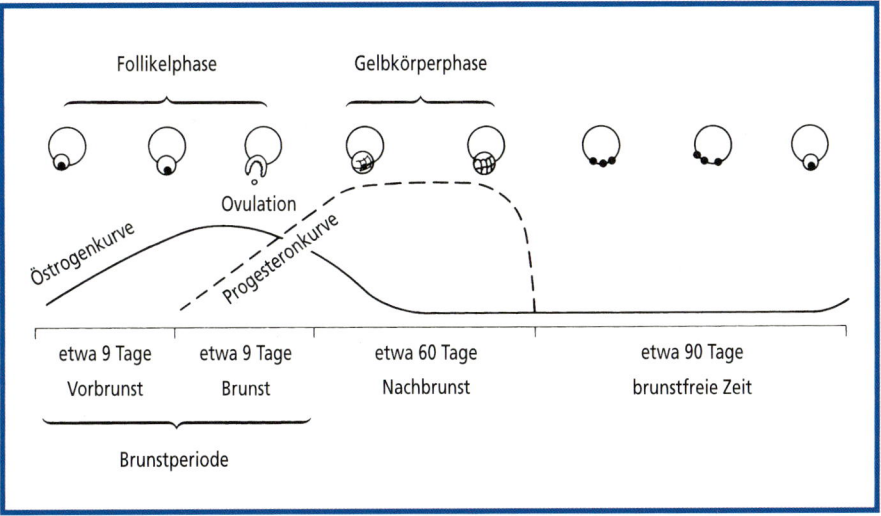

Abb. 7.57: Sexualzyklus der Hündin.

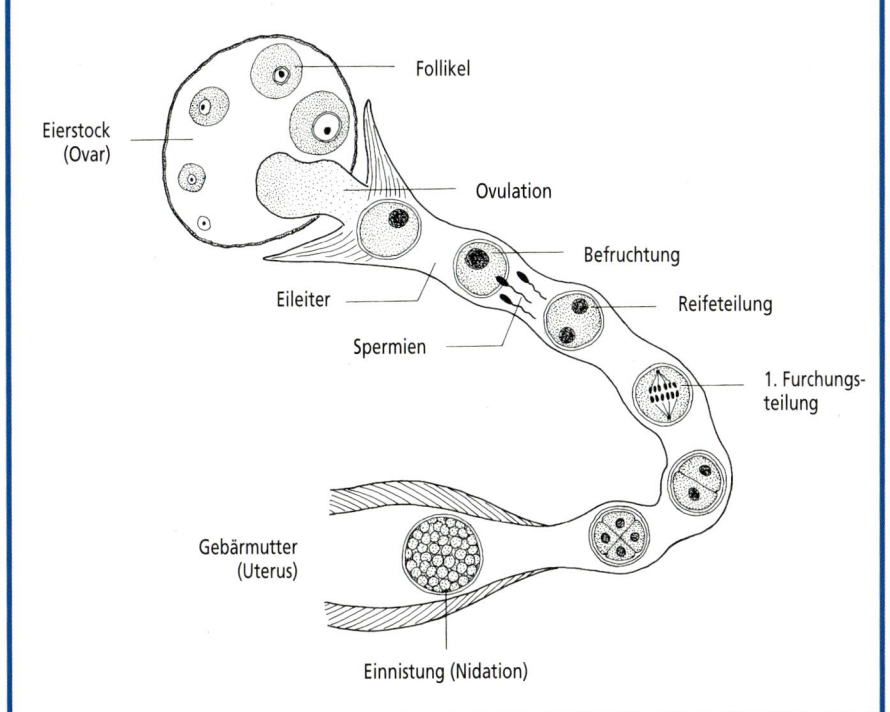

Abb. 7.58: Schematische Darstellung der Ovulation, Befruchtung und Einnistung eines Eies (nach ZIETSCHMANN-KRÖLLING).

BAU UND ARBEITSWEISE DER ORGANSYSTEME

Beginn der embryonalen Entwicklung
- Teilung der befruchteten Eizelle,
- Bildung der Keimblase (Blastula),
- Bildung der Keimschichten (Ekto-, Meso-, Entoderm).
- Plazentation: Aufbau der Eihaut (Plazenta) und ihre Verankerung in der Gebärmutter.

Aus den drei Keimschichten entstehen folgende Organe:
- Ektoderm: Haut, Hautdrüsen und Haare, Nervensystem, Sinnesorgane;
- Mesoderm: Bewegungsapparat, Bindegewebe, Blutgefäße, Serosa, Teile des Harn- und Geschlechtsapparates (Nieren, Keimdrüsen);
- Entoderm: Verdauungskanal, Leber und Pankreas, Atemwege, Thymus, Schilddrüse, Milz, Knochenmark.

Trächtigkeit (Gravidität)
- Entwicklung des Embryos bzw. Fetus zur lebensfähigen Frucht,
- Vergrößerung der Milchdrüse (Mamma).

Bei allen Säugetieren findet die Entwicklung des befruchteten Eies zum Embryo im Uterus statt. Für diese Entwicklung ist eine enge Verbindung zwischen Uterusschleimhaut und Embryo notwendig. Es bilden sich drei Eihäute:
- Chorion = äußere Eihaut, Zottenhaut
- Amnion = innere Eihaut, Schafshaut
- Allantois = mittlere Aussackung, Harnsack

Die Verankerung (Plazentation) des Chorions mit der Uterusschleimhaut ist bei den Haustieren unterschiedlich gestaltet.

Beim Pferd sind die Zotten über das ganze Chorion verteilt, bei den Wiederkäuern bilden sich einzelne Zottenfelder (so genannte Plazentome) und bei den Fleischfressern umgibt der Zottenbesatz die Eihüllen gürtelartig.

Aus der Nabelöffnung des Embryos treten neben der Allantois auch die Blutgefäße aus, die sich im Chorion zu feinsten Kapillaren verzweigen. Für die Aufnahme von sauerstoff- und nährstoffreichem Blut des Muttertieres sorgen andere Kapillaren (Dottersackkreislauf). Über die Nabelvene wird dieses Blut dem Embryo wieder zugeführt. Die Eihäute bilden die Fruchtblase, die mit Fruchtwasser gefüllt ist. Beides schützt die Frucht vor Schlag und Stoß von außen und ermöglicht ihr freie Bewegung während der Entwicklung.

Störungen der Trächtigkeit können sowohl während der embryonalen Phase als auch danach in der fetalen Phase auftreten. Das Absterben des Embryos wird als frühembryonaler Fruchttod, die vorzeitige Beendigung der Trächtigkeit mit einem nicht lebensfähigen Fetus wird als Abort (Fehlgeburt) bezeichnet.

Die Dauer der Trächtigkeit und der Säugezeit bei den verschiedenen Haustieren ist der Tabelle 13.3. auf Seite 422 zu entnehmen.

Geburt (Partus)
- *Öffnungsstadium:* Die Dauer ist tierartlich sehr unterschiedlich. Die Geburt beginnt mit der passiven Öffnung des Muttermundes. Danach setzen die Wehen als aktive Phase der Geburt ein. Der sich in den Fruchtblasen befindende Fetus wird durch Wehen in den Geburtsweg vorgetrieben. Einige Zeit später erfolgt der Fruchtblasensprung von Allantois und Amnion.
- *Austreibungsstadium:* Der Muttermund wird durch den Fetus gedehnt. Dieser Vorgang löst eine vermehrte Sekretion

Abb. 7.59: Schematische Darstellung der Eihäute beim Wiederkäuer.

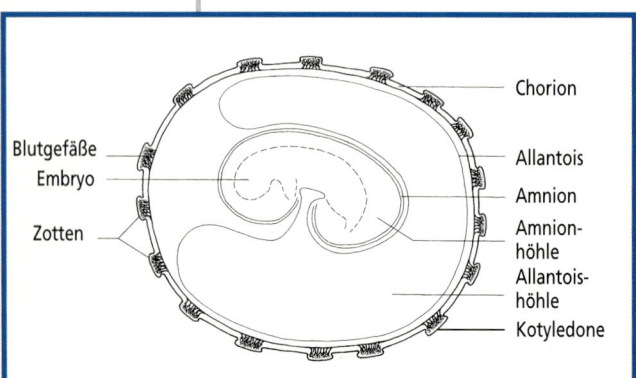

des wehenstimulierenden Hormons Oxytocin aus. Die nervale Stimulierung der Wehen und die Bauchpresse führen zur Austreibung der Frucht mit Abgang von Fruchtwasser und der Nachgeburt.
- *Geburtshilfe:* Geburtsstörungen können durch fehlerhafte Lage und Haltung der Frucht auftreten. Geburtshilfliche Maßnahmen sind dabei Berichtigungen und Auszug des Fetus durch Einsatz geburtshilflicher Instrumente (siehe Seite 327) oder eine Schnittentbindung. Bei abgestorbener Frucht in der Gebärmutter kann bei Stute und Kuh alternativ eine Zerkleinerung des Fetus (Fetotomie) notwendig werden.
- *Nachgeburtsperiode* (Puerperium): Darunter versteht man den Zeitraum vom Ende der Geburt bis zur abgeschlossenen Rückbildung der Gebärmutter. Schwere Erkrankungen können in diesem Zeitraum durch ein verzögertes Ablösen der Nachgeburt (Nachgeburtsverhaltung), durch Geburtsverletzungen und durch eine Infektion und Ansammlung von Giftstoffen (Intoxikation) in der Gebärmutter auftreten.

Säugezeit (Laktationsperiode)

Zu Beginn der Säugezeit erfolgen eine Anbildung der Milchdrüse (Mammogenese) und die Milchbildung (Laktogenese). Das Einsetzen der Laktation steht mit einer vermehrten Sekretion des Hormons Prolaktin aus dem Hypophysenhinterlappen in Zusammenhang (siehe auch Kapitel 7.11.4.6 und 7.12).

7.11.4.4 Instrumentelle Samenübertragung

Die künstliche Besamung (KB), auch instrumentelle Insemination oder Samenübertragung genannt, ist ein weltweit in der Tierzucht eingeführtes Verfahren.

Vorteile der Samenübertragung:
- Wichtiges Hilfsmittel bei der Bekämpfung von Geschlechtskrankheiten (Deckinfektionen)
- Erzeugung eines leistungsfähigen Tierbestandes.
- Betriebstechnische und wirtschaftliche Vorteile gegenüber der natürlichen Fortpflanzung.

Bei der Besamung muss nach besonderer Auswahl der Vatertiere (züchterische Arbeit) zuerst eine *Spermagewinnung* mit Hilfe einer künstlichen Scheide vorgenommen werden. Diese besteht aus einem äußeren Mantelrohr mit langer zylindrischer Form aus Hartgummi und einem inneren Gummischlauch.

Nach der Entnahme muss die Samenflüssigkeit (Ejakulat) makroskopisch auf ihre Qualität und mikroskopisch auf die Anzahl gesunder Samenfäden und auf das Vorhandensein von Krankheitserregern geprüft werden.

Nach der *Verdünnung* der Ejakulate zur Verlängerung der Lebensdauer der Spermien wird eine *Samenkonservierung* vorgenommen.

Dies kann entweder über kurze Zeit (bis zu 4 Tagen) durch Herstellung von Frischsperma oder über viele Jahre durch Lagerung in flüssigem Stickstoff bei −196 °C (Tiefgefriersamen) in besonderen Transportgefäßen geschehen.

Die *Besamung* selbst wird vom Tierarzt oder einem hierzu ausgebildeten Besamungstechniker ausgeführt. Um eine Befruchtung zu ermöglichen, muss das Sperma mittels einer Besamungspipette im Gebärmutterhalskanal oder im unmittelbar daran anschließenden Uteruskörper abgesetzt werden.

7.11.4.5 Embryotransfer

Unter Embryotransfer versteht man die Übertragung von befruchteten Säugetier-Eizellen im frühen Entwicklungsstadium (Embryo) von Spender- auf Empfängertiere. Dazu gehören auch alle Maßnahmen, die mit der Gewinnung und Kultivierung von Eizellen und Embryonen verbunden sind.

BAU UND ARBEITSWEISE DER ORGANSYSTEME

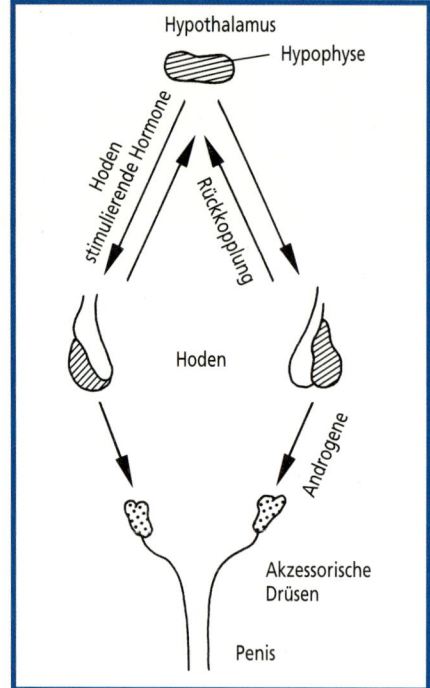

▲ Abb. 7.60:
Hormonaler Regulationsmechanismus beim männlichen Tier.

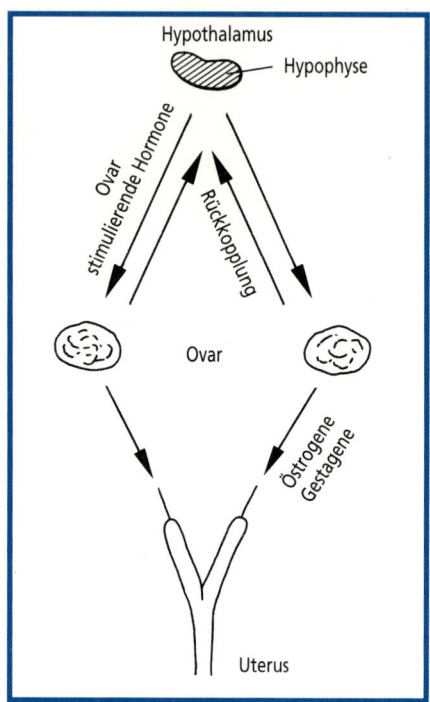

▲ Abb. 7.61:
Hormonaler Regulationsmechanismus beim weiblichen Tier.

Die Aufenthaltsdauer von Embryonen im Eileiter beträgt je nach Tierart unterschiedlich zwei bis fünf Tage, bis sie schließlich in die Gebärmutter zur Einnistung (Nidation) gelangen.

Bei den großen Haustieren können Embryonen unblutig aus dem Uterus durch Herausspülen mit Hilfe eines eingeführten Gummikatheters entnommen werden.

Bei vielen anderen Tierarten können dagegen Embryonen aus dem Uterus nur durch einen chirurgischen Eingriff nach Eröffnung der Bauchhöhle gewonnen werden. Durch die Möglichkeit einer Tiefgefrierkonservierung wird eine langjährige Haltbarkeit von Eizellen und Embryonen erreicht.

Die Übertragung von Embryonen auf geeignete Empfängertiere – gleicher Zyklusstand wie Spendertiere – wird heute ebenfalls unblutig mit einer Transplantationspipette in den Uterus durchgeführt.

Tierzüchter sind aus wirtschaftlichen Gründen an einer Steigerung der Nachkommenzahlen besonders wertvoller Muttertiere interessiert. Deshalb dient der Embryotransfer in erster Linie einer Verbesserung der Fortpflanzungsleistung.

7.11.4.6 Hormonale Steuerung der Fortpflanzung

Alle Vorgänge innerhalb der Fortpflanzung werden durch die Steuerungszentrale, das ist das Zwischenhirn-Hypophysensystem, und durch das sogenannte Erfolgsorgan, das sind die Keimdrüsen (Hoden und Eierstock), gesteuert.

Die Keimdrüsen haben zweierlei Funktion. Sie produzieren die Keimzellen und Sexualhormone.

Zu den Sexualhormonen gehören:
- *Östrogene*
  Sie sind die »weiblichen Prägungsstoffe« und führen zur Ausbildung der weiblichen Geschlechtsmerkmale. Sie werden in den Eierstöcken gebildet und lösen die Brunst aus.
- *Gestagene*
  Zu ihnen gehört das Progesteron; ein Hormon, das für die Einnistung des befruchteten Eies in die Gebärmutterschleimhaut sorgt und die Trächtigkeit aufrechterhält.
- *Androgene*
  Sie sind die »männlichen Prägungsstoffe« und führen zur Ausbildung der männlichen Geschlechtsmerkmale. Ein wichtiges Hormon ist das Testosteron, das in den Hoden gebildet wird und neben der geschlechtsspezifischen Wirkung auch einen Einfluss auf Eiweißstoffwechsel, allgemeines Wachstum und Skelettreifung hat.

Zu den auf diese Weise gesteuerten Vorgängen gehören:
- Keimzellbildung (Samen- und Eizelle), Brunst,
- Befruchtung und Trächtigkeit,
- Geburt und Milchsekretion (Laktation).

7.11.5 Milchdrüse (Mamma)

Das Gesäuge oder Euter besteht bei den Haussäugetieren aus einer unterschiedlichen Anzahl von Drüsenkomplexen mit Zitzen:

Vom Drüsenepithel wird die Milch gebildet und durch reflektorische Hormonausschüttung (Oxytozin der Hypophyse) aus den Milchgängen abgegeben.

Die Milch enthält Kohlenhydrate, Fett, Eiweißkörper, Spurenelemente, Mineralstoffe und Vitamine in einer für jede Tierart spezifischen Zusammensetzung.

In der ersten Zeit nach der Geburt wird die sogenannte Kolostralmilch gebildet, mit hohem Gehalt an Schutzstoffen (Immunkörpern). Bei Pferd, Rind und Schwein ist diese Milch besonders wichtig für die Neugeborenen, um gegen Jungtierkrankheiten geschützt zu sein. Hund und Katze erhalten Immunkörper schon während der fetalen Entwicklung.

Tabelle 7.4: Aufbau der Milchdrüse bei unseren Haustieren

Tier	Anzahl der Drüsenkomplexe
Pferd, Ziege, Schaf	jederseits 1 Drüsenkomplex
Rind	jederseits 2 Drüsenkomplexe
Katze	jederseits 4 Drüsenkomplexe
Hund	jederseits 4–5 Drüsenkomplexe
Schwein	jederseits 6–8 Drüsenkomplexe

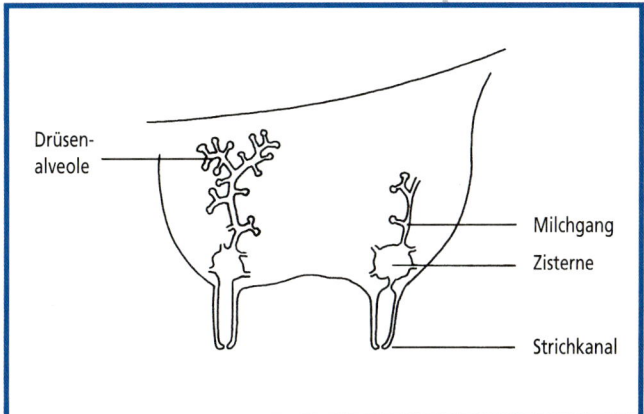

Abb. 7.62: Schematische Darstellung des Kuheuters.

7.11.6 Geschlechtsorgane der Vögel

Männliche Geschlechtsorgane

Die beiden Hoden liegen – im Gegensatz zu den meisten Säugetieren – innerhalb der Körperhöhle im Eingeweidebauchfellsack in Nähe der Leber und des Drüsenmagens (s. Abb. 7.65). Die Größe der Hoden hängt vom Fortpflanzungsgeschehen ab. In der Ruheperiode (Spätsommer, Herbst, Winter) sind die Hoden sehr klein, um sich dann im Vorfrühling, zu Beginn der Paarungszeit, sehr stark zu vergrößern. Nach der Paarungszeit beginnt gleich wieder die Rückbildung der Hoden.

Aus den Nebenhoden gehen die Samenleiter hervor, die sich während der Paarungszeit stark erweitern und als Samenspeicher fungieren. Sie münden im mittleren Abschnitt der Kloake. Der männliche Vogel hat keine akzessorischen Geschlechtsdrüsen.

Weibliche Geschlechtsorgane

Meistens hat der weibliche Vogel nur einen Eierstock, auf der linken Seite (s. Abb. 7.65). Nur bei den Greifvögeln ist häufig auch der rechte Eierstock ausgebildet.

Das *Ovar* ist traubenförmig angelegt und weist in der Legeperiode zahlreiche unterschiedlich große, in verschiedenen Reifestadien befindliche Follikel auf. In den Follikeln reifen die einzelnen Eizellen (Dotterkugeln), die durch den Eisprung (Ovulation) freigegeben werden. Einen Gelbkörper gibt es beim Vogel nicht.

Der *Eileiter (Ovidukt)* wird auch als Legedarm bezeichnet. In ihm wird die Eiweißhülle, die Schalenhaut und die Kalkschale gebildet. Der Eileiter zieht vom Ovar bis zur Kloake.

Am Eileiter (Ovidukt) werden fünf Abschnitte unterschieden:
- Trichter, zur Aufnahme des reifen Eies,
- Tube mit Eiweißabschnitt, hier wird der Dotter mit dem Eiklar umhüllt,
- Verengung der Tube, mit Bildung der Schalenhaut,
- »Uterus«, mit Kalkdrüsen, für die Bildung der Eischale,
- »Vagina«, als Endteil des Eileiters, mit breiter Öffnung im mittleren Abschnitt der Kloake.

7.11.7 Vogelei

Das *Vogelei* ist beim Huhn in ungefähr 24 Stunden legereif. Die Verweildauer in den einzelnen Eileiterabschnitten ist dabei sehr unterschiedlich.

Die *Dotterkugel* kann befruchtet oder unbefruchtet sein. Ihre Masse besteht aus konzentrisch angeordneten Schichten gelben und weißen Dotters und ist von einer dünnen *Dotterhaut* umgeben. Das Keimbläschen *(Keimscheibe)* ist der eigentliche Zellkern der dotterreichen Eizelle. Der Dotter ist von drei Schichten *Eiklar* umgeben. In das Eiklar reichen die – fest mit der Dotterhaut verbundenen – *Hagelschnüre* (Chalazen). Sie halten die Dotterkugel, umgeben von dünnflüssigem Eiklar, in der Schwebe. Die *Schalenhaut* umgibt das Eiklar und besteht aus zwei Lagen, zwischen denen sich am stumpfen Pol des Eies die Luftkammer befindet.

Den äußeren Abschluss bildet die Kalkschale. Sie ist von einer bakteriziden, jedoch nicht gasdichten Schleimhülle umgeben und mit vielen Poren versehen, durch die Luft in das Ei-Innere dringen kann. Oberflächenstruktur und Färbung der Eischale zeigen ganz verschiedenes Aussehen. Die Farbbeimischung geschieht während der Kalkschalenbildung. Teilweise findet durch die Färbung eine Anpassung an die Umgebung statt, z. B. bei Bodenbrütern.

Entwicklung des Vogels

Die Befruchtung der Eizelle findet nach ihrem Eintritt in den Trichter des Eileiters, vor der Umhüllung mit Eiweiß, statt. Nach der Befruchtung ist die Entwicklung des Keimlings bereits bis zur Keimblattbildung fortgeschritten, bevor das Ei abgelegt und bebrütet wird. Aus den Keimblättern entstehen die *Eihäute* (Embryonalhüllen), die dem Embryo Aufbaustoffe aus dem

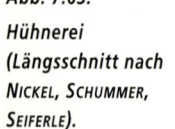

Abb. 7.63: Hühnerei (Längsschnitt nach NICKEL, SCHUMMER, SEIFERLE).

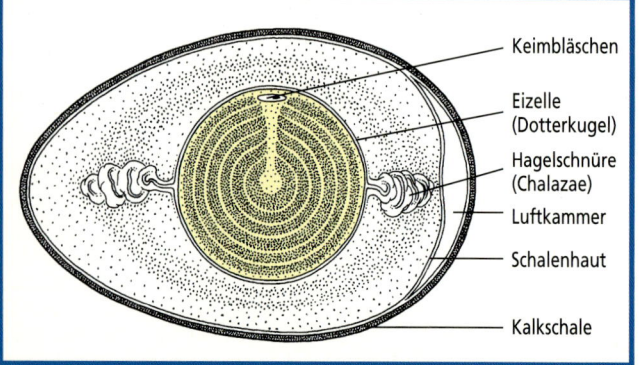

Dottersack zuführen, Abbaustoffe in der Allantoisblase sammeln und für die Atmung sorgen. Den notwendigen Sauerstoff bezieht der Embryo über das Blut durch die Poren der Kalkschale aus der Außenluft.

In verhältnismäßig kurzer Zeit entwickelt sich – mit Hilfe der Brutwärme – der Fötus. Ist die *Brutzeit* beendet, z. B. beim Huhn nach 21 Tagen, bei der Taube nach ca. 15 Tagen, durchstößt der Jungvogel mit seinem Eizahn die Schale und schlüpft aus dem Ei. Küken der Nestflüchter, wie z. B. Entenvögel, Gans, Huhn haben ein gut ausgebildetes Daunenkleid, können sofort Futter aufnehmen und sich selbstständig bewegen. Nesthocker, z. B. Tauben, Papageien, Eulen, Greifvögel, viele Singvögel müssen, da sie spärlich befiedert sind und blind schlüpfen, von den Elternvögeln genährt und durch Brutpflege geschützt werden.

Wichtige Begriffe und Krankheiten der Geschlechtsorgane

Retentio secundinarum	Nachgeburtsverhaltung
Oophoritis	Eierstockentzündung
Ovarialzyste	Hohlraumbildung im Eierstock
Salpingitis	Eileiterentzündung
Endometritis	Gebärmutterschleimhautentzündung
Pyometra	Gebärmuttervereiterung
Vaginitis (Kolpitis)	Scheidenentzündung
Mastitis	Entzündung der Milchdrüse
Orchitis	Hodenentzündung
Kryptorchismus	Fehlen des Hodens im Hodensack (kann in der Bauchhöhle oder im Leistenkanal zurückbleiben)
Prostatitis	Entzündung der Vorsteherdrüse
Präputialkatarrh	schleimig-eitrige Entzündung der Vorhaut

Wichtige Begriffe und Krankheiten der Geschlechtsorgane

Gynäkologie	Lehre von den weiblichen Geschlechtsorganen und ihren Krankheiten
Andrologie	Lehre von den männlichen Geschlechtsorganen und ihren Krankheiten
Fertilität	Fruchtbarkeit
Sterilität	Unfruchtbarkeit
Kastration	Entfernung der Keimdrüsen
Sterilisation	Unfruchtbarmachung (Unterbindung von Eileiter oder Samenleiter)
Embryo	Keimling (während der Organentwicklung)
Fötus (Fetus)	Frucht (nach Abschluss der Organentwicklung)
Abort	Verwerfen der Frucht (»Verfohlen«, »Verkalben«)

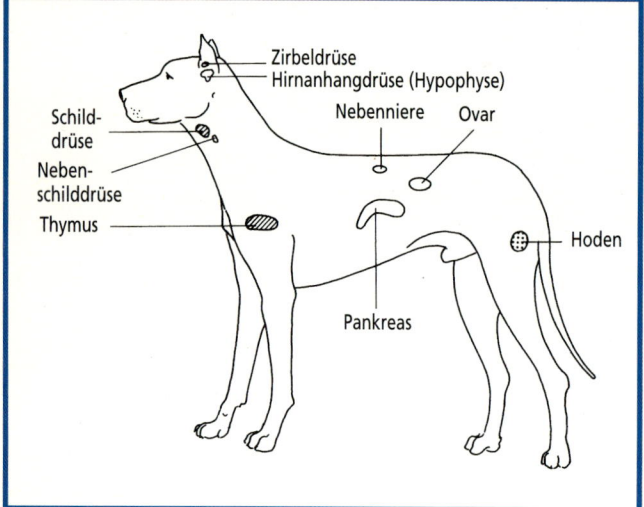

▲ Abb. 7.64:

Lage der innersekretorischen Drüsen im Körper des Hundes (schematisch).

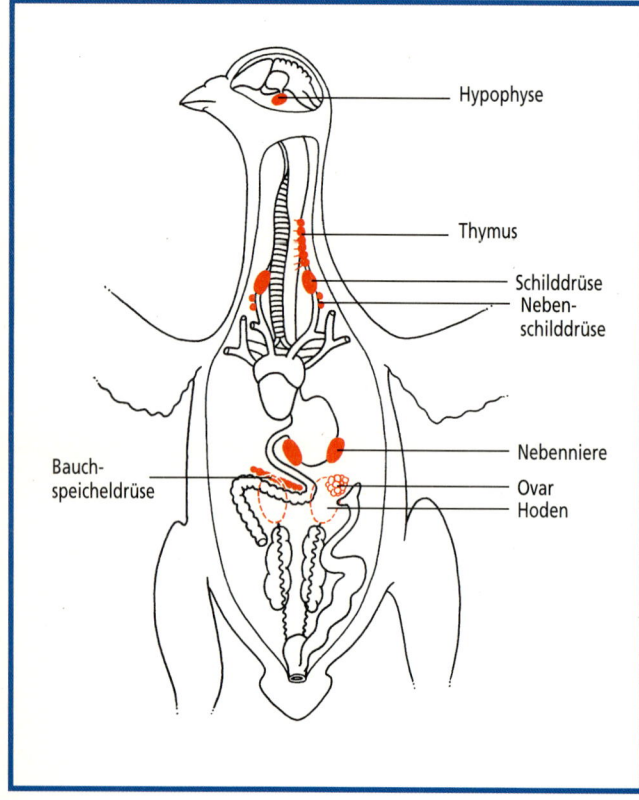

▲ Abb. 7.65:

Lage der innersekretorischen Drüsen im Körper des Vogels (schematisch, nach BERNDT und MEISE).

7.12 Endokrines System

Im endokrinen System werden alle Drüsen mit innerer Sekretion, das sind hormonbildende Drüsen, zusammengefasst.

Innere (endokrine) Sekretion bedeutet:
Abgabe des Sekrets (Hormon) in die Blutbahn.

Äußere (exokrine) Sekretion bedeutet:
Abgabe des Sekrets (z. B. Galle, Pankreassaft, Schweiß, Talg) durch einen Ausführungsgang an die Schleimhaut der Eingeweideschläuche oder an die Körperoberfläche.

Eine Drüse, die sowohl innere als auch äußere Sekretion zeigt, ist die Bauchspeicheldrüse (Pankreas).

7.12.1 Zirbeldrüse (Epiphyse)

Sie ist eine Ausstülpung des Zwischenhirndachs. Das Drüsengewebe produziert Hormone, die auf das Wachstum, die Geschlechtsorgane und die Blutgefäße Einfluss haben.

7.12.2 Hirnanhangdrüse (Hypophyse)

Sie liegt an der Hirnbasis und besteht aus einem Drüsen- und einem Hirnteil. Zum Drüsenteil gehört der Hypophysenvorderlappen (HVL) und der Mittellappen, zum Hirnteil der Hypophysenhinterlappen (HHL).

Eine übergeordnete Regulation der Hypophyse findet im *Zwischenhirn (Hypothalamus)* statt (siehe auch S. 178). Dort werden die Freisetzungshormone GnRH (*Go*nadotropin-*R*eleasing-*H*ormon) und CRH (*C*orticotropin-*R*eleasing-*H*ormon) gebildet, die die Produktion der Gonadotropine FSH und LH sowie die Bildung des *A*drenocorticotropen *H*ormons (ACTH) stimulieren.

Die Hypophyse wird wiederum durch das *Zwischenhirn (Hypothalamus)* reguliert. Das Zwischenhirn setzt dabei die

BAU UND ARBEITSWEISE DER ORGANSYSTEME

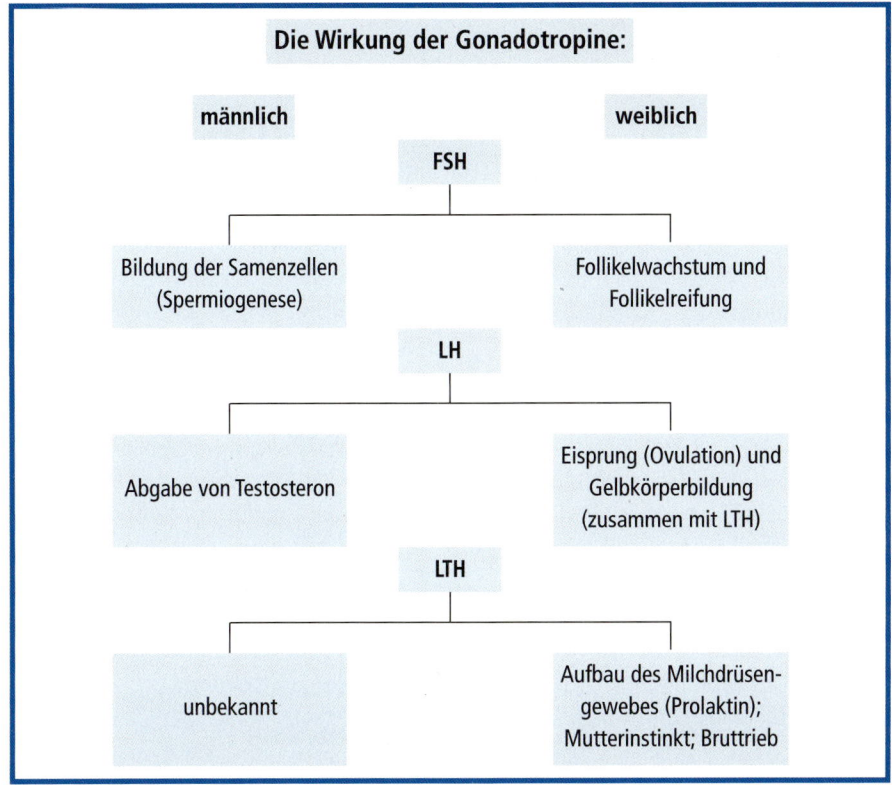

Hypophyse stimulierende Hormone (so genannte Releasinghormone z. B. GnRH) frei.

Im Drüsenteil der Hypophyse werden daraufhin Hormone gebildet, die die Erfolgsorgane steuern:
- *Wachstumshormon (STH)*
  Es sorgt u. a. für das Längenwachstum der Knochen.
- *Schilddrüse stimulierendes Hormon (TSH)*
  Es sorgt für die Hormonbildung der Schilddrüse.
- *Nebennierenrinde stimulierendes Hormon (ACTH)*
  Es bewirkt die Bildung von Cortison.
- *Keimdrüsen stimulierende Hormone (Gonadotropine)*
  Sie besitzen keine Geschlechtsspezifität. Sie wirken also sowohl beim weiblichen, als auch auf den männlichen Organismus.

Wir kennen folgende Gonadotropine:
- Follikelreifungshormon (FSH)
- Luteinisierungs- oder gelbkörperbildendes Hormon (LH)
- Luteotropes (auf Gelbkörper und Milchdrüse wirkendes) Hormon (LTH)

Die Hypophyse steht mit den sie steuernden Hormondrüsen in Wechselbeziehung (Rückkoppelungseffekt).

Beispiel Schilddrüse: Produziert sie selbst genügend Hormone, dann ist keine Stimulierung seitens der Hypophyse notwendig. Wird dagegen zu wenig Schilddrüsenhormon gebildet, so gibt die Hypophyse TSH zur Anregung der Schilddrüse ab.

Im Mittellappen der Hypophyse wird ein Hormon (Melanotropin) produziert, das die Bildung von Pigment (Melanin) im Körper steuert.

Im Hypophysenhinterlappen (HHL) werden drei Hormone gespeichert:
- das Vasopressin hat einen Einfluss auf den Blutdruck und den Wasserhaushalt des Körpers,

- das Oxytozin wirkt als Wehenmittel auf den Uterus und führt an der Milchdrüse zum Einschießen der Milch.
- das Prolaktin fördert die Milchbildung.

7.12.3 Schilddrüse (Thyreoidea)

Sie bildet zwei Hormone (T_3 und T_4), deren wichtiger Inhaltsstoff das Jod darstellt.

Die Hormone der Schilddrüse haben große Stoffwechselwirkung:
- Förderung des Grundumsatzes
- Erhöhung des Kohlenhydratumsatzes
- Förderung des Wachstums

Bei der *Unterfunktion* der Schilddrüse ist der Stoffwechsel erniedrigt und sind die geistigen Funktionen verlangsamt. Sie führt zu Fettansatz und Kropfbildung.

Eine *Überfunktion* bewirkt dagegen Abmagerung, Nervosität, Herzrhythmusstörungen und auch Kropfbildung (z. B. Morbus Basedow des Menschen).

7.12.4 Nebenschilddrüse (syn. Epithelkörperchen, Parathyreoidea)

Ihr Hormon ist das Parathormon. Es reguliert den Kalzium- und Phosphorstoffwechsel. Dabei wird die Ausscheidung von Phosphor über die Niere gefördert und die Mobilisierung von Kalzium aus den Knochen zur Aufrechterhaltung des Kalziumspiegels im Blut geregelt. Das Kalzitonin ist der Antagonist des Parathormons und wird in der Schilddrüse gebildet. Es hält den Blutkalziumspiegel im Gleichgewicht.

7.12.5 Nebenniere

Sie liegt kranial der Niere und ist ebenfalls paarig angelegt. Sie besteht aus der Rindenschicht und dem Mark. Beide Schichten produzieren Hormone.

Nebennierenrinde (NNR)

In der Nebennierenrinde werden die Kortikoidhormone, z. B. die Kortisone, gebildet. Diese Hormongruppe hat eine vielfältige Wirkung auf den Organismus. Die Kortisone greifen in den Eiweiß-, Zucker- und Fettstoffwechsel (Glukokortikoide) ein und haben Einfluss auf den Mineralhaushalt (Mineralokortikoide) des Körpers.

Glukokortikoidpräparate werden häufig in der Behandlung von Entzündungen (antiphlogistische Wirkung), von Allergien (antiallergische Wirkung) und von Gewebszubildungen oder Tumoren (antiproliferative Wirkung) eingesetzt.

Eine *Unterfunktion* der Nebennierenrinde führt u. a. zu Gewichtsverlust, Blutzuckersenkung und niedrigem Blutdruck (Morbus Addison).

Die *Überfunktion* führt zu Flüssigkeitsansammlungen (Ödembildung), Stammfettsucht, Blutzuckererhöhung und Haarausfall (Cushing-Syndrom).

Nebennierenmark

Die hier gebildeten Hormone sind das Adrenalin und das Noradrenalin. Beide Hormone sind von besonderer Bedeutung für die Regulierung des Blutkreislaufs und des Gefäßtonus.

Bei Stress ist die Wirkung (beim Menschen) besonders deutlich zu erkennen:
- schneller Herzschlag
- Schweißausbruch
- allgemeine Hautblässe

7.12.6 Bauchspeicheldrüse (Pankreas)

Die Wirkung dieser Hormondrüse ist im Kapitel 7.5.2 beschrieben.

7.12.7 Endokrines System der Vögel

Besonders die in der Vogelwelt periodisch wiederkehrenden Erscheinungen wie Mauser, Balz, Brut und auch der Vogelzug sind weitgehend von der Funktion der Hormondrüsen abhängig. Auch besteht ein enger Zusammenhang zwischen dem vegetativen Nervensystem und den jeweiligen Aktivitäten der Hormondrüsen. Selbst bei veränderten Lebensbedingungen wird der reguläre Ablauf nicht unterbrochen. So wird z. B. auch bei in Gefangenschaft gehaltenen Zugvögeln die so genannte Zugunruhe beobachtet.

Die Hormondrüsen entsprechen in ihrem Aufbau, ihrer gegenseitigen Beeinflussung und der Wirkung ihrer Hormone weitgehend den Drüsen der Säugetiere.

Die Schilddrüse ist für die Mauser und die Auslösung der Zugunruhe von großer Bedeutung. Bei den Keimdrüsen ist bemerkenswert, dass die Hoden meistens paarig angelegt sind, der Eierstock jedoch nur linksseitig vorhanden ist.

7.13 Nervensystem

Das Nervensystem ist eines der kompliziertesten Organsysteme des menschlichen Körpers und des Tierkörpers.

Dem Nervensystem kommt im Organismus eine überwachende und ordnende Funktion zu. Das Nervensystem
- überwacht die Tätigkeit der inneren Organe (Ablauf und Zusammenspiel),
- verarbeitet Meldungen aus der Um- und Innenwelt,
- ordnet zweckentsprechendes Verhalten an.

Die Meldungen, die von innen und außen aufgenommen werden, bezeichnet man als *Reize*. Aufnahmestellen (Rezeptoren) für die äußeren Reize sind die Sinnesorgane.

Die Leitungen, die die Reize zum Gehirn hinführen und die Reizantworten wieder in den Körper zurückbringen, heißen *peripheres Nervensystem* (peripher = außen liegend).

Die Reizverarbeitung geschieht im *Zentralnervensystem*. Es gibt noch einen dritten Teil des Nervensystems, das *vegetative Nervensystem*.

Während das zentrale und periphere Nervensystem in erster Linie der Verbindung und Auseinandersetzung mit der Umwelt dienen, sorgt das vegetative Nervensystem für den geordneten Ablauf in den inneren Organen. Es arbeitet ziemlich unabhängig vom Zentralnervensystem, zum großen Teil selbstständig.

Als vegetativ bezeichnet man die weitgehend unbewussten Tätigkeiten der inneren Organe (z. B. Regelung der Verdauung und des Kreislaufs).

Aufbau des Nervengewebes

Das Nervengewebe hat die Aufgaben, die Organe zu überwachen und die Verbindung zur Außenwelt herzustellen, Reize aus dem Körper und aus der Umwelt zu verarbeiten.

Die Nervenzellen sind sternförmig und liegen im Zentralnervensystem (ZNS). Nur

Das Nervensystem.

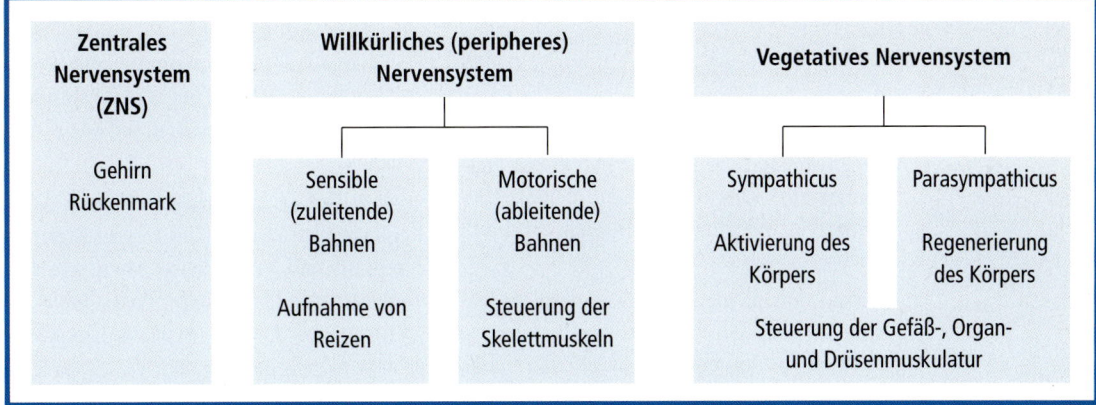

das vegetative Nervensystem verfügt über eigene Nervenzellen außerhalb des ZNS. Sie liegen in der Wand der inneren Organe und regeln die Sekretion der Drüsen und die Arbeit der unwillkürlichen, glatten Muskulatur.

Die Nervenfasern sind die langen Fortsätze der Nervenzellen und sind die Leitungen, die den ganzen Körper durchziehen. Dabei bilden zahlreiche Nervenfasern jeweils einen Nerven.

7.13.1 Das Zentralnervensystem (ZNS)

Das ZNS gliedert sich in mehrere Teile:
- Großhirn (Cerebrum) oder Endhirn mit grauer Rindenschicht und weißer Markschicht
- Kleinhirn (Cerebellum)
- Hirnstamm, bestehend aus Mittelhirn, Zwischenhirn, Brücke und verlängertem Mark (Medulla oblongata)
- Rückenmark

Das *Großhirn* weist zahlreiche furchenartige Vertiefungen und gewundene Erhebungen auf (Hirnwindungen). Dadurch wird die Oberfläche vergrößert, und es ist mehr Platz für die unmittelbar unter der Hirnoberfläche dicht gedrängt sitzenden Nervenzellen. (Biologisches Prinzip der Leistungsvermehrung durch Oberflächenvergrößerung, vergleiche auch Lungenbläschen, Nierenkanälchen, Dünndarmzotten, Riechschleimhaut usw.) Das Großhirn ist durch eine in der Mitte verlaufende, senkrechte Einschnürung in eine linke und eine rechte Hälfte (Hemisphäre) unterteilt. Es besteht ferner aus einer grauen Außenschicht (Hirnrinde mit Nervenzellen) und einer weißen Innenschicht (Mark mit Nervenfasern). Das Mark dient der Reizleitung; Nervenzellen finden sich im Mark nicht.

Jedem der Hirnteile kommen feste Aufgaben zu. Das Großhirn ist der Sitz der so genannten geistigen Fähigkeiten. Die Zentren für diese übergeordnete und koordinierende Tätigkeit liegen in der Großhirnrinde. Je dicker diese ist, desto größer sind die geistigen Fähigkeiten.

Im Großhirn werden Sinneswahrnehmungen gespeichert und verarbeitet. Die einzelnen Rindengebiete lassen sich in Seh-, Hör-, Riech-, Geschmacks-, Fühl- und Bewegungszentren unterteilen. Es wird dabei ein Wahrnehmungs- und ein Erinnerungsfeld unterschieden.

Das *Kleinhirn* besitzt ebenfalls eine graue Rinden- und eine weiße Markschicht. Die Aufgaben des Kleinhirns liegen in der Koordination der Körperbewegungen und in der Erhaltung des Gleichgewichtes in Ruhe und in der Bewegung.

Im *Hirnstamm* liegen die Zentren für lebenswichtige Körperfunktionen, wie z. B. Atmung, Herztätigkeit, Kreislaufregulation. Infolgedessen ist der Hirnstamm der lebensnotwendigste Teil des Gehirns. Ausfälle auch nur kleiner Bezirke haben meist den sofortigen Tod zur Folge.

Das *Mittelhirn* ist die Sammelstelle für alle einfachen Berührungs-, Schmerz- und Temperaturempfindungen. Es ist Befehlszentrale für die Ausführung der Abwehr- und Fluchtbewegungen.

Im *Zwischenhirn* (Diencephalon), das eng mit dem Mittelhirn in Verbindung ist, entstehen die ersten Empfindungen psychischer Natur. Dabei handelt es sich um allgemeine Lebensgefühle, wie Angst, Unlust, Zorn, Freude, Schmerz und Wollust. Dadurch kommt es bei den Tieren zu entsprechenden Ausdrucksbewegungen (z. B. Mimik, Schwanzwedeln des Hundes bei Freude, Zähnefletschen bei Zorn, Ohrenspiel).

In der *Brücke* und im *verlängerten Mark* liegen lebenswichtige Zentren für Atmung, Kreislauf und Stoffwechsel sowie wichtige Reflexzentren (z. B. Saug-, Kau-, Schluck-, Husten-, Niesreflex sowie das Brechzentrum).

Das Rückenmark liegt im Wirbelkanal und enthält die Zentren für ganz einfache Bewegungsabläufe, die Reflexe. Dies sind eigene, unwillkürliche Antworten der Muskeln auf bestimmte Reize.

Man unterscheidet am Rückenmark einen Eigenapparat (vor allem die graue Substanz) und einen Leitungsapparat (Hauptbestandteil der weißen Substanz).

Das Rückenmark ist Durchleitestelle für alle Reize, die aus dem Körper zu den höher gelegenen Hirnteilen ziehen. Zahlreiche Nerven betreten und verlassen das Rückenmark.

Gehirn und Rückenmark sind durch mehrere Häute (harte Hirnhaut, Spinnwebhaut, weiche Hirnhaut) vom Knochen getrennt. Das Gehirn selbst schwimmt in Flüssigkeit.

Zwischen dem Gehirn und den Hirnhäuten liegt als Schutz vor Prellungen das Nervenwasser *(Liquor cerebrospinalis)*. Es ist eine klare, wässrige Flüssigkeit, die Eiweiß, Zucker und Salze sowie außer wenigen Leukozyten keine weiteren Zellen enthält. An bestimmten Stellen der Wirbelsäule kann der Liquor zu diagnostischen Zwecken durch Punktion entnommen werden.

Der Liquor wird aus dem Blut gebildet. Zwischen ihm und dem Blut besteht ein ständiger Austausch. Dabei halten sich Bildung und Resorption das Gleichgewicht. Dieser Austausch bezieht sich auch auf den Übertritt von Medikamenten vom Blut in den Liquor (Blut-Liquor-Schranke). Bei extremer Liquorbildung entsteht der Wasserkopf (Hydrozephalus).

7.13.2 Peripheres Nervensystem

Es ist das Leitungsnetz, das die Reize zum Gehirn leitet und die Antworten vom Gehirn wieder in den Körper trägt. Die Reize können immer nur in einer Richtung geleitet werden.

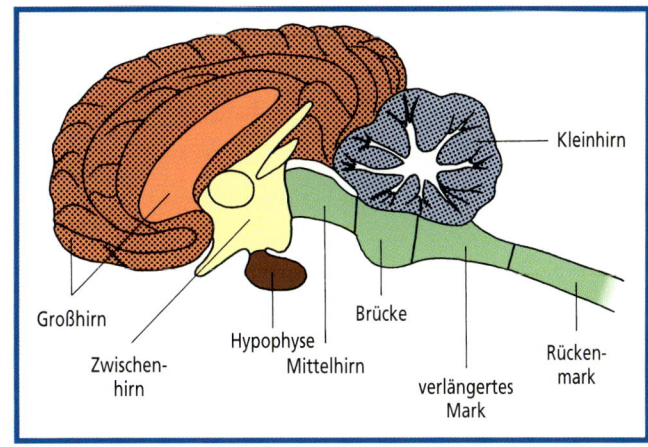

▲ Abb. 7.66:
Schematische Darstellung des Gehirns eines Pferdes (Medianschnitt nach Nickel, Schummer, Seiferle).

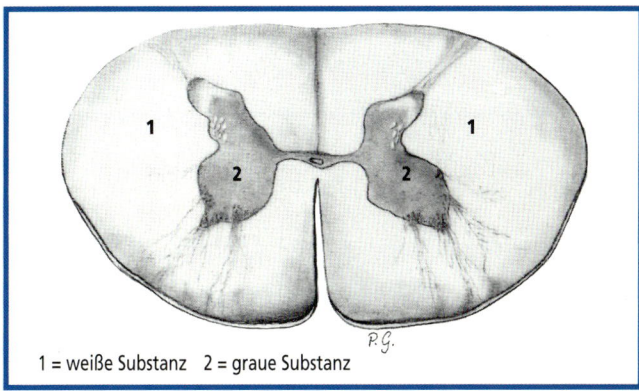

1 = weiße Substanz   2 = graue Substanz

▲ Abb. 7.67:
Rückenmark im Halsbereich.

Das periphere Nervensystem besteht aus *sensiblen Nerven* (leiten Sinnesreize zum ZNS hin) und aus *motorischen Nerven* (Bewegungsnerven). Sie leiten die Bewegungsbefehle vom ZNS weg. Fast immer bilden gleichzeitig sensible und motorische Fasern einen Nerven (gemischter Nerv).

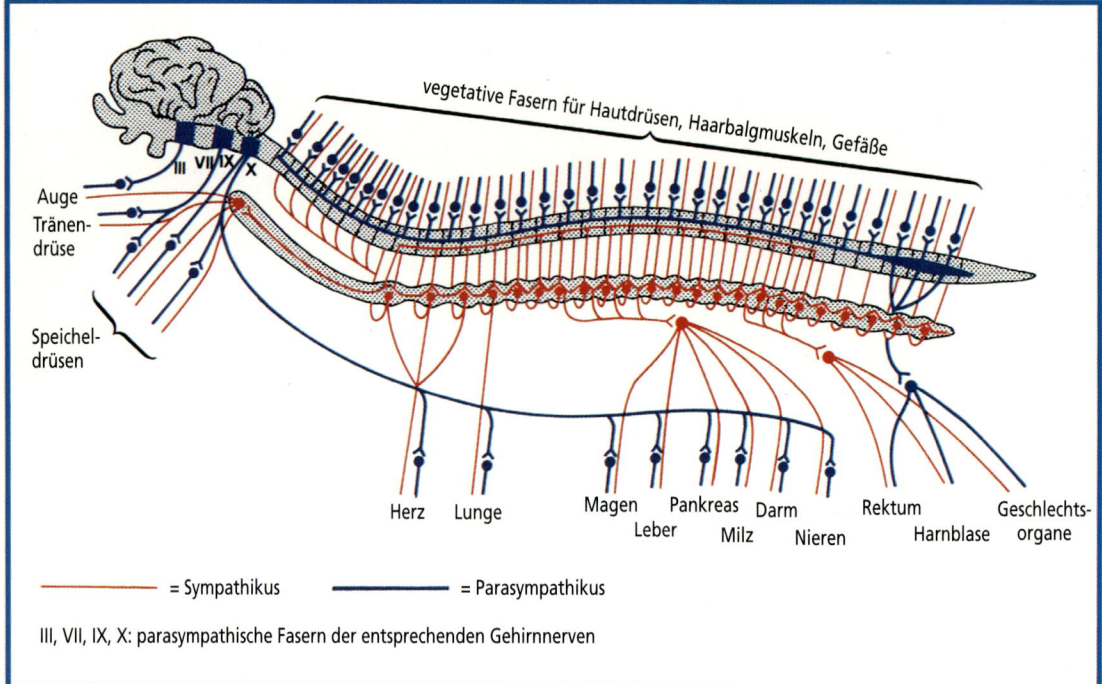

Abb. 7.68:
Schema des vegetativen Nervensystems (nach KOLB).

7.13.3 Vegetatives Nervensystem

Es ist ebenfalls ein Leitungsnetz und steht mit den vegetativen Zentren im ZNS in Verbindung. Dem vegetativen Nervensystem obliegt die Regelung wichtiger Lebensfunktionen (z. B. Verdauung, Atmung, Kreislauf, Stoffwechsel, Drüsensekretion, Körpertemperatur, Wasserhaushalt). Die selbstständige Arbeit kommt auch darin zum Ausdruck, dass es im Schlaf, in der Bewusstlosigkeit und in tiefer Narkose seine Tätigkeit beibehält.

Es besteht aus zwei Hauptsträngen
- dem Parasympathikus (Vagus)
- dem Sympathikus

Die Zentren des Parasympathikus sind im verlängerten Mark des Gehirns und im Lenden-Kreuzbein-Mark. Das Sympathikuszentrum liegt im Thorax unter der Brustwirbelsäule.

Die Wirkungen von Sympathikus und Parasympathikus sind unterschiedlich und gegensätzlich.

Im Schlaf überwiegt der Parasympathikus, während des Wachens der Sympathikus. Die unterschiedliche Wirkung beider Systeme zeigt sich auch im Verhalten gegenüber bestimmten Arzneimitteln. So wirken z. B. Adrenalin und Kreislaufmittel Sympathikus erregend. Das Atropin (Gift der Tollkirsche) hemmt den Parasympathikus und erweitert die Pupillen, beschleunigt die Herztätigkeit und lähmt die glatte Eingeweidemuskulatur.

Tabelle 7.5: Einfluss des Sympathikus und des Parasympathikus (Vagus) auf verschiedene Organe

Organ	Sympathikus	Parasympathikus (Vagus)
Herz	beschleunigend	verlangsamend
Bronchien	erweiternd	verengend
Darmmuskulatur	hemmt Motorik	fördert Motorik
Harnblase	hemmend	fördernd
Schließmuskel	tonusfördernd	tonushemmend
Iris (Pupille)	erweiternd	verengend

7.13.4 Die Rezeptoren

Der Organismus verfügt an der Oberfläche sowie in der Tiefe der Gewebe über spezifische Wahrnehmungsapparate (Rezeptoren), die auf bestimmte Reize aus der Umwelt bzw. in der Umgebung reagieren. Diese Reize werden dann in Form von Errcgungen (elektrophysiologischer Vorgang!) über sensible Nervenfasern des peripheren Nervensystems an das Zentralnervensystem weitergeleitet.

Nach der Lage der Rezeptoren unterscheidet man
- Außenrezeptoren, die Umwelteinflüsse registrieren,
- Innenrezeptoren, die Zustandsveränderungen im Innern des Körpers wahrnehmen.

Der Aufbau und die Ausrüstung der verschiedenen Tierorganismen mit Rezeptoren weisen außerordentlich große Unterschiede auf. Sie stehen in Zusammenhang mit der Anpassung und dem Verhalten der jeweiligen Tierart unter den gegebenen Umweltbedingungen.

Die einfachsten Rezeptoren sind freie Nervenendigungen, die in Haut, Schleimhaut, Bindegewebe und Serosa vorkommen und hauptsächlich als Schmerzrezeptoren reagieren. Muskel- und Sehnenspindeln dienen als Rezeptoren für den Spannungszustand in der Muskulatur.

Den kompliziertesten Aufbau haben die Rezeptoren der Netzhaut des Auges und die des Innenohres.

Neben der Vermittlung von Wahrnehmungen haben die aus der Umwelt eintretenden Reize die Aufgabe, das Gehirn im »Wachzustand« zu halten.

7.13.5 Reflexe

Als Reflex bezeichnet man im Allgemeinen das unwillkürliche Ansprechen auf einen Reiz (angeborener, unbedingter Reflex). Zum Beispiel Auslösung des Hustenreflexes durch Reizung der in der Schleimhaut der Atemwege vorhandenen Hustenrezeptoren.

Es gibt auch erlernte, bedingte Reflexe, die nicht von vorneherein vorhanden sind. Für ihr Auftreten ist ein erlernter Reiz Bedingung, z. B. der beim Erblicken bekannter, wohlschmeckender Speisen auftretende Speichelfluss (»das Wasser läuft im Munde zusammen«).

Bei den bedingten Reflexen unterscheidet man zwischen Nahrungs- und Abwehrreflexen.

Abb. 7.69:
Schema der Bahnen des Hustenreflexes.

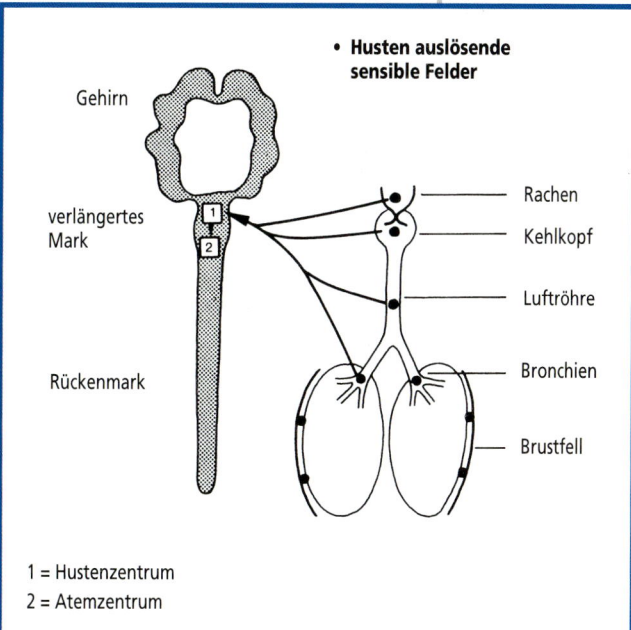

Wichtige Begriffe und Krankheiten des Nervensystems	
Enzephalitis	Gehirnentzündung z. B. Tollwut, Hundestaupe, Borna (Pferd)
Meningitis	Gehirnhautentzündung z. B. durch LCM-Viruserkrankung des Hamsters, Hitzschlag, Strahlungsschäden
Myelitis	Rückenmarksentzündung z. B. Poliomyelitis – Kinderlähmung (Entzündung des grauen Marks)
Neuritis	Nervenentzündung
Apoplexie	Gehirnschlag, Schlaganfall
Ataxie	Störung der Bewegungskoordination
Commotio cerebri	Gehirnerschütterung
Dummkoller	chronische, unheilbare Gehirnerkrankungen bei Pferden
Epilepsie	anfallsartige Störungen des Gehirns (»Fallsucht«), beruhend auf angeborenen, traumatischen oder sonstigen erworbenen Gehirnleiden
Hypoxie	Sauerstoffmangel, führt zum Absterben von Gehirnzellbereichen (Infarkt) und zu Erweichungen des Gehirns
Neuralgie	Nervenschmerz
Paralyse	vollständige, schlaffe Lähmung
Parese	teilweise, unvollständige Lähmung z. B. krampfartige (spastische) Parese bei Bandscheibenerkrankungen
Ganglion	Nervenzellknoten außerhalb des ZNS
Synapse	Umschaltstelle zur Erregungsübertragung vom Nerven auf den Muskel

7.14 Sinnesorgane

Jedes Sinnesorgan (Sinnessystem) besteht aus
- den Rezeptoren, eventuell mit besonderen Hilfseinrichtungen,
- den zum Gehirn führenden Nerven,
- den Sinneszentren im Gehirn.

Während Anlage und Bau der Sinnesorgane bei den einzelnen Tierarten weitgehend gleich sind, bestehen jedoch große Unterschiede in der Leistungsfähigkeit der Sinne und in den Empfindungen, entsprechend der Anpassung dieser Tierarten an die Umwelt (z. B. »Nasentiere«, »Augentiere«).

Man unterscheidet sechs Sinnessysteme
- der Gefühlssinn (Tastsinn)
- der Geschmackssinn
- der Geruchssinn
- der Gesichtssinn
- der Gehörsinn
- der Gleichgewichtssinn

7.14.1 Gefühlssinn

Die Rezeptoren des Gefühlssinnes liegen im ganzen Körper verstreut. Die meisten liegen unmittelbar unter der Körperoberfläche *(Haut als Sinnesorgan:* Empfindungen für Wärme, Kälte, Berührung, Druck und Schmerz) und im Inneren des Körpers, besonders auch in den Muskeln (Muskelspindeln als Rezeptoren für den Kraftsinn). Deshalb unterscheidet man auch zwischen *Oberflächensensibilität* und *Tiefensensibilität.*

Ist diese Empfindlichkeit (Sensibilität) gestört, spricht man von Überempfindlichkeit (Hyperästhesie), Unterempfindlichkeit (Hypästhesie) oder von Unempfindlichkeit (Anästhesie).

Durch den Gefühlssinn werden verschiedene Sinnesqualitäten vermittelt, die sich durch die Art des Reizes und durch die auftretende Empfindung unterscheiden (Druck- und Berührungs-, Temperatur-, Schmerz-, Kitzel- und Juck- und Muskelempfindungen).

An den Körperstellen, an denen sich Tasthaare befinden, ist dieser Sinn infolge der spezifischen Rezeptoren besonders gut entwickelt.

Die Empfindlichkeit der einzelnen Hautbezirke ist bei den einzelnen Tierarten verschieden. Die Lippen des Pferdes und die Rüsselscheibe des Schweines sind z. B. sehr sensibel; dagegen sind Lippen und Zunge des Rindes weniger empfindlich. Fremdkörper werden deshalb häufiger gefressen.

Die Rezeptoren für Schmerzreize (freie Nervenendigungen) befinden sich in der Haut, der Muskulatur, den Sehnen, den Gelenken, der Knochenhaut, der Hornhaut des Auges und besonders in der Serosa, sowie in den Gehirnhäuten.

Die meisten Eingeweideorgane, wie Leber, Niere, Lunge und das Gehirn selbst besitzen keine Schmerzrezeptoren.

Besonders schmerzempfindlich sind Lippen, Rüsselscheibe, Nasenspitze, Kronenwulst, Zehen, Zwischenzehen- und Zwischenklauenspalte, Oberschenkelinnenfläche, Dammgegend und ventrale Schwanzfläche.

Schmerzäußerungen der Tiere sind Stöhnen, Ächzen, Schreien, Winseln, Flehmen sowie Umsehen, Beißen oder Stoßen mit den Hörnern nach der gereizten Stelle.

Bei den Temperaturempfindungen werden Wärme- und Kältepunkte unterschieden, die verstreut in der Körperoberfläche, den Körperöffnungen (Nasenhöhle, Mundhöhle, After) und auf den Schleimhäuten des Magen-Darmkanales liegen.

7.14.2 Geschmackssinn

Die Rezeptoren der Geschmacksempfindung liegen in den *Geschmacksknospen* mancher Zungenpapillen.

Von den Rezeptoren werden die vier Geschmacksqualitäten (süß, sauer, bitter, salzig) vermittelt. Die Gesamtzahl der Geschmacksknospen auf der Zunge ist tierartlich sehr verschieden: Huhn etwa 25, Mensch 9000, Schwein 15 000, Rind 25 000. Viele Pflanzenfresser lieben salzigen Geschmack. Die Geschmacksfasern ziehen aus dem Gebiet der Zunge über Kopfnervenbahnen ins Geschmackszentrum im Gehirn.

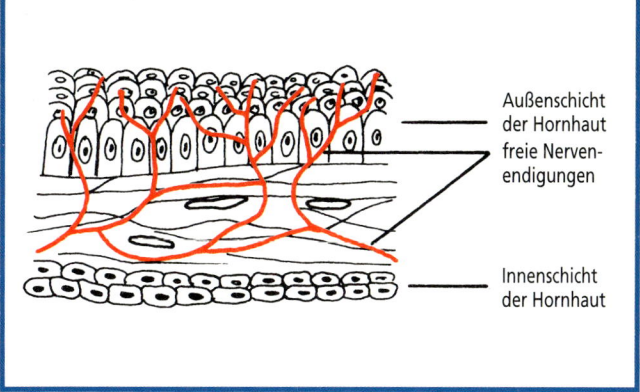

Abb. 7.70: Schematische Darstellung von freien Nervenendigungen in der Hornhaut des Auges.

Abb. 7.71: Darstellung einer Geschmacksknospe.

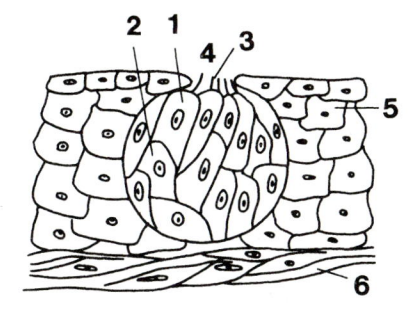

1 = Geschmackszelle
2 = Deckzelle
3 = Geschmacksstiftchen
4 = Geschmacksporus
5 = umgebendes Epithelgewebe
6 = Bindegewebe

7.14.3 Geruchssinn

Die Rezeptoren für Geruchsreize liegen in der Riechschleimhaut am Grunde der Nasenhöhle.

Diese Riechschleimhaut erreicht bei Tieren mit ausgeprägtem Geruchssinn durch zahlreiche Falten und Buchten eine große Oberfläche.

Tiere mit gutem Geruchssinn werden als Nasentiere bezeichnet. Der Geruchssinn besitzt bei diesen Tieren eine lebenswichtige Funktion für das Aufsuchen und Prüfen der Nahrung sowie für die Witterung eventueller Gefahren und des Geschlechtspartners. Bei anderen Tieren werden diese Aufgaben vom Gesichtssinn (Auge) übernommen. Diese Tiere werden als Augentiere bezeichnet.

Die eigentlichen Rezeptorzellen sind als *Riechzellen* bezeichnete Nervenzellen, die mit einem Fortsatz (Riechhärchen) die Oberfläche erreichen. Diese Härchen sind von einer dünnen Flüssigkeitsschicht benetzt.

Die gasförmigen Geruchsstoffe (würzig, blumig, fruchtig, harzig, brenzlig, faulig), die mit der Atemluft in die Nasenhöhle gebracht werden, gehen mit diesem Sekret eine Verbindung ein. Sie werden bei geringen Konzentrationen gespeichert und angereichert. Dadurch kann auch bei geringen Geruchsreizen eine Riechempfindlichkeit ausgelöst werden. Die Zahl der Riechzellen ist sehr groß und beträgt z. B. beim Hund etwa 200 000 auf einem Quadratzentimeter.

Beim »Schnüffeln« und »Wittern«, wird durch typische Atem- und Kopfbewegungen ein größerer Teil der Geruchsstoffe an die Riechschleimhaut herangebracht, so dass ein besseres Wahrnehmungsvermögen für Gerüche erreicht wird. Die Geruchsnervenfasern ziehen über entsprechende Nervenbahnen ins Riechzentrum des Gehirns. Dort kann noch eine Verstärkung der Geruchsempfindung stattfinden. Bei Erkrankungen der Schleimhaut im Bereich von Mundhöhle (z. B. Verätzung) und Nase (z. B. Schnupfen) kann es zu schweren Beeinträchtigungen der Sinnesempfindung kommen.

7.14.4 Gesichtssinn

Zum Auge, dem Organ des Gesichtssinns, gehören
- der Augapfel,
- die Augenmuskeln,
- Schutzeinrichtungen.

Der Augapfel (Bulbus oculi) ist ein kugeliges Organ aus drei Schichten, mit einer weichen Masse und einer flüssigkeitsgefüllten Blase.

Im Augapfel liegen die Regenbogenhaut, die Linse, das Kammerwasser und der Glaskörper.

Seine Wand besteht aus
- der umhüllenden Lederhaut *(Sklera),* deren vorderer Teil durchsichtig ist und Hornhaut (Cornea) genannt wird,
- der Aderhaut (Chorioidea) mit Blutgefäßen,
- der inneren Augenhaut oder *Netzhaut* (Retina) mit den lichtempfindlichen Schichten.

Die aus der Umwelt auf das Auge treffenden Lichtstrahlen werden mehrfach durch Hornhaut, Kammerwasser, Linse und Glaskörper gebrochen und treffen auf die Netzhaut als umgekehrtes Bild, das durch komplizierte Vorgänge über Sehnerven und im Gehirn aufrecht gestellt wird.

Die *Regenbogenhaut* (Iris) bedeckt ringförmig die Vorderseite der Linse, so dass in der Mitte ein Loch bleibt (Pupille). Die Iris regelt den Lichteinfall ins Auge. Sie hat die Funktion einer Lichtblende, wie sie z. B. vom Fotoapparat bekannt ist.

Die sichtbare Augenfarbe ist von der Menge an braunem Farbstoff abhängig (blau – grau – grün – braun – schwarzbraun). Neugeborene haben zuerst blaue Augen. Bei Albinos fehlt das braune Pigment. Hier scheint die rötliche Farbe der Aderhaut durch. Pferd und Wiederkäuer weisen am oberen Pupillenrand schwarz pigmentierte, kleine Körnchen (Traubenkörner) auf. Öffnung und Schließung der Pupille erfolgt je nach Lichteinfall (bei starkem Lichteinfall wird die Pupille eng, bei Dunkelheit weit). Dieses Pupillenspiel wird unbewusst vom vegetativen Nervensystem gesteuert und durch zwei Muskeln der Iris bewirkt. Der Ringmuskel (*Sphincter*) verengt die Pupille. Der Radialmuskel (Dilatator) erweitert die Pupille.

Das Pupillenspiel besitzt bei verschiedenen Vergiftungen sowie bei der Narkose diagnostische Bedeutung.

Die *Augenlinse* ist ein glasklarer Körper, konvex geformt. Sie hat die Aufgabe, die ankommenden Lichtstrahlen und Bilder zu sammeln und auf die Netzhaut zu projizieren (gleiche Funktion wie die Fotolinse!). Die Brechkraft der Linse wird durch Tonusänderungen des die Linse haltenden Ziliarmuskels erhöht. Der Ziliarmuskel ist Hauptbestandteil des Strahlenkörpers (Ziliarkörper), der Teil der Aderhaut ist. Zweck dieses Linsenhalteapparates ist die Scharfeinstellung von Gegenständen durch Änderung der Linsendicke. Den Vorgang nennt man *Akkommodation* (Anpassung an die Entfernung des Objekts).

Eine Trübung der Linse, die angeboren oder erworben sein kann, nennt man grauer Star (Katarakt).

Das *Kammerwasser* stammt aus Blutgefäßen des Linsenhalteapparates und kann durch den so genannten Schlemmschen Kanal zwischen vorderer und hinterer Augenkammer abfließen. Ist dieser Abfluss durch Verschluss oder Verengung dieses Kanals gestört, entsteht ein erhöhter Innendruck. Diese Erkrankung nennt man grüner Star (Glaukom).

Das Augeninnere ist mit einer gallertigen Masse, dem *Glaskörper,* gefüllt. Der Innendruck des Glaskörpers bewirkt, dass die dünne Netzhaut mit ihrer Unterfläche verbunden bleibt.

Die *Netzhaut* (Retina) fängt die durch die durchsichtigen Augenbestandteile kommenden Sinneseindrücke (Lichtstrahlen = elektromagnetische Wellen) auf. Die Netzhaut ist die lichtempfindliche Sinneszellenschicht.

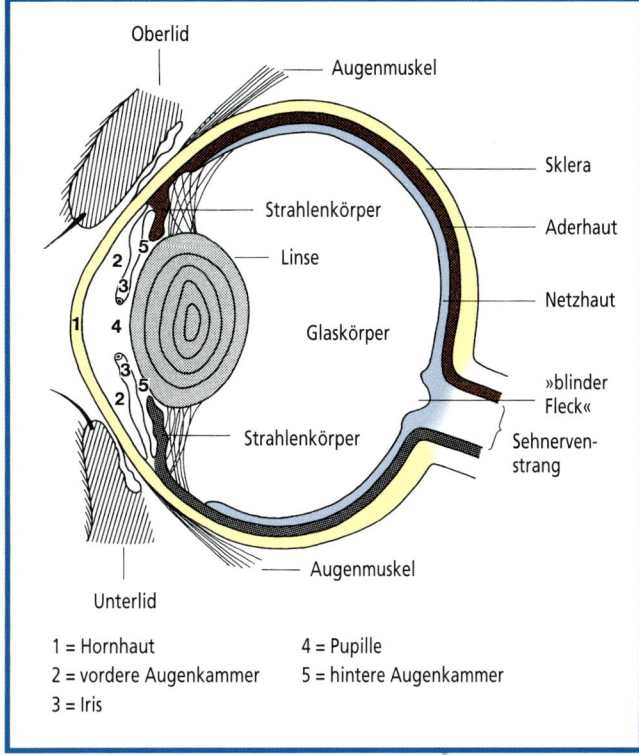

Abb. 7.72: Längsschnitt durch einen Augapfel (schematische Darstellung nach GRAU, WALTER).

Abb. 7.73: Darstellung der unterschiedlichen Pupillenweite.

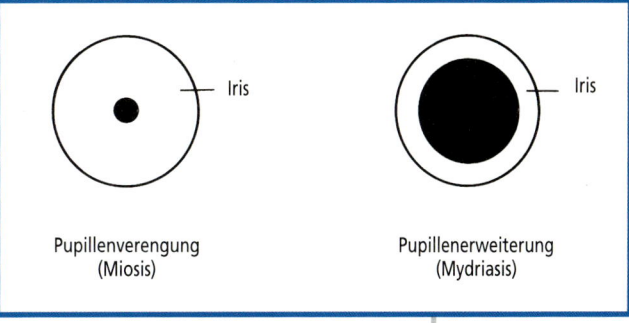

BAU UND ARBEITSWEISE DER ORGANSYSTEME

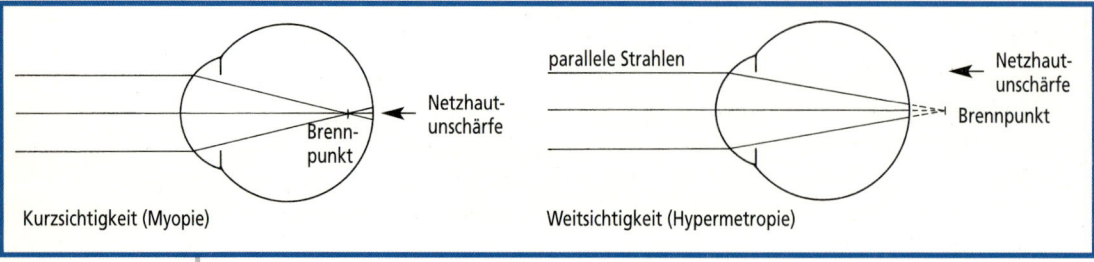

Abb. 7.74:
Kurz- und Weitsichtigkeit (Refraktionsanomalien).

Abb. 7.75:
Schematische Darstellung der Schutzeinrichtungen am Auge.

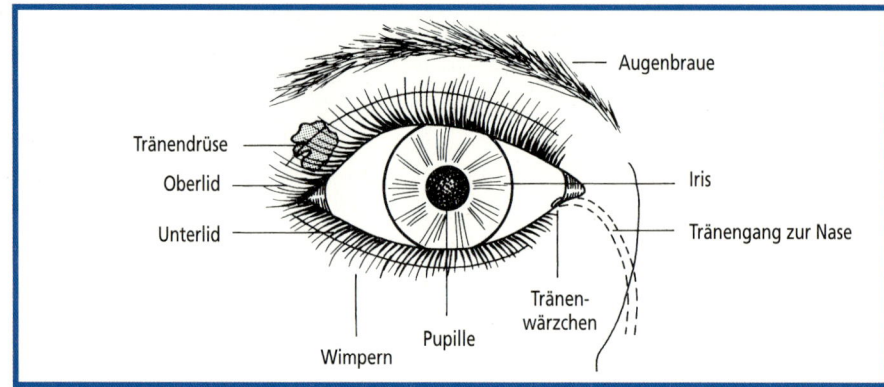

In die Netzhaut tritt, vom Gehirn kommend, der Sehnerv (Nervus opticus) ein. Diese Stelle nennt man »blinder Fleck«, weil es dort keine Rezeptoren für das einfallende Licht gibt. Eine Art der Sinneszellen der Netzhaut registriert hell und dunkel und gewährleistet das Dämmerungs- und Nachtsehen *(Sehstäbchen);* die andere Art der Sinneszellen ist farbempfindlich *(Sehzäpfchen).*

Das Auge kann sich der umgebenden Helligkeit anpassen. Diesen Vorgang nennt man *Adaptation.* Er ist von der Zahl der Stäbchen abhängig. So besitzen z. B. Katzen und andere Nachttiere viele Stäbchen (sie adaptieren sehr gut), während das Auge von Hund und Pferd eine geringere Adaptationsfähigkeit besitzt.

Sehvorgang auf der Netzhaut:

Beim Auftreffen von Lichtwellen auf die Netzhaut erfährt diese verschiedene, komplizierte Veränderungen (elektrophysiologischer, morphologischer und chemischer Natur). Bei Belichtung wird ein roter Farbstoff (Sehpurpur) in einen gelben Farbstoff (Sehgelb) umgewandelt. In der Dunkelheit kommt es zur Rückwandlung. Die Bildung des Sehpurpurs in den Stäbchen der Netzhaut ist von der Anwesenheit von Vitamin A abhängig. Die Folge von Vitamin-A-Mangel ist Nachtblindheit.

Das Sehen wird erst durch das exakte Zusammenwirken der verschiedenartigen Netzhauttätigkeiten ermöglicht. Treffen die von Hornhaut, Linse, Glaskörper gebrochenen Lichtstrahlen nicht direkt auf die Netzhaut, spricht man von *Refraktionsanomalien* (Kurz- und Weitsichtigkeit). Solche krankhaften Veränderungen der Brechkraft kommen auch bei den Haussäugetieren häufig vor.

Eine zu starke Brechung der Strahlen führt zur Kurzsichtigkeit (Myopie), eine zu geringe zur Weitsichtigkeit (Hypermetropie).

Die Bewegung des Augapfels wird von den *Augenmuskeln* durchgeführt. Die Muskeln arbeiten so, dass sie beide Augen immer in der gleichen Richtung bewegen. Ist dies durch eine Störung des Augenmuskelapparates nicht der Fall, kommt es zum Schielen (Strabismus). Die Koordination der Bewegungen beider Augen erfolgt auch im Dunkeln, bei geschlossenen Augen sowie bei Erblindung. Neben der Bewegung besitzen die Augenmuskeln noch eine Stütz- und Haltefunktion.

Zu den *Schutzeinrichtungen* zählen die Augenlider mit Wimpern sowie die Tränendrüse. Lider und Wimpern halten Fremdkörper vom Augapfel ab und schützen ihn vor Verletzungen. Die Tränenflüssigkeit spült kleine Fremdkörper aus dem Auge heraus. Viel wichtiger ist aber noch, dass die Tränen die Oberfläche des Auges und besonders die Hornhaut feucht halten und somit vor Austrocknung schützen.

Die Augenlider sind außen von Haut, innen von Schleimhaut (Bindehaut, Konjunktiva) überzogen. Die Bindehaut geht am Ober- und Unterlid mit je einer Falte auf den Augapfel über. In den Augenlidern sind Talgdrüsen, die ein fettiges Sekret absondern, eingelagert.

Das dritte Augenlid (Nickhaut) ist eine Bindehautfalte im medialen Augenwinkel, die beim Pferd den Blinzknorpel enthält. Ferner sind Lymphknötchen eingelagert.

Bei den Säugetieren hat die Nickhaut keine Schutzfunktion mehr. Beim Geflügel kann dagegen der Augapfel völlig von der Nickhaut bedeckt werden. Als häufigste Lageveränderungen der Augenlider findet man beim Hund eine Einstülpung des Lidrandes (Entropium). Seltener kommt eine Auswärtsstülpung des Lidrandes (Ektropium) vor. Beide müssen chirurgisch behandelt werden.

Wichtige Begriffe und Krankheiten des Auges

Blepharitis	Lidentzündung z. B. Gerstenkorn – eitrige Lidrandentzündung
Conjunctivitis	Bindehautentzündung
Conjunctivitis follicularis	Entzündung der Lymphknötchen in der Nickhaut, besonders beim Hund
Keratitis	Hornhautentzündung
Mondblindheit	periodische Augenentzündung des Pferdes (chronische, wiederkehrende Entzündung von Iris und Aderhaut)
Retinitis	Entzündung der Netzhaut
Amaurosis	schwarzer Star (Lähmungszustände des Sehnerven oder der Netzhaut)
Glaukom	grüner Star (erhöhter Innendruck des Auges durch Abfluss-Störung des Kammerwassers)
Katarakt	grauer Star (Linsentrübung)
Ektropium	Auswärtsstülpung des Lidrandes
Entropium	Einwärtsstülpung des Lidrandes
Exophthalmus	Vordrängung des Augapfels
Nystagmus	Augenzittern
Ophthalmoskop	Augenspiegel
Refraktionsanomalien	krankhafte Veränderungen der Lichtbrechung am Auge
– Kurzsichtigkeit	Lichtstrahlen kreuzen sich vor der Netzhaut
– Weitsichtigkeit	Lichtstrahlen kreuzen sich hinter der Netzhaut

7.14.5 Gehörsinn

Die entsprechenden Reize für den Gehörsinn sind Schallwellen, die als Ton, Klang oder Geräusch wahrgenommen werden.

Das *äußere Ohr* sammelt die Schallwellen mit der Ohrmuschel und leitet sie im äußeren Gehörgang zum Trommelfell. Die Ohrmuscheln sind bei den Haussäugetieren große und meist auch sehr bewegliche, trichterförmige Hörrohre. Bei gesteigerter Aufmerksamkeit kommt es zum Ohrenspiel. Insbesondere bei Hund und Pferd werden die Ohren hierbei aufgerichtet, gespitzt und die Umgebung fortwährend mit Bewegen der Ohren abgehorcht.

In der Wand des äußeren Gehörgangs liegen Drüsen, die ein talgähnliches Sekret, das Ohrenschmalz (Zerumen), absondern, um Gehörgang und Trommelfell geschmeidig zu halten.

Das *Mittelohr* beginnt nach dem Trommelfell, welches die Grenze zwischen dem äußeren Ohr und dem Mittelohr bildet. Die Gehörknöchelchen (Hammer, Amboss und Steigbügel) vermitteln die Überleitung der Schwingungen des Trommelfelles auf die Einrichtungen des inneren Ohres.

Das Mittelohr (Paukenhöhle) ist mit der Rachenhöhle durch die Ohrtrompete

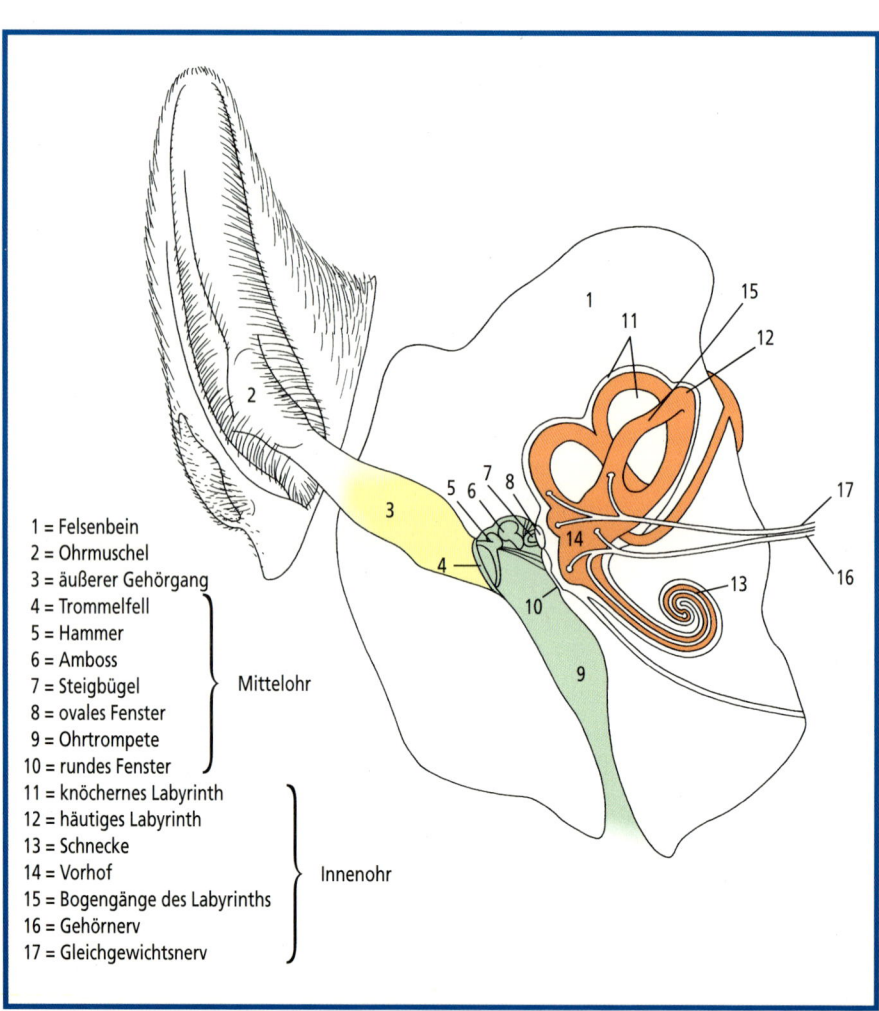

Abb. 7.76: Schematische Abbildung des Ohres.

1 = Felsenbein
2 = Ohrmuschel
3 = äußerer Gehörgang
4 = Trommelfell
5 = Hammer
6 = Amboss
7 = Steigbügel
8 = ovales Fenster
9 = Ohrtrompete
10 = rundes Fenster
} Mittelohr

11 = knöchernes Labyrinth
12 = häutiges Labyrinth
13 = Schnecke
14 = Vorhof
15 = Bogengänge des Labyrinths
16 = Gehörnerv
17 = Gleichgewichtsnerv
} Innenohr

(Eustachische Röhre) verbunden. Diese ist für den Abfluss von Sekreten aus dem Mittelohr sowie für den Druckausgleich von Bedeutung. Beim Pferd ist diese Röhre zum Rachen hin sackartig mit Schleimhaut ausgekleidet (Luftsack).

Das *innere Ohr* besteht aus dem knöchernen Labyrinth, an welchem die Bogengänge, der Vorhof und die Schnecke unterschieden werden. Im knöchernen Labyrinth liegt das häutige Labyrinth, das mit einer Flüssigkeit gefüllt ist (Endolymphe). Dieses Hohlraumsystem steht durch feine Membranen (ovales und rundes Fenster) mit dem Mittelohr in Verbindung.

Für den Hörvorgang ist von den Teilen des inneren Ohres nur die Schnecke von Bedeutung, während Vorhof und Bogengänge dem Gleichgewichtssinn dienen.

Die Überleitung der Schallschwingungen auf die Rezeptoren des inneren Ohres geht vereinfacht auf folgende Weise vor sich: Die über die Gehörknöchelchen ankommenden Schwingungen werden auf die Membran des ovalen Fensters übertragen. Dadurch kommt die Flüssigkeit im Innenohr in Bewegung (vergleiche Wasserwellen!). Diese Strömung erregt als Reiz die feinen Haarzellen in der Schnecke (Rezeptoren des Gehörsinns). Über den Gehörnerven wird die Sinnesempfindung dann zum Gehörzentrum im Gehirn geführt.

Wichtige Begriffe und Krankheiten des Ohres	
Otitis externa ceruminosa	Entzündung des äußeren Gehörgangs durch vermehrte Bildung von Ohrenschmalz
Otitis externa parasitaria	Entzündungen durch Ohrmilben
Otitis media	Mittelohrentzündung
Othämatom	Bluterguss im Bereich der Ohrmuschel
Otoskop	Gerät zur Betrachtung des Gehörgangs mit Trommelfell
Nystagmus	Augenzittern bei Störungen des Gleichgewichtsorgans
Luftsackempyem	Eiteransammlung im Luftsack beim Pferd

7.14.6 Gleichgewichtssinn (Vestibularapparat)

Der Vestibularapparat besteht aus dem Vorhof und den Bogengängen des Labyrinths, die wie die Schnecke häutig ausgekleidet sind und ebenfalls Endolymphe enthalten.

Die Rezeptoren des Gleichgewichtssinns sind feine Haarzellen, die im Inneren der Bogengänge liegen. Das Gleichgewichtsorgan hat zur Aufgabe, Lage- und Bewegungsempfindungen für den Kopf zu vermitteln.

7.14.7 Sinnesorgane der Vögel

Auge

Das *Auge* hat als Sinnesorgan bei den Vögeln die größte Bedeutung. Die meisten Vögel haben eine Lebensweise mit großer Beweglichkeit. Sie sind deshalb mit relativ großen Augen ausgestattet. Ihre *Netzhaut* hat mehr Sehzellen, was eine Zunahme der Sehschärfe bewirkt.

Der Augapfel selbst füllt die Augenhöhle fast ganz aus und reduziert dadurch weitgehend die Beweglichkeit des Auges. Das untere Augenlid ist, außer bei Eulen, Papageien und einigen Singvogelarten, beweglicher als das obere Lid. Die *Nickhaut*, das dritte Augenlid, kann als dünne, durchsichtige Haut vom inneren Augenwinkel aus ganz über die Hornhaut des Auges gezogen werden.

Die besondere Leistung des Vogelauges besteht darin, dass es, ohne sich zu bewegen, das ganze *Gesichtsfeld* gleichzeitig panoramaartig überblicken kann. Das Gesichtsfeld kann dabei bis zu 360° umfassen und ist bis in die Randbezirke gleichmäßig farbig und scharf.

Ohr

Das *Ohr* der Vögel ist äußerlich nicht gleich erkennbar. Eine Ohrmuschel gibt es bei den Vögeln nicht. Der Eingang zum äußeren Gehörgang liegt, von Federn verdeckt, in der Nähe des Kiefergelenkes. Der äußere Gehörgang ist kurz und endet am Trommelfell. Bei Singvögeln und einigen Eulenarten ist das Trommelfell doppelwandig. Man sieht darin eine Schutzeinrichtung gegen starke Luftdruckschwankungen im Mittelohr beim Aufsteigen und Sturzflug der Vögel.

Im Mittelohr befindet sich nur ein einziger *Gehörknochen*, der Verbindung zum Trommelfell hat. Die Paukenhöhle steht mit weiten, miteinander verbundenen »Luftzellen« der Schädelknochen in Verbindung. Diese Hohlräume sind wahrscheinlich zur Schallverstärkung durch Resonanz notwendig.

Der Hörbereich der Vögel entspricht ungefähr dem des Menschen. Allerdings können Vögel sehr tiefe Töne nicht mehr wahrnehmen. Der *Vestibularapparat* ist im Prinzip wie der der Säugetiere gebaut und dient zur Raumorientierung, sowie der Kontrolle von Flug-, Schwimm- und Laufbewegungen.

Geschmacks- und Geruchssinn

Geschmacks- und Geruchssinn der Vögel sind nicht gut ausgeprägt, genügen aber in ihrer Leistung, um den Vögeln bei der Prüfung der aufzunehmenden Nahrung zu helfen. Enten sollen einen besonders gut ausgebildeten Geruchssinn haben. Der Geschmackssinn hat für die Vögel wenig Bedeutung. Geschmacksknospen sind nur in geringer Zahl ausgebildet.

Gefühlssinn

Der Gefühlssinn mit den Empfindungen für Temperatur, Berührung, Druck, Schmerz ist auf hoch entwickelte Tastkörperchen in und unter der Haut verteilt. Auch an den Schnabelteilen der Vögel und am Gaumen, sowie auf der Zunge von Entenvögeln und Eulen sind spezielle Tastkörperchen vorhanden.

8 Krankheitslehre

D. Schoon

8.1 Allgemeine Krankheitslehre

Gesundheit resultiert aus einem Gleichgewicht zwischen den im Leben unvermeidbar auf das Individuum eintreffenden Störfaktoren und den Anpassungs-/ Abwehrmechanismen des Organismus. Krankheit entsteht, wenn dieses Gleichgewicht gestört ist, die Abwehr- oder Regulationsmechanismen überfordert bzw. geschwächt sind. Die Krankheitsentstehung ist abhängig von der Gesamtverfassung des Organismus (Konstitution) in Wechselwirkung mit den auf den Körper einwirkenden äußeren Krankheitsursachen, z. B. Infektionserreger, Umwelteinflüsse, Giftstoffe, Traumata.

Auf die Art der Erkrankung (z. B. Lungenentzündung) eines Tieres kann der Tierarzt aus den Krankheitszeichen (*Symptomen*) einschließlich der Ergebnisse weiterer Untersuchungen (Labor, Röntgen, EKG, etc.) schließen. Nach Erkennung der Krankheit (*Diagnose*) führt er dann die Behandlung (*Therapie*) durch und stellt eine Vorhersage (günstige, vorsichtige, infauste *Prognose*) für den wahrscheinlichen Krankheitsverlauf und -ausgang. Man unterscheidet angeborene und erworbene Krankheiten.

8.1.1 Krankheitsursachen

Innere (*endogene*) und äußere (*exogene*) Faktoren können eine Krankheit auslösen. Es gibt Faktoren, die auf jeden Fall krank machen (*obligat pathogen*), z. B. eine Tollwutinfektion bei einem nicht tollwutgeimpften Tier oder ein Sturz aus großer Höhe. Häufig sind es jedoch auch solche Faktoren, die lediglich unter bestimmten Umständen zur Krankheit führen (*fakultativ pathogen*), d. h. nur bei dem Zusammentreffen zweier oder mehrerer Bedingungen erkrankt der Organismus. Zum Beispiel führt bei der Tuberkulose die Infektion mit diesem Erreger nur bei einem resistenzgeschwächten Individuum zur klinischen Erkrankung. Ebenso sind z. B. Schweine und Rinder, die in einem schlechten Stallklima leben, anfällig für bestimmte Keime. Beide Ursachen zusammen führen dann zum Krankheitsbild der sogenannten »Enzootischen Pneumonie«. In diesen Fällen ist die Körperverfassung und die Krankheitsveranlagung von großer Bedeutung. Die ursächliche Diagnose und die Behandlung solcher Erkrankungen erweist sich aus diesen Gründen häufig als sehr problematisch.

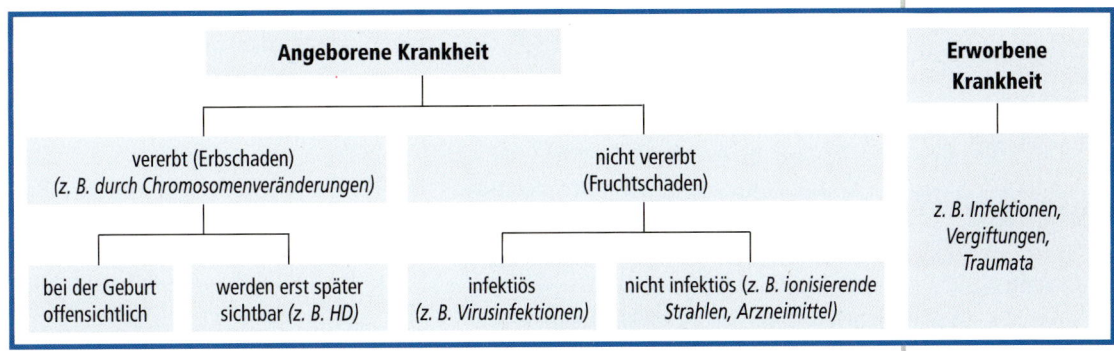

8.1.1.1 Innere Krankheitsursachen

Zu den inneren Krankheitsursachen gehören die in der Tiermedizin aus züchterischer Sicht wichtigen Erbkrankheiten sowie die Wechselwirkungen zwischen Körperverfassung (Konstitution), Krankheitsveranlagung (Disposition) und Widerstandsfähigkeit (Resistenz) innerhalb eines Individuums.

Unter **Konstitution** versteht man die Summe aller ererbten und erworbenen Eigenschaften eines Individuums. Beim Haustier zählen zu den ererbten Eigenschaften vor allem die Rassemerkmale (vergleiche Dobermannpinscher und Basset), die bereits allein das Risiko einer Erkrankung beinhalten können (Hochleistungskuh – Stoffwechselstörungen, Cockerspaniel – Ektropium).

Darüber hinaus ist jedes Individuum Umwelteinflüssen ausgesetzt, so dass die Körperverfassung einem ständigen Wandel unterliegt. Die daraus resultierende verschlechterte (z. B. durch schlechte Ernährung) oder verbesserte (z. B. durch Training) Leistungsfähigkeit nennt man **Kondition**.

Disposition bezeichnet die dauernde oder vorübergehende Krankheitsbereitschaft eines Organismus, *Resistenz* dagegen die Widerstandsfähigkeit. Zu den Resistenzmechanismen gehören z. B. die Schutzeinrichtungen der intakten äußeren Haut und Schleimhäute sowie die Phagozytose (siehe Kapitel 8.2.2). Es gibt Tierart-, Rasse-, Geschlechts-, Alters- und Haltungsdispositionen und -resistenzen.

8.1.1.2 Äußere Krankheitsursachen

Zu den äußeren Krankheitsursachen gehören unbelebte (physikalische, chemische, alimentäre = durch die Nahrung bedingt) und belebte Faktoren.

Physikalische Ursachen

Mechanische Einwirkungen (Unfälle, Verletzungen) führen zu traumatischen Erkrankungen, z. B. Prellungen (Conquassation), Rissen (Rupturen), Quetschungen (Kontusionen), Verstauchungen (Distorsionen), Knochenbrüchen (Frakturen).

Thermische Ursachen sind Verbrennungen (1. Grad: Rötung, 2. Grad: Blasenbildung, 3. Grad: Nekrose, 4. Grad: Verkohlung), Verbrühungen oder Erfrierungen. Übermäßige Sonneneinwirkung auf den Kopf führt zum Sonnenstich und Störungen der Wärmeregulation (große Hitze, hohe Luftfeuchtigkeit und keine Luftbewegung) sind Ursache des Hitzschlages.

Einwirkungen durch *elektrischen* Strom (und auch Blitzeinschlag) können schwere Gewebeschäden und den Tod (Kammerflimmern, Lähmung des Atemzentrums) verursachen.

Zu den *Strahlenschäden* gehören z. B. der Sonnenbrand (durch zu starke UV-Strahlung), Tumoren, z. B. Leukämien durch ionisierende Strahlen, Röntgenkarzinom durch Röntgenstrahlen, bösartige Hauttumoren (maligne Melanome) durch übermäßige UV-Strahlung und Gewebsnekrosen (z. B. durch Laserstrahlen).

Chemische Ursachen

Aufnahme von Giftstoffen, z. B. Rattengifte (z. B. Dicumarole), pflanzliche Gifte (z. B. Eibe), Insektenvertilgungsmittel (z. B. Phosphorsäureester – E 605) oder schädigende Umwelteinflüsse (z. B.

Beispiele für Disposition		
Tierart	Hund	Otitis externa
		Mammatumoren
	Pferd	chronische Bronchitis
Rasse	Shar Pei	Hauterkrankungen
	Perserkatze	Atembeschwerden
Geschlecht	Hündin	Diabetes mellitus
	Kater	FIV
Lebensalter	Jungtier	parasitäre Infektionen
	alte Tiere	Arthrosen, Tumoren
Haltung	Weidehaltung	Parasitosen
	Hygienemängel	Infektionskrankheiten

Kohlenmonoxid, Blei, Cadmium) sind Ursachen von Vergiftungen (*Intoxikationen*). Überdosierungen von Arzneimitteln können ebenfalls zu Intoxikationen führen. Einwirkungen von Säuren oder Laugen (z. B. Ätzkali auf Haut und Schleimhäuten) rufen Verätzungen hervor.

Ernährungs- und fütterungsbedingte (alimentäre) Ursachen

Haustiere erhalten in der Regel ihre Nahrung ausschließlich durch den Menschen. Fehlender Sachverstand der Tierhalter führt nicht selten zu schweren Erkrankungen (»Zuviel des Guten« bei Liebhabertieren, Kostengründe bei Nutztieren). Sowohl ein Mangel als auch die übermäßige Aufnahme an Nährstoffen, Mineralstoffen, Spurenelementen und Vitaminen kann schwere Schädigungen des tierischen Organismus hervorrufen. Beispielsweise führt ein Vitamin-D-Mangel zu Knochenverformungen und -auftreibungen (Rachitis), Vitamin-D-Überschuss ist eine Ursache von Gefäß- und Organverkalkungen. Ebenso führt ein Vitamin-A-Überschuss (z. B. exzessive Leberfütterung an Katzen) zu Knochenstoffwechselstörungen und Erhöhung des Liquordruckes im Gehirn.

Unter **Kachexie** versteht man eine fortgeschrittene Abmagerung. Deren Ursachen sind vielfältig: unzureichendes Nahrungsangebot, ungenügende Nahrungsaufnahme (z. B. durch Zahnprobleme), Nahrungskonkurrenz durch Parasiten, auszehrende Krankheiten u. a. m. Der Körper baut bei Hungerzuständen zunächst seine Fettreserven (Fett der Unterhaut und des Gekröses), dann seine Eiweißreserven (Muskulatur) ab. Außer zu den äußerlich sichtbaren Anzeichen (hervorstehende Knochenvorsprünge) kommt es bei zunehmender Abmagerung auch zum Mangel an Bluteiweißen (Hypoproteinämie); Folgen sind Ödeme (Albumine fehlen) und eine erhöhte Infektionsanfälligkeit (Antikörper = Globuline fehlen).

Belebte Ursachen

Zu den lebenden Krankheitsursachen zählt man Erreger von Infektionskrankheiten wie Viren, Bakterien, Pilze und Parasiten.

Heute noch weitgehend **unbekannte Krankheitsursachen** führen zu Störungen des körpereigenen Abwehrsystems (z. B. Autoimmunkrankheiten) und zu Geschwulstbildungen.

8.1.2 Entzündung (Inflammatio)

Ursachen

Die Ursachen der Entzündung sind vielfältig. Der Entzündungsreiz kann belebter und unbelebter, endogener und exogener Natur sein:

- *exogen belebt*
  Bakterien, Viren, Pilze, Parasiten
- *exogen unbelebt*
  mechanisch-traumatisch, chemisch-toxisch, thermisch, elektrisch, Strahlen, Fremdkörper
- *endogene Vorgänge*
  Ablagerung von Stoffwechselprodukten (z. B. Urate → Gicht), Tumoren, Autoimmunreaktionen, Allergien

Biologischer Zweck der Entzündung, unabhängig von deren Ursache, ist es, den schädigenden Reiz zu beseitigen. Die Entzündung ist ein prinzipiell sinnvoller Abwehrmechanismus. Daher kommt es bei jeder akuten Entzündung zu einer gesteigerten Durchblutung im entzündeten Gebiet und zum Austritt (*Exsudation*) von Flüssigkeit (Verdünnungseffekt, Abtransporterleichterung, »Barrierefunktion« durch Fibrin) und Leukozyten (Fresszellen, Immunantwort) aus den Gefäßen.

Daraus erklären sich die 5 Symptome der akuten lokalen Entzündung:

- *Rötung (Rubor)* durch gesteigerte Durchblutung
- *Wärme (Calor)*
- *Schwellung (Tumor)* durch Exsudation/Ödem
- *Schmerz (Dolor)* durch Entzündungssubstanzen
- *gestörte Funktion (Functio laesa)*

Werden bei einer Entzündung Fieber erregende Stoffe frei, so macht sich dies als allgemeine Körperüberwärmung (*Fieber*) bemerkbar. Als weitere Reaktion des Gesamtorganismus kann es zur Vermehrung der weißen Blutkörperchen (Leukozytose) sowie zur Veränderung der Plasmaproteinkonzentration (beschleunigte Blutsenkung) kommen.

Stadien der Entzündung

Je nach Entzündungsdauer steht eher die Exsudation (akute Entzündung) oder die Proliferation (chronische Entzündung) im Vordergrund. Auch Übergangsformen sind häufig. Nach Art des Exsudates lassen sich die akuten Entzündungen einteilen, chronische Entzündungen bezeichnet man nach der vorherrschenden Zell- oder Gewebsart. Katarrhalische Entzündungen sind diejenigen Formen, bei denen ein Abfluss des Exsudates möglich ist (z. B. akute katarrhalische seromuköse Bronchitis, chronische katarrhalische purulente Zystitis).

Ausbreitung der Entzündung

Die Entzündung kann lokal begrenzt bleiben, sie kann sich jedoch auch auf umliegende Gewebe und Organe direkt oder über bestehende Gangsysteme (z. B. Bronchien) ausbreiten. Kommt es zu einer Ausbreitung von Erregern (z. B. Bakterien) über die Blut- oder Lymphbahnen, kann eine Blutvergiftung (Sepsis, Septikämie) entstehen.

Krankheiten, die entzündlicher Natur sind, tragen häufig die Endung »itis« in ihrer medizinischen Fachbezeichnung. Sie können in allen Organen und Geweben auftreten.

Beispiele:

- Bronchienentzündung — *Bronchitis*
- Darmentzündung — *Enteritis*
- Hautentzündung — *Dermatitis*
- Gelenksentzündung — *Arthritis*
- Gehirnentzündung — *Enzephalitis*

Ausnahmen:

- Lungenentzündung — *Pneumonie*
- Zehen- oder Klauenentzündung — *Panaritium*
- Eiteransammlung in der Gebärmutter — *Pyometra*

Stadien der Entzündung

1. Alteration	Gewebsschädigung durch belebten oder unbelebten Reiz	
2. Exsudation	gesteigerte Durchblutung	Mobilisierung der Abwehrkräfte
	Permeabilitätserhöhung	Verdünnungseffekt, Verdauung durch Enzyme, Antikörperwirkung
	Austritt von Entzündungszellen	Phagozytose, immunologische Mechanismen
3. Proliferation (Vermehrung)	Zubildung von Bindegewebe	Barrierebildung, Reparation
	Anhäufung von Entzündungszellen	immunologische Abwehr

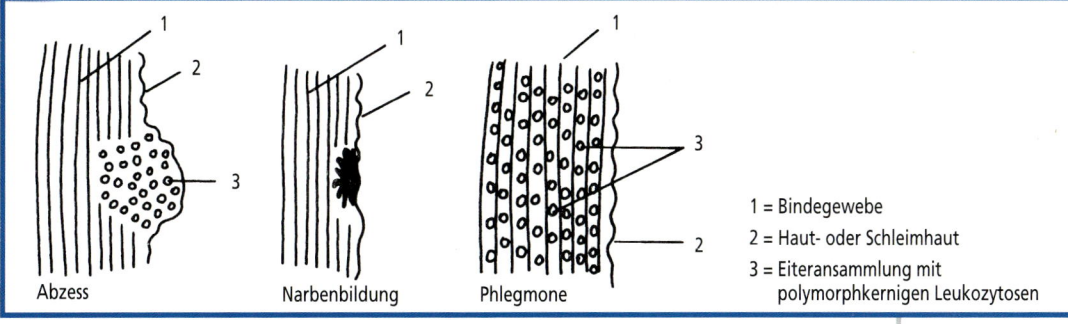

Abzess — Narbenbildung — Phlegmone

1 = Bindegewebe
2 = Haut- oder Schleimhaut
3 = Eiteransammlung mit polymorphkernigen Leukozytosen

Abb. 8.1:
Schematische Darstellung von Abszess und Phlegmone.

Entzündungsform	Beispiel/Erläuterung
Seröse Entzündung	Verbrennung 2. Grades (Blasenbildung), seröse Arthritis
Serös-schleimige Entzündung	Schleimhautkatarrh (Abfluss von Exsudat und Schleim), z. B. »Schnupfen«, Magen-Darm-Katarrh
Fibrinöse Entzündung	schwere Permeabilitätsstörung: höhermolekulares fibrinogenhaltiges Exsudat tritt aus → polymerisiert zu Fibrin → Ausbildung m.o.w. fester Beläge, z. B. fibrinöse Pleuritis
Eitrige (purulente) Entzündung	massenhaftes Vorkommen von neutrophilen Granulozyten und Zelltrümmern (Gewebszerfall)
– Abszess	Eiteransammlung in einem durch Gewebszerfall entstandenen Hohlraum mit Kapselbildung, z. B. Milchdrüsenentzündung (Mastitis) beim Rind
– Phlegmone	flächenhafte eitrige Entzündung im lockeren Bindegewebe z. B. Unterhaut, Submukosa
– Empyem	Eiteransammlung in vorgebildeten Körperhöhlen z. B. Nasennebenhöhlen, Mittelohr, Luftsack beim Pferd
Blutige (hämorrhagische) Entzündung	infolge schwerer Gefäßwandschädigungen ist das Exsudat erythrozytenhaltig z. B. blutiger Durchfall bei Parvovirusinfektion
Nekrotisierende Entzündung	vorherrschend ist schwerer Gewebszerfall (Nekrose), z. B. Verbrennung 3. Grades, Infektion mit *Fusobacterium necrophorum*
Jauchig-faulige Entzündung (ichorös, gangräneszierend)	schwerer Gewebszerfall und Fäulnis (durch Fäulnisbakterien) beherrschen das Bild z. B. Darmruptur → Peritonitis; Gasbrand
Lymphoplasmazelluläre Entzündung	als Entzündungszellen herrschen Lymphozyten und Plasmazellen vor, z. B. bei Virusinfektionen (Tollwut, Influenza), Allergien
Granulierende Entzündung	chronisch-aktive Form der Entzündung, die durch Zubildung von Bindegewebe und Blutgefäßen (Granulationsgewebe) gekennzeichnet ist, z. B. schlecht heilende Wunden, Fisteln
Granulomatöse Entzündung	ein »schwer verdaubarer« Reiz (z. B. Fremdkörper, Pilze, Tbc-Erreger) wird von Entzündungszellen und Bindegewebe umlagert und damit »eingekesselt«, ein rundliches Knötchen (Granulom) entsteht

8.1.3 Kreislaufstörungen

Die Funktion des Herzkreislaufsystems liegt in der Versorgung der Organe mit Sauerstoff, Nährstoffen, Vitaminen und Hormonen sowie deren Entsorgung von Kohlendioxid und Stoffwechselendprodukten. Herzkreislaufstörungen führen daher zu Veränderungen des Zellstoffwechsels, umgekehrt belasten Stoffwechselstörungen (z. B. Sauerstoffmangel der Herzmuskulatur) die Kreislauffunktion.

Kreislaufstörungen betreffen den Gesamtorganismus (Herzinsuffizienz) oder treten lokal begrenzt auf (periphere Durchblutungsstörungen). Sie können von Veränderungen des Herzens (z. B. Schäden der Muskulatur, Klappen), der Blutgefäße (z. B. Arteriosklerose, Permeabilitätsstörungen) oder von der Blutzusammensetzung (z. B. Gerinnungsstörungen) ausgehen.

8.1.3.1 Kreislaufstörungen von Seiten des Herzens

Unter **Herzinsuffizienz** (Herzschwäche) versteht man eine mangelhafte Leistungsfähigkeit des Herzens.

Ursachen der Herzinsuffizienz	
Myokardschaden (Herzmuskel)	▪ Entzündung = Myokarditis ▪ Degeneration = Kardiomyopathie ▪ Minderdurchblutung, z. B. Infarkt
Endokardschaden (insbesondere Herzklappen)	▪ Entzündung = Endokarditis ▪ Degeneration = Endokardiose Folgen: die Herzklappen öffnen sich nur ungenügend (Stenose) oder schließen nicht vollständig (Insuffizienz)
Epi- / Perikardschaden	▪ Entzündung = Epi- / Perikarditis ▪ Flüssigkeit (z. B. Blut) im Herzbeutel verhindert die angemessene Füllung des Herzens während der Diastole (Herzbeuteltamponade)
Tumoren	▪ z. B. Herzbasistumoren beim Hund
Herzmissbildungen	▪ z. B. Ventrikelseptumdefekt, Foramen ovale persistens (veränderte Druckverhältnisse, Auftreten von arterio-venösem Mischblut)

Die Herzinsuffizienz führt zum Rückstau von Blut in den Gefäßen (Rechtsherzinsuffizienz: Körperkreislauf; Linksherzinsuffizienz: Lungenkreislauf), in dessen Folge es zu schweren Organerkrankungen (Ödem, Fibrosen) kommen kann.

8.1.3.2 Kreislaufstörungen von Seiten der Blutgefäße

Die Blutgefäße haben die Aufgabe, das Blut zu verteilen und den Blutdruck aufrecht zu erhalten. Für den Stoffaustausch mit den Geweben sind besonders die kleinen, dünnwandigen Gefäße (Kapillaren) für bestimmte Substanzen durchlässig (permeabel). Die *Permeabilität* ist abhängig von der Größe und Wandbeschaffenheit der Gefäße, von der Molekülgröße des durchtretenden Stoffes, vom Druck innerhalb des Gefäßes und von bestimmten gefäßaktiven Substanzen (z. B. Histamin aus Mastzellen). Permeabilitätsstörungen führen zu Ödemen und Blutungen. Gefäßerkrankungen können entzündlicher (Vaskulitis = Gefäßentzündung allgemein, Arteriitis = Arterienentzündung, Phlebitis = Venenentzündung) und nicht-entzündlicher Natur sein, z. B. Gefäßerweiterung: Varize (Vene), Aneurysma (Arterie); arterielle Gefäßwandverhärtung und -verkalkung = Arteriosklerose.

Unter *Hyperämie* versteht man eine vermehrte Blutfülle. Handelt es sich um eine aktive (arterielle) Hyperämie (z. B. bei erhöhter Beanspruchung, Beginn einer Entzündung) ist das Organ warm und gerötet. Ist sie passiv, durch Stauung der Venen hervorgerufen, erscheint das Organ kühler und blaurot (zyanotisch).

Wird ein Organ zu wenig oder gar nicht durchblutet (blass, kühl), spricht man von einer *Ischämie* (Blutleere). Sie kann durch Druck von außen auf das Gefäß (z. B. Abschnürung) oder durch Verlegung / Verstopfung des Lumens (z. B. durch Blutgerinnsel) hervorgerufen sein. Bei vollständiger Ischämie kommt es zum Absterben des Gewebes (Nekrose). Eine länger dauernde Minderdurchblutung dagegen führt zur Verkleinerung des Organs (Atrophie).

8.1.3.3 Störungen der Blutgerinnung

Das Blutgerinnungssystem befindet sich normalerweise in einem Gleichgewicht zwischen Gerinnung und Gerinnungsauflösung. So wird einerseits die Fließeigenschaft des Blutes aufrechterhalten (kommt das Blut zum Stehen, gerinnt es!), andererseits können Gefäßwandschäden schnell abgedichtet werden. Bei einer Störung des gesamten Gerinnungssystems (z. B. durch Mangel eines Gerinnungsfaktors) kommt es zu lebensbedrohlichen Kreislaufstörungen.

Gerinnungsstörungen führen zu *Blutgerinnseln (Thromben)*. Sie entstehen einerseits durch Gefäßwanddefekte, die abgedichtet werden müssen, anderseits dann, wenn das Blut nur noch sehr langsam oder gar nicht mehr bzw. zu schnell (Verwirbelungen) fließt. Folge eines Thrombus ist, dass das Gefäß fast oder vollständig verlegt und die Blutversorgung (Arterie) bzw. Entsorgung (Vene) nicht mehr gewährleistet ist. Auch eine nur örtlich vorkommende Thrombose ist für den Gesamtorganismus gefährlich, da Blutgerinnsel brüchige Gebilde sind, von denen Teile abgeschwemmt werden können, die dann wiederum andere Gefäße z. B. in die Lunge verstopfen (*Thrombembolie*). Ein Thrombus kann entweder aufgelöst (Heparin) oder durch Bindegewebe organisiert, d. h. befestigt und anschließend von Endothelzellen abgedeckt werden (Reendothelisierung). Durch in dieses Gebilde einsprießende kleinere, neue Gefäße (Rekanalisierung) kann ein Teil der Durchblutung wiederhergestellt werden. Trotzdem können jedoch durch Minderdurchblutung der zu versorgenden Organe mehr oder weniger große Schäden als Spätfolgen eintreten (z. B. überlebter Herzinfarkt).

8.1.3.4 Ödeme

Ein Ödem ist eine abnorme Flüssigkeitsansammlung außerhalb des Gefäßsystems. Man unterscheidet intrazelluläre (Zellödeme) von extrazellulären Ödemen: z. B. im Interstitium (Senkungsödeme) sowie Ödeme in bestehenden Hohlräumen (Bauchwassersucht = Aszites, Brusthöhlenerguss = Hydrothorax, Erguss in den Herzbeutel = Hydroperikard).

Durch ein Ödem wird die Organfunktion beeinträchtigt (z. B. Lungenödem → verminderter Gasaustausch) und das Gewebe ist zudem infektionsanfälliger. Hält ein Ödem länger an, geht Organgewebe zugrunde und Bindegewebe wird zugebildet (z. B. Lungenfibrose).

Ursachen für die Entstehung von Ödemen

Blutdruckerhöhung im venösen System (hydrostatisch)	▪ Herzinsuffizienz ▪ Venenschwäche (Wandschwäche, Venenklappeninsuffizienz)
Proteinmangel (erniedrigte Wasserbindungsfähigkeit des Blutes)	▪ Hunger ▪ Lebererkrankungen (Albumin wird in der Leber gebildet) ▪ Proteinurie (bei Niereninsuffizienz)
gestörte Kapillarpermeabilität	▪ exsudative Entzündungen ▪ allergische Reaktionen ▪ Stoffwechselstörungen ▪ Freisetzung gefäßaktiver Substanzen (z. B. Histamin)
Abflussbehinderungen im Lymphsystem	▪ Lymphgefäßentzündungen ▪ nach Entfernung von Lymphknoten

8.1.3.5 Blutungen

Tritt Blut aus den Gefäßen aus, spricht man von einer Blutung (Hämorrhagie). Dies kann dadurch entstehen, dass ein Gefäß eröffnet wird (Trauma, Entzündung) oder dass die Durchlässigkeit aufgrund eines Gefäßwandschadens und/oder einer Gerinnungsstörung erhöht ist. Man unterscheidet zwischen inneren (z. B. Bauchhöhle nach Milzriss) und äußeren (z. B.

Schnitt-/Stichverletzungen der Haut) sowie arteriellen (hellrot, pulsierend), venösen (dunkelrot, fließend) und kapillären Blutungen (sickernd).

Schwere oder länger bestehende, vom Körper nicht mehr kompensierbare Blutungen führen zur Blutungsanämie bzw. zum Volumenmangelschock und zum »Tod durch Verbluten«. Leichtere Blutungen werden durch Verengung der Blutgefäße und durch die einsetzende Blutgerinnung gestoppt. Danach wird der Blutungsherd (z. B. blauer Fleck) vom Körper abgebaut, d. h. Trümmer werden abtransportiert und das Gebiet gegebenenfalls von Bindegewebe durchzogen. Aus dem roten Blutfarbstoff entstehen nach und nach andere Farbstoffe (Pigmente), die in unterschiedlichsten Farben (gelb, grün, braun) erscheinen (»blaues Auge«).

Begriffe für Blutungen	
Petechien	punktförmige Blutungen
Ekchymosen	flächenhafte Blutungen
Hämatom	Bluterguss = Blutansammlung im Gewebe
Hämascos	Blut in der Bauchhöhle
Hämothorax	Blut in der Brusthöhle
Hämaturie	Blut im Urin
Meläna	Teerstuhl (schwarz, Hinweis für Blutungen im proximalen Verdauungstrakt)

8.1.3.6 Kreislaufschock
siehe auch Kapitel 4.2.4.2

Als Schock wird ein lebensbedrohliches Kreislaufversagen bezeichnet. Dieses Ereignis ist durch eine fortschreitende Blutverteilungsstörung und damit einhergehender Mangeldurchblutung (Sauerstoffmangel) in lebenswichtigen Organen gekennzeichnet.

Ursachen des Schocks
- Herzinsuffizienz (kardiogener Schock)
- hoher Blutverlust (Unfall) oder Wasserverlust (Erbrechen, Durchfall) (hypovolämischer Schock)
- septischer Schock oder Endotoxinschock
- starke psychische Belastung (»Panik« besonders bei Wild- und Zootieren, psychogener / posttraumatischer Schock)
- systemische Allergie (anaphylaktischer Schock)
- schwere Störung des Hormonhaushaltes (z. B. bei Insulinüberdosierung) (endokriner Schock)

Unabhängig von der Ursache reagiert der Körper stets mit einem Blutdruckabfall, Atem- und Herzfrequenz sind stark erhöht. Da in erster Linie Herz und Gehirn ausreichend mit Blut versorgt werden müssen, wird die Blutzufuhr für alle anderen Organe gedrosselt (blasse, kalte Haut, blasse Schleimhäute, herabgesetzte Nierendurchblutung → Oligurie / Anurie). Aus dieser Phase ist eine Erholung möglich, erleichtert wird dies durch Infusionen (Flüssigkeitsersatz, Stabilisierung des Blut-pH). Gelingt dies nicht, versackt das Blut in der Peripherie, es reicht dann insgesamt nicht mehr aus, um die Funktionen der lebenswichtigen Organe aufrechtzuerhalten, und der Tod tritt ein. Das Ziel einer Schocktherapie sollte in einem möglichst schnellen Eingreifen in diesen Ablauf liegen (Volumenersatz), da die Überlebenschancen bei einem länger anhaltenden Schockgeschehen sinken und die Gefahr chronischer, irreversibler Organschäden besteht (besonders Lungen, Nieren).

8.1.4 Stoffwechselstörungen

Stoffwechselstörungen spielen sich auf zellulärer Ebene ab. Die Zellen (und damit auch der Gewebsverband bzw. das Organ) reagieren auf Veränderungen des sie umgebenden Milieus (z. B. Sauerstoffmangel, Hormonüberschuss). Dies geschieht entweder durch Verkleinerung (Atrophie), Entartung (Degeneration) oder gar Zelltod (Nekrose) und hat in jedem Fall einen negativen Einfluss auf die Funktion der Zellen bzw. des Organs und damit auch auf den Organismus.

8.1.4.1 Atrophie

Unter Atrophie versteht man die Rückbildung eines zunächst normal entwickelten Gewebes. Die Mehrzahl dieser Erscheinungsformen ist reversibel z. B. durch Wegfall der Ursache oder durch Training.

Formen und Ursachen der Atrophie

Physiologische Atrophie

Involutionsatrophie
- Nabelgefäße
- zyklisch: Geschlechtsorgane

Altersatrophie
- Gehirnverkleinerung bei alten Individuen

Pathologische Atrophie

Gesamtorganismus
Schwund an Körpermasse
(vor allem Fett- und Muskelmasse)
- Hunger
- auszehrende Krankheiten

Organsysteme
- Knochenschwund
  Störung des Kalziumhaushaltes
- Verdünnung der Haut
  Kortisonüberschuss

Örtlich
- Druckatrophie
  raumfordernde Prozesse in der Nähe
- Mangeldurchblutung
  Verengung / Verlegung der Blutgefäße
- Inaktivitätsatrophie
  Muskelatrophie durch Ruhigstellung
  (Gipsverband)
- neurogene Atrophie
  Nervenlähmung
- endokrine Atrophie
  Atrophie der Gebärmutterschleimhaut nach Kastration

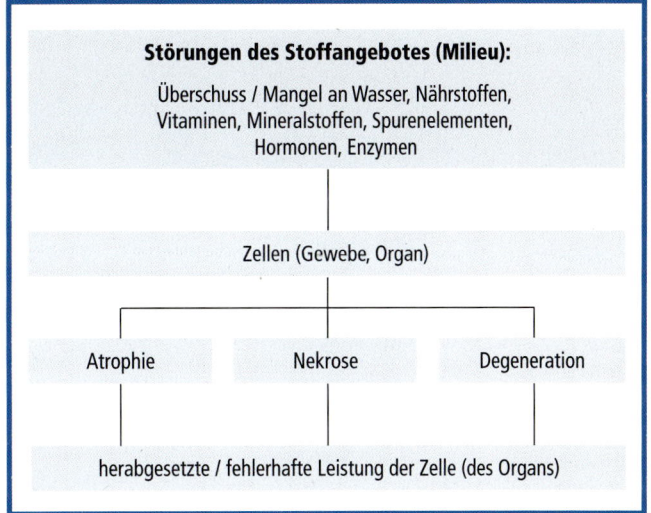

8.1.4.2 Degeneration

Werden Zellen fehlerhaft ernährt, verändert sich ihr Stoffwechsel, d. h. sie unterliegen Umbauprozessen, sie degenerieren. Das degenerierte Gewebe oder Organ kann dann seinen Aufgaben nur noch unvollständig gerecht werden. Die Ursachen und Formen der Degeneration sind vielfältig.

Degeneration	
Störung	Beispiele / Ursachen
Sauerstoffhaushalt	Sauerstoffmangel, z. B. durch Minderdurchblutung
Wasserhaushalt	Energiehaushalt der Zelle gestört → Zellödem → Schwellung des Organs; z. B. durch Gifte
Proteinstoffwechsel	Auftreten von Ödemen bei Albuminmangel
Kohlenhydratstoffwechsel	Diabetes mellitus
Fettstoffwechsel	Verfettung (z. B. Leberverfettung bei der Ketose des Rindes)
Kalziumstoffwechsel	Verkalkungen z. B. der Blutgefäße, Steinbildungen (Harn- / Gallensteine)
Pigmentstoffwechsel	Albinismus

Degenerative Erscheinungen können den Gesamtorganismus betreffen (z. B. Diabetes mellitus) oder nur einzelne Organe bzw. Teile (z. B. Arthrose am Kniegelenk). Die entsprechenden Organerkrankungen tragen meist die Endung »ose«.

> **Beispiele**
> - Gelenkabnutzung Arthrose
> - Abnutzungsvorgänge der Wirbel Spondylose
> - Nierendegeneration Nephrose

8.1.4.3 Nekrose

Schwerer Sauerstoffmangel (Anoxie, Hypoxie), fehlende Durchblutung (Ischämie) sowie physikalische und chemische Einwirkungen (z. B. Verbrennung 3. Grades, Verätzungen) führen zur Nekrose (Zell- oder Gewebstod). Der Untergang des Gewebes löst Entzündungsprozesse aus. Durch Phagozytose (neutrophile Granulozyten, Makrophagen) werden die Zelltrümmer abgeräumt und das Gebiet durch Granulationsgewebe organisiert. Narben, Kavernen (Hohlräume) oder Verkalkungen können als Spätfolgen bestehen bleiben.

Nekrotisches Gewebe sieht meistens gelblich, trocken und mörtelartig aus (die meisten Gewebe sind eiweißhaltig, es kommt zur Eiweißfällung – Koagulationsnekrose). Trocknet dieses Gewebe aus, entsteht ein trockener Brand (trockene Gangrän). Wenn Fäulniserreger das abgestorbene Gewebe besiedeln, spricht man von einem feuchten Brand (feuchte Gangrän). Nekrosen in fetthaltigen (Fettgewebe) oder eiweißarmen (Gehirn) zeichnen sich durch eine matschig-weiche, strukturlose Beschaffenheit aus (Kolliquationsnekrose).

8.1.5 Kontrolliertes Wachstum

Die Anforderungen an Gewebe und Organe unterliegen im Leben einem ständigen Wandel, und auftretende Schäden müssen zur Struktur- und Funktionserhaltung ausgebessert werden. Das damit verbundene geordnete Wachstum ist streng reguliert, damit es nicht zu unkontrolliertem Wachstum (Tumorwachstum) kommt. Grundsätzlich ist Wachstum durch Volumenzunahme der Zellen (Hypertrophie) und / oder durch Zellteilung (Hyperplasie) möglich.

Bezüglich der Teilungsfähigkeit gibt es drei Arten von Geweben:

- *Ruhegewebe:*
  Die Fähigkeit zur Zellteilung ist mit der Geburt erloschen (z. B. Nervenzellen, Herz- und Skelettmuskelzellen). Kein Ersatz möglich, Anpassung durch Hypertrophie.
- *Stabile Gewebe:*
  Die Zellen sind sehr langlebig, können sich aber auf einen Reiz hin teilen (z. B. Leberzellen, Bindegewebszellen). Ersatz möglich, Anpassung durch Hyperplasie und Hypertrophie.
- *Wechselgewebe:*
  Hier finden ständig Zellteilungen statt (z. B. Blutbildungszellen, Haut, Schleimhaut). Ersatz möglich, Anpassung durch Hyperplasie und Hypertrophie.

8.1.5.1 Anpassungswachstum

Erhöhte Anforderungen an ein Organ führen zu dessen Vergrößerung (*Hypertrophie* – durch Volumenzunahme der Zellen; *Hyperplasie* – durch Zellvermehrung). Das Anpassungswachstum wird dadurch begrenzt, dass die Kapillarisierung nicht entsprechend unbegrenzt erfolgen kann (z. B. uneffektiver, übertriebener Muskelaufbau bei unsachgemäßem Bodybuilding).

> **Ursachen und Beispiele der Hypertrophie/Hyperplasie**
>
> **erhöhte Belastung**
> - Hypertrophie des Herzmuskels bei Herzklappenstenose,
> - Lymphknotenhyperplasie bei Entzündungsreiz
>
> **hormoneller Reiz**
> - Hypertrophie des Uterus bei Trächtigkeit,
> - Prostatahypertrophie / -plasie bei Hormonstörungen

8.1.5.2 Ersatzwachstum

Verlorengegangenes Gewebe muss ersetzt werden. Dies kann vollständig durch gleichwertiges Gewebe (*Regeneration:* vollständige Heilung – Zustand wie vorher) oder nur durch funktionell minderwertiges Ersatzgewebe (*Reparation*: Defektheilung) erfolgen. Eine vollständige Heilung ist an zwei Voraussetzungen gebunden: Die Zellen müssen zur Teilung fähig sein, und es darf sich nicht um einen tief greifenden Schaden mit Zerstörung des Gefäßsystems handeln. Unterliegt dagegen Gewebe, das nicht mehr zur Zellteilung fähig ist (Herzmuskel, Nervenzellen), einem Zelluntergang oder liegen schwere Schäden vor, kann ausschließlich eine mehr oder weniger vollständige »Reparatur« vorgenommen werden.

Dieser Grundsatz trifft auch auf den Vorgang der *Wundheilung* zu. Im Folgenden wird der Ablauf der Wundheilung am Beispiel einer Hautverletzung erläutert: Zunächst kommt es zu einer Verklebung der Wundränder durch geronnenes Blut, Gewebssaft und Zelltrümmer. In diesen »Trümmerhaufen« wandern Entzündungszellen ein, sie räumen das untergegangene Material durch Phagozytose ab. Weiterhin sprießt Granulationsgewebe (Bindegewebe und Blutgefäße) in das Gebiet ein, die Oberfläche (Epidermis) deckt allmählich die Wunde ab. Nach einiger Zeit ist das Granulationsgewebe ausgereift und auch die neue Epidermis ausreichend belastungsfähig. Verheilt eine Wunde ohne übermäßige Bindegewebswucherung oder Infektion, spricht man von primärer Wundheilung, anderenfalls von sekundärer Wundheilung.

Die Wundheilung kann gestört sein, als Ursachen sind zu nennen: Wundinfektion, Wundruptur, mangelhafte Ruhigstellung, Eiweißmangel (z. B. bei Nieren- oder Leberschaden), Durchblutungsstörungen, Kortisonüberschuss, hohes Lebensalter, Blutgerinnungsstörungen (z. B. bei Leberschaden), Mangelerscheinungen (z. B. Vitamin-C-Mangel) und Stoffwechselstörungen (z. B. Diabetes mellitus).

8.1.6 Missbildungen

Missbildungen entstehen, wenn die Entwicklung eines Organismus oder seiner Teile gestört ist. Aus tiermedizinischer und züchterischer Sicht ist es wichtig zu erkennen, ob es sich um einen Erbschaden (erblicher Chromosomenschaden, Genschaden) in einer Zucht / Zuchtlinie (z. B. Hüftgelenksdysplasie beim Hund) oder um einen nicht vererbbaren, individuellen Fruchtschaden handelt. Letzterer entsteht während der Trächtigkeit durch äußere Faktoren wie Strahlen, Viren oder Arzneimittel.

Beispiele für Missbildungen	
Gesamter Körper:	Riesen- / Zwergwuchs, Siamesische Zwillinge
Spaltenbildungen:	z. B. Lippen- / Gaumenspalten
Fehlende / überzählige Teile:	Gliedmaßen / -teile (Zehen)
Fehlerhafte Ausbildung:	Hüftgelenksdysplasie
Immunschwächen:	Nacktmäuse (Thymus fehlt)
Enzymschäden:	Glykogenspeicherkrankheit (führt zu Gehirnerkrankungen)

8.1.7 Tumoren

Das Wort »Tumor« ist die lateinische Bezeichnung für Umfangsvermehrung (siehe auch Kapitel 8.1.2). Dieser Begriff wird jedoch überwiegend für Geschwülste (Neoplasie = Neubildung) verwendet, also für unabhängiges (autonomes) Zellwachstum, über das die körpereigenen Regulationsmechanismen die Kontrolle verloren haben.

Die *Ursachen* sind vielfältig und bisher nur teilweise bekannt (z. B. Virusinfektionen: Papillome, Leukosen; chemisch: Zigarettenrauch, Asbest; physikalisch: ionisierende Strahlen). Für die Tumorentstehung sind verschiedene Dispositionen wie Alter, Familie oder Umwelt bekannt.

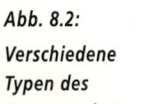

Abb. 8.2:
Verschiedene Typen des Tumorwachstums.

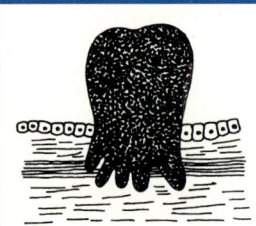
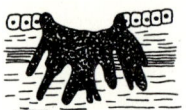
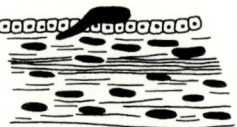

a blumenkohlartig erhaben

b unter geschwürigem (ulzerösem) Zerfall ins gesunde Gewebe wachsend

c flächenhaft fortschreitend, hemmungslos wachsend (Tumorplatte)

Die Verschleppung von Tumorzellen an andere Orte des Körpers nennt man *Metastasierung*. Diese kann über den Lymphweg (Lymphknotenmetastasen), über die Blutbahn (häufig betroffene Organe: Lunge, Leber, Nieren) und über vorbestehende Gangsysteme (z. B. Bronchien) erfolgen. Ein Tumor kann sich darüber hinaus auch direkt von seinem Ursprung auf benachbartes Gewebe ausbreiten (Abklatschmetastasen in der Bauchhöhle).

Für das weitere Vorgehen bei einem Tumorpatienten ist es wichtig, die Prognose zu ermitteln. Dafür muss festgestellt werden, ob es sich um einen gutartigen (benignen) oder bösartigen (malignen) Tumor (Krebs) handelt, ob damit zu rechnen ist, dass der Tumor Tochtergeschwülste (Metastasen) bildet oder nach Entfernung wiederkommt (*Rezidiv*).

Um eine möglichst präzise Prognose zu stellen, wird das operativ entfernte Tumorgewebe an ein Untersuchungslabor geschickt. Dort wird eine histologische Untersuchung vorgenommen, die Tumorart bestimmt und eine entsprechende prognostische Aussage getroffen. Gutartige Tumoren tragen meistens die Endung »om«, bösartige die Endungen »sarkom« (mesenchymale Herkunft) oder »karzinom« (epitheliale Herkunft). Eine Besonderheit stellen die sogenannten malignen oder benignen Mammamischtumoren der Hündin dar, die sowohl aus epithelialen als auch mesenchymalen Anteilen bestehen.

Einteilung der Tumoren

	benigne	maligne
Ausbreitung	örtlich begrenzt	in das umliegende Gewebe und in Gefäße einwachsend, Metastasen
Wachstum	langsam	schnell
Umgebung	Druckatrophie	wird zerstört
Begrenzung	Tumorkapsel	keine Kapsel, Entzündung
Rezidive	selten	häufig

Beispiele für benigne und maligne Tumoren

	benigne	maligne
Drüsengewebe	Adenom	Adenokarzinom
Bindegewebe	Fibrom	Fibrosarkom
Knorpel	Chondrom	Chondrosarkom
Blutgefäße	Hämangiom	Hämangiosarkom

8.1.8 Immunpathologie

Der Säugetierorganismus verfügt über *unspezifische (Resistenz)* und *spezifische (Immunität) Abwehrmechanismen*. Diese Mechanismen spielen eine entscheidende Rolle bei der Auseinandersetzung des Körpers mit krank machenden Faktoren. Ist das Abwehrsystem geschwächt (Immundefizienz, z. B. FIV) oder arbeitet fehlerhaft (Zerstörung körpereigenen Gewebes – Autoimmunerkrankungen), kann dies zu Erkrankungen führen.

8.1.8.1 Überempfindlichkeitsreaktionen (Allergien)

Eine Allergie ist eine überschießende, krank machende Reaktion des Immunsystems eines sensibilisierten Organismus bei erneutem Kontakt mit dem Antigen (Allergen). Als *Allergene* kommen mehr oder weniger alle belebten oder unbelebten Faktoren (einschließlich Arzneimittel) in Betracht: Inhalationsallergene (z. B. Pollen, Milbenstaub, Schimmelpilzstaub), Futtermittelallergene (z. B. Milcheiweiß, Fruchtsäuren), Kontaktallergene (z. B. Waschmittel, Putzmittel, Farbstoffe, Textilien). Die Allergie kann sofort (humoral, d. h. Antiköper-vermittelt) oder verzögert (zellvermittelt) auftreten. Sie kann lokal begrenzt sein (z. B. Rötungen und Quaddelbildungen der Haut, Schwellung der Atemwegsschleimhaut), aber auch zu systemischen, lebensbedrohlichen Zuständen führen (anaphylaktischer Schock).

Je nach Eintrittspforte des Allergens unterscheidet man:
- Kontaktallergie (→ allergische Dermatitis),
- Inhalationsallergie (→ Atemwegserkrankungen)
- Futterallergie (→ Magendarmstörungen).

Darüber hinaus können Allergene auch direkt in die Blutbahn gelangen (z. B. injizierte Arzneimittel, Flohallergie).
Lebensbedrohliche Zustände durch systemische anaphylaktische Reaktionen (Schock) entstehen am ehesten dann, wenn das Allergen parenteral in den Organismus gelangt (z. B. Penicillinallergie, Allergie gegenüber Wespen- oder Bienenstichen).

8.1.8.2 Immunschwächen

Immunschwächen beruhen auf einem Mangel oder einem Defekt der humoralen oder zellulären Abwehr. Diese sind beim Tier selten angeboren, häufig dagegen im Laufe des Lebens erworben.

Tiere mit Immunschwächen sind besonders anfällig gegenüber Infektionen, auch harmlose Erreger können bei ihnen schwere oder langwierige Erkrankungen auslösen.

In einer besonderen Situation befindet sich ein neugeborenes Lebewesen, das noch nicht selbst über ein leistungsfähiges Immunsystem verfügt und daher auf die mütterlichen Antikörper angewiesen ist. Diese können über das Kolostrum innerhalb der ersten Lebensstunden an das Neugeborene weitergegeben werden (Pferd, Wiederkäuer, Schwein) oder bereits im Mutterleib (Hund, Katze, Mensch). Wie der Transfer der Antikörper erfolgt, hängt von der jeweiligen Plazentationsform der Tierart ab. Bei unzureichender Antikörperversorgung ist das Neugeborene ungeschützt und gegenüber Infektionen äußerst anfällig.

8.1.8.3 Autoimmunkrankheiten

Diese in der Tiermedizin seltenen Krankheiten beruhen auf einem schwerwiegenden und meist unheilbaren Fehler des Immunsystems. Aus bisher ungeklärten Gründen richtet sich das Immunsystem gegen körpereigene Substanzen und zerstört sie (Autoaggression). Hierzu gehören bestimmte Hauterkrankungen (so genannter Pemphigus-Komplex) sowie Systemerkrankungen (Myasthenia gravis, Lupus erythematodes).

Ursachen und Beispiele erworbener Immunschwächen

Eiweißmangel (Antikörper sind Eiweiße!)	■ Mangel- / Unterernährung ■ Proteinurie ■ auszehrende Krankheiten
Verminderung der Zellteilung	■ chemisch: Zytostatika, Kortison ■ physikalisch: ionisierende Strahlen
Stress	■ endogener Kortisonüberschuss
Virusinfektionen	■ FeLV, FIV

KRANKHEITSLEHRE

Wichtige Begriffe der Krankheitslehre

Pathologie	Krankheitslehre
pathologisch	krankhaft
Pathogenese	Krankheitsentstehung und -verlauf
Ätiologie	Lehre von den Krankheitsursachen
Symptom	Krankheitszeichen
Diagnose	Erkennung, Bestimmung der Krankheit
Therapie	Behandlung der Krankheit
Prophylaxe	Vorbeugung, Verhütung von Krankheiten
Prognose	Vorhersage, den Krankheitsverlauf und -ausgang betreffend
Disposition	Veranlagung, Krankheitsbereitschaft
Konstitution	Gesamtverfassung des Körpers
Kondition	augenblicklicher Zustand der körperlichen Verfassung, zeitlich veränderbar
Ödem	abnorme Flüssigkeitsansammlung außerhalb des Gefäßsystems
Atrophie	Rückbildung eines zunächst normal entwickelten Gewebes
Degeneration	»Entartung«, fehlerhafte Struktur und Funktion eines Gewebes
Nekrose	Zell- oder Gewebstod
Tumor	Geschwulst, Neubildung von Gewebe
Ulkus	Geschwür, Zerfall von Gewebe
Allergie	Zustand der Überempfindlichkeit gegen verschiedenartigste Stoffe
Anaphylaxie	Sonderform der Allergie; schockartige Sofortreaktion; »Schutzlosigkeit«

8.2 Infektionskrankheiten und ihre Erreger

8.2.1 Allgemeine Infektionslehre

Zu den äußeren Krankheitsursachen zählt die Infektion. Man versteht darunter das aktive oder passive Eindringen von Krankheitserregern in einen menschlichen oder tierischen Wirtsorganismus, in dem sie haften und sich vermehren können.

Die Infektion ist das Ergebnis des Zusammenwirkens mehrerer Faktoren:
- dem *Erreger:* Antigene, körperschädigende Stoffe – Toxine
- dem *Wirt:* Krankheitsbereitschaft (Disposition / Resistenz) und Gesamtverfassung (Konstitution) des Organismus
- der *Umwelt:* Ernährung, Klima, Lebensgemeinschaft

Für das Zustandekommen einer *Infektionskrankheit* muss der Erreger in der Lage sein, eine krank machende (pathogene) Wirkung zu entfalten. Seitens des Wirtsorganismus ist dabei eine Empfänglichkeit notwendig (z. B. ist das Schweinepestvirus nur für das Haus- und Wildschwein pathogen, das Tollwutvirus jedoch für alle Haussäugetiere und den Menschen).

Zur Auslösung von Krankheitserscheinungen hat der Erreger zunächst die Abwehreinrichtungen des Organismus zu überwinden. Schafft er dies nicht, spricht man von einer stummen Infektion, der Organismus zeigt keine Krankheitszeichen, bleibt also klinisch gesund.

Die Zeitspanne vom Beginn der Infektion bis zum Auftreten der ersten Krankheitszeichen nennt man Ausbrütungszeit *(Inkubationszeit).* Sie ist bei den einzelnen Erregern sehr unterschiedlich und differiert zwischen Tagen (z. B. Influenza, MKS), Wochen (z. B. Infektiöse Anämie der Einhufer), Monaten (z. B. Tollwut, FeLV) und Jahren (z. B. BSE).

Kommt zu einer bereits bestehenden Infektion noch ein anderer Erreger hinzu, spricht man von einer *Sekundärinfektion*. Virusinfektionen werden z. B. häufig durch bakterielle Sekundärinfektionen kompliziert. Um dies zu verhindern, kann es sinnvoll sein, ein Tier mit einer Virusinfektion unter »Antibiotikaschutz« zu stellen. Eine gleichzeitige Infektion mit verschiedenen Keimen ist dagegen eine *Mischinfektion*. Für die Ausbreitung von Infektionen sind *klinisch inapparente (nicht sichtbare) Infektionen* von großer Bedeutung. Betroffene Individuen können persistierend infiziert jedoch nicht erkrankt sein, scheiden aber permanent oder zeitweise den Erreger aus und stellen daher eine große Gefahr für andere dar (so genannte »Carrier« z. B. Salmonellenausscheider).

Die Krankheitserreger gelangen über *Eintrittspforten* in den Körper, vornehmlich über die natürlichen Körperöffnungen (z. B. Mundhöhle, Nase, Harnröhre, Genitalöffnung), aber auch über die Milchdrüse, das Auge und die intakte Haut. Kommen sie mit infizierter Nahrung in den Organismus, liegt eine *alimentäre Infektion* vor. Bei der sogenannten Tröpfcheninfektion erfolgt eine Einatmung (*aerogene Infektion*) von Erregern, die an winzigen, in der Luft schwebenden Flüssigkeitströpfchen oder Staubteilchen haften. Größere und kleinere Verletzungen der Haut und Schleimhäute bieten Krankheitserregern leicht die Möglichkeit des Eindringens (*Wundinfektion*).

Bei einer *Lokalinfektion* bleibt die Erregerausbreitung in der Regel auf einen bestimmten Ort beschränkt (z. B. Harnblasenentzündung), nur in Ausnahmefällen gelangt er von hier aus in die Blutbahn, dann droht eine Sepsis. Unter *Allgemeininfektionen* dagegen versteht man einen Verlauf mit einer gesetzmäßigen, so genannten zyklischen Ereigniskette. Viele Virusinfektionen, zahlreiche bakterielle Infektionen aber auch einige pilzbedingte und parasitäre Infektionen zeigen diesen Ablauf. Hierbei gelangt der Erreger nach einer Vermehrung an der Eintrittsstelle zunächst in so genannte primär affine Organe (z. B. Mandeln, Lymphknoten). Wird er dann durch die Körperabwehr nicht zurückgehalten, setzt er sich nach einer weiteren Vermehrung und Transport über Blut (Bakteriämie, Virämie), Lymphe oder Nervenbahnen in verschiedenen Organen fest *(Organmanifestation)*, in denen er jetzt seine krankmachende Wirkung entfalten kann.

Die krankmachende Wirkung der Infektionserreger ist häufig durch ihre massenhafte Vermehrung in Verbindung mit erregerspezifischen Schädigungsstrategien und der damit einhergehenden Beeinträchtigung oder Zerstörung von Zellen und ihrer Funktion bedingt.

Das sinnfälligste allgemeine Symptom der meisten Infektionskrankheiten ist das Fieber. Diese Störung der Wärmeregulation des Körpers wird durch eine Toxinwirkung auf das Wärmezentrum im Gehirn verursacht. Die Reaktion gehört zu den Resistenzmechanismen und dient dazu, die Erregervermehrung durch Schaffung von für sie ungünstigen Bedingungen (Temperaturoptimum der meisten Erreger ist 37 °C) an der Vermehrung zu hindern. Zeitlich fällt das Vorkommen von Fieber häufig mit dem Auftreten von Viren (Virämie), Bakterien (Bakteriämie) oder Parasiten (Parasitämie) im Blut zusammen.

Eine Reihe von Erregern beeinflusst das Blutbild durch ihre toxische Wirkung. Es kann zum Zerfall der Erythrozyten und damit zur Anämie kommen (z. B. Infektiöse Anämie der Einhufer), andererseits aber auch zur Vermehrung (Leukozytose, z. B. bei bakteriellen Infektionen) oder Abnahme (Leukopenie, z. B. bei der Parvovirusinfektion bei Hund und Katze) der weißen Blutzellen.

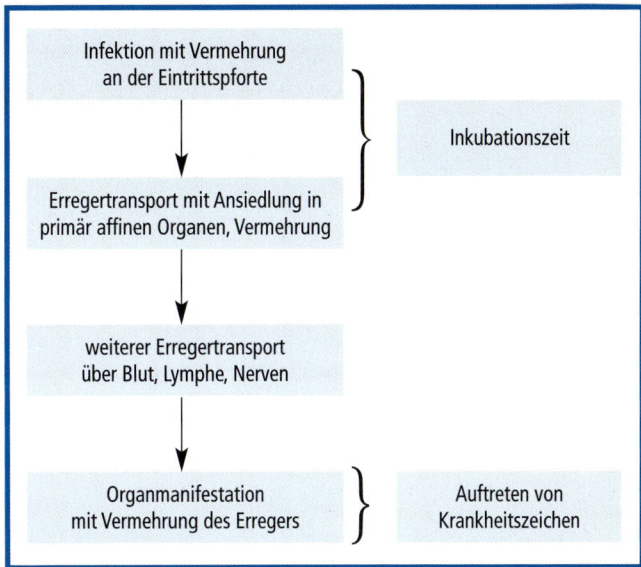

Abb. 8.3: Schematisch vereinfachter Ablauf einer zyklischen Infektion.

Der weitere Verlauf und der Ausgang einer Infektionskrankheit ist vom Schicksal der Erreger im Organismus abhängig:

- *Heilung* bei restloser Vernichtung des Erregers durch die Körperabwehr.
- *Tod* bei Versagen der Abwehreinrichtungen.
- *Chronischer Verlauf* bei weiterem krankmachenden Verbleib der Erreger über längere Zeit.
- *Latenter Verlauf* bei Verbleib von Krankheitskeimen im Körper ohne Krankheitserscheinungen auszulösen. Dabei können die Erreger zeitweise oder laufend ausgeschieden werden und eine erhebliche Infektionsquelle für andere Tiere oder den Menschen darstellen *(Virus- oder Bakterienausscheider)*.

Wie der Eintritt, so erfolgt auch die *Ausscheidung* von Krankheitserregern auf bestimmten Wegen (z. B. Kot, Harn, Speichel, Milch, Gebärmutter- oder Wundsekret).

Die *Übertragung* der Krankheitskeime geht auf verschiedenen Wegen vor sich. Sie können von Mensch zu Mensch (z. B. Masern, Windpocken), von Tier zu Tier (z. B. Staupe, Katzenseuche), aber auch vom Tier auf den Menschen (z. B. Tollwut durch infektiösen Hundespeichel, Leptospirose durch Mäuseharn, Tuberkulose Rind → mit der Milch ausgeschieden → Infektion des Menschen) und umgekehrt (Tuberkulose des Menschen → Infektion der Kühe) übertragen werden. Krankheiten, die zwischen Tieren und Menschen übertragen werden, nennt man Zoonosen (siehe Kapitel 8.2.8).

Man unterscheidet folgende Übertragungsweisen

- **direkte Übertragung** durch Kontakt:
  z. B. durch Berührung, Belecken, Beschnuppern, erregerhaltige Tröpfchen oder Staub, Verletzungen von Haut und Schleimhäuten, Deckakt, intrauterin, Saugakt
- **indirekte Übertragung** durch Zwischenträger (Vektoren) oder Zwischenwirte
  - leblose Vermittler:
    z. B. Futtermittel, Wasser, keimhaltige Gegenstände wie Stallgeräte, Sattelzeug, tierärztliches Instrumentarium
  - belebte Vermittler:
    z. B. Zecken, Flöhe, Mücken, Fliegen als Zwischenwirte und Überträger

Die Häufung und Ausbreitung von Infektionsfällen bei Mensch und Tier wird als *Seuche* bezeichnet. Seuchen breiten sich oft charakteristisch in Form einer Infektionskette aus. Geschieht dies unerwartet und mit einer gefährlich hohen Erkrankungsrate spricht man von einer *Epidemie (Epizootie)*, z. B. Myxomatose, MKS. Nach einer gewissen Zeit flaut die Seuche wieder ab, die Epidemie ist also zeitlich begrenzt. Verläuft ein solcher Seuchenzug grenzenlos, wird er Pandemie (Panzootie) genannt (z. B. bestimmte Grippeseuchenzüge des Menschen). Andere Seuchen zeichnen sich dagegen durch eine räumliche Begrenzung (bodenständig) aus, ohne dass sie zum Versiegen kommen, d. h. immer wieder fallen in einem Gebiet oder in einem Tierbestand Tiere dieser Seuche zum Opfer (z. B. Bornainfektion beim Pferd, Enzootische Rinderleukose). Einen derartigen Seuchenverlauf bezeichnet man als *Endemie (Enzootie)*.

Erreger von Infektionskrankheiten	
Erreger	Größe
Prionen	4 bis 6 Nanometer (10^{-9} m)
Viren	5 bis 400 Nanometer (10^{-9} m)
Bakterien	1 bis 20 Mikrometer (10^{-6} m)
Pilze	über 10 Mikrometer (10^{-6} m)
tierische Einzeller	2 bis 50 Mikrometer (10^{-6} m)
tierische Mehrzeller	sehr variabel

Mikroorganismen müssen als Infektionserreger die Fähigkeit besitzen, in den menschlichen oder tierischen Körper einzudringen, sich festzusetzen und zu vermehren. Man unterscheidet dabei Mikroorganismen, die stets zu Krankheiten führen *(obligat pathogen)*, und solche, die nur dann zu Krankheiten beim Wirt führen, wenn eine Krankheitsbereitschaft (z. B. Resistenzschwäche) vorliegt *(fakultativ pathogen)*. Neben den pathogenen Mikroorganismen gibt es aber auch solche, die dem Wirt nützen, ja sogar für ihn lebensnotwendig sind (z. B. Darmbakterien, Pansenbakterien der Wiederkäuer). Diese Lebensgemeinschaft zum gegenseitigen Nutzen bezeichnet man als *Symbiose*.

Es gibt viele Möglichkeiten für einen Infektionserreger, den Wirtsorganismus zu schädigen:
- direkte Zellschädigung durch Erregervermehrung (z. B. Darmschleimhaut bei Parvovirose)
- Toxinproduktion (z. B. Tetanus)
- Tumorauslösung (z. B. FeLV)
- Hervorrufen einer immunpathologischen Reaktion (z. B. FIP) oder einer Immunschwäche (z. B. FIV, FeLV)
- Veränderungen von Stoffwechselfunktionen und Enzymreaktionen (z. B. Hcc)
- Nahrungskonkurrenz (z. B. Darmparasiten)
- Blutentzug (z. B. bestimmte Darm- und Hautparasiten)

8.2.2 Infektionsabwehr

Zur Abwehr einer Infektion stehen dem Organismus mehrere Einrichtungen zur Verfügung. Man unterscheidet unspezifische und spezifische Abwehrmechanismen. Zur *unspezifischen Abwehr (Resistenz)* gehören die physiologischen Schranken der intakten äußeren Haut und der Schleimhäute (z. B. Flimmerepithel des oberen Atmungstraktes), die Phagozytose (neutrophile Granulozyten, Makrophagen) sowie verschiedene Substanzen, die direkt Erreger

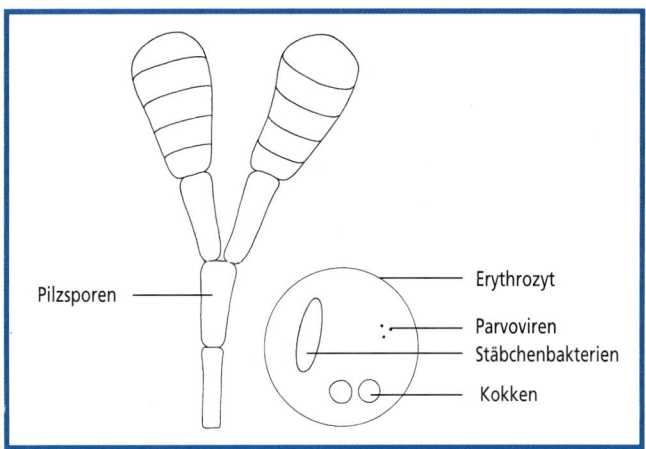

▲ Abb. 8.4:
Größenvergleich von verschiedenen Krankheitserregern mit einem Hundeerythrozyten (Durchmesser etwa 7 Mikrometer).

Wichtige Begriffe der allgemeinen Infektionslehre

Epidemiologie	Infektions- und Seuchenlehre
Epidemie	gehäuftes Auftreten einer seuchenhaften Infektionskrankheit (Seuchenzug, z. B. Grippewelle, Maul- und Klauenseuche)
Endemie	Infektionskrankheit, die ohne zeitliche Begrenzung in einem bestimmten Gebiet bodenständig vorkommt
Zoonose	zwischen Tier und Mensch übertragbare Krankheit
Lokalinfektion	auf den Eintrittsort begrenzt bleibende Infektion (z. B. Harnblasenentzündung)
Allgemeininfektion	Ausbreitung der Erreger über den ganzen Organismus
Septikämie (Sepsis)	dauernde oder schubweise Streuung der Erreger von einem Infektionsherd in das Blut (z. B. bei Nabelinfektion)
Mortalität	Sterblichkeit; prozentualer Anteil der Todesfälle bezogen auf die Gesamtpopulation
Morbidität	Krankheitsstand; Anteil der Erkrankten in der Gesamtpopulation
Letalität	Tötlichkeit; Anteil der Todesfälle bezogen auf erkrankte Individuen
Tenazität	Widerstandsfähigkeit eines Erregers gegenüber Umwelteinflüssen (Temperatur, pH-Wert, Desinfektionsmittel, Strahlen)

schädigen können (Interferone, Komplementsystem, Opsonine) oder ein bestimmtes Oberflächenmilieu gewährleisten (Säurefilm der äußeren Haut, saurer pH im Magen). Die Aktivierung der unspezifischen Abwehr lässt sich klinisch anhand auftretenden Fiebers und am Blutbild (Leukozytose, Linksverschiebung) erkennen.

Daneben verfügt der Körper über die *spezifische Abwehr (Immunität)*, ein Mechanismus, der sich jeweils gegen einen ganz bestimmten Erreger richtet. In den Körper eingedrungene Krankheitserreger (z. B. Viren, Bakterien) werden vom Immunsystem als Fremdstoffe *(Antigene)* erkannt. Daraufhin produzieren bestimmte Lymphozyten (B-Lymphozyten / Plasmazellen) im Verlauf mehrerer Tage spezifische Eiweißstoffe *(Antikörper = Gammaglobuline = Immunglobuline: Ig)*. Durch diese Antikörper werden die Antigene unschädlich gemacht *(Antigen-Antikörper-Reaktion)*.

Dringt später wiederum dasselbe Antigen ein und sind noch genügend Antikörper vorhanden, so entwickelt sich keine Infektionskrankheit bzw. es kommt sehr rasch zu einer wirksamen Vernichtung durch die spezifischen, Antikörper produzierenden Lymphozyten (Gedächtniszellen). Der Organismus ist dann geschützt (immun). Diese Immunität kann Jahre, mitunter sogar das ganze Leben anhalten. Man bedient sich dieses Mechanismus bei der aktiven Immunisierung (siehe Kapitel 8.2.3.1).

Das *Immunsystem* besteht aus zwei Anteilen, dem *humoralen* (in Körperflüssigkeiten wie Plasma, Sekrete) und dem *zellulären* System. Für beide Anteile sind die Lymphozyten als sogenannte immunkompetente (immunologisch wirksame) Zellen

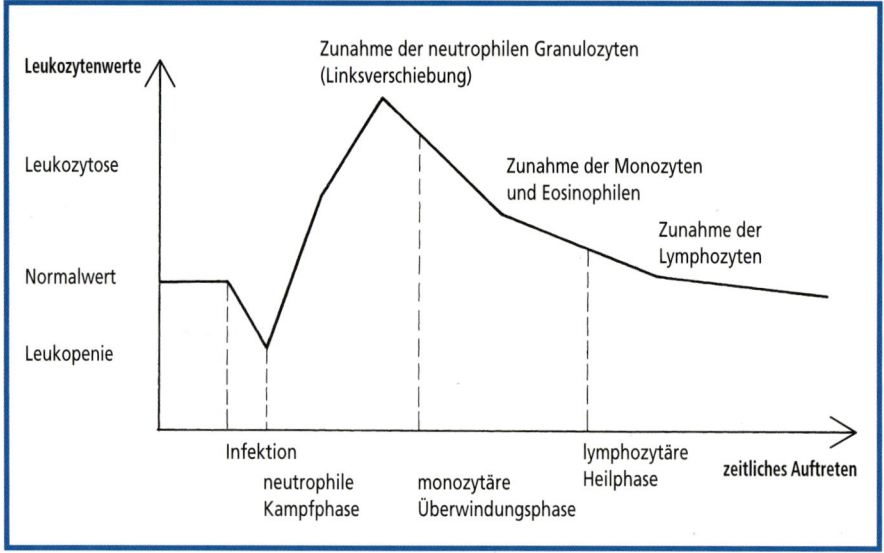

Abb. 8.5:
Biologische Leukozytenkurve im Verlauf einer Infektionskrankheit (schematisch nach SCHILLING).

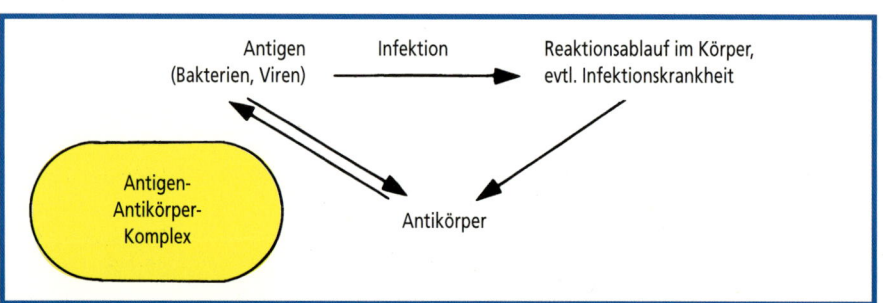

Abb. 8.6:
Schema der Immunitätsreaktion.

von entscheidender Bedeutung. Im humoralen System bilden sich aus B-Lymphozyten die Plasmazellen, die Immunglobuline (Antikörper: Ak) produzieren. B-Lymphozyten bzw. Plasmazellen zirkulieren nicht im Blut, sie sind im Gewebe, vor allem in lymphatischen Organen (Milz, Lymphknoten, Tonsillen) zu finden. Im zellulären System sind T-Lymphozyten, die auch im Blut zirkulieren, für den Ablauf der zellvermittelten Immunreaktionen verantwortlich. Beide Lymphozytenarten speichern den Kontakt mit einem Antigen und bilden so das »immunologische Gedächtnis«. Werden Lymphozyten vermindert produziert (z. B. durch Einsatz von Zytostatika) oder ist ihr Zusammenspiel und ihre Funktion beeinträchtigt (FeLV, FIV, HIV), resultieren für den Organismus schwerwiegende Störungen, die sich klinisch z. B. in einer Infektdisposition (z. B. AIDS) äußern.

8.2.3 Impfung (Immunprophylaxe)

Man unterscheidet eine aktive und eine passive Schutzimpfung *(Immunisierung)*. Der menschliche und tierische Körper bildet nicht nur dann Abwehrstoffe, wenn er mit den lebenden, voll angriffsfähigen Krankheitskeimen in Berührung kommt, sondern er erkennt auch abgetötete oder in ihrer Gefährlichkeit abgeschwächte Erreger als Antigen. Dieses natürliche Abwehrprinzip macht man sich bei der aktiven Immunisierung zunutze.

8.2.3.1 Aktive Immunisierung

Durch Verabreichung (Injektion, oral, nasal) eines Impfstoffs (Vakzine) aus abgeschwächten Erregern (Lebendimpfstoff) oder abgetöteten Erregern (Totimpfstoff) werden gegen diese Antigene vom Organismus Antikörper gebildet. Die Ausbildung des vollen Impfschutzes dauert einige Tage bis Wochen. In dieser Zeit ist der Körper noch infektionsempfänglich. Deshalb müssen die Tiere zur Impfung auch gesund und entwurmt sein.

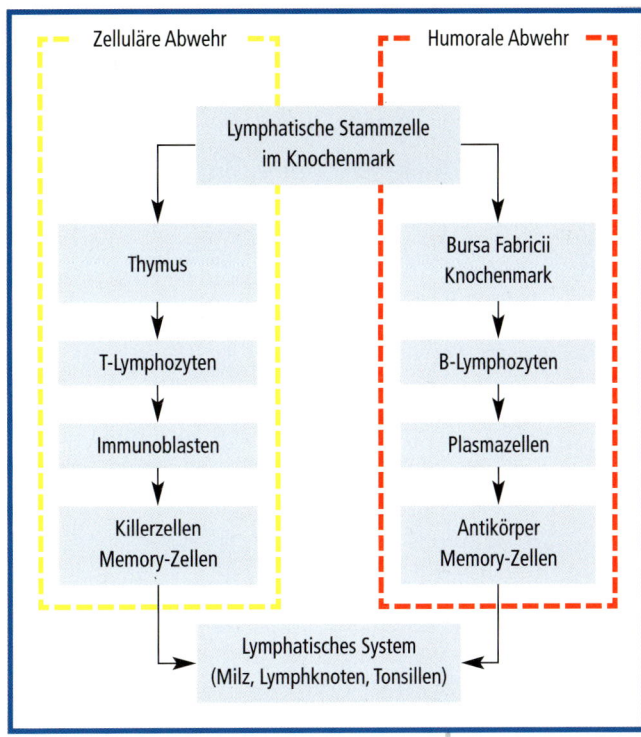

Abb. 8.7: Bildung immunkompetenter Zellen.

Impfplan für den Hund

	8.–10. Woche	ab 12. Woche	Wiederholung
Parvovirose	x	x	jährlich
Staupe	x	x	alle 2 Jahre
Hepatitis (Hcc)	x	x	alle 2 Jahre
Leptospirose	x	x	jährlich
Tollwut		x	jährlich
Zwingerhusten	x	x	jährlich
Borreliose	x	x	jährlich

Impfplan für die Katze

	8.–10. Woche	ab 12. Woche	Wiederholung
Katzenseuche	x	x	alle 2 Jahre
Katzenschnupfen	x	x	jährlich
Tollwut		x	jährlich
Leukose (FeLV)	x	x	jährlich

Impfplan für das Fohlen						
	4 Mo	5 Mo	6 Mo	7 Mo	8/9 Mo	13/14 Mo	Wiederholung
Herpesvirus		x		x		x	alle 6–9 Monate
Influenzavirus		x		x		x	alle 6 Monate
Tetanus	x		x			x	alle 2 Jahre
Tollwut			x				jährlich

In den ersten Lebenswochen ist das Neugeborene durch Antikörper des Muttertieres (*maternale Antikörper*), die je nach Art der Plazentation entweder schon vor der Geburt (bei Hund und Katze) oder erst nach der Geburt über die Milch (bei Pferd, Rind, Schwein) übertragen werden, geschützt. Das Neugeborene ist durch die Mutter passiv immunisiert. Der erstmalige Zeitpunkt einer aktiven Schutzimpfung bei Jungtieren zur Bildung eigener Antikörper richtet sich daher nach der noch vorhandenen Anzahl an maternalen Antikörpern. Beim Fohlen erfolgt die erste Impfung in der Regel im 4. Lebensmonat, bei Hund und Katze in der 8. Lebenswoche. Da beim Hund das Vorhandensein maternaler Antikörper gegen Parvoviren, die eine erfolgreiche aktive Immunisierung verhindern, stark schwankt (sie können bereits bei 6 Wochen alten Welpen verschwunden, aber auch bei 12 Wochen alten Welpen noch vorhanden sein), gibt es immer wieder, selbst bei ordnungsgemäßer Durchführung des Impfplanes, Infektionen in dieser Altersgruppe, die aber keine eigentlichen »Impfdurchbrüche« sind. Dieses Risiko ist nicht hundertprozentig zu verhindern, da die Erstellung solcher Impfempfehlungen stets nur die Mehrheit der Individuen, nicht jedoch jeden Einzelfall, berücksichtigen kann.

Eine belastungsfähige Immunität wird, besonders bei Jungtieren, erst nach wiederholter Impfung erreicht (*Grundimmunisierung*) und durch Wiederholungsimpfungen (*Auffrischung*) aufrechterhalten.

8.2.3.2 Passive Immunisierung

Im Krankheitsfall oder bei Gefahr der Ansteckung werden dem Körper Antikörper (Gammaglobuline aus einem Heilserum) als Sofortschutz zugeführt. Dieser Schutz hält jedoch nur kurze Zeit an (meist nur 3 bis 4 Wochen).

Die aktive und passive Impfung kann man koppeln. Diese **Simultanimpfung** verwendet man z. B. bei Gefahr des Wundstarrkrampfs (Tetanusinfektion) nach Biss oder Verletzung. Man führt dem Körper zum sofortigen Schutz Antikörper zu (passive Impfung) und überbrückt damit den Zeitpunkt der hohen Infektionsbelastung, in welchem sich der aktive Impfschutz erst entwickeln muss.

Man unterscheidet folgende Formen:
- Schutzimpfung:
  Impfung von gesunden Tieren in seuchenfreier Umgebung (aktive Impfprophylaxe).
- Notimpfung:
  Impfung von noch gesund erscheinenden Tieren in verseuchter Umgebung (simultan oder passiv).
- Heilimpfung:
  Impfung von erkrankten Tieren (passive Immunisierung).

8.2.4 Viren und Viruskrankheiten

Als Viren bezeichnet man kleinste Krankheitserreger. Alle Viren bestehen aus der Grundsubstanz des Lebens, den Nukleinsäuren (RNS oder DNS) und aus einer eiweißhaltigen Kapsel (Nukleokapsid). Viele Viren besitzen darüber hinaus eine Hülle. Da diese Hülle empfindlich ist gegenüber z. B. Säuren, Laugen und Desinfektionsmitteln, sind behüllte Viren in der Regel weniger resistent gegenüber Umwelteinflüssen als unbehüllte Viren.

Eigenschaften der Viren:
- Sie sind keine eigenständigen Zellen.
- Sie besitzen keinen eigenen Stoffwechsel und sind daher nur in der lebenden Zelle vermehrungsfähig.
- Sie lassen sich nur in lebenden Zellen (z. B. Zellkulturen, bebrütetes Hühnerei) und nicht auf den für die Bakterienkultur gebräuchlichen Nährböden züchten.

Viele Viren haben die Neigung, sich in spezifischen Organen oder Geweben anzusiedeln, um ihre krank machende Wirkung entfalten zu können (z. B. Schnupfenviren in der Nasenschleimhaut, Grippeviren in der Lunge, Pockenviren in der Haut, Hepatitisviren in der Leber, Tollwutviren im Gehirn).

Diagnose von Virusinfektionen

Anhand der Anamnese und der klinischen Symptome stellt der Tierarzt den Verdacht auf eine Virusinfektion. Mit Hilfe serologischer Verfahren (Antikörpernachweis) kann diese Diagnose untermauert werden. Hierbei ist eine zweimalige Untersuchung im Abstand von 2 bis 4 Wochen notwendig, um einen Anstieg der Antikörper (Titeranstieg) zu beurteilen. Der definitive Beweis, dass eine bestimmte Virusinfektion vorliegt, erfolgt durch den Erregernachweis (Antigennachweis im Gewebe, ggf. in Kot und Sekreten) in entsprechend eingerichteten Labors.

Bekämpfung von Virusinfektionen

Staatliche Bekämpfung (siehe Tierseuchengesetz, Kapitel 8.3).

Bei virusbedingten Seuchen will man durch hygienisch-sanitäre Maßnahmen eine Ausrottung der Krankheit erreichen (z. B. Tötung und unschädliche Beseitigung der befallenen Tiere; Desinfektion; Absperrung von Stallungen oder Gebieten, in denen die Seuche auftritt).

Wichtige Begriffe der Infektionsabwehr

Infektion	Eindringen, Haftung und Vermehrung von Krankheitserregern
Virulenz	Infektionskraft und Vermehrungsfähigkeit von Erregern (hochvirulente / schwachvirulente Erreger bzw. Erregerstämme)
Pathogenität	Erzeugung krank machender Wirkung eines Erregers im Wirtsorganismus
Resistenz	natürliche, unspezifische Abwehrkraft eines Organismus
Phagozytose	aktive Aufnahme von Fremdpartikeln in das Innere einer Zelle
Antigen-Antikörper-Reaktion (Ag-Ak-Komplex)	die Wechselwirkung zwischen einem körperfremden Stoff (Antigen) und Abwehrstoffen (Antikörper) im Organismus; sie kann zu einem Zustand der Unempfindlichkeit (Immunität) oder Überempfindlichkeit (Allergie) führen
Immunität	Feiung, Verschontbleiben; spezifische erworbene Unempfindlichkeit gegenüber Infektionserregern oder Giften

Die Hauptaufgabe der tierärztlichen Tätigkeit liegt in der vorbeugenden, aktiven Schutzimpfung *(Immunprophylaxe)*, in Einzelfällen auch in der Notimpfung.

Bei bereits erkrankten und krankheitsverdächtigen Tieren wird ein passiver Serumschutz erzeugt (z. B. bei Staupe, Katzenseuche).

Eine ursächliche Behandlung von Viruskrankheiten ist nicht, bzw. nur bedingt möglich. Durch Behandlung der Symptome (z. B. Fieber, Husten, Durchfall, Herzschwäche) und Schutz vor Sekundärinfektionen (Antibiotikagaben) versucht der Tierarzt, den Krankheitsverlauf zu mildern.

Tabelle 8.1: Wichtige Virusinfektionskrankheiten beim Hund

Erkrankung	Empfängliche Tiere/Übertragung	Klinische Symptome	Vorbeugung
Parvovirose	*Empfängliche Tiere:* alle Hundeartigen besonders gefährdet: Welpen (Risiko bei Abgabe nur einmal geimpfter Welpen), Tiere in Zwingern, Tierheimen *Übertragung:* direkt (Beschnuppern, Belecken), über Kot, Erbrochenes, indirekt durch Personen (Händler, Tierärzte)	*Inkubationszeit:* 4–10 Tage Futterverweigerung, Fieber (39,5–41,5 °C), Erbrechen, wässriger bis blutiger Durchfall, Leukopenie (0,4–3 G / l), Austrocknung. Plötzliche Todesfälle bei Welpen bis 12 Wochen (Myokarditis) Schwere Verläufe bei Jungtieren, milde bei erwachsenen Tieren.	Schutzimpfung (Die Antikörper der Mutter können bei den Welpen bis zur 10./12. Lebenswoche die Impfantwort der 1. Impfung stören)
Hundestaupe	*Empfängliche Tiere:* alle Hundeartigen, aber auch Waschbären, Nerze u.a.m., besonders gefährdet: junge Hunde (4–6 Monate), Hunde in Städten, Zwingern, Tierheimen *Übertragung:* direkt durch Kontakt, über infiziertes Futter und Wasser	*Inkubationszeit:* 3–7 Tage Fieber (41 °C), Futterverweigerung, Abgeschlagenheit, Nasen- und Augenausfluss, *drei Formen:* 1. katarrhalische Bronchopneumonie, 2. katarrhalische Enteritis, 3. nervöse Form (Verhaltensänderung, Krämpfe, Zittern, epileptiforme Anfälle, Lähmungen) *Spätfolgen:* »Staupegebiss« (Zahnschmelzdefekte), »Staupetick«, Hartballenkrankheit	Schutzimpfung: aktive Impfung, passive Immunisierung bei drohender Gefahr (Ausstellung, Pension) bzw. während der Inkubationszeit
Infektiöse Hundehepatitis (HCC = Hepatitis contagiosa canis)	*Empfängliche Tiere:* alle Hundeartigen (und auch Bären), besonders junge Hunde *Übertragung:* direkt durch Kontakt über Ausscheidungen (Virus wird 1 Jahr oder länger mit dem Urin ausgeschieden)	*Inkubationszeit:* 3–7 Tage nur selten tödlicher Verlauf bei Welpen, die älter sind als 2 Wochen; 2 Fieberschübe, Abgeschlagenheit, Fressunlust, Blutungen, Kollaps, Erbrechen, Durchfall, Ikterus; Hornhauttrübungen in der Rekonvaleszenz	Schutzimpfung
Zwingerhusten Viren und Bakterien	*Empfängliche Tiere:* besonders junge Hunde in Zuchten und Zwingern	*Inkubationszeit:* 2–30 Tage plötzliches Auftreten im gesamten Bestand, »Erkältung« der oberen Atemwege, anhaltender Husten, auch Nasenausfluss, Fieber, Genesung innerhalb von Tagen bis hin zu wenigen Wochen	Schutzimpfung
Herpesvirusinfektion des Hundes (infektiöses Welpensterben)	*Empfängliche Tiere:* alle Hundeartigen, besonders gefährdet: Welpen jünger als 3 Wochen, Hunde in Zuchten und Zwingern *Übertragung:* direkt, intrauterin, während der Geburt (infizierte Tiere bleiben Virusträger)	*Inkubationszeit:* 4–6 Tage *Neugeborene:* Saugunlust, grüngelber, weicher Kot, später Durchfall, Erbrechen, Speichel- und Nasenausfluss, Bauchschmerzen, anhaltendes Schreien, Verenden innerhalb von 1–2 Tagen *ältere Welpen:* Rhinitis, Pharyngitis *Hündinnen* (bei Erstinfektion während der Trächtigkeit): Aborte	Unterkühlung der Welpen vermeiden

Tabelle 8.2: Wichtige Virusinfektionskrankheiten bei der Katze

Erkrankung	Empfängliche Tiere/Übertragung	Klinische Symptome	Vorbeugung
Panleukopenie »Katzenseuche« (Feline Parvovirusinfektion)	*Empfängliche Tiere:* alle Katzenartigen (auch Waschbären, Nerze), besonders Jungkatzen *Übertragung:* direkt indirekt: infiziertes Futter, Käfige, Mensch intrauterin (klinisch inapparent infizierte Tiere können Dauerausscheider sein)	*Inkubationszeit:* 4–6 Tage Futterverweigerung, Mattigkeit, , Erbrechen, Fieber, Durst (Tiere können aber nicht trinken), wässriger Durchfall, Nasen- und Augenausfluss, Leukopenie (Prognose ungünstig, wenn weniger als 2 G / l), Abmagerung, Austrocknung, Tod innerhalb von 3–5 Tagen. *intrauterin infizierte Kätzchen:* zentralnervöse Störungen, unkoordinierte Bewegungen durch Kleinhirnmissbildungen	Schutzimpfung
Feline infektiöse Peritonitis (FIP)	*Empfängliche Tiere:* alle Katzenartigen *Übertragung:* Sekrete und Exkrete (?) sind infektiös (auch klinisch inapparent infizierte Tiere sind Ausscheider)	*Inkubationszeit:* variabel, bis 4 Monate *sehr unterschiedliche Krankheitsbilder:* Fieber, Fressunlust, Apathie, Zunahme des Leibesumfanges, Leukozytose, Lymphopenie, zentralnervöse Störungen, Blindheit. Selten Genesung, Tod innerhalb von 5 Wochen	(Schutzimpfung)
Katzenleukose (FeLV)	*Empfängliche Tiere:* Katzen, besonders Stadtkatzen *Übertragung:* Kontakt, intrauterin (persistierend infizierte Tiere sind Dauerausscheider)	*Inkubationszeit:* 2–3 Monate bis mehrere Jahre *sehr variables Krankheitsbild:* *unspezifische Symptome:* Apathie, erhöhte Temperatur, Husten, Durchfall, Anämie, Leukozytose, allgemeine Infektionsanfälligkeit Tumoren besonders der lymphatischen Organe und in den Nieren, Leukämien keine Genesung	Schutzimpfung
Katzenschnupfenkomplex Viren und Chlamydien	*Empfängliche Tiere:* junge Katzen *Übertragung:* Kontakt, intrauterin	*Inkubationszeit:* 2–4 Tage Fieber, Rhinitis, häufig in chronischen Schnupfen übergehend, Konjunktivitis, seltener Pneumonie, Ulzerationen der Zunge	Schutzimpfung (schützt nur vor ernster Erkrankung)
Felines Immundefizienz Virus (FIV)	*Empfängliche Tiere:* Katzen, besonders bei Gruppenhaltung, *Disposition:* Kater (Raufereien, Bisse) *Übertragung:* Blut, Speichel	unspezifische Symptome, Immunschwäche, (Abmagerung, Schleimhautläsionen, Fieberschübe, Dermatitiden, Pneumonien, Diarrhöen, Tumoren) besonders ältere Katzen erkranken	Schutzimpfung

Tabelle 8.3: Wichtige Virusinfektionskrankheiten beim Pferd

Erkrankung	Empfängliche Tiere/Übertragung	Klinische Symptome	Vorbeugung
Bornasche Krankheit	*Empfängliche Tiere:* Pferde, Schafe und viele andere Säugetiere *Übertragung:* unbekannt	sporadisch und endemisch auftretend gestörtes Allgemeinbefinden, zentralnervöse Störungen, Erregungs- und Depressionszustände, Bewusstseinsstörungen fast immer tödlicher Ausgang	keine bekannt
Infektiöse Anämie der Einhufer	*Empfängliche Tiere:* alle Einhufer *Übertragung:* intrauterin, durch Insekten, durch kontaminiertes Instrumentarium	*Inkubationszeit:* 5–30 Tage wiederkehrendes Fieber, schubweises Auftreten von Mattigkeit, Anämie, Ikterus, Ödemen, zunehmende Abmagerung Tod innerhalb von Tagen bis Jahren	Anzeigepflicht
Pferdeinfluenza	*Empfängliche Tiere:* Equiden, besonders in Gestüten, auf Rennplätzen *Übertragung:* Tröpfcheninfektion (schnelles Ausbreiten im Bestand)	*Inkubationszeit:* 1–3 Tage Nasen- und Augenausfluss, trockener Husten, Fieber. ohne bakterielle Komplikation keine Todesfälle	Schutzimpfung Grundimmunisierung 3–5 Monate alter Fohlen, Wiederholungsimpfung alle 6 Monate
Equine Herpesviren (Rhinopneumonitis/ Virusabort)	*Empfängliche Tiere:* Equiden *Übertragung:* Kontakt, Tröpfcheninfektion, Deckakt, intrauterin	*Inkubationszeit:* 2–10 Tage *bei jungen Tieren*: Atemwegserkrankungen *bei Stuten*: Aborte, evtl. danach zentralnervöse Störungen der Muttertiere	Schutzimpfung Grundimmunisierung und Wiederholungsimpfungen aller Pferde im Bestand, besonders tragende Stuten

Tabelle 8.4: Wichtige Virusinfektionskrankheiten bei Klauentieren

Erkrankung	Empfängliche Tiere/Übertragung	Klinische Symptome	Vorbeugung
Europäische Schweinepest	*Empfängliche Tiere:* Schweine (auch Wildschweine !) *Übertragung*: direkt: Kontakt, Deckakt, intrauterin, durch virushaltige Schlacht- und Fleischprodukte	*Inkubationszeit*: 3–8 (12) Tage bis zu 4 Wochen variables Krankheitsbild: *akute Verlaufsform*: Fieber, Mattigkeit, Fressunlust, Zittern (bei Ferkeln), Hinterhandschwäche, Nasenausfluss, Rachenentzündung, Durchfall, Krämpfe *chronische Verlaufsform*: Appetitlosigkeit, Abmagerung, Wechsel zwischen Durchfall und Verstopfung, Kümmern *intrauterine Infektionen*: kleine Würfe, Aborte, Fruchttod, Missbildungen, lebensschwache Ferkel, Kümmerer	Anzeigepflicht Schutzimpfung

KRANKHEITSLEHRE

Erkrankung	Empfängliche Tiere/Übertragung	Klinische Symptome	Vorbeugung
Aujeszkysche Krankheit (Pseudowut)	*Empfängliche Tiere:* Schwein (Hauptwirt), Rinder, Fleischfresser, andere Tierarten *Übertragung: von Schwein zu Schwein:* direkt, indirekt, intrauterin *von Schwein zu Rind:* indirekt (Futter, Personal, Einstreu) *von Schwein zu Fleischfresser:* durch Schlacht-/Fleischprodukte	*Inkubationszeit:* 3–6 Tage *Schwein:* Neugeborene: kurze, schwere Erkrankung mit tödlichem Ausgang Ferkel: Fieber, Husten, Schnupfen, Atemnot, zentralnervöse Störungen Mastschweine: Fieber, Nachhandschwäche erwachsene Schweine: Aborte, Atemwegserkrankungen *Fleischfresser und Wiederkäuer:* Juckreiz!, Unruhe, Erregbarkeit, zentralnervöse Störungen, Apathie, Schluckbeschwerden, im Gegensatz zur Tollwut Durst und keine Aggressivität Tod innerhalb von Tagen	Anzeigepflicht, keine rohen Produkte vom Schwein (Fleisch, Knochen, Schlund, Lunge etc.) an Fleischfresser füttern (auch durch Pökeln, Einfrieren verliert das Virus seine Infektiosität nicht)
Maul- und Klauenseuche (MKS)	*Empfängliche Tiere:* Rind, Schwein, alle Klauentiere, andere Tierarten und der Mensch *Übertragung:* direkt, über Speichel und Milch, indirekt durch Schlacht- und Fleischprodukte, kontaminiertes Futter, Boden, Kleidung, Menschen, Ratten, Katzen	*Inkubationszeit:* 2–7 Tage Entzündungen der Mundschleimhaut und der Klauen (bis zum Ausschuhen), Herzmuskelentzündungen bei Kälbern	Anzeigepflicht
Bovine Virus Diarrhoe (BVD)/ Mucosal Disease	*Empfängliche Tiere:* besonders Rind, aber auch Schafe und Wildwiederkäuer *Übertragung:* direkt, indirekt (Futter, Geräte, Personal), intrauterin	*Inkubationszeit:* 2–14 Tage Fieber, Entzündungen der Mundhöhle und der Klauen, Durchfall Aborte, lebensschwache Kälber, Kälber mit Bewegungsstörungen	Meldepflicht Schutzimpfung
Bovine Herpesvirus-Typ 1-Infektion (BHV) (früher: Infektiöse bovine Rhinotracheitis [IBR])	*Empfängliche Tiere:* Rinder andere Wiederkäuer *Übertragung:* Kontakt	*Inkubationszeit:* 2–6 Tage hohes Fieber, Nasenausfluss Speicheln, Atemwegsentzündungen, Aborte	1. Anzeigepflicht 2. Schutzimpfung 3. Bestandssanierung
Enzootische Leukose des Rindes, juvenile Kälberleukose	*Empfängliche Tiere:* Rinder Schafe, Ziegen *Übertragung:* Hautkontakt	*Inkubationszeit:* über 3 Monate Knotenbildung in der Haut, Atemnot, Husten, Ödeme, Lymphknotenschwellungen	1. Anzeigepflicht 2. serologische Untersuchung weiterer Rinder 3. staatliche Bekämpfung

Tabelle 8.5: Wichtige Virusinfektionskrankheiten bei Hase und Kaninchen

Erkrankung	Empfängliche Tiere/Übertragung	Klinische Symptome	Vorbeugung
Myxomatose	*Empfängliche Tiere:* Haus- und Wildkaninchen, selten Hasen *Übertragung:* durch stechende Insekten	*Inkubationszeit:* 5–10 Tage Schwellungen im Kopfbereich (Augen, Schnauze, Ohren), am Genitale und am After, Fieber Tod innerhalb von Tagen	Schutzimpfung Insektenbarrieren in Ställen, kein Grünfutter in der Zeit von Seuchenzügen
Hämorrhagische Krankheit der Kaninchen (**RHD** Rabbit Haemorrhagic Disease)	*Empfängliche Tiere:* Kaninchen (und Hasen) betroffen besonders Tiere älter als 3 Monate *Übertragung:* direkt, indirekt	*Inkubationszeit:* 1–3 Tage *perakuter Verlauf:* plötzliche Todesfälle *akuter Verlauf:* respiratorische Symptome, Zyanose, Hämaturie	Schutzimpfung

Tabelle 8.6: Wichtige Infektionskrankheiten durch Viren und Prionen, die bei verschiedenen Tierarten auftreten können

Erkrankung	Empfängliche Tiere/Übertragung	Klinische Symptome	Vorbeugung
Virusbedingte Durchfälle (Rota- und Coronaviren)	*Empfängliche Tiere:* Neugeborene, viele Säugetierarten (bes. Kalb, Ferkel) *Übertragung:* verunreinigtes Futter, Wasser	*Inkubationszeit:* 1–3 Tage Schwäche, Durchfall und Erbrechen, zentralnervöse Störungen, Austrocknung häufig Todesfälle	Hygiene Schutzimpfung (nur gegen Rotavirusinfektion beim Rind)
Tollwut	*Empfängliche Tiere:* Säugetiere einschl. Mensch *Übertragung:* Speichel ist infektiös (Biss, Verunreinigung von Wunden durch Speichel), hauptsächliche Überträger: infizierte Hunde, Katzen, Füchse, Marder	*Inkubationszeit:* durchschnittlich 60 Tage (10–276 Tage) *1. Phase:* Wesensveränderung, Speicheln, Schluckbeschwerden, Wasserscheue *2. Phase:* Unruhe, Aggressivität, Beißlust *3. Phase:* Lähmungen Tod innerhalb einer Woche aber auch »stille Wut«	Anzeigepflicht Schutzimpfung (Hund, Katze, Rind, Pferd, Mensch, beim Fuchs: Schluckimpfung durch Köder)
Übertragbare spongiforme Enzephalopathien (TSE) (Prionen), z. B. BSE, Scrapie	*Empfängliche Tiere:* viele Säugetiere: Schaf, Rind, Hirsch, Nerz, Katze, Maus, Mensch, u. a. *Übertragung:* über die Nahrung, intrauterin?	*Inkubationszeit:* Jahre zentralnervöse Störungen tödlicher Verlauf (Prionen rufen keine Immunantwort hervor → keine Antikörper, durch die infizierte Tiere serologisch identifiziert werden könnten)	Anzeigepflicht (Prionen sind äußerst resistent gegen Hitze, Strahlen, sauren pH, Formalin etc.)

8.2.5 Bakterien und bakterielle Infektionskrankheiten

Bakterien sind einzellige Mikroorganismen, die eine große biologische Bedeutung haben. Sie stellen ein lebensnotwendiges Glied im Kreislauf der Natur dar, üben wichtige Zersetzungsvorgänge (Fermentation) beim Abbau organischer Substanz aus und sind an der Bildung von Kohlenstoff, Stickstoff und Schwefel beteiligt. Im Vergleich zu der großen Anzahl an nützlichen Bakterien ist die Menge an schädlichen Krankheitserregern verhältnismäßig gering.

Eigenschaften der Bakterien:
- Sie bestehen aus einer Zelle mit kernähnlicher Struktur, Zellplasma und fester Zellwand.
- Sie besitzen einen eigenen Stoffwechsel und nehmen ihre Nährstoffe durch die Zellwand auf.
- Sie vermehren sich ungeschlechtlich durch einfache Zellteilung,
- Die Anzüchtung gelingt auf geeigneten Nährböden (z. B. Nähragar, Blutagar).
- Die Anfärbung erfolgt durch besondere Farbstoffe (z. B. Anfärbbarkeit der Zellwand mit der Gramfärbung)
- Die Größe beträgt über 1 μm (Mikrometer); deshalb sind Bakterien, im Gegensatz zu den Viren, unter dem Lichtmikroskop sichtbar zu machen.

Zur ungehinderten Vermehrung benötigen Bakterien für sie günstige Umweltbedingungen (Nährsubstanz, bestimmte Temperatur, pH-Wert, Wasser). Das Temperaturoptimum für Krankheitserreger der Säugetiere liegt bei 37 °C, deshalb ist das Fieber ein biologisch sinnvoller Abwehrmechanismus. Blut ist für sie ein besonders guter Nährboden. Einige Bakterien (z. B. *Clostridium tetani* – Wundstarrkrampf) besitzen als Überlebensstrategie die Fähigkeit zur Sporenbildung. Diese Dauerformen sind gegenüber Umwelteinflüssen äußerst widerstandsfähig (hohe Tenazität).

Bakterien werden nach ihrer Form und Beweglichkeit, ihrer Anfärbbarkeit, ihrem Verhalten auf künstlichen Nährböden (Bakterienkultur), ihrem Sauerstoffbedarf sowie ihrer Fähigkeit zur Sporenbildung (widerstandsfähige Dauerform) unterschieden.

Der Form nach unterscheidet man folgende Gruppen von Bakterien:
- Kugelbakterien (Kokken)
- Stäbchenbakterien
- schraubenförmige Bakterien (Spirochäten)

Eine grobe Differenzierung der Bakterien erfolgt durch ihre *Anfärbbarkeit mit der Gramfärbung*. Grampositive Erreger erscheinen dunkelblau, gramnegative Erreger rot gefärbt. Mit diesem unterschiedlichen Färbeverhalten der Zellwand geht auch eine unterschiedliche Wirksamkeit von Antibiotika gegenüber grampositiven/-negativen Bakterien einher.

Durch die vielen unterschiedlichen Merkmale und Eigenschaften der Bakterien ist eine Gliederung in Familien, Gattungen und Arten möglich. Viele Bakterienarten ergeben dabei eine Gattung, mehrere Gattungen eine Familie.

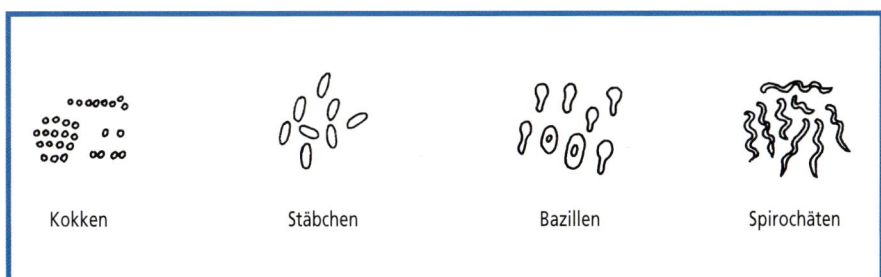

Abb. 8.8: Verschiedene Bakterienformen.

◀ Abb. 8.9:
Wichtige Bakteriengattungen in der Tiermedizin.

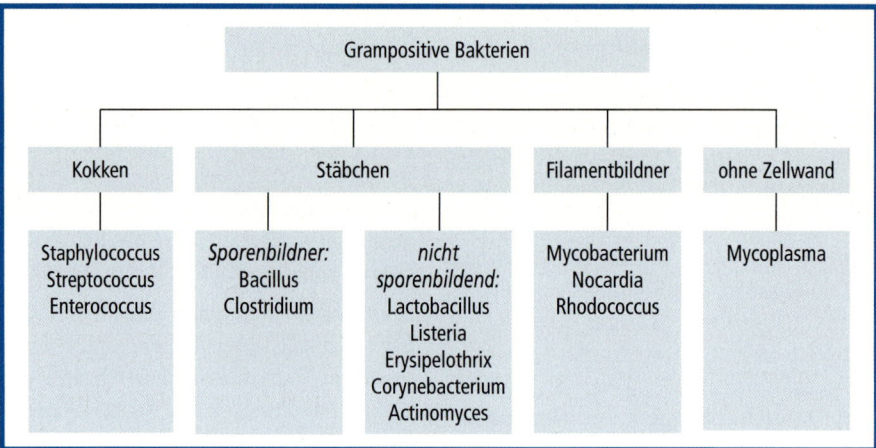

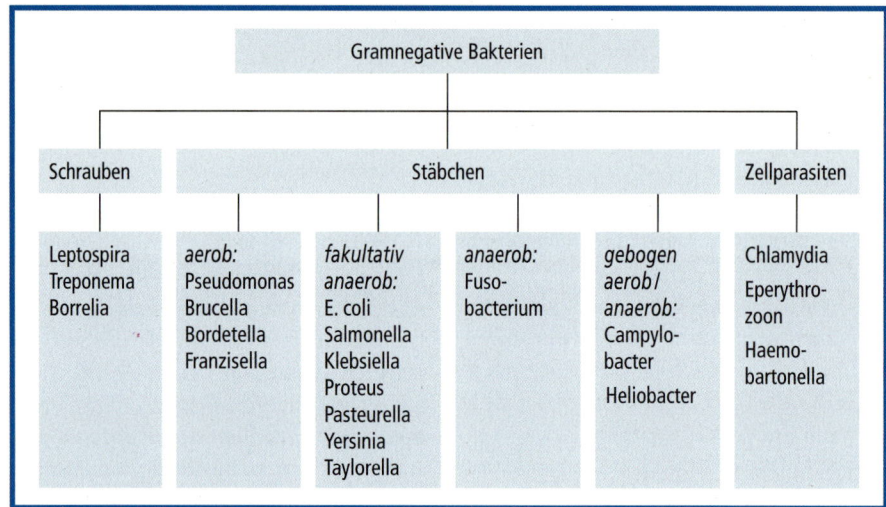

Wichtige Kokken	
Staphylokokken:	*wichtige Sekundärerreger* (hohe Resistenz gegenüber Penicillin!) ▪ Pyodermien ▪ Atemwegsinfektionen ▪ Lebensmittelinfektionen ▪ Sepsis / Pyämie ▪ Erreger der Botryomykose beim Pferd ▪ Erreger des Ferkelrußes
Streptokokken:	*wichtigster Eitererreger beim Tier* ▪ Mastitiserreger beim Rind ▪ Spätlähme beim Fohlen ▪ Atemwegsinfektionen beim Pferd ▪ Sterilitäts- / Abortursache beim Pferd

Als veterinärmedizinisch wichtige **Kokken** sind Staphylokokken (traubenförmige Anordnung) und Streptokokken (kettenförmige Anordnung) zu nennen. Zu ihnen gehören die wichtigsten Eiter-, Wundinfektions- und Mastitiserreger. Als nützliche Keime finden sich im Darm so genannte Enterokokken.

Stäbchen sind die umfangreichste Bakteriengruppe. Sie können unbeweglich oder auch durch den Besitz von Geißeln beweglich sein.

Anaerobier sind Mikroorganismen, die sich nur ohne Luftsauerstoff entwickeln. *Fakultativ anaerobe* Bakterien kommen mit oder ohne Sauerstoff aus.

Wichtige Infektionen durch stäbchenförmige Bakterien

Erreger	Erkrankung
Arcanobacterium pyogenes	Eiter-, Mastitis-, Abort-, Endometritiserreger beim Rind
Actinomyces bovis *Actinobacillus lignieresii*	Strahlenpilzkrankheit beim Wiederkäuer (Aktinonomykose / -bazillose)
Actinobacillus equuli	Frühlähme beim Fohlen
Listeria monocytogenes	Listeriose: generalisierte Entzündungen bei Jungtieren, Gehirn- / Hirnhautentzündung, Mastitis bei Wiederkäuern (Zoonose)
Erysipelothrix rhusiopathiae	Rotlauf beim Schwein (Zoonose)
Mykobakterien	Tuberkulose bei Mensch und Tier (Zoonose)
Brucellen	Bruzellose bei Mensch und Tier (Zoonose)
Vibrio cholerae	Cholera des Menschen
Vibrio parahaemolyticus	Lebensmittelinfektionen beim Menschen
Bordetellen	Sekundärerreger bei Atemwegserkrankungen (z. B. Zwingerhusten)
Franzisella tularensis	Hasenpest (Zoonose)
Salmonellen	akute und chronische Magendarminfektionen bei Mensch und Tier, Lebensmittelinfektionen (Zoonose), wichtig: inapparente Infektionen!
pathogene *Escherichia-coli-Arten*	Durchfallerkrankungen bei Jungtieren, Mastitis beim Rind, Lebensmittelinfektionen (EHEC), Schleimhautentzündungen, Ödemkrankheit beim Schwein
Klebsiellen	Jungtierinfektionen, Endometritis- / Abortursache beim Pferd
Burkholderia mallei	Rotz bei Pferd und Großkatzen (Zoonose)
Pseudomonas aeruginosa	fakultativ pathogener Keim, Sekundärerreger
Proteus-Arten	Fäulniskeim, fakultativ pathogen
Yersinia pseudotuberculosis	Pseudotuberkulose beim Tier (Zoonose)
Yersinia enterocolitica	Durchfallerkrankungen (Zoonose)
Yersinia pestis	Pest beim Mensch (Zoonose)
Haemophilus-Arten	ISTME beim Rind, Serosen- und Gelenksentzündung beim Schwein
Taylorella equigenitalis	Contagiöse equine Metritis (CEM) beim Pferd
Mannheimia-Arten (früher: Pasteurellen)	wichtiger Sekundärerreger, hämorrhagische Septikämien, Atemwegsinfektionen, Geflügelcholera
sporenbildend	
Bacillus anthracis	Milzbrand (Zoonose)
Clostridium tetani	Tetanus (Wundstarrkrampf) bei Mensch und Tier
Clostridium botulinum	Botulismus bei Mensch und Tier (schlaffe Lähmung)
andere Clostridienarten	Gasbrand, Gasödem, Rauschbrand, Wundinfektionen, Sepsis, Lebensmittelinfektionen

Spirochäten sind schraubenförmig gewundene Bakterien, die sich durch lebhaftes Hin- und Herschleudern fortbewegen.

Wichtige schraubenförmige Bakterien

Erreger	Erkrankung
Borrelien	Lyme-Borreliose bei Tier und Mensch, durch Zecken übertragen
Leptospiren	schwere Allgemeininfektionen häufig mit Ikterus bei Mensch und Tier (Zoonose), Stuttgarter Hundeseuche, Aborte beim Schwein
Helicobacter	Gastritis, Magengeschwüre
Brachyspira hyodysenteriae	Schweinedysenterie
Treponema pallidum	Syphilis des Menschen
Treponema paraluis cuniculi	Kaninchensyphilis

Es existieren darüber hinaus Bakterien, die keine Zellwand besitzen, bzw. die nur, wie Viren, als Zellparasiten leben können. Dazu gehören:

Sonstige Infektionserreger

Erreger	Erkrankung
Mykoplasmen	Pneumonien (besonders Schwein, Wiederkäuer, Mensch), Polyarthritis (Klauentiere), Mastitis (Wiederkäuer)
Haemobartonella felis	Anämie bei der Katze
Eperythrozoon suis	Anämie beim Schwein
Chlamydia psittaci	Psittakose der Papageienartigen, Ornithose des Geflügels, Katzenschnupfen, Aborte beim Schaf (Zoonose)

Die *Bestimmung (Diagnose) der Bakterien* gelingt durch eine Anzüchtung auf geeigneten Nährböden. Die einzelnen Bakteriengattungen zeigen unterschiedliches Wachstum ihrer Kolonien auf den entsprechenden Nährböden (Form, Größe, Farbe, Schleimbildung). Viele Bakterienarten verursachen eine Hämolyse auf Blutagar, was ebenfalls der Bestimmung dient. Eine genaue Unterscheidung der einzelnen Bakterienarten (z. B. bei den vielen verschiedenen Salmonellentypen) ist nur durch weitergehende Untersuchungen (serologisch, biochemisch) in bakteriologischen Instituten möglich. Eine weitere Möglichkeit für die Diagnose einer bakteriellen Infektion besteht im Nachweis von Antikörpern im Blut (Serum) der Patienten (z. B. Leptospirose).

Bekämpfung bakterieller Infektionskrankheiten

Bakteriell bedingten Infektionskrankheiten, die unter das Tierseuchengesetz fallen, wird durch staatlich angeordnete Bekämpfungsmaßnahmen begegnet.

In der tierärztlichen Praxis werden Bakterien durch *Chemotherapeutika* (Antibiotika, Sulfonamide) im Körper abgetötet (bakterizide Wirkung) oder zumindest in ihrem Wachstum gehemmt (bakteriostatische Wirkung). Viele Bakterienarten zeigen sich aber gegenüber bestimmten Antibiotika und Sulfonamiden resistent, ein Problem, das bei Menschen und Tieren immer mehr an Bedeutung zunimmt (Hospitalismus!). Das geeignete Mittel zur Behandlung muss deshalb durch eine Resistenzbestimmung (*Antibiogramm*) gefunden und zur Vermeidung weiterer Resistenzbildungen in der genauen Dosierung und lange genug angewendet werden. Zur Prophylaxe bakterieller Infektionskrankheiten dienen Impfstoffe, z. B. gegen Schweinerotlauf, gegen Wundstarrkrampf sowie gegen Borreliose und Leptospirose beim Hund.

8.2.6 Pilze und Pilzkrankheiten (Mykosen)

Pilze sind pflanzliche Lebewesen, die widerstandsfähige Dauerformen (Sporen) und Fadengeflechte bilden. Man unterscheidet niedere Pilze – darunter die Infektionserreger – und höhere Pilze (z. B. Speisepilze, Hausschwamm). Pilze können den menschlichen und tierischen Körper als Infektionserreger (Lokal- und Allgemeininfektionen)

KRANKHEITSLEHRE

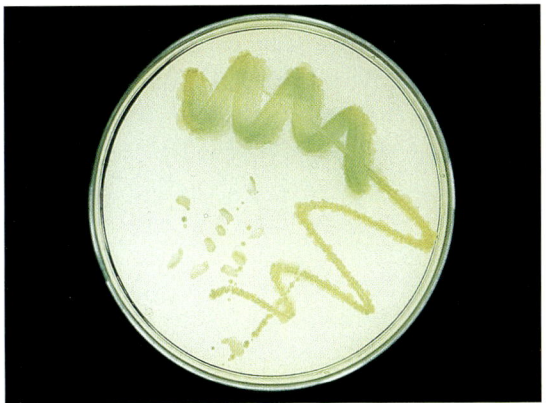

▲ Abb. 8.10:
Nähragarplatte mit Bakterienkolonien.

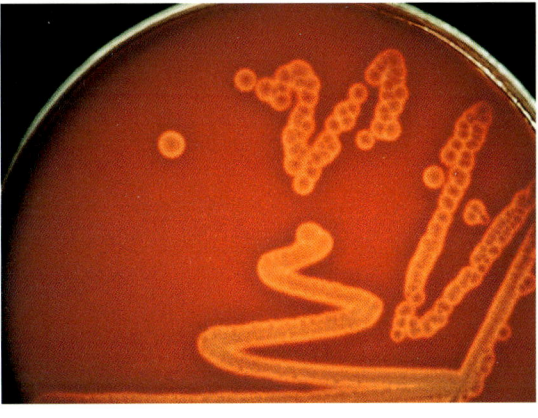

▲ Abb. 8.11:
Blutagarplatte mit Bakterienwachstum.

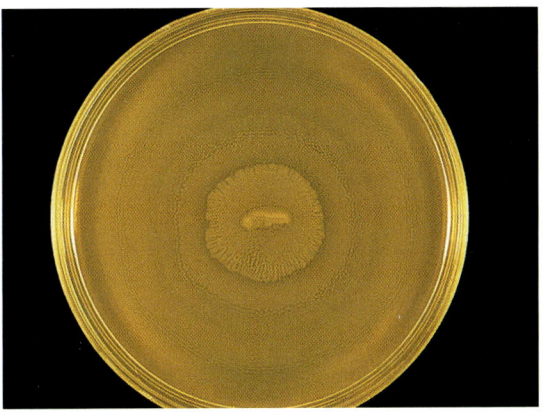

▲ Abb. 8.12:
Terrassenförmiges Wachstum einer Proteuskolonie.

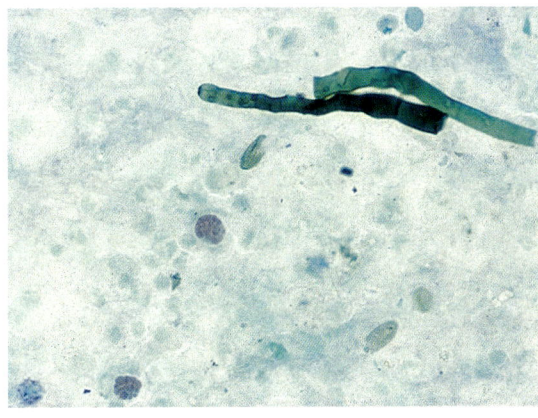

▲ Abb. 8.13:
Pilzsporen im Tracheobronchialsekret.

oder durch ihre giftigen Stoffwechselprodukte (Mykotoxikosen durch Aufnahme verschimmelten, feucht gelagerten Futters) schädigen. Viele niedere Pilze (z. B. Hefen, Schimmelpilze) haben aber auch eine natürliche biologische Bedeutung bei Gärungs- und Reifungsprozessen (z. B. Bierhefe, Käseschimmel). Verschiedene Schimmelpilze (z. B. Penicilliumarten) dienen außerdem der Antibiotikaherstellung.

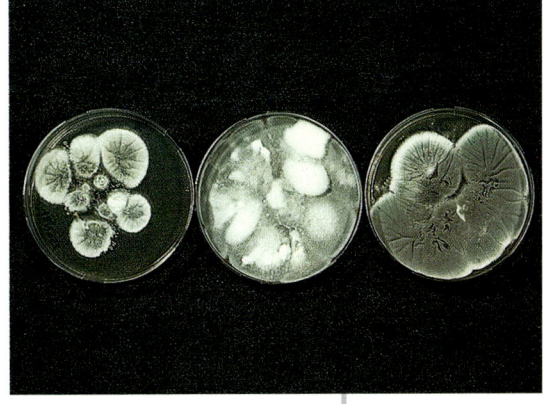

▲ Abb. 8.14:
Pilzplatten.

Pilznachweisverfahren

Die beschriebenen Pilzarten wachsen (wie Bakterien) auf geeigneten Nährböden und werden in einem speziellen Labor (Mykologie) untersucht und bestimmt. Die meisten Angehörigen der Gattung Microsporum erzeugen nach Betrachtung mit der so genannten Woodschen Lampe (UV-Licht) ein Leuchten (Fluoreszenz) und können so direkt auf der Haut des Patienten nachgewiesen werden. Arten der Gattung Microsporum lassen sich auf diese Weise von Trichophytonarten unterscheiden.

Zur **Bekämpfung von Pilzinfektionen** wendet der Tierarzt pilzhemmende Mittel (Antimykotika) an. Pilzinfektionen sind allgemein sehr hartnäckig und die Behandlung oftmals langwierig.

Wichtige pathogene Pilze

Erreger	Erkrankung
Trichophyton- und Microsporum-Arten	leichte bis schwere Hautinfektionen (Flechten) bei Mensch und Tier (Zoonose)
Candida-Arten	Infektionen des oberen Verdauungstraktes (Soor), Pneumonien, Mastitis (Rind), Genitalinfektionen
Kryptokokkus-Arten	Systemische Mykose bei Mensch und Tier (Zoonose), Mastitis beim Rind
Schimmelpilze	Rhinitis beim Hund, Luftsackmykose beim Pferd, Mastitis und Aborte beim Rind, systemische Mykose und Luftsackmykose beim Geflügel, Mykotoxikosen durch verpilztes Futter / Lebensmittel bei Mensch und Tier

8.2.7 Parasiten und parasitäre Erkrankungen

Allgemein werden als Parasiten tierische oder pflanzliche Lebewesen bezeichnet, die sich vorübergehend oder dauernd im menschlichen oder tierischen Körper aufhalten und auf Kosten dieser Wirtsorganismen leben (Schmarotzertum). Bei den tierischen Schmarotzern (Parasiten im eigentlichen Sinn) unterscheidet man solche, die auf der Oberfläche des Wirtskörpers leben *(Ektoparasiten)* von jenen, die im Inneren des Wirtskörpers, in den Eingeweideschläuchen, in Körperhöhlen, im Gewebe oder im Blut parasitieren *(Endoparasiten)*.

Allgemein entstehen Schäden durch Parasiten durch

- Erkrankungen des Wirtes,
- Verminderung der Leistungsfähigkeit des Wirtes,
- Wertminderung der vom Tier stammenden Lebensmittel und Produkte (z. B. Leder),
- mögliche Infektionsgefahren für den Menschen.

Im Laufe ihrer Phylogenese (Stammesgeschichte) haben sich die Parasiten an ihre Wirte angepasst. Als Wirt wird ein Organismus bezeichnet, in dem der geschlechtsreife Parasit oder dessen Larve lebt. Manche Parasiten finden nur in einer Tierart optimale Bedingungen (z. B. der Bandwurm *Taenia solium* hat nur den Menschen als Wirt), andere können verschiedene Wirte nutzen (z. B. befällt *Trichinella spiralis* Warm- und auch Kaltblüter). Optimale Lebensbedingungen für den Parasiten liefert der so genannte *Hauptwirt*. Sind die Bedingungen weniger gut, spricht man von einem *Nebenwirt*. In einem *Fehlwirt* dagegen kann sich der Parasit nicht vollständig entwickeln (z. B. *Toxocara canis* im Menschen). Einige Parasiten benötigen für ihren Lebenszyklus unbedingt zwei oder mehr Wirte (End- und Zwischenwirt). Im *Endwirt* wird der Parasit geschlechtsreif (z. B. Eiproduktion), im *Zwischenwirt* vollzieht sich dann z. B. die ungeschlechtliche Vermehrung, Larvenentwicklung und Zystenbildung. Zwischen- und Endwirt stehen daher auch immer in einer Beziehung zueinander, im einfachsten Fall wird der Zwischenwirt vom Endwirt gern gefressen.

Parasiten können ihren Wirt wie folgt schädigen:

- durch Nahrungs- oder Blutentzug,
- mechanisch (durch die Haftorgane von Magen-Darm-Parasiten: z. B. Magen-

KRANKHEITSLEHRE

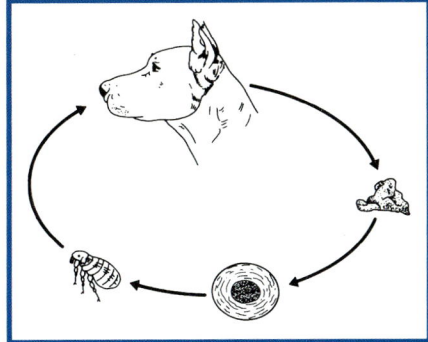

▲ Abb. 8.15:
Entwicklungszyklus von Dipylidium caninum.

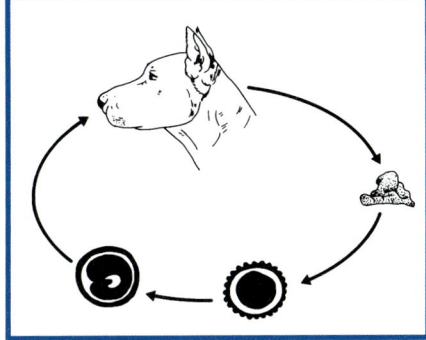

▲ Abb. 8.16:
Entwicklungszyklus von Toxocara canis.

Übersicht über tiermedizinisch wichtige Parasiten

Protozoen	Geißeltierchen	Trichomonaden
		Trypanosomen
	Wurzelfüßer	Amöben
	Sporentierchen	Kokzidien
		Toxoplasmen
Würmer	Plattwürmer	Saugwürmer
		Bandwürmer
	Rundwürmer	Spulwürmer
		Magendarmstrongyliden
		Lungenstrongyliden
		Hakenwürmer
		Peitschenwürmer
		Haarwürmer
		Trichinen
Gliederfüßer	Spinnentiere	Milben
		Zecken
	Insekten	Flöhe
		Läuse
		Wanzen
		Haarlinge
		Federlinge
		Mücken
		Fliegen

dasseln beim Pferd; Gewebeschaden bei der Wanderung durch den Körper: z. B. Larva migrans bei *Toxocara-canis*-Infektion des Hundes),
- durch Abgabe von Toxinen: z. B. Zeckenparalyse,
- durch Übertragung von anderen Krankheitserregern: z. B. Zecken übertragen Borrelien (Borreliose) und Viren (FSME).

Die Parasiten scheiden ihre Fortpflanzungsprodukte (z. B. Eier) nicht kontinuierlich aus. Um zu vermeiden, dass ein Tier fälschlich als parasitenfrei befundet wird, muss die Präpatent- und Patentperiode bedacht werden. Unter *Präpatenz* versteht man die Zeit zwischen Eindringen des Parasiten in den Körper und dem Auftreten z. B. von Eiern im Kot. *Patenz* ist die Zeit zwischen Beginn und Ende der Ausscheidung.

8.2.7.1 Tierische Einzeller oder Urtierchen (Protozoen)

Sie bestehen aus *einer* tierischen Zelle mit eigenem Stoffwechsel und pflanzen sich teils ungeschlechtlich (Zwei- oder Mehrfachteilung, z. B. Kokzidien), teils geschlechtlich bei manchmal kompliziertem Entwicklungszyklus fort. Protozoen spielen als Krankheitserreger vor allem in wärmeren Klimazonen eine Rolle. Es gibt jedoch auch einige bei uns heimische Arten.

Zu den als Parasiten bei Mensch und Tier wichtigsten Klassen gehören:
- Geißeltierchen
- Wurzelfüßer
- Sporentierchen

Geißeltierchen (Flagellaten)

Sie sind im Süßwasser und im Meer weit verbreitet und können sich mit Hilfe einer Geißel fortbewegen. Viele parasitische Geißeltierchen leben in Körpersäften, in Körperhohlräumen oder im Inneren von Zellen, z. B.

Trichomonaden
Erreger von Darm- und Scheidenentzündungen bei Mensch und Tier.

Trypanosomen
Erreger schwerer Bluterkrankungen bei Mensch und Tier in Afrika, Asien und Südamerika; Erreger der Beschälseuche, einer Deckinfektion des Pferdes. Überträger von Trypanosomen sind bestimmte Fliegen und Mücken.

Wurzelfüßer

Hierzu zählen bestimmte Amöben als harmlose, Bakterien fressende Dickdarmbewohner. Parasitische Amöben können aber auch Erreger von ruhrartigen Durchfällen beim Menschen und bei Tieren (Amöbiasis) sein.

Sporentierchen

Die Entwicklung dieser tierischen Parasiten ist durch einen Wechsel von ungeschlechtlicher und geschlechtlicher Vermehrung gekennzeichnet. Sie parasitieren im Blut und im Inneren von Körperzellen. Nach der Befruchtung entsteht die so genannte *Oozyste,* die nach Reifung in die Wirtszelle eindringt und sich dort vermehren kann. Die Oozysten sind nach Anreicherung im Kot mikroskopisch sichtbar zu machen.

Kokzidien
Erreger von schweren, teils blutigen Darmentzündungen bei Wiederkäuern, Fleischfressern, Vögeln, Lebererkrankungen beim Kaninchen.

Toxoplasmen
Erreger von Allgemeinerkrankungen mit Gehirnentzündung, Aborten und Totgeburten bei Menschen und Tieren (Zoonose).

Häufig kommen Toxoplasmen in rohem Schweinefleisch vor. Eine weitere Ansteckungsquelle ist die Katze, die Toxoplasmen über den Kot ausscheidet. Viele Menschen sind immun gegen Toxoplasmen (positiver Antikörpertiter). Eine besondere Gefahr stellt die Toxoplasmeninfektion für nicht immune schwangere Frauen dar, da es zu Aborten, Totgeburten und Fruchtschäden kommen kann. Neben dem Verzicht

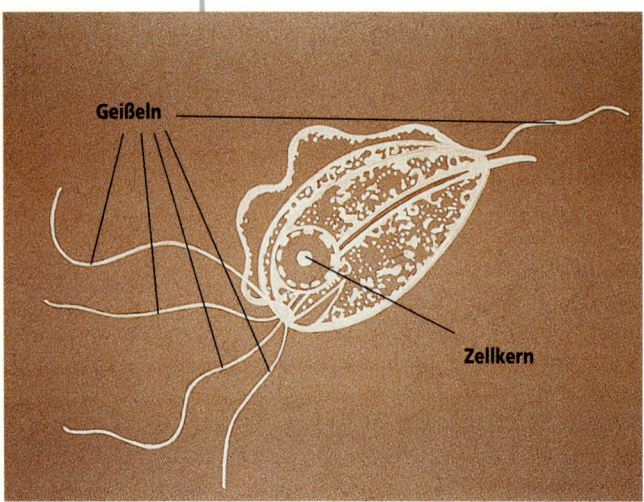

▲ Abb. 8.17:
Bau eines Geißeltierchens (schematisch).

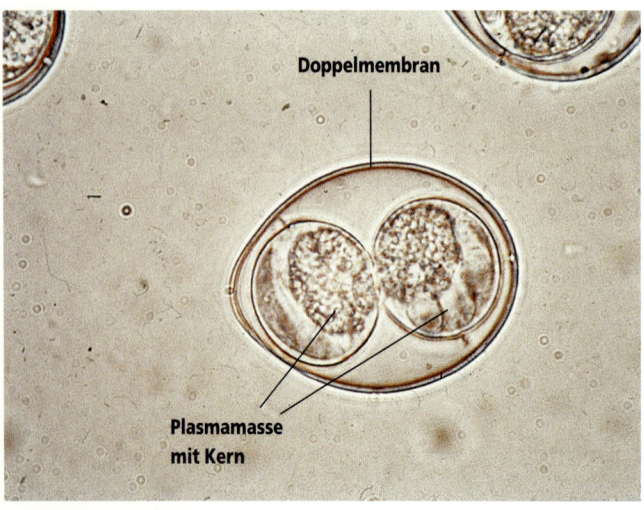

▲ Abb. 8.18:
Kokzidienoozyste (Größe 20 bis 30 Mikrometer).

auf Verzehr rohen Schweinefleisches gehört die regelmäßige, gründliche Reinigung der Katzentoilette zu den wichtigsten prophylaktischen Maßnahmen, da mit dem Kot ausgeschiedene Oozysten 2 bis 4 Tage in der Außenwelt benötigen, ehe sie infektiös sind.

Piroplasmen

Diese Blutzellparasiten kommen häufig in den Subtropen vor. Die Überträger sind blutsaugende Zecken. Zu den Piroplasmen gehören z. B. Babesien. Sie leben und vermehren sich in den Erythrozyten und verursachen eine Anämie bei Hund, Rind, Pferd. Einige Arten sind auch in Deutschland heimisch.

8.2.7.2 Würmer (Vermes)

Würmer sind *mehrzellige* Lebewesen, bei denen bereits wichtige Organsysteme entwickelt sind. Sie besitzen Ausscheidungs- und Geschlechtsorgane, ein Kreislaufsystem sowie ein primitives Nervensystem.

Man unterscheidet drei Hauptgruppen:
- Plattwürmer (z. B. Bandwürmer)
- Rundwürmer (z. B. Spulwürmer)
- Gliederwürmer (z. B. Regenwürmer, Blutegel)

Die meisten parasitisch lebenden Würmer *(Helminthen)* sind Plattwürmer und Rundwürmer. Sie entwickeln sich über Larvenstadien direkt im Wirt bzw. über einen oder mehrere Zwischenwirte.

Plattwürmer

Bei ihnen sind die Rücken- und Bauchseite abgeplattet. Sie besitzen Saugnäpfe als Haft- und Saugorgane. Die wichtigsten Gruppen sind Saugwürmer und Bandwürmer.

Saugwürmer (Trematoden)

Bsp.: Leberegel bei Rind und Schaf.
Sie parasitieren in der Leber und in den Gallengängen. Leberegel haben einen komplizierten Entwicklungszyklus. Nur dort, wo die notwendigen Zwischenwirte (bestimmte Schneckenarten) leben, gibt es beim Wiederkäuer Leberegelbefall.

Bandwürmer (Zestoden)

Man unterscheidet viele Arten, die zumeist wirtsspezifisch sind (z. B. Hunde-, Katzen-, Rinder-, Pferde-, Schweine-, Geflügel-, Menschenbandwürmer).

Sie bestehen aus einem Kopf mit Haftorganen und vielen Gliedern, in denen männliche und weibliche Geschlechtsorgane sitzen (Zwitter). Der geschlechtsreife Bandwurm (meist im Dünndarm sitzend) schädigt den Endwirt vor allem durch Nahrungsentzug. Das Larvenstadium im Zwischenwirt wird als Finne bezeichnet, es kann in alle Organe (z. B. Leber, Gehirn, Lunge) gelangen und dort zu schweren Schäden führen. Träger dieser Finnen sind Rind, Schwein, Hund, Katze und der Mensch.

Beispiele:

Rinderfinnenbandwurm (Taenia saginata)
Zwischenwirt mit Finnenbildung in der Muskulatur ist das Rind, (Finnenschnitte bei der Fleischbeschau!); Endwirt ist der Mensch.

Hülsenbandwurm (Echinococcus granulosus)
Fuchsbandwurm (Echinococcus multilocularis)
Weltweit verbreitete Bandwürmer des Hundes und des Fuchses mit gefährlichen Finnenblasen beim Menschen (Zoonose).

Dipylidium caninum
Häufigster Hundebandwurm (Größe: 20 bis 40 cm); Zwischenwirte sind der Hundefloh und der Hundehaarling. Beim Zerbeißen dieser Ektoparasiten kann sich der Hund (die Katze) infizieren. Die Eier sind im Kot nachweisbar.

Rundwürmer (Nematoden)

Rund- oder Fadenwürmer sind artenreiche und bei vielen Tierarten vorkommende Parasiten. Sie besitzen eine spindelförmige Gestalt und haben ein durchgehendes Darmrohr, das den Mund mit dem After verbindet. Rundwürmer sind fast immer getrenntgeschlechtlich. Ihre Larven führen häufig Wanderungen in verschiedene

Organe des Körpers durch und verursachen so teils erhebliche Schäden beim Wirt (Larva migrans).

Bei unseren Haustieren vorkommende, wichtige Rundwürmer:

Spulwürmer (Askariden)
Sie sind die größten Rundwürmer und kommen im Dünndarm vieler Tiere vor. Einige Formen (z. B. *Toxocara canis*, *Toxocara cati*, *Toxascaris leonina*) haben Wanderlarven. Welpen können auf diese Weise häufig schon im Uterus des Muttertieres (intrauterin) bzw. über die Muttermilch (galaktogen) infiziert werden. Bei Welpen, die nicht entwurmt werden, kann es zu schweren Entwicklungsstörungen kommen. Der Mensch (vor allem Kinder – Infektion in durch Hunde- und Katzenkot kontaminierten Sandkästen) fungiert als Fehlwirt, bei dem eine unvollständige Körperwanderung (z. B. in das Gehirn → Lernschwäche) stattfindet (Zoonose).

Magen-Darm-Strongyliden
Sie kommen häufig bei Wiederkäuer, Pferd und Schwein vor und verursachen Koliken und Durchfälle bzw. führen zu Entwicklungsstörungen.

Lungenstrongyliden
Lungenstrongyliden vermehren sich in der Lunge und rufen besonders bei Rind, Schaf, Esel und Igel schwere Krankheitserscheinungen hervor.

Hakenwürmer
Hakenwürmer verursachen blutige Darmentzündungen bei Mensch, Hund und Katze.

Peitschenwürmer
Sie parasitieren im Blinddarm von Mensch, Schwein, Wiederkäuern und Fleischfressern.

Haarwürmer (Capillaria)
Sie sind kleine, haarförmige Würmer, die besonders bei Haus- und Wildvögeln im Verdauungskanal parasitieren.

Trichinen
Trichinen sind ebenfalls kleine, fadenförmige Würmer. Ihre Larven kapseln sich in der Muskulatur des Schweines (und der Wildschweine, Bären) ab. Bei Aufnahme von trichinenhaltigem Fleisch durch den Menschen lösen sich die Kapseln im Magen auf und verursachen schwerwiegende Erkrankungen. Zum Schutz des Menschen wird bei Schlachtschweinen eine amtliche Trichinenschau durchgeführt.

Filarien
Verschiedene Filarien verursachen innere Erkrankungen und Hautgeschwüre bei Mensch und Tier in subtropischen und tropischen Gebieten.

8.2.7.3 Gliederfüßer (Arthropoden)

Bei den Gliederfüßern ist bereits eine weitere äußere und innere Gliederung des Körpers in Kopf, Brust, Hinterleib und Gliedmaßen vorhanden.

Neben verschiedenen Krebsen, die als Fischparasiten eine Rolle spielen, haben bei Mensch und Haustier die Spinnentiere (Milben, Zecken) und verschiedene Insekten (Flöhe, Läuse, Wanzen, Haarlinge, Mücken, Fliegen) eine Bedeutung als Vorratsschädlinge, Zwischenwirte, Vektoren oder Parasiten.

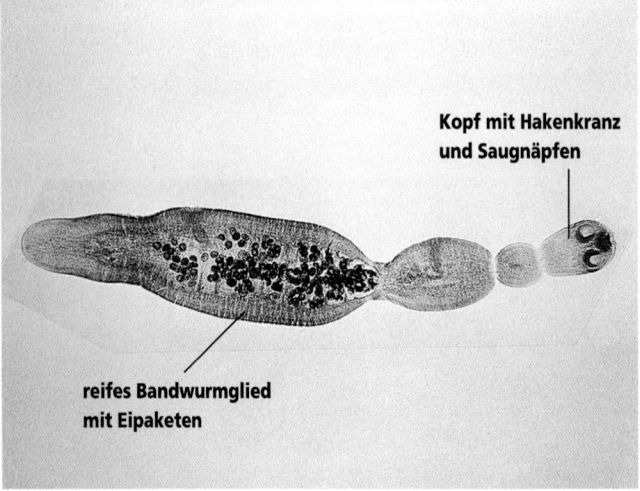

▲ Abb. 8.19:
Echinococcus granulosus des Hundes (Größe: 2 bis 6 mm).

Spinnentiere (Adulte sind achtbeinig)

Milben

Milben sind mikroskopisch kleine Spinnentiere, bei denen der Körper noch ungegliedert ist. Sie besitzen saugende, stechende oder beißende Mundwerkzeuge und Krallenbeine, mit denen sie oberflächliche und tiefe Hautentzündungen bei Mensch und Tier hervorrufen.

Die wichtigsten Milbenarten sind die Grabmilbe (Sarcoptes), die Saugmilbe (Psoroptes), die Ohrmilbe (Otodectes), die Haarbalgmilbe (Demodex), die Herbstgrasmilbe, die rote Vogelmilbe, die Kalkbeinmilbe des Geflügels und die Bienenmilbe.

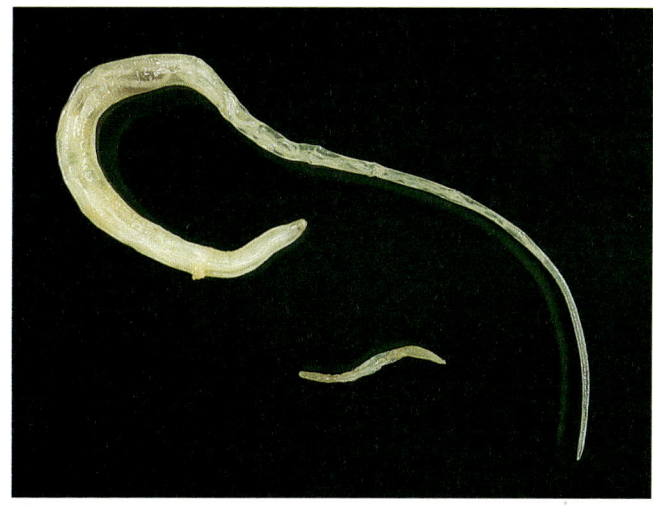

▲ Abb. 8.20:
Pfriemenschwanz beim Pferd (Oxyuris equi): deutlicher Größenunterschied zwischen männlichem (kleiner) und weiblichem (größer) Nematoden.

Zecken

Zecken sind Blut saugende, mit dem bloßen Auge sichtbare Spinnentiere. Sie führen zu Hautentzündungen, darüber hinaus können sie Krankheitserreger (z. B. Viren, Rickettsien, Borrelien, Babesien) auf Mensch und Tier übertragen. Da sie eine besondere Verankerungstechnik in der Haut des Wirtes haben, sind sie häufig sehr schwer bzw. nicht vollständig zu entfernen.

Eine wichtige, häufig vorkommende Art ist der Holzbock (*Ixodes ricinus*), der besonders den Hund und Wildtiere befällt.

Insekten (sechsbeinig)

Bei den parasitisch lebenden Formen unterscheidet man flügellose (Flöhe, Läuse, Wanzen, Haarlinge, Federlinge) und beflügelte Insekten (Mücken, Fliegen). Sie haben ebenfalls stechende, saugende oder beißende Mundwerkzeuge und sind häufig Blutsauger.

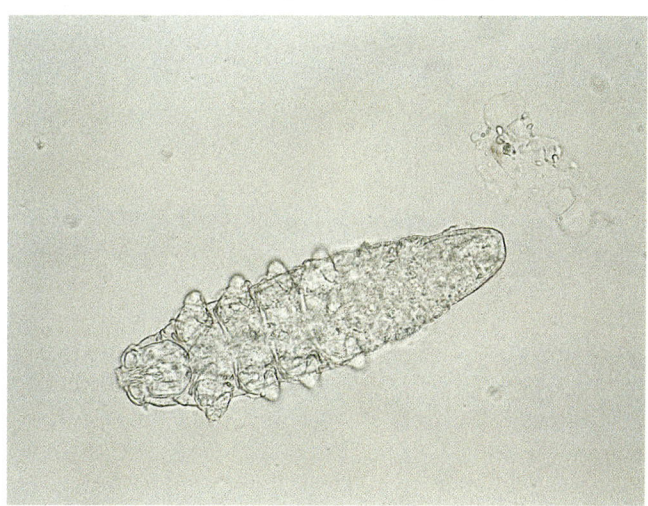

▲ Abb. 8.21:
Demodex canis: zigarrenförmiger Körper mit 4 Paar Stummelbeinen.

Oft führen sie nur zur Beunruhigung der Tiere, verursachen aber auch Hautkrankheiten (Ekzeme) und können Krankheitserreger übertragen (z. B. Hundefloh und Hundehaarling als Überträger des Hundebandwurms *Dipylidium caninum*). Auch allergische Reaktionen (z. B. Flohallergie beim Hund) sind möglich.

Die Larven der Dasselfliege führen beim Rind unter der Haut eine Wanderung zum Rückenmark durch und können so die Haut (Leder!) und das Nervensystem schädigen. Larven der Magenbremse verursachen beim Pferd Magengeschwüre und Verdauungsstörungen. Fliegenmaden gehören zu den Wundinfektionserregern vor allem beim Kaninchen und bei Schafen (Myiasis).

Wichtige Begriffe und Krankheiten durch Parasiten

Parasitismus (Wirt-Parasit-Verhältnis)	besondere Lebensweise eines Schmarotzers in einem Wirtsorganismus, der in der Regel nicht getötet wird, sondern für längere Zeit als Nahrungsquelle dient
Präpatentperiode	Zeit von der Aufnahme von invasionsreifen Parasiteneiern bis zum Eintritt der Geschlechtsreife des Parasiten (z. B. Nachweis von Eiern im Kot)
Larve	nicht geschlechtsreifes Entwicklungsstadium bei Würmern und Gliederfüßern
Finne	Larvenstadium bei Bandwürmern
Made	fußlose, parasitisch lebende Larve bestimmter Fliegen (z. B. Schmeißfliegen)
Zwischenwirt	Wirtstier, in dem ein notwendiges Entwicklungsstadium eines Parasiten mit Wirtswechsel abläuft
Endwirt	Wirtstier, in dem Parasiten mit Wirtswechsel die Geschlechtsreife erlangen
Hauptwirt	Wirtstier, das dem Parasiten optimale Lebensbedingungen bietet
Nebenwirt	Wirtstier, das dem Parasiten weniger optimale Lebensbedingungen bietet
Fehlwirt	Wirtstier, das dem Parasiten so schlechte Lebensbedingungen bietet, dass dieser sich nicht vollständig entwickeln kann
Kokzidiose	durch Kokzidien verursachte Darm-, Leber- oder Nierenerkrankung bei Haustieren und Vögeln
Toxoplasmose	durch Toxoplasmen verursachte, weltweit verbreitete Erkrankung von Mensch und Tier (Zoonose)
Echinokokkose	durch die Finnenblase des Hülsenbandwurms des Hundes oder des Fuchsbandwurms verursachtes schweres Krankheitsbild, besonders beim Menschen (Zoonose)
Trichinellose	durch Verzehr von trichinösem Fleisch verursachte Allgemeinerkrankung des Menschen (Zoonose)
Räude	durch verschiedene Milbenarten verursachte Hauterkrankungen der Tiere
Demodikose	durch die Haarbalgmilbe verursachte tief greifende Hauterkrankung des Hundes

Die **Diagnostik von Parasiten** erfolgt in der Regel durch eine Laboruntersuchung. Kleinere Ektoparasiten (z. B. Milben) werden mit Hilfe eines Hautgeschabsels oder einer Hautbiopsie mikroskopisch diagnostiziert, Eier, Oozysten etc. koprologisch mit Hilfe der Flotations- oder Sedimentationsmethode nachgewiesen. Blutparasiten (z. B. Babesien) kann man anhand eines Blutausstriches diagnostizieren.

Die **Bekämpfung der Parasiten** erfolgt durch äußerliche und innerliche Verabreichung von spezifisch wirksamen Mitteln (z. B. Entwurmungsmittel = Anthelminthika, Kontaktinsektizide). Besonders wichtig ist aber die Prophylaxe durch Pflege, hygienisch saubere Haltung der Tiere im Stall und auf der Weide sowie deren regelmäßige parasitologische Überwachung. Als weitere Vorsichtsmaßnahmen, auch bezüglich der Infektionsgefahr des Menschen, dienen regelmäßige Entwurmungen der Tiere und Beseitigung der Brutstätten von Krankheitsüberträgern.

8.2.8 Zoonosen

Als Zoonosen werden alle zwischen Tier und Menschen übertragbare Krankheiten bezeichnet. Es sind Krankheiten durch Infektionserreger, die hauptsächlich beim Tier vorkommen, wobei aber durch die vielen direkten und indirekten Kontaktmöglichkeiten zwischen Tier und Mensch eine Übertragungs- und Infektionsgefahr für den Menschen besteht. Aber auch der umgekehrte Weg ist möglich (z. B. Tbc). Dies betrifft in besonderem Maße Tierhalter und die mit Tieren arbeitenden Berufsgruppen wie z. B. Tierärzte und Tierarzthelfer. Die Ausbreitung der Erreger geht häufig in Form von Tier- und Menschenpassagen, so genannten *Infektketten,* vor sich.

Bei der Tollwut, einer der wichtigsten und bekanntesten Zoonosen, kann das Virus von unterschiedlichen Tierarten auf den Menschen und auch gleichzeitig von Tierart zu Tierart übertragen werden.

KRANKHEITSLEHRE

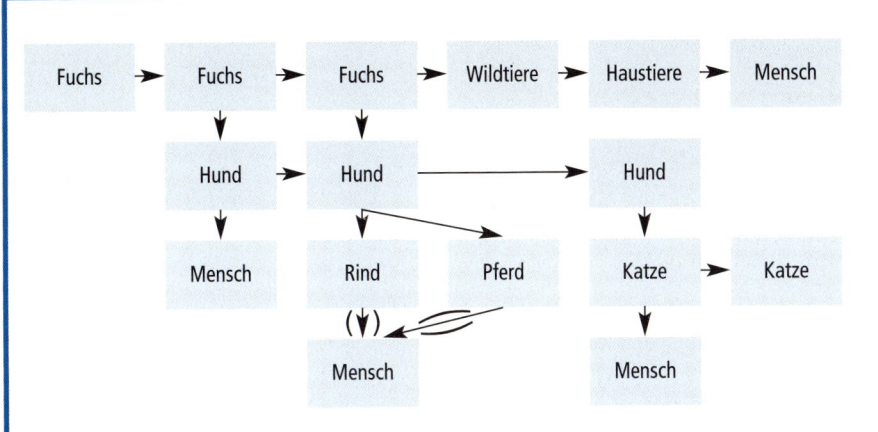

Abb. 8.22:
Seuchenausbreitung in Form einer Infektkette bei Tollwut.

Wichtiges zur Tollwut:
- Träger der Tollwut sind hauptsächlich Wildtiere, vor allem der Fuchs.
- Tollwutkranke Tiere zeigen Wesensveränderungen; sie verlieren häufig die natürliche Scheu vor dem Menschen.
- Ansteckungsmöglichkeiten sind Biss- oder Kratzwunden, Berührung kranker oder infizierter Tiere sowie Berührung von Gegenständen, die mit infektiösem Speichel benetzt sind.
- Eine beim Menschen ausgebrochene Tollwuterkrankung verläuft in der Regel tödlich.
- Eine große Rolle bei der Tollwutbekämpfung spielt die prophylaktische Immunisierung der Haustiere, Füchse und der Menschen, die aus beruflichen Gründen (Tierärzte, Tierarzthelfer) exponiert sind.

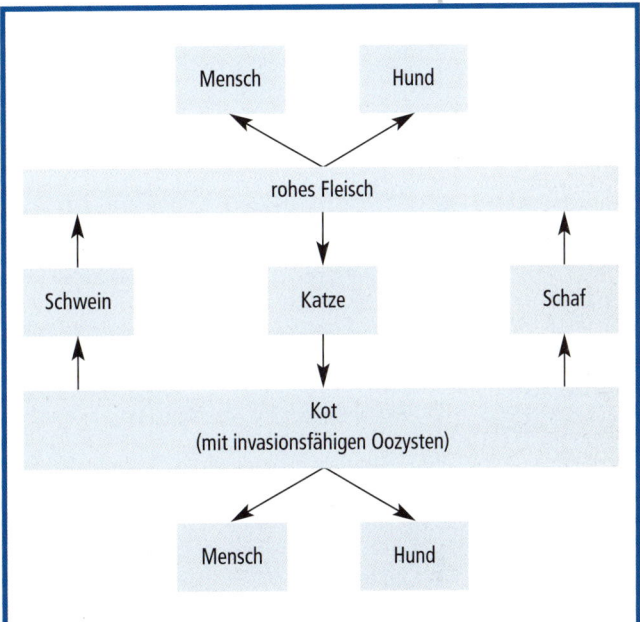

Abb. 8.23:
Übertragung bei Toxoplasmose.

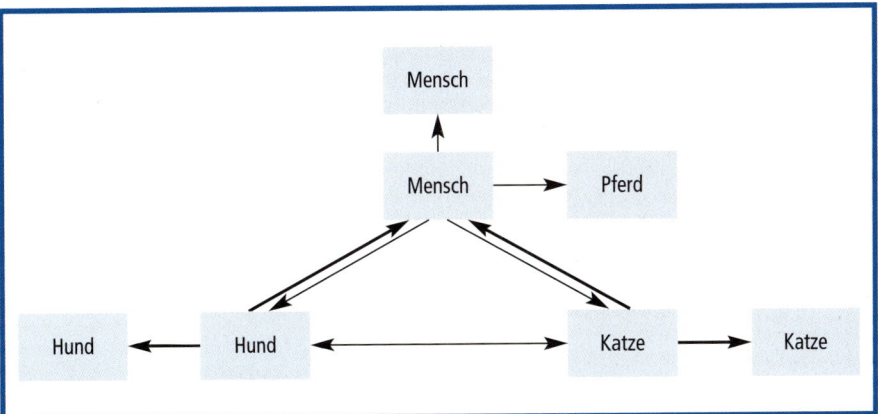

Abb. 8.24:
Übertragungsmöglichkeiten bei Mikrosporie.

Tabelle 8.7: Übersicht der wichtigsten Zoonosen

Zoonose	Ursache	Ansteckungsmöglichkeit
VIREN		
Tollwut	Tollwutvirus	virushaltiger Speichel von tollwütigen Tieren über Bisswunden und sonstige Verletzungen
Choriomeningitis	LCM-Virus	Kontakt mit erkrankten Mäusen oder bis zu 4 Monate alten Hamstern
Geflügelpest	Virus der atypischen Geflügelpest	Infektion durch die Ausscheidungen erkrankter Hühner und Puten
Maul- und Klauenseuche	MKS-Virus	direkter Kontakt mit infizierten Klauentieren (Stallpersonal!)
Tierpocken	Tierpockenviren	intensiver Kontakt mit erkrankten Tieren, vor allem Rindern (aber auch Katzen)
BAKTERIEN		
Q-Fieber (Rätselfieber)	Rickettsien	Sprüh- und Staubinfektion, Ausscheidungen erkrankter Rinder, Schafe, Ziegen
Ornithose (Psittakose, Chlamydiose)	*Chlamydia psittaci*	Einatmung von infektiösem Staub erkrankter Zier- und Nutzvögel, Schmutz- und Schmierinfektionen durch infizierte Säugetiere
Bruzellose	Brucellen	bruzelleninfiziertes Fruchtwasser und Milch erkrankter Rinder, Schweine und Schafe
Leptospirose	Leptospiren	Urin leptospireninfizierter Hunde, Schweine und Nagetiere
Listeriose	*Listeria monocytogenes*	Kontakt mit erkrankten Nagern und Schafen, Verzehr von bestimmten Milchprodukten (Weichkäse)
Milzbrand	Milzbrand-Bazillus	alimentäre, aerogene und Wundinfektion beim Zerlegen, Abhäuten und Verzehr erkrankter Tiere (Sporen überleben jahrzehntelang im Boden)
Rotlauf	Rotlaufbakterium	Infektion über verletzte Hautstellen durch Kontakt mit erkrankten Schweinen, seltener Geflügel, Wild, Fischen
Salmonellose	verschiedene Salmonellen	Genuss von Fleisch, Milch, Milchprodukten und Eiprodukten infizierter Tiere (besonders rohes Hackfleisch, Mayonnaise, Speiseeis)

KRANKHEITSLEHRE

Zoonose	Ursache	Ansteckungsmöglichkeit
Tuberkulose	Tuberkelbakterien	Rinder-Tb-Bakterium: Konsum infizierter Rohmilch und von rohem Fleisch infizierter Tiere; Tröpfcheninfektion in verseuchten Stallungen
		Geflügel-Tb-Bakterium: Kontakt mit tuberkulösen Hühnern
		Menschen-Tb-Bakterium: Mensch zu Mensch und durch erkrankte Rinder
Tularämie (Hasenpest)	*Franzisella tularensis*	enger Kontakt mit befallenen, wild lebenden Nagetieren
Katzenkratzkrankheit	*Afipia felis*	Kratz- und Bissverletzungen durch Katzen
EHEC	bestimmte *E-coli*-Stämme	Verzehr rohen / ungenügend gegarten, infizierten Fleisches oder von kontaminierter Rohmilch
PILZE		
Hautmykosen	Mikrosporum-Trichophyton-Arten	Kontakt mit infizierten Tieren (besonders Hund, Katze und Meerschweinchen, aber auch Pferd, Rind) sowie Putzzeug, Pferdedecken, Stallstreu
Kryptokokkose	*Cryptococcus neoformans*	Inhalation infizierten Staubes (bes. Taubenkot)
PARASITEN		
Toxoplasmose	*Toxoplasma gondii*	rohes Schweinefleisch (Schlachtschweine sind häufig infiziert) und Katzenkot mit invasionsfähigen Oozysten
Bandwurmbefall	Rinderfinne Schweinefinne Fischfinne	Verzehr von finnenhaltigem, rohem Rind- und Schweinefleisch oder Fisch
Echinokokkose (Finnenblasenbefall)	Hülsen- oder Fuchsbandwurm	Aufnahme von Bandwurmeiern erkrankter Hunde oder Verzehr kontaminierter Waldbeeren
Toxocariasis	*Toxocara canis, -cati, Toxascaris leonina*	Aufnahme der infektiösen Wurmeier mit dem Mund, vor allem durch kleine Kinder, die in engem Kontakt mit Hunden leben (kontaminierte Sandkästen)
Trichinose	*Trichinella*	Verzehr von rohem, trichinösem Schweinefleisch

Zum Schutz des Menschen vor übertragbaren Krankheiten wurden Gesetze zur Verhütung und Bekämpfung dieser Krankheiten erlassen *(Bundesseuchengesetz)*. Darin sind neben den Vorschriften zur Verhütung und Bekämpfung (wie Pflichten zur Ermittlung der Krankheitsherde, Schutzimpfungen, Untersuchungspflichten, Bestimmungen für den Schulbesuch und Schutzmaßnahmen) alle Krankheiten aufgeführt, bei denen eine Verpflichtung zur Meldung für den Arzt an das zuständige Gesundheitsamt besteht

Bei der *Meldepflicht* nach dem Bundesseuchengesetz wird zwischen drei Gruppen von Krankheiten unterschieden, bei denen der Verdacht, die Erkrankung oder ein Todesfall gemeldet werden müssen (1. Gruppe: z. B. Salmonellose, Milzbrand, Ornithose, Tollwut, Tularämie), während bei anderen die Erkrankung oder der Tod (2. Gruppe: z. B. Bruzellose, Leptospirose, Tuberkulose) bzw. bei einer dritten Gruppe (z. B. Keuchhusten, Masern) nur der Todesfall zu melden ist. Bei einer Infektion durch Salmonellen und Shigellen ist auch die Ausscheidung von Erregern meldepflichtig und durch regelmäßige bakteriologische Stuhluntersuchungen der Verlauf zu überprüfen.

Für Arzt und Tierarzt bestehen Meldepflicht bei der Verletzung eines Menschen durch ein tollwutkrankes oder -verdächtiges Tier sowie bei der Berührung eines solchen Tieres oder Tierkörpers.

Für alle mit Tieren arbeitenden Berufsgruppen ist die Kenntnis von Zoonosen eine Voraussetzung zur Vermeidung der Übertragungsgefahren. Als beste Vorbeugungsmaßnahmen dienen die Aufklärung von Risikogruppen sowie Hygiene und Sauberkeit im Umgang mit Tieren. Neben den Gefahren durch direkten Kontakt mit dem Tier ist der Mensch aber auch mittelbar als Verbraucher von Tieren stammender Lebensmittel vielfältigen Ansteckungsmöglichkeiten ausgesetzt.

In Tabelle 8.7 sind die wichtigsten, im europäischen Raum vorkommenden Zoonosen, ihre Ursachen und die häufigsten Ansteckungsmöglichkeiten für den Menschen aufgeführt. Durch die Zunahme von Fernreisen und der Haltung exotischer Tiere muss jedoch auch mit dem Auftreten anderer Zoonosen gerechnet werden (z. B. Leishmaniose beim Hund).

8.3 Das Tierseuchengesetz

Dieses Gesetz regelt die Bekämpfung von Seuchen, die bei Haustieren oder Süßwasserfischen oder bei anderen Tieren auftreten und auf Haustiere oder Süßwasserfische übertragen werden können *(Tierseuchen)*.

Das Gesetz legt Maßnahmen fest, die sowohl der *Vorbeuge* gegen eine Seucheneinschleppung als auch der *Tilgung* entstandener Seuchenherde dienen. Es regelt die Anzeigepflicht und Meldepflicht bestimmter Tierseuchen. Dabei wird festgelegt, wer eine Tierseuche anzuzeigen bzw. zu melden hat, wo und wann die Anzeige bzw. Meldung zu erfolgen hat und welche Folgen damit verbunden sind.

8.3.1 Anzeigepflicht

1. Wer muss anzeigen:
Jeder Tierarzt, alle Tierbesitzer und deren Vertreter, Personen mit berufsmäßiger Erfahrung im Umgang mit Tieren und mit Tierkrankheiten wie Tierarzthelferinnen, Besamungstechniker, Fleischkontrolleure, Viehhändler, Metzger u. a.

2. Wo muss angezeigt werden:
Die Seuchenanzeige ist beim zuständigen Veterinäramt, beim Amtstierarzt, bei der Polizei oder bei der zuständigen Kreisverwaltung zu erstatten.

3. Wann muss angezeigt werden:
Die Anzeige hat unverzüglich zu erfolgen. Anzeigepflichtig ist nicht nur der Ausbruch der Seuche, sondern bereits der Verdacht der Erkrankung oder der Ansteckung.

4. Folgen:
Zum Schutz gegen eine besondere Seuchengefahr und für deren Dauer können besondere amtliche Maßregeln getroffen werden. Hierzu gehören z. B. öffentliche Bekanntmachungen des Ausbruchs der Seuche; Absonderung der an der Seuche erkrankten und verdächtigten Tiere (Quarantäne); Sperre des Stalles seuchenkranker oder verdächtiger Tiere; Tötung der an der Seuche erkrankten oder verdächtigten Tiere; Impfmaßnahmen.

Für einzelne Seuchen, wie z. B. die Tollwut, gelten besondere Vorschriften (z. B. Tollwut-VO). Nach der Tollwut-VO kann die Behörde bei Hunden und Katzen, die mit tollwutkranken Tieren in Berührung gekommen sind, deren sofortige Tötung anordnen. Dies gilt nicht für Hunde und Katzen, die zu diesem Zeitpunkt nachweislich (Impfpass!) unter Impfschutz standen. In Ausnahmefällen kann die Behörde für ungeimpfte Hunde und Katzen eine mindestens dreimonatige Quarantäne zulassen. Bei tollwutkranken oder seuchenverdächtigen Tieren dürfen vor behördlichem Einschreiten keinerlei Heilversuche angestellt werden. Haustiertollwut- und Wildtollwut-gefährdete Bezirke werden öffentlich bekannt gemacht. In diesen Bezirken werden für die Dauer der Gefahr für alle vorhandenen Hunde und Katzen behördliche Anordnungen getroffen. Im Tollwutgefährdeten Bezirk dürfen Hunde und Katzen nicht frei laufen gelassen werden. Dies gilt nicht für Hunde, die geimpft sind und von einer Person begleitet werden, der sie gehorchen, und für geimpfte Katzen.

Ist ein Mensch von einem tollwutkranken oder tollwutverdächtigen Tier verletzt oder mit einem verdächtigen Tier in Berührung gekommen, so ist dieser Verdachtsfall nach dem Bundesseuchengesetz an das zuständige Gesundheitsamt zu melden.

Für Tierverluste (nur Pferde, Rinder, Schweine, Schafe, Ziegen, Geflügel, Bienen) durch anzeigepflichtige Tierseuchen werden vom Staat (mindestens 50 %) und von der Tierseuchenkasse unter bestimmten Voraussetzungen Entschädigungen gewährt.

Anzeigepflichtige Tierseuchen
(lt. Verordnung vom 11.4.2001)

Afrikanische Pferdepest
Afrikanische Schweinepest
Amerikanische Faulbrut
Ansteckende Blutarmut der Einhufer (EIA – Equine infektiöse Anämie)
Ansteckende Schweinelähmung
Ansteckende Blutarmut der Salmoniden
Aujeszkysche Krankheit
Beschälseuche der Pferde
Blauzungenkrankheit
Bovine-Herpes-Virus-Typ-1-Infektionen
Bruzellose der Rinder, Schweine, Schafe und Ziegen
Enzootische Hämorrhagie der Hirsche
Enzootische Leukose der Rinder
Geflügelpest
Infektiöse Hämatopoetische Nekrose der Salmoniden
Lumpy-Skin-Krankheit
Lungenseuche der Rinder
Maul- und Klauenseuche
Milzbrand
Newcastle-Krankheit des Geflügels
Pest der kleinen Wiederkäuer
Pferdeenzephalomyelitis (alle Formen)
Pockenseuche der Schafe und Ziegen
Psittakose
Rauschbrand
Rifttal-Fieber
Rinderpest
Rotz
Salmonellose der Rinder
Schweinepest
Stomatitis vesicularis
Tollwut
Transmissible Spongiforme Enzephalopathie
Trichomonadenseuche der Rinder
Tuberkulose der Rinder
Vesikuläre Schweinekrankheit (SVD)
Vibrionenseuche der Rinder
Virale Hämorrhagische Septikämie der Salmoniden

8.3.2 Meldepflicht

1. *Wer* ist meldepflichtig:
Tierärzte, Leiter von Untersuchungsinstituten

2. *Wo* muss gemeldet werden:
zuständige Veterinärreferate in den Regierungspräsidien

3. *Wann* muss gemeldet werden:
nur bei eindeutigem Nachweis der Seuchenkrankheit

4. *Folgen:*
Der Staat registriert die Infektion nur zur statistischen Erfassung des Seuchenverlaufs und der Seuchenausbreitung. Bei einigen meldepflichtigen Tierseuchen wird von der Tierseuchenkasse Entschädigung gezahlt.

Meldepflichtige Tierseuchen können, wenn es dem Gesetzgeber notwendig erscheint, jederzeit zu einer anzeigepflichtigen Tierseuche gemacht werden. Zu den meldepflichtigen Tierseuchen (Stand: 11. 4. 2001) gehören z. B. Leptospirose bei Schwein und Schaf, Toxoplasmose bei Schwein, Hund und Katze, ansteckende Metritis des Pferdes (CEM), bösartiges Katarrhalfieber des Rindes (BKF), Bovine Virusdiarrhoe (BVD) oder Mucosal-Disease (MD), Chlamydienabort des Schafes, verschiedene Tierpockeninfektionen, Listeriose bei Rind und Schaf, Q-Fieber bei Wiederkäuern.

9 Diagnostik und Therapie

9.1 Klinische Untersuchung

Mit *Diagnostik* sind die Methoden und Maßnahmen gemeint, die der Tierarzt anwenden muss, um zu einer Diagnose, d. h. Erkennung einer bestimmten Krankheit, kommen zu können. Hierzu gehört auch die Kenntnis der Umwelt des Tieres, die Haltungs- und Fütterungsbedingungen, die Stallungs- und klimatischen Verhältnisse. Durch Befragung des Tierbesitzers sind möglicherweise bereits vor Beginn der Untersuchung Hinweise auf die Ursache oder auf die Krankheit unterhaltende Faktoren gegeben.

9.1.1 Vorbericht und Kennzeichnung der Tiere

Bei der Vorstellung eines Patienten in der Praxis wird als Erstes ein **Vorbericht** *(Anamnese)* erhoben.

Bestehen Zweifel bei der Aufnahme der Kennzeichen eines Patienten, wird die Zuhilfenahme einer Rassenkunde notwendig.

Durch entsprechende Literatur kann sich die Tierarzthelferin ausreichende Kenntnisse über die Rassenunterschiede bei den einzelnen Tieren aneignen

Kennzeichnung der Tiere

Zur genauen Befunderhebung und Unterscheidung der Tierpatienten ist eine ausführliche Beschreibung der Kennzeichen (Signalement, Nationale) erforderlich.

Zusätzliche Kennzeichnung von Tieren

Im Allgemeinen werden Tiere zur Markierung mit Ohrmarken oder Schenkelbrand versehen, beringt oder tätowiert.

Vorbericht	
Name, Anschrift und Telefonnummer des Tierbesitzers	
Den Patienten betreffend:	
■ Was für ein Tier?	(Art, Geschlecht, Alter)
■ Wie lange krank?	(Krankheitsdauer)
■ Was wurde beobachtet?	(Krankheitserscheinungen)
■ Wann aufgetreten?	(plötzlich, allmählich, Gleichbleiben oder Zunahme der Krankheitserscheinungen)
■ In welchem Zusammenhang?	(Haltung, Futteraufnahme, Giftaufnahme, Unfall, Ansteckung)
■ Wie viele Tiere erkrankt?	(Einzel-, Stall-, Herdenerkrankung)
■ Regelmäßige Impfungen?	(ausreichender Impfschutz)
■ Fütterung?	(mögliche Falsch- oder Mangelernährung)
■ Wurde bereits tierärztlich behandelt?	(wie, mit welchen Medikamenten; evtl. auch schon länger zurückliegend)
■ Zusätzliche Äußerungen des Tierbesitzers	

Kennzeichnung	Beispiel 1	Beispiel 2
Tierart	Pferd	Hund
Rasse	Warmblut	Vorstehhund
Geschlecht	Stute	Hündin
Farbe	Fuchs	braun
Abzeichen	Blesse	Stichelhaare
Besondere Kennzeichen	Schenkelbrand, Transponder	Tätowierung, Transponder
Alter		
Tiername		
Größe	Schulterhöhe in Zentimeter	Schulterhöhe in Zentimeter
Gebrauchszweck (Verwendungsart)	Reitpferd	Jagdhund

Die Identifikation von Tieren (Pferde, Kleintiere, Vögel) wird heute aber vielfach mit Hilfe eines elektronischen Markierungssystems vorgenommen. Zur Kennzeichnung dient ein *Transponder-Mikrochip,* der als Implantat unter die Haut oder intramuskulär im Halsbereich gesetzt wird. In ihm ist ein einmalig vergebener Nummern-Code gespeichert. Mit einem elektronischen Lesegerät kann die Nummer gelesen werden. Eine Normierung durch die internationale Standardorganisation (ISO) sorgt dafür, dass eine Identifikation in vielen Ländern möglich ist.

Die Kennzeichnung mit dem Transponder eignet sich z. B. für den Identitätsnachweis im Reiseverkehr, auf Turnieren und Ausstellungen, bei Zuchttieren, bei den Auflagen des Artenschutzes und für die Identifizierung (über Registrierungszentralen) herrenlos aufgefundener Tiere. Der Einsatz des Chip ist bei Trabern von besonderer Bedeutung, weil bei dieser Pferderasse häufig keine Abzeichen vorhanden sind. Bei Rindern gilt für die Kennzeichnung EU-weit seit 1. 1. 1998 die einheitliche Vorschrift, dass alle ab diesem Datum geborenen Rinder zwei Ohrmarken, je Ohr eine Marke mit gleicher Nummer tragen müssen. Dies ist eine Forderung der Tierseuchenbekämpfung und wurde durch die BSE-Bekämpfung aktuell.

Für jedes Rind ist außerdem ein Tierpass und eine Eintragung im Bestandsregister notwendig. Nach dem 1. Juli 2000 müssen alle Einhufer (Pferde, Ponys) auch beim innerstaatlichen Transport ein Dokument zur Identifizierung, den so genannten »Equidenpass«, mitführen.

9.1.2 Allgemeinuntersuchung

Nach Erhebung des Vorberichtes beginnt die Beurteilung des Allgemeinzustandes des Tieres:
- Ermittlung seines Verhaltens,
- Ernährungs- und Pflegezustand,
- Untersuchung der Schleimhäute,
- Messen der Körpertemperatur,
- Pulsnahme,
- Überprüfung der Atmung.

Verhalten des Tieres

Jedes gesunde Tier zeigt ein seiner Art, seinem Alter und Temperament entsprechendes physiologisches Verhalten. Lässt der Tierarzt äußere Reize (Anrufen, Berühren, Aufzäumen oder Auftreiben) auf das Tier einwirken, so kann er aus den Reaktionen Rückschlüsse auf eine Erkrankung der verschiedenen Organsysteme ziehen.

Ein krankhaftes Verhalten zeigen die Tiere, die z. B. matt, teilnahmslos, apathisch oder sogar bewusstlos sind (Koma). Das Verhalten kann aber auch gegenteilig sein, was sich in Schreckhaftigkeit, Unruhe, evtl. Aggressivität oder größerem Fluchtverlangen zeigt.

Ernährungs- und Pflegezustand

Durch Besichtigen und Betasten der Körperoberfläche wird festgestellt, ob der Patient in gutem Ernährungszustand ist. Besonders im Bereich der Rippen, Lendenwirbel und Hüfthöcker kann es zu einer Bildung von Fettpolstern oder umgekehrt zu einem deutlichen Hervortreten der Knochenanteile kommen. Ist der Ernährungszustand extrem stark verändert, spricht man entweder von

- Adipositas (übermäßige Fettansammlung, Fettleibigkeit) oder
- Kachexie (Auszehrung, Abbau der Fettdepots).

Bei der Beurteilung des Pflegezustandes werden Haarkleid, Haut und Hornteile untersucht. Bei vielen Haustieren (Katzen, Nagetieren, Kaninchen und Vögeln) findet eine Selbstpflege von Fell und Gefieder statt. Bei den anderen Tieren (Großtiere und Hunde) ist die Pflege durch den Tierhalter notwendig. Infolge fehlender Pflege verfilzt das Haarkleid, verliert seinen Glanz und das Krallen- oder Hufhorn wird zu lang und kann Hornspalten aufweisen.

DIAGNOSTIK UND THERAPIE

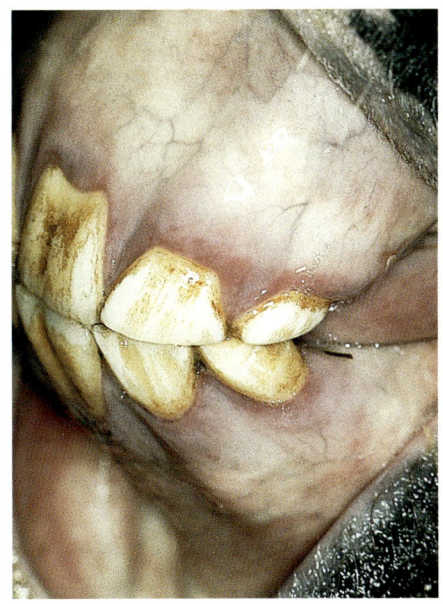

▲ Abb. 9.1a: Normale Mundschleimhaut (Pferd).

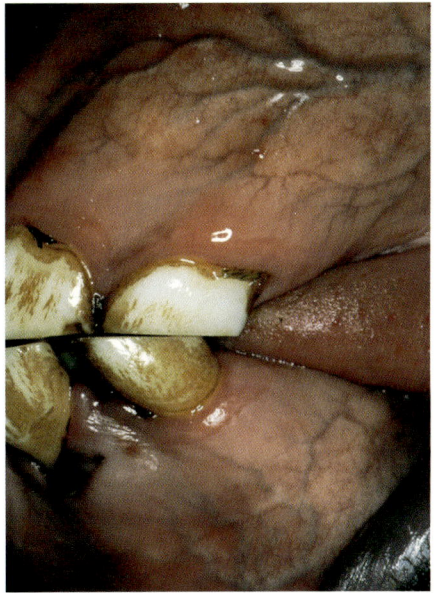

▲ Abb. 9.1b: Hyperämische Mundschleimhaut mit erweiterten Venen im Schock (Pferd).

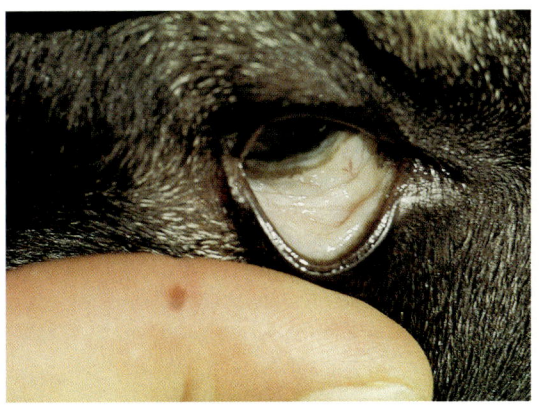

▲ Abb. 9.1c: Anämische Konjunktivalschleimhaut (Hund).

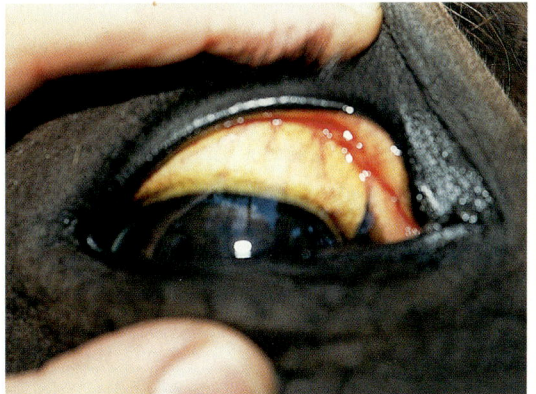

▲ Abb. 9.1d: Ikterische Verfärbung der Sklera (Pferd).

Abb. 9.1: Bildtafel Schleimhäute.

Untersuchung der Schleimhäute

Durch die Darstellung der Lidbindehaut, Mundschleimhaut, beim Großtier auch Nasenschleimhaut, kann eine schnelle und grobe Orientierung über mögliche Schädigung innerer Organe gewonnen werden. Die Farbe der Schleimhaut ist Ausdruck der Durchblutung, abhängig von der durchströmenden Blutmenge und deren Gehalt an Erythrozyten bzw. Hämoglobin. Normalerweise ist die Schleimhaut blaßrosa bis rosarot.

Bei verschiedenen Organerkrankungen kann es zu Farbabweichungen kommen:
- *hyperämisch*
  rot; stärkere Durchblutung (z. B. infolge Entzündung)
- *anämisch*
  blaß; infolge Durchblutungsstörung (durch Kreislaufschwäche) oder Blutarmut
- *ikterisch*
  gelb; infolge Anhäufung von Gallenfarbstoffen

- *zyanotisch*
  bläulich; durch hohen Anteil an sauerstoffarmem Hämoglobin
- *verwaschen-rot*
  schmutzigrot; wenn es zum Plasmaaustritt aus den Kapillaren gekommen ist.

Die *Kapillarfüllungszeit* liefert einen wichtigen diagnostischen Hinweis bei der Beurteilung der Kreislaufperipherie.

Zur Prüfung stülpt man die Oberlippe um und erzeugt durch einen mäßigen Fingerdruck auf die Maulschleimhaut oberhalb der Schneidezähne eine kurzzeitige Anämie. Im physiologischen Zustand strömt innerhalb von *ein bis zwei Sekunden* das Blut wieder in die Kapillaren zurück und die Schleimhaut erhält ihre ursprüngliche Farbe.

Bei Durchblutungsstörungen, insbesondere bei Kreislaufschwäche und Schock, ist die Kapillarfüllungszeit verlängert.

Messen der Körpertemperatur

Die Körpertemperatur ist abhängig von der Durchblutung und der Wärmeproduktion des Organismus. Bei stärkerer Durchblutung, z. B. bei Arbeitsleistung, steigt die Temperatur vorübergehend an. Die physiologischen Werte der einzelnen Haustierarten (siehe Tabelle unter 13.1) schwanken nach Alter und Rasse.

Die Messung der *Körperinnentemperatur* wird beim Tier ausschließlich rektal vorgenommen. Man verwendet dazu die herkömmlichen Quecksilberthermometer. In letzter Zeit jedoch bewähren sich – vor allem bei den Kleinstsäugern und unruhigen Kleintieren – die elektronischen Thermometer mit Digitalanzeige. Sie haben den Vorteil, dass sie nicht zerbrechen können und genau das Ende der Messdauer anzeigen.

Von einer »Temperaturerhöhung« oder »*subfebrilen Temperatur*« wird gesprochen, wenn die obere physiologische Grenze um einige zehntel Grad überschritten wird. Eine weitere Temperatursteigerung ist als *Fieber* zu bezeichnen. Fieber entsteht durch Störung des Wärmeregulationszentrums im Gehirn, ausgelöst z. B. durch Bakterien oder Viren.

Pulsnahme

Durch die Untersuchung der *Druckwelle in den Arterien* (Puls) erhält man einen gewissen Einblick in den Zustand des Kreislaufs und in die Schnelligkeit und Regelmäßigkeit der Herzschlagfolge.

Die Pulsuntersuchung dient somit der Erkennung und Beurteilung von organischen Störungen der Kreislauftätigkeit und von Krankheiten, bei denen der Blutkreislauf nur funktionell beteiligt ist.

Die *Pulsnahme* erfolgt beim Großtier (Pferd, Rind) an der Innenfläche des Unterkiefers an der Gesichtsarterie (Arteria facialis). Beim Kleintier (Hund, Katze) wird der Puls an der Oberschenkelarterie (Arteria femoralis), die an der Schenkelinnenfläche verläuft, gefühlt. Eine Pulsation ist aber häufig auch an anderen oberflächlich verlaufenden Arterien des Körpers festzustellen.

Zur Pulsbetastung werden die Fingerbeeren von Zeige-, Mittel- und Ringfinger unter leichtem Druck der Arterie fühlend angelegt. Zur Ermittlung der Häufigkeit des Pulses pro Minute *(Frequenz)* wird die

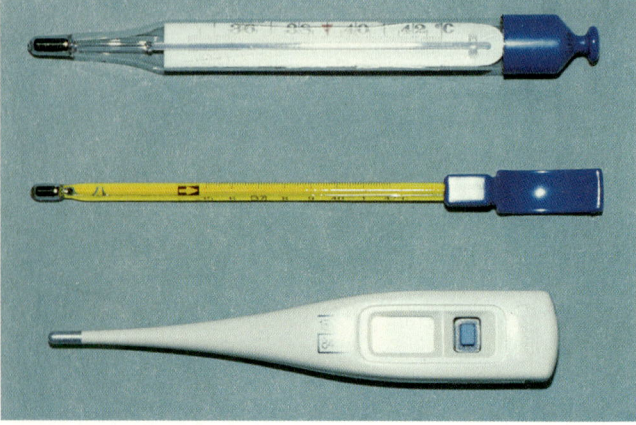

▲ **Abb. 9.2:** Fieberthermometer; von oben nach unten: Quecksilberthermometer, Prismenglasthermometer, elektronisches Thermometer.

Anzahl der Pulsschläge in 15 oder 30 Sekunden gezählt und das Ergebnis mit vier bzw. zwei multipliziert.

Bei unruhigen, ängstlichen oder reizbaren Tieren sollte die Pulsuntersuchung erst nach einer Beruhigung durch Streicheln, Zureden oder Darreichung von etwas Futter erfolgen.

Ein *beschleunigter Puls* (Pulsus frequens, Tachykardie) ist physiologisch nach Aufregung, Arbeit und gegen Ende der Trächtigkeit. Er findet sich regelmäßig bei Fieber, akuten Infektionskrankheiten, vielen Vergiftungen, Herzschwäche, Blutverlusten, im Schock und bei starken Schmerzzuständen des Körpers, z. B. Koliken.

Ein *verlangsamter Puls* (Pulsus rarus, Bradykardie) entsteht im Zusammenhang mit Erregungen des Parasympathikus (Vagus) und bei bestimmten Vergiftungen.

Die normalen Pulsfrequenzen der Haustiere sind im Kapitel 13.1 angegeben.

Die Beurteilung der Regelmäßigkeit des Pulses *(Rhythmus)*, der Pulsbeschaffenheit *(Qualität)* sowie des Füllungs- und Spannungszustandes der Arterie verlangt entsprechende Übung. Sie wird in der Regel durch den Tierarzt vorgenommen, ist aber auch für die Tierarzthelferin erlernbar und sollte vor allem am Notfall- oder Intensivpatienten vorgenommen werden.

Beurteilung der Atmung

Die Atmung wird vom Atemzentrum, das im verlängerten Mark des Stammhirns liegt, gesteuert. Im Gegensatz zum Puls ist die Atmung auch willkürlich zu beeinflussen, was die Beurteilung erschweren kann.

Bei der Untersuchung der Atmung stellt man sich schräg hinter das Tier und beobachtet Brustkorb, Rippenbogen und Bauchwand. Dabei werden Häufigkeit, Typus, Regelmäßigkeit und Tiefe der Atmungsbewegungen beurteilt. Zur Ermittlung der Atemfrequenz pro Minute zählt man die Atemzüge jeweils zu Beginn der Einatmung über 30 Sekunden und multipliziert mit zwei.

Physiologische Änderungen der *Atemfrequenz* sind bei den Haustieren häufig durch Aufregung und Belastung gegeben. Beim Hecheln der Hunde, das der Temperaturregelung dient, ist die Atmung kurz, oberflächlich und beschleunigt. Dabei ist eine Zählung und Beurteilung nicht möglich.

Eine Atmungsbeschleunigung *(Tachypnoe)* beobachtet man regelmäßig im Fieber und bei starken Schmerzzuständen. Bewusstlosigkeit (Koma) und chronisches Nierenversagen sind dagegen von einer verlangsamten Atmung *(Bradypnoe)* begleitet.

Beim *Atmungstypus* wird beurteilt, in welcher Form Brust- und Bauchwand an der Atmung beteiligt sind. Als krankhaft anzusehen ist immer eine einseitig ausgeprägte Bauchatmung (abdominaler Typus) z. B. bei chronischen Lungenerkrankungen.

Eine einseitig betonte Brustatmung (kostaler Typus) wird dagegen z. B. bei schmerzhaften Zuständen im Abdomen, Aufblähung, Zwerchfellzerreißung und im fortgeschrittenen Stadium der Trächtigkeit beobachtet.

Als *Dyspnoe* wird jede krankhaft erschwerte Atmung bezeichnet. Je nachdem in welcher Atmungsphase die Atembeschwerde auftritt, spricht man von einer inspiratorischen bzw. exspiratorischen Dyspnoe.

Unregelmäßigkeiten der Atmung kommen bei den Tieren häufig auch physiologischerweise bei der Witterung, beim Herumschnüffeln und bei Ablenkungen von ihrer Umgebung vor.

Besondere praktische Bedeutung hat die Beurteilung der Atmung während der Narkose, in der auch die Frequenz, Regelmäßigkeit und Tiefe der Atemzüge beachtet werden müssen (siehe Kapitel 9.4.1).

9.1.3 Spezielle Untersuchung der Organsysteme

Die *Adspektion* ist das Besichtigen der Körperoberfläche einschließlich der natürlichen Körperöffnungen. Für die Betrachtung der Körperhöhlen und Hohlorgane (*Inspektion*) ist ein Endoskop notwendig. Mit der Adspektion lassen sich Verletzungen, Schwellungen und Tumorbildungen, Farbabweichungen und Auflagerungen feststellen.

Für die Untersuchung der Mundhöhle ist bei allen Tieren ein Auseinanderspreizen der Kiefer notwendig, um Mundschleimhaut, Zunge und Zähne genau inspizieren zu können. Für die kleinen Nager sind Spezialspreizer entwickelt worden.

Die *Palpation* ist das Betasten des Körpers von außen (äußere Palpation) und das Befühlen der erreichbaren Baucheingeweide mit Hilfe der rektalen Untersuchung (innere Palpation). Bei den Kleintieren werden die Bauchorgane durch die Tiefenpalpation von außen beurteilt. Auf diese Weise lassen sich Umfangsvermehrungen, Konsistenz-, Form- und Oberflächenabweichungen und eine Schmerzempfindlichkeit ermitteln.

Die *Perkussion* ist ein Beklopfen von luft- oder gashaltigen Organen. Man verwendet dazu besonders beim Großtier einen Perkussionshammer und ein Plessimeter. Beim Kleintier wird meist ohne Plessimeter und mit dem kleinen Hammer perkutiert. Das Plessimeter dient zur Verstärkung des Klopfschalles.

Auf Grund der Schallabweichungen von den physiologischen Werten können Rückschlüsse auf die Ausdehnung und Lufthaltigkeit des Organs, z. B. der Lunge gezogen werden.

Die *Auskultation* ist das Abhorchen von Organen, die durch ihre Tätigkeit Töne (Herz) oder Geräusche (Lunge, Darm) erzeugen. Das Abhorchen kann unmittelbar durch Anlegen des Ohres vorgenommen werden, besser jedoch mittelbar durch Verwendung eines Hörrohres (Phonendoskop). Durch das Strömen von Luft oder Flüssigkeit entstehen ganz charakteristische Geräusche, die Aufschluss über die Leistungsfähigkeit des untersuchten Organs geben. Am kranken Herzen sind z. B. neben den beiden normalen Herztönen noch Geräusche, evtl. als Klappenfehler, diagnostizierbar. An der kranken Lunge treten neben den physiologischen Atmungsgeräuschen noch so genannte Rasselgeräusche auf, wenn es zu einer Schleim- oder Flüssigkeitsansammlung gekommen ist.

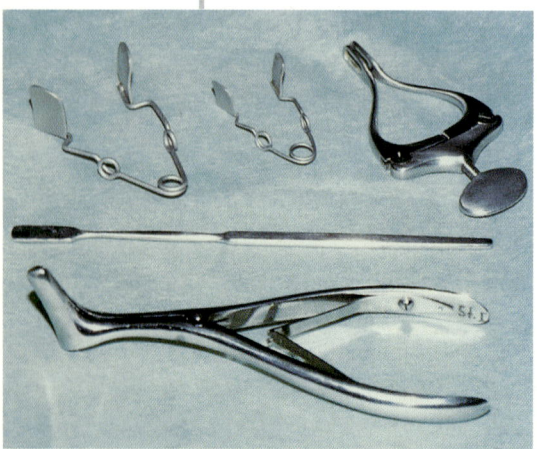

▲ *Abb. 9.3: Spezialset für Kleinnager; oben: zwei Wangenspreizer; verstellbarer Spreizer für die Nagezähne; darunter: Spatel und Spreizspekulum.*

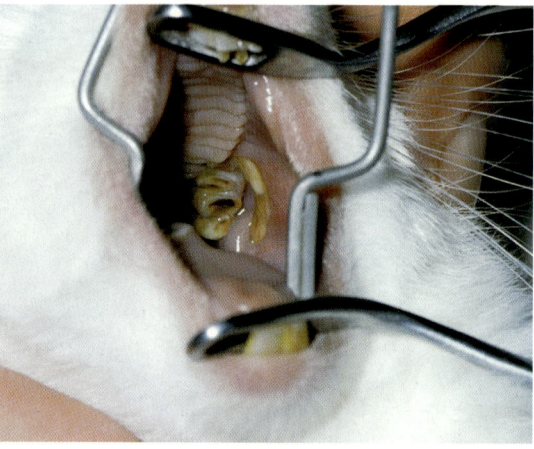

▲ *Abb. 9.4: Darstellung der Backenzähne mit Hilfe des Wangen- und Nagezahnspreizers.*

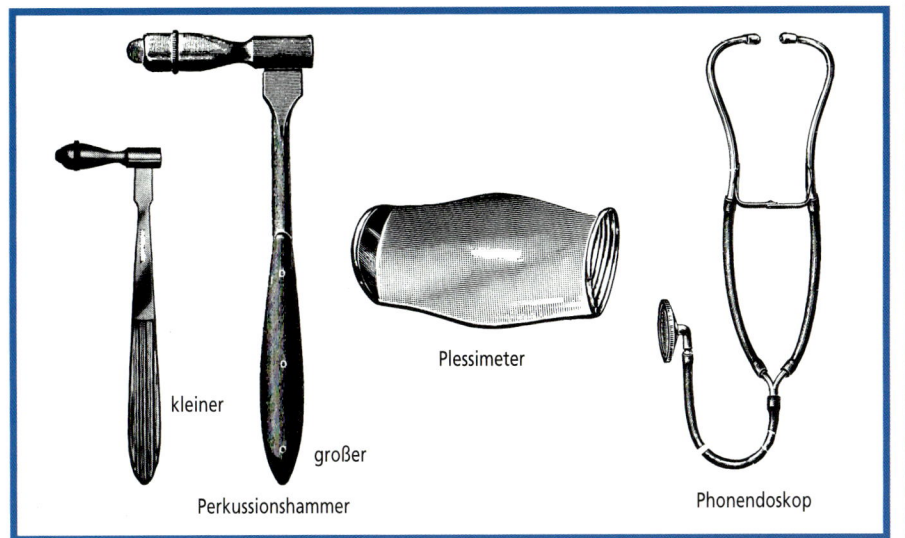

◀ Abb. 9.5: Perkussionshammer, Plessimeter, Phonendoskop (Schlauchstethoskop).

Blutdruckmessung

Bei der Messung des systolischen und diastolischen Drucks in den Arterien unterscheidet man zwischen einer blutigen und unblutigen Methode.

Die direkte, blutige Messung, die nur durch operativen Zugang zu einer Arterie, Einführen eines Katheters und Ablesen des Druckes über ein angeschlossenes Druckmessgerät (Manometer) erreicht wird, kann in der Praxis nicht angewendet werden.

Bei der üblichen, unblutigen Methode wird durch Aufpumpen einer angelegten *Gummimanschette* (beim Mensch am Oberarm, beim Pferd an der Schweifrübe, beim Kleintier am Bein) ein künstlicher Druck erzeugt, der zum Verschwinden der Pulsation einer Arterie erforderlich ist. Wenn der Puls dann nicht mehr tastbar ist, entspricht der künstlich erzeugte Manschettendruck mindestens dem systolischen Blutdruck in der Arterie.

Nach Druckentlastung durch langsame Öffnung des Manschettenventils kann man durch Auskultation der Arterie distal der Manschette ein Strömungsgeräusch (so genanntes KOROTKOW-Geräusch) hören. Beim Hörbarwerden des Pulsgeräusches erhält man den *systolischen Druck*. Dabei beginnt die Quecksilbersäule am Manometer sich auf und ab zu bewegen. Das völlige Verschwinden des Geräusches zeigt den *diastolischen Druck* an. Gleichzeitig hört die Bewegung der Quecksilbersäule auf. Die entsprechenden Messwerte werden in mm Hg am Manometer abgelesen.

Die geschilderte Methode nach RIVA-ROCCI hat beim Mensch sehr große praktische Bedeutung in der schnellen Erkennung und Kontrolle der häufigen Krankheitsbilder mit Bluthochdruck.

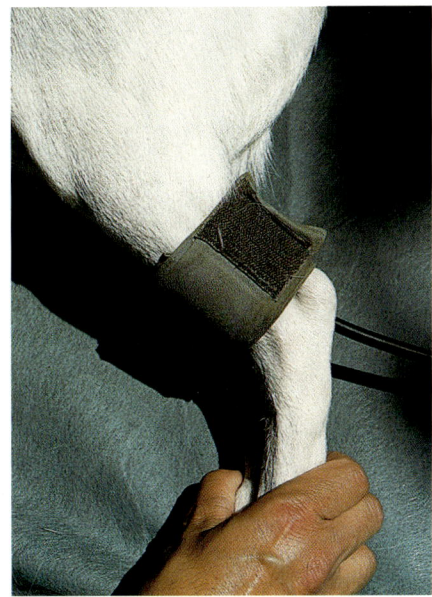

◀ Abb. 9.6: Blutdruckmessung medial am Unterschenkel beim Hund.

Beim Haustier spielt die Blutdruckmessung eine viel geringere Rolle. Einerseits bestehen technische Schwierigkeiten beim Anlegen der Manschette und der Ermittlung von zuverlässigen Blutdruckwerten, die bei nicht narkotisierten Tieren durch Unruhe und Erregung sehr stark schwanken. Andererseits kommen beim Haustier Hochdruckerkrankungen wie beim Menschen viel weniger vor.

Zur Überwachung des Blutdrucks während Operationen werden heute auch in der Tiermedizin vielfach elektronische Geräte verwendet. Der Blutdruck wird dabei mit anderen Methoden z. B. Messung pulsatorischer Druckschwankungen in der Blutdruckmanschette durch *Oszillometrie* ermittelt.

Rektale Untersuchung

Die rektale Untersuchung (Palpatio rectalis) besteht in der inneren Betastung des Beckens und der beckennahen Bauchorgane vom Rektum ausgehend.

Beim Großtier erfolgt die Untersuchung mit dem durch den After eingeführten Arm, der durch einen langen Gummihandschuh mit dichtem Armabschluss bzw. einem Einweghandschuh vor Verunreinigungen geschützt wird. Der Handschuh wird mit einem Gleitmittel schlüpfrig gemacht.

Die planmäßige Durchtastung der Bauchorgane, die sich im Bereich der untersuchenden Hand befinden, ist bei Pferd und Rind eine wichtige diagnostische Hilfe bei vielen *Erkrankungen des Abdomens*, besonders bei solchen, die Koliksymptome aufweisen.

Die palpierbaren Organe und sonstigen Gebilde im Abdomen können dabei nach Lage, Größe, Oberfläche, Konsistenz, Beweglichkeit und Schmerzhaftigkeit beschrieben werden.

Regelmäßig werden bei Stuten und Kühen Palpationen der inneren Genitalorgane im Verlauf von *Fruchtbarkeitskontrollen* (Eierstockskontrolle, Trächtigkeitsuntersuchung), bei der künstlichen Besamung und Sterilitätsbekämpfung durchgeführt.

Bei großen Schweinen ist eine rektale Untersuchung ebenfalls mit der Hand möglich und wird insbesondere zur Prüfung der Zuchttauglichkeit vorgenommen.

Kleine Wiederkäuer (Schaf, Ziege) und der Hund können rektal nur mit einem eingeführten Finger (digitale Untersuchung)

Wichtige Begriffe bei der klinischen Untersuchung

Anamnese	Vorbericht
Diagnostik	Methoden zur Krankheitserkennung
Propädeutik	Einweisung in die Methoden der klinischen Untersuchung
Adspektion	Besichtigen der Körperoberfläche und der natürlichen Körperöffnungen
Palpation	Betasten des Körpers
Perkussion	Beklopfen von luft- oder gashaltigen Organen
Auskultation	Abhorchen von Organen, die Geräusche erzeugen, z. B. Herz, Lunge, Darm
Plessimeter	rechteckige oder spatelförmig gebogene Klopfunterlage zur Perkussion
Phonendoskop, Stethoskop	Hörrohr zur Auskultation
Kachexie	Auszehrung, Kräfteverfall, Abbau der Fettdepots
Adipositas	Fettleibigkeit
Exsikkose	Austrocknung durch Flüssigkeitsverminderung des Körpers
Anämie	Blutarmut
Hyperämie	verstärkte Durchblutung
Zyanose	bläuliche Verfärbung von Haut und Schleimhaut infolge Sauerstoffmangels
Ikterus	Gelbfärbung von Haut und Schleimhaut
Tachykardie	beschleunigte Herzaktion
Bradykardie	verminderte Herzaktion
Tachypnoe	beschleunigte Atmung
Bradypnoe	verminderte Atmung
Dyspnoe	Atembeschwerde, Atemnot

untersucht werden, wobei man einen dünnen Plastikhandschuh oder einen Gummifingerling verwendet. Auch hier kann – je nach Größe des Tieres – neben der Untersuchung des Mastdarms das knöcherne Becken abgetastet werden.

Von praktischer Bedeutung ist die rektale Untersuchung beim Hund als diagnostische Hilfe bei Störungen der Darmtätigkeit wie Koprostase, Diarrhö und Ileus. Beim Rüden fühlt man die am Beckenboden liegende *Prostata*. Bei Katzen ist eine rektale Untersuchung nicht möglich.

9.2 Bildgebende Untersuchungsverfahren

9.2.1 Röntgen

Die Verwendung von Röntgenstrahlen (benannt nach dem deutschen Physiker RÖNTGEN) stellt ein besonderes Untersuchungsverfahren dar.

Die Röntgenstrahlen sind kurzwellige, unsichtbare, *elektromagnetische Strahlen* und haben die Fähigkeit, fast alle Stoffe zu druchdringen. Sie werden deshalb in der Technik (z. B. zur Materialprüfung) und in der Medizin angewandt. Das Durchdringungsvermögen der Strahlen hängt von der Dichte und der Beschaffenheit der verschiedenen Körpergewebe ab. Knochengewebe z. B. wird weniger durchdrungen als die Weichteile des Körpers, weil ein Teil der Röntgenstrahlen von den Knochen absorbiert wird.

Die Röntgenstrahlen werden medizinisch genutzt für
- Durchleuchtung,
- Filmaufnahmen,
- Organdarstellung mit Kontrastmittel,
- Röntgentherapie.

Bei der *Durchleuchtung* befindet sich der Tierkörper zwischen Röntgenröhre und Leuchtschirm, auf dem das Bild erscheint. Diese Untersuchung muss im abgedunkelten Röntgenraum vorgenommen werden.

Die Benutzung eines Bildverstärkers ermöglicht die Bildbetrachtung im hellen Raum (wichtig bei Operationen). Mit der Durchleuchtung lassen sich hauptsächlich Organbewegungen beobachten.

9.2.1.1 Röntgentechnik

Aufbau und Funktion einer Röntgenröhre

Treffen Masseteilchen mit negativer Ladung (= Elektronen, e^-) mit hoher Geschwindigkeit auf Materie, so entstehen Röntgenstrahlen.

Die Elektronen in der Röntgenröhre stammen von der *Kathode* (negative Elektrode). Sie ist eine Wolframdrahtspirale. Wird sie bis zum Glühen erhitzt, entstehen Elektronen, die – zu einem Strahlenbündel vereinigt – in Richtung *Anode* (positive Elektrode) gelenkt werden. Sie treffen dort auf die Wolframplatte. Im *Brennfleck,* das ist der Teil der Wolframplatte, auf den die Elektronen treffen, entstehen Röntgenstrahlen.

Für diesen Vorgang wird sehr hohe Spannung benötigt (10 bis 100 kV), damit die Elektronen in der luftleeren Röntgenröhre stark beschleunigt werden können. Wird die Spannung erhöht, nimmt die Geschwindigkeit der Elektronen zu, und die Wellenlänge der Röntgenstrahlen wird kürzer. Dadurch wird eine größere Durchdringungsfähigkeit erreicht.

Da beim Auftreffen der Elektronen auf die Anode auch viel Energie in Form von Wärme entsteht, muss die Anode gegen Hitze geschützt werden. Es wurde die Drehanode entwickelt, bei der durch ständigen Wechsel des Brennfleckes die Gefahr der örtlichen Überhitzung vermieden wird.

Im Moment der *Aufnahme* treffen Röntgenstrahlen geradlinig auf Objekt und Röntgenfilm (Abb. 9.8) Die Röntgenstrahlen bilden dabei ein Strahlenbündel, dessen Größe von der Weite der Röhrenblende abhängt. Trifft das Primärstrahlenbündel auf das Objekt, gehen Strahlen hindurch, andere werden absorbiert und einige werden vom Objekt nach allen Seiten hin gestreut, man bezeichnet sie deshalb als *Streustrahlen*. Sie sind unerwünscht, weil sie zu einer Unschärfe des Bildes, zu einer Abnahme des Kontrastes führen und kleinere Einzelheiten auf der Aufnahme schlechter zu erkennen sind.

Abhilfe wird dadurch geschaffen, dass zwischen Objekt und Röntgenfilm ein *Raster* gelagert ist. Der Raster besteht aus senkrecht zum Strahlengang gerichteten Lamellen, die meistens aus Blei bestehen und einen großen Teil der Streustrahlen absorbieren.

Sowohl bei der Durchleuchtung als auch bei der Aufnahme lassen sich verschiedene Organe, besonders Hohlorgane, nicht deutlich genug darstellen. Deshalb benutzt man *Kontrastmittel*, z. B. Bariumbrei zur Darstellung des Magen-Darm-Kanales, oder spezielle Mittel für die Nieren- (Urographie) und Gefäßdarstellungen (Angiographie) und Luft – als so genannten negativen Kontrast – zur Darstellung der Harnblase oder der Bauchhöhle.

Schließlich können Röntgenstrahlen auch für die Therapie von Hautkrankheiten oder Tumoren eingesetzt werden. Diese Behandlungsform findet aber in der Veterinärmedizin kaum Anwendung.

Röntgenaufnahme

Man unterscheidet beim *Filmmaterial* Filme, die in eine Kassette gelegt werden müssen und »Direktfilme«, die ohne Kassette benutzt werden. Diese sind in lichtdichtes Papier einzeln verpackt und werden direkt unter den Patienten gelegt. Sie bringen den Vorteil einer sehr scharfen Zeichnung und sind besonders für Pfotenaufnahmen und das Röntgen an kleinen Heimtieren (Ziervögel, Hamster, Schildkröten, Meerschweinchen) geeignet.

Filmmaterial für die Kassetten darf nur in der Dunkelkammer der Vorratspackung entnommen und in die Kassette eingelegt werden. Beim »Direktfilm« entfällt dieser Umstand.

An den *Kassetten* unterscheidet man die aus Leichtmetall bestehende, der Röntgen-

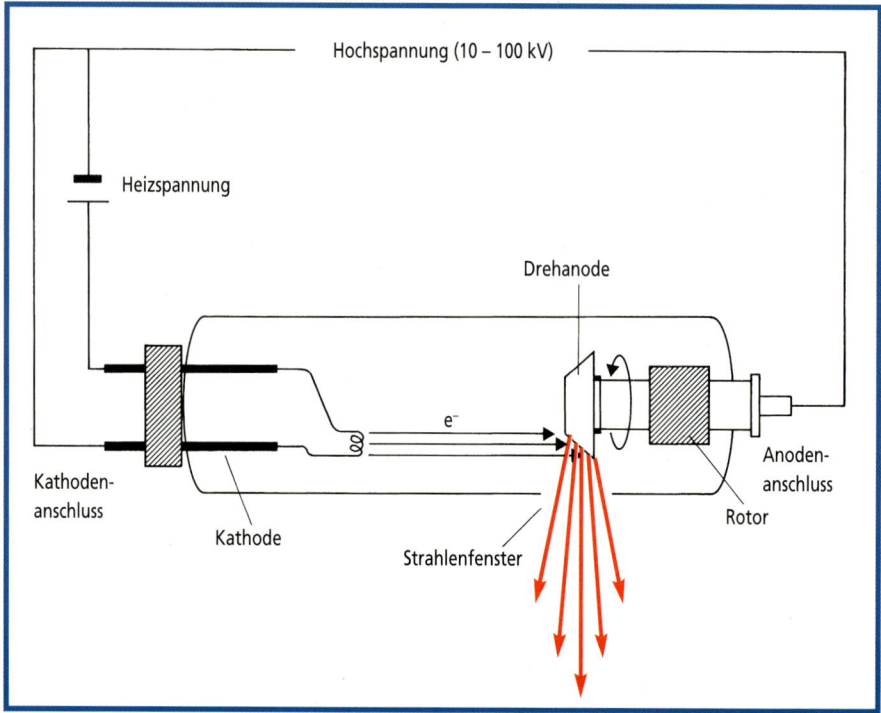

Abb. 9.7: Aufbau einer Röntgenröhre (schematische Darstellung).

röhre zugewandte, strahlendurchlässige Vorderseite und die mit Schwermetall (Blei) ausgestattete Rückseite. Sie ist gleichzeitig der mit Klemmen versehene Kassettendeckel. In der Kassette kleben *Folien* auf einer Filzunterlage (damit Film und Folien fest aneinander liegen). Durch die Folien wird eine Verstärkung der Strahlenwirkung erreicht und damit eine Reduzierung der Röhrenspannung (kV) und Belichtungszeit.

Die Anfertigung einer Röntgenaufnahme erfolgt beim Kleintier im Allgemeinen unter entsprechender Lagerung des Patienten im seitlichen Strahlengang (latero-lateral). Für spezielle Untersuchungen (z. B. Thorax, Herz) kann das Tier auch auf dem Bauch (dorsoventraler Strahlengang) oder auf dem Rücken (ventrodorsaler Strahlengang) gelagert werden. Beim Pferd werden Röntgenaufnahmen im Allgemeinen am stehenden Tier vorgenommen. Für Aufnahmen der Zehe des Pferdes wird die Röntgenkassette üblicherweise seitlich und nach Bedarf auch vorne, hinten oder schräg angebracht.

Die richtige *Belichtung* des Röntgenfilms ist abhängig von der Dicke des Tierkörpers oder der zu untersuchenden Körperteile, vom Röntgengerät und vom Filmmaterial. Die für die jeweilige Aufnahme notwendige »Röntgendosis«, d. h. Kilovolt und Belichtungszeit, sollten einer nach besten Belichtungsergebnissen erstellten, eigenen Tabelle – unterteilt nach Tiergröße und Körperregion – entnommen werden.

Dadurch lassen sich Belichtungsfehler vermeiden. Vor allem bei sehr dicken Tierkörpern haben Erfahrungswerte in der Belichtung große Bedeutung. Wird z. B. die Spannung (kV) erheblich erhöht, so ist zwar die Durchdringungsfähigkeit der Strahlen größer, gleichzeitig ist aber eine Verminderung des Objektkontrastes auf der Aufnahme festzustellen.

Das Röntgenbild ist ein negatives »Schattenbild«, d. h. dass strahlendurchlässige Gebilde dunkel erscheinen (z. B. Lunge, Trachea, Magenfundus) (Abb. 9.10, 9.12) und strahlenabsorbierende Gebilde hell erscheinen (z. B. Knochen, Herz) (Abb. 9.14).

Beim Auftreten von Luft im Thorax (Abb. 9.11) oder strahlendurchlässigen Gebilden im Knochen (Abb. 9.15) erscheint diese Region dunkler. Diese röntgenologische Veränderung wird als *Aufhellung* bezeichnet. Im Gegensatz hierzu führt das Auftreten von Flüssigkeit im Thorax oder im Abdomen (Abb. 9.13) zu einer erhöhten Strahlenabsorption. Das entsprechende Gebiet erscheint heller. Dies wird als *Verschattung* bezeichnet.

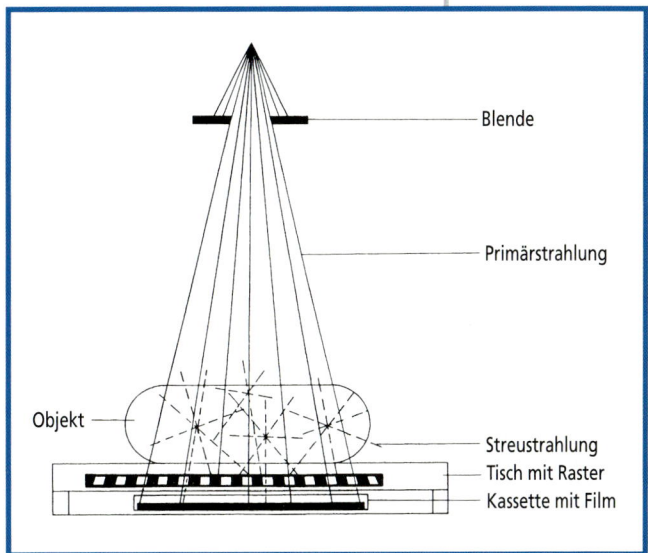

▲ **Abb. 9.8:**
Schematische Darstellung von Primär- und Streustrahlung.

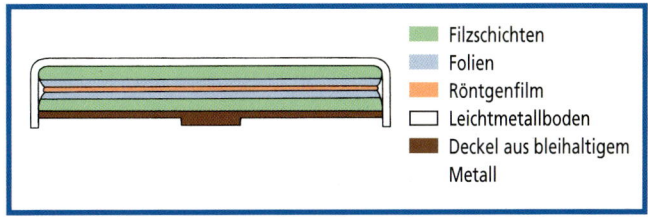

▲ **Abb. 9.9:**
Aufbau einer Röntgenkassette.

DIAGNOSTIK UND THERAPIE

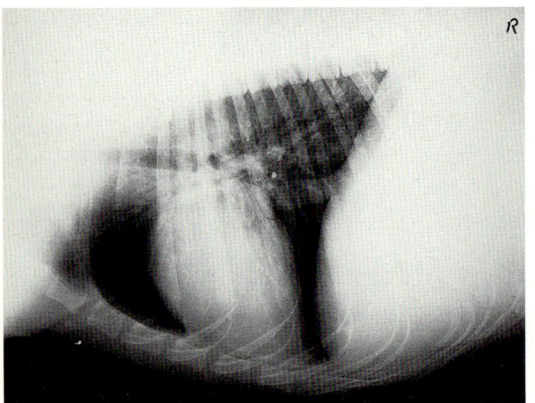

▲ Abb. 9.10:
Hund, Thorax: o. b. B.

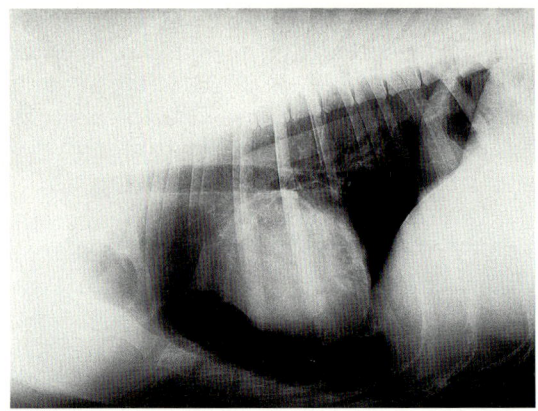

▲ Abb. 9.11:
Hund: Pneumothorax (Aufhellung).

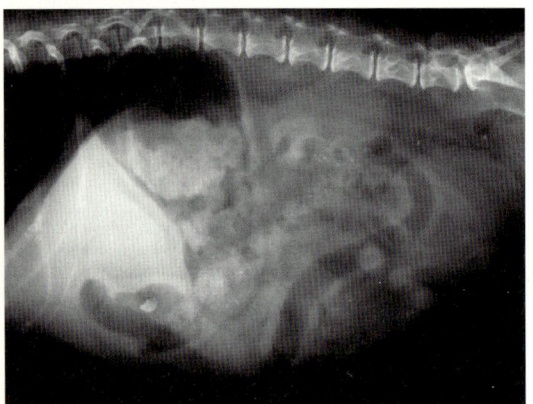

▲ Abb. 9.12:
Hund, Abdomen: o. b. B.

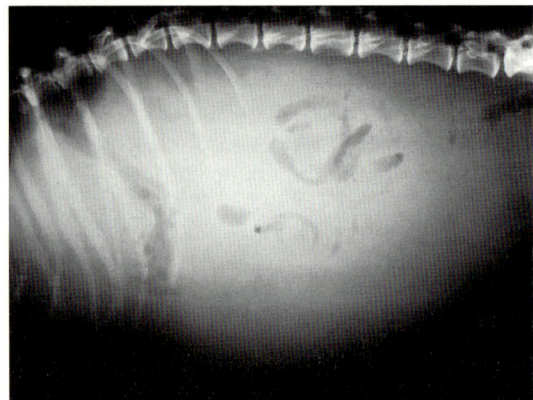

▲ Abb. 9.13:
Katze, Abdomen: Aszites.

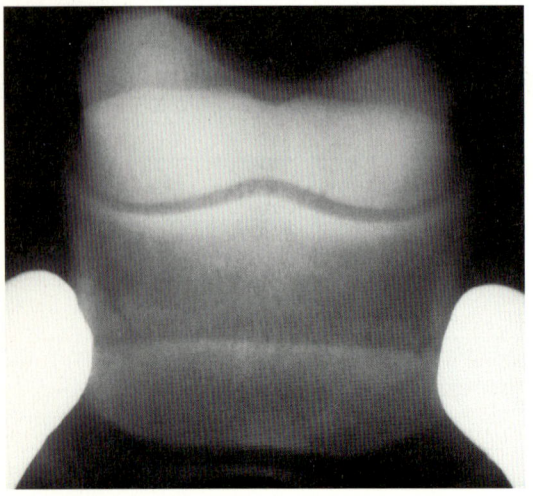

▲ Abb. 9.14:
Pferd, Strahlbein: o.b.B.

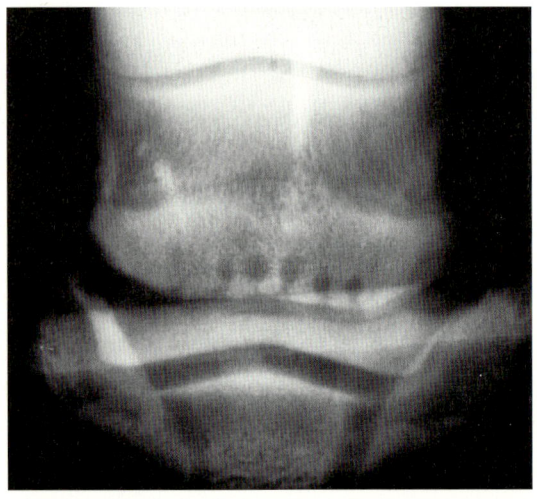

▲ Abb. 9.15:
Pferd, Gefäßlöcher am Strahlbein: Podotrochlose.

Filmentwicklung

Röntgenfilme dürfen nur bei einwandfreier Dunkelkammerbeleuchtung verarbeitet werden (Wandlampe mit Schutzfilter). Der aus der Kassette entnommene Film wird beschriftet, in einen Rahmen gespannt und in den *Entwicklertank* getaucht. Die Entwicklungsdauer hängt von der Temperatur und dem Alter der Lösung ab. Im Allgemeinen rechnet man 5 Minuten bei einer Temperatur von 19 bis 20 Grad Celsius. Bei frischem Entwickler reicht eine kürzere Zeit.

Der entwickelte Film wird nach einer etwa 10 Sekunden dauernden Zwischenwässerung in das *Fixierbad* gehängt. Nach etwa 5 Minuten ist der Film lichtunempfindlich geworden und kann, falls notwendig, bereits jetzt betrachtet werden. Bis zu dieser Zeit darf die Dunkelkammer nicht geöffnet oder eine Lichtquelle betätigt werden. Der ganze Fixiervorgang ist erst nach 20 Minuten abgeschlossen. Es folgt dann die *Schlusswässerung* von $1/2$ Stunde Dauer und anschließend die Filmtrocknung.

Vielfach werden jetzt auch Entwicklungsautomaten benutzt, die den gesamten Bearbeitungsvorgang einschließlich Trocknung des Films in kürzester Zeit erledigen.

Eine Dunkelkammer ist trotzdem notwendig, weil sie zur licht- und strahlengeschützten Lagerung des Filmmaterials, der beschickten Kassetten und zum Filmwechsel dient.

Zeigen Röntgenfilme nach der Entwicklung nicht das gewünschte Ergebnis, kommen dafür die unterschiedlichsten Ursachen in Frage.

Um Fehler während des Röntgens und in der Dunkelkammer zu vermeiden, ist es notwendig, mit voller Konzentration bei der Arbeit zu sein, Kontrollen des Entwickler- und Fixierbades durchzuführen und die Geräte regelmäßig überprüfen zu lassen. Zum Teil ist zwar bei schlechten Ergebnissen eine sofortige Wiederholung der Röntgenaufnahmen möglich; sie sollten jedoch auf unumgängliche Einzelfälle beschränkt bleiben, weil sie eine zusätzliche Strahlenbelastung für das Röntgenpersonal darstellen.

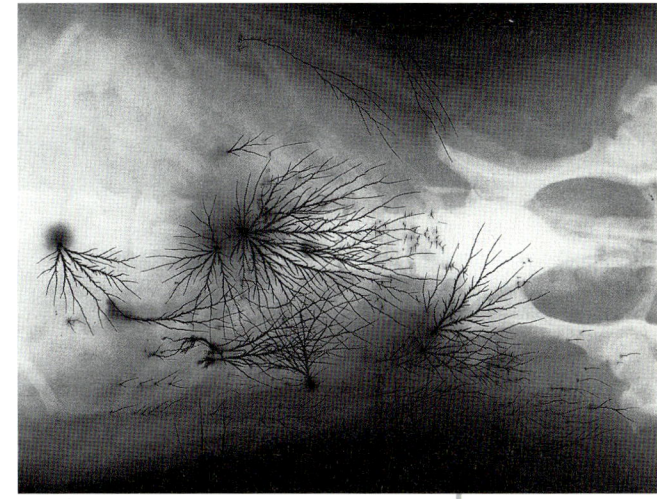

▲ Abb. 9.16:
»Blitzfiguren« durch elektrostatische Entladung.

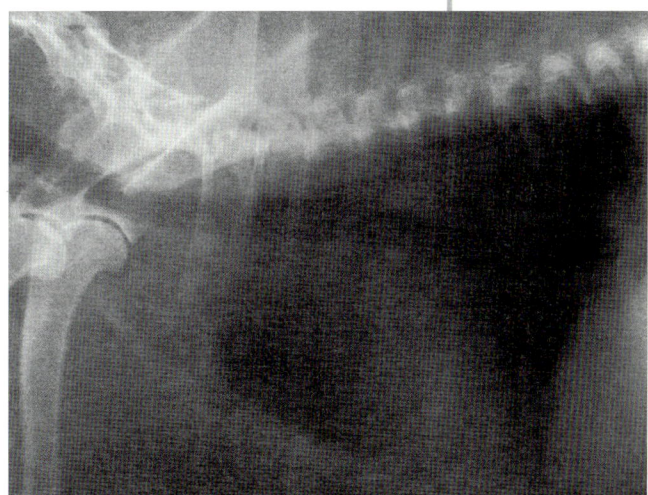

▲ Abb. 9.17:
Verwackelte Aufnahme durch Unruhe des Tieres.

DIAGNOSTIK UND THERAPIE

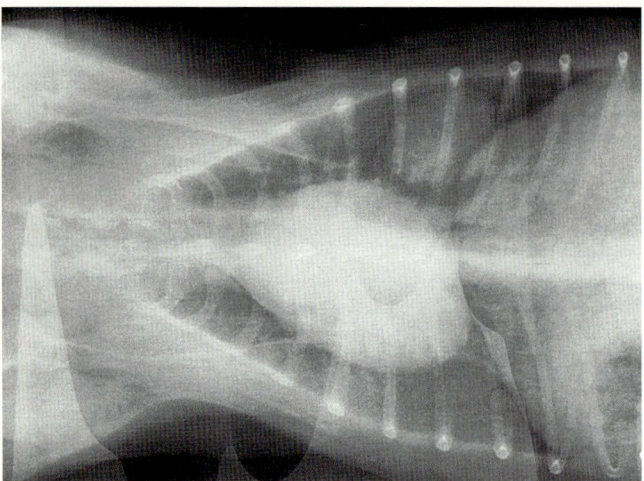

▲ Abb. 9.18: Aneinanderliegen der Filme im Entwickler.

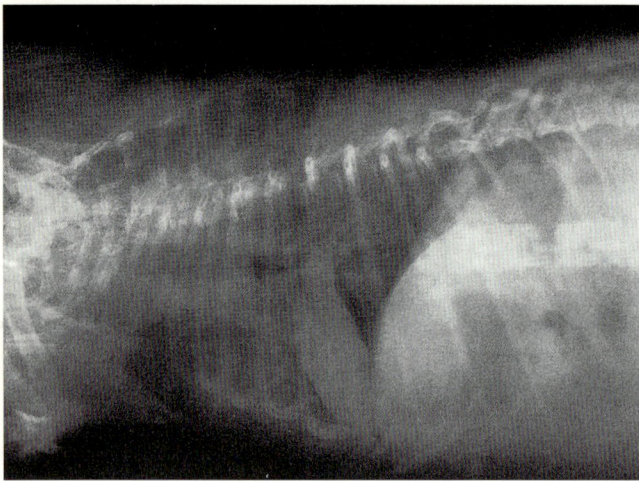

▲ Abb. 9.19: Doppelbelichtung in zwei verschiedenen Ebenen.

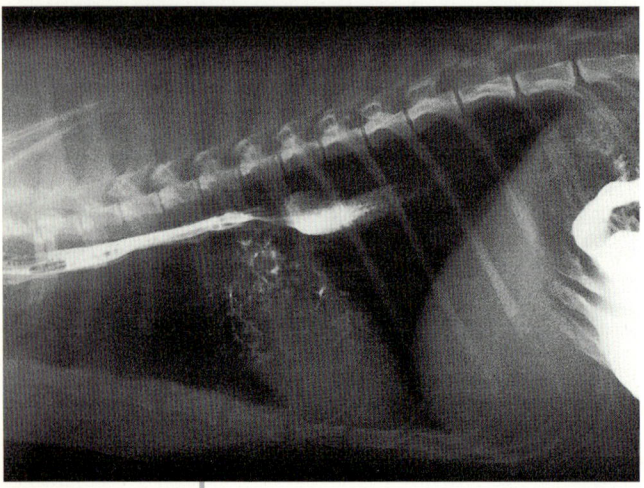

Fehlermöglichkeiten beim Röntgen

1. **Filmmaterial**
   - falsches oder überaltertes Filmmaterial
   - Vorbelichtung
   - Doppelbelichtung
   - lichtundichte Kassette
   - elektrostatische Aufladung

2. **Vorbereitung des Patienten**
   - futtergefüllter Magen-Darm-Trakt
   - zu geringe Kontrastmittelgabe
   - fehlerhafte Kontrastmittelgabe

3. **Lagerung des Patienten**
   - falsch gewählter Ausschnitt
   - verkantet
   - Überlagerung von verschiedenen Körperteilen

4. **Belichtung des Films**
   - überbelichtet – unterbelichtet
   - falsch gewählter Moment der Belichtung: veratmet, verwackelt
   - Raster-Fehler

5. **Entwicklung des Films**
   - überalterter, verbrauchter Entwickler
   - überalterte Fixierlösung
   - verschmutzte Folien
   - Filmbeschädigung durch Kratzer, Druckstellen, Schmutzflecken
   - Aneinanderliegen der Filme im Entwicklerbad
   - Fehler im Entwicklungsautomaten

Abb. 9.20:
Kontrastmittel im Bronchialbaum.

9.2.1.2 Weitere Verfahren der Röntgendiagnostik

Digitale Radiographie

Das ist eine neue Methode der Röntgentechnik, bei der durch Computerberechnung eine erheblich bessere Detailwiedergabe auf Röntgenbildern möglich ist. Das Verfahren funktioniert digital mit speziellen Speicherfolien in den üblichen Filmkassetten. Nach der Röntgenbestrahlung werden die gespeicherten Daten der Folie mit Hilfe einer Software verarbeitet und sind dann am Monitor darstellbar. Die »Dunkelkammerarbeit« entfällt. Es lassen sich beliebig viele Bilder ausdrucken. Die Folie ist nach Datenlöschung wieder verwendbar.

Diese Form der Radiographie ist sehr kostspielig in der Anschaffung der Grundausrüstung und bedarf einer längeren Einarbeitungszeit. Der Einsatz in der Pferdepraxis, hier besonders in der Orthopädie, verspricht große diagnostische Vorteile.

Tomographie

Das Schichtaufnahmeverfahren ist eine Aufnahmetechnik, die scharfe Abbildungen einer jeweils gewählten Organschicht ermöglicht. Röntgenröhre und Kassette werden hierbei in gegensinniger Kreisbewegung zum Objekt gedreht. Die in der »Drehachse« liegende Schicht wird scharf dargestellt.

Computer-Tomographie (CT)

Bei diesem bildgebenden Verfahren werden Körperteile und Organe Schicht für Schicht durchstrahlt. In Verbindung mit einem Computer, der zum Bildaufbau (unterschiedliche Filmschwärzung über eine Messeinrichtung) verwendet wird, können die Ergebnisse des Schichtaufnahmeverfahrens zweidimensional (Monitor oder Röntgenfilm) dargestellt werden. Das CT ermöglicht unter anderem die Darstellung geringster Unterschiede in der Gewebedichte (z. B. pathologische Veränderungen von Organgewebe, Tumoren). Die Vorteile des CT-Verfahrens sind die Vermeidung der Überlagerung durch andere Schichten, eine Weichteildarstellung ohne Kontrastmittel und besonders die schnelle Information für den Diagnostiker.

9.2.1.3 Strahlenschutz

Bei berufsmäßiger Beschäftigung mit Röntgenstrahlen müssen zur Vermeidung von Gesundheitsschäden Strahlenschutzmaßnahmen beachtet werden. Sie sind in der *Röntgenverordnung* (RöV) festgelegt.

Die wichtigsten Bestimmungen besagen unter anderem:

- Das Betreiben einer Röntgeneinrichtung ist genehmigungspflichtig.
- Die Schutzvorschriften müssen eingehalten werden.
- Ein Abdruck der Röntgenverordnung ist zur Einsicht auszulegen.
- Der Betreiber der Röntgeneinrichtung oder sein Strahlenschutzbeauftragter muss approbierter Arzt, Zahnarzt oder Tierarzt mit einer für den Strahlenschutz erforderlichen Fachkunde sein.
- Die Bauart der Röntgeneinrichtung muss behördlich zugelassen sein. Diese Zulassung wird auf 10 Jahre befristet.
- Die Betriebsanleitung zur Röntgeneinrichtung muss in deutscher Sprache abgefasst sein. Die mit dem Betrieb des Röntgenapparates beschäftigten Personen müssen mit Hilfe der Gebrauchsanweisung eingewiesen werden.
- Ausreichende Bereitstellung von Schutzausrüstung für alle strahlenexponierten Personen muss gewährleistet sein.
- Jede unnötige Strahlenexposition von Menschen muss vermieden werden.
- Die Röntgeneinrichtung muss spätestens nach 5 Jahren durch Sachverständige überprüft werden.
- Mit der Änderung der RöV (1. Juli 2002) wurden Dosisgrenzwerte für beruflich strahlenexponierte Personen (Praxismitarbeiter) auf 20 mSv (früher 50 mSv) im Kalenderjahr festgelegt. Bei anderen Personen (z. B. Tierhalter) ist der Grenzwert 1 mSv im Kalenderjahr.

Kontrolltermine nach den Bestimmungen der Röntgenverordnung

1. **Abnahmeprüfung des Röntgengerätes**	Erstprüfung, sofort nach Installation eines Röntgengerätes (durch Sachverständigen)
2. **Zustandsprüfung**	alle 5 Jahre wiederkehrende Prüfungen (durch Sachverständigen)
3. **Konstanzprüfung**	entfällt bei Röntgenanlagen in der Veterinärmedizin; nur bei Änderung der Bildqualität notwendig
4. **Dosimeter**	nach Ablauf eines Monats einreichen
5. **Belehrungen**	halbjährlich
6. **Ärztliche Untersuchung**	Personen der Kategorie A: jährlich, Personen der Kategorie B: erforderlich, wenn behördlich oder vom Strahlenschutzbeauftragten eine Untersuchung angeordnet wird

Wichtige Begriffe der Röntgentechnik

Beruflich strahlenexponierte Personen	Jeder, der sich in Ausübung seines Berufes im Kontrollbereich aufhält (Arzt, Pfleger, Helferin).
Kontrollbereich	Bereich (in der Nähe des Röntgenapparates), in dem Personen im Kalenderjahr höhere Körperdosen aus Ganzkörperexposition als 15 mSv erhalten können.
Betrieblicher Überwachungsbereich	Bereich, in dem Personen im Kalenderjahr höhere Körperdosen aus Ganzkörperexposition als 5 mSv erhalten können.
Sievert (Sv)	Maßeinheit für die absorbierte Körperdosis von Röntgenstrahlen.
Dosimeter	Messgerät, in Plaketten- oder Stabform, das unter der Bleischürze getragen wird. Die aufgenommene Strahlendosis wird in monatlichen Abständen in entsprechenden Institutionen kontrolliert.
Nutzstrahlen	Das durch die Einblendung direkt auf den Körper gerichtete Strahlenbündel.
Streustrahlen	Sie entstehen aus Primärstrahlen, die bei Auftreffen auf Materie abgelenkt oder reflektiert werden. Streustrahlen befinden sich an der Oberfläche und in der Umgebung des bestrahlten Körpers.

Tierhalter bekommen beim Röntgen ein Dosimeter und sind zu unterweisen.
- Jede tierärztliche Praxis, die Röntgengerät betreibt, muss nachweisen, dass genügend Personal vorhanden ist, das über die entsprechende Fachkunde verfügt. Die Fachkunde wird durch Teilnahme an einem anerkannten Strahlenschutzkurs erworben.
- Der Kontrollbereich muss während der Einschaltzeit gekennzeichnet sein, z. B. »Kein Zutritt – Röntgen«.
- Im Kontrollbereich ist Schutzkleidung (Röntgenschürze und -handschuhe) zu tragen.
- Außerhalb des Röntgenraumes darf nur geröntgt werden, wenn es der Zustand oder die Größe des zu untersuchenden Tieres erfordert.
- Zum Kontroll- oder betrieblichen Überwachungsbereich haben außer den dort tätig werdenden Personen nur noch Auszubildende und – falls notwendig – Tierhalter oder Begleitpersonen Zutritt.
- Schwangeren und Personen unter 18 Jahren ist der Aufenthalt im Kontrollbereich nicht gestattet. Verlangt es die Ausbildung, kann Personen zwischen 16 und 18 Jahren der Zutritt behördlich genehmigt werden.
- Tierarzthelfer/innen dürfen die Röntgenuntersuchung technisch durchführen, wenn sie unter unmittelbarer Aufsicht und Verantwortung einer Person mit Fachkunde (s. o.) stehen und sie zudem über die Kenntnisse im Strahlenschutz verfügen.
Der Besitz der erforderlichen Kenntnisse muss bescheinigt sein (s. Kap. 3.1.2)
- Zur Feststellung der Personendosis wird ein Dosimeter an der Rumpfvorderseite unter der Röntgenschürze getragen. Die Dosimeter sind monatlich an eine Messstelle einzuschicken. Behördlicherseits kann auf Antrag genehmigt werden, dass die Dosimeter nur alle 6 Monate eingereicht werden. Die Ergebnisse der Dosimeterauswertung bekommt der Einsender schriftlich mit-

geteilt. Die Aufzeichnungen der Messergebnisse sind 30 Jahre aufzubewahren.
- Bei der Ermittlung der beruflich bedingten Strahlendosen für Exponierte sind die Belastungen in Verbindung mit einer eigenen Röntgenuntersuchung oder -behandlung (Röntgenpass!) sowie die natürlichen und anderen Strahlenexpositionen nicht berücksichtigt.
- Alle Personen, die Röntgenstrahlen anwenden und Zutritt zum Kontrollbereich haben, sind in halbjährlichen Abständen über die Arbeitsmethoden, mögliche Gefahren und Schutzmaßnahmen sowie die wichtigsten Punkte der Verordnung zu belehren. Die Belehrungsbögen sind mit jeweiligem Datum und Unterschrift des Belehrten 5 Jahre aufzubewahren.
- Alle strahlenexponierten Personen sind jährlich durch einen hierzu ermächtigten Arzt zu überwachen. Es wird eine Gesundheitsakte angelegt, die mindestens 30 Jahre aufzubewahren ist.

Regeln für die tägliche Arbeit im Röntgenbereich

- Volle Konzentration auf die anstehende Arbeit.
- Genügend Zeit nehmen für die korrekte Ausführung, um Wiederholungen zu vermeiden.
- Immer Schutzkleidung tragen (Handschuhe nicht vergessen).
- Persönliches Dosimeter tragen.
- Verstärkerfolie benutzen (dadurch Röntgen mit geringerer Strahlendosis möglich).
- Strahlenfeld so klein wie möglich einblenden.
- Belichtungszeit so kurz wie möglich wählen.
- Während der Belichtung nicht in den Nutzstrahlbereich greifen.
- Genügend Abstand halten.
- So selten wie möglich röntgen (hängt auch von der korrekten Dunkelkammerarbeit ab; hilft, Wiederholungen zu vermeiden).

Bei den beruflich *strahlenexponierten Personen* wird zwischen Kategorie A und B unterschieden. Kategorie A erfasst alle Personen, die bei der Berufsausübung mehr als $^3/_{10}$ der Jahresgrenzwerte der Körperdosis erhalten können. Kategorie B erfasst alle diejenigen, die mehr als $^1/_{10}$ bis $^3/_{10}$ der Jahresgrenzwerte der Körperdosis erhalten können.

9.2.2 Elektrokardiographie

Für die Diagnostik von Herzkrankheiten ist, neben einer ausführlichen klinischen Untersuchung des Patienten (Adspektion, Palpation, Perkussion und insbesondere der Auskultation – Herztöne, Frequenz, Rhythmus, Herzgeräusche –) und dem Röntgen des Thorax, die Anfertigung eines Elektrokardiogramms (EKG) eine wertvolle Hilfe.

Das EKG dient in erster Linie zur Diagnose von Störungen des Herzrhythmus und zur Feststellung der Herzfrequenz.

Durch die Herzmuskelkontraktion entstehen wie am Skelettmuskel Erregungswellen. Es fließt elektrischer Strom (Aktionsstrom), den man mit Hilfe eines Elektrokardiographen in Form einer Kurve (Herzstromkurve) mit ganz charakteristischen Zacken aufzeichnen kann. Die Stromschwankungen, die am EKG sichtbar werden, bezeichnet man der Reihe nach als P-, Q-, R-, S- und T-Zacke.

Nach der Impulsbildung im Sinusknoten (Schrittmacher der Erregungsbildung im rechten Herzvorhof) kommt es zur Kontraktion der Vorhöfe *(Vorhofsystole)* und am EKG zur ersten Stromschwankung *(P-Zacke)*. Im AV-Knoten geht die fortlaufende Erregungsleitung langsamer vor sich (Überleitung zwischen Herzvorhöfen und Herzkammern). Dies erzeugt die *PQ-Strecke,* die auf der Grundlinie (Nulllinie) des EKGs verläuft. Die größere, zweite Stromschwankung ergibt die *QRS-Zacke* (= Kammeranfangsschwankung). Sie entsteht durch die Kontraktion der Kammermuskulatur *(Kammersystole)*.

Nach einer kurzen Pause, in der die Herzmuskelfasern elektrisch »still« sind *(ST-Strecke)*, bildet sich die Erregung der Kammern wieder zurück *(T-Zacke)*. Der Herzmuskel ist nun wieder im erschlafften Zustand. Es schließt sich die Herzpause (Diastole) an, bevor ein erneuter Impuls zur Herzkontraktion entsteht.

Bei Rhythmusstörungen des Herzens und Erkrankungen des Herzmuskels (Myokardiopathien) ist die physiologische Herzstromkurve verändert. Die sichere Erkennung und Differenzierung dieser Störungen ist nur mit Hilfe eines EKGs möglich.

Bei der Abnahme eines EKGs ist auf eine korrekte Lagerung und ruhige Haltung des Patienten zu achten. Hund und Katze werden auf der rechten Körperseite auf eine weiche Unterlage gelegt. Der Kopf wird nach vorn gestreckt. Die Vordergliedmaßen müssen parallel gehalten werden und mit der Brustwirbelsäule einen rechten Winkel bilden. Bei sehr unruhigen und abwehrstarken Tieren kann das EKG auch im Stehen angefertigt werden.

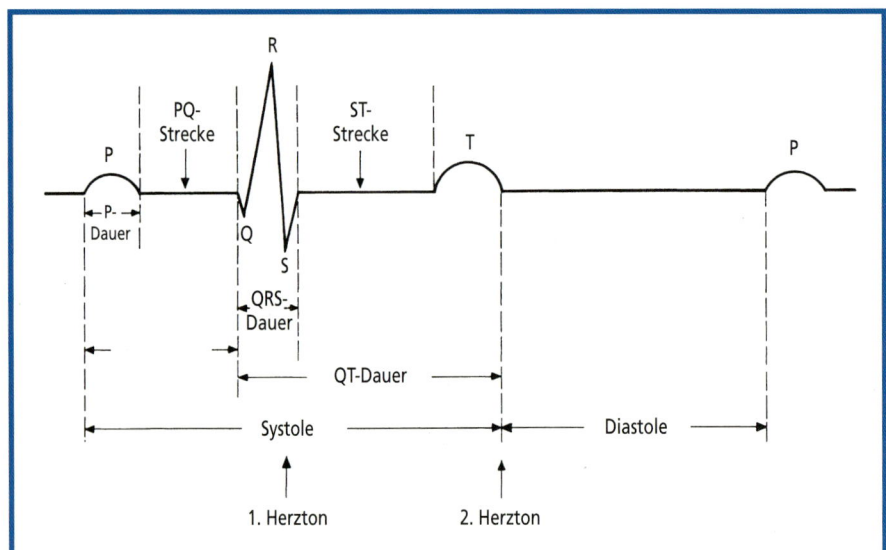

Abb. 9.21:
Schematische Darstellung einer normalen EKG-Kurve und zeitliches Auftreten von Herztönen.

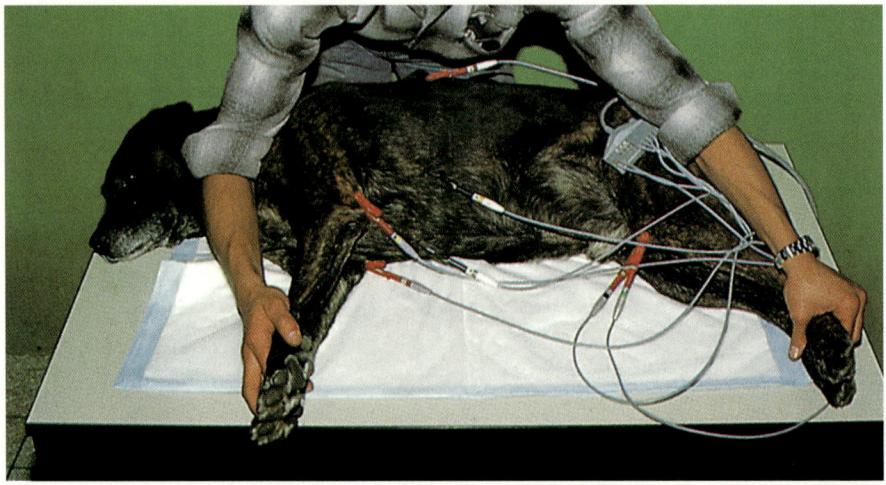

Abb. 9.22:
Korrekte Lagerung eines Hundes bei Anfertigung eines EKGs.

EKG-Ableitungen

Für die Aufzeichnung von EKG-Ableitungen ist nun das Anlegen von Elektroden in der Körperperipherie notwendig, zwischen denen der elektrische Spannungsunterschied (Potentialdifferenz) gemessen wird.

Bei Pferd, Hund und Katze sind Krokodilklemmen mit abgefeilten Zähnen gut geeignet, die an einer losen Hautfalte befestigt werden.

An den Ableitungsstellen muss die Haut mit Alkohol entfettet und leitfähig gemacht werden. Die Bezeichnungen für die Ableitungen wurden aus der Humanmedizin übernommen.

Man unterscheidet grundsätzlich zwischen zwei Ableitungsarten:

Bei den *bipolaren Ableitungen* wird die elektrische Herzaktion zwischen zwei Körperelektroden aufgezeichnet. Bei den *unipolaren Ableitungen* wird dagegen die Potentialdifferenz zwischen einer bestimmten Elektrode, die an der Körperperipherie angelegt wird, und einer Sammelelektrode (Zusammenschaltung im EKG-Gerät) gemessen.

Am gebräuchlichsten sind die bipolaren Extremitätenableitungen nach EINTHOVEN (I, II, III), bei denen die elektrische Aufzeichnung durch zwei an den Gliedmaßen angelegten Elektroden (R – L; R – F; L – F) erfolgt.

Für eine genaue Bestimmung von Form- und Größenveränderungen des Herzens wie Muskelzunahmen *(Hypertrophie)* und Kammererweiterungen *(Dilatation)* bei Hund und Katze sind zusätzlich noch zwei weitere Ableitungsarten gebräuchlich und notwendig. Es sind dies die unipolaren Extremitätenableitungen nach GOLDBERGER (aVR, aVL und aVF) und die unipolaren Brustwandableitungen nach WILSON (V_{10}, CV_6LU, CV_6LL). Bei letzterem Ableitungssystem werden die Elektroden an der linken Brustwand im 6. Zwischenrippenraum angelegt.

Ableitungen an den Extremitäten

R	am rechten Vorderbein über dem Ellenbogen (Olekranon)
L	am linken Vorderbein über dem Ellenbogen
F	am linken Knie
N	Neutralelektrode am rechten Knie

Ableitungen an der Brustwand

C_1	über dem Dornfortsatz des 7. Brustwirbels *(Ableitung V_{10})*
C_2	im 6. Zwischenrippenraum links an der Rippen-Rippenknorpelgrenze *(Ableitung CV_6LU)*
C_c	im 6. Zwischenrippenraum links an der Kante des Brustbeins *(Ableitung CV_6LL)*
	bzw. im 5. Zwischenrippenraum rechts an der Kante des Brustbeins *(Ableitung CV_5RL)*

Abb. 9.23:
Lage der Elektroden bei Hund und Katze.

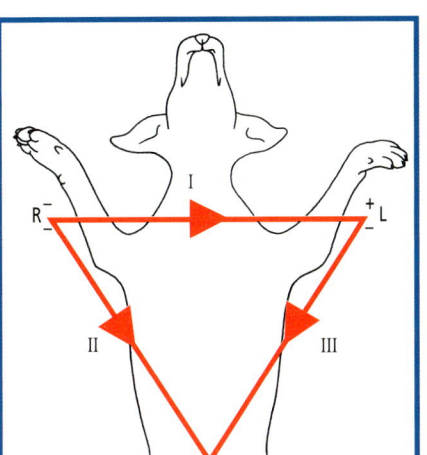

Abb. 9.24:
Standardableitungen nach EINTHOVEN mit Richtung der elektrischen Spannung bei normaler Herzlage.

Beim Pferd ist zur Anfertigung eines EKGs ein Ableitungssystem besonders geeignet, bei dem nur drei Elektroden an der linken Körperseite angelegt werden müssen (Basis-Apex-Ableitung).

Die negative, rote Elektrode wird an der linken Drosseladerrinne, die positive, grüne Elektrode an der Herzspitze links ventral im 6. Zwischenrippenraum und die schwarze Nullelektrode im Bereich des linken Schulterblatts angebracht (Abb. 9.25).

Dieses bipolare Ableitungssystem ist auch für Einkanalschreiber geeignet, ist beim Pferd schnell und einfach anzuwenden und vermeidet zudem Bewegungsartefakte.

Die Elektroden sind jeweils durch Kabel mit dem Elektrokardiographen verbunden, der als Direktschreiber die gewünschte Ableitung aufzeichnet. Als Papierförderungsgeschwindigkeit werden im Allgemeinen 50 mm/sec. vorgegeben.

Häufige Störungen bei der Anfertigung eines EKGs:

1. Durch *Einstreuung von Wechselspannung* auf den Patienten entsteht eine regelmäßige Verbreiterung der Herzstromkurve (Abb. 9.26).
   Abhilfe wird durch richtige Führung der Patientenkabel, Kontrolle der Patientenunterlagen, Erdung und festes Anlegen der Elektroden erreicht (Abb. 9.27).

2. Bei *Muskelzittern des Patienten* (sehr häufig bei Hunden!) kommt es zu einer unregelmäßigen Verzitterung der Grundlinie (Abb. 9.28). Abhilfe kann durch beruhigende Einwirkung auf den Patienten und durch Drücken des Tremorfilters (30-Hertz-Filter) geschaffen werden.

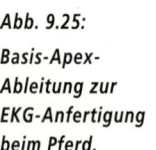

Abb. 9.25:
Basis-Apex-Ableitung zur EKG-Anfertigung beim Pferd.

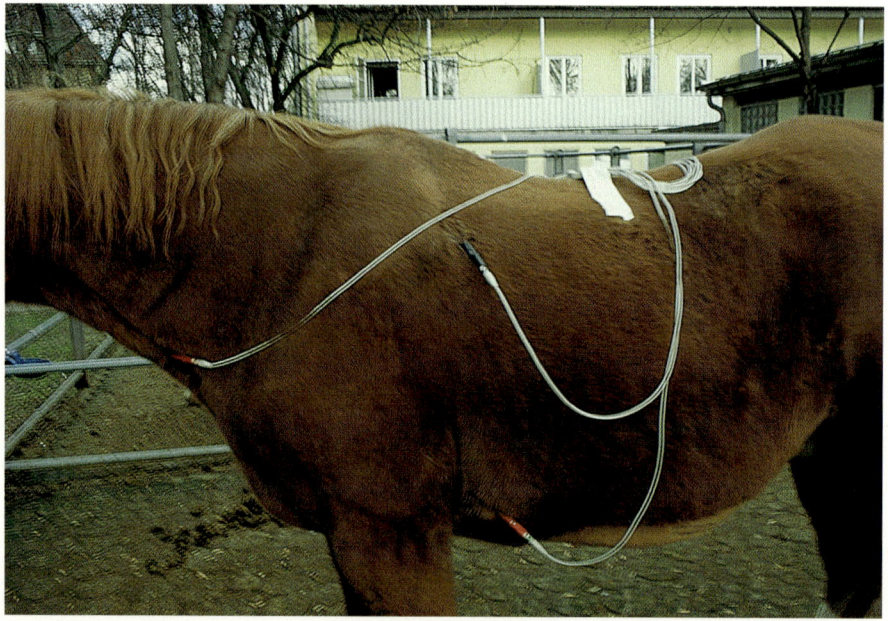

DIAGNOSTIK UND THERAPIE

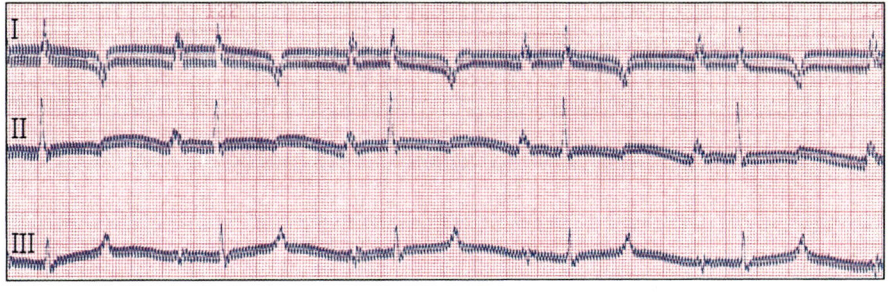

◄ Abb. 9.26: Sägezahn-Grundlinie.

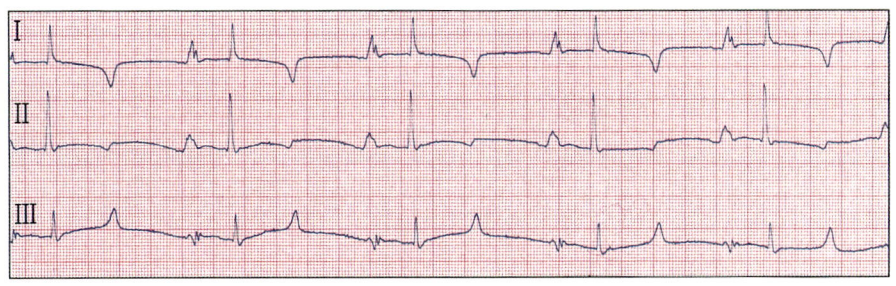

◄ Abb. 9.27: Ungestörte Grundlinie.

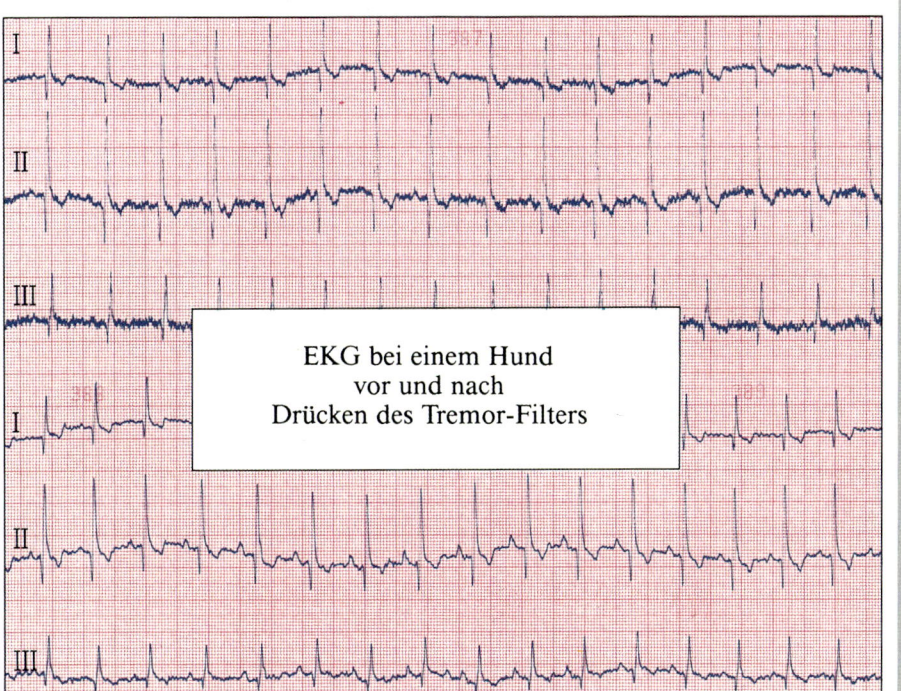

◄ Abb. 9.28: Unregelmäßige Verzitterung der Grundlinie.

EKG bei einem Hund vor und nach Drücken des Tremor-Filters

3. *Wandern der Grundlinie* wird durch Bewegung des Patienten oder einer Elektrode verursacht, was häufig bei deutlichen Brustwandbewegungen infolge tiefer Atmung zutrifft (Abb. 9.29). Abhilfe ist durch Beruhigung und Entspannung des Patienten sowie durch lockeres Legen der Kabel möglich.

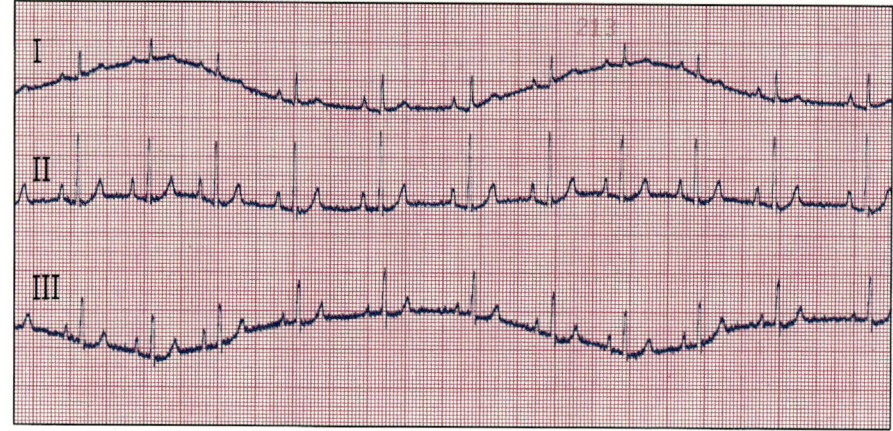

Abb. 9.29: Wandern der Grundlinie infolge Bewegung der gelben Elektrode.

Der EKG-Streifen muss sofort beschriftet werden, damit alle Ableitungen genau und zutreffend zu erkennen sind. Die Auswertung eines EKGs (Bestimmung der Herzfrequenz, Beurteilung des Herzrhythmus, Ausmessen der Amplituden und Zeitintervalle usw.) erfolgt durch den Tierarzt.

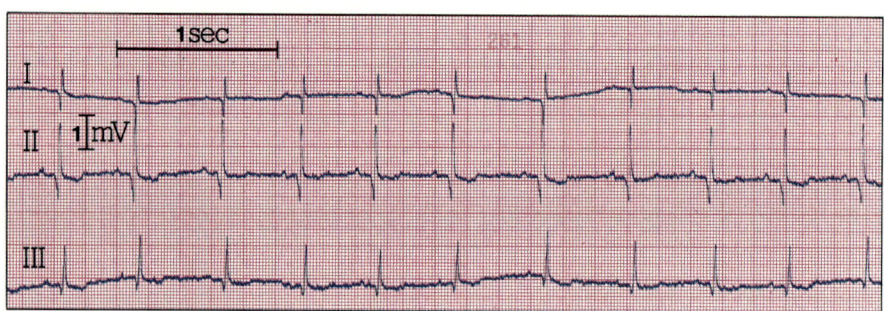

Abb. 9.30: Normales EKG beim Hund mit drei verschiedenen Ableitungsarten.

Bipolare Extremitätenabteilungen nach EINTHOVEN.

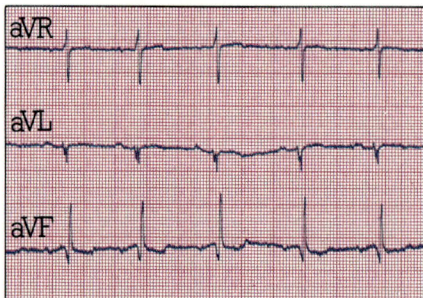

Unipolare Extremitätenabteilungen nach GOLDBERGER.　　Unipolare Brustwandabteilungen nach WILSON.

9.2.3 Endoskopie

Durch die Endoskopie werden Körperhohlräume einer inneren Betrachtung zugänglich gemacht, die sonst nicht besichtigt werden könnten. Sie leistet auf vielen Gebieten der Medizin wertvolle Dienste für die Diagnostik und auch für die Therapie, z. B. Spülungen und Einbringen von Medikamenten in Hohlorgane des Körpers, Entfernung von Zubildungen und Tumoren.

In der Pferdepraxis sind endoskopische Untersuchungsverfahren besonders der oberen und unteren Atemwege, z. B. zur Diagnose von Atemstörungen im Kehlkopfbereich (Laryngoskopie) und chronischen Lungenkrankheiten (Bronchoskopie) weit verbreitet. Teilweise können auch über das Endoskop minimalinvasive chirurgische Behandlungsverfahren in den oberen Atemwegen (z. B. Kehlkopfoperationen) vorgenommen werden. Bei Erkrankungen von Gelenken im Bereich der Gliedmaßen wird heute häufig eine innere Besichtigung mit starren Endoskopen (Arthroskopie) durchgeführt. Spezielle lange flexible Endoskope (ca. 3 m) dienen der Besichtigung von Schlund und Magen beim Pferd (Oesophago-Gastroskopie).

Aber auch in der Kleintierpraxis (beim Hund und teilweise bei der Katze) ist die Endoskopie der Atemwege, des Magen-Darm-Traktes, der Bauchhöhle und der ableitenden Harnwege eine wichtige Bereicherung der klinischen Diagnostik. Beim Vogel bieten sich endoskopische Untersuchungen der Leibeshöhle durch das Luftsacksystem (siehe Kapitel 7.3) besonders an. Für die Geschlechtsbestimmung ist die Endoskopie oftmals eine notwendige Hilfe.

Endoskope sind starre oder flexible, röhrenförmige, optische Geräte, die durch ein Lichtleitkabel an eine Lichtquelle angeschlossen werden. Sie bestehen aus einem Glasfaserbündel für die Lichtleitung (Lichtleitbündel) und einem optischen

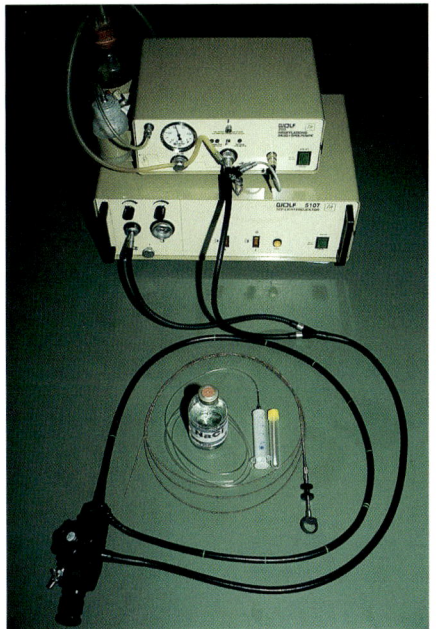

Abb. 9.31:
Flexibles Endoskop mit Lichtquelle und Zubehör zur Tracheo-Bronchoskopie beim Pferd.

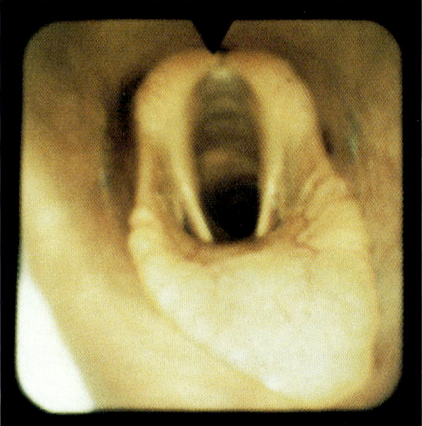

Abb. 9.32:
Normales endoskopisches Bild des Kehlkopfes beim Pferd.

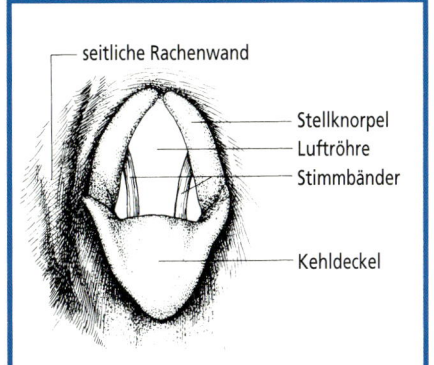

Abb. 9.33:
Schematische Darstellung der endoskopischen Kehlkopfansicht beim Pferd.

Glasfaserbündel (Bildleitbündel) sowie dem zugehörigen Linsensystem. Das Licht wird am Endoskopkopf ins Gerät eingespeist und gelangt über Lichtleitbündel innerhalb des Endoskops zur Endoskopspitze, wo es austritt und das zu untersuchende Objekt beleuchtet.

Zum Zubehör gehören eine Saug- und Spüleinrichtung, Kunststoffkatheter mit Einmalspritzen zum Absaugen von Sekret aus den Atemwegen zur bakteriologischen und zytologischen Untersuchung und Zangen für die Entnahme von Gewebeproben. Kunststoffkatheter bzw. Probenentnahmezangen werden durch den Arbeitskanal des Endoskops geführt. Blasbälge werden für die Luftinsufflation von Hohlorganen wie Magen oder Harnblase benötigt. Videokassetten und eine Fotoausrüstung dienen zur Dokumentation von pathologischen Befunden.

Das Endoskop kann über natürliche Zugänge (z. B. Nasengänge beim Pferd, Mundhöhle bei Hund und Katze, Harnröhre) eingeführt werden oder durch künstliche Öffnungen (z. B. in die Bauchhöhle, Abb. 9.36), die durch einen chirurgischen Eingriff geschaffen werden (Laparoskopie).

Für die verschiedenen Anwendungszwecke in der Veterinärmedizin gibt es Endoskope unterschiedlicher Nutzlänge sowie verschiedenen Durchmessern und Blickwinkels. Zur Untersuchung der Trachea und Bronchien (Tracheo-Bronchoskopie) beim Pferd werden flexible Endoskope mit einer Nutzlänge von 180 cm und einem Durchmesser von 12 bis 13 mm verwendet. Zur Entnahme von Sekret aus der Luftröhre beim Pferd wird ein Gerät von 150 cm Länge benötigt (Abb. 9.34). Zur Untersuchung der Nasengänge bei Hund und Katze (Rhinoskopie) hingegen finden starre Endoskope mit Geradeausblickrichtung, einer Länge von ca. 18 cm und einem Durchmesser von 2 mm Verwendung.

Der komplizierte Aufbau eines Endoskops verlangt eine vorsichtige und sorgfältige Handhabung um Zerstörungen zu vermeiden. Insbesondere die empfindlichen flexiblen Geräte mit ihrer Gummi-Ummantelung sind vor mechanischen Einflüssen (Beugen, Abknicken, Anschlagen usw.) zu schützen. Beschädigungen der Endoskophülle können zu Eindringen von Wasser und Brüchen im optischen Faserbündel führen. Die Reinigung, Desinfektion und Aufbewahrung der sehr teuren und wertvollen optischen Instrumente verlangt besondere Sorgfalt. Für flexible Endoskope (Fiberskope), die nach Gebrauch sofort mit lauwarmem Wasser abgespült werden sollten, um ein Antrocknen von Blut, Eiter und Eiweißresten zu vermeiden, stehen besondere Reinigungs- und Pflegemittel zur Verfügung.

Der Arbeitskanal des Gerätes wird mit einer Reinigungsbürste gesäubert und anschließend mit einem Feindesinfektionsmittel für Endoskope durchgespült.

Wichtige Begriffe bei der Endoskopie

Rhinoskopie	innere Besichtigung (Spiegelung) der Nasenhöhle
Laryngoskopie	Kehlkopfspiegelung
Aerozystoskopie	Luftsackspiegelung beim Pferd
Tracheo-Bronchoskopie	Innere Besichtigung von Luftröhre und Aufzweigung der Bronchien
Oesophagoskopie	Besichtigung des Schlundes
Gastroskopie	Magenspiegelung
Laparoskopie	Besichtigung der Bauchhöhle
Rektoskopie	Besichtigung des Enddarmes
Zystoskopie	Harnblasenspiegelung
Hysteroskopie	Gebärmutterspiegelung
Arthroskopie	innere Betrachtung der Gelenkhöhle
Insufflation	Einblasen von Luft in Hohlorgane (Magen, Harnblase) oder Bauchhöhle
Biopsie, Probeexzision	Entnahme einer Gewebeprobe zur diagnostischen Untersuchung

DIAGNOSTIK UND THERAPIE

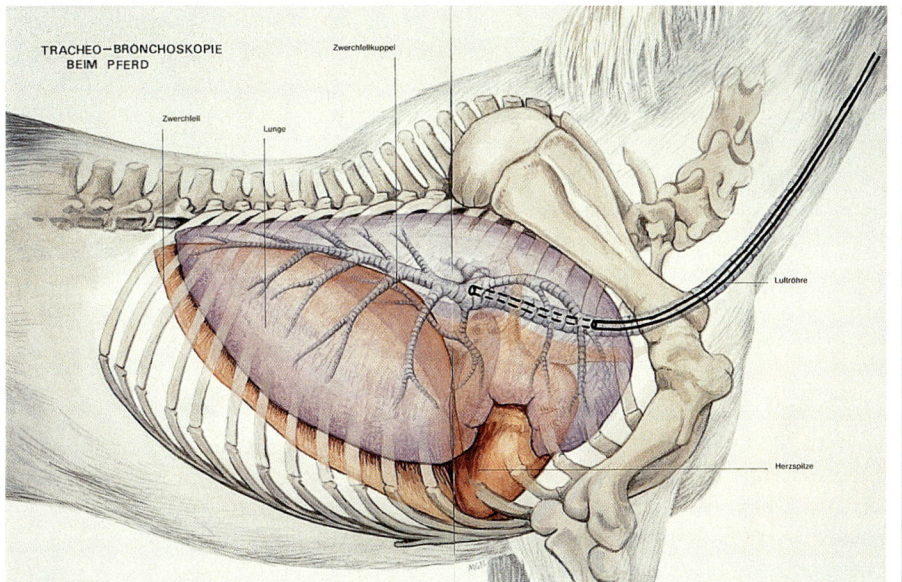

9.34

◀
Abb. 9.34:
Länge und Sitz des Endoskops bei einer Tracheo-Bronchoskopie beim Pferd mit chronischer Bronchitis.

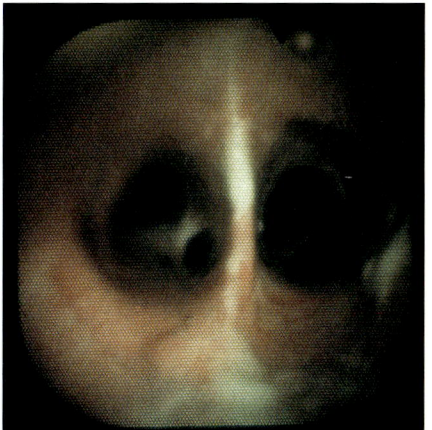

9.35

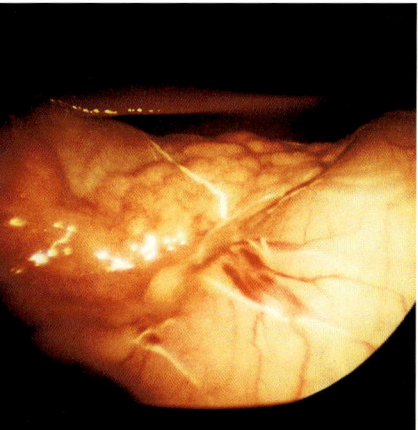

9.36

◀◀
Abb. 9.35:
Gabelung der Luftröhre und Stammbronchien bei einem Pferd mit chronischer Bronchitis.

◀
Abb. 9.36:
Direkte Besichtigung des Pankreas beim Hund durch Laparoskopie.

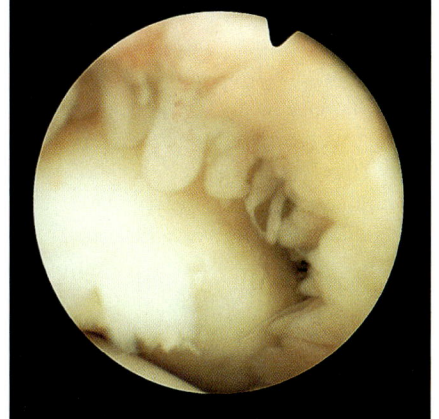

9.37

◀
Abb. 9.37:
Arthroskopie eines Sprunggelenkes beim Pferd.

9.2.4 Ultraschall

9.2.4.1 Physikalische Grundlagen

Schallwellen bestehen wie Wasserwellen im Gegensatz zu den elektromagnetischen Schwingungen des Lichtes und der Röntgenstrahlen aus schwingenden Materieteilchen (Materiewellen). Sie pflanzen sich entsprechend ihrer Schwingungszahl (Frequenz) und Ausbreitungsgeschwindigkeit in menschlichem und tierischem Gewebe fort.

Der Schall wird seiner Frequenz nach (Einheit: Hertz = Hz) in die Bereiche Infraschall (bis 16 Hz), Hörschall (16 Hz bis 20000 Hz = 20 KHz) und Ultraschall (über 20 KHz) eingeteilt. Ultraschallwellen mit sehr hoher Frequenz (1 Million Hz bis 15 Millionen Hz = 15 MegaHz oder 15 MHz) haben entsprechend eine sehr kleine Wellenlänge und können so in der medizinischen Diagnostik eingesetzt werden. Die Geschwindigkeit, mit der sich der Schall in einem Medium ausbreitet, ist abhängig von dessen Dichte und Elastizität. So wird ein dichtes Medium schneller durchlaufen als ein dünnes (z. B. Luft: 330 m/sec, Wasser bei 20 °C: 1480 m/sec, Knochen: 4000 m/sec).

Die physikalische Eigenschaft eines Mediums, den Schallwellen einen spezifischen Widerstand entgegenzusetzen, wird als *akustische Impedanz* bezeichnet. Unterschiede in der Impedanz sind gegeben, da die Körpergewebe nicht einheitlich und nicht von gleicher Struktur sind. Das Prinzip der Ultraschalldiagnostik *(Sonographie)* besteht in der Messung und Darstellung von Impedanzunterschieden.

Ein weiteres physikalisches Gesetz, dem die Schallwellen unterliegen, ist die *Reflexion* an einem Hindernis, z. B. Grenzflächen im Körpergewebe, wodurch ein Nachhall (Echo) erzeugt wird.

Je nach Zusammensetzung bzw. Aufbau des Gewebes hängt der Anteil der reflektierenden Strahlen vom Schallwellenwiderstand ab. Dies führt dazu, dass Ultraschallwellen an der Grenzfläche zur Luft vollständig, an der zu Knochen zur Hälfte reflektiert werden. Im Medium Wasser besteht keine Reflexion, deshalb sind Körperflüssigkeiten fast völlig durchlässig.

9.2.4.2 Ultraschalldiagnostik (Sonographie)

In der Medizin gebräuchliche Ultraschallverfahren werden nach diesem Prinzip der Aufzeichnung von Echos *(Echographie)* durchgeführt.

Dabei werden von einem Schallkopf (gleichzeitig Sender und Empfänger) Schallwellen im MegaHz-Bereich erzeugt und ausgesendet. Die reflektierten Strahlen (Echos) gelangen wieder zum Schallkopf zurück und werden nach entsprechender Bearbeitung auf ein Ton oder Bild erzeugendes System übertragen. Durch Verwendung des so genannten Real-Time-Verfahrens, d. h. sofortiger Bildaufbau, können Bewegungen oder Lage- und Zustandsveränderungen von Organen sofort auf einem Monitor erkannt werden. Die Erkennbarkeit von Details liegt im Millimeterbereich.

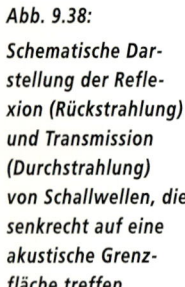

Abb. 9.38:
Schematische Darstellung der Reflexion (Rückstrahlung) und Transmission (Durchstrahlung) von Schallwellen, die senkrecht auf eine akustische Grenzfläche treffen.

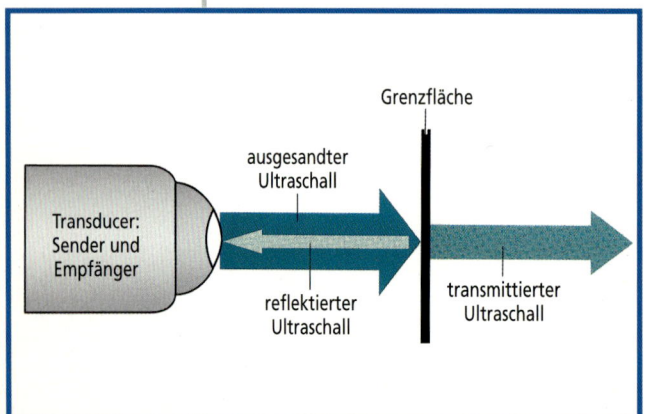

Durch leichtes Hin- und Herbewegen des Schallkopfes erhält man einen gewissen Überblick über die zu untersuchende Körperregion. Bei Bedarf kann das Bild festgehalten werden.

Echoarme Medien wie Flüssigkeiten stellen sich reflexarm oder reflexlos (schwarz) dar und Gewebe erscheinen je nach ihrer Dichte dunkel- bis hellgrau. Grenzflächen zu Luft oder Knochen treten als Reflexstreifen in Erscheinung, unter denen in der Regel keine Strukturen mehr erkennbar sind.

Deshalb muss der Schallkopf zur Ultraschalluntersuchung direkt mit der Haut (ohne Luftschicht) verbunden werden. Dies geschieht durch Verwenden eines Gels, das nach Scheren der Haare auf die Körperoberfläche der zu untersuchenden Körperregion aufgetragen wird.

Die Sonographie stellt mittlerweile in der Veterinärmedizin ein routinemäßiges Untersuchungsverfahren dar, das die klinische Diagnostik enorm bereichert hat. Gegenüber dem Röntgen bietet sie Vorteile durch ihre ungefährliche Anwendung und das sofortige Aufzeigen von Bewegungsabläufen, z. B. Herztätigkeit oder Blutfluss in Gefäßen. Auch das Vorliegen von Flüssigkeit im Thorax oder Abdomen ist sonographisch schnell erkennbar. Bei vielen inneren Krankheiten von Hund, Katze und Pferd wird das Ultraschallverfahren als diagnostisches Hilfsmittel auch in der Praxis eingesetzt.

Die Anwendungsgebiete des Ultraschalls sind sehr vielfältig. Die Verwendung des jeweiligen Schallkopfes (Transducer) richtet sich nach der Tiefe des zu schallenden Objekts im Körper. Bei oberflächlich unter der Haut liegenden Organen (z. B. Schilddrüse, Speicheldrüsen, Gesäuge, Hoden, Sehnen an den Gliedmaßen) wird ein Schallkopf hoher Frequenz (7,5 bis 10 MHz) benötigt. Dagegen ist zur Sonographie der im Thorax oder Abdomen liegenden Organe (z. B. Herz, Lunge, Leber, Milz, Nieren) in Abhängigkeit von der Eindringtiefe ein umso niederfrequenter Schallkopf (3,5 bis 5 MHz) erforderlich. Die Ultraschalluntersuchung des Pferdeherzens (Echokardiographie) wird mit einem 2,5-MHz-Schallkopf durchgeführt.

Schallköpfe haben je nach Anwendungsbereich auch eine unterschiedliche Form. So kommen zur Echokardiographie und zur Sonographie von im Thorax oder im Becken liegenden Organen Sektorschallköpfe (Sektorbild) zum Einsatz (Abb. 9.41).

Zur Untersuchung von Organen im Bauchraum (Abb. 9.39) und zur Trächtigkeitsdiagnostik bei Hund und Katze werden Linearschallköpfe (rechteckiges Linearbild) oder Konvexschallköpfe (konvexes Bild) verwendet (Abb. 9.40). Zur Sonographie von oberflächlichen Strukturen (Haut, Sehnen, Drosselvene, Gelenke) kommt ein Linearschallkopf zum Einsatz.

Die bildgebende Ultraschalltechnik wird auch zu einer frühzeitigen Trächtigkeitsdiagnose und gynäkologischen Untersuchung von Stuten verwendet. Dabei wird ein Linearschallkopf unter manueller Kontrolle ins Rektum eingeführt.

Die zweidimensionale Ultraschalluntersuchung (B-Mode) ist in der heutigen echographischen Diagnostik die Methode der Wahl (Abb. 9.41). Ein weiteres Bildverfahren ist das M-Mode (Bewegungsmethode), das fast ausschließlich in der Kardiologie eingesetzt wird. Damit können die Herzklappen hinsichtlich ihrer Bewegung und Öffnungsfähigkeit eingeschätzt werden und Dickenänderungen der Herzmuskulatur und der Herzscheidewand gemessen werden.

Ein weiteres sonographisches Messverfahren zur Blutflussdynamik an Herz und Gefäßen ist das Dopplerverfahren. Der Dopplereffekt, benannt nach seinem

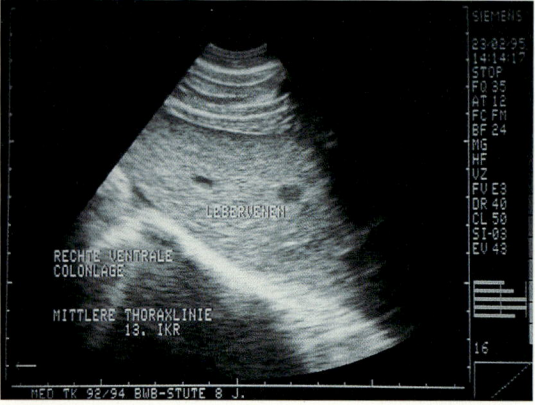

▲ **Abb. 9.39:** *Leber mit Lebervenen beim Pferd (konvexes Sonobild).*

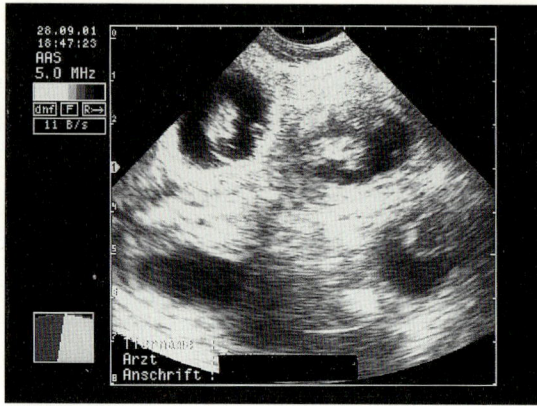

▲ **Abb. 9.40:** *Ultraschalldarstellung der Trächtigkeit bei einem Hund (2 Fruchtampullen schallkopfnah, 2 weitere undeutlichere schallkopffern.*

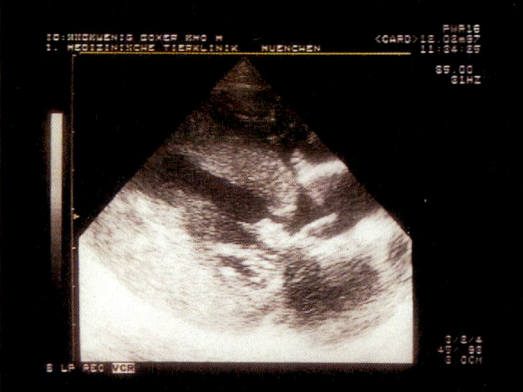

▲ **Abb. 9.41:** *Zweidimensionale Ultraschallaufnahme des Herzens bei einem Boxer mit angeborener Einengung (Stenose) der Aortenklappe (Sektorbild).*

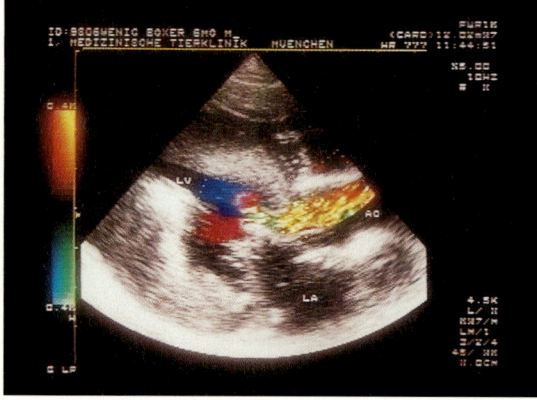

▲ **Abb. 9.42:** *Farbdoppleraufnahme der gestörten Blutflussdynamik bei Stenose der Aortenklappe.*

Entdecker Christian W. Doppler (1803–1853), tritt an einer sich bewegenden Schallquelle auf. Er wird in der Kardiologie genutzt, um die relative Flussrichtung im Herzen und die Geschwindigkeit der Blutkörperchen im Blut zu bestimmen. Die Bilddarstellung ist im konventionellen Schwarz-Weiß-Dopplerverfahren und in einer modernen farbkodierten Dopplerechokardiographie möglich. Der normale Blutfluss wird in den Farben rot und blau kodiert. Im Falle einer Einengung oder Schließunfähigkeit der Herzklappen treten turbulente Strömungen im Blut auf, die durch die Farbe gelb oder grün signalisiert werden (Abb. 9.42).

Für die zweidimensionale Ultraschalldiagnostik werden heute zahlreiche Geräte angeboten, deren Preise in Abhängigkeit von der Leistung und Ausstattung sich erheblich unterscheiden. Hinsichtlich Größe und Beweglichkeit gibt es kleine transportable und stationäre Gerätetypen, die fest installiert sind. Zur Dokumentation für die Akten oder auch für den Patientenbesitzer sind Standbildaufnahmen im Videoprint-Verfahren möglich. Für eine eventuelle Begutachtung sind jedoch Filmaufzeichnungen über Videorekorder erforderlich.

Neben den vielen diagnostischen Möglichkeiten lässt sich Ultraschall in der Medizin auch durch seine mechanischen und thermischen Wirkungen einsetzen. Das Gewebe wird durch Ultraschall zu mechanischen Schwingungen angeregt. Bei der Ultraschalltherapie werden diese mechanischen Kräfte z. B. für eine Steinzertrümmerung genutzt. Die mechanischen Wirkungen des Ultraschalls dienen auch zur Entfernung von Zahnstein oder der Vernebelung von Aerosolen bei einer Inhalation (Abb. 9.46). Die Reinigung von Instrumenten nach einer Operation kann ebenfalls mittels Ultraschall vorgenommen werden.

Die thermische Wirkung von Ultraschall beruht auf der Absorption der Ultraschallenergie und deren Umwandlung in Wärme. Eine Temperaturerhöhung des Gewebes (Hyperthermie) ist bei der Ultraschalltherapie erwünscht und abhängig von der Schallfrequenz und der über einen Zeitraum einwirkenden Ultraschallintensität. Diese ist bei einer Ultraschalltherapie jedoch viel höher als die im Rahmen der Ultraschalldiagnostik eingesetzten Intensitäten.

Wichtige Begriffe beim Ultraschall

Sonographie	Ultraschalldiagnostik
Echographie	Aufzeichnung von Echos (reflektierter Ultraschall)
Echokardiographie	Ultraschalluntersuchung des Herzens
Transducer	Schallkopf
Scanner	Gerät zum systematischen Abtasten eines Untersuchungsbereichs (z. B. Schallkopf, Szintigraphiegerät mit Detektor)
Akustische Impedanz	Widerstand des Gewebes, der einer Schall-Leitung entgegenwirkt
B-Mode (Bright-Mode)	Zweidimensionale Ultraschalltechnik, Bilddarstellung in Graustufen (bright = hell)
M-Mode (Time-Motion-Mode)	Ultraschallverfahren zur Darstellung von Bewegungsmustern, z. B. Herzklappen; Darstellung räumlicher Veränderungen im zeitlichen Ablauf
Doppler-Echokardiographie	Darstellung der Blutflussdynamik im Herzen durch Nutzung des Dopplereffektes
Ultraschallgestützte Biopsie	Nutzung der Sonographie zur gezielten Gewebsentnahme, z. B. aus der Leber

9.2.5 Weitere bildgebende Verfahren

9.2.5.1 Thermographie

Unter Thermographie versteht man berührungsfreie Temperaturmessung der Körperoberfläche durch Wärmestrahlung. Jeder Körper sendet Wärmestrahlung (Infrarot) aus, deren Maß von seiner Temperatur und der Beschaffenheit seiner Oberfläche abhängt.

In der Diagnostik werden die von den Wärmefeldern der Körperoberfläche ausgehenden, unsichtbaren Infrarot-Impulse mit einem speziellen Strahlungsdetektor (Thermographiekamera) aufgenommen und das Strahlungsbild durch ein elektronisches System in ein Sichtbild auf dem Monitor umgewandelt.

Das Infrarot zählt zu den elektromagnetischen Wellen, die ihrer Wellenlänge entsprechend zwischen dem sichtbaren Licht und den Radiowellen einzuordnen sind. Die Strahlungsdetektoren arbeiten im Wellenbereich um 10 µm.

Die Thermographie ist in vielen Gebieten der Technik, z. B. Bauwesen, Elektroindustrie und der Medizin etabliert. In der Pferdemedizin gibt es Anwendungsgebiete vor allem im orthopädischen Bereich, z. B. bei akuten Huf- und Sehnenerkrankungen. Auch bei akuten Erkrankungen im Kieferbereich ist die Thermographie eine diagnostische Hilfe. Ganz allgemein ist durch die veränderte Wärmeverteilung bei akuten, oberflächlichen Entzündungsprozessen eine diagnostisch verwertbare thermographische Bildgebung möglich.

9.2.5.2 Szintigraphie

Die Szintigraphie ist ein bildgebendes Verfahren zur Lokalisation und Erkennung von Entzündungen und Funktionsveränderungen in verschiedenen Organen, z. B. Schilddrüse, Lunge und im Knochen. Die Szintigraphie wird auch Scanning genannt.

Bei dieser Technik wird ein Radionuklid verabreicht, das an eine chemische Verbindung gekoppelt ist, die sich bevorzugt in bestimmten Organen oder Geweben und dabei in der krankhaften Veränderung (»hot spot«) anreichert. Für Untersuchungen am Skelett wird meist das Isotop Technetium 99 m verwendet, das eine Gammastrahlung mit einer Halbwertszeit von 6 Stunden aufweist.

Das Radionuklid wird normalerweise intravenös verabreicht und nach mehreren Stunden ist die Bildaufzeichnung ausgeführt. Die Messung und Registrierung der emittierten Strahlung erfolgt durch eine Gammakamera.

Die Ausscheidung des Mittels erfolgt über den Harn, der hohe Radionuklidkonzentrationen aufweist. Vorsicht! Der Harnabsatz wirkt sich kurzfristig auf die Strahlensicherheit aus.

In der Veterinärmedizin wird dieses bildgebende Verfahren besonders in einigen darauf spezialisierten Pferdekliniken eingesetzt.

9.2.5.3 Kernspin- oder Magnetresonanz-Tomographie (MRT)

Dies ist ein nichtinvasives Schnittbildverfahren bei dem *keine Röntgenstrahlen* eingesetzt werden. Als Kernspin bezeichnet man den Gesamtdrehimpuls eines Atomkerns. Die rotierenden Kerne wirken wegen ihrer elektrischen Ladung wie ein elektrischer Kreisstrom um die Drehachse und induzieren dadurch ein schwaches Magnetfeld.

Unter Resonanzbedingungen erfolgt eine Zustandsveränderung von Atomkernen. Durch magnetische Impulse hoher Frequenz werden Protonen (stabile Elementarteilchen im Atomkern, »Wasserstoffkern«) der Wasser- und Fettbestandteile im Organismus zur Kernspinresonanz angeregt. Nach Abschalten der MHz-Anregungsfrequenz werden die MR-Signale durch die Empfängerspulen, die den Patienten umgeben, aufgenommen. Durch punktförmiges Abtasten der zu untersuchenden Körperregion werden Kernresonanz-Messwerte gewonnen, mit Hilfe eines Rechners umgesetzt und das Schichtbild (Tomogramm) auf einem Monitor dargestellt.

In Grau- und Farbtonabstufungen erhält man Aufschluss über die räumliche Wasserstoffaufteilung. Je nach Aufnahmeverfahren werden z. B. wasser- oder fettreiche Gewebe als helle Flächen, wasserstoffarme Gewebe als dunkle Flächen erscheinen.

Die MR-Tomographie kommt zur Anwendung in der Diagnostik krankhafter Veränderungen des Zentralnervensystems (Gehirn, Rückenmark) und der Organe, z. B. Leber, Pankreas, Niere, Auge. Sie ermöglicht die scharfe Abgrenzung von Tumoren, Ödemen, Blutungen oder Nekrosen gegenüber der gesunden Umgebung. In der Veterinärmedizin wird dieses Verfahren bereits in einigen Spezialkliniken eingesetzt.

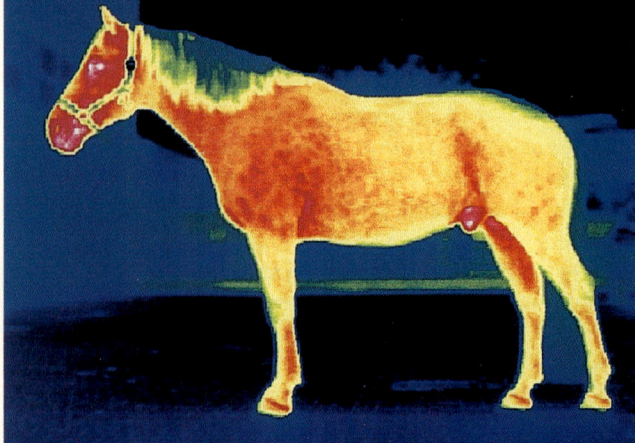

Abb. 9.43:
Thermographie der Hautoberfläche beim Pferd.

9.3 Therapeutische Maßnahmen

9.3.1 Verabreichung von Arzneimitteln

Medikamente werden innerlich und äußerlich angewendet, entsprechend unterschiedlich ist ihre Darreichungsform (Tabelle 9.1).

Mit der *systemischen Anwendung* von Medikamenten soll möglichst ein ganzes Organsystem therapeutisch angesprochen werden. Bei der *örtlichen Anwendung* von Arzneien werden meistens begrenzte Schadensgebiete therapiert. Bei jeder örtlichen Applikation kommt es aber durch die Resorption über die Blutgefäße auch zu einer – wenn auch geringen – Beeinflussung des ganzen Organismus. In der Humanmedizin wird diese Wirkung gezielt durch perkutane Applikation mittels Medikamenten-Pflastern ausgenützt.

Die *orale Verabreichung* geschieht entweder direkt (Kleintier), über die Nasenschlund- oder Magensonde (Großtier) oder vermischt mit dem Futter oder dem Trank. Diese Form der Medikamentengabe ist bei allen Tieren – einschließlich der Vögel – möglich, birgt jedoch die Gefahr der Unterdosierung in sich, wenn nicht die gesamte Futter- oder Trankration aufgenommen wird. Bei der Wahl dieser Applikationsart muss also gesichert sein, dass der Patient bei gutem Appetit ist.

Die *rektale Verabreichung* wird bei einigen Medikamenten meistens dann gewählt, wenn die orale Gabe durch Erbrechen des Tieres nicht möglich ist.

Tabelle 9.1

Tabelle 9.1: Applikationsarten und Darreichungsformen bei der Arzneimittelverabreichung

Applikationsarten		Darreichungsform
systemisch	enteral (über den Magen-Darmkanal)	
	oral	Sirupe, Säfte, Tabletten, Dragées, Kapseln, Kompretten, aufgelöste Pulver, Lösungen
	rektal	Suppositorien (= Zäpfchen), Globuli, Rektalkugeln, Klistiere
	parenteral (unter Ausschluss des Magen-Darmkanals)	
	Injektionen	Lösungen mit genauer Deklaration der Applikationsart (z. B. intravenös, intramuskulär, etc.)
	Infusionen	Infusionslösungen intravenös oder gelegentlich subkutan
	Transfusionen	Spenderblut als Konserve
	Inhalationen	Inhalate (Aerosole)
örtlich (lokal)	perkutan	Einreibungen, Salben, Pasten, Gele, Cremes, Linimente, Tinkturen, Puder
	konjunktival und nasal	Tropfen, Salben
	laryngeal und tracheal	Aerosol-Sprays und Inhalate
	intrauterin	Lösungen, Globuli
	intraartikulär	Injektionslösungen

DIAGNOSTIK UND THERAPIE

Abb. 9.44:
Injektionsstellen
beim Pferd.
▼

Abb. 9.45:
Injektionsstellen
beim Hund.
▼▼

Für die *Inhalation* (Aerosoltherapie) stehen die Inhalationsgeräte zur Verfügung (siehe Kapitel 9.3.2). Eine einfache, bewährte Methode beim Kleintier – einschließlich Ziervögeln – ist die Inhalation von Medikamenten über den Wasserdampf. Eine Schüssel mit heißem Wasser samt Inhalat wird neben den Käfig gestellt und beides mit einem großen Badetuch zugedeckt. Die Behandlung ist beendet, wenn das Wasser nicht mehr dampft.

Die *parenterale Verabreichung* von Medikamenten ist die häufigste Methode.

Die intravenöse Injektion und Infusion sind besonders für die Behandlung von Not- und Intensivfällen erforderlich. Hier ist keine Zeit zu verlieren und das Medikament soll schnell wirken.

Die Wirkung eines Medikamentes hängt nämlich von einigen Faktoren ab; dazu zählen die Applikationsart, die Resorptionsgeschwindigkeit und die verabreichte Dosis. Soll ein Arzneimittel einen raschen Wirkungseintritt zeigen, so wird die intravenöse Injektion bevorzugt. Soll die Wirkung jedoch verzögert eintreten und lange anhalten, so ist ein Depotpräparat angezeigt.

Die Injektionen können in oder unter verschiedene Gewebearten gesetzt werden:

intrakutan (i. c.)	Injektion in die Haut,
subkutan (s. c.)	Injektion unter die Haut,
intramuskulär (i. m.)	Injektion in den Muskel,
intravenös (i. v.)	Injektion in die Vene,
intraperitoneal (i. p.)	Injektion in die Bauchhöhle

Arzneidosierungen

Kein Arzneimittel wird ohne Überlegung nach Anwendbarkeit und Dosierung bei den verschiedenen Tierarten appliziert. Was bei einer Tierart nach genauer Dosierung voll wirksam ist, kann bei einer anderen Tierart wirkungslos sein oder erst nach Dosiserhöhung wirksam werden. Viele Medikamente verlangen eine Dosierung nach Kilogramm Körpergewicht. Bei einigen Medikamten ist eine Teilung der gesamten Tagesdosis notwendig. Die Tagesdosis – berechnet auf 24 Stunden – wird dafür in mehrere Einzeldosen aufgeteilt und diese in gleichen Abständen über den Tag verteilt appliziert.

Wird die empfohlene oder errechnete Dosis überschritten, kann es zu gefährlichen Überdosierungserscheinungen kommen, die als Vergiftung unter Umständen den Tod des Tieres bedeuten können.

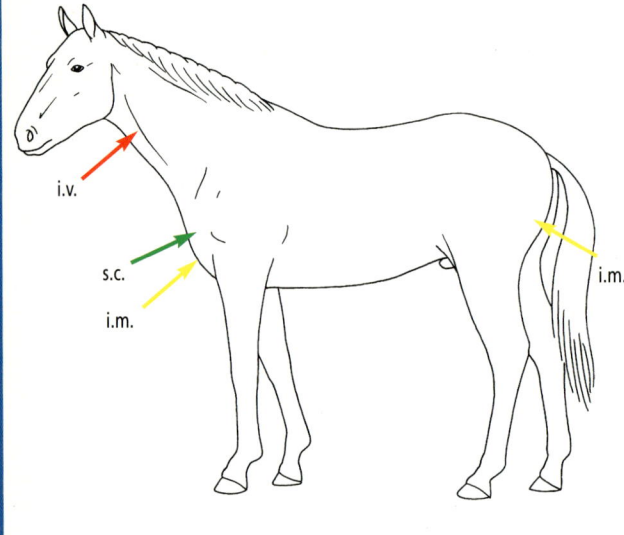

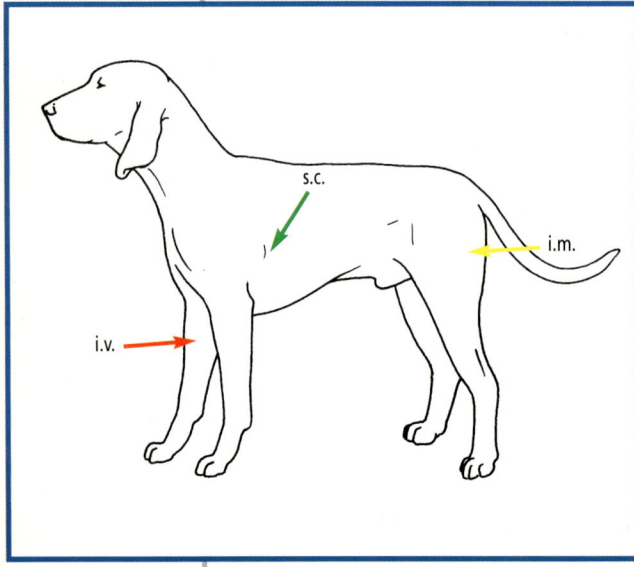

Begriffe der Dosis

effektive Dosis	Dosis mit therapeutischer Wirkung
fraktionierte Dosis	Einzeldosis der geteilten Gesamtdosis
therapeutische Breite	Beziehung zwischen nebenwirkungsfreier Maximaldosis und therapeutisch noch wirksamer Minimaldosis
toxische Dosis	Dosis, die durch Nebenwirkungen zu starken Schäden führt
letale Dosis	tödliche Menge eines Arzneimittels

Wichtige Begriffe der Arzneimittelverabreichung

Applikation	Verabreichung eines Arzneimittels
	enteral über den Magen und Darm
	parenteral über Injektionen, Infusionen (unter Umgehung des Verdauungskanals)
Injektion	»Einspritzen« eines flüssigen Medikaments in den Körper
Infusion	Verabreichung größerer Flüssigkeitsmengen, meist intravenös, langsam und tröpfchenweise
Transfusion	Blutübertragung
Dosis	für den Patienten errechnete Arzneigabe

9.3.2 Physikalische Behandlungsmethoden

Die physikalische Therapie ist eine Form der Physiotherapie, zu der im weitesten Sinn auch die Naturheilkunde zählt. Diese wiederum nutzt die natürlichen Reize von Luft, Wasser, Heilquellen, Diät sowie Bewegung für die Prävention, Therapie und Rehabilitation.

Wichtige Faktoren für die physikalische Therapie sind die elektromagnetischen Wellen, angefangen bei den niederfrequenten Strahlen des Wechselstroms bis zu den hochfrequenten Strahlen des Ultravioletten Lichts (Tabelle 9.2). Gamma- und Röntgenstrahlen zählen nicht zur physikalischen Therapie.

Die Höhe der Frequenz (= Anzahl der Schwingungen pro Sekunde) hängt von der Wellenlänge der verschiedenen elektromagnetischen Strahlungen ab.

> Je kleiner die Wellenlänge desto höher die Frequenz und umso energiereicher die Strahlung.

Das Ziel der physikalischen Therapie ist die Unterstützung des Heilungsprozesses im Organismus durch
- vermehrte Blutfülle (Hyperämie) im Gewebe, infolge Kapillarerweiterung,
- bessere Durchblutung mit erhöhter Sauerstoffzufuhr,
- gesteigerter Gewebsstoffwechsel mit Abtransport von Stoffwechselschlacken.

Elektrotherapie

In der Praxis werden verschiedene elektrische Geräte benutzt; Geräte, die mit Gleichstrom, niederfrequentem oder hochfrequentem Strom arbeiten. Die Tierarzthelferin kann die Apparate nach genauer Einweisung durch den Tierarzt selbst betreuen und die Bestrahlung des Patienten durchführen. Es ist darauf zu achten, dass die Strahlendosis individuell eingestellt werden muss und das Tier für die Dauer der Behandlung nicht allein gelassen werden darf.

DIAGNOSTIK UND THERAPIE

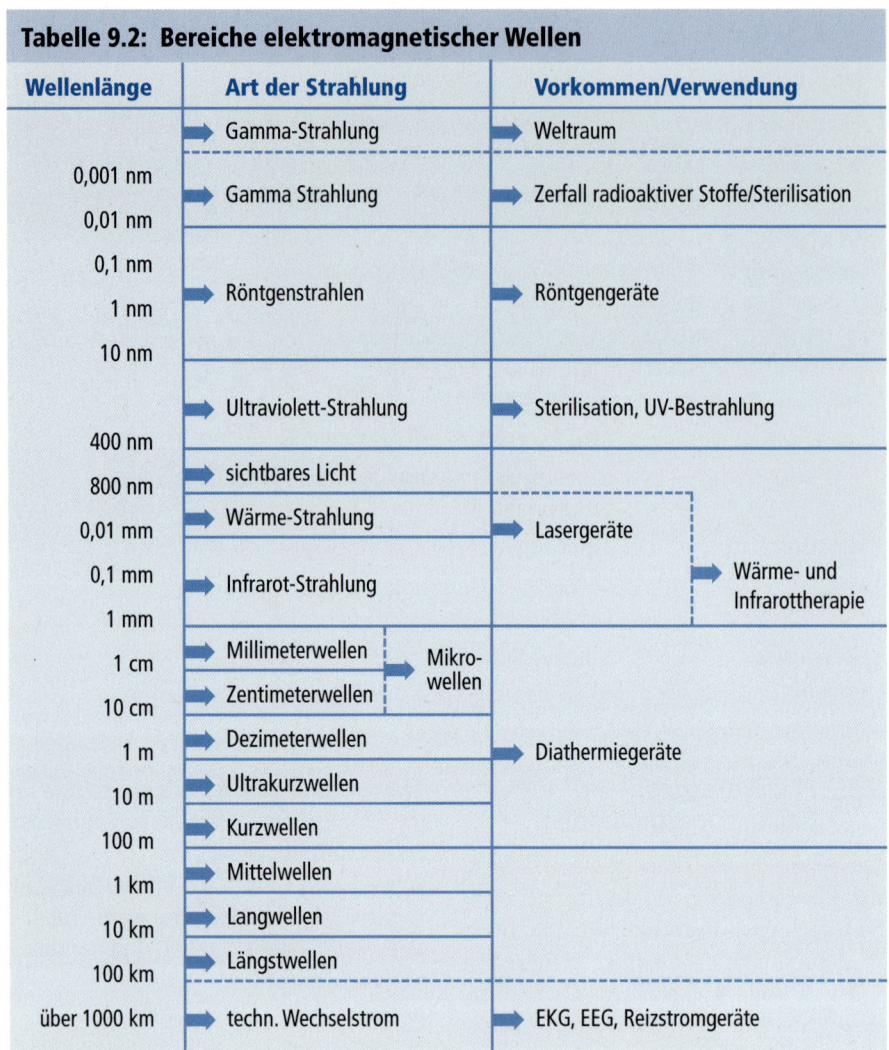

Tabelle 9.2: Bereiche elektromagnetischer Wellen

Wichtige Begriffe zur Elektrotherapie

Frequenz	Zahl der Schwingungen elektromagnetischer Wellen pro Sekunde
Hertz (Hz)	Frequenzeinheit
Niederfrequenzstrom	Strom mit einer Frequenz zwischen 0–100 Hz
Hochfrequenzstrom	Strom mit einer Frequenz zwischen 10 kHz–300 MHz

Frequenzbereich einiger in der Medizin verwendeter Strahlen

Röntgenstrahlen	$3 \cdot 10^{18}$ Hz
Ultraviolettstrahlen	$3 \cdot 10^{16}$ Hz
Infrarotstrahlen	300 THz (T = Billion)
Mikrowellen	2450 MHz (M = Million)
Kurzwellen	30 MHz
Technischer Wechselstrom	50 Hz

Reizstromtherapie

Galvanisation: Verwendung von Reizstromgeräten, deren galvanischer Gleichstrom zur Behandlung von Muskelerkrankungen dient. Dem Muskel werden von außen Reize zur Kontraktion gegeben. Durch geeignete Impulsstärke und -dauer kommt es zu einer Durchblutungsförderung mit Schmerzlinderung und je nach Polung zur Entkrampfung oder Kontraktion der Muskulatur.

Faradisation: Die hierfür verwendeten Geräte arbeiten mit dem so genannten neofaradischen Strom (Kombination von niederfrequentem Wechselstrom und Gleichstrom). Faradisation wird besonders bei schlaffen Lähmungen und Muskelatrophie (z. B. »Dackellähme«) eingesetzt.

Iontophorese: Mit Hilfe des galvanischen Gleichstroms können Ionen durch die Haut in den Körper gelangen. Als Elektroden werden zwei Bleiplatten angelegt, bei denen die Kontaktseite mit Wasser als Anode (positiver Pol) und die Kathode (negativer Pol) mit 5-prozentigem Natriumsalicylat getränkt werden. Die eingeführten Ionen wandern dabei jeweils zum entgegengesetzten Pol. Mit der Iontophorese kann man bei akuten Sehnenerkrankungen und Reizzuständen in der Muskulatur eine Schmerzlinderung und Abschwellung erreichen.

Diathermie

Zur Elektrowärmetherapie werden hochfrequente Wechselströme benutzt, deren Wirkung auf einer Wärmeentwicklung in den betreffenden Körperregionen beruht. Apparate älterer Bauart hatten große, metallene Elektroden, die direkt auf die Haut gelegt wurden.

Kurzwellentherapie: Bei den modernen Apparaten ist dieser direkte Kontakt mit der Haut nicht mehr notwendig, was bei der möglichen Unruhe der Tierpatienten von zusätzlichem Vorteil ist.

Die genaue Platzierung der Elektroden – im Abstand zu der zu behandelnden Körpergegend – muss entsprechend der Gebrauchsanweisung des Gerätes erfolgen. Der zwischen den Elektroden fließende Strom bringt die Körperionen in Haut, Unterhaut und Muskulatur in Bewegung, wodurch (Joulesche) Wärme entsteht.

Mikrowellentherapie: Sie ist eine Fortentwicklung der Kurzwellenanwendung. Um eine geringere Erwärmung des Unterhautfettgewebes zu erreichen, werden noch kürzere Wellen mit höherer Frequenz verwendet. Sie bewirken außerdem eine günstige Wärmeentwicklung in tiefer liegenden Gewebsschichten (Muskulatur und gut durchblutete Organe).

Die Mikrowellentherapie kann bei chronischen Entzündungsprozessen, Lähmungen, Durchblutungsstörungen und rheumatischen Beschwerden eingesetzt werden.

Magnetfeldtherapie

Darunter versteht man eine biologische Therapieform, bei der mit Hilfe von Magneten oder Magnetfeldgeräten magnetische Felder von wechselnder Größe und Intensität erzeugt werden.

Man unterscheidet mit Gleichstrom bzw. mit Wechselstrom gespeiste statische und dynamische, magnetische Felder. Mit der Erzeugung von Magnetfeldern soll durch eine elektrophysiologische Beeinflussung des Zellstoffwechsels eine Behandlung bei chronischen Entzündungen vor allem der Gelenke, Sehnenscheiden und Schleimbeutel erzielt werden.

Laser-Therapie

Unter Laser (light amplification by stimulated emission of radiation) versteht man die Verstärkung von Licht (Ultrarot-, Ultraviolett-, sichtbares Licht) durch eine besondere Anordnung zur Strahlenaussendung.

Laser-Strahlen werden in vielen Bereichen der Medizin eingesetzt, z. B. zur Zerstörung von bösartigen Geschwülsten, zur Blutstillung, Schmerzbekämpfung, Reparation von Netzhautablösungen und zur Steinzertrümmerung.

Laser ist ein extrem stark gebündeltes Licht mit hoher Energie. Für die Erzeugung der Strahlen werden verschiedene chemische Stoffe verwendet, z. B. Kohlendioxid, Helium-Neon. Die Anwendung der Laserstrahlen setzt wie die Verwendung von Röntgenstrahlen eine genaue Kenntnis der Fachkunde zur Beachtung des Strahlenschutzes voraus. Dort, wo in der Praxis mit Laserstrahlen gearbeitet wird, muss auf das gelbe Warnzeichen geachtet werden.

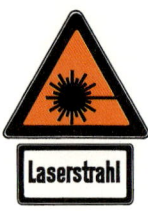

Laserstrahlen dürfen nicht das ungeschützte Auge treffen.

Wärme- und Kältetherapie

Wärmebestrahlung

Hierunter versteht man eine Therapieform, bei der die Wärme nicht erst im Körper entsteht, sondern von außen auf den Körper strahlt.

Elektrische Wärmequellen: Dazu zählen Heizkissen, Lichtkästen, Wärmewannen, Rotlichtlampen und Infrarotstrahler (Solluxlampen). Die Wärmestrahlen dringen nicht weit in die Tiefe des Körpers ein, bewirken aber auf nervalem Weg (Haut-Eingeweide-Reflex) eine Entkrampfung (z. B. von Magen und Darm), Entzündungshemmung, stärkere Durchblutung und Schmerzlinderung. Bei den genannten Wärmequellen, die eine *trockene Wärme* abgeben, ist darauf zu achten, dass durch richtige Dosierung, d. h. Dauer der Bestrahlung, keine Überhitzung des Tierkörpers entsteht und durch ausreichenden Abstand zum Strahler Verbrennungen unmöglich sind.

Feuchte Wärme wird mit Hilfe von heißen Packungen, Wickeln und Umschlägen vermittelt. Ihr Anwendungsgebiet sind chronische Entzündungen und auch die Abszessreifung.

Kryotherapie

Hierunter versteht man ein Behandlungsverfahren durch lokalen Wärmeentzug.

Wird durch Vermittlung von Wärme eine Erweiterung der Blutgefäße herbeigeführt, so wird durch Anwendung von Kälte (kalte Umschläge, Packungen mit Eiswürfeln, Abwaschungen) eine Kontraktion der Blutgefäße und Entzug von Wärme erreicht. Diesen Effekt nutzt man z. B. bei frischen Blutergüssen (Hämatomen), Gehirnerschütterung oder beim Hitzschlag.

Durch Kaltwasserduschen, Eismassagen oder mit Vereisungssprays kann auch bei großflächigen Wunden gegen eine Neigung zur überschießenden Wundheilung (Hypergranulation) vorgegangen werden.

Thermokaustik

Kaustik bedeutet Gewebszerstörung. Früher benutzte man dazu chemische Ätzmittel. Jetzt werden Elektrokauter verwendet, die hohe Temperaturen bis 800 °C erreichen und für die Chirurgie unentbehrlich sind:

- Blutstillung an kleinen Gefäßen durch Setzen eines Brandschorfes,
- Gewebeschnitt mit messerförmigen Brennstiften, zur Verhinderung einer Blutung,
- »Brennen« der Pferde bei chronischen Erkrankungen an Sehnen, Sehnenscheiden und Gelenken. Diese Behandlung bewirkt eine Aktivierung chronischer Prozesse und bessere Resorption von Entzündungsschlacken.

Bewegungstherapie

Aktive Bewegung des Tieres: Führen im Schritt oder Trab. Die Geschwindigkeit muss vom Gesundheitszustand des Tieres abhängig gemacht werden. Durch diese Behandlungsmethode werden Kreislauf und Darmperistaltik angeregt.

Massage: Sie ist eine am Tier selten ausgeführte Behandlung, kann aber, besonders in Form der Unterwassermassage zur Entspannung verkrampfter Muskulatur verhelfen. Massage bedeutet ein Kneten, Streichen und Reiben von den Extremitätenenden zum Herzen hin.

Aerosoltherapie

Medizinische *Aerosole für die Inhalation* sind in der Luft fein verteilte Medikamente, die mit der Einatmung bis zu den tiefstliegenden Abschnitten der Lunge, den kleinsten Bronchien und Alveolen, gelangen. Voraussetzung dazu ist, dass die Medikamente vernebelt werden können und eine bestimmte Teilchengröße haben. Sie sollen nämlich als schwebende Partikelchen mit dem Luftstrom dorthin gelangen, wo sie ihre heilende Wirkung entfalten können.

Sind die Teilchen zu groß, so setzen sie sich schon auf der Schleimhaut der oberen Luftwege ab. Dies wird z. B. bei den im Handel befindlichen Sprays zur Behandlung von Mund- und Rachenraum bezweckt.

Für die Aerosoltherapie der Atemwege werden hauptsächlich Vernebler benutzt, die mit Druckluft und Düse arbeiten. Am gebräuchlichsten sind Druckgasflaschen mit Sauerstoff. Sie sind in der Veterinärmedizin gegenüber einem installierten Kompressor vorteilhafter, weil sie sich zum Patienten transportieren lassen, geräuschlos arbeiten und zusätzlich Sauerstoff liefern.

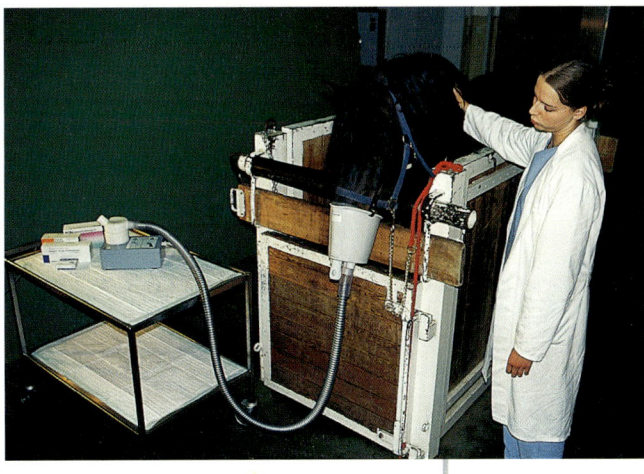

▲
Abb. 9.46:
Ultraschallvernebler
(Pferd).

Anwendungsdauer und Häufigkeit der Aerosolbehandlung sind unterschiedlich und hängen von der Art der Erkrankung ab. Meistens werden gebrauchsfertige Inhalate vernebelt, die ätherische Öle (Menthol, Eukalyptus, Thymol), Antibiotika, schleimlösende oder die Bronchien entkrampfende Mittel enthalten.

Für die Anwendung beim Pferd gibt es eine Plastiknasensonde (etwa 12 cm lang), die nach jedem Gebrauch desinfiziert werden muss. Beim Kleintier wird eine so genannte Papierbechermaske auf den Stutzen des Verneblers gesteckt und nach Gebrauch verworfen (Einwegware).

Heute werden bei Pferd und Kleintier vielfach *Ultraschallvernebler* verwendet.

Die Schallwellen werden dabei durch elektrische Anregung erzeugt und der Vernebelungstopf ist über einen Plastikschlauch und eine Atemmaske mit dem Tier verbunden.

Ultraschallwellen besitzen große Energie und dadurch eine besondere Kraftwirkung auf kleine Körper wie Flüssigkeitstropfen, die von ihnen in mikroskopisch kleine Teilchen zerstäubt werden. Auf diese Weise kann das Inhalat tiefer in die Lunge gelangen.

9.3.3 Naturheilverfahren

Zu den Naturheilverfahren zählen u. a. die Homöopathie, Phytotherapie, Zytoplasmatische Therapie, Akupunktur, Neuraltherapie, Sauerstoff-Ozon-Therapie.

Allen genannten Verfahren ist gemeinsam, dass sie bei der Anwendung nicht auf den pathologischen Prozess im Organismus direkt einwirken, sondern die Selbstheilungskräfte des Körpers ansprechen und aktivieren sollen. Durch die verschiedenen therapeutischen Methoden werden Reize gesetzt, die zur Harmonisierung des Regulationsmechanismus im Körper führen können. Zu den in der Praxis vielfach angewandten Verfahren gehören die Homöopathie, Phytotherapie und Akupunktur.

Homöopathie

Homöopathie bedeutet die Behandlung von Krankheiten mit Mitteln in niederer Dosis, die in höheren Dosen bei Gesunden ähnliche Krankheitserscheinungen hervorrufen würden. Unter *Allopathie* versteht man im Gegensatz dazu, die Behandlung von Krankheiten mit Mitteln, die gegen die Symptome wirken (Heilmethoden der Schulmedizin).

Zur Herstellung der homöopathischen Arzneimittel dienen Pflanzen, tierische Stoffe, mineralische und chemische Substanzen. Aus ihnen werden sogenannte Urtinkturen bereitet, die dann stufenweise verdünnt (potenziert) werden. Die Bezeichnung D_1 bedeutet eine Verdünnung von 1:10, D_2 eine Verdünnung von 1:100. Homöopathika können in fester Form als Tabletten oder Kügelchen oder flüssig als Lösungen und Tinkturen verabreicht werden. Die Herstellung, Verschreibungspflicht und Hinweise zur Aufbewahrung sind im Homöopathischen Arzneibuch (HAB 1) geregelt. Homöopathische Mittel müssen vor Sonnenlicht geschützt werden, eine Lagerung in der Nähe stark riechender Substanzen ist zu vermeiden.

Phytotherapie

Phytotherapie bedeutet die therapeutische Anwendung von Pflanzen, Pflanzenteilen oder deren Inhaltsstoffe. Die Verwendung von isolierten Pflanzenwirkstoffen, z. B. Digitalisglykoside, Atropin oder Antibiotika, wird nicht als Phytotherapie bezeichnet.

Für die Herstellung der Phytotherapeutika werden die verschiedenen Pflanzenteile, wie Wurzeln, Knollen, Zwiebeln, Stängel, Blätter, Blüten, Früchte, Samen verwendet. Die Rohstoffe der Heilpflanzen können aus Frischpflanzen durch unterschiedliche Extraktionsverfahren gewonnen werden.

Getrocknete, zerkleinerte Pflanzenteile finden für Tees Verwendung. Der Wirkstoffgehalt der Pflanzen gleicher Art ist unterschiedlich und hinsichtlich des Wachstums von den Boden- und Klimaverhältnissen abhängig. Außerdem weisen die Wirkstoffe teilweise nur begrenzte Haltbarkeit auf. Die gleich bleibende Wirkung der Phytopharmaka ist aber von ihrer Stabilität abhängig.

Die gebräuchlichsten Arzneiformen sind pulverisierte Auszüge in Tabletten- oder Drageeform, ätherische Öle, Sirup und Tinkturen. Die Vorschriften der Herstellung der Phytotherapeutika sind im Arzneimittelgesetz (AMG), die Standardisierung der Wirkstoffe im Deutschen Arzneibuch (DAB) festgelegt.

Akupunktur

Akupunktur ist eine aus der altchinesischen Medizin stammende Therapieform. Sie ist eine Hautreiztherapie, bei der mit Nadeln oder Laserstrahl gearbeitet wird.

An bestimmten, druckempfindlichen Punkten – auf sogenannten Meridianen festgelegt – werden dünne Nadeln in die Haut gestochen. Bei richtigem Sitz der Nadel tritt eine rasche Wirkung ein. Die Akupunktur wirkt besonders bei Funktionsstörungen und schmerzhaftem Geschehen im Organismus. Sie regt auch endokrine Drüsen und die Wehentätigkeit an.

Operationsfähige Analgesien können mit der *Elektro-Akupunktur* herbeigeführt werden. Dazu werden gesetzte Nadelkombinationen mit Schwachstrom gereizt. Bei der *Laser-Akupunktur* sind Nadeln nicht erforderlich. Das Tier wird hierbei weniger irritiert.

9.3.4 Verhaltenstherapie

In der Humanmedizin versteht man unter Verhaltenstherapie das auf der Lerntheorie basierende, psychotherapeutische Verfahren. Es wird versucht, das Fehlverhalten abzubauen und durch Änderung der Bedingungen ein angepassteres Verhalten aufzubauen.

In der Tiermedizin wird die Verhaltenstherapie erst seit einigen Jahren angewendet. Hauptsächlich werden bei Hunden und Katzen Verhaltensstörungen behandelt, die sich in aggressiven Auffälligkeiten oder Symptomen infolge Trennungsangst äußern.

Als Symptome der Trennungsangst sind bekannt:
- Vokalisation (anhaltendes Bellen, Winseln, Jaulen),
- destruktives Verhalten (Benagen von verschiedenen Gegenständen),
- Verlust der Stubenreinheit,
- unruhiges Umherlaufen,
- Zittern, Speicheln, Hecheln,
- Nahrungsverweigerung.

Sowohl die Erstellung der Diagnose als auch des Therapieplanes durch den Tierarzt erfordern viel Zeit und machen eine enge Zusammenarbeit zwischen Tierarzt, Tierbesitzer und gegebenenfalls einem Hundetrainer notwendig.

Ziel der zeitaufwendigen Behandlung ist das Abbauen von Ängsten und Zwangshandlungen des Tieres.

Der Einsatz von Medikamenten kann neben dem Verhaltenstraining erforderlich sein.

9.4 Chirurgische Maßnahmen

9.4.1 Betäubungslehre (Anästhesiologie)

Chirurgische oder andere schmerzhafte Eingriffe am Patienten machen eine vorausgehende Anästhesie notwendig.

Anästhesie bedeutet *Empfindungslosigkeit* gegenüber sensiblen Reizen, die auf den Organismus einwirken. Um diesen Zustand zu erreichen wird ein Anästhetikum benötigt. Je nach Art des diagnostischen oder therapeutischen Eingriffs kann eine örtliche Betäubung (Lokalanästhesie) oder allgemeine Betäubung (Narkose) erforderlich sein.

Es gibt folgende Unterschiede in der Applikationsart:

Lokalanästhesien
- Oberflächenanästhesie
- Infiltrationsanästhesie
- Leitungsanästhesie

Narkosen
- Injektionsnarkosen,
- Inhalationsnarkosen,
- orale Narkose (selten)

Örtliche Betäubung (Lokalanästhesie)

Sie bezieht sich nur auf ein bestimmtes Körpergebiet ohne Ausschaltung des Bewusstseins. Dazu wird ein Lokalanästhetikum benutzt. Das Mittel wirkt direkt auf den Nerv oder die Nervenendigungen ein und führt in einer festgelegten Reihenfolge zur Ausschaltung der Empfindung für Schmerz, Temperatur, Berührung und schließlich werden auch die motorischen Nerven ausgeschaltet, so dass es in dem betreffenden Bereich zur Bewegungsunfähigkeit kommt.

Beim Abklingen der Anästhesie kehren die Empfindungen in umgekehrter Reihenfolge wieder zurück.

Die Lokalanästhesie wird – neben den kleineren chirurgischen Eingriffen – auch dann bevorzugt, wenn es sich um alte, geschwächte, herz-, kreislaufgeschädigte Patienten handelt, also das Narkoserisiko zu groß ist.

Bei der Lokalanästhesie unterscheidet man folgende Anwendungsweisen:
- *Oberflächenanästhesie:* ein Betäubungsmittel wird auf Haut, Schleimhaut, Lidbindehaut oder Serosa aufgetragen (aufgeträufelt oder aufgetupft);
- *Kälteanästhesie:* durch starke Kälte werden die Nervenendigungen schmerzunempfindlich gemacht (z. B. Chloräthyl);
- *Infiltrationsanästhesie:* das Operationsgebiet wird mit einem injizierbaren Lokalanästhetikum infiltriert (durchtränkt);
- *Leitungsanästhesie:* Nervenbahnen werden durch ein injiziertes Lokalanästhetikum blockiert (Unterbrechung der Nervenleitfähigkeit);
- *Extraduralanästhesie:* Rückenmarkanästhesie durch Injektion eines Anästhetikums in den Extraduralraum.

Allgemeine Betäubung (Narkose)

Sie bezieht sich auf den gesamten Organismus, indem durch Verabreichung eines Narkotikums Folgendes erreicht wird:

- Analgesie (allgemeine Schmerzausschaltung),
- Amnesie (Bewusstlosigkeit),
- Relaxation (Muskelerschlaffung),
- Hypo- oder Areflexie (weitgehende Herabsetzung oder Fehlen der Reflexe).

Die Kriterien zur Prüfung der Narkosetiefe sind in Tabelle 9.3 zusammengefasst.

Die Narkose ist *steuerbar,* wenn sie sofort abflutet, sobald das Narkosemittel nicht mehr gegeben wird, und wieder tiefer wird, sobald das Narkotikum wieder zugeführt wird. Dies gilt vor allem für die Inhalationsnarkotika.

Von einer *nicht steuerbaren* Narkose spricht man bei den injizierten und eingegebenen Narkotika. Die Narkose flutet entsprechend der Art des Mittels an, erreicht die Narkosetiefe und flacht wieder ab.

In der Praxis wird vielfach die intravenöse Applikation des Narkosemittels bevorzugt. Zuerst wird es bis zum Wirkungseintritt schneller injiziert und anschließend langsamer gegeben, bis die volle Wirkung erreicht ist.

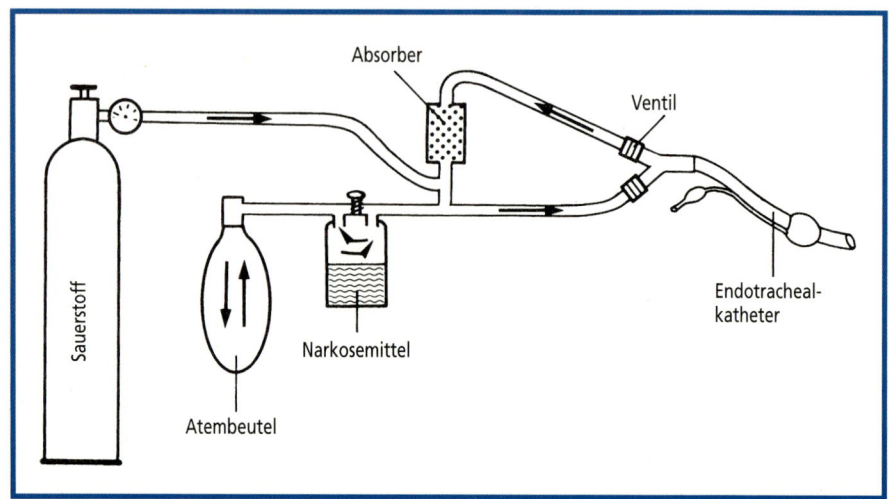

Abb. 9.47: Inhalationsnarkose (schematische Darstellung des geschlossenen Systems nach WESTHUES, FRITSCH).

Man unterscheidet folgende Anwendungsweisen:
- *Inhalationsnarkose:* hierbei wird ein gasförmiges Narkosemittel mit der Atemluft in den Organismus gebracht und gelangt dann auf dem Blutweg zum Zentralnervensystem. Der Wirkungseintritt hängt von der Atemtiefe ab.
- *Intravenöse Narkose:* direkte Zufuhr des Narkotikums in die Blutbahn. Wirkungseintritt nach etwa $1/2$ bis 1 Minute.
- *Intramuskuläre Narkose:* Injektion des Narkotikums in den Muskel, Resorption durch das Blut. Wirkungseintritt nach etwa 10 bis 20 Minuten.
- *Intraperitoneale Narkose:* Injektion des Narkotikums in die Bauchhöhle und dort Resorption durch die Serosa. Wirkungseintritt nach etwa 5 bis 10 Minuten.
- *Orale Narkose:* Eingabe des Narkotikums mit der Sonde oder Beimischung zu Futter oder Trank, Resorption durch Magen- und Darmschleimhaut. Wirkungseintritt nach etwa 15 bis 30 Minuten.

Inhalationsnarkose

Das Narkosemittel wird mit der Atemluft dem Körper zugeführt. Man verwendet hauptsächlich Halothan, Lachgas, Äther, Methoxifluran und Isofluran. Äther führt zu einer guten Analgesie, ist aber schleimhautreizend und vor allem explosiv (Vorsicht bei Umgang mit Elektrokoagulator). Für die Durchführung der Narkose ist ein Narkosegerät notwendig.

Die flüssigen Narkosemittel sind flüchtige Substanzen, die im »Verdampfer« des Gerätes in einen gasförmigen Zustand gebracht werden. Diese Narkosegase werden dann mit einem sauerstoffhaltigen Trägergas gemischt, das kann die Raumluft oder reiner Sauerstoff sein. Die Dosis der Inhalationsanästhetika wird mit dem Narkosegerät in der Anflutungszeit, während der Dauer und in der Aufwachphase der Narkose reguliert.

Systeme der Narkosegeräte

1. Geschlossenes System: die gesamte Exspirationsluft des Patienten wird nach Kohlendioxidabsorption (Kalk im Absorber) und quantitativem Ersatz des Sauerstoffs und Narkotikums rückgeatmet (Rückatmungsnarkose);
2. Halbgeschlossenes System: nur teilweise Rückatmung der Exspirationsluft nach Passage durch den Atemkalk, die übrige Luft entweicht durch ein Exspirationsventil;
3. Halboffenes System: Inspiration aus Narkosegasvorrat und keine Rückatmung der Exspirationsluft;
4. Offenes System: atmosphärische Luft dient als Vehikel für das Narkosegas. Die eingeatmete Gasmenge über eine Narkosemaske ist nicht genau bekannt, da die Maske – im Gegensatz zum Endotrachealtubus – nicht dicht abschließt. Die Exspirationsluft entweicht völlig (Maskennarkose).

Narkoseverlauf

Die Narkose läuft in verschiedenen Stadien ab, entsprechend der Reihenfolge der Funktionsausschaltung im Zentralnervensystem: zuerst die Funktionen der Großhirnrinde (Bewusstsein), dann Zentren des Mittelhirns (unbewusste Reflexe) und die spinalen Reflexe des Rückenmarks (motorische Reflexe). Werden schließlich die lebenswichtigen Zentren in der Medulla oblongata, also Atem- und Kreislaufzentrum mit einbezogen, besteht Lebensgefahr.

Stadien der Narkose:
I – Analgetisches Stadium (Dämpfung der Schmerzempfindung);
II – Exzitationsstadium (Erregungsstadium);
III – Toleranzstadium (Stadium für den chirurgischen Eingriff);
IV – Stadium der Asphyxie (Atemlähmung).

Prüfung der Narkosetiefe

Atmung:	Stadium I	Vertiefung der Atemzüge;
	Stadium II	Unregelmäßigkeit; teils tiefe, teils oberflächliche Atemzüge;
	Stadium III	Regelmäßigkeit, Vertiefung und Verlangsamung der Atmung.
Puls:	Stadium I	rasche Pulsfolge und kräftiger Puls;
	Stadium II	wie in Stadium I, z. T. leichte Unregelmäßigkeit;
	Stadium III	regelmäßiger, kräftiger, physiologischer Puls;
	Stadium IV	Puls kaum noch fühlbar.
Muskeltonus:	Stadium II	erhöhter Muskeltonus, Abwehrbewegungen, unwillkürliche Lauf- und Ruderbewegungen;
	Stadium III	Erschlaffung der Muskulatur bis zur völligen Muskelrelaxation.
Auge:	Stadium II	Augenzittern (Nystagmus) möglich;
	Stadium III	Nickhautvorfall durch Zurückweichen des Bulbus.
Pupillenweite:	Stadium I	erweiterte Pupillen (Mydriasis);
	Stadium II	wie in Stadium I;
	Stadium III	verengte Pupillen (Miosis); dann allmählich wieder Erweiterung;
	Stadium IV	maximale Erweiterung der Pupillen durch völlige Lähmung der Nerven.
Lidreflex und Kornealreflex:		sind beim Hund für die Prüfung der Narkosetiefe nicht zuverlässig.
Ohrreflex:		verschwindet im Toleranzstadium.

Es können noch weitere Reflexe geprüft werden, so z. B. der Schluckreflex, Analreflex, Zehenreflex. Sie fallen meistens erst im Stadium der mitteltiefen Narkose aus, bei der Katze sogar noch später.

Abb. 9.48: Veränderungen von Atmung, Pupillenweite, Augenbewegungen und Muskeltonus während der Narkosestadien.

	Atmung	Pupillenweite	Augenbewegungen	Muskeltonus
Stadium I	ruhig und tief	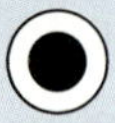 ◉ (mittel)	willkürlich	erhalten
Stadium II	unregelmäßig teils tief, teils oberflächlich	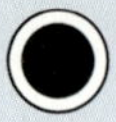 ● (groß)	Nystagmus möglich	erhöht
Stadium III/1	ruhig und tief	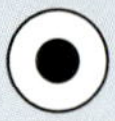 ◉	Nickhautvorfall	allmähliche Erschlaffung
/2	ruhig und tief	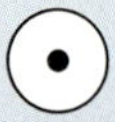 ⊙ (klein)	Drehen des Bulbus nach unten	
/3	langsamer und oberflächlich	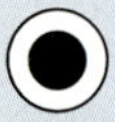 ●		
/4	sehr selten	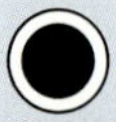 ●	Bulbus wieder zentral	Muskelrelaxation
Stadium IV	Atemstillstand	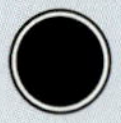 ● (maximal)		

Wichtige Begriffe zur Betäubungslehre	
Anästhesie	Unempfindlichkeit
Analgesie	Aufhebung der Schmerzempfindung
Amnesie	»Erinnerungslücke« bis Bewusstlosigkeit
Relaxation	Entspannung, Erschlaffung
Reflex	Automatische Beantwortung eines Reizes (z. B. an einem Muskel oder einer Drüse)
Exzitation	Motorische Unruhe, Erregung
Mydriasis	Pupillenerweiterung
Miosis	Pupillenengstellung
Asphyxie	Pulslosigkeit und Atemdepression bis zur Atemlosigkeit
Analgetika	Schmerzmittel. Zentral wirkende Schmerzmittel sind Morphin und Opiate.
Sedativa	Beruhigungsmittel. Man unterscheidet zwischen Mitteln, die zu echtem Schlaf führen, und Mitteln, die zur Beruhigung (Herabsetzen von Erregungszuständen) ohne Schlaf führen.
Neuroleptika	Auf das Zentralnervensystem dämpfend wirkende Mittel; keine echten Narkosemittel, keine Schmerzmittel.
Neuroleptanalgesie	Kombinierte Verwendung: Neuroleptikum plus Analgetikum; bewirken einen analgetischen Dämmerschlaf.
Muskelrelaxantien	Mittel, die den Tonus der Skelettmuskulatur herabsetzen oder aufheben.
Narkoseprämedikation	Es werden Mittel vor der eigentlichen Narkose gegeben, durch die eine Herabsetzung der vegetativen Reflexe oder eine Beseitigung von nicht erwünschten Nebenwirkungen der Narkotika oder auch eine leichtere Applikation der Narkotika erreicht wird.
Potenzierte Narkose	Verstärkung der Wirkung eines Schmerzmittels oder Narkosemittels durch Prämedikation eines Neuroleptikums.

9.4.2 Operative Eingriffe

Der praktizierende Tierarzt muss in seinem Tätigkeitsbereich mehrere Fachgebiete der klinischen Veterinärmedizin vereinen. Er ist bei verschiedenen Tierarten u. a. als Internist, Chirurg, Gynäkologe und Geburtshelfer tätig. Je nach Art und Ausstattung der Praxis ist von ihm ein unterschiedliches Spektrum von Operationen zu bewältigen, bei denen die Tierarzthelferin als Operationsassistenz eingesetzt sein kann.

Jeder Chirurg muss sich vor der auszuführenden Operation genau über den Gang der Handlung im Klaren sein. Er wird sich eine Art Arbeitsplan aufstellen, in den die Operationsassistenz mit geschickten Handreichungen und Hilfen am Tier eingearbeitet wird.

Dies gilt für ambulant durchzuführende Notoperationen im Stall oder auf der Weide ebenso wie für Operationen auf Bestellung in der häuslichen Praxis bzw. Klinik.

Zur Vorbereitung des Patienten wird vor jedem operativen Eingriff eine *Schmerzausschaltung* durch lokale oder allgemeine Betäubung vorgenommen. Während Operationen nach Lokalanästhesie am stehenden Tier durchgeführt werden können – beim Großtier durch Fixation mit Fesseln oder in einem Behandlungsstand –, ist nach Allgemeinnarkose der Eingriff am liegenden Tier vorzunehmen.

Je nach Art des operativen Zugangs und der Schnittführung ist auf eine entsprechende präoperative Lagerung in Seiten- oder in Rückenlage zu achten.

Zur Einleitung der Narkose *(Prämedikation)* werden zum Zwecke der Beruhigung des Patienten *(Sedation)* und besserer Verträglichkeit des Narkotikums Beruhigungs- und Muskelerschlaffungsmittel gegeben.

Das *Niederlegen* wird beim Pferd und Rind nach medikamentöser Hilfe mit einem Wurfzeug (siehe Kapitel 9.5.1), durch »Niederschnüren« oder einem schwenk- und drehbaren Operationstisch ermöglicht.

Für Kleintiere stehen hydraulisch verstellbare Operationstische zur Verfügung, an denen das Tier zum Eingriff ausgebunden wird.

Operative Wundversorgung

Wunden sind Zusammenhangstrennungen von Geweben, die durch äußere Einwirkung entstehen.

Neben den vom Tierarzt gesetzten Operationswunden sind es die Unfallwunden, die im Vordergrund tierärztlicher Praxistätigkeit stehen.

Nach einer vorsichtigen Reinigung und Vorbereitung des Operationsgebietes und einem sorgfältigen Absuchen der Unfallwunde nach Fremdkörpern und Schmutzpartikeln wird eine operative Wundherrichtung *(Wundtoilette)* mit genügendem Sekretabfluss durchgeführt. Wenn erforderlich, wird eine Hautplastik angewendet und abschließend eine Wundnaht angelegt.

Bei jeder Verletzung des Pferdes ist der Impfschutz gegen Tetanus zu überprüfen.

Eitrige Infektionen mit Hohlraumbildung (Abszesse) werden nach Reifung gespalten. Die Abszesshöhle wird anschließend, wenn nötig, in geeigneter Weise drainiert.

Häufige Operationen in der tierärztlichen Praxis:

Pferd
- Unfallverletzungen an Weichteilen und Knochen
- Kastration des Hengstes
- Nabel- und Leistenbruchoperation
- Ausstempeln von Zähnen (Zahnextraktion)
- Nageltrittoperation
- Nervenschnitt (Neurektomie)

Rind
- Schnittentbindung, »Kaiserschnitt« (Sectio caesarea)
- Operative Behandlung von Euter- und Zitzenwunden
- Operation des Gebärmuttervorfalls (Uterusprolaps)
- Pansenschnitt mit operativer Fremdkörperentfernung
- Enterotomie, z. B. bei Kolikpatienten
- Nabeloperationen beim Kalb
- Klauenoperationen

Schwein
- Kastration des Ebers
- Leistenbruch- und Nabelbruchoperation

Hund und Katze
- Kastration von Hündin und Kätzin (Ovariektomie bzw. Ovario-Hysterektomie); der Laienausdruck »Sterilisation« wird hier häufig falsch angewandt
- Kastration des Katers (und Rüden)
- Pyometraoperation (Gebärmutterentfernung = Hysterektomie)
- Tumorexstirpation, z. B. Entfernung von Mammatumoren
- Osteosynthese
- Zahnbehandlung des Hundes
- Operationen an Harnröhre und Harnblase, z. B. Urethrotomie, Zystotomie
- Operative Eröffnung der Bauchhöhle (Laparotomie)
- Darmschnitt (Enterotomie), z. B. zur Fremdkörperentfernung
- Operationen am Auge, z. B. bei Entropium und Ektropium
- Operation der Otitis externa

Wichtige Begriffe der Operationslehre

- tomie	Schnitt, Eröffnung (z. B. Laparotomie)
- ektomie	Entfernung eines Organs (z. B. Hysterektomie)
Resektion	operative Teilentfernung eines Organs
Exstirpation	Entfernung eines umschriebenen Gewebeteils oder Totalentfernung eines Organs
Kastration	operative Entfernung der Keimdrüsen
Trepanation	Anbohrung einer Körperhöhle (z. B. der Kieferhöhle)
Amputation	operatives Abtrennen eines endständigen Körper- oder Organabschnitts
Osteosynthese	Vereinigung von Knochenteilen durch Verschrauben, Nageln, Plattenanlagerung
Implantation	Einbringen eines Implantats (z. B. Knochenplatte, Herzschrittmacher) in den Körper
Plastik	operativer Eingriff zur Wiederherstellung (z. B. Hautplastik)
Anastomose	Verbindung zweier Hohlorganlichtungen (z. B. bei Darmnaht)
Kürettage	Abschabung der Auskleidung eines Hohlorgans mit der Kürette
Cerclage	Knochenbruchbehandlung durch Umschlingen der Knochenfragmente mit Draht
Dränage	Ableitung von Körperflüssigkeiten mittels eines Dräns, meist an die Körperoberfläche
Punktion	Einstich mit einer Kanüle in ein Hohlorgan (Blutgefäß, Liquorraum, Körperhöhle, Gelenk, Frucht- oder Harnblase, Abszess oder Zyste)
Biopsie	Entnahme einer Gewebsprobe für die histologische Untersuchung
Ligatur	Unterbindung eines Gefäßes oder Hohlorgans
Wundrevision	gründliche Inspektion einer Wunde mit Wundversorgung
Wundtoilette	operative Wundherrichtung als definitive Wundversorgung einer nicht primär zu verschließenden Wunde
Nahtdehiszenz	Auseinanderweichen nahtvereinigter Wundränder, Wundheilungsstörung
Fistel	Abnorme Gangbildung im Gewebe mit Wundöffnung
Dekubitus	Geschwürbildung mit Nekrosen der Haut, »Wundliegen«

9.4.3 Verbandlehre

Die meisten Verbandstoffe unterliegen – wie die Arzneimittel – den Bestimmungen des Deutschen Arzneibuches.

Verbandstoffe

Die wichtigsten Materialien sind
- Baumwolle:
  Samenfäden der Baumwollpflanzen; die Einzelfasern können bis zu 5 cm lang sein
- Zellstoff:
  Zellulosefasern von Fichten-, Buchen-, Kiefern- und Pappelholz; die Einzelfasern können bis 4,5 mm lang sein
- Zellwolle:
  Viskosefaser, als halbsynthetisches Zwischenprodukt bei der Zellstoffherstellung; die Länge und Stärke der Einzelfäden können im Herstellungsverfahren beeinflusst werden, nach DAB die Länge von 2,5–5 cm
- Synthetische Fasern:
  dazu gehören u. a. Polyamid (Nylon und Perlon), Polyester (Diolen, Trevira), Polyurethan (Lycra, Dorlastan), Polyvinylchlorid (PVC-Folien).

Jeder dieser Rohstoffe hat Eigenschaften, die für die Herstellung und schließlich Anwendung der verschiedenen Verbandstoffe genutzt werden können.

Verbandstoffe finden neben der Wundversorgung (Schutz vor Schmutz und Infektion, Aufnahme von Wundsekret) auch zur Blutstillung, Abdeckung von aufgetragenen Salben, zur Stützung von Gelenken und Sehnen und bei Knochenbrüchen Anwendung.

Verbandmull

Er besteht aus reiner Baumwolle oder aus reiner Zellwolle. Mischgewebe sind nicht zugelassen. Verbandmull wird in verschiedenen Fadendichten angeboten und dient wegen seiner großen Saugfähigkeit und Luftdurchlässigkeit vor allem der *direkten Wundabdeckung* – mit oder ohne Auftragen eines Medikamentes – und zur Herstellung von Mullkompressen und Tupfern. Verbandmull ist steril verpackt, bietet also die Voraussetzung einer aseptischen Wundversorgung.

Mullkompressen

Sie bestehen aus mehreren Lagen sterilen Verbandmulls mit eingeschlagenen Schnittkanten, damit es nicht zum Fusseln der Randflächen kommt. Diese einfachen Kompressen sind für die *Abdeckung* von frischen Operationsnähten und wenig nässenden Wunden geeignet. Besteht jedoch vermehrte Wundsekretion, so muss mit Hilfe der Abdeckung eine stärkere Saugwirkung erreicht werden. Dies geschieht entweder durch Erhöhung der Lagenzahl des Verbandmulls oder Einlage von Watte oder Zellstoff in die Kompressen (Watte-Mullkompressen, Zellstoff-Mullkompressen).

Diese kombinierten Kompressen bieten außerdem eine günstige *Polsterwirkung*, was bei druckempfindlichen Wunden sehr vorteilhaft ist.

Tupfer

Tupfer werden ebenfalls aus sterilem Verbandmull gefertigt und zwar wie bei den Kompressen vorzugsweise aus Baumwolle. Form und Größe der Tupfer variieren. Sie dienen zum *Abtupfen von Wundflächen* oder des Operationsfeldes. In der Humanmedizin werden für Operationen im Bauchraum oder an großen Wunden Tupfer aus Verbandmull mit eingewebtem Röntgenkontrastfaden verwendet.

Binden

Sie haben – entsprechend der therapeutischen Maßnahmen – ein sehr großes Anwendungsgebiet. Die einfachen *Mullbinden* gibt es mit offenem, geschnittenem Rand (heute kaum noch gebräuchlich) oder mit Webkante. Das Grundmaterial ist ein Mullgewebe aus Zellwolle oder aus einem Gemisch von Zellwolle und Baumwolle. Sie sind nach DIN genormt und kommen in unterschiedlichen Breiten in den Handel. Mullbinden sind unelastisch, rutschen leicht, passen sich den Körperformen nicht so gut an, finden aber uneingeschränkte Verwendung in der ersten Hilfe, zur *Fixierung* von Wundkompressen und für Salbenverbände.

Flanellbinden sind aus dichterem Baumwollgewebe, haben eine flauschige Oberfläche und dienen als so genannte Wärmehalter.

Zu den *elastischen Binden* werden alle Bindenarten gezählt, die eine große *Dehnbarkeit* zeigen, sich besser den zu versorgenden Körperteilen anpassen und auch, besonders an den Gelenken, eine größere Bewegungsfreiheit für den Patienten lassen als die unelastischen Mullbinden. Elastische Binden weisen durch besondere technische Verfahren eine krepppartige Struktur auf. Grundmaterialien sind Baumwolle und synthetische Fasern.

Kohäsive, elastische *Haftbinden* sind elastische Binden, deren Gewebe mit einer Emulsion imprägniert ist, die die einzelnen Bindentouren auf sich selbst haften lässt. Das Gewebe ist jedoch so locker, dass eine ausreichende Luftdurchlässigkeit gewährleistet ist. Elastische Binden werden für Fixier-, Stütz- und Druckverbände benötigt.

Schlauchbinden sind nicht gewebt, sondern sie bestehen aus einem Trikotschlauch, der mit Rundstrickmaschinen aus Baumwolle hergestellt wird. Die Schlauchbinde weist eine große Dehnbarkeit in der Breite auf, die es ermöglicht, *Stülpverbände* anzulegen. Da die Binden in Breiten bis zu 24 cm (ungedehnt) angeboten werden, ist es z. B. – neben den Extremitätenverbänden – auch möglich, beim Kleintier vollelastische Stülpverbände am Rumpf anzulegen.

Gipsbinden sind einfache Mullbinden, in deren Maschen Gipspulver, z. T. auch Kunstharz gestreut oder gestrichen ist. Sie werden zum Gebrauch in Wasser (20 bis 21 °C) gelegt, bis alle Luft aus dem Gewebe gewichen ist und dann zügig gewickelt und anmodelliert. Die Trocknungszeit (Abbindezeit) des fertigen Gipsverbandes hängt vom Fabrikat ab, kann jedoch bis zu 24 Stunden dauern.

Kunststoff-Steifverbände sind Wasser abstoßend, für Röntgenstrahlen durchlässig und vor allem nicht so schwer wie Gipsverbände.

Watte

Je nach Verwendungszweck besteht Watte aus reiner Baumwolle, reiner Zellwolle, einem Gemisch beider Materialien oder aus synthetischen Fasern.

Augenwatte, die auch für die Behandlung im Mund-, Nasen- und Ohrenbereich geeignet ist, wird nur aus reiner, gebleichter, entfetteter Baumwolle hergestellt.

Verbandwatte besteht aus Baum- und Zellwolle. Die Verarbeitung muss den Anforderungen des Deutschen Arzneibuches entsprechen.

Polsterwatte zur Verwendung für Schienen- oder Gipsverbände, kann entweder aus nicht entfetteter, ungebleichter Baumwolle oder Zellwolle oder aus synthetischen Fasern bestehen.

Zellstoff

Er findet in der Praxis vielseitige Verwendung: als hochgebleichter *Verbandzellstoff* nach DAB zur Herstellung von Zellstoff-Mullkompressen und Zellstofftupfern, als ungebleichter Verbandzellstoff zur Polsterung bei Verbänden, als Füllmaterial für Patientenunterlagen und als Hilfsmittel bei der Wund- und Tierpflege. Zellstoff besitzt eine sehr hohe Saugfähigkeit. In nassem Zustand ist die schon vorher geringe Reißfestigkeit völlig aufgehoben. Für die vielfältige pflegerische Tätigkeit am Tier hat sich der ungebleichte Zellstoff in Rollen oder Tafeln bewährt, von denen handgerechte Stücke zugeschnitten werden können.

Vliesstoffe

Vliesstoffe sind flächige, nicht gewebte Textilien aus Baumwolle, Zellwolle, synthetischen Fasern. Sie finden als Einmalartikel Verwendung: Operationswäsche, Tücher, Hauben, Masken, Krankenunterlagen und zur Wundabdeckung.

Heftpflaster

Unter Heftpflaster versteht man Klebestreifen aus festem Stoff, deren eine Seite mit Kunststoff- oder Zinkkautschuk bestrichen ist. Sie werden in Rollen unterschiedlicher Breite geliefert und dienen der Fixierung von Wundkompressen und Verbänden. Sie dürfen niemals direkt auf die Wunde geklebt werden. Dafür gibt es Schnellverbandpflaster mit einer Mullauflage. Bis zum Gebrauch schützt eine Folie diese Mullauflage.

Verbandarten

Schutzverband

Er dient zur Versorgung von Riss-, Schürf- oder Operationswunden, um eine ungestörte Heilung zu ermöglichen. Für den Schutzverband werden steriler Verbandmull als direkte Wundauflage, evtl. auch etwas Zellstoff und bei Pfotenverbänden Watte zur Polsterung der Zwischenzehenräume benötigt. Die Wahl der Bindenart richtet sich nach Körperregion und Tierart. Eine Mullbinde muss mit Klebestreifen fixiert werden. Bei Hunden ist mit dem Benagen von Verbänden zu rechnen, woran sie durch Aufsetzen einer Halskrause oder eines Maulkorbes gehindert werden müssten.

Fixierverband

Er wird bei größeren Wunden angelegt, bei denen eine Fixierung der Wundauflage zum Schutz gegen Verrutschen notwendig ist. An Körpergegenden, die eine starke Biegung der Ebene oder Dickenunterschiede aufweisen, z. B. an Kopf, Rumpf und Extremitäten, ist ebenfalls ein Fixierverband angezeigt. Dafür stehen elastische Binden, Schlauch- und Netzbinden zur Verfügung.

Druckverband

Er dient zur Gefäßkompression bei stärker blutenden Wunden. Nach Auflage einer sterilen Mullschicht wird eine Mullkompresse oder eine dicke Schicht Verbandmull mit einer elastischen Binde fest fixiert.

Da die Blutzirkulation durch die starke Kompression behindert wird, muss ein Druckverband nach einem Tag wieder abgenommen werden.

Medikamentenverband

Um eine möglichst lang anhaltende Wirkung eines Medikamentes in dem erkrankten Gebiet zu erreichen oder um zu verhindern, dass das Medikament vom

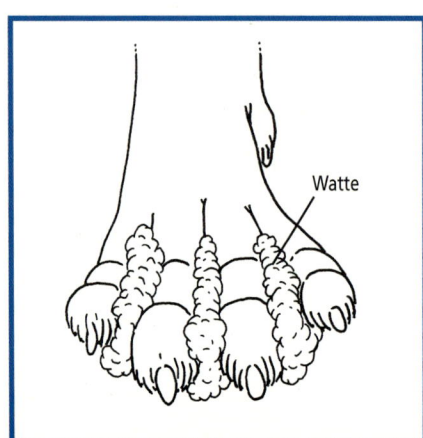

Abb. 9.49: Polsterung der Zehenzwischenräume.

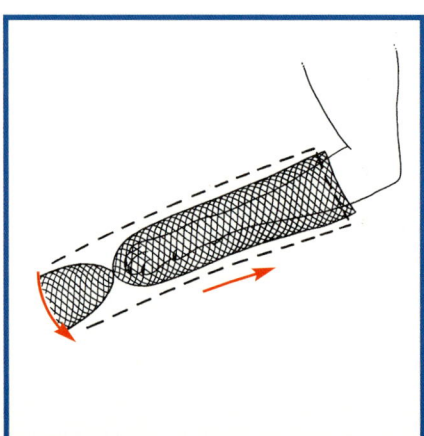

Abb. 9.50: Stülpverband an der Pfote.

Tier abgeleckt wird, sind Verbände notwendig.

Bei entzündlichen Schwellungen, z. B. an den Extremitäten, wird ein *Angussverband* gefertigt. Eine dicke Schicht Watte wird mit Mullbinden fixiert und von oben in den Verband hinein mit Alkohol getränkt. Dieser Anguss wird häufiger wiederholt, ohne dass der Verband erneuert zu werden braucht.

Bei dick aufzutragenden Salben ist ein *Salbenverband* unerlässlich. Außerdem wird eine Verschmutzung der häuslichen Umgebung durch Salbe verhindert. Die erforderliche Menge Paste oder Salbe wird auf Verbandmull gestrichen und dieser mit einer Mull- oder elastischen Binde auf der Haut fixiert.

Stützverband

Knochenbrüche an den unteren Extremitäten, die nicht genagelt oder geschraubt werden müssen, Zerrungen und Verrenkungen bedürfen einer Ruhigstellung und damit Stütze, um komplikationslos zu heilen. Die Stützung kann durch Schienen (Holz, Metall), Gips-Kunstharz-Binden oder polyurethanhaltige Binden (leichter, schnell härtender Kunststoff) erreicht werden.

Welche Art der Ruhigstellung gewählt wird, hängt von der Erkrankung und von der Tierart ab. Kleintiere können durch einen schweren Gipsverband sehr in ihrem Befinden beeinträchtigt sein. Wichtig beim Anlegen eines Stützverbandes ist eine gute Polsterung zwischen Körperteil und Verband, um Druckstellen zu vermeiden.

Verband nach ROBERT JONES

Diese Verbandart dient zur Erstversorgung von stark traumatisierten Extremitäten (z. B. Knochenbrüchen nach Unfällen) bei kleinen Haustieren und ist ein einfacher und guter Verband für eine vorübergehende Ruhigstellung.

Zuerst wird ein dickes Wattepolster an der Pfote der verletzten Gliedmaße angebracht und dorsal wie palmar (an der Vorderextremität) bzw. plantar (an der Hinterextremität) festgeklebt. Zur Kontrolle der Blutzirkulation sollten zwei Zehen freigelassen werden.

Mit einem breiten Wattepolster geht man anschließend in zirkulären Touren die Extremität hoch. Wenn nötig, wird eine weitere Wattelage palmar bzw. plantar angebracht. Das Wattepolster wird jetzt mit einer Lage elastischer Gaze bedeckt. Abschließend wird eine Elastikbinde um die Gaze unter Spannung gewickelt, damit eine bessere Befestigung erreicht wird. Bei hohen Frakturen (z. B. Humerus- oder Femurfraktur) ist es angezeigt, Watte-

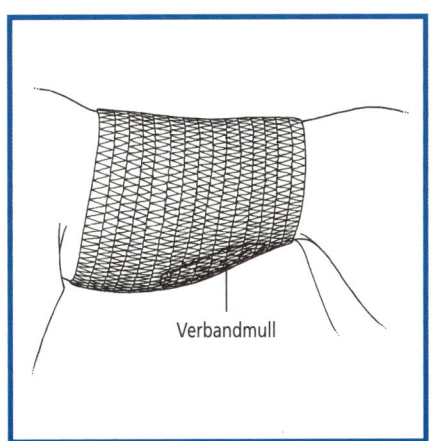

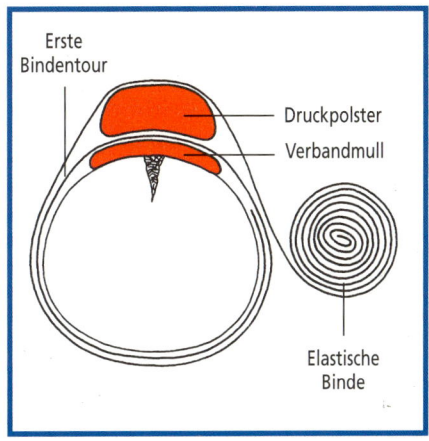

Abb. 9.51: Netzschlauchverband am Rumpf.

Abb. 9.52: Druckverband.

polster und Gaze um den Körper des Tieres zu wickeln.

Der Verband nach ROBERT JONES dient dazu, die Extremität ruhig zu stellen und zusätzlich Druck auszuüben, indem er einer Schwellung vorbeugt oder sie reduziert.

Anforderungen an einen Verband:
- Sterile, großflächige Abdeckung der Wunde, über die Wundränder hinausreichend,
- Befestigung des Bindenendes nicht über dem Wundbereich,
- kein Lockern und Verrutschen des Verbandes,
- wenn möglich, nicht zu dicken Verband (Behinderung, Gewicht),
- Luftdurchlässigkeit gewährleisten, auch zur Wunde hin,
- keine Anschwellung, keine Verfärbung (bläulich) der distalen Körperteile.

Versorgung des Verbandes
Zum therapeutischen Erfolg kann ein Verband nur führen, wenn sein Sitz und seine Beschaffenheit beobachtet und überprüft werden. Auf folgende Punkte ist zu achten:
- Verrutschen: Eine Erneuerung des Verbandes ist notwendig.
- Beschädigung durch Benagen: Wenn der Verband noch einen guten Halt hat, reicht ein Ausbessern der beschädigten Stellen mit Klebestreifen aus.
- Anschwellungen: Infolge Einschnürungen kommt es unterhalb des Verbandes zu Stauungen. Der Verband muss erneuert und evtl. etwas lockerer angelegt werden.
- Durchnässen: Einem Feuchtwerden des Verbandes durch Regen oder Straßennässe kann mit Hilfe von darüber gebundener Plastikfolie vorgebeugt werden. Fixierverbände am Bauch des Rüden müssen ebenfalls durch Plastikfolie geschützt werden. Ist die Wundauflage durch das Urinieren verschmutzt, muss sie erneuert werden.
- Durchgeblutete Verbände wechseln (Gefahr der Fäulnis).
- Geruchsentwicklung: Ein sofortiger Verbandwechsel wird notwendig, da es zu stärkerer Wundsekretion und Eiterung gekommen ist.

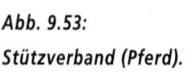

Abb. 9.53:
Stützverband (Pferd).

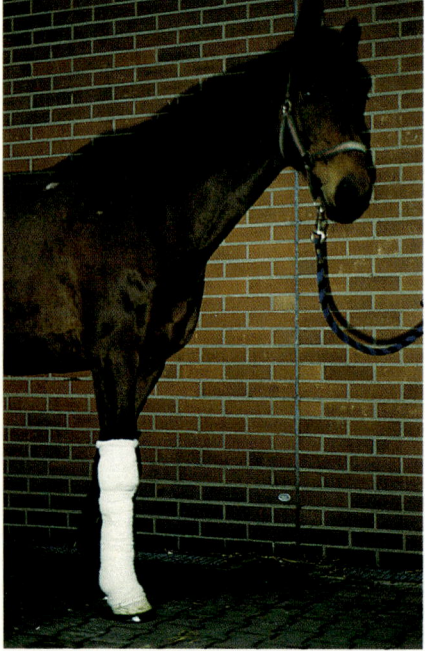

9.5 Instrumentenkunde

9.5.1 Instrumente

Das tierärztliche Instrumentarium ist vielfältig und umfangreich. Es wird für Untersuchungen, Behandlungen und Operationen an Tieren benötigt. Es gibt eine Standardausrüstung für den täglichen Praxisbedarf, die sich aus veterinärmedizinischen Instrumenten und für die Humanmedizin hergestellten Instrumente zusammensetzt.

Ihrer hauptsächlichen Verwendung entsprechend lassen sich etliche Instrumente gruppieren:

Haltende Instrumente
- Spatel
- Haken
- Wundspreizer

Fassende Instrumente
- Pinzetten
- Zangen
- Klemmen

Schabende Instrumente
- Scharfe Löffel
- Küretten
- Zitzenräumer
- Knochenschaber

Schneidende Instrumente
- Skalpelle
- Scheren

Stechende Instrumente
- Kanülen
- Trokare
- Wundheftnadeln (chirurgische Naht)
- Heftnadel (nach GERLACH)
- Unterbindungsnadel (nach DESCHAMPS)
- Flessa-Hohlnadel

Die Instrumente sind aus unterschiedlichem Material gefertigt, was besonders bei der Sterilisation berücksichtigt werden muss. Gegenstände aus Metall bestehen teilweise aus Edelstahl, nicht rostendem Stahl, sind vernickelt oder verchromt. Geräte aus Glas oder auch Spritzenzylinder sind aus hochwertigem, hitzebeständigem Glas (sterilisierbar bis 200 °C) hergestellt.

Instrumentenpflege

Das Instrumentarium wird im Instrumentenschrank aufbewahrt. Wichtig ist, dass jedes Gerät seinen bestimmten Platz hat, um im Notfall sofort greifbar zu sein. Es hat sich bewährt, Instrumentensätze für häufiger vorkommende Operationen nicht auseinander zu reißen, sondern geschlossen zu sterilisieren und keimfrei zu lagern. Instrumentenschränke müssen staubfrei gehalten werden.

Es ist darauf zu achten, dass flüchtige Substanzen (z. B. Jodlösungen) nicht im selben Schrank aufbewahrt werden. Sie greifen die glatte Oberfläche der Instrumente an.

Für den täglichen Gebrauch notwendige Instrumente sollten am Vortag desinfiziert und sterilisiert werden. Sie bleiben dann möglichst bis zur Benutzung im Sterilisator oder einer verschweißten Plastikfolie (siehe Kapitel Instrumentendesinfektion).

Nach dem Gebrauch sind die Instrumente auf ihre Intaktheit hin zu prüfen: nicht oder schlecht schneidende Scheren werden zum Schleifen gegeben. Das gleiche gilt für die Skalpelle, falls nicht solche für den einmaligen Gebrauch bevorzugt werden. Bei allen Klemmen ist darauf zu achten, dass die Arretierung gut funktioniert. Instrumente mit Schäden der Chromschicht – das ist besonders bei älteren Instrumenten der Fall – können leicht rosten. Sie werden deshalb aussortiert.

Das auf den folgenden Seiten abgebildete Instrumentarium gibt einen Überblick über die gebräuchlichsten Geräte. Bestimmte Spezialgebiete wie die Indigestion des Rindes, Tierzucht (Tätowierungsbestecke, Ohrmarkenzangen) und Fleischbeschau sind nicht berücksichtigt worden.

DIAGNOSTIK UND THERAPIE

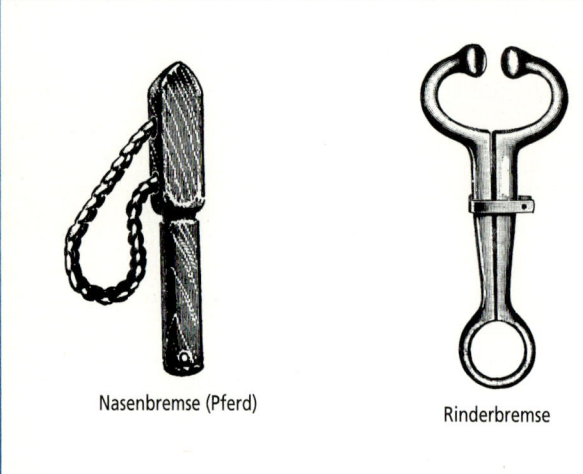
Nasenbremse (Pferd) Rinderbremse

Bullenführstab

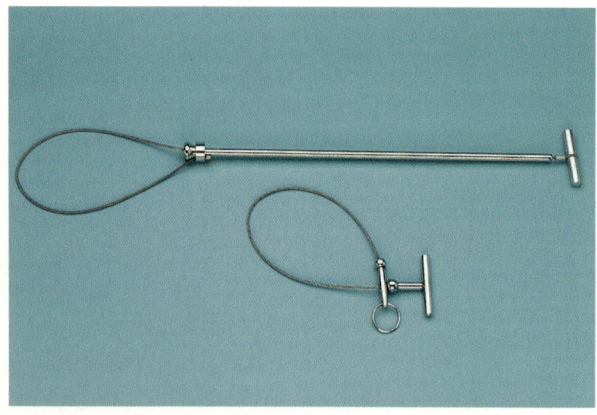
Schlingendrahtbremse nach Trops, zum Halten von Schweinen

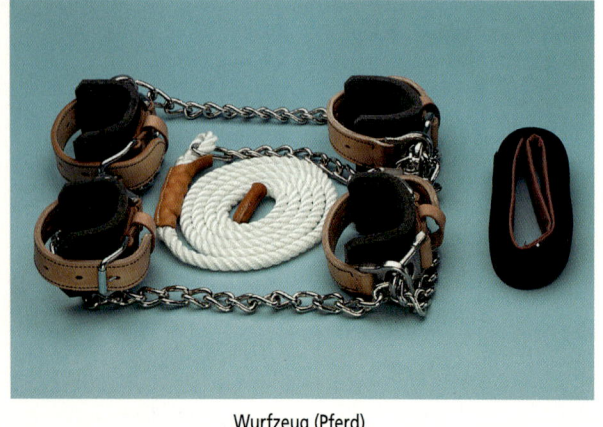
Wurfzeug (Pferd)

Instrumente zur Fixierung und Bändigung

Mit den Instrumenten zur Bändigung wird auf die Tiere ein Zwang ausgeübt, um sie führen, untersuchen und behandeln zu können.

- *Nasenbremse* (Pferd) aus Holz, in das eine feste Geflechtschlinge verankert ist. Die Schlinge wird um einen vorher mit der Hand fixierten Teil der Oberlippe gelegt und nicht zu fest gedreht.
- *Rinderbremse;* ein vernickeltes Metallgerät, das beidseits an der Nasenscheidewand angesetzt und mit dem Schieber fixiert wird.
- *Bullenführstab;* in verschiedenen Längen (1,20 m bis 1,50 m), ist ein stabiles Stahlrohr, an dem mittels Schieber eine karabinerähnliche Metallöse in den Nasenring des Bullen eingehakt werden kann.
- *Schlingendrahtbremse* zum Halten von Schweinen; wird um den Oberkiefer gelegt.
- *Wurfzeug* (Pferd); bestehend aus vier Fesseln, die gut gepolstert sind. Durch kräftigen Zug an der Kettenverlängerung kann das Pferd auf eine bereitliegende Matte abgeworfen werden.

◀

Abb. 9.54:
Instrumente zur Fixierung und Bändigung.

Instrumente zur Untersuchung der Mundhöhle

Das Öffnen der Mundhöhle ist beim Großtier nur mit stabilen Geräten aus Metall möglich. Beim Hund haben sich auch Beißhölzer und Keile aus Holz bewährt. Für die Katze kann eine auf die notwendige Länge gekürzte Plastikhülse der Einmalkanülen verwendet werden.

- *Maulöffner* (Rind); wird im Bereich der Kiefer hinter Kauplatte und Schneidezähne eingesetzt und muss beiderseits festgehalten werden.
- *Maulkeil* (Pferd); wird zwischen die Backenzahnreihen einer Kieferseite geschoben und der Griff außerhalb der Mundhöhle festgehalten
- *Zungenfasszange* für Hunde; dient zum Festhalten und Vorziehen der Zunge bei Untersuchung des Kehlkopfes und Einführen des Trachealkatheters.
- *Maulsperrer (Hund);* gibt es in mehreren Größen und wird zwischen den Hakenzähnen des Tieres eingesetzt.
- *Maulöffner nach SCHOUPÉ* (Pferd).
- *Maulkeil* (Hund); besteht aus Holz und wird zwischen die Backenzahnreihen einer Kieferseite geklemmt (ohne Abb.)
- *Beißholz* (Hund); Ausführung in unterschiedlicher Länge. Es wird über die Canini gestülpt. Dient auch als Führungsrohr für die Magensonde.

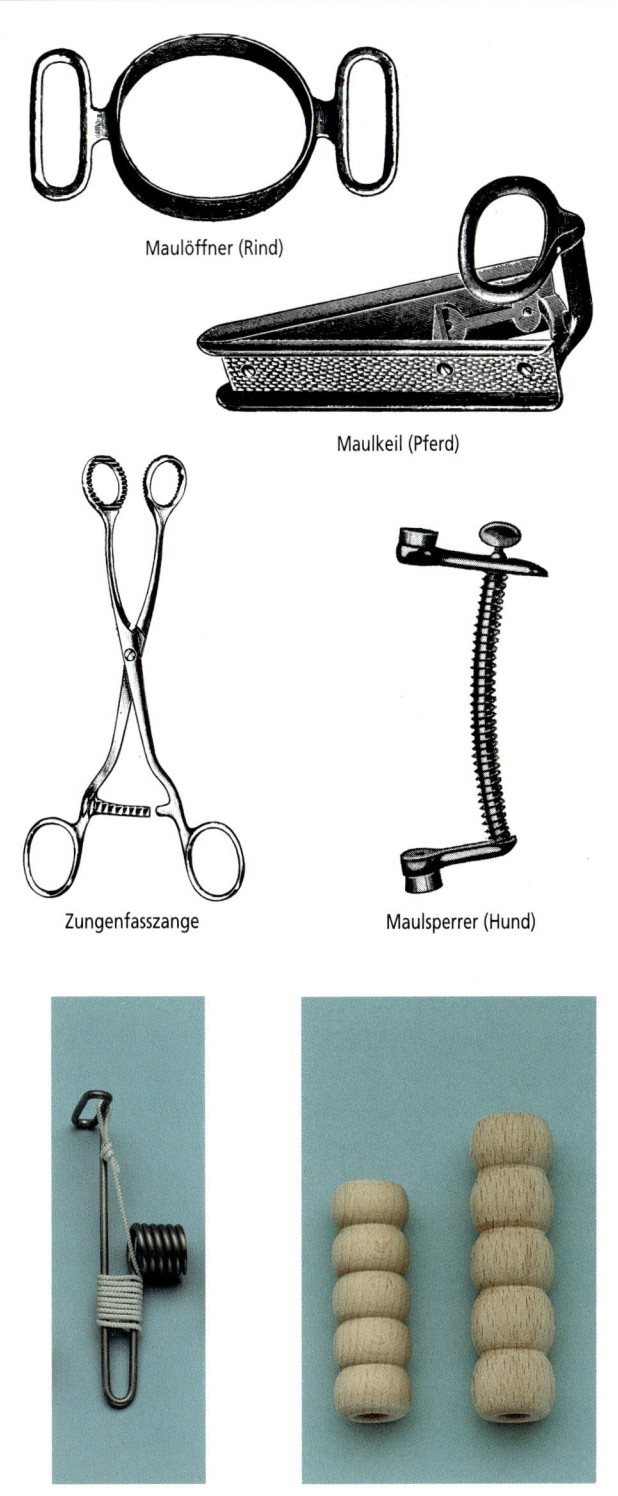

▶ Abb. 9.55: Instrumente zur Untersuchung der Mundhöhle.

DIAGNOSTIK UND THERAPIE

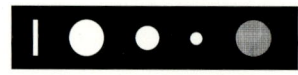
Ophthalmoskop · Blendenkombination

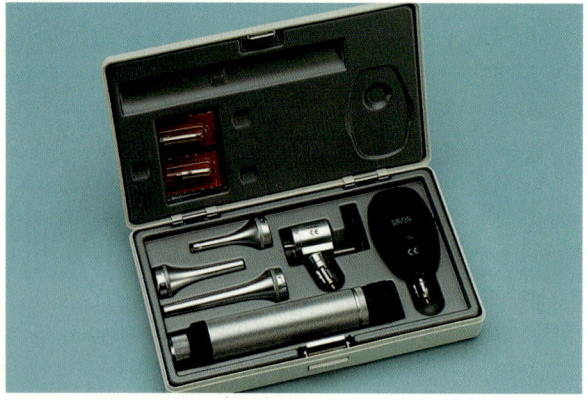
Besteckkasten

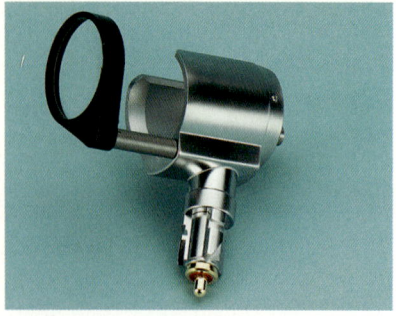
Geschlitztes Kopfstück mit Schwenklupe

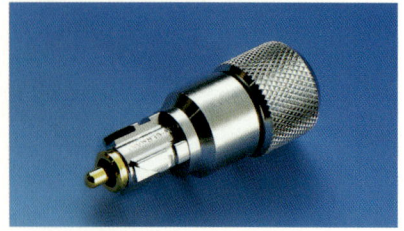
Beleuchtungsadapter (Verbindungsstück)

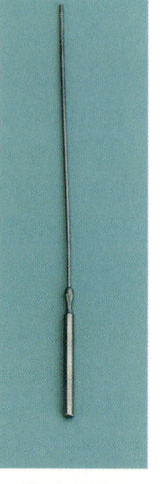
Wattetäger

Instrumente zur Untersuchung von Auge und Ohr

Zur Untersuchung von Auge und Ohr wird eine Lichtquelle benötigt, entweder ein Batteriegriff mit Trockenbatterie oder ein Ladegerät mit Standardgriff und Ladebatterie oder eine Kaltlichtquelle mit Lichtleitkabel und Griff.

- *Ophthalmoskop;* »Augenspiegel« mit eingebauter Lampe und auswechselbaren Leuchtfeldblenden. Er dient zur Untersuchung des Augenhintergrundes. Die abgebildete *Blendenkombination* zeigt eine Spalt- und drei Kreisblenden, sowie einen Blaufilter für die Fluoreszenz-Untersuchung.
- *Besteckkasten* mit Ophthalmoskop, Batteriegriff, Kopfstück des Otoskops mit Lupe und drei verschieden langen Ohrtrichtern aus Metall. Das Otoskop dient zur Untersuchung des äußeren Gehörganges bis zum Trommelfell.
- *Geschlitztes Kopfstück;* mit Lampe und schwenkbarer Lupe.
- *Beleuchtungsadapter;* als Verbindungsstück bei Verwendung einer Kaltlichtquelle notwendig.
- *Wattetäger;* für die Reinigung des äußeren Gehörganges.

◀

Abb. 9.56:
Instrumente zur Untersuchung von Auge und Ohr.

Instrumente zur Zahnbehandlung

Entsprechend der Weiterentwicklung der Zahnheilkunde als spezielles Fachgebiet in der Veterinärmedizin gibt es eine Vielzahl von Instrumenten für die Behandlung von Zähnen und Zahnfleisch.

In den Abbildungen werden nur einige Instrumente dargestellt, die in der Allgemeinpraxis für die Zahnpflege erforderlich sind.
- *Wurzelheber;* zur Lockerung der Zahnwurzel vor der Zahnextraktion.
- *Zahnzangen;* in gerader oder abgewinkelter Form für die Zahnextraktion.
- *Zahnsteinentferner;* Anwendung in der Kleintierpraxis. Die breite Form wird als Flügelform, die schmale, spitze als »Habichtsschnabel« bezeichnet.
- *Zahnraspel* (Pferd); meist mit herausnehmbarem Einsatz, eine Seite zum Raspeln, die andere Seite zum Feilen der Backenzähne, um Kanten zu beseitigen.

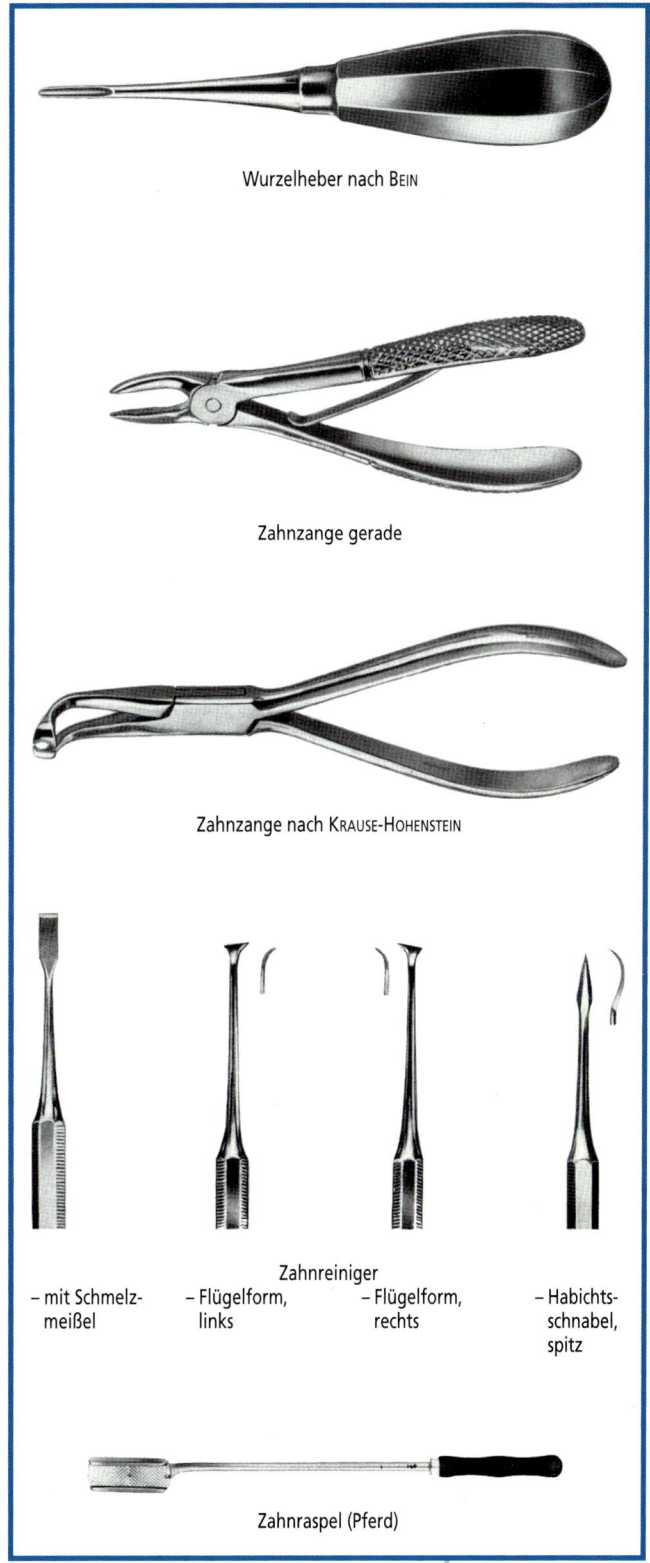

Abb. 9.57: Instrumente zur Zahnbehandlung.

Instrumente zur endoskopischen Untersuchung

Für die Endoskopie mit einem starren Endoskop ist teilweise ein Spekulum erforderlich, um den Ort der Untersuchung zugänglich zu machen.

- *Zungenspatel;* besteht aus dem Lampenträger und dem abnehmbaren Spatel, mit dem der Zungengrund heruntergedrückt wird, um Rachen- und Kehlkopfgegend zu betrachten.
- *Starres Endoskop;* mit eingebauter Fiberglaslichtleitung. Gebrauch: z. B. Laparoskopie beim Kleintier, Geschlechtsbestimmung beim Vogel, Arthroskopie beim Pferd. Es gibt Modelle in unterschiedlicher Stärke und Länge.
- *Biopsiezange;* zur Exzision einer Gewebsprobe aus dem zu untersuchenden Organ. Die Zange hat ein so genanntes Löffelmaul mit scharfen Rändern.
- *Spreizspekulum;* zur Darstellung der Scheide und des Harnröhreneinganges bei der Hündin. Ein Spekulum mit kürzerer Schenkellänge (32 mm) dient auch zur Untersuchung der Mundhöhle von Nagetieren und Kaninchen.
- *Röhrenspekulum* mit Mandrin; zur Vagino- und Rektoskopie. Beim Einführen in das Rektum oder die Vagina des Tieres wird das distale Ende des Spekulums durch die Kappe des Mandrins dicht verschlossen. Am proximalen Ende der Röhre befinden sich eine Schwenklupe und ein Gebläseanschluss für die Insufflation (d. h. Einbringen) von Luft in das Hohlorgan.

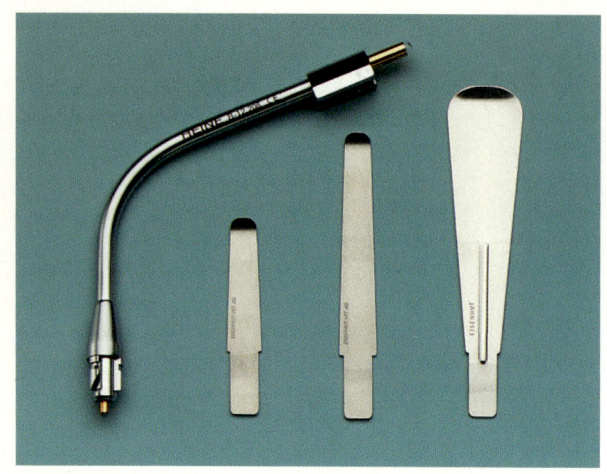

Zungenspatel

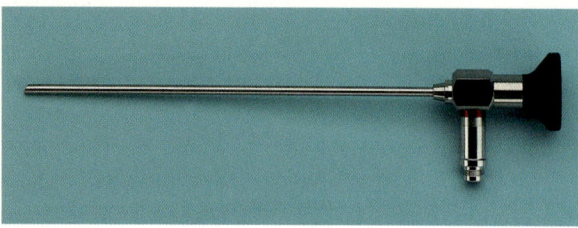

Faseroptik-Endoskop (starr)

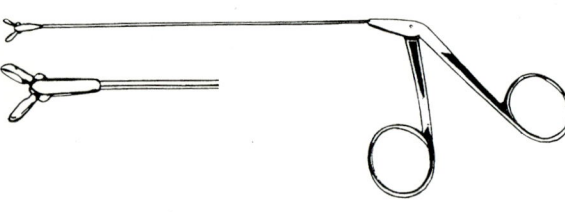

Probe-Exzisionszange (Biopsiezange)

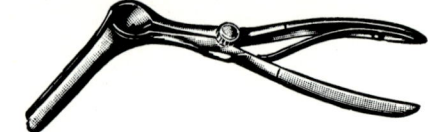

Spreizspekulum

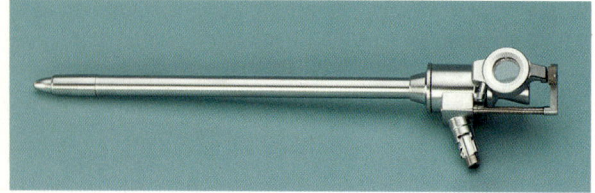

Röhrenspekulum mit Mandrin

◀

Abb. 9.58:
Instrumente zur endoskopischen Untersuchung.

Instrumente zur Tierpflege

Das Sortiment an Geräten zur Tierpflege ist reichhaltig.
- *Striegel und Bürsten;* unerlässlich für die Fellpflege.
- *Krallenzange;* eine besonders starke Ausführung, die für alle Rassen geeignet ist.
- *Krallenschneider;* vorzugsweise für mittlere und kleine Hunderassen, auch zur Kürzung von Kaninchen- und Papageienkrallen geeignet. Bei Meerschweinchen und kleinen Ziervögeln arbeitet man besser mit einer Nagelschere.
- *Fremdkörperzange;* auch »Storchschnabel« genannt, dient hauptsächlich zur Extraktion von Fremdkörpern aus dem äußeren Gehörgang des Hundes.
- *Zeckenzange;* aus Kunststoff oder Metall.
- *Kleintier-Schermaschine;* für die partielle oder Totalschur. Die Scherkämme lassen sich auswechseln und haben unterschiedliche Schnitthöhen.

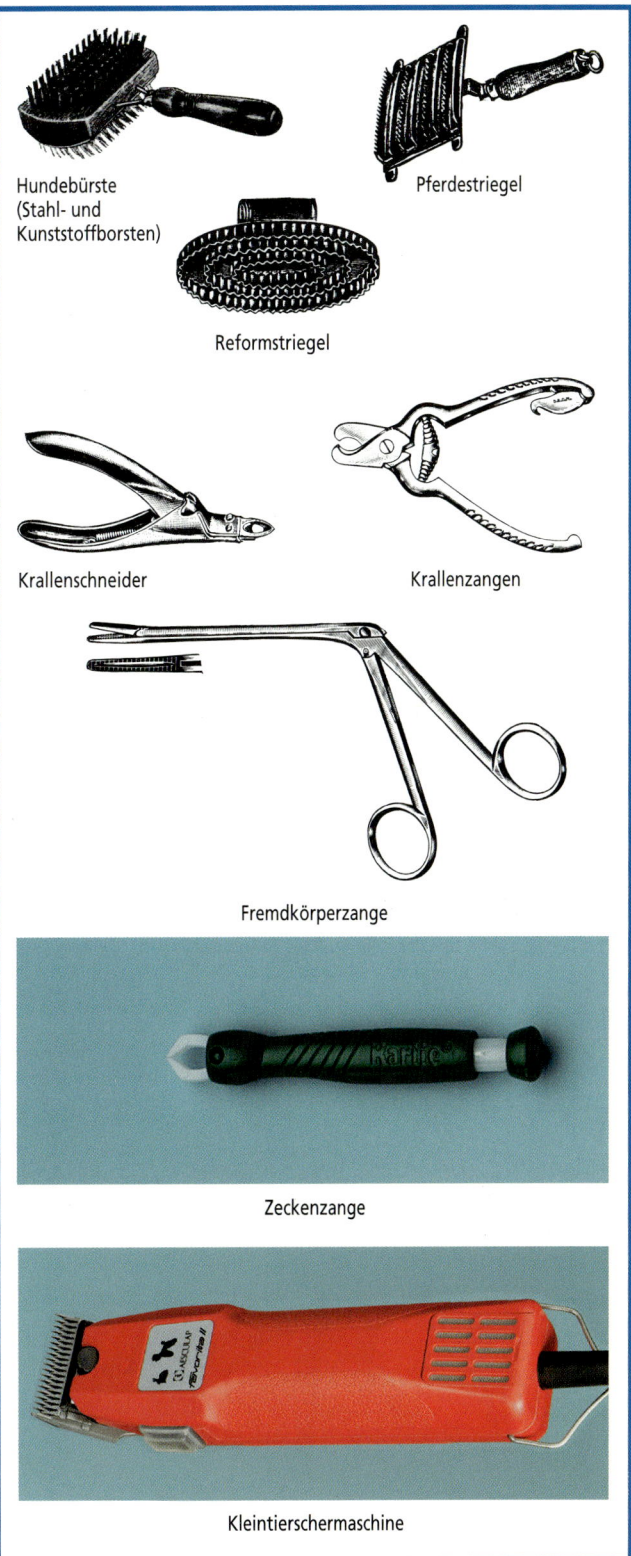

Abb. 9.59: Instrumente zur Tierpflege.

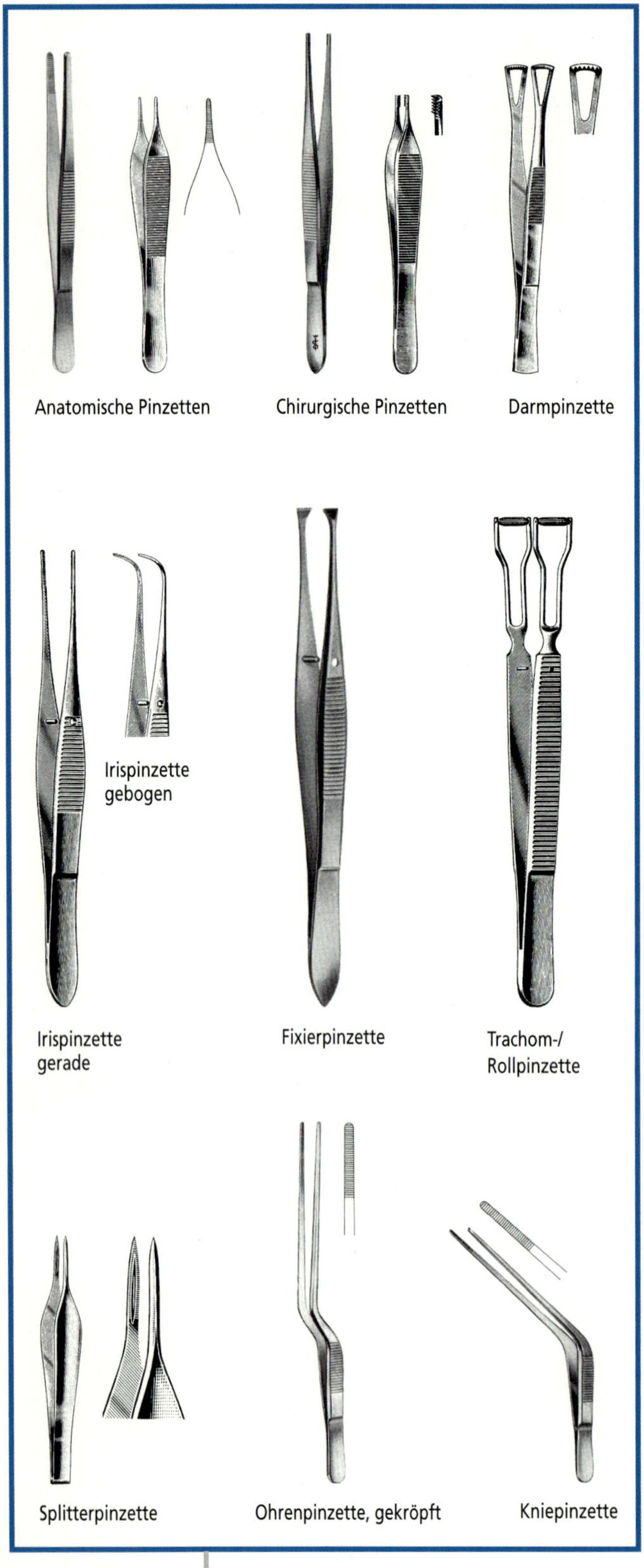

Pinzetten

Pinzetten gehören zu den fassenden Instrumenten. Vielfältig sind die Formen und die Gestaltung der Pinzettenschenkel. Für die Großtierpraxis werden stärkere und längere (bis 30 cm lang) Pinzetten benötigt.

- *Anatomische Pinzetten;* weisen eine Querriefelung am oberen Ende der Schenkelinnenseite auf. Die Enden sind breit oder schmal, spitz oder abgerundet.
- *Hakenpinzetten;* auch chirurgische Pinzetten genannt, tragen am Schenkelende Haken in unterschiedlicher Zahl (1:2, 2:3), die beim Zusammendrücken der Pinzette genau ineinander greifen. Hakenpinzetten verletzen das gefasste Gewebe.
- *Darmpinzette;* ausgestattet mit kleinen, unscharfen Zähnchen zum schonenden Fassen des Darmgewebes.
- *Irispinzette;* gerade oder gebogene Augenpinzette mit Querriefelung an den Enden. Es werden auch Modelle mit Häkchen (1:2) hergestellt.
- *Fixierpinzette;* an den Schenkelenden hat sie kleine Zähnchen und eignet sich zum Fassen des 3. Augenlides vom Hund.
- *Rollpinzette;* an den zu Bügeln geformten Enden der Pinzette befinden sich kleine, längs geriefelte, bewegliche Zylinder. Die Pinzette dient zur Behandlung der follikulären Konjunktivitis des Hundes.
- *Splitterpinzette;* gehört der Form nach zu den anatomischen Pinzetten, ist jedoch ganz spitz, um auch kleinste Splitter fassen zu können.
- *Ohrenpinzette;* »gekröpft«, auch bajonettförmig abgewinkelte Pinzette genannt, erleichtert in ihrer Form die Behandlung des äußeren Gehörganges.
- *Kniepinzette;* die abgewinkelten Schenkel erleichtern die Behandlung des äußeren Gehörganges.

Abb. 9.60:
Pinzetten.

Chirurgische Scheren

Wie bei allen Instrumentengruppen gibt es auch bei den Scheren eine Vielfalt in Größe und Form. Es werden nicht nur Körpergewebe geschnitten, sondern auch Gewebeteile frei präpariert (METZENBAUM-Schere), Verbände aufgeschnitten (Gipsschere, Verbandschere), chirurgisches Nahtmaterial entfernt (Ligaturschere) oder Fußringe aus Leichtmetall an kleinen Ziervögeln aufgeschnitten (Fußringschere).

- *Chirurgische Scheren;* gerade oder gebogen, können auch seitwärts gebogen oder abgewinkelt sein und haben spitze oder stumpfe Schenkelenden. Der Scherenkreuzpunkt mit Schraube liegt teilweise in der Mitte, teilweise näher den Schenkelenden, dadurch ist die Schnittlänge kürzer.
- *METZENBAUM-Schere;* gehört zu den Darm- und Präparierscheren, mit stumpfen Schenkelenden, gerade oder gebogen.
- *Irisschere;* gerade oder gebogen, eine sehr feine Schere mit spitzen Schenkelenden, für Augenoperationen.

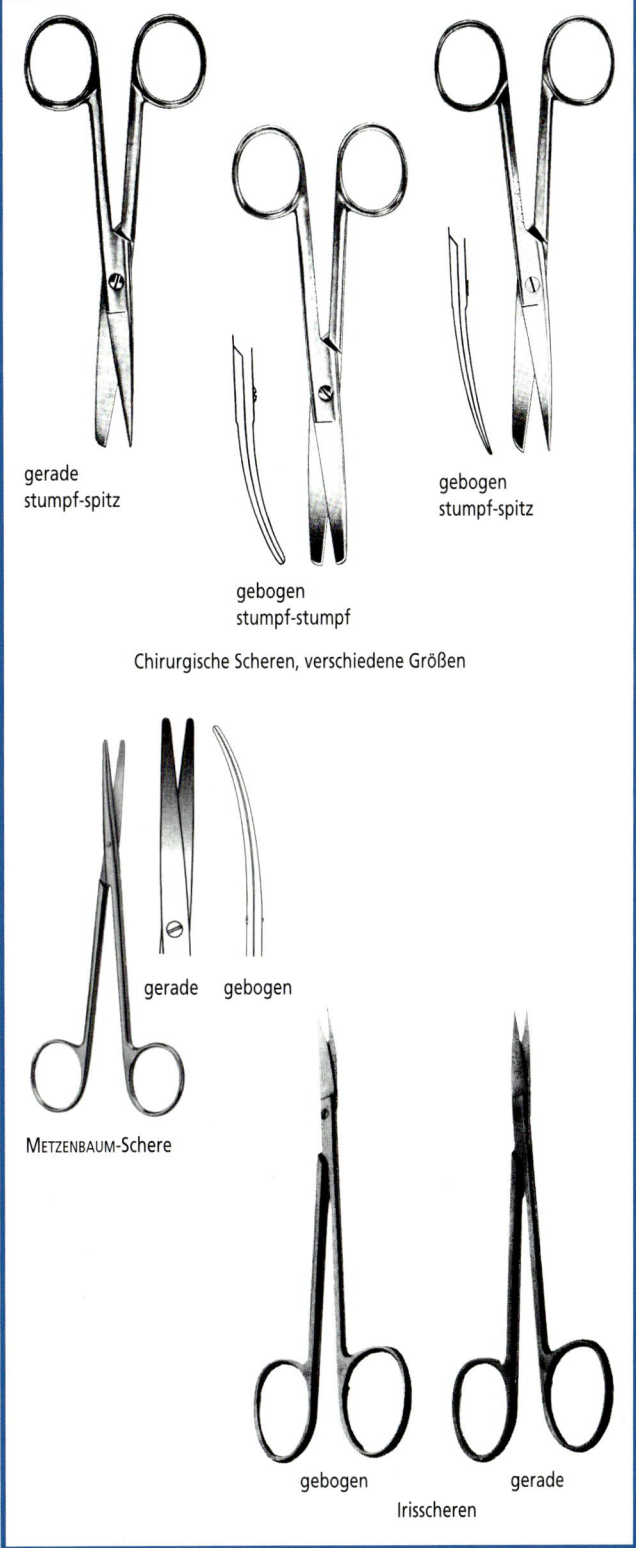

Abb. 9.61: Chirurgische Scheren.

DIAGNOSTIK UND THERAPIE

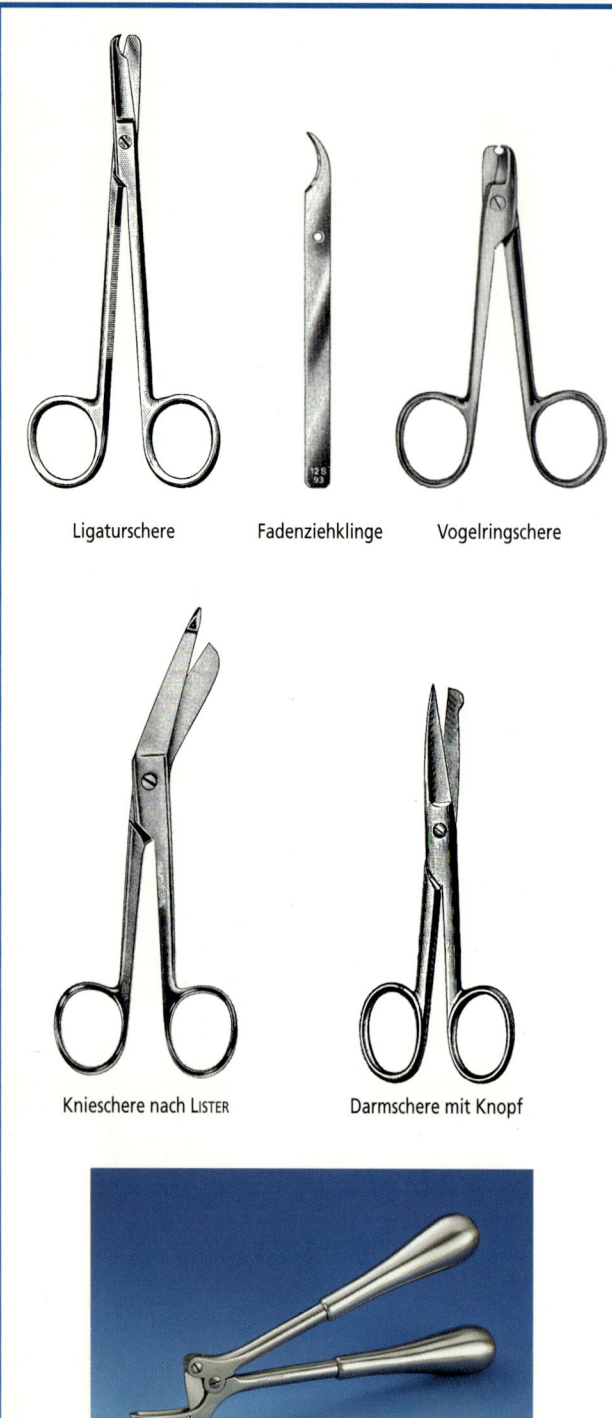

Sonstige Scheren

- *Ligaturschere;* mit dem einen Schenkelende, das eine Kehle aufweist, wird unter den Faden gegriffen.
- *Fadenziehklinge;* wird wie die Ligaturschere angesetzt, zum einmaligen Gebrauch gedacht.
- *Vogelringschere;* Anwendung an kleinen Leichtmetallringen von Wellensittichen, Kanarienvögeln und anderen Kleinvögeln.
- *Kniechere;* eine kräftige Verbandschere mit einem verbreiterten, längeren Schenkelende, das unter den Verband geschoben wird.
- *Schere mit Knopf;* auch Darmschere genannt, hat ein knopfähnlich verbreitertes Schenkelende, das der Schonung des unter dem Schnitt liegenden Gewebes dient.
- *Gipsschere;* beidhändig zu bedienen, zur Durchtrennung des sehr harten Gipsverbandes.

◀

Abb. 9.62:
Sonstige Scheren.

Arterienklemmen

Alle Klemmen haben eine Sperrvorrichtung (Arretierung). Sie erlaubt das Loslassen des Instruments, nachdem es richtig angesetzt wurde. Der Maulteil der Klemmen ist immer geriefelt und teilweise noch mit Zähnchen (1:2), die ineinander greifen, versehen.

- *Arterienklemmen* nach PÉAN; deren Maulteil quer geriefelt ist, lang oder kurz fassend. Modelle mit Zähnchen gibt es hierbei nicht.
- *»Mosquito«;* eine sehr feine, kurz fassende, quer geriefelte Arterienklemme, teilweise mit Zähnchen.
- *KOCHER-Klemme;* gerade oder gebogene, lang fassende Klemme mit Zähnchen.

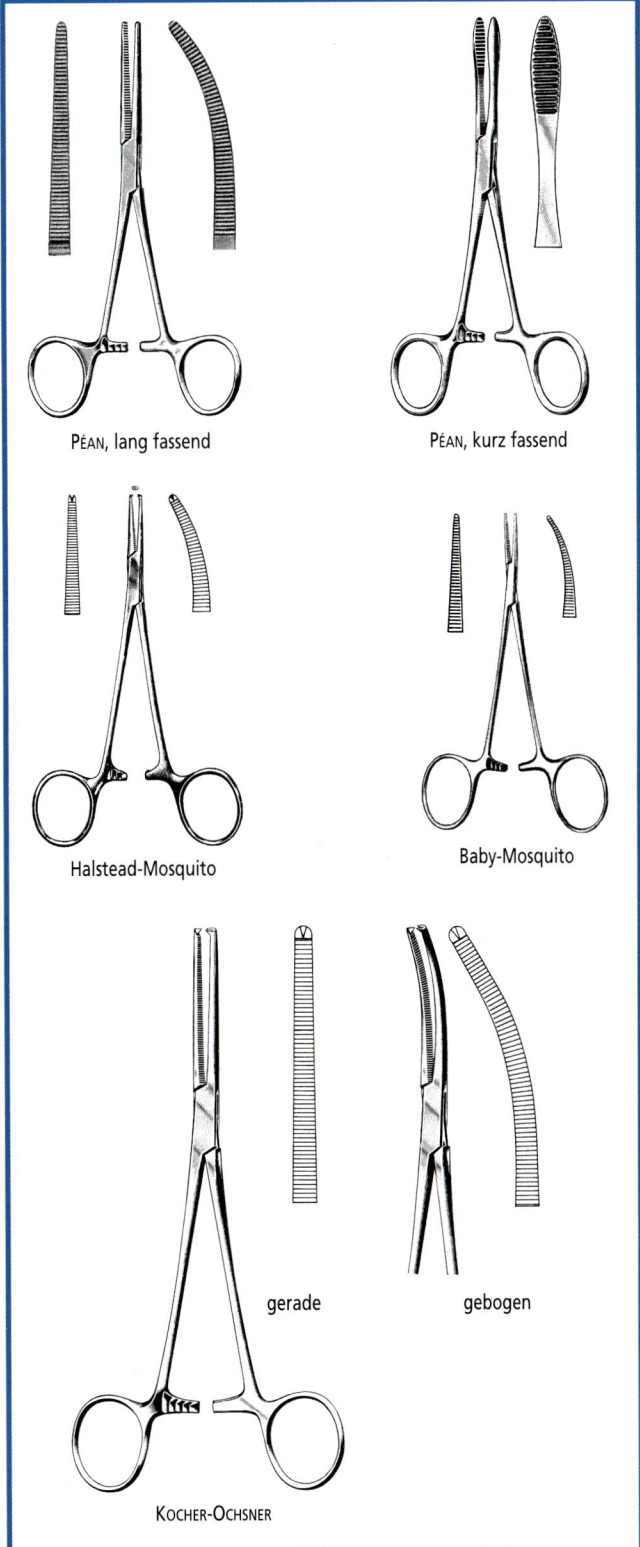

Abb. 9.63: Arterienklemmen.

Sonstige Klemmen

- *Bauchfellklemme;* auch als »MIKULICZ-Klemme« bezeichnet, ist eine Klemme mit Zähnchen zum Fassen des Bauchfelles und durch die seitliche Krümmung auch gut ablegbar.
- *Darmklemme* nach KOCHER; gerade oder gebogen und im Gegensatz zu den Arterienklemmen mit einer Längsriefelung ausgestattet. Durch eine leichte Federung wird erreicht, dass bei vorsichtiger Arretierung die beiden Maulteile den Darm nicht gänzlich abklemmen.
- *Tuchklemmen* in Pinzettenform.
- BACKHAUS-*Klemme;* eine Tuchklemme in unterschiedlicher Größe und mit Sperrvorrichtung, dient zur Befestigung des sterilen Operationstuches an der Haut.

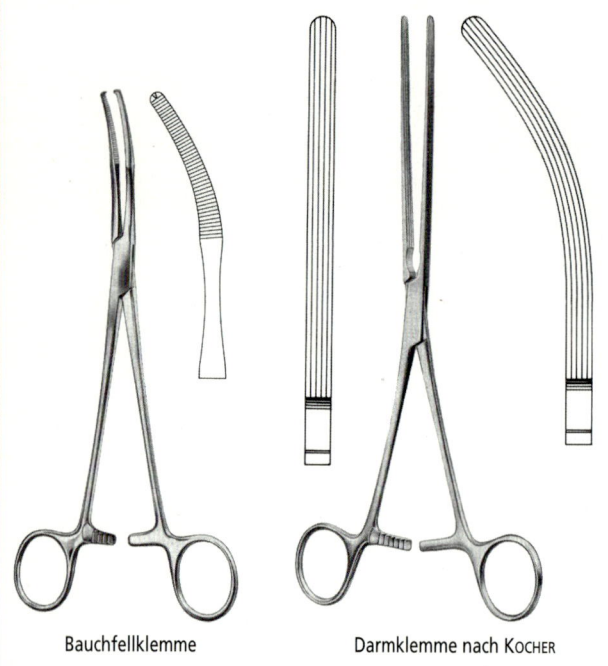

Bauchfellklemme — Darmklemme nach KOCHER

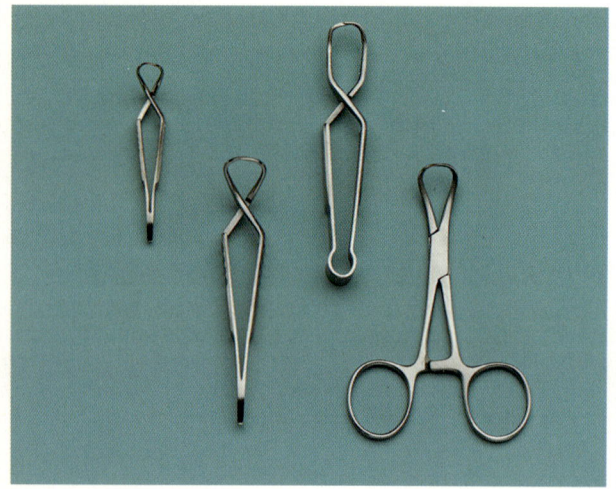

Tuchklemmen in Pinzettenform — BACKHAUS-Klemme

◄

Abb. 9.64:
Sonstige Klemmen.

DIAGNOSTIK UND THERAPIE

Wundhaken, Wundspreizer

Haken und Spreizer sind Instrumente, die für die Übersichtlichkeit im Operationsbereich eingesetzt werden.
- *Haken;* mit einem bis acht, scharfen oder stumpfen Haken müssen während der Operation so lange wie notwendig gehalten werden.
- *Wundspreizer;* mit Arretierung, müssen im Gegensatz zu den Wundhaken nicht gehalten werden.

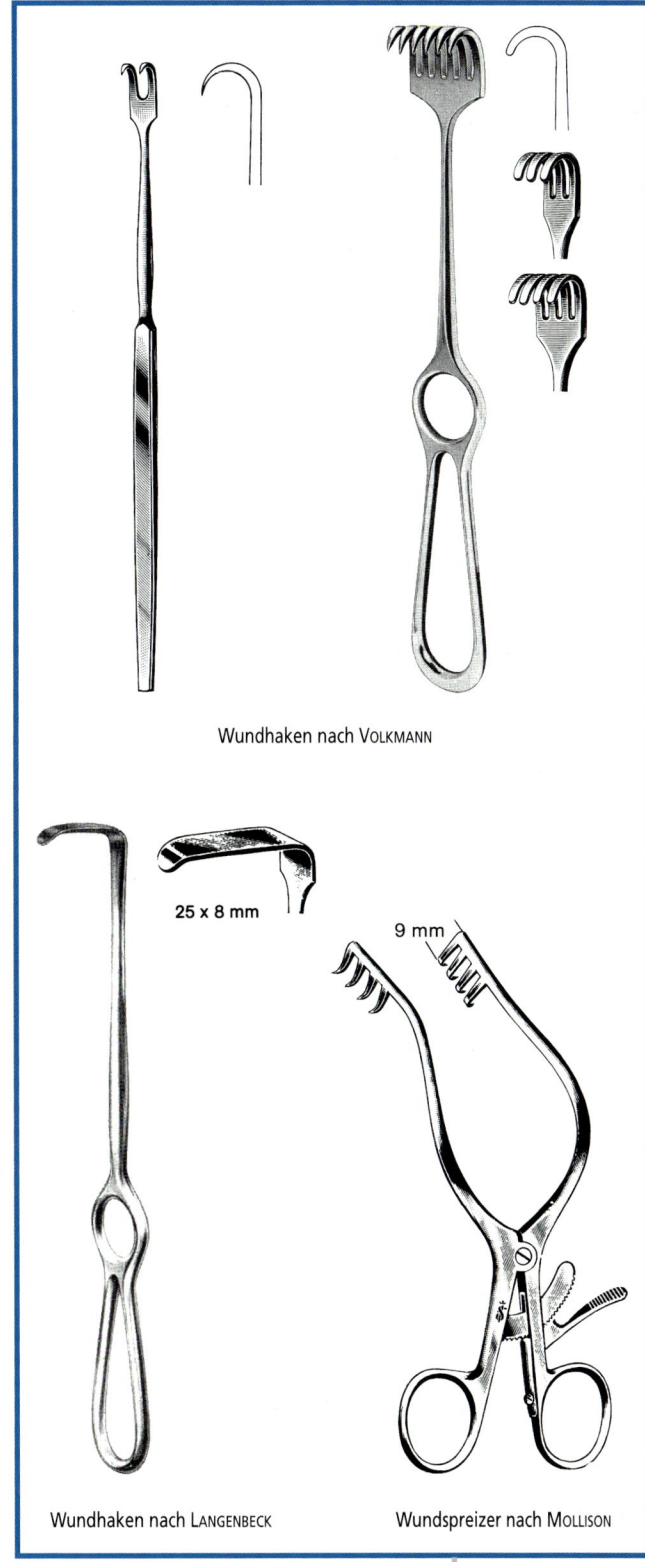

▶ *Abb. 9.65: Wundhaken, Wundspreizer.*

Wundhaken nach VOLKMANN

25 x 8 mm

9 mm

Wundhaken nach LANGENBECK

Wundspreizer nach MOLLISON

Haken-, Korn- und Intubationszangen

- *Hakenzange;* mit zwei bis vier Haken, die scharf sind. Sie wird meistens zur Fixierung von Organteilen oder Tumoren, die entfernt werden, benötigt.
- *Kornzange;* lange, stumpfe Zange mit einer längs geformten Aussparung (»Korn«) in der Riefelung. Sie findet auch als Tupferzange Verwendung.
- *Intubationszangen;* mit oder ohne geriefelter Griffplatte aus Gummi. Die Zangen sind notwendig zur Vorlagerung der Zunge (»Zungenzange«) bei der Intubation des Endotrachealkatheters.

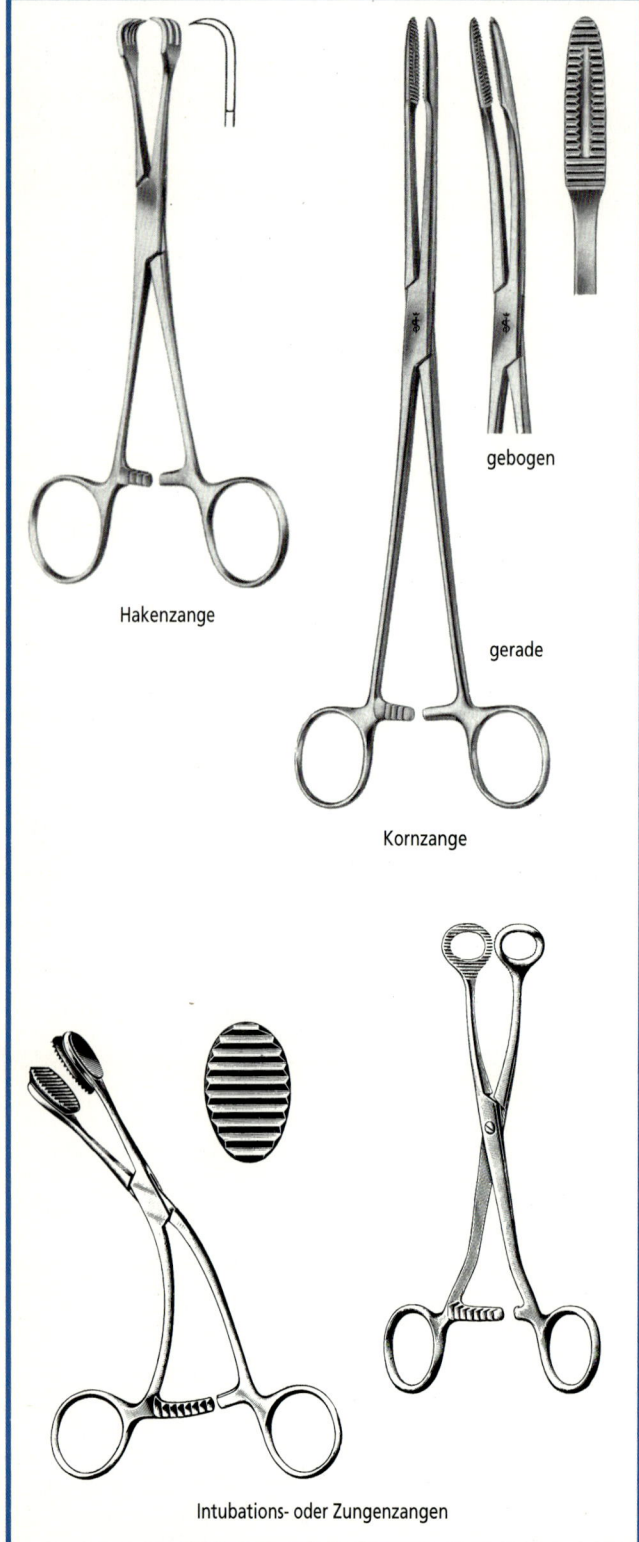

Abb. 9.66:
Haken-, Korn- und Intubationszangen.

Skalpelle

Dem Bedarf an Skalpellen wird in drei verschiedenen Ausführungen nachgekommen:
- *Operationsskalpelle* aus einem Stück,
- *Sterile Skalpelle* mit Kunststoffgriff (Einmalartikel),
- *Skalpellgriffe* und auswechselbare *Skalpellklingen*.

Bei allen Ausführungen kann man je nach Notwendigkeit zwischen verschiedenen Klingenformen wählen: spitz, geballt, schmal, breit.
- *Tenotome;* in spitzer und sichelförmiger oder in geknöpfter gerader oder gebogener Ausführung für die Tenotomie, d. h. den Sehnenschnitt.

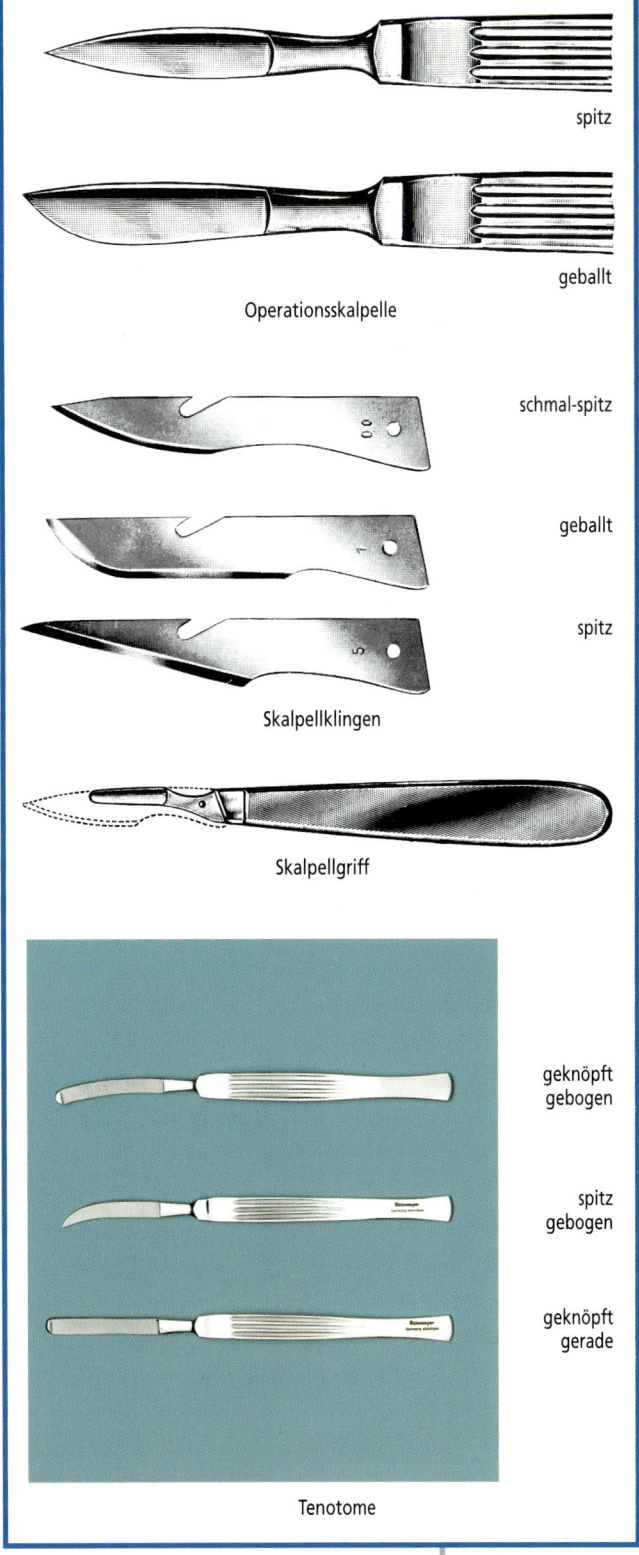

Abb. 9.67: Skalpelle.

DIAGNOSTIK UND THERAPIE

Scharfe Löffel, Küretten, Zitzenräumer, Sonden

- *Scharfe Löffel;* unterschiedlich große Löffelform, oval oder rund, mit scharfem Rand. Die kleinsten scharfen Löffel haben eine Vertiefung in der Größe eines Hirsekorns.
- *Küretten;* an Stelle des Löffels haben sie eine breite, scharfkantige Metallschlaufe.
- *Zitzenräumer;* in unterschiedlicher Ausführung: Küretten-, Messer- und Glöckchenform.

Scharfe Löffel, Küretten und Zitzenräumer dienen zur Ausschabung und zur Wundauffrischung.

Sonden aus Metall:
- *Hohlsonde;* mit blattförmiger Griffplatte zur Probenentnahme.
- *Öhrsonde;* zerlegbar, für das Anlegen einer Drainage.
- *Knopfsonde;* für die Untersuchung von Gewebespalten und Fistelkanälen.

Instrumente zur Osteosynthese (1)

Das Gebiet der Osteosynthese (Knochenzusammenfügung) umfasst eine Vielzahl von chirurgischen Vorgängen, die alle dazu dienen, Knochenfragmente durch Nagelung, Verschraubung, Drahtcerclage oder Anlagerung von Implantaten (Knochenplättchen) wieder zu vereinigen. Entsprechend unterschiedlich, vielfältig und auf die jeweilige Knochengröße abgestimmt ist das notwendige Instrumentarium.

Hier sind nur einige Instrumente abgebildet.

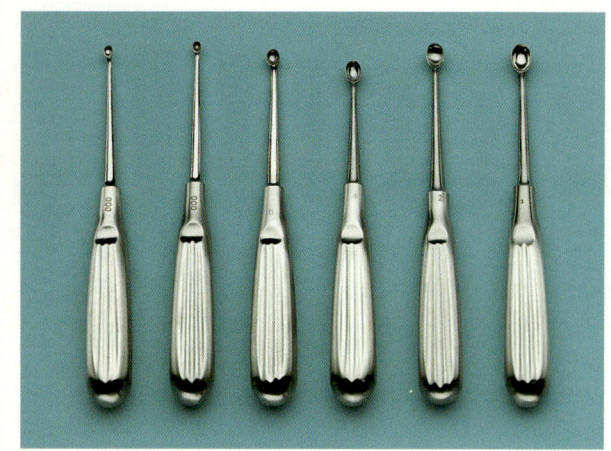

Scharfe Löffel

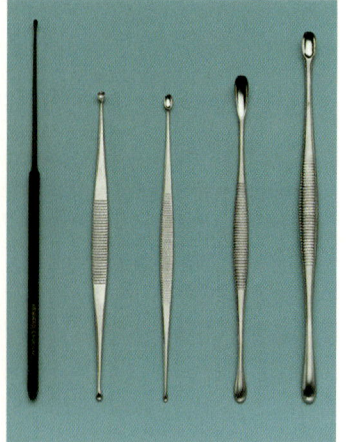

Doppellöffel

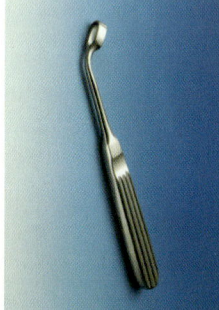

Kürette

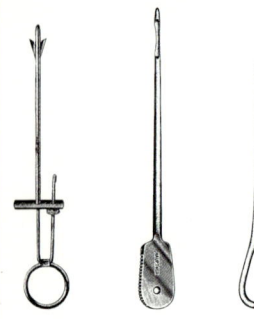
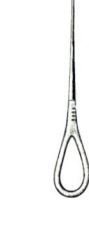
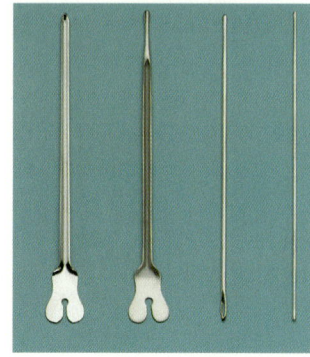

Zitzenräumer | Zitzenkürette | Hohlsonden | Öhrsonde | Knopfsonde

Sonden

Abb. 9.68:
Scharfe Löffel, Küretten, Zitzenräumer, Sonden.

DIAGNOSTIK UND THERAPIE

Instrumente für die Reposition:
- *Knochenhaltezange* und *Repositionszange*
- *Knochenhebel*
- *Knochenraspel*
- *Bohrerhandstück* mit Spannfutter und Schlüssel
- *Cerclage-Draht* und (nicht abgebildet) Plättchen zur Fixierung der Ligatur
- *Drahtbiege-* und *Schneidezange*

Abb. 9.69: Instrumente zur Osteosynthese (1).

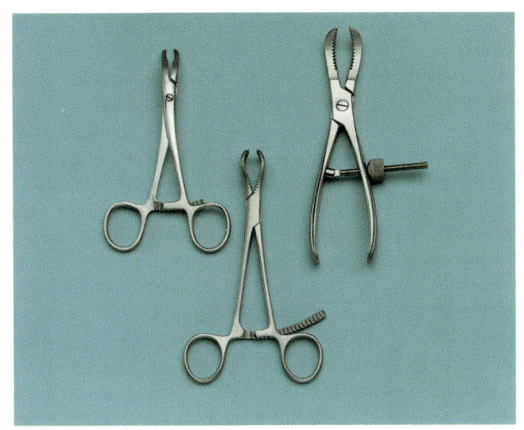
Knochenhaltezangen

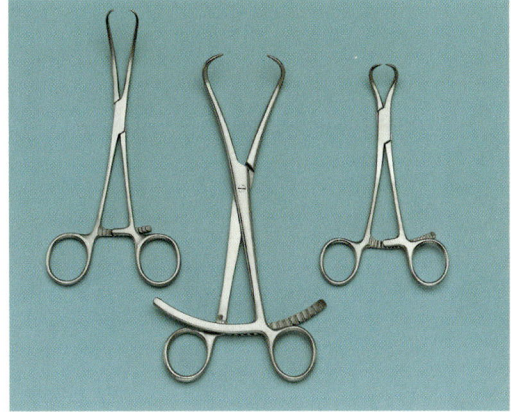
Repositionszangen mit Spitzen

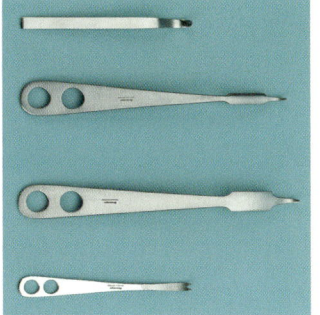
Knochenhebel

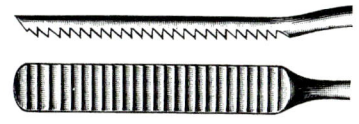
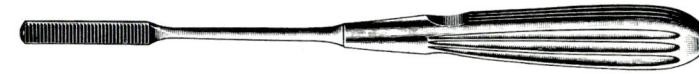

Knochenraspel

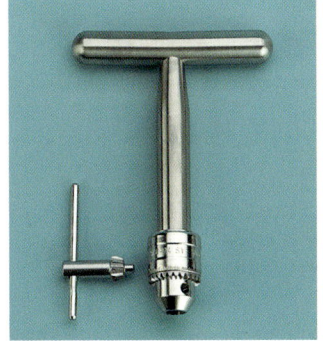
Bohrerhandstück mit Spannfutter und Schlüssel

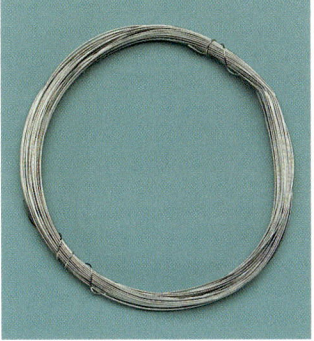
Cerclage-Draht, weich

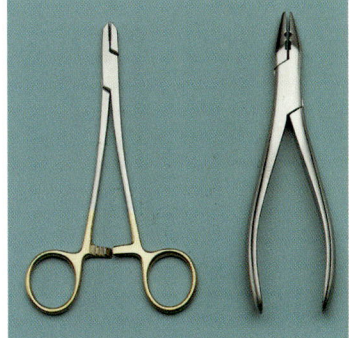
Drahtschneide- und Biegezange

313

DIAGNOSTIK UND THERAPIE

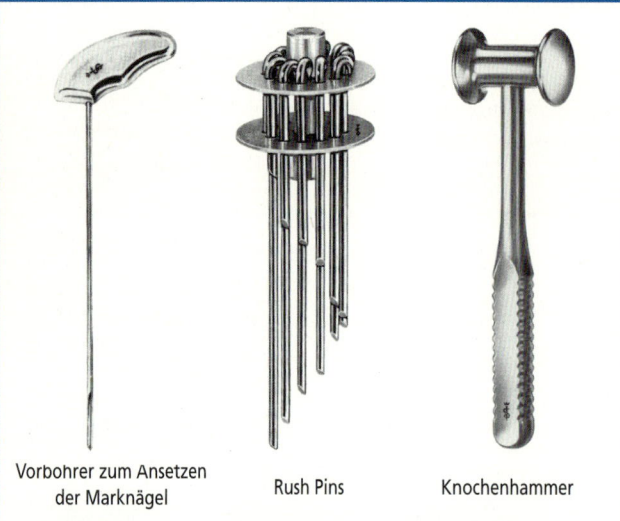

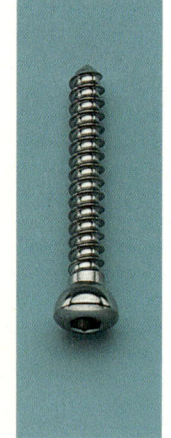

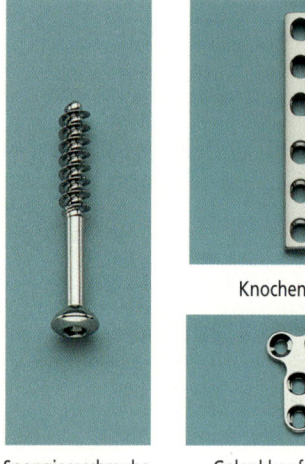

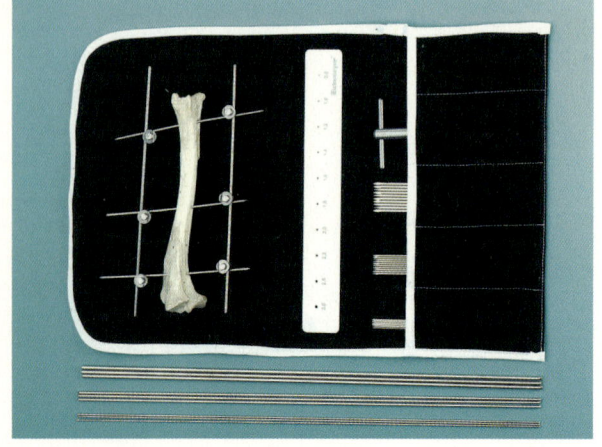

Instrumente zur Osteosynthese (2)

Instrumente für die Marknagelung:
- *Vorbohrer*
- *Marknägel,* so genannte Rush Pins, das sind dünne, federnde Rundstahlnägel
- *Knochenhammer*

Instrumente für die Implantation:
- *Kortikalis-* und *Spongiosa-Schrauben*
- *Knochenplatten*
- *Instrumente für die Verschraubung*

Instrumente für die Außenfixation:
Die Abbildung zeigt das französische Modell des *Fixateur externe,* bestehend aus:
- Kirschner-Bohrdrähte als Knochennägel
- Verbindungsstangen
- Verbindungsstücke

◀

Abb. 9.70:

Instrumente zur Osteosynthese (2).

Instrumente zur Kastration

- *Kastrierhaken;* ein einfacher, stumpfer Haken zum Vorlagern der Eierstöcke bei der Kastration der Katze. Das kugelförmige Hakenende verhindert eine Verletzung der Bauchorgane.
- *Liliput Emaskulator;* 15 cm lang, für die Kastration von Kaninchenrammlern.
- *Kastrierzange Serra;* ermöglicht ein einwandfreies Quetschen und Schneiden des Samenstranges und verhindert weitgehend Nachblutungen. Die Zange besitzt eine Arretierung.
- *Burdizzo-Zange;* für die unblutige Kastration von Bullen und in kleinerer Ausführung für die Kastration von Schafböcken.

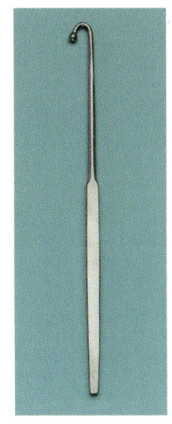
Kastrierhaken für Katzen

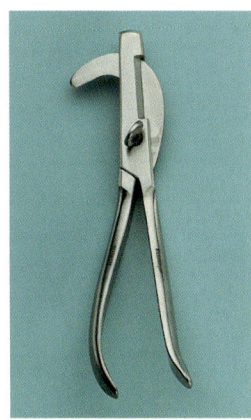
Liliput®-Emaskulator für Kaninchen

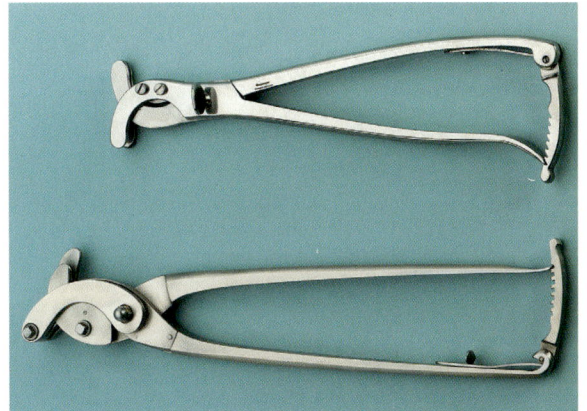
Kastrierzangen Serra®

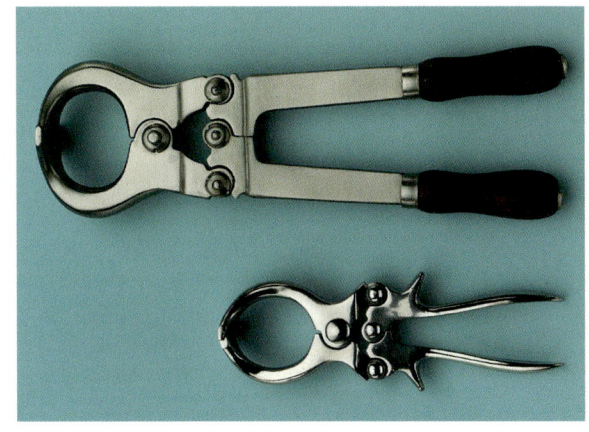
Burdizzo-Zange

▶ *Abb. 9.71: Instrumente zur Kastration.*

DIAGNOSTIK UND THERAPIE

Elektrokauter, Radiochirurgiegerät

Eine Möglichkeit des Wundverschlusses ist die Verwendung eines Kauters, d. h. eines »Brenneisens« zur Gewebszerstörung, Blutstillung, Verödung, Durchtrennung.

- *Elektrokauter;* ein Gerät, geeignet für 230 Volt Wechselstrom, versehen mit Steckbuchsen für auswechselbare Brennstifte.
- *Brennstifte;* das sind Metallstifte, die durch den Strom zum Glühen gebracht werden und je nach Form zur Blutstillung (kugelförmiger Stift), Durchtrennung (messerförmiger Stift), Anstechen (spitzer Stift) und Umfassen (schlingenförmiger Stift) benötigt werden. Durch die Hitze wird eine Koagulation erreicht, eine Blutung verhindert.
- *Radiochirurgiegerät »Surgitron«;* mit Neutralelektrode, Fußschalter, Handgriff und Standardelektrodensatz, ermöglicht das Schneiden mit Messer- oder Schlingenelektroden, die Koagulation mit Kugelelektroden oder auch die koagulierende Schnittführung, d. h. Verhinderung der Sickerblutung aus kleinsten Gefäßen.

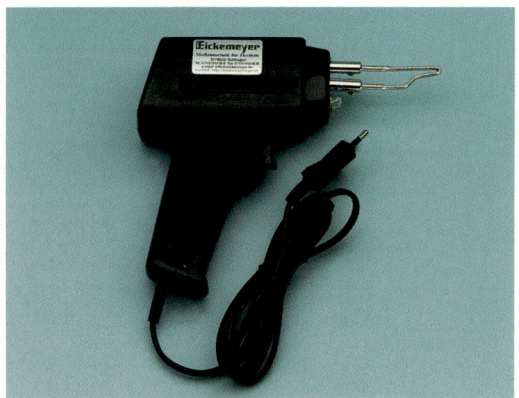

Elektrokauter mit Brennstiften

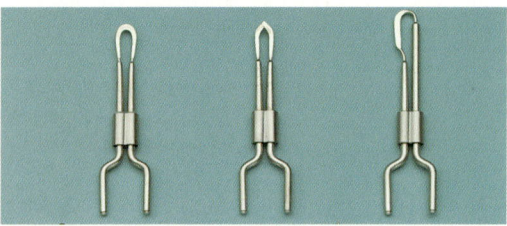

messerförmig

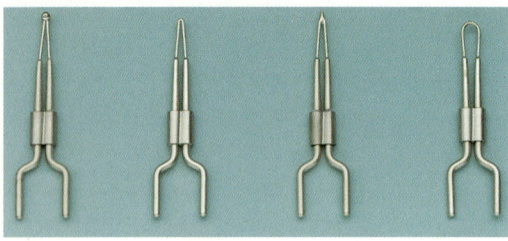

kugel-   schlingen-   spitz   schlingenförmig   förmig   förmig

Brennstifte

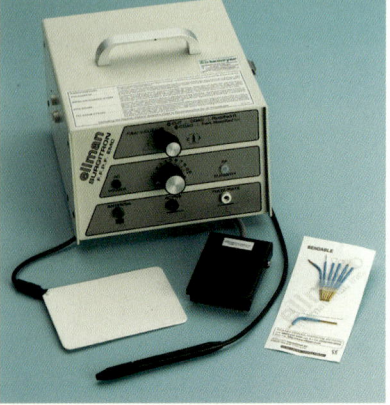

Radiochirurgiegerät komplett mit Neutralelektrode, Handstück Standardelektrodensatz und Fußschalter

◀

Abb. 9.72:
Elektrokauter,
Radiochirurgiegerät.

Unterbindungsnadel, Nadelhalter

- *»Deschamps«;* eine 20 cm lange Unterbindungsnadel. Das vordere, stumpfe Ende ist nach links oder rechts wundhakenförmig abgebogen und hat ein Öhr. Die Unterbindungsnadel dient zur umstechenden Ligatur von Blutgefäßen und kleinen Hohlorganen, z. B. des Eileiters.
- *Nadelhalter* nach MATHIEU; Nadelhalter liegen fest in der Hand, federn und haben eine Arretierung. Beim Modell nach MATHIEU wird die Nadel durch eine aufgerauhte Metallfläche gehalten. Beim Nadelhalter nach ERMOLD sorgt eine zusätzliche Rinne für den sicheren Halt der Nadel.
- *Nadelhalter* nach OLSEN-HEGAR; ohne Federung, mit Schere. Gleich nach der Knüpfung können die Fadenenden mit diesem Nadelhalter gekürzt werden.

▶ Abb. 9.73: *Unterbindungsnadel, Nadelhalter.*

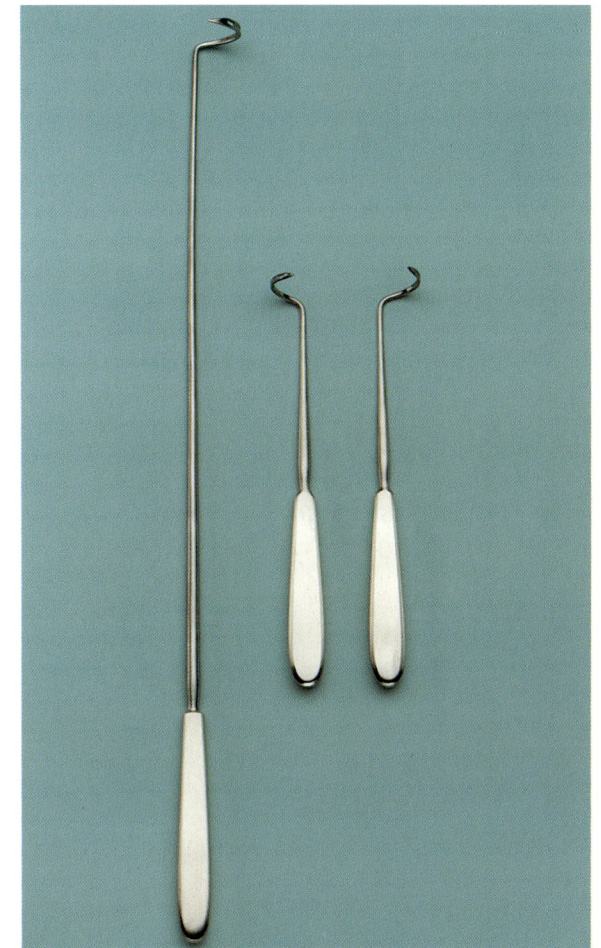

Unterbindungsnadel nach DESCHAMPS

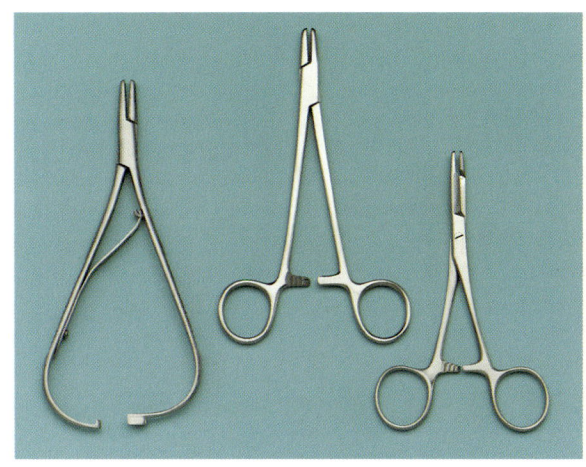

Nadelhalter nach MATHIEU   Nadelhalter nach OLSEN-HEGAR

DIAGNOSTIK UND THERAPIE

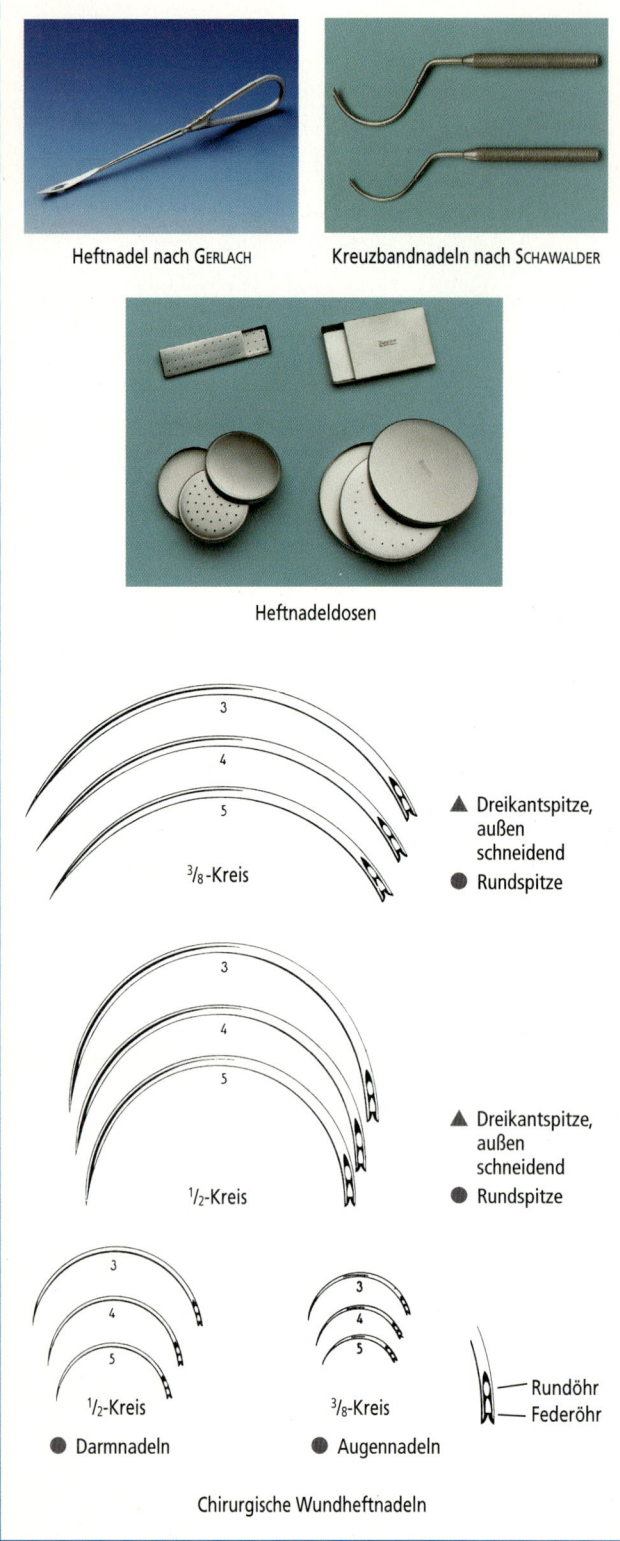

Heftnadel nach GERLACH

Kreuzbandnadeln nach SCHAWALDER

Heftnadeldosen

▲ Dreikantspitze, außen schneidend
● Rundspitze

³/₈-Kreis

▲ Dreikantspitze, außen schneidend
● Rundspitze

½-Kreis

½-Kreis
● Darmnadeln

³/₈-Kreis
● Augennadeln

Rundöhr
Federöhr

Chirurgische Wundheftnadeln

Nadeln

Für die Wundnaht oder anderweitige Gewebsvereinigungen sind spitze, teilweise runde, teilweise scharfkantige Nadeln notwendig.

- *Heftnadel* nach GERLACH; ein der Schusterahle ähnelndes Instrument, das besonders für die Naht der Rinderhaut benötigt wird. Erst wenn die Haut durchstochen ist, wird das Nahtmaterial durch die Öse gefädelt.
- *Kreuzbandnadel* nach SCHAWALDER; Griffnadel mit starker Biegung, für die Operation der Kreuzbänder des Kniegelenkes.
- *Heftnadeldosen;* Metalldosen, gelocht und deshalb nicht nur für die Aufbewahrung sondern auch die Sterilisation geeignet.
- *Chirurgische Wundheftnadeln;* in unterschiedlicher Größe, Form und Stärke, mit einem geschlossenen Rundöhr und einem Federöhr. In dieses federnde Öhr wird der Faden nicht eingefädelt sondern hineingedrückt. Nadeln mit dreikantigem Querschnittsprofil der Spitze stechen und schneiden gleichzeitig. Nadeln mit rundem Profil setzen nur eine Stichverletzung bei der Naht. Sie werden deshalb an sehr feinem, stark durchblutetem Gewebe verwendet (Augen- und Darmoperationen).

Außerdem unterscheidet man:
- Traumatische Nadeln:
  alle Nadeln mit Federöhr und Rundöhr; der Faden muss zugefügt werden.
- Atraumatische Nadeln:
  alle Nadel-Faden-Kombinationen, bei denen der Kurzfaden bereits übergangslos an der öhrlosen Nadel befestigt ist. Dadurch gibt es neben dem Stich bei der Naht keine zusätzliche Gewebsirritation.

◀

Abb. 9.74:
Nadeln.

Geräte zur Wundklammerung, Scheidenverschluss beim Rind

- *Zange* und *Kreuzpinzette;* beide haben an ihren Enden rillenartige Aussparungen, in die die Wundklammern genau hineinpassen. Mit der Zange können die Klammern auch wieder entfernt werden.
- *Wundklammern;* aus biegsamem Metall mit dornartigen Spitzen, geeignet für die Vereinigung von Wundrändern der Haut.
- *Flessa-Scheidenverschlüsse;* sie sind notwendig, wenn ein Scheiden- oder Gebärmuttervorfall beim Rind droht.
- *Flessa-Hohlnadel;* mit Hilfe dieser Nadel werden die einzelnen Verschlüsse durch die Haut gezogen.

▶

Abb. 9.75:
Geräte zur Wundklammerung, Scheidenverschluss beim Rind.

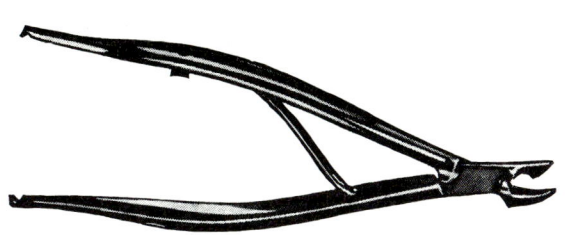

Zange zum Aufsetzen und Entfernen von Wundklammern

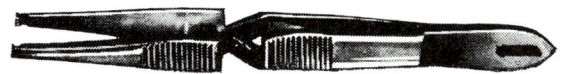

Kreuzpinzette

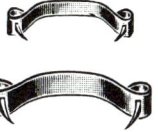

Wundklammern nach MICHEL

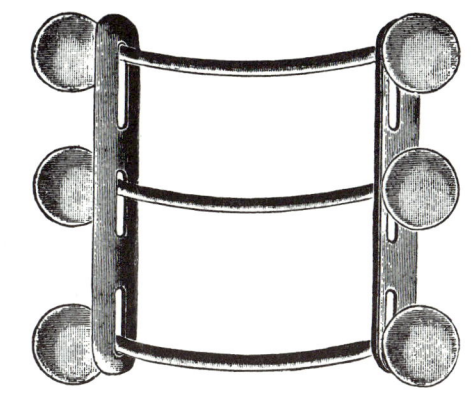

Flessa-Scheidenverschlüsse

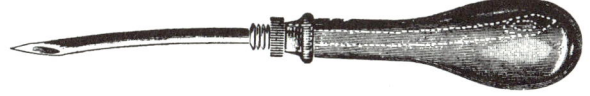

Flessa-Hohlnadel

Spritzen

Mit Hilfe von Spritzen lassen sich verschiedene tierärztliche Maßnahmen ausführen. Die häufigste Anwendung der Spritzen ist die Injektion (Einspritzung einer Lösung oder Suspension). Weitere Anwendungsmöglichkeiten sind z. B. die Applikation von Spülflüssigkeiten in Hohlorgane, die Instillation eines Kontrastmittels über einen Harnkatheter in die Harnblase zur Röntgendarstellung. Bei kleinen Heimtieren hat sich die Eingabe von Medikamenten mittels Spritze bewährt.

Hauptbestandteile einer Spritze sind der graduierte Zylinder, ein dichtführender Kolben und ein Konus zum Aufsetzen der Kanüle.

- *Injektionsspritzen;* die meistverwendeten sind sterile Einwegspritzen aus Kunststoff. Vielfach werden aber auch noch Glasspritzen mit Metallkolben verwendet.
- *»Tuberkulinspritze«;* eine Spritze mit 1,0 ml Fassungsvermögen und einer 1/100-Einteilung (0,01 ml pro Strich) zur Dosierung geringster Mengen eines Arzneimittels.
- *»Janet-Spritze«;* eine Glasspritze mit großem Fassungsvermögen (50 bis 200 ml) und bügelartigem Handgriff. Sie wird mit auswechselbarem Konus zum Aufsetzen einer Kanüle oder eines Schlauches geliefert. Ihr Verwendungszweck ist hauptsächlich das Einbringen von Spülflüssigkeit.
- *Ganzmetallspritze;* auch als Klistierspritze bezeichnet; sie fasst etwa 200 ml und wird vorwiegend für rektale Einläufe verwendet.
- *»Muto-Spritze«;* eine Injektionsspritze mit veränderlich einstellbarer Dosierung. Sie wird mit dem sogenannten Revolvergriff betätigt und ist für Massenimpfungen geeignet. Die Kanüle wird nicht direkt aufgesetzt. Über ein Verbindungsstück und einen verlängernden Schlauch wird die Verbindung zur Kanüle erreicht.
- *Konus-Ansätze;* sie sind Verbindungsstücke zwischen Spritze und Kanüle, zum Aufstecken oder Aufschrauben. Die abgebildeten Ansätze haben an einem Ende ein Gewinde zum Aufschrauben auf Spritzen, am vorderen Ende Konusformen (Luer-, Luer-Lock-, Veterinärkonus und Olive) zum passenden Adaptieren der verschiedenen Kanülen oder eines Schlauches.

DIAGNOSTIK UND THERAPIE

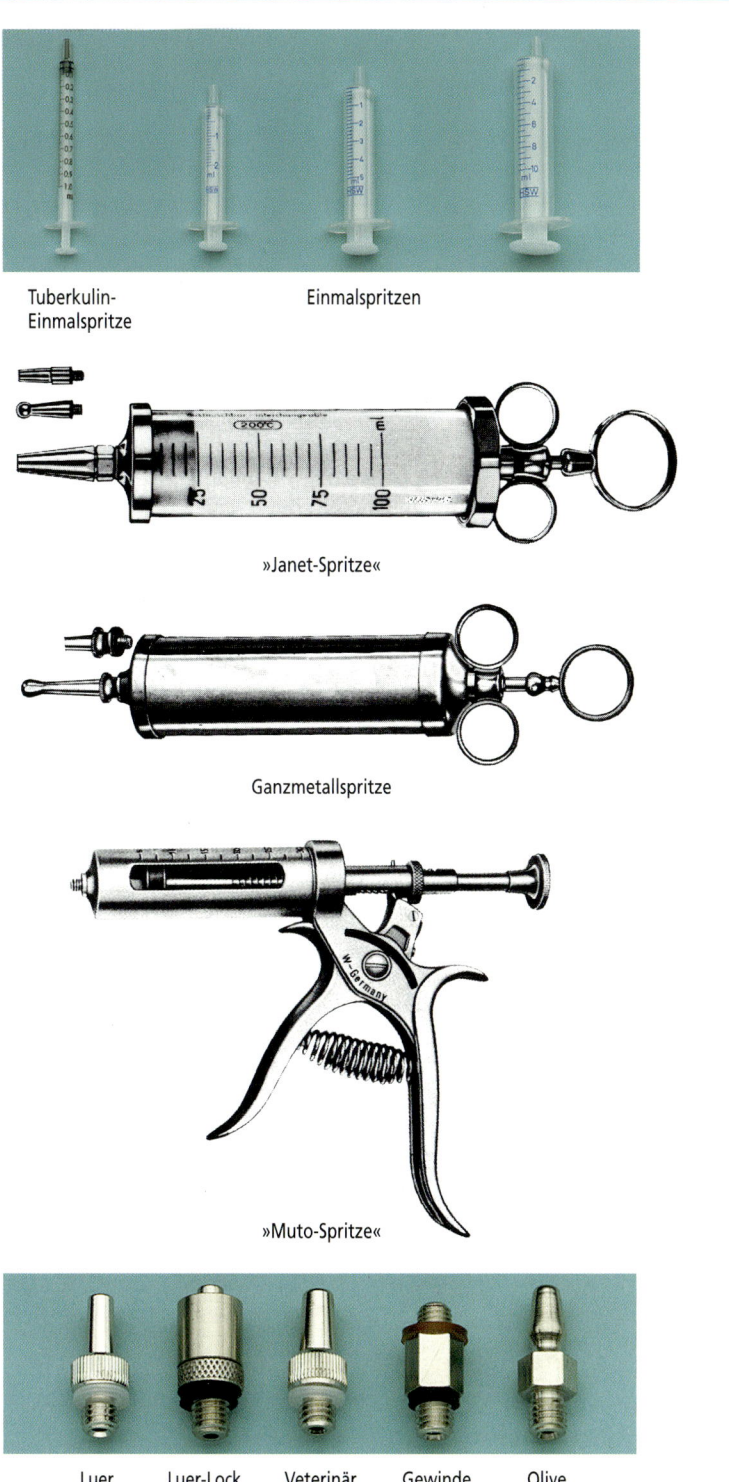

◀
Abb. 9.76
Spritzen.

Kanülen, Trokare, Geräte zur Blutstauung

Kanülen sind kleine Röhrchen oder Hohlnadeln, mit denen nicht nur Medikamente injiziert werden, sondern auch Flüssigkeiten abgelassen (Punktion), Gewebeproben gewonnen (Biopsie) oder andere Instrumente (z. B. Venenkatheter) eingeführt werden können. Dementsprechend unterschiedlich sind Form, Stärke und Länge der Kanülen. Für die Venenpunktion zur Blutgewinnung und die verschiedenen Injektionen werden meistens Einmalkanülen verwendet.

- *Liquor-Punktionskanüle;* eine sehr lange, feine Kanüle mit eingeschliffenem Mandrin, der erst gezogen wird, wenn alle Gewebsschichten bis zum Wirbelkanal durchstochen sind.
- *Aderlasshohlnadel;* sehr kräftige, weitlumige Kanüle für die Blutentnahme bei den Großtieren.
- *Knopfkanüle;* in gerader Form oder gebogen als Analbeutelkanüle. Durch die knopfartige Verdickung wird eine Verletzung vermieden. Alle Knopfkanülen werden zum Absaugen, Spülen und Instillieren von Arzneimitteln eingesetzt.
- *Augenkanüle;* eine gebogene, konisch zulaufende, stumpfe Kanüle zur Spülung des Tränenkanals beim Hund.
- *Träna;* eine Augenkanüle zum Durchspülen des Tränen-Nasenganges beim Pferd.
- *Trokare* (Hund und Rind); bestehen aus Dorn und Trokarhülse. Sie dienen zur Punktion der Bauchhöhle des Hundes bzw. des Rinderpansens.

Blutproben werden meistens aus einer leicht zugänglichen Vene des Patienten entnommen. Um das Blutgefäß gut punktieren zu können, ist eine Stauung des Blutstromes von außen her notwendig. Beim Pferd genügt der Druck mit dem Daumen, beim Kleintier (Hund, Katze) wird ein Stück Vollgummischnur verwendet, beim Rind dagegen sind größere Geräte notwendig.

- *Aderlass-Schnur;* ein flacher Strick aus stabilem Geflecht, der fest um den Hals gelegt wird.
- *Blutstauzange;* führt nach dem Anlegen ebenfalls zu einer Stauung beider großer Halsvenen.
- *Staukette;* wird wie die Aderlass-Schnur angelegt.

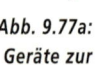

Abb. 9.77a: Geräte zur Blutstauung (Rind).

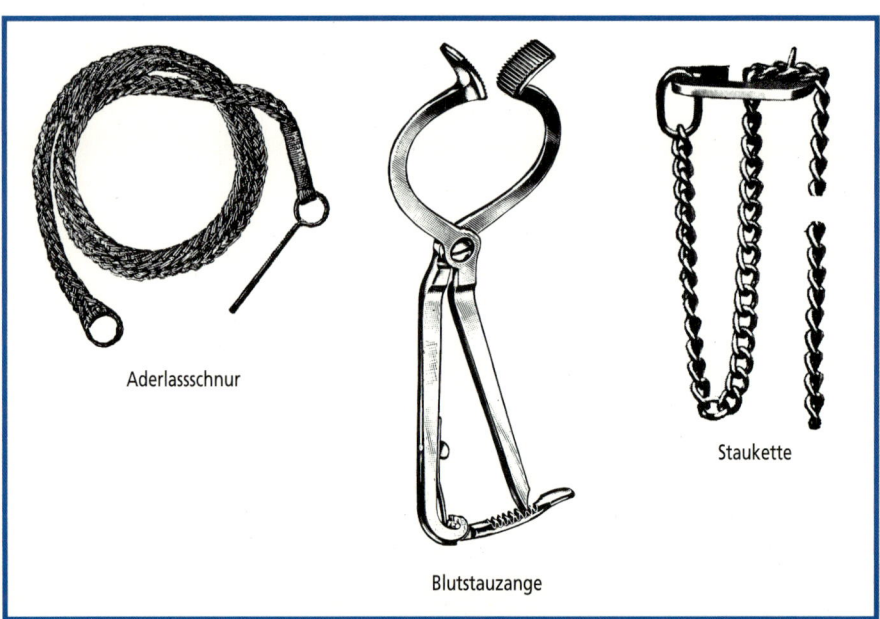

Aderlassschnur

Blutstauzange

Staukette

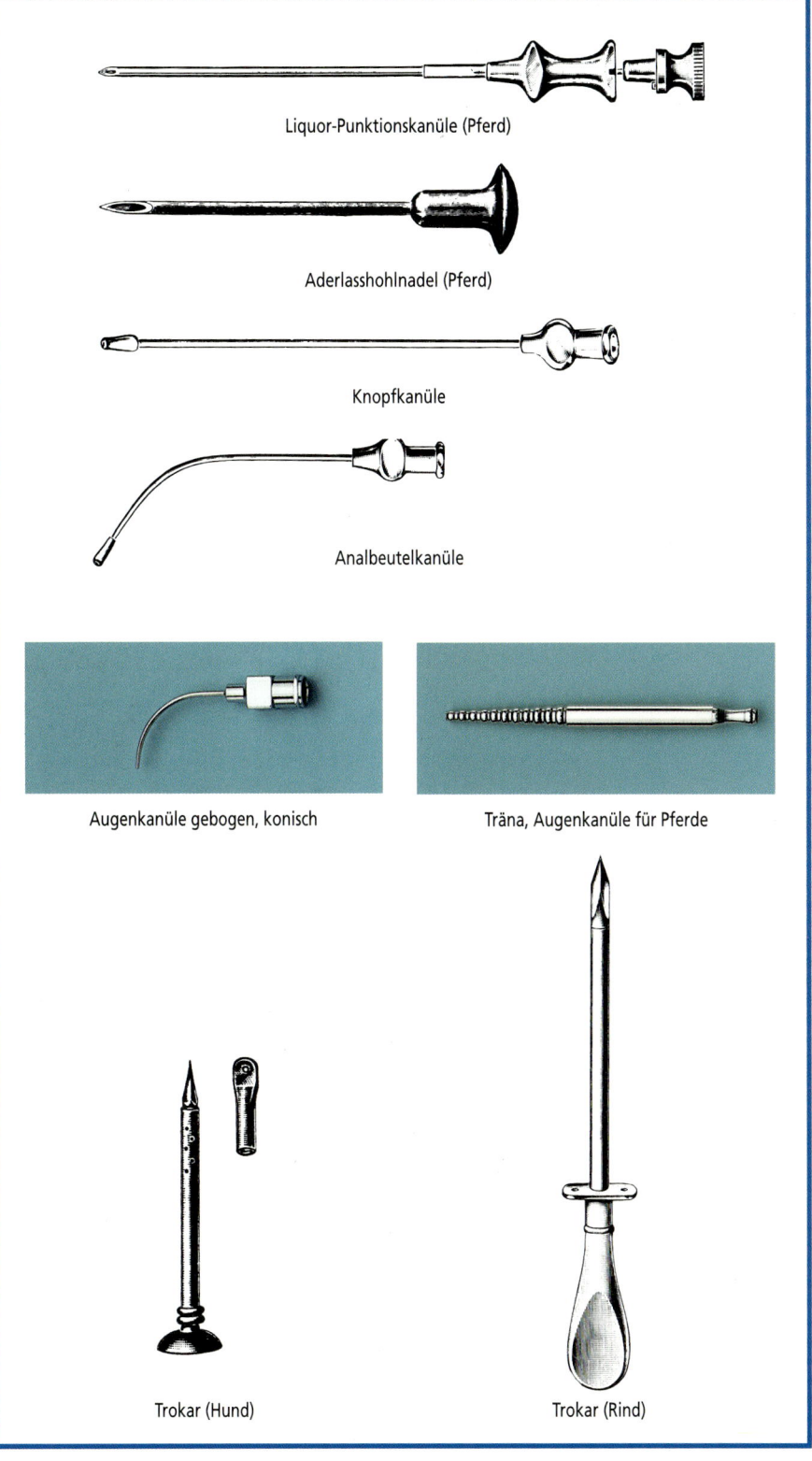

◀ Abb. 9.77b: Kanülen, Trokare.

Geräte zur Infusion und Transfusion, Venenverweilkanülen

In vielen Krankheitsfällen, besonders bei Operationen und Intensivpatienten, wird es notwendig, größere Flüssigkeitsmengen langsam, unter Umständen während mehrerer Stunden zuzuführen.

- *Infusionsgerät;* aus Plastik gefertigt, besteht aus einem Dorn, der in die Flasche mit Infusionslösung gestochen wird, einer Tropfkammer und einem Infusionsschlauch mit Schlauchklemme. Am Ende des Schlauches befindet sich ein kurzes Verbindungsstück aus Gummi zur Verabreichung von Injektionslösungen während der Infusion und ein Konus für die Kanüle.
- *Transfusionsgerät;* mit Filter in der Tropfkammer. Er soll möglichst Blutgerinnsel oder andere Unreinheiten des Spenderblutes während der Transfusion zurückhalten.
- *Flügelkanüle (Butterfly);* eine Venenverweilkanüle, die es in unterschiedlichen Stärken gibt und deren Flügel flach auf der Haut fixiert werden können.
- *Braunüle;* sie ist eine Venenverweilkanüle und unerlässlich für die Infusion. In einem dünnen Kunststoffröhrchen, das unterschiedlich kalibriert ist, steckt eine Metallkanüle. Am vorderen Ende schließt diese Kanüle dicht mit dem Röhrchen ab. Nach Punktion der Vene wird die Metallkanüle entfernt, das Röhrchen bleibt in der Vene und kann nach der Infusion mit einem Mandrin aus Kunststoff verschlossen werden.

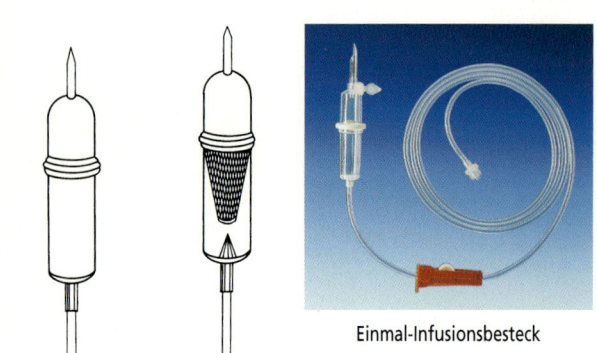

Infusionsgerät   Transfusionsgerät   Einmal-Infusionsbesteck

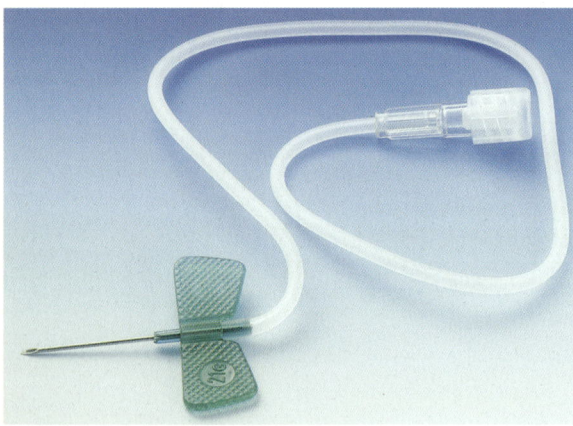

Flügelkanüle (Butterfly)

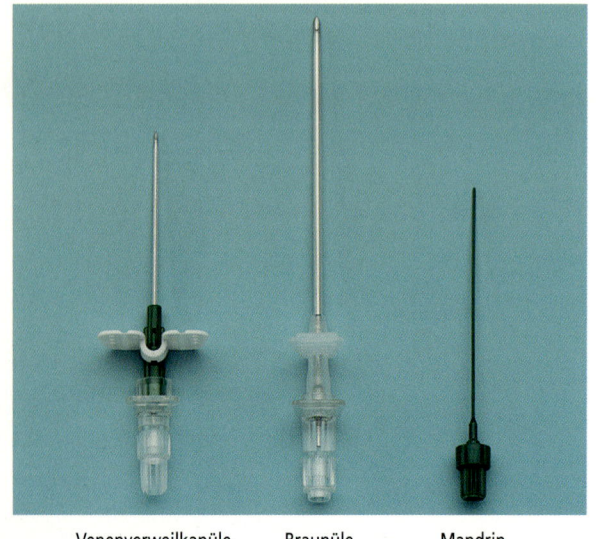

Venenverweilkanüle   Braunüle   Mandrin

◀

Abb. 9.78:
Geräte zur Infusion und Transfusion, Venenverweilkanülen.

Katheter und Drainagesysteme

Katheter sind röhrenförmige, starre oder flexible Instrumente, die in Hohlorgane eingeführt werden (z. B. Harnblase oder Uterus), um sie zu entleeren, zu spülen oder ein Medikament einzubringen.

- *Harnkatheter (Stute);* die Katheter für weibliche Tiere sind meistens aus Metall und verhältnismäßig kurz, die Katheter für männliche Tiere dagegen aus flexiblem Material.
- *Uteruskatheter (Modell Breslau);* aus Metall, für Großtiere.
- *FOLEY-Verweilkatheter;* ein Drainagesystem mit Gummiballon für den sicheren Sitz des Katheters im entsprechenden Hohlraum.
- *Mini-Redovac-Set;* aus Kunststoff mit Saugbalg zum Absaugen von Sekreten oder anderen krankhaften Körperflüssigkeiten.

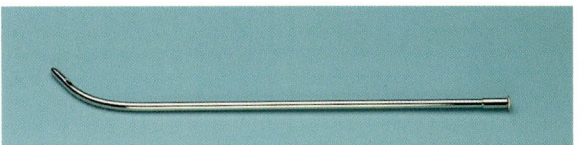

Harnkatheter für Stuten, aus Metall

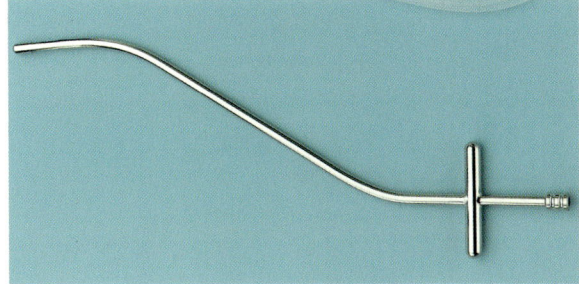

Uteruskatheter, Modell Breslau

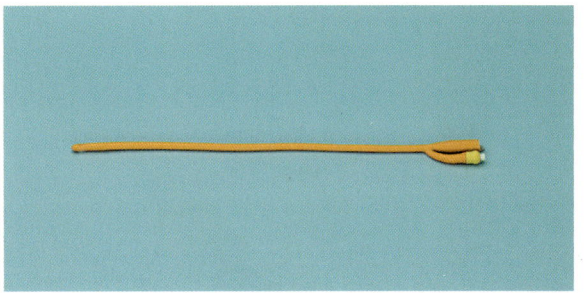

FOLEY-Verweilkatheter mit Gummiballon

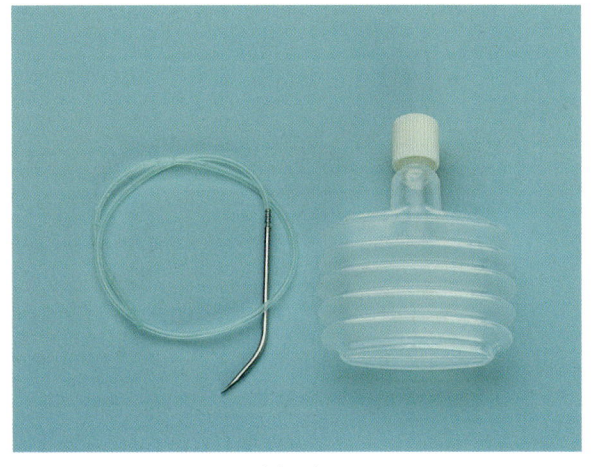

Mini-Redovac

▶

Abb. 9.79: *Katheter und Drainagesysteme.*

DIAGNOSTIK UND THERAPIE

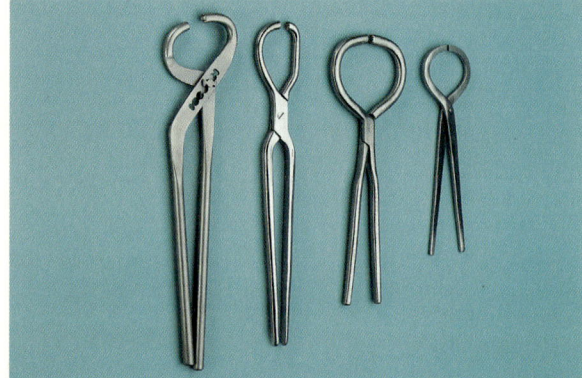

Nasenschlundsonde

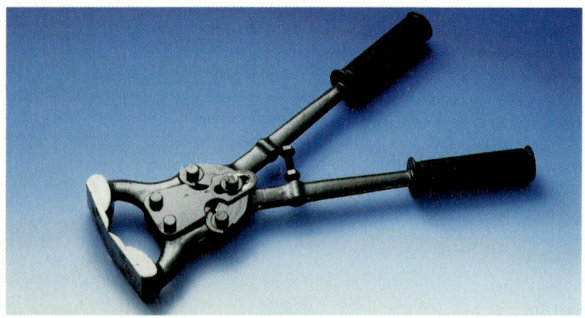

Hufuntersuchungszangen

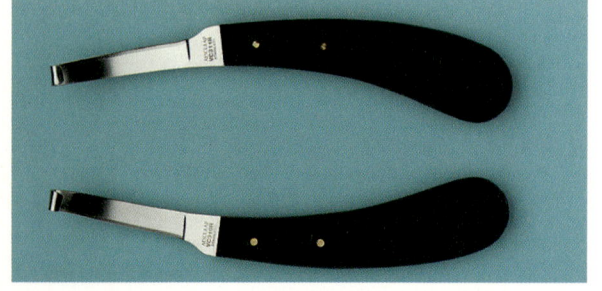

Huf- und Klauenschneider

Hufmesser

Nasenschlundsonde, Hufinstrumente

- *Nasenschlundsonde;* unentbehrliches Gerät für die Untersuchung und Behandlung am Pferd. Sie ist eine Gummi- und Kunststoffhohlsonde unterschiedlichen Kalibers und Länge. Sie wird über den unteren Nasengang und die Speiseröhre bis in den Magen vorgeschoben.
- *Hufuntersuchungszange;* zur Untersuchung des Pferdehufes auf etwaige Druck- oder Schmerzempfindlichkeit.
- *Huf- und Klauenschneider;* ermöglicht das Entfernen dickerer Hornpartien ohne großen Kraftaufwand.
- *Hufmesser;* man unterscheidet zwischen »rechts« und »links«, d. h., die Klingenführung ist für den Hornschnitt am rechten und am linken Tragrand der Hufsohlenplatte verschieden.

◀

Abb. 9.80:
Nasenschlundsonde, Hufinstrumente.

Instrumente für die Geburtshilfe

Bei Schwergeburten oder bei der Extraktion von toten Feten sind für die Anwendung am Großtier stabile Instrumente notwendig.

- *Geburtsstricke, Geburtshaken* und *Geburtsketten* werden an der Frucht angelegt und erlauben einen kräftigen Zug zur Unterstützung der Geburt.
- Mit der *Torsiogeburtsgabel* kann eine Frucht in die richtige Geburtslage gebracht werden.
- Mit der *Geburtszange* für Schweine ist eine schonende Extraktion der Ferkel möglich.
- Ist eine Fetotomie (Zerlegung des Fetus) notwendig, kommt das *Fetotom* zum Einsatz. Eine Drahtsäge wird schlingenförmig um die verschiedenen Körperteile der toten Frucht gelegt und durch die Führungsröhre des Fetotoms gefädelt.

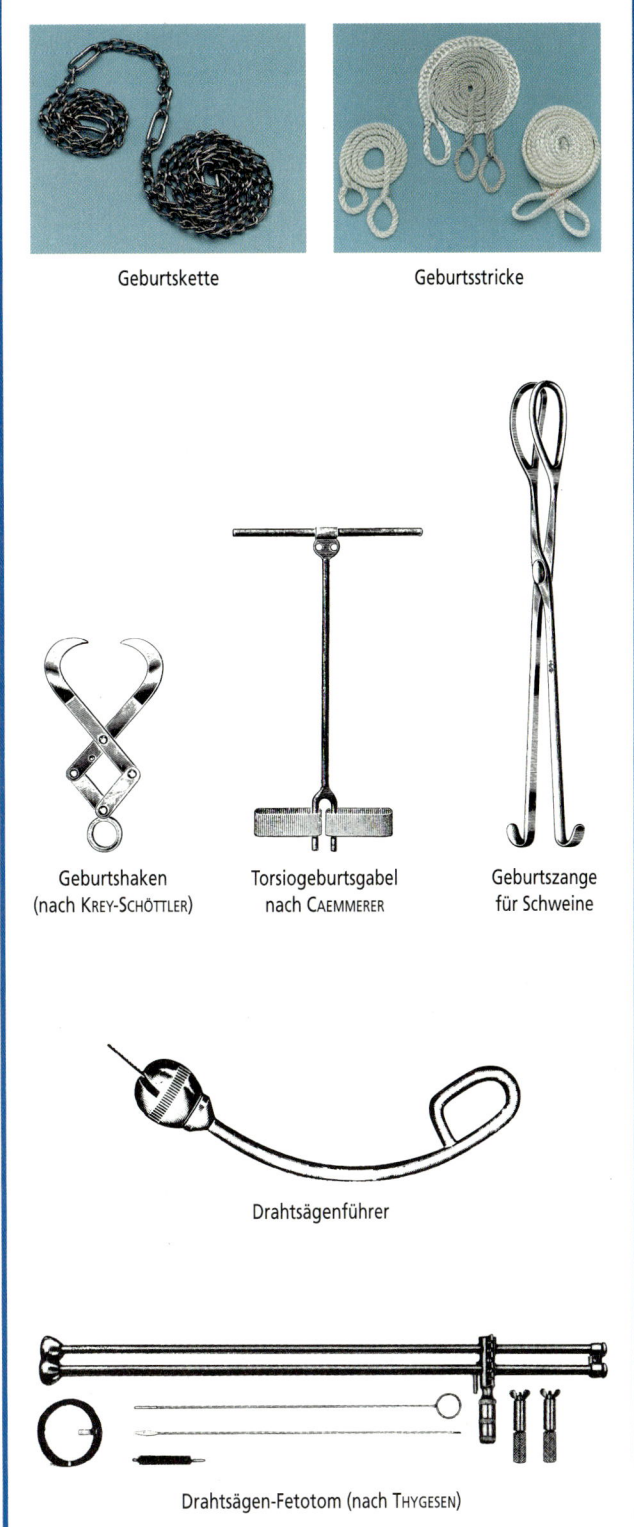

Abb. 9.81: Instrumente für die Geburtshilfe.

DIAGNOSTIK UND THERAPIE

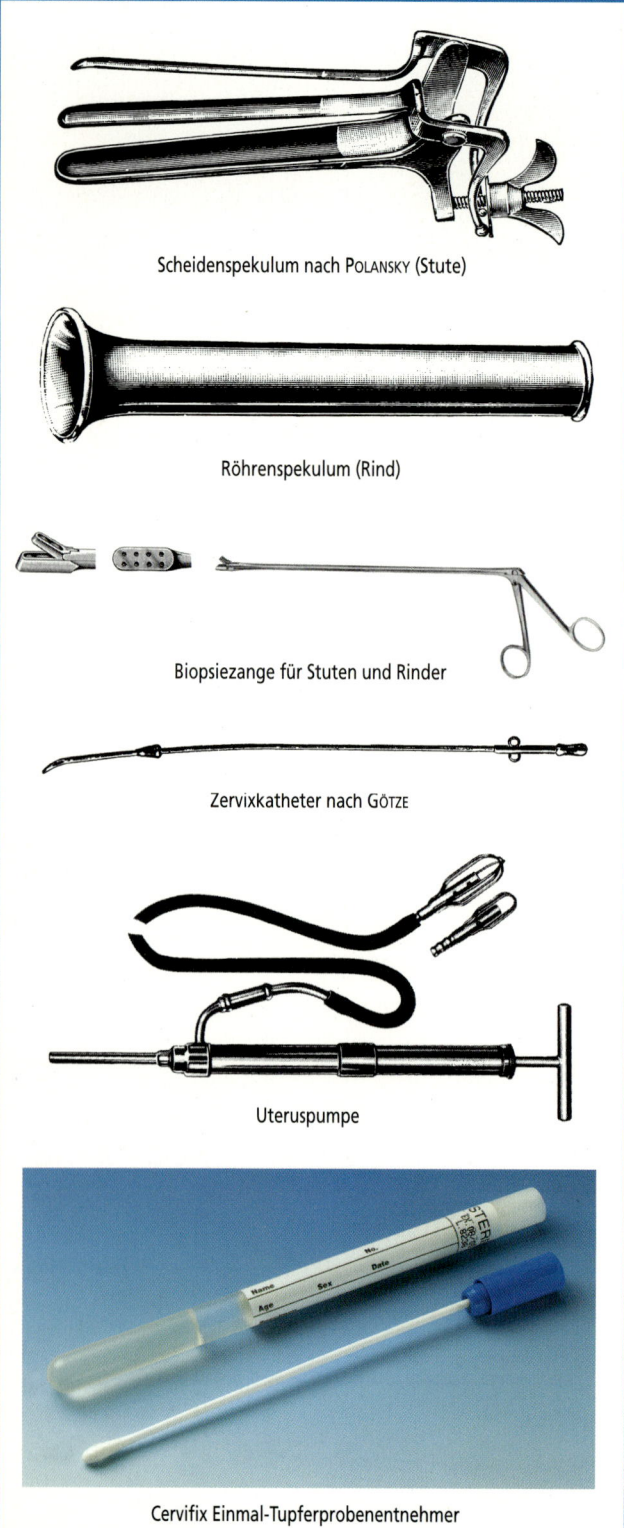

Instrumente für die Gynäkologie

Die Abbildungen zeigen eine Zusammenstellung der Geräte für die Untersuchung und Behandlung der weiblichen Geschlechtsorgane von Pferd und Rind.
- Das *Scheidenspekulum* nach POLANSKY kann mit Hilfe einer Schraube auf die notwendige Weite gespreizt werden.
- Mit dem *Röhrenspekulum* wird beim Rind, wie mit dem Scheidenspekulum bei der Stute, die Vagina geweitet, um mit einem sterilen *Tupferprobenentnehmer* Sekret oder mit der *Biopsiezange* eine Gewebsprobe aus Scheide, Zervix oder Gebärmutter zu gewinnen. Auch das Einführen des *Zervixkatheters* ist ohne Spekulum nicht möglich.
- Die *Uteruspumpe* wird für die Gebärmutterspülungen benötigt.

◀

Abb. 9.82:
Instrumente für die Gynäkologie.

Narkosegerät, Endotrachealkatheter

Das abgebildete *Narkosegerät* für Kleintiere arbeitet nach dem Prinzip des geschlossenen Systems und ist mit Universalverdampfer für Halothan, Methoxyfluran und Isofluran sowie Sauerstoff als Trägergas ausgestattet.

Endotrachealkatheter, auch Tracheotuben genannt, sind für die Intubation bei der Inhalationsnarkose erforderlich. Sie bestehen aus Gummi und sind leicht gebogen. Am vorderen Ende ist eine Gummimanschette aufgeschweißt, die – wenn sie aufgeblasen ist – die Luftröhre dicht abschließt. Der kleine, spindelförmige Ballon dient zur Kontrolle der Luftfüllung in der Manschette.

▶ Abb. 9.83: Narkosegerät, Endotrachealkatheter.

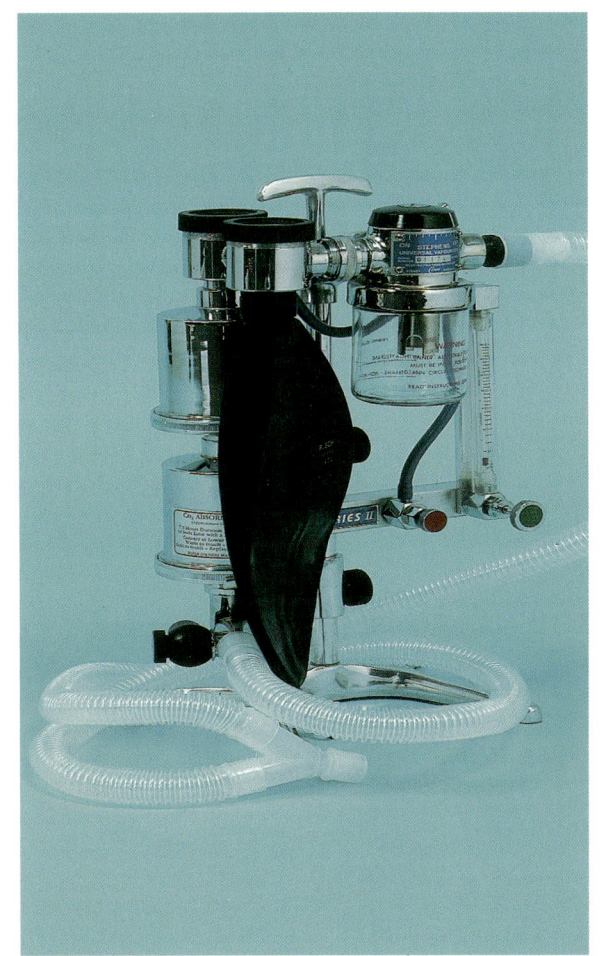

Kleintiernarkosegerät

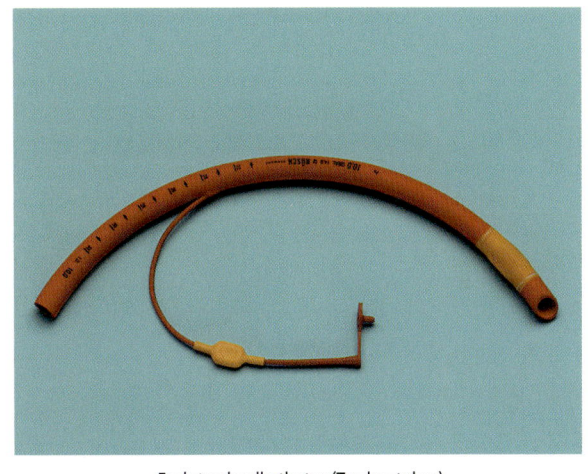

Endotrachealkatheter (Tracheotubus)

9.5.2 Chirurgisches Nahtmaterial

Die chirurgische Naht bedeutet Gewebevereinigung mit Nadel und Nahtmaterial. Je nach Gewebeart wird unterschiedliches Nahtmaterial verwendet. Im Allgemeinen sind für Nähte im Körperinneren resorbierbare Fadensorten notwendig, während die Nähte an der Körperoberfläche mit nicht resorbierbaren Fadensorten, Drähten oder Klammern vorgenommen werden.

Da *Wundverschluss* und Belastbarkeit der Nähte gesichert sein müssen, werden auch verschiedene Nahttechniken angewendet, z. B. an der Haut Knopf-, rückläufige oder fortlaufende (sogenannte Matratzen-) Naht. Mehrere Gewebsschichten vereinigt man durch Schichtnähte. Der Darm wird fortlaufend (nach SCHMIEDEN) und einstülpend (nach LEMBERT) genäht.

Welche Nahttechniken der Chirurg anwendet, hängt von der Gewebeart der verschiedenen Organe und auch von den Erfahrungen des Operateurs ab. Er wählt das Nahtmaterial und die dazu notwendigen Nadeln aus.

Chirurgische Fäden unterscheiden sich nicht nur im Material sondern auch im Herstellungsverfahren. Als Ausgangsmaterial dienen tierisches Kollagen, Seide, Leinen, synthetische Fasern und Metall. Von einem *monofilen Faden* spricht man, wenn er aus einem einzigen fadenförmigen Gebilde (Filament) besteht. Ein *multifiler Faden* dagegen besteht aus mehreren kleinen Fäden, die entweder gedreht (gezwirnt) oder geflochten zum Faden verarbeitet werden.

Anforderungen an steriles Nahtmaterial:
- gleichmäßige Fadenstärke
- Geschmeidigkeit
- Gewebeverträglichkeit
- leichte Dehnfähigkeit
- Reißfestigkeit (Zugfestigkeit)
- kein Aufspleißen des Fadens
- Knotenhaltbarkeit

Diese Eigenschaften sind zum Teil vom Material abhängig und deshalb nicht vollständig zu erwarten.

Für die Stärke des Nahtmaterials – außer Katgut – ist eine metrische Sortierung festgelegt und in *»metric«* angegeben. Hierbei ist der Durchmesser des Fadens maßgebend. Ein Faden z. B. mit einem Durchmesser von 0,3 mm hat die Fadennummer 3 metric. Die *Fadennummer* beträgt demnach das 10fache des Fadendurchmessers.

Die Wahl der Fadenstärke richtet sich nach der Stärke des Gewebes. Ein zu starker Faden bedeutet nicht größere Haltbarkeit der Naht und besseren Wundverschluss. Es kommt im Gegenteil zu erheblichen Gewebsreizungen und dadurch zu einer Verzögerung der Wundheilung. Eine geringere Fadenstärke führt dagegen zu einer geringeren Gewebsläsion, die Zirkulationsvorgänge im Gewebe werden weniger gestört und die Knoten sind kleiner.

Eine sterile Verpackung des Nahtmaterials ist handelsüblich und soll bis zum Gebrauch auch in der Praxis gewährleistet sein. Einzelfäden und die *Nadel-Faden-Kombinationen* sind in sterilen Einzelbeuteln aus Plastik oder Aluminium verpackt. Lange Fäden – von mehreren Metern Länge – sind auf *Flachspulen* aufgerollt und in Fadenspendern steril aufbewahrt. Der Vorteil dieser Spender ist, dass der Faden in gewünschter Länge entnommen werden kann, der übrige Vorrat dennoch steril im Behälter bleibt.

Resorbierbares Nahtmaterial

Die gesetzten Fäden bleiben im Körper, werden dort resorbiert, d. h. aufgelöst und durch Phagozytose abgebaut.

Katgut; aus dem Kollagen der Darmwand von Säugetieren (hauptsächlich Schaf) gewonnen. Mehrere Kollagenfäden werden je nach Fadenstärke des Katguts verzwirnt. Katgut quillt im Gewebe auf.

Katgut plain: unbehandeltes Katgut. Der Faden verursacht starke Gewebsreaktion und ist nach 3–5 Tagen resorbiert.

Katgut chrom: mit Chromsalzen behandeltes Katgut, um die Resorption des Fadens im Körper zu verzögern; nach 10 bis 15 Tagen resorbiert. Die Behandlung des Katguts mit Glycerol bewirkt eine Erhöhung der Geschmeidigkeit des Fadens.

Polyglycolsäure; multifiler, synthetischer, geflochtener Faden. Durch die Flechtung wird eine bessere Knotenfestigkeit erreicht. Der Faden verliert nach 7 Tagen seine Festigkeit, ist aber erst nach 60 Tagen resorbiert.

Nicht resorbierbares Nahtmaterial

Die gesetzten Fäden können vom Körper nicht abgebaut werden und müssen deshalb im Allgemeinen nach einer bestimmten Zeit gezogen werden. Bei Nähten an tief liegenden Organen, wo die Fäden nicht entfernt werden können, kommt es zur langsamen bindegewebigen Einkapselung.

Polypropylen; monofil, synthetisch, große Zugfestigkeit, wird vom Gewebe nicht beeinflusst, d. h. resistent gegen Nahtinfektionen, für die Gefäßchirurgie und infizierte Wunden geeignet.

Polyamid; Nylon- und Perlonfäden; der monofile Faden hat eine glatte, geschlossene Oberfläche, für Hautnähte geeignet, aber weniger gute Knotenfestigkeit. Der multifile Faden ist gezwirnt oder geflochten, weist eine geringe Gewebsreizung, hohe Reißfestigkeit und gute Knotenhaltbarkeit auf; Verwendung für Hautnähte.

Polyester; multifil, synthetisch, geflochten, starke Reißfestigkeit, weshalb die Herstellung von dünnen Fäden mit geringem Durchmesser möglich ist; geringe Gewebsreizung, etwas dehnbar, aber schlechte Knotenhaltbarkeit und Aufspleißen des Fadens möglich.

Seide; multifil, natürliche Fasern aus dem Kokon der Seidenraupe, geflochten, hohe Knotenfestigkeit. Der Faden hat eine rauhe Oberfläche, so dass Bakterien besser haften können, dadurch stärkere Gewebsreizung möglich.

Zwirn; multifil, gedreht aus natürlichen Flachs- oder Seidenfasern oder Kunstfasern; besonders für durch Zug beanspruchte Nähte geeignet.

Stahldraht; monofil oder multifil, Edelstahl, nicht korrosiv, stabil, geringste Gewebsreizung, höchste Reißfestigkeit, aber schwierige Handhabung und sperrige Knoten; Verwendung z. B. für Sehnen- und Hautnähte.

10 Laboruntersuchungen

10.1 Mikroskopie

Das Mikroskop ist ein optisches Gerät zum Betrachten kleinster Objekte.

Das **Lichtmikroskop** arbeitet mit sichtbarem Licht zur Abbildung eines Objekts. Dabei wird das Licht durch einen Spiegel auf ein höhenverstellbares Linsensystem mit variabler Blende *(Kondensor)* geworfen und dort auf das Objekt konzentriert. Über dem Objekt befinden sich der *Tubus* (Fassungsrohr) mit den *Objektiven* (Linsensysteme mit unterschiedlicher Vergrößerungsmöglichkeit) und das *Okular* (Linsensystem mit Lupenvergrößerung am Auge).

Im klinischen Laboratorium wird zur Untersuchung von Blut-, Harn-, Kotproben und Hautgeschabseln das Lichtmikroskop verwendet.

Aufbau des Lichtmikroskops
Die Hauptbestandteile des Mikroskops sind das Stativ, der Tubus mit Okular und Objektiv sowie der Objekttisch und die Lichtquelle. Moderne Mikroskope sind mit zwei Okularen (binokular) ausgestattet.

Okulare sind dem Auge am nächsten und durch Umstecken auswechselbar.

Am unteren Tubusende befindet sich ein Objektivrevolver mit mehreren Objektiven. *Objektive* bieten unterschiedliche Vergrößerungen. Sie sind dem Objekt am nächsten und durch Drehen des Revolvers auswechselbar. Bei den Objektiven unterscheidet man zwischen so genannten *Trockensystemen* (10-, 20-, 40fache Vergrößerung) und der *Ölimmersion*, ein Objektiv mit 100facher Vergrößerung. Alle Objektive liefern ein vergrößertes, umgekehrtes Bild.

Ölimmersion bedeutet Ausschalten der sonst vorhandenen Luftschicht zwischen Objekt und Objektiv. Auf den Objektträger z. B. mit Blutausstrich wird 1 Tropfen Immersionsöl (Zedernöl) gegeben, in das dann die Frontlinse des Objektivs getaucht wird.

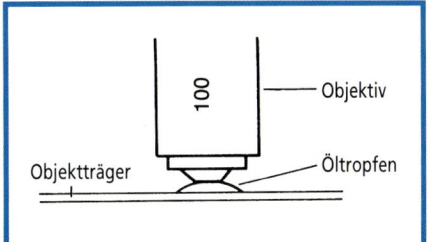

Abb. 10.1: Untersuchung mit Ölimmersion.

Abb. 10.2: Das Lichtmikroskop.

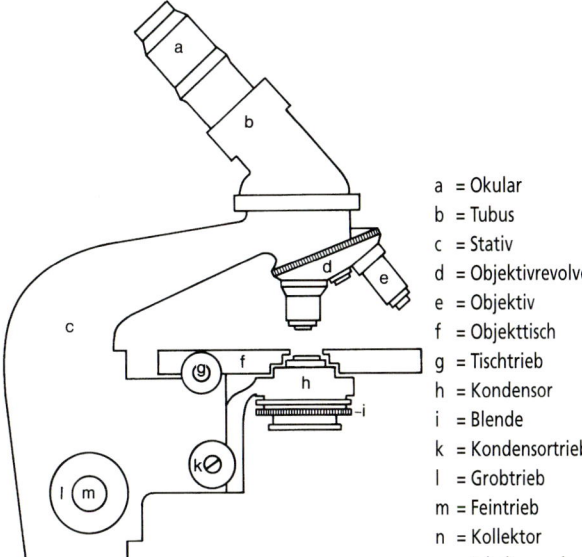

a = Okular
b = Tubus
c = Stativ
d = Objektivrevolver
e = Objektiv
f = Objekttisch
g = Tischtrieb
h = Kondensor
i = Blende
k = Kondensortrieb
l = Grobtrieb
m = Feintrieb
n = Kollektor
o = Schalter und Helligkeitsregler
p = Glühbirne

Jedes zu betrachtende Objekt liegt auf einem Objektträger und dieser auf dem Objekttisch. Die modernen Mikroskope sind mit einem Kreuztisch ausgestattet, der mittels *Tischtrieb* leicht seitwärts, vor und zurück verschoben werden kann. Auf diese Weise entfällt das direkte Verschieben des Objektträgers von Hand. Am Stativ wird der Kreuztisch mit dem *Grob- und Feintrieb* auf- und abwärts bewegt, also das Objekt näher an die Linse gebracht und scharf eingestellt. Unterhalb des Kreuztisches befindet sich der *Kondensor,* ein Linsensystem, das Lichtstrahlen bündelt und auf einen Punkt konzentriert. Mit der *Blende* (Irisblende) kann die Lichtmenge reguliert werden.

Die *Lichtquelle* im Fuß des Stativs ist eine Niedervoltlampe (6 Volt, 5 Ampère), die mit einem Transformator an das elektrische Netz angeschlossen wird.

Kondensor und Blende dienen der Lichtstärke des Bildes. Wird mit Trockensystem untersucht, muss der Kondensor gesenkt und die Blende verengt werden. Bei Anwendung der Ölimmersion wird der Kondensor wieder näher an das Objekt gebracht und die Blende geöffnet.

Mit zusätzlichen Ausstattungen am Mikroskop sind noch besondere Untersuchungen möglich.

- *Dunkelfeldverfahren:* Bei der Betrachtung des Objekts kommt das Licht nicht von unten durch den Objektträger, sondern es wird abgeleitet und tritt seitlich ein. Das Objekt ist deutlich in seinen Umrissen zu erkennen, das Gesichtsfeld selbst bleibt dunkel. Dieses Verfahren ist besonders geeignet zur Untersuchung kleiner Objekte im nativen, feuchten Deckglaspräparat, wie Kristalle (anorganische Harnbestandteile) und schraubenförmige Bakterien (z. B. Leptospiren) im Harn.
- *Phasenkontrastverfahren:* Mit diesem Verfahren wird die Innenstruktur eines Objekts besonders kontrastreich dargestellt. Es ist vor allem für unterschiedlich dicke Objekte geeignet, z. B. zur Beurteilung des Harnsediments mit seinen verschiedenen Zellelementen.

Während des Mikroskopierens wird mit einer Hand ständig der Feintrieb (Mikrometerschraube) bedient, weil das Objekt uneben ist und ein Nachstellen der Schärfe notwendig wird. Die andere Hand bedient den Tischtrieb, um andere Gesichtsfelder einzustellen.

Nach Benutzung der Ölimmersion darf nicht vergessen werden, die Frontlinse mit Xylol zu reinigen. Die übrigen Linsen sollten nur mit einem sauberen Lederläppchen abgewischt werden.

Die **Fluoreszenzmikroskopie** dient einer Erweiterung der Diagnostik, z. B. in der Erkennung bestimmter Pilzfäden. Durch Zusatz fluoreszierender Substanzen und Verwendung von ultraviolettem oder gelbgrünem Licht werden organische Bestandteile zum Aufleuchten gebracht.

Die **Elektronenmikroskopie** dient der Darstellung von kleinsten Strukturen und Objekten, z. B. Aufbau von Zellorganellen oder Viren. Als Lichtquelle werden Elektronenstrahlen benutzt, die eine bis zu millionenfache Vergrößerung ermöglichen. Insbesondere in der Zytologie, Virologie, Bakteriologie, Genetik und Biochemie gelingt nach entsprechender Bearbeitung des Materials und Einsatz von Computern zur Bildrekonstruktion die Darstellung von Objekten bis hin zur molekularen Ebene (Höchstauflösungsmikroskopie).

Fluoreszenz- und Elektronenmikroskope finden im Allgemeinen nur in speziellen Untersuchungsinstituten Verwendung.

10.2 Probengewinnung und Aufbereitung von Untersuchungsmaterial

Die klinische Laboruntersuchung hat nicht nur in der Kleintier-, sondern auch in der Großtierpraxis in zunehmendem Maße Bedeutung erlangt. Durch gezielten Einsatz und kritische Bewertung versetzt sie den Tierarzt in die Lage, klinische Untersuchungsbefunde zu objektivieren. Sie ist oft eine wichtige Hilfe der Diagnosefindung. Zudem erfordern der Einsatz bestimmter Therapeutika (z. B. Wirksamkeit der Antibiotika; Insulingabe und Blutzuckerkontrolle) sowie die Verlaufskontrolle vieler Krankheiten wiederholte Laboruntersuchungen.

Das Ziel jeder Untersuchung ist eine schnelle und sichere Diagnose. Voraussetzung hierfür sind u. a. eine sachgerechte Probennahme und eine entsprechende Aufbereitung oder der schnelle und ordnungsgemäße Versand des Untersuchungsmaterials.

10.2.1 Blutprobengewinnung

Bei der Entnahme von Blutproben zu beachten:

- Verwendung sauberer Gefäße (Einmalgefäße), um Verunreinigungen (Kontaminierungen) zu vermeiden.
- Entscheidung, ob Patient nüchtern sein muss (z. B. bei Blutzucker-, Cholesterinbestimmung).
- Berücksichtigung bzw. Vermeidung stärkerer körperlicher Belastungen (z. B. Transporte) und Aufregungen vor und während der Probennahme.
- Vorbehandlung berücksichtigen.
- Welche Probenmenge ist notwendig? (dreimal soviel Blut wie Serum erforderlich)
- Vollblut darf nicht höheren oder niederen Temperaturen ausgesetzt werden (nicht vor Einsetzen der Blutgerinnung in eine Kühlbox oder in den Kühlschrank stellen – Hämolysegefahr!).

Vor der Probennahme sollte geklärt werden, ob Serum oder Plasma zur Untersuchung gelangen soll. Serum entsteht aus Blut, das nicht durch Zusatz von Antikoagulanzien (Gerinnungshemmern) ungerinnbar gemacht worden ist.

Für die **Serumgewinnung** dienen weiße Probenröhrchen mit Kunststoffkügelchen. Zur Serumgewinnung muss die Blutgerinnung bei Raumtemperatur abgewartet werden. Der Blutkuchen wird nach 15 bis 30 Minuten am Glasrand mit Glas- oder Plastikstab vorsichtig abgelöst, danach 10 Minuten bei 3000 Umdrehungen/min zentrifugiert. Überstehendes Serum frühestens nach 30, spätestens nach 60 Minuten abgießen oder abpipettieren.

Im Serum können alle klinisch-chemischen Messgrößen (Substrate wie Eiweiß, Metaboliten wie Harnstoff, Kreatinin, Bilirubin sowie Enzyme, Elektrolyte und Hormone) durch Absorptionsfotometrie (siehe Kapitel 10.5.3.1) bestimmt werden.

Bei Blutmengen unter 2 ml eignen sich so genannte Microtainer® als Zentrifugierhilfen.

Zur **Plasmagewinnung** ist das Blut durch Zusatz von Antikoagulanzien ungerinnbar zu machen. Dazu wird die Blutprobe in einem Zentrifugenröhrchen mit eingetrocknetem Antikoagulans aufgefangen. Das Plasma wird so rasch wie möglich durch Zentrifugieren von den Blutzellen abgetrennt und in ein sauberes Probenröhrchen gegeben. Plasma wird häufig zur Schnelluntersuchung klinisch-chemischer Messgrößen im Reflexionsfotometer (Trockenchemie, siehe Kapitel 10.5.3.2) verwendet.

Für die verschiedenen Blutuntersuchungen (Blutstatus, Thrombozytenzählung, Blutkörperchensenkungsreaktion, Gerinnungsuntersuchung, Blutgasanalyse, Plasmagewinnung) stehen Einmalröhrchen zur Verfügung, die mit gerinnungshemmenden Substanzen beschichtet sind; die Röhrchen werden durch farbige Kappen unterschieden (Abb. 10.3):

- *EDTA* (Äthylendiamintetraessigsäure) als Natrium- oder Kaliumsalz in einer Dosierung von 1 mg/ml Blut (Einmalröhrchen *mit roter Kappe*) gut geeignet für hämatologische Untersuchungen (Hämatokrit, Zellzählung, Hämoglobin). Für die Bestimmung von Elektrolyten (Kalium, Natrium) und für einige Enzymbestimmungen ist EDTA ungeeignet.
- *Lithium-Heparinat* in einer Dosierung von 0,75 mg/ml (*orange Kappe*); geeignet für alle klinisch-chemischen Parameter (Substrate, Metaboliten, Enzyme, Elektrolyte).
- *Natrium-Fluorid* in einer Dosierung von 2 mg/ml (*gelbe Kappe*) für die Bestimmung von Blutzucker (Glukose) und Milchsäure (Laktat).

Durch den *In-vitro*-Stoffwechsel (Glykolyse) sinkt der Gehalt an Glukose. Weiterhin sinkt der pH im Blut und der Milchsäurespiegel steigt an; deshalb ist die Probe für diese Untersuchungen kühl zu halten und sind Hemmstoffe, wie z. B. Natrium-Fluorid zuzusetzen.

- *Natriumzitrat* als 3,8-prozentige wässrige Lösung ist als Gerinnungshemmer im Mischungsverhältnis 1:9 geeignet für Gerinnungsuntersuchungen (*Monovette mit grüner Kappe*) und im Mischungsverhältnis 1:4 geeignet zur Thrombozytenzählung und zur Blutkörperchensenkungsreaktion (BSR).
- Heparin (Monovette mit oranger Kappe) zur Blutgasanalyse

Als wichtige Störmöglichkeit und häufige Fehlerquelle bei der Durchführung klinisch-chemischer Analysen ist die **Hämolyse** zu nennen. Darunter versteht man das Austreten von Bestandteilen der Blutzellen in das Serum oder Plasma. Diese Gefahr besteht besonders bei Transport von Vollblut und EDTA-Blut ohne Schutz vor Frost und Hitze. Der Transport von Serum und Plasma ist dagegen relativ temperaturunempfindlich.

Die Folge einer Hämolyse ist eine Erhöhung der Analysenergebnisse und falsche Bewertung bestimmter Messgrößen, z. B. Kalium, Magnesium, Kreatinin, Harnstoff und bestimmter Enzyme v. a. der Laktatdehydrogenase (LDH) und ihres Isoenzyms Alpha-HBDH.

Ursachen, die zur Hämolyse führen, sind:
- übermäßige und zu lange Venenstauung,
- zu starkes Aspirieren, Mischen und Ausspritzen des Blutes,
- zu langes Stehenlassen des Vollblutes,
- Kontamination des Probenröhrchens oder der Spritze mit Detergenzien oder Wasser,
- Einfrieren oder zu starkes Erwärmen,
- zu starkes Zentrifugieren.

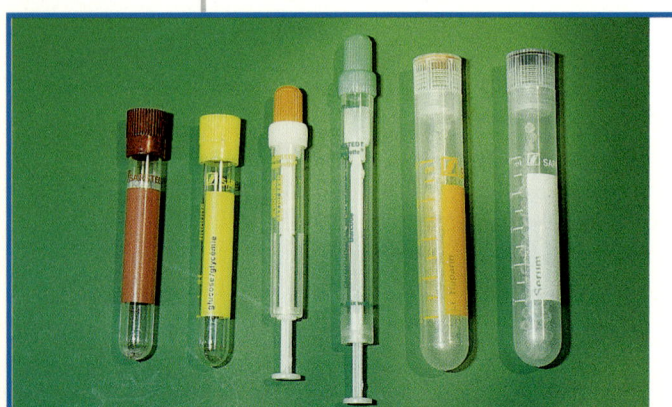

Abb. 10.3: Probenröhrchen und Monovetten für Blutuntersuchungen.

Rote Kappe:	Probenröhrchen mit EDTA
Gelbe Kappe:	Probenröhrchen mit Natrium-Fluorid
Orange Kappe:	Monovette mit Heparin
Grüne Kappe:	Monovette mit Na-Zitrat (1 : 9)
Oranges Schild:	Probenröhrchen mit Lithium-Heparinat zur Plasmagewinnung
Weißes Schild:	Probenröhrchen zur Serumgewinnung

Maßnahmen zur Vermeidung der Hämolyse sind
- Verwendung von Einmalartikeln,
- vorsichtige Aspiration,
- Verwendung von Plasma statt Serum,
- rechtzeitiges Zentrifugieren (Abtrennung der Blutzellen innerhalb einer Stunde),
- kein Vollblutversand,
- Vermeidung von Gefrieren oder Erwärmen von Vollblut oder EDTA-Blut.

Zwischen Serum und Plasma bestehen für die meisten Stoffe keine signifikanten Unterschiede. Vorteile von Plasma sind die verminderte Hämolysegefahr und schnelle Zentrifugierbarkeit. Eine Störmöglichkeit bei der Plasmagewinnung ist allerdings eine Gerinnung im Probenröhrchen, wenn dieses nicht mit der exakten Blutmenge beschickt wird.

Nach der Serum- bzw. Plasmagewinnung sollte geprüft werden, ob
- Hämolyse vorliegt,
- die Probe gelb gefärbt ist (Hyperbilirubinämie),
- die Probe trüb ist (Hyperlipidämie).

Eine leichte Gelbfärbung des Serums oder Plasmas ist nur beim Pferd auf Grund des höheren Bilirubinspiegels im Blut normal. Eine deutliche Gelbfärbung der Probe ist der Hinweis auf einen klinischen Ikterus (Auftreten nach Hämolyse im Körper des Tieres, akute Leberkrankheit, Gallenstauung durch Steine, Parasiten, Tumoren).

Ein lipämisches Serum bzw. Plasma (milchige Trübung) entsteht durch erheblich erhöhte Konzentrationen von Fettstoffen (Cholesterin, Triglyzeride) im Blut in Folge von Stoffwechselstörungen (Diabetes mellitus, Cushing-Krankheit) oder beim Hund nach kürzlich erfolgter Futteraufnahme. Es eignet sich nicht für die meisten fotometrischen Untersuchungen. Zur Klärung kann ein Hilfsreagenz verwendet werden, das unter dem Namen »Frigen« im Handel ist.

Besser vor, aber zumindest nach der Probennahme ist sofort eine *Beschriftung der Probenröhrchen* mit Markierungsstift (Filzschreiber) vorzunehmen, um Verwechslungen zu vermeiden. Sind mehrere Untersuchungen durchzuführen, eignet sich hierzu ein *Untersuchungsantrag*.

Als häufige Fehler in der Probenzuordnung sind Beschriftungsfehler, Karteifehler und die Verwechslung der Proben bei Entnahme von mehreren Patienten zu nennen.

Bei hämatologischen Untersuchungen (z. B. Leukozytenzählung, Blutausstrich, Hämatokritbestimmung) wird bei Verwendung von Vollblut ohne gerinnungshemmenden Zusatz eine sofortige Verarbeitung wegen der bald eintretenden Blutgerinnung erforderlich. In den mit Antikoagulans beschichteten Einmalröhrchen ist auf das richtige Mischungsverhältnis zu achten *(Gerinnungsgefahr!)*.

Falls die Untersuchungen nicht sogleich durchgeführt werden können, ist für eine ständige Vermischung der Probe (z. B. auf rotierenden Rollen) zu sorgen, um auch – hier einer Gerinnungsgefahr vorzubeugen.

EDTA-Blut sollte innerhalb von 6 Stunden verarbeitet werden, da sonst Veränderungen in der Leukozytenzahl (Verminderung!) und im Differentialblutbild (erhöhter prozentualer Anteil an Lymphozyten!) auftreten.

Häufige Fehlerquellen bei der Entnahme von Blutproben

- Übermäßige Venenstauung.
- Schaumbildung durch zu starkes Schütteln.
- Hämolyse.
- Verdünnungsfehler mit Antikoagulans und falsche gerinnungshemmende Zusätze.
- Unsaubere Gewinnung; Verunreinigungen an Kanülen, Spritzen eventuell mit Spülmitteln oder sonstige Gerätemängel.
- Fehlerhafte Beschriftung der Probe.

Probenverwahrung und weitere Bearbeitung

Zur Vermeidung einer Kontamination sollen die Proben stets in verschlossenen Gefäßen aufbewahrt werden.

Lichteinwirkung führt zur Zerstörung bestimmter Farbstoffe (z. B. Bilirubin). Zur Bestimmung dieser Substanz sollte die Serumprobe im Dunkeln (Kühlschrank) aufbewahrt werden.

Verdunstung führt zum Anstieg der Konzentrationen aller nichtflüchtigen Bestandteile. Auch hier ist die Aufbewahrung in geschlossenen Gefäßen erforderlich.

Die *Haltbarkeit und Lagerungsfähigkeit* von Serum oder Plasma betreffend gelten folgende allgemeine Regeln:

- Bei Raumtemperatur kommt es innerhalb von 4 Stunden zu keinen wesentlichen Veränderungen der Stoffwechselprodukte (Metabolite), der Enzyme und Elektrolyte.
- Bei Abkühlung im Kühlschrank auf +4 °C ist innerhalb von 24 Stunden keine wesentliche Veränderung festzustellen.
- Kann das Untersuchungsmaterial nicht am Tage der Blutentnahme verarbeitet werden, sollte es bei −12 bis −20 °C eingefroren werden.

Bei Enzymen treten aber auch hier nach einigen Tagen Aktivitätsverluste auf.

Muss Untersuchungsmaterial verschickt werden, empfiehlt sich die Abkühlung auf +4 °C und ein Versand in isolierender Verpackung. Entsprechende Richtlinien hierzu können von den Untersuchungsstellen eingeholt werden.

Bei der Analyse sind als Fehlermöglichkeiten grobe, vermeidbare Fehler wie z. B. falsche Pipettierung, Verwechslung von Reagenzien oder falsche Berechnungen zu nennen.

Daneben gibt es auch systematische Fehler, die sich auf alle Ergebnisse einer bestimmten Untersuchungsmethode auswirken können (z. B. falsche Temperatur des Wasserbades bei einigen Enzymbestimmungen).

Beim fotometrischen Arbeiten wird auf die besondere Beachtung der jeweiligen Arbeitsanleitungen hingewiesen.

Häufige Fehlerquellen bei der Probenbereitung und Aufbewahrung

- Unsaubere Abtrennung des Serums vom Blutkuchen.
- Zentrifugieren mit zu hoher Umdrehungszahl.
- Veränderungen der Probe durch zu langes Aufbewahren vor Weiterverarbeitung (Austritt von Bestandteilen aus Blutzellen, Inaktivierung und Denaturierung durch zu hohe Temperaturen, durch Lichteinwirkung, Verdunstung und bakterielle Zersetzung).

Fehlerquellen bei der Fotometrie

- Fehlendes Anheizen. Da der Quecksilberdampf durchglühen muss, sollten Fotometer mindestens 20 Minuten lang vor der Messung eingeschaltet sein.
- Verwendung falscher Filter bzw. verschmutzter Filter.
- Verwendung verschmutzter, zerkratzter (Kratzer oft nur mikroskopisch klein!) oder nicht in der richtigen Größe eingesetzter Küvetten.
- Schlierenbildung oder Schmutzpartikel in der Analysenlösung.
- Mangelnde fachmännische Wartung.

10.2.2 Gewinnung und Aufbereitung von Harn

Harnproben müssen in sauberen Behältnissen aufgefangen und gekühlt aufbewahrt werden. Die Qualität des Harns als Untersuchungsmaterial ist von der Abnahmetechnik abhängig.

Man verwendet am besten Morgenurin, der beim Hund (Ausführen) und bei der Katze (Massieren) zumeist einfach, nötigenfalls auch portionsweise, gewonnen werden kann.

Die Harngewinnung erfolgt bei Stute und Kuh durch Katheterisieren. Beim Hengst und Wallach ist man eher auf zufällig gewonnenen Harn (nach dem Transport Verbringen in eine frisch eingestreute Box) oder auf das Auffangen von abgesetztem Harn durch einen am Körper des Pferdes befestigten Harnbeutel angewiesen. Katheterharn darf nur mit sterilen Einmalkathetern entnommen werden.

Bei der Hündin und bei Katzen wird Harn auch durch eine Punktion der Harnblase (Zystozentese) gewonnen.

Für *bakteriologische Untersuchungen* des Harns sind sterile Gefäße unter Verwendung von Mittelstrahlurin notwendig.

Für den Versand der Harnprobe an ein bakteriologisches Labor zur Keimdifferenzierung und Resistenzprüfung gibt es entsprechende Transportmedien (Eintauchnährböden) im Handel (z. B. Uricult®). Konservierungsmittel dürfen nicht zugesetzt werden.

Chemische Untersuchungen sind alsbald – spätestens 4 Stunden nach der Harnentnahme – durchzuführen (mit den gebräuchlichen Teststäbchen leicht möglich!).

Harnsedimentuntersuchungen sollten innerhalb von 2 Stunden nach der Entnahme durchgeführt werden.

Mit Ausnahme der Elektrolyte sind alle Ausscheidungsstoffe einem Abbau durch Bakterien oder Pilze ausgesetzt. Harnproben sind daher bei längerer Aufbewahrung (z. B. Sammelharnproben) zu konservieren. Hierzu geeignet sind 5 ml einer 10-prozentigen Lösung von Thymol in Isopropanol. Harn kann auch durch sofortiges Gefrieren (unter –20 °C) konserviert werden.

Eine Konservierung von Harnsedimenten zur Herstellung mikroskopischer Dauerpräparate erreicht man am leichtesten durch Zusatz von Karbol-Glyzerin-Gelatine zum Sediment zu gleichen Teilen.

10.2.3 Kot-, Haut- und Gewebeproben

Kotproben

Zur Untersuchung von Kotproben in der Praxis oder zum Versand in Untersuchungsinstitute (Parasitologie, Mikrobiologie) sollte möglichst frischer Kot, frei von Bodenverunreinigungen, Verwendung finden. Bei Hund und Katze kann auch direkt mit einem Kotprobenentnehmer oder durch rektale Spülung mit physiologischer Kochsalzlösung in der Praxis Kot gewonnen werden.

Der Nachweis ganzer Parasiten oder deren Teile (z. B. Bandwurmglieder) sollte sofort – bei Bedarf mikroskopisch – erfolgen. Eingetrocknetes Material muss vorher erst in Wasser eingeweicht werden.

Zur Aufbereitung von Kot für die Anreicherung von Parasiteneiern gibt es Untersuchungssets im Handel (z. B. Ovassay®, Fecalyzer®), denen eine Flotationslösung beigefügt ist.

Hautgeschabsel

Proben von Hautgeschabsel zur Untersuchung auf Räudemilben (siehe Kapitel 10.4.6) sind möglichst tief und vom Rand der Veränderungen abzunehmen.

Dazu benötigt man Paraffinöl, Objektträger, Deckgläschen und eine stumpfe Skalpellklinge. Wenn man einen Tropfen Paraffinöl auf die Haut bringt, bevor man das Geschabsel durchführt, kann man das gewonnene Material gleich auf dem Objektträger ausstreichen.

Eine andere Methode ist es, das Geschabsel in 10-prozentiger Kalilauge zur Mazeration der Epithelzellen mindestens eine Stunde zu belassen. Borsten, Krusten und Haare können auch kurz in der Kalilauge im Becherglas aufgekocht werden.

Das Sediment wird dann nach Abkühlung mit 80facher Vergrößerung mikroskopisch untersucht. Müssen Ektoparasiten zur Untersuchung in ein parasitologisches Institut übersandt werden, ist eine Konservierung der Probe mit einem Gemisch aus 70-prozentigem Alkohol und Glyzerin im Verhältnis 9:1 erforderlich.

Gewebeproben zur histopathologischen Untersuchung

Die Entnahme von Gewebeproben (*Biopsie*) aus der Haut, aus Lymphknoten oder inneren Organen (Leber, Lunge, Niere) erfolgt mit einer Drillstanze bzw. mit einer Spezialkanüle mit denen ein Gewebszylinder zur histologischen Untersuchung gewonnen werden kann.

Das Probenmaterial wird mit einer anatomischen Pinzette in ein entsprechendes Probengefäß verbracht, welches im Allgemeinen das jeweilige Untersuchungsinstitut stellt. Zur Konservierung der Biopsieprobe für den Versand ist eine 10-prozentige Formalinlösung erforderlich, wobei deren Volumen mindestens das Dreifache der Probenmenge betragen sollte. Bei Frost ist der Fixierlösung etwas Äthanol beizugeben.

Für bestimmte Fragestellungen, z. B. Muskelproben zur neuropathologischen Untersuchung darf eine Fixierung der Probe mittels Formalin nicht erfolgen. Hierbei muss die Probe frisch durch entsprechende Kühlung (Thermogefäße, Trockeneis) versandt werden.

Proben zur zytologischen Untersuchung

Das jeweilige Zellbild in Atemwegsekreten, in Ergüssen der Brust- oder Bauchhöhle oder Organen kann Aufschluss geben über die Art der Erkrankung (Entzündung, Tumor). Das Zellbild im Vaginalsekret der Hündin gibt Hinweise auf das Zyklusgeschehen (siehe Kapitel 10.5.7).

Sekrete aus der Luftröhre und den Bronchien werden im Allgemeinen über ein entsprechendes Endoskop gewonnen. Dabei wird das Sekret über einen Kunststoffkatheter, der durch den Arbeitskanal des Endoskops geführt wird, in eine Spritze aspiriert.

Zellen aus Körperhöhlenergüssen werden durch Punktion des Thorax bzw. des Abdomens (Aszites) gewonnen. Zellen aus inneren Organen oder aus Lymphknoten können durch eine Feinnadelbiopsie entnommen werden.

Zellen aus dem Knochenmark (z. B. bei Anämie) werden mit spezifischen Punktionsinstrumenten gewonnen.

Um ein Absterben der gewonnenen Zellen zu verhindern, ist in allen Fällen ein schnellstmöglicher Ausstrich (innerhalb von 30 Minuten) auf einen Objektträger erforderlich. Die Fixierung der Zellen erfolgt durch Lufttrocknung. Danach ist eine Färbung der Zellen zur Erkennung mit entsprechenden Färbeverfahren möglich (siehe Kapitel 10.5.7).

10.2.4 Proben zur mikrobiologischen Untersuchung

Sie werden im Allgemeinen an die zuständigen Untersuchungsstellen verschickt.

Proben zur virologischen Untersuchung

Zum *direkten Virusnachweis* sollte die Probe gekühlt oder auch eingefroren zum Versand kommen, da die meisten Viren bei Temperaturen über 15 °C zerstört werden. Zum gekühlten Versand eignen sich Thermogefäße oder Styroporbehälter mit Eisbeutel oder Trockeneiseinlagen. Als Material zur Untersuchung kommen Abstriche von Schleimhäuten, Bläscheninhalt, Kot, Liquor und sonstige Körperflüssigkeiten.

Zum *Nachweis von Antikörpern* muss das Serum hämolysefrei sein. Vollblut darf keine gerinnungshemmenden Zusätze enthalten. Serum für Antikörperbestimmungen kann bei –20 °C gelagert werden.

Proben zur bakteriologischen Untersuchung

Das Probenmaterial für die *bakteriologische Untersuchung* soll nach der Entnahme gekühlt (nicht gefroren) und ohne Zeitverlust an ein Untersuchungsinstitut eingesandt werden. Konservierungsstoffe dürfen auf keinen Fall zugesetzt werden. Als Untersuchungsmaterial kommen Kot, Harn, Milch, Sekret aus den Atemwegen, Wundsekret oder eitriger Abszessinhalt, Pustelinhalt und Schleimhautabstriche in Frage.

Proben zur mykologischen Untersuchung

Probenmaterial für die *mykologische Untersuchung* wird vor allem an veränderten Hautbereichen mit Haarausfall und Verdacht einer Hautpilzerkrankung (Dermatomykose) gewonnen. Die Gefahr der Übertragung auf den Menschen verlangt die Verwendung von Einmalhandschuhen und erfordert einen hygienischen Umgang bei der Entnahme der Probe. Nach Reinigung des veränderten Hautbereichs mit einer nichtantiseptischen Seifenlösung oder 70-prozentigem Alkohol werden mit einer Skalpellklinge ein Hautgeschabsel genommen, wenige Haare der Umgebung mit der Schere entnommen und mit der Pinzette in ein steriles Probenröhrchen eventuell mit Kulturmedium (Fung-Assay®) oder in eine Petrischale verbracht (Abb. 10.4).

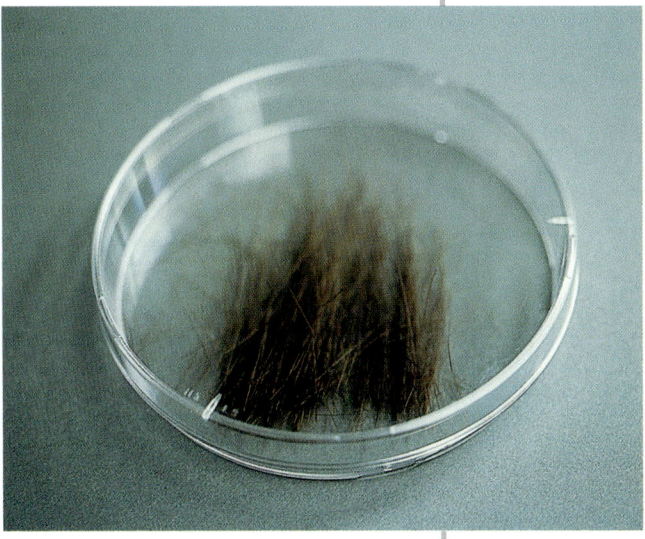

▲ *Abb. 10.4: Petrischale mit Haut und Haaren zur mykologischen Untersuchung.*

10.3 Einsendung von Untersuchungsmaterial

Für die Versendung von Untersuchungsmaterial an Institute und Untersuchungsämter sind Richtlinien erarbeitet worden, nach denen Mindestanforderungen an die Art und den Umgang mit dem jeweiligen Probenmaterial gestellt werden:
- Art des erforderlichen Untersuchungsgutes
- Probenzusätze
- Mindestmenge an Probenmaterial
- Ausgekühltes Untersuchungsmaterial
- Wahl der richtigen Versandverpackung
- Notwendige Kennzeichnung der Sendung
- Schnellstmögliche Versendung an entsprechende Untersuchungsstellen

Art des Untersuchungsgutes

Bei Verdacht einer Krankheit muss für die Diagnosestellung das richtige Probenmaterial entnommen werden, z. B. Nativblut (Vollblut ohne Zusatz) zur Untersuchung auf Parvovirose des Hundes oder infektiöse Immunschwäche der Katze (FIV). Für die Feststellung der Bornaschen Krankheit des Pferdes sind Nativblut und Liquor notwendig. Zur Bestätigung der Tollwut muss der ganze Tierkörper oder zumindest der unbeschädigte Kopf des Tieres eingesandt werden.

Mindestmenge an Probenmaterial

Um die Durchführung der angeforderten Untersuchung zu sichern und exakte Ergebnisse zu gewährleisten sind ausreichende Mengen an Untersuchungsgut erforderlich, z. B. für die serologische Diagnose der Toxoplasmose mindestens 5,0 ml Nativblut oder 2,0 ml Serum oder 0,5 ml Liquor.

Für die parasitologische Untersuchung müssen Kotproben mindestens 10 g betragen.

Sollen Futtermittelproben auf Milbenbefall geprüft werden, sind mindestens 30 g einzusenden.

Probenzusätze

Verschiedene Proben sollen ohne irgendwelche Zusätze verschickt werden. Das gilt bei den Hautgeschabseln für die mykologische Untersuchung, bei Milchproben, Harnproben.

Für serologische Untersuchungen zum Nachweis von Antikörpern gegen virale bzw. bakterielle Infektionsereger ist Serum oder Vollblut ohne Zusatz gerinnungshemmender Substanzen einzusenden. Organproben und Tierkörperteile zur pathologischen Untersuchung müssen ausreichend gekühlt versandt werden. Konservierungsmittel dürfen nicht zugesetzt werden. Dagegen sind Biopsieproben zur histologischen Untersuchung in 10-prozentiger Formalinlösung als Konservierungsmittel zu versenden.

Für hämatologische Untersuchungen sind zur Gerinnungshemmung des Blutes nur die mit EDTA beschichteten Röhrchen zu verwenden. Endoparasiten oder Parasitenteile sind in physiologischer Kochsalzlösung einzusenden.

Ausgekühltes Untersuchungsmaterial

Alles Untersuchungsgut muss vor dem Verpacken *ausgekühlt* sein! Warme Temperaturen können die Fäulnis von Körperflüssigkeiten und die Verwesung von Organteilen begünstigen und damit eine fachgerechte Untersuchung unmöglich machen.

Versandverpackung

Für die Verpackung zum Versand von medizinischem Untersuchungsgut gelten Normvorschriften. Sie sollen sicherstellen, dass bei richtiger Verpackung eine Gefährdung von Mensch, Tier und Umwelt und eine Beeinflussung des Untersuchungsgutes weitgehend vermieden werden.

Sterile Probengefäße werden – nicht ganz bis zum Stöpsel – gefüllt, gut verschlossen, beschriftet und einzeln mit aufsaugendem Material umwickelt. Diese *Innenverpackung* mit Röhrchen oder Flasche ist vor Bruch zu sichern. Deshalb wird sie noch in eine *Außenverpackung* als Schutzgefäß gesteckt. Dieses Schutzgefäß kann aus Holz, Kunststoff oder Metall sein. Die Zwischenverpackung ist nach den Gefahrgutvorschriften der Bundespost besonders bei infektiösem Untersuchungsmaterial erforderlich.

Für den Postversand wird die Probe in die *Versandhülle* gesteckt. Organproben müssen unzerschnitten erst einzeln in undurchlässiges Material (z. B. Zellophan) und dann in flüssigkeitsaufsaugendes Material (z. B. Holzwolle, Sägemehl) verpackt werden. Es muss die Garantie gegeben sein, dass durch die äußere Umhüllung keine Flüssigkeiten durchsickern.

Die Einsendung von Organproben in luftdicht verschlossenen Büchsen ist unzweckmäßig. Es kommt zur Fäulnis durch Anaerobier (Bakterien, die ohne Sauerstoff auskommen) und damit zur Unbrauchbarkeit der Probe.

Jeder Sendung ist ein Begleitschreiben beizulegen, das neben dem deutlich lesbaren

Absender (Name und Anschrift, ggf. Stempel), Auskunft über den Patienten (Tierart, Geschlecht, Alter, Name oder Nummer), den Tierhalter (Name und Anschrift), das Untersuchungsmaterial (Bezeichnung und Entnahmedatum), die gewünschte Untersuchung und die Symptome des Patienten gibt. Ferner können ggf. Arzneimittel den Untersuchungsbefund beeinflussen. Deshalb können auch im Begleitschreiben angegebene Therapiemaßnahmen von Bedeutung sein.

Im Fleischbeschaurecht ist die Form des Begleitschreibens vorgeschrieben.

Der Begleitbericht ist vor Verunreinigung und Durchfeuchtung zu schützen (z. B. Plastikhülle).

Kennzeichnung der Sendung

Menschenpathogenes Untersuchungsmaterial ist als solches zu kennzeichnen (z. B. **Vorsicht, Milzbrand!**, **Vorsicht, Tollwut!**, **Infektiöses Material!**).

Bei Versand von tierischem Untersuchungsmaterial (z. B. Tierkörper, Organteile) mit der Bundesbahn ist auf den Versandstücken (Expressgut) neben der deutlichen Anschrift des Empfängers und Absenders noch nachstehender Vermerk in Rotschrift anzubringen:

> »Vorsicht! Tierische Untersuchungsstoffe!
>
> In den Güterhallen und in den Wagen getrennt von Nahrungs- und Genussmitteln lagern!«

Entsprechende Vermerke sind in Rotschrift oder rot unterstrichen auch auf der Expressgutkarte anzubringen.

Rote Aufklebezettel und Expressgutkarten mit den vorgeschriebenen Aufdrucken können, wie auch Verpackungsmaterial für flüssige Proben (z. B. Blut, Serum, Harn, Kot, Eiter), von den Landesuntersuchungsanstalten angefordert werden.

Untersuchungsstellen

Grundsätzlich sind alle Einsendungen der Untersuchungsstelle auf dem schnellsten Wege (durch Boten, Bahnexpress) zuzuleiten.

Untersuchungsmaterial von Tieren mit der Feststellung oder dem Verdacht einer anzeigepflichtigen Tierseuche (Rechtsvorschrift) ist an das zuständige Landesuntersuchungsamt für das Gesundheitswesen (LUA) einzusenden.

Andere Proben können sowohl an Landesuntersuchungsämter wie auch an andere Untersuchungsstellen eingesandt werden, soweit dort eine Untersuchungsmöglichkeit besteht.

An Wochenenden und Feiertagen können die Landesuntersuchungsämter nur zu bestimmten Zeiten Untersuchungsmaterial annehmen. In solchen Fällen ist eine vorherige, telefonische Anfrage dringend erforderlich.

Sonstige Hinweise

Sonstige Hinweise, insbesondere die Vorbereitung (Kühlung, Konservierung, Zusatz bestimmter Substanzen) des jeweiligen Untersuchungsmaterials betreffend, können den gesetzlichen Richtlinien für Entnahme und Einsenden von Untersuchungsmaterial entnommen werden.

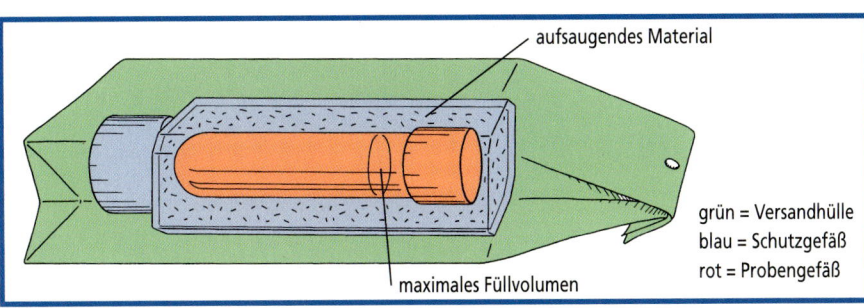
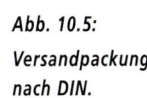

Abb. 10.5: Versandpackung nach DIN.

10.4 Qualitätssicherung

Laborergebnisse stellen neben der klinischen Diagnostik einen wesentlichen Bestandteil für die Diagnosefindung sowie Verlaufs- und Therapiekontrolle von Krankheiten dar. Deshalb muss die Zuverlässigkeit von Analysenergebnissen stets gewährleistet sein.

Werden Laboruntersuchungen von der Helferin selbstständig durchgeführt, trägt sie ein hohes Maß an Mitverantwortung für die Richtigkeit von Laborbefunden.

Mit der Durchführung der Qualitätssicherung wird die **Zuverlässigkeit** (Präzision und Richtigkeit im Rahmen der Qualitätskontrolle) von Laborarbeiten, insbesondere von klinisch-chemischen Analysen, kontrolliert.

10.4.1 Präzision und Richtigkeit

Unter **Präzision** versteht man die Genauigkeit, mit der Analysenergebnisse wiederholt erreicht werden können. Durch unvermeidbare, zufällige Fehler im Verlauf einer Analyse, z. B. beim Pipettieren eines Volumens, kommen Streuungen der einzelnen Messwerte um einen arithmetischen Mittelwert zustande.

Kleine Streuung bedeutet gute Präzision.
Große Streuung bedeutet schlechte Präzision.

Mit Hilfe von Kontrollproben, für die keine Sollwertangabe vorliegt, kann die Präzision quantitativer Analysenergebnisse bestimmt werden.

Die Präzision sagt jedoch nichts über die Richtigkeit der Ergebnisse aus.

Unter **Richtigkeit** versteht man die Übereinstimmung des Messwertes mit dem tatsächlichen Wert (Sollwert) der Kontrollprobe.

Wird bei einer Reihe von Untersuchungen immer der gleiche Fehler gemacht, haben alle Ergebnisse entsprechende Abweichungen vom Sollwert. Diese Fehler lassen sich mit Richtigkeitskontrollproben erkennen.

Rechtsgrundlage der Qualitätskontrolle

Zur Erreichung einer bestmöglichen Mess-Sicherheit wurden **Eichgesetze** erlassen. Die zu quantitativen (mengenmäßigen) Untersuchungen benutzten Volumenmessgeräte wie z. B. Pipetten, Büretten, Messkolben, Zählkammern, aber auch Thermometer und Waagen sind eichpflichtig.

Absorptions- und Reflexionsfotometer sind täglich im Praxislabor mit Testlösungen bzw. Teststreifen zu eichen. Im Eichgesetz von 1985 wurden auch Geräte für hämatologische Messtechniken in die Eichpflicht mit einbezogen.

10.4.2 Fehlerarten

Bei der Durchführung von Laboruntersuchungen ist eine Vielfalt von Fehlern möglich, die sich in drei Gruppen einteilen lassen.

Die aufgelisteten Fehlermöglichkeiten gibt es auch bei der Handhabung der Kontrollproben und der Durchführung von Kontrolluntersuchungen.

Abb. 10.6: Präzision und Richtigkeit von Gewehreinschüssen auf einer Schießscheibe (nach BÜTTNER).

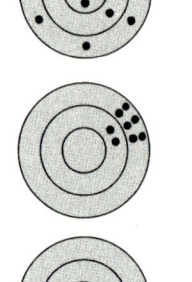

gleichmäßige Streuung über die ganze Scheibe
Präzision: schlecht
Richtigkeit: ausreichend

Treffer liegen dicht beisammen
(geringe Streuung außerhalb des Zentrums)
Präzision: gut
Richtigkeit: schlecht

alle Treffer liegen im Zentrum
Präzision: gut
Richtigkeit: gut

Kontrollproben haben eine begrenzte Haltbarkeit, die auf der Rückseite jeder Packung angegeben ist und für ungeöffnete Fläschchen bei sachgemäßer Lagerung garantiert wird. Nach dem Öffnen bzw. Auflösen der Kontrollproben gelten die Haltbarkeitsangaben auf den Packungsbeilagen. Das Verfallsdatum auf der Rückseite der Packung sollte nicht überschritten werden.

Präanalytische Fehler

Fehlerhafte Labordaten können ihren Ursprung aber auch schon in der *präanalytischen Phase* haben (siehe Kapitel 10.2). Eine Beeinflussung und Verfälschung der Laborergebnisse kann durch Probennahme bei aufgeregten oder unter körperlicher Belastung stehenden Patienten, nach der Fütterung, nach Applikation von Medikamenten und durch Mängel beim Probentransport und bei der Probenverwahrung zu Stande kommen.

Vermeiden von Fehlern

Um die Fehlerquellen möglichst gering zu halten, ist im Praxislabor auf eine besondere Untersuchungsdisziplin zu achten.

Es empfiehlt sich, u. a. nach folgenden Prinzipien vorzugehen:
- Arbeitsanleitungen für die gewählte Methode müssen auf dem neuesten Stand vorliegen.
- Sorgfältige Desinfektion, Reinigung und Trocknung der verwendeten Glasgeräte.
- Verwendung von einheitlichen Reagenzien (vorteilhaft sind Einweg- bzw. Monotestpackungen, mit denen wenig Pipettiervorgänge zu leisten sind).
- Beachten der Vorschriften für Geräte und Reagenzien.
- Sorgfalt bei der Bedienung und gute Eichung der Messgeräte.
- Regelmäßige Wartung und Reinigung der Geräte.
- Durchführung von Doppelbestimmungen.

Fehler	Fehleranalyse
1. Zufällige, unvermeidbare Fehler	
▪ Einstellungsschwankungen von Analysengeräten	
▪ geringe Abweichungen bei Wägung und Volumenmessung	Präzisionskontrolle
▪ Änderungen im Pipettenauslauf	
2. Systematische, vermeidbare Fehler	
▪ falsche Standardlösung	
▪ falsche Inkubationstemperatur	
▪ fehlerhafte Pipettenbenutzung	Richtigkeitskontrolle
▪ Volumengeräte falsch eingestellt	
▪ Mess- und Reaktionszeiten nicht eingehalten	
3. Grobe Fehler	
▪ Verwechslung von Proben, Pipetten oder Reagenzien	
▪ Falsche Bedienung von Messgeräten	Plausibilitätskontrolle Doppelbestimmung
▪ Wahl eines falschen Fotometerfilters	
▪ Rechen- und Übertragungsfehler	

- Durchführung von Präzisions- und Richtigkeitskontrollen.
- Eintragung aller Wartungsdienste, Reinigungsmaßnahmen und Kontrolluntersuchungen in ein Qualitätskontrollbuch.

10.4.3 Durchführung von Qualitätskontrollen

Eine einfache und praxisgerechte Durchführung der Qualitätskontrolle wird durch die im Handel befindlichen Kontrollseren mit Sollwertangaben erleichtert.

Doppelbestimmungen

Die einfachste Kontrollmethode ist der Vergleich von Laborwerten, die aus Doppelbestimmungen derselben Probe gewonnen wurden. Zur Aufdeckung grober Fehler ist die Mehrfachbestimmung besonders geeignet, da die Wahrscheinlichkeit der Reproduzierbarkeit und des Wiederauftretens grober Fehler eher gering ist.

Plausibilitätskontrolle

Am Beispiel der Probenverwechslung wird deutlich, dass trotz hoher analytischer Präzision ein Laborwert zu einer falschen Diagnose führen kann. Nur die Überprüfung des Laborergebnisses auf seine Plausibilität gibt die Sicherheit, dass Laborbefunde mit dem klinischen Bild des Patienten im Einklang stehen.

Die Aufdeckung grober Fehler kann häufig nur durch den Tierarzt erfolgen, der einen Vergleich der Ergebnisse mit vorausgegangenen Untersuchungen oder eine Gegenüberstellung der ermittelten Labordaten mit der klinischen Diagnose des Patienten vornimmt.

Die Plausibilität eines Laborwertes kann auch durch das Zutreffen biologischer Gesetzmäßigkeiten überprüft werden. Normalerweise entspricht z. B. der dreifache Hämoglobinwert in g/100 ml annähernd dem Hämatokrit in Volumenprozent (z. B. 15 g/dl Hämoglobin entspricht einem Hämatokrit von 45 %). Eine deutliche Abweichung des Hämatokrits nach oben bei gleichbleibender Hämoglobinkonzentration ist nicht plausibel, eine Abweichung nach unten kann dagegen ein Hinweis für eine Anämie sein. Ebenso ist ein erhöhter Kreatininwert bei normaler Harnstoffkonzentration nicht plausibel, da eine Erhöhung der Kreatininkonzentration im Blut immer von einem erhöhten Blutharnstoffspiegel begleitet wird.

Präzisionskontrolle

An mindestens 20 Arbeitstagen wird unter Routinebedingungen in einem Kontrollserum eine Einzelbestimmung (x_i) durchgeführt.

Berechnung des Mittelwertes

Die Summe der Einzelwerte wird durch die Anzahl n der durchgeführten Bestimmungen geteilt.

$$\bar{x} = \frac{\Sigma x_i}{n}$$

Berechnung der Standardabweichung

Ein Maß für die Streuung der Einzelwerte um den Mittelwert ist die Standardabweichung s, die angibt, mit welcher Präzision im Labor gearbeitet wird.

Die Standardabweichung wird nach folgender Formel berechnet:

$$s = \pm \sqrt{\frac{\Sigma (x_i - \bar{x})^2}{n-1}}$$

Dabei bedeuten:

s = Standardabweichung
x_i = Einzelwerte
$\bar{x}$ = Mittelwert aus allen Einzelwerten
$x_i - \bar{x}$ = Differenz zwischen Einzelwerten und dem Mittelwert
$\Sigma (x_i - \bar{x})^2$ = Summe der einzelnen Differenzenquadrate
$n-1$ = Zahl der Einzelbestimmungen minus 1

Die Standardabweichung in der Serie wird aus den Einzelwerten einer Serie berechnet.

Beispiel einer Präzisionskontrolle mit dem Kontrollserum »Precinorm U« für die Bestimmung der Aktivität des Enzyms AST (früher GOT):

Sollwert: 29 U/l

Die Bestimmung wurde an 20 Arbeitstagen vom 4. April bis 28. April 2000 durchgeführt.

Mit der Ermittlung der Standardabweichung können die Warngrenzen und Kontrollgrenzen angegeben werden.

$\bar{x} + 2s$ $\bar{x} - 2s$ Warngrenzen
$\bar{x} + 3s$ $\bar{x} - 3s$ Kontrollgrenzen

Im vorliegenden Beispiel sind alle Werte innerhalb des Kontrollbereichs.

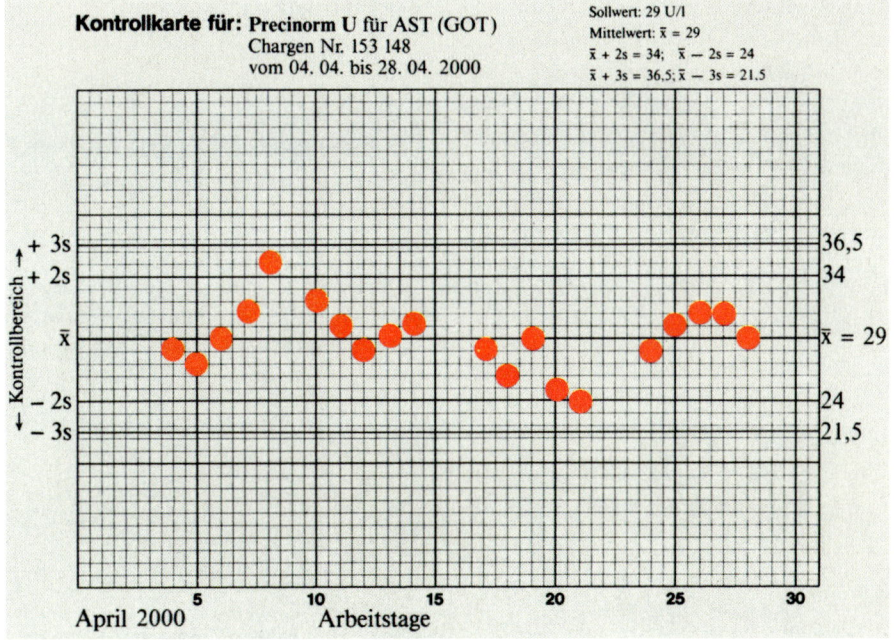

Abb. 10.7:
Kontrollkarte zur Präzisionskontrolle (Methode unter Kontrolle).

Ausfüllen einer Kontrollkarte
Auf der Kontrollkarte müssen folgende Angaben gemacht werden:
- Name des Kontrollserums (z. B. Precinorm U)
- Chargen-Nummer (z. B. 153 148)
- Bestandteil der Bestimmung (z. B. AST)
- Dauer der Messreihe (z. B. 4. April bis 28. April 2000)
- Sollwert (z. B. 29 U/l)
- Mittelwert (z. B. 29 U/l)
- Warngrenzen: $\bar{x} \pm 2s$ (z. B. 29 ± 5)
- Kontrollgrenzen: $\bar{x} \pm 3s$ (z. B. 29 ± 7,5)

Die Einzelwerte der Messreihe werden dann entlang der waagerechten Linie (Abszisse), die die Arbeitstage angibt, eingetragen. Der Mittelwert sollte in der Mitte des senkrechten Bereichs (Ordinate) der Kontrollkarte liegen.

Eine *Methode ist außer Kontrolle* bei Vorliegen
- eines Wertes außerhalb des Kontrollbereichs,
- von 7 aufeinanderfolgenden Werten oberhalb bzw. unterhalb der Mittelwertlinie,
- von 7 aufeinanderfolgenden Werten mit ansteigender Tendenz,
- von 7 aufeinanderfolgenden Werten mit abfallender Tendenz.

Berechnung des Variationskoeffizienten (VK)
Sehr häufig wird die Standardabweichung nicht in absoluten Zahlen, sondern in Prozenten vom Mittelwert angegeben. Dafür ist der Begriff des Variationskoeffizienten (VK) oder der relativen Standardabweichung gebräuchlich.

Er wird nach folgender Formel berechnet:

$$VK = \pm \frac{s \cdot 100}{\bar{x}} \%$$

In vorstehendem Beispiel beträgt der Variationskoeffizient oder zufällige Fehler:

$$VK = \pm \frac{2,5 \cdot 100}{29} \pm 8,6 \%$$

Der Variationskoeffizient sollte bei Enzymaktivitätsbestimmungen nicht mehr als 4 bis 10 %, bei Substratbestimmungen zwischen 2 bis 5 % und bei Elektrolytbestimmungen 1 bis 3 % betragen.

Liegen Messwerte außerhalb des Kontrollbereiches oder ist ein stetiges Ansteigen oder Absinken der Einzelwerte festzustellen, ist eine Überprüfung des Mess-Systems und eine Wiederholung der Tagesergebnisse erforderlich.

Wenn eine Methode außer Kontrolle gerät, dürfen die Befunde nicht diagnostisch verwertet werden.

Richtigkeitskontrolle

Zur Vermeidung systematischer Fehler bedient man sich der Richtigkeitskontrolle.

Das Richtigkeitsmaß R stellt die Abweichung des gefundenen Wertes vom Sollwert in Prozent dar.

$$R\,(\%) = \frac{\text{Sollwert} - \text{gefundener Wert}}{\text{Sollwert}} \cdot 100$$

R soll nicht größer als das Dreifache des für die gleiche Methode ermittelten VK sein und darf nach den Richtlinien der Bundesärztekammer 10 % nicht übersteigen.

Richtigkeitskontrollen werden ein- bis zweimal wöchentlich mit laborfremden Standardseren unter Angabe des Sollwertes durchgeführt.

Die Kontrollperiode endet, wenn eine andere Charge eines Kontrollserums eingesetzt werden muss (im Allgemeinen nach 6 bis 12 Monaten).

Ist eine Methode in Bezug auf Präzision und Richtigkeit intern unter Kontrolle *(interne Qualitätskontrolle)*, kann an Ringversuchen *(externe Qualitätskontrolle)* teilgenommen werden. Dabei werden Proben unbekannten Gehalts verschickt und in verschiedenen Laboratorien untersucht. Die Teilnahme an Ringversuchen wird in der Humanmedizin von der örtlich zuständigen kassenärztlichen Vereinigung angeordnet und von geeigneten Laboratorien durchgeführt.

10.5 Untersuchungen im Praxislabor

Im folgenden Kapitel wird eine Auswahl der in der tierärztlichen Praxis verlangten Laboruntersuchungen beschrieben, die die Tierarzthelferin unter Anleitung des Tierarztes oder bei genügender Kenntnis selbst durchführen kann.

Neben dem Laborkundeunterricht an der Berufsschule wird ein zusätzliches Studium der entsprechenden Literatur über Laborgeräte und -untersuchungen als notwendig erachtet.

10.5.1 Laborgegenstände und Laborgeräte

Allgemeine Laborgegenstände

- Reagenzglas (etwa 20 ml) für Harnproben
  - Zentrifugenglas
  - Spitzglas für Sediment
  - abgerundet für Blutuntersuchungen
- Reagenzglasständer aus Holz, Metall oder Kunststoff
- Reagenzglashalter, findet Verwendung zum Erhitzen der Reagenzgläser
- Becherglas aus Jenaer Glas, zum Erhitzen von Flüssigkeiten geeignet
- Erlenmeyerkolben, zum Schütteln und Erhitzen von Flüssigkeiten geeignet
- Messkolben zum genauen Abmessen größerer Flüssigkeitsmengen
- Messzylinder mit Graduierung zum groben Messen von Flüssigkeiten
- Stand- oder Glaszylinder ohne Graduierung; Spitzglas mit und ohne Stiel, zum groben Abmessen von Flüssigkeiten
- Trichter mit genau passendem Rundfilter
- Blockschälchen zum Einfüllen kleiner Flüssigkeitsmengen, die in Pipetten aufgesaugt werden
- Tropfflasche, mit der die enthaltene Flüssigkeit tropfenweise entnommen werden kann

- Objektträger sind kleine rechteckige Glasplättchen zum Aufbringen von Untersuchungsmaterial wie Blut, Harn, Kot, Hautgeschabsel, Gewebsschnitte, das unter dem Mikroskop betrachtet wird
- Deckgläschen
  - ungeschliffen für Sedimentuntersuchungen
  - geschliffen für die Zählkammer
- Pipetten sind geeichte graduierte Glasröhrchen (Messpipetten, Kugelpipetten für Leukozyten- und Erythrozytenzählung, Blutsenkungspipetten)
- Kolbenhubpipette als Pipettierhilfe für kleinste Flüssigkeitsmengen zu fotometrischen Untersuchungen
- Saug- oder Gummischlauch mit Mundstück für kleine Pipetten, auch mit Adapter zur Benutzung von Kapillaren
- Dispensette als Flaschenaufsatz zur automatischen Abmessung einer gewünschten Flüssigkeitsmenge
- Petrischalen zum Herstellen von Nährböden für Bakterien, als Ablageschalen und als Untersatz für Kotuntersuchungen
- Nierenschalen, aus Metall oder Kunststoff zum Ablegen gebrauchter Laborutensilien
- Mörser mit Pistill, halbkugelförmiges Gefäß, in dem man feste Stoffe zerreiben oder zerstampfen kann

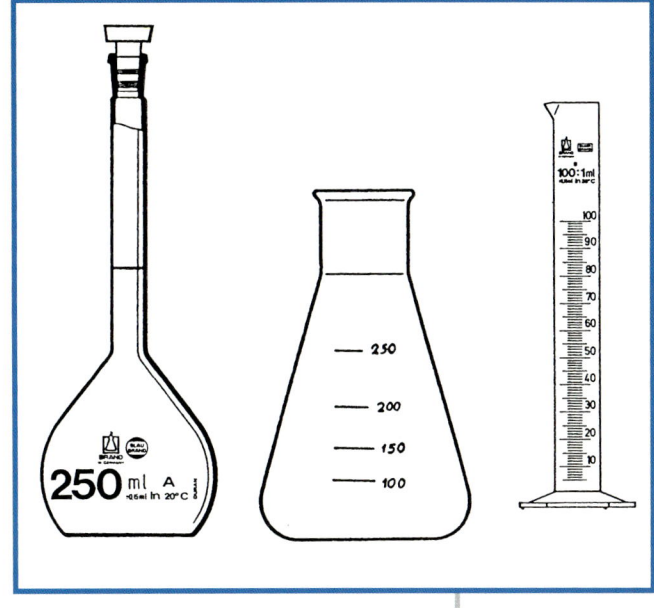

▲ Abb. 10.8: Volumenmessgeräte.

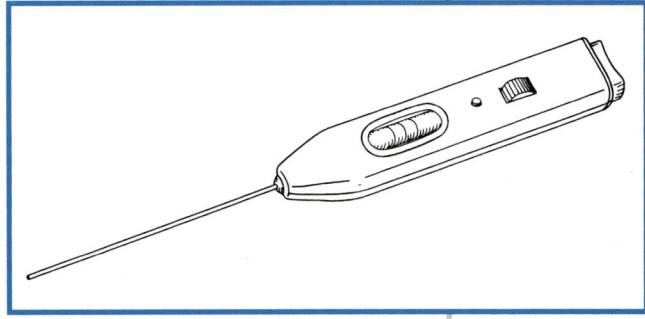

▲ Abb. 10.9: Mikropipettierhelfer.

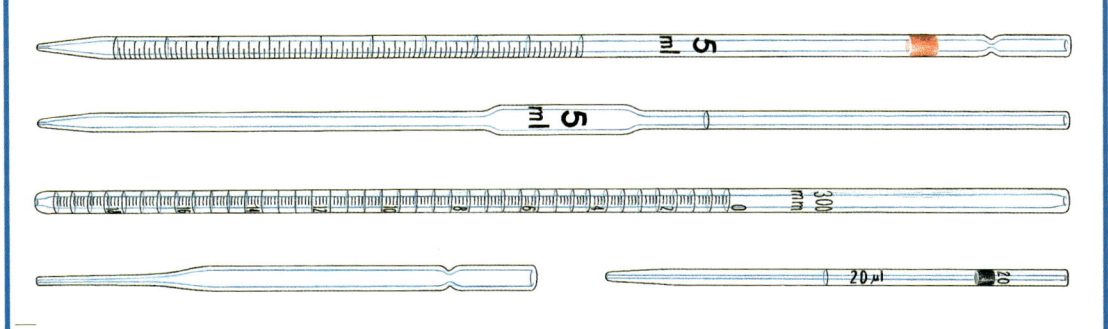

▲ Abb. 10.10: Pipetten (Mess-, Voll-, Blutsenkungs-, Hämometer-, Einmal-Pasteur-Pipetten).

Spezielle Laborgegenstände

- Zählkammern zur mikroskopischen Zählung von Blutkörperchen
- Kapillarröhrchen zum Aufsaugen von Vollblut für die Hämatokritbestimmung
- Pipettenständer für die Blutkörperchensenkungsreaktion
- Färbegestell zur Färbung eines Blutausstrichs
- Schüttelgestell für Blutmischpipetten (Kugelpipetten)
- Küvetten zur Aufnahme von Analysenlösungen, die im Fotometer gemessen werden
- Senkspindel mit passendem Standzylinder zur Messung der Harndichte (spez. Gewicht)
- Haarsieb für Kotuntersuchungen
- Trichter und passender Ständer für das Auswanderverfahren
- Platindrahtöse zum Auftragen von Material für die bakteriologische Untersuchung

Wichtige Laborgeräte

- Mikroskop mit Ölimmersion
- Zentrifuge zur Serum- und Plasmagewinnung, Mikrohämatokritzentrifuge mit Ablesegerät
- Kühlschrank
- Kurzzeitwecker
- Fotometer (Reflexions- und Absorptionsfotometer)
- Refraktometer für die Messung der Harndichte und der Proteinkonzentration im Plasma
- Bunsenbrenner
- Brutschrank

10.5.2 Hämatologische Untersuchungen (Blutstatus)

Für die klinische Diagnostik von Krankheiten ist die Blutuntersuchung oftmals unverzichtbar, da sie durch gezielten Einsatz und kritische Bewertung der Ergebnisse den Tierarzt in die Lage versetzt, klinische Untersuchungsbefunde zu objektivieren.

10.5.2.1 Blutstatus

Zu einem Blutstatus gehören die
- Bestimmung des Hämatokrits
- Zählung der Leukozyten
- Zählung der Erythrozyten
- Bestimmung des Hämoglobins
- Fertigung und Auszählung des Blutausstrichs (Differentialblutbild)

Bestimmung des Hämatokrits (Hkt)

Die einfachste Untersuchung, die Auskunft über das rote Blutbild geben kann, ist der Hämatokritwert. Er gibt den prozentualen Anteil der Erythrozytenmasse im Gesamtblut an (Volumenprozent der Erythrozyten). Der Hämatokritwert weist somit auf das Verhältnis von Blutkörperchen zu Blutplasma hin.

Die Bestimmung des Hämatokrits ist für die Erkennung von Anämien oder Bluteindickungen (Hämokonzentration) von großer Bedeutung.

Für die Bestimmung werden heparinisierte Kapillaren, Spezialkitt zum Verschließen der Kapillaren, eine Mikrozentrifuge und ein Ablesegerät benötigt. Die Kapillarröhrchen werden zu gut drei Viertel mit EDTA-Blut aufgezogen und nach einseitigem Verschluss mit Kitt etwa 6–8 Minuten in einer speziellen Mikrozentrifuge zentrifugiert. Bei Verwendung von speziellen Kleinkapillaren und der entsprechenden Mikrohämatokrit-Zentrifuge ist der Verschluss mit Kitt nicht erforderlich.

Nach dem Zentrifugieren wird die Kapillare in das Auswertegerät gelegt und der Hämatokritwert abgelesen. Die Angabe erfolgt in Prozent (Blutsäule gegenüber der Gesamtsäule).

Die Hämatokritbestimmung ist eine der wichtigsten Untersuchungen in der Praxis. Neben dem Hämatokritwert können an der Kapillare noch der Leukozytensaum (»buffy coat«) zwischen roten Blutzellen und Plasma und das Plasma selbst (Farbe, Transparenz) beurteilt werden.

Der Leukozytensaum beträgt normalerweise etwa 1 mm. Ist kein Saum zu sehen, kann von einer Verminderung der Leukozytenzahl (Leukopenie) ausgegangen werden. Eine Saumbreite von 2 mm und mehr weist auf eine Vermehrung der Leukozyten hin (Leukozytose).

Eine verstärkte Gelbfärbung des Plasmas weist auf einen Ikterus hin (Abb. 10.12, Kapillare bei 1), eine milchige Trübung des Plasmas zeigt beim Hund eine deutlich erhöhte Fettkonzentration im Blut an (Kapillare bei 2), eine leichte Gelbfärbung des Plasmas ist beim Pferd physiologisch (Kapillare bei 3). Ein farbloses Plasma weist auf einen geringen Gehalt an Bilirubin hin (Kapillare bei 4), was bei Hund, Katze, Rind und Schwein normal ist.

Liegt bei diesen Haustieren eine Hämolyse im Blut vor (Hämoglobinämie), wird das Plasma rötlich transparent.

Blutzellzählung

Die Zählung von Blutkörperchen erfolgt mikroskopisch mit Hilfe von Zählkammern nach Verdünnung der Blutprobe in ganz bestimmten Verdünnungspipetten.

In größeren tierärztlichen Labors werden die Blutzellzählungen heute weitgehend durch automatisierte Blutzellzählgeräte durchgeführt, die nach unterschiedlichen physikalischen Messprinzipien arbeiten. Diese elektronischen Zählgeräte weisen eine sehr gute Präzision auf und vermögen in kurzer Zeit neben der Zählung der einzelnen Blutzellen auch eine Differenzie-

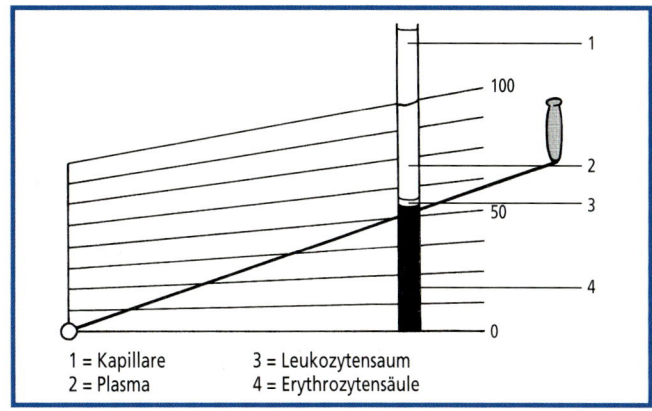

1 = Kapillare 3 = Leukozytensaum
2 = Plasma   4 = Erythrozytensäule

▲ **Abb. 10.11:** Ablesen des Hämatokrits mit dem Auswertegerät.

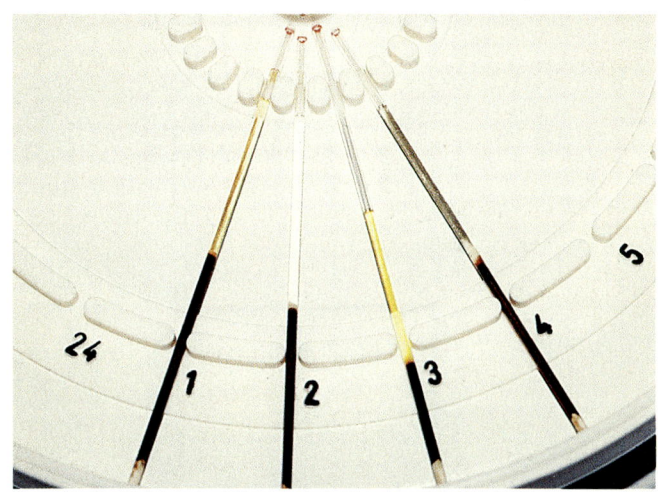

▲ **Abb. 10.12:** Hämatokritkapillaren mit unterschiedlichem Plasma.

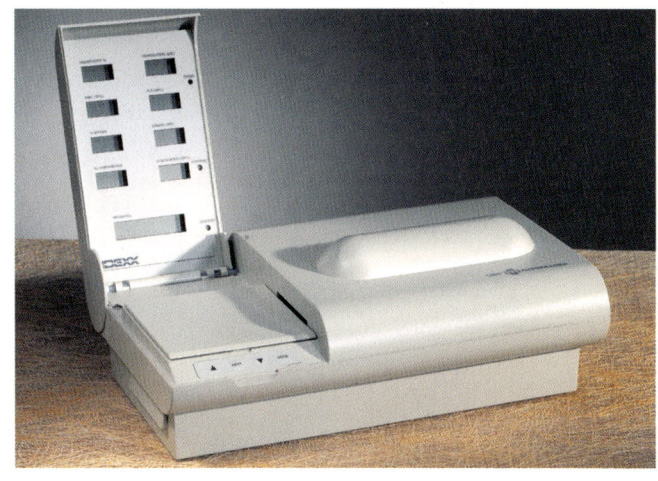

▲ **Abb. 10.13:** Zellzählgerät QBC® VetAutoread.
* QBC und VetAutoread sind eingetragene Warenzeichen der Firma Becton Dickinson & Co.

rung der Leukozyten vorzunehmen. Da die Anschaffungskosten automatischer Zählgeräte jedoch sehr hoch sind, wird im tierärztlichen Praxislabor häufig die mikroskopische Zählung in der Zählkammer durchgeführt.

Ein weniger aufwendiges Zählgerät ist das zentrifugale Hämatologiesystem (QBC-System), mit dem die Gesamtleukozytenzahl, die Granulozyten und Lymphozyten sowie die Thrombozyten gezählt werden können. Außerdem wird der Hämatokrit bestimmt. Zur Differenzierung der Granulozyten ist jedoch die Anfertigung eines Blutausstrichs unumgänglich.

Das Messprinzip des QBC-Systems beruht auf der Tatsache, dass die verschiedenen Blutzellen unterschiedliche Dichten aufweisen und sich in individuelle Zellschichten (Pellets) auftrennen, wenn sie in einem Mikrohämatokrit-Röhrchen zentrifugiert werden.

Leukozytenzählung

Zur Untersuchung des Leukozytengehaltes im Blut wird zuerst eine Blutverdünnung von 1:20 mit der Leukozytenpipette vorgenommen, da der Gehalt an Leukozyten im Blut vergleichsweise zu dem der Erythrozyten sehr gering ist (nur rund 1/1000 der Blutzellen entfällt auf die Leukozyten).

Die Leukozytenpipette wird bis Marke 0,5 mit ungerinnbar gemachtem Blut (z. B. EDTA-Blut) aufgezogen und sofort anschließend mit 3-prozentiger Essigsäurelösung zur Verdünnung und Auflösung der Erythrozyten bis zur Marke 11 aufgefüllt. Um die Leukozyten besser sichtbar zu machen, kann man der Essigsäurelösung etwas Gentianaviolett zusetzen (Handelsname der fertigen Verdünnungslösung: TÜRKsche Lösung).

Die Pipette wird mit den Fingern an beiden Enden verschlossen und kräftig geschüttelt oder auf eine Schüttelmaschine gelegt. Das Blut ist jetzt im Pipettenbauch im Verhältnis 1:20 verdünnt.

Arbeit mit der Zählkammer

- Mit fest aufsitzendem geschliffenem Deckglas vorbereitete Zählkammer (nach NEUBAUER oder TÜRK) mit der Blutverdünnung beschicken.
- Die ersten Tropfen der Pipette verwerfen und die Zählkammer füllen. Dabei die Pipettenspitze direkt am Rande des Deckgläschens schräg auf den mittleren Sockel der Kammer aufsetzen.
- Die Blutverdünnung vorsichtig – die spitzenferne Öffnung der Pipette ist mit dem Finger verschlossen zu halten – in die Zählkammer laufen lassen bis diese zum Rand der mittleren Überlaufrinne gefüllt ist.
- Nach einer kurzen Wartezeit wird die Zählkammer unter das Mikroskop gebracht. Zur Auszählung dreht man den Kondensor des Mikroskopes nach unten und kippt seine Frontlinse aus dem Strahlengang.

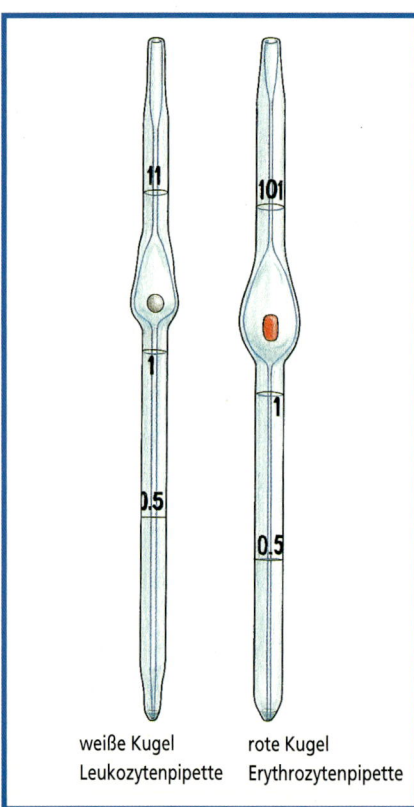

Abb. 10.14 Verdünnungspipetten für die Zählung von Leukozyten und Erythrozyten.

weiße Kugel
Leukozytenpipette

rote Kugel
Erythrozytenpipette

- Die Zählkammer weist eine gravierte, quadratische Netzeinteilung auf. Mit 10er-Objektiv werden jetzt mindestens zwei Großquadrate (Kantenlänge 1 mm) ausgezählt.
- Um die Leukozytenzahl in 1 mm³ Blut zu bestimmen, muss die in zwei Großquadraten gefundene Leukozytenzahl mit 5 (2 x 0,1 mm³ x 5 = 1 mm³) und nochmals mit 20 (Blut 1:20 verdünnt) multipliziert werden.

Beispiel:

67 gezählte Leukozyten in 2 Großquadraten →

67 x 5 x 20 = 6700 Leukozyten in 1 mm³ Blut

Erythrozytenzählung
Die Zählung der roten Blutzellen wird nach ähnlichem Prinzip durchgeführt. Dabei wird frisches oder gut gemischtes, ungerinnbar gemachtes Blut mit der Erythrozytenpipette bis zur Marke 0,5 aufgezogen und mit *Hayemscher Lösung* bis zur Marke 101 aufgefüllt (Verdünnung 1:200).

Die Auszählung erfolgt nach Beschickung der Zählkammer unter Verwendung des 40er-Objektivs. Die Erythrozyten werden dabei in fünf auseinander liegenden Gruppenquadraten (Kantenlänge 0,2 mm) ausgezählt.

Das Volumen über fünf Gruppenquadraten beträgt 0,02 mm³. Um die Erythrozytenzahl in einem Kubikmillimeter Blut zu bestimmen, muss die in fünf Gruppenquadraten gefundene Erythrozytenzahl mit dem Kammerfaktor 50 (0,02 mm³ x 50 = 1 mm³) und nochmals mit dem Verdünnungsfaktor 200 (Blut 1:200 verdünnt) multipliziert werden.

Beispiel:

350 gezählte Erythrozyten in 5 Gruppenquadraten →

350 x 50 x 200 = 3,5 Millionen Erythrozyten in 1 mm³ (µl)

Thrombozytenzählung *(siehe Gerinnungsuntersuchungen)*

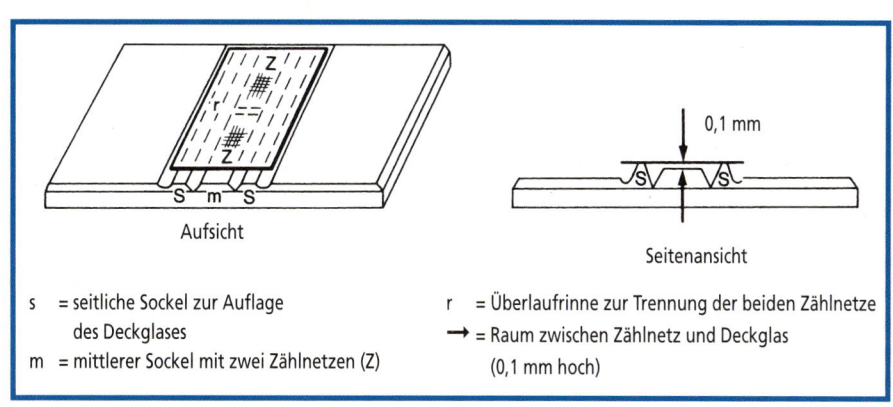

Abb. 10.15: Zählkammer mit aufliegendem Deckglas.

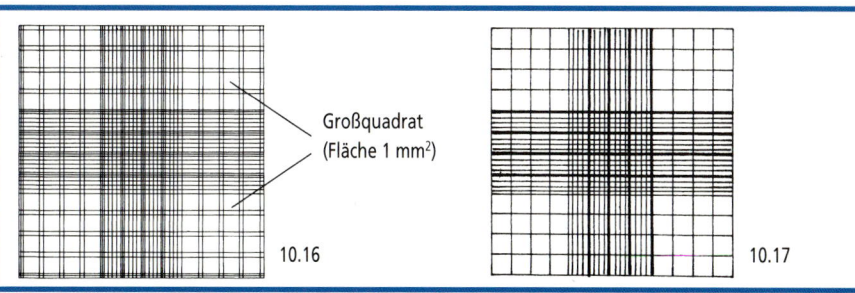

Abb. 10.16: Zählnetz nach TÜRK mit Auszählquadraten.

Abb. 10.17: Zählnetz der NEUBAUER-Zählkammer mit Erythrozytenzählfeld.

Bestimmung des Hämoglobins

Die Bestimmung des Hämoglobingehaltes im Blut ergibt Hinweise auf die Menge des im Blutkreislauf zirkulierenden Sauerstoffträgers. Sie hat für die Ermittlung der Anämie im Zusammenhang mit der Erythrozytenzahl und dem Hämatokrit entscheidende Bedeutung.

Für die Bestimmung wird ungerinnbar gemachtes EDTA- oder Heparinblut verwendet.

Da Hämoglobin ein Farbstoff ist, wird seine Konzentration (g/dl) am besten fotometrisch im so genannten Cyanhämiglobinverfahren ermittelt. Hämoglobin wird dabei in Hämiglobin umgewandelt. Die Messung erfolgt am Fotometer bei einer Wellenlänge zwischen 520 und 560 nm.

Fertigung und Auszählung des Blutausstrichs (Differentialblutbild)

Mit Hilfe des Blutausstriches kann man die prozentuale Zusammensetzung der Leukozyten feststellen, die Thrombozyten beurteilen und die Größe, Form und Färbbarkeit der Erythrozyten prüfen.

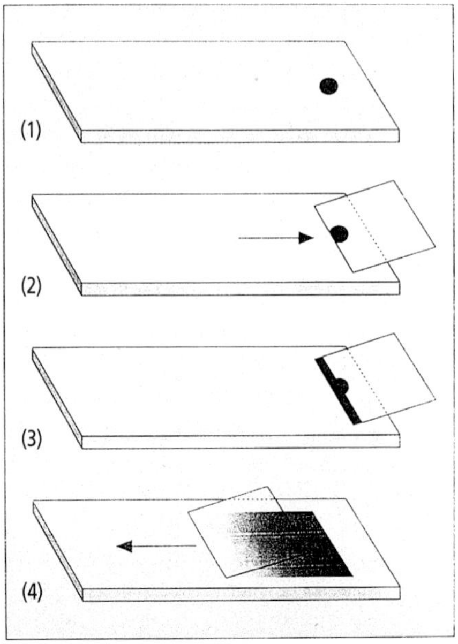

Abb. 10.18: Anfertigung eines Blutausstrichs auf einem Objektträger mit einem Deckglas.

Das Blut muss für die *Anfertigung eines Blutausstrichs* möglichst bald verarbeitet werden. Es ist äußeren Einflüssen (Schütteln, Hitze, Frost, Wasser, Detergenzien, Zeitablauf) gegenüber sehr empfindlich. Bereits nach 6 Stunden kommt es zu einer deutlichen Verminderung der Granulozyten durch Auflösungserscheinungen (Granulozytolyse). Deshalb sollte Blut zur Erstellung eines Differentialblutbildes nie verschickt werden. Der Ausstrich ist unverzüglich im Praxislabor vorzunehmen und kann dann nach Trocknung und Fixierung versandt werden.

Für den Blutausstrich sind gut mit Alkohol oder Äther entfettete Objektträger und geschliffene Deckgläschen zu verwenden.

Ausstrichtechnik:
- Zuerst wird ein kleiner Tropfen Blut auf die rechte Seite eines Objektträgers – etwa 1 cm vom schmalen Rand entfernt – gebracht (1).
- Zum Ausstreichen legt man den Objektträger auf einen Tisch und fixiert ihn seitlich. Danach wird ein mit Daumen und Zeigefinger gehaltener zweiter schmaler Objektträger oder ein Deckglas schräg von links etwa in einem Winkel von 45° herangeführt, bis der Blutstropfen die Glasfläche berührt (2), und an dieser durch Adhäsion zerfließt (3).
- Anschließend wird das Blut gleichmäßig und zügig nach links so ausgestrichen, dass eine gleichmäßig dünn auslaufende Fahne entsteht (4).

Die Herstellung eines guten Blutausstrichs erfordert viel Übung und Geduld. Auf dem Ausstrich müssen bei mikroskopischer Betrachtung die Blutkörperchen nebeneinander liegen. Deshalb muss schon bei grober Betrachtung das Blut gleichmäßig verteilt sein.

Anschließend beschriftet man den Ausstrich und lässt ihn ausreichend an der Luft trocknen. Der getrocknete Blutausstrich wird dann auf eine Färbebank gelegt.

Für die **Färbung** gibt es verschiedene Methoden. Bewährt hat sich die kombinierte *May-Grünwald-Giemsa-Färbung* (panoptische Färbung nach PAPPENHEIM), die folgendermaßen durchgeführt wird:
- Zunächst Giemsa-Gebrauchslösung frisch herstellen (10 Tropfen Giemsa-Konzentrat in 10 ml Aqua dest. oder Phosphatpuffer pH 7,2).
- Ausstrich mit konzentrierter May-Grünwald-Lösung bedecken.
- Nach 3 Minuten Aqua dest. hinzufügen und 1 Minuten einwirken lassen.
- Farblösung abkippen.
- Giemsa-Lösung zufügen und einwirken lassen.
- Nach 15 bis 20 Minuten Objektträger mit dem Ausstrich kräftig mit fließendem Wasser abspülen, bis keine Farbflecken mehr vorhanden sind.
- Schließlich Ausstrich senkrecht an der Luft trocknen lassen.

Nach dem Trocknen wird der fertige Blutausstrich mit *Ölimmersion* mikroskopisch untersucht (Blutzellen siehe Abb. 10.20). Es werden mindestens 100 Leukozyten in den Teilen des Ausstrichs differenziert, in denen die Erythrozyten nebeneinander liegen Dabei erfolgt eine mäanderförmige Durchmusterung des Ausstrichs.

Der Ausstrich wird bei 1000facher Vergrößerung (Okular 10x, Objektiv 100x) unter Verwendung von Immersionsöl ausgewertet. Der Kondensor ist dabei hochgedreht und die Blende offen.

Da 100 Leukozyten differenziert werden, erfolgen die Angaben zum Differentialblutbild in Prozentzahlen.

Beispiel eines physiologischen Differentialblutbilds beim erwachsenen Pferd:

70 % segmentkernige neutrophile Granulozyten

2 % stabkernige neutrophile Granulozyten

25 % Lymphozyten

1 % eosinophile Granulozyten

2 % Monozyten

100 % differenzierte Leukozyten

Nur in dünnen, gut gefärbten Blutausstrichen lässt sich eine qualitative Bestimmung nach Art, Form, Größe und Färbbarkeit der Erythrozyten vornehmen.

Bei einer Anämie (Blutarmut) ist eine sorgfältige Beurteilung des Blutausstriches zu ihrer Differenzierung erforderlich. Deutliche Veränderungen im Blutausstrich weisen die roten Blutzellen nach ihrer Größe, Form und Färbbarkeit auf. Die Erythrozyten können bei Anämie deutlich verkleinert sein (Mikrozytose) und eine zentrale Blässe aufweisen (Hypochromie). Ferner können Vorstufen von Erythrozyten (kernhaltige Normoblasten) auftreten.

Anämien können bei allen Haustieren nach äußeren und inneren Blutungen *(Blutungsanämie)*, nach einer im Körper des Tieres ablaufenden Hämolyse *(hämolytische Anämie)* und nach einer mangelnden Bildung von roten Blutzellen im Knochenmark *(hypoplastische Anämie)* entstehen.

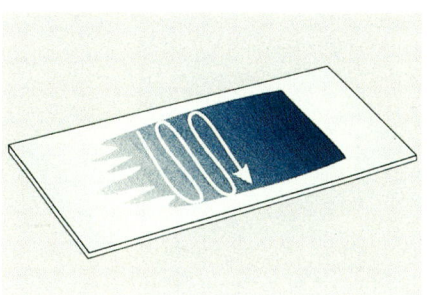

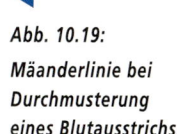

Abb. 10.19: *Mäanderlinie bei Durchmusterung eines Blutausstrichs.*

Testsimplets® (Boehringer Mannheim)

Vielfach werden heute zeitraubende Färbungen durch die Benutzung von gebrauchsfertigen, farbbeschichteten Objektträgern (Testsimplets®) ersetzt.

Dabei werden 10 µl Blut (ein kleiner Tropfen) mit einer Kolbenhubpipette auf ein Deckglas aufgetragen und so auf das Farbfeld des Objektträgers gelegt, dass der Tropfen der Blutprobe in der Mitte des Farbfeldes zu liegen kommt. Die Probe darf nicht ausgestrichen werden!

Nach 15 Minuten ist eine Beurteilung möglich.

Spezialfärbungen

Spezielle Färbungen werden angewandt, wenn die Blutuntersuchung über die routinemäßige Fragestellung hinaus geht, z. B. Bestimmung von Retikulozyten, den Vorstufen der Erythrozyten bei Anämien mit Brillantkresylblau-Lösung oder Untersuchungen auf Blutparasiten mit Giemsa-Lösung.

Soll der Blutausstrich einem speziellen diagnostischen Institut zugeleitet werden, ist dieser vorher für 1 Minute mit Methylalkohol zu fixieren.

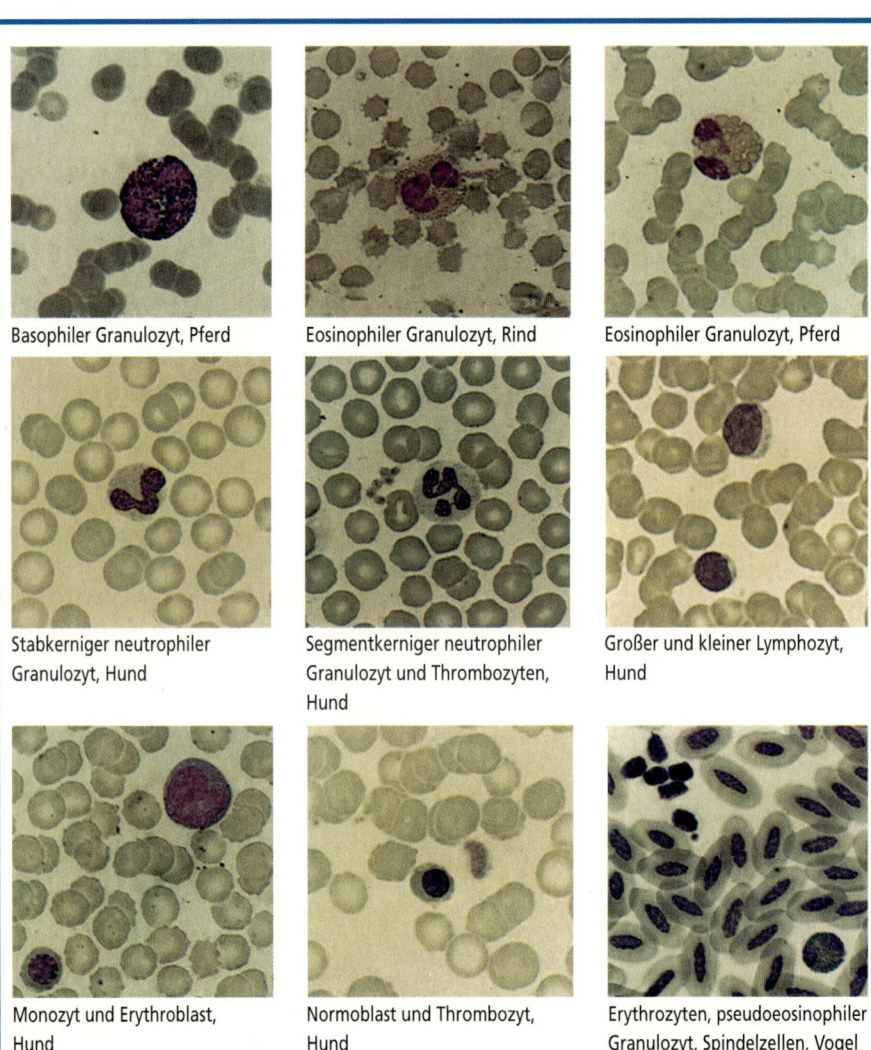

Abb. 10.20: Verschiedene Blutzellen einiger Haustiere.

Retikulozytenfärbung

Mit einer Spezialfärbung (»Vital«-Färbung mit 1-prozentiger Brillantkresylblaulösung in physiologischer Kochsalzlösung) lassen sich unreife, kernlose Erythrozyten, sogen. Retikulozyten nachweisen.

- In Kunststoffröhrchen gleiche Teile Blut mit Brillantkresylblau-Lösung (je etwa 0,1 ml) vorsichtig mischen.
- Nach dem Verschließen des Röhrchens 15 Minuten stehen lassen.
- Nach erneutem Mischen auf einem Objektträger ausstreichen.
- Ausstrich 30 Minuten trocknen lassen.

Giemsa-Färbung

Für eine differenzierte Darstellung von Blutparasiten (z. B. Babesien) und Knochenmarkausstrichen sowie eosinophilen Granulozyten und Mastzellen (basophile Granulozyten im Gewebe), z. B. im Trachealsekret, wird eine Giemsa-Färbung benötigt.

- Frisch zubereitete, verdünnte Giemsa-Lösung (Azur-Eosin-Methylenblau-Lösung) verwenden.
- Luftgetrockneten Blutausstrich 5 Minuten mit Methanol fixieren.
- Nach dem Trocknen 20 bis 30 Minuten mit Giemsa-Lösung färben.
- Nach Abspülen des Ausstrichs mit Leitungswasser senkrecht an der Luft trocknen lassen.
- Nach Giemsa-Färbung stellen sich eosinophile Granula rötlich-braun und die Kerne von Blutparasiten leuchtend rot dar.

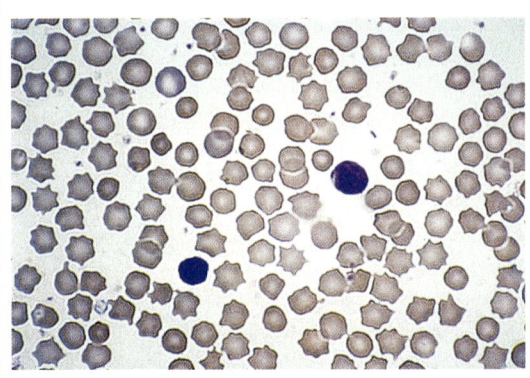

▲ Abb. 10.21: Einwandfreier Ausstrich mit nebeneinander liegenden Erythrozyten und zwei kleinen Lymphozyten.

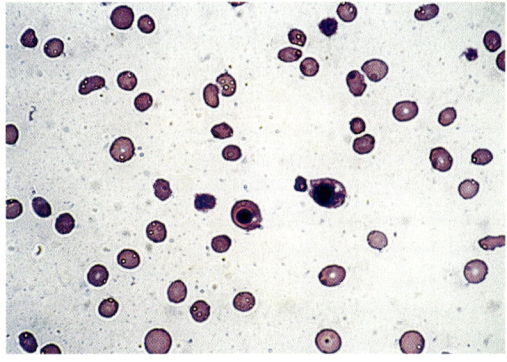

▲ Abb. 10.22: Blutausstrich bei einem Hund mit mikrozytärer Anämie.

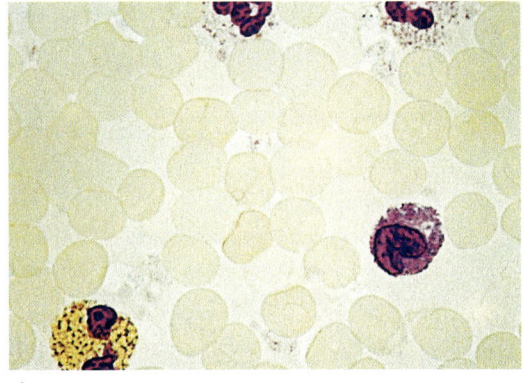

▲ Abb. 10.23: Normale Zellformen des peripheren Blutes mit Testsimplets®.

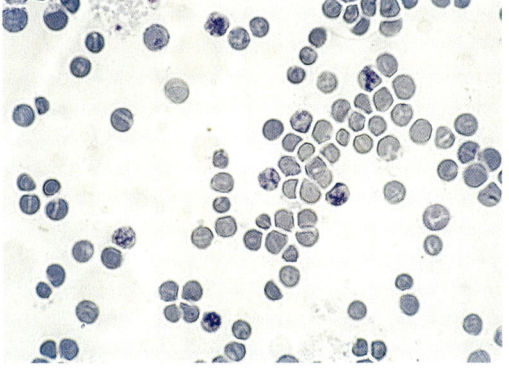

▲ Abb. 10.24: Nachweis von Retikulozyten in Brillantkresylblau.

LABORUNTERSUCHUNGEN

Blutkörperchensenkungsreaktion

Diese Untersuchungsmethode ist leicht durchführbar und wird gerne als Suchtest eingesetzt, z. B. zur Erfassung von Entzündungsvorgängen im Körper.

Im strömenden Blut werden die Erythrozyten in der Schwebe gehalten und ordnen sich, physikalischen Gesetzen gehorchend, zwischen den Leukozyten und dem Rand des Blutgefäßes an. In ungerinnbar gemachtem Blut (Zitratblut) setzen sich die Erythrozyten entsprechend der Schwerkraft nach unten ab.

Die Messung der Blutkörperchensenkungsgeschwindigkeit erfolgt mit der *WESTERGREN-Methode,* die die Senkung in mm/Zeiteinheit misst. Dazu werden graduierte (von 1 bis 200 mm) mit Zitratblut gefüllte *WESTERGREN*-Pipetten in einen Senkungsständer gestellt und die Senkung nach 1 Stunde und 24 Stunden abgelesen.

Beim Pferd wird eine Vertikalsenkung durchgeführt. Sie verläuft artentsprechend viel schneller als bei den anderen Tierarten.

Bei Hund und Katze eignet sich infolge der langsamen Senkungsreaktion eine Schrägsenkung.

10.5.2.2 Gerinnungsuntersuchungen

Bei Störungen der Blutgerinnung (Hämostase) werden Gerinnungstests durchgeführt.

Ursachen für Gerinnungsstörungen:
- Mangel an Blutplättchen (Thrombozytopenie)
- krankhafte Störungen in Blutgefäßen mit innerer Blutung
- Störungen in den Gerinnungssystemen

Thrombozytenzählung
- Zur Ermittlung der Thrombozytenzahl wird frisches EDTA-Blut benötigt.
- Mit einer 20-µl-Kunststoffkapillare aus einem kommerziell erhältlichen Testset (Thromboplus®, Fa. Sarstedt) wird aus dem EDTA-Röhrchen Blut aufgesaugt.
- Die Kapillare wird von außen gereinigt und 2 Minuten liegen gelassen.
- Kapillare in Thromboplus®-Röhrchen mit Transformationslösung geben.
- Durch vorsichtiges Schwenken Inhalt der Kapillare in die Transformationslösung entleeren.
- Nach Beschicken der Zählkammer nach NEUBAUER *(siehe Erythrozytenzählung)* muss die Sedimentation der Thrombozyten abgewartet werden (ca. 15 Minuten).
- Bei 400facher Vergrößerung wird mit Phasenkontrast bzw. weit geschlossener Kondensorblende mikroskopiert.
- Die Thrombozyten erscheinen bei vorsichtiger Bewegung der Mikrometerschraube als Licht brechende, kugelförmige Gebilde mit hellem Hof, die sich auf Grund der Brownschen Molekularbewegung zitternd bewegen.
- Auszählung von 5 Erythrozyten-Gruppenquadraten.

Berechnung:

Addition aller Thrombozyten in den 5 Gruppenquadraten,

Multiplikation mit 5000 = Thrombozyten/µl.

Ist das Gerinnungssystem (z. B. durch eine Cumarinvergiftung) gestört, so kann der so genannte *Quickwert* (Ca-Thromboplastinzeit) mit einem Koagulometer gemessen werden.

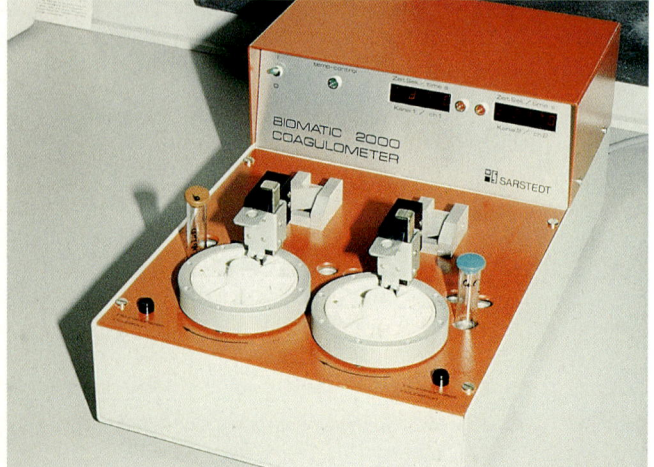

Abb. 10.25: Koagulometer zur Messung der Gerinnungszeit.

Weitere Suchtests für Gerinnungsstörungen (Koagulopathie) und bei erhöhter Blutungsbereitschaft bei Gefäßstörungen sind die Bestimmung der partiellen Thromboplastinzeit (PTT) und der Thrombinzeit (TZ) ebenfalls in einem Koagulometer.

Eine weitere Messgröße für die Gerinnung ist das *Fibrinogen*. Dieser Parameter hat Bedeutung zur Feststellung des Grades einer Entzündung und wird ebenfalls im Koagulometer gemessen.

10.5.2.3 Blutgasanalyse

Im tierischen Organismus liegt der pH-Wert des Blutes in engen physiologischen Grenzen (meist zwischen 7,36 bis 7,44).

Bei verschiedenen inneren Krankheiten, z. B. Magen- und Darmentzündungen mit Brechdurchfällen, Darmverschlüssen, Koliken des Pferdes, Herzinsuffizienz oder Nierenversagen kommt es zu Störungen des Säure-Basen-Haushalts im Blut. Die Reaktion des Blutes (pH-Wert) verändert sich. Es ensteht eine Übersäuerung des Blutes (Azidose) oder eine Alkalivermehrung im Blut (Alkalose).

In diesem Zusammenhang verändert sich auch das Puffersystem im Blut durch Bikarbonat. Bei einer Azidose ist der Bikarbonatgehalt vermindert und es liegt eine negative Basenabweichung vor.

Die Veränderungen des pH-Werts, des Bikarbonatgehalts und der Basenabweichung im Blut können in einem *Blutgasanalysegerät* gemessen werden. Zur Messung wird venöses Blut benötigt, das durch Heparin ungerinnbar gemacht wurde. Hierzu liegen entsprechende Monovetten mit oranger Kappe vor (Abb. 10.3).

Bei chronischen Lungenkrankheiten besonders beim Pferd werden Veränderungen des Sauerstoff- und Kohlendioxidpartialdrucks beobachtet. Die Bestimmung dieser Gaswerte ist zur Erkennung des Grades der Lungenerkrankung und für entsprechende Therapiemaßnahmen von Bedeutung. Hierfür wird arterielles Blut benötigt, das aus der Halsschlagader (Arteria carotis communis) durch Punktion mit feiner Kanüle (0,7 bis 0,8 mm Durchmesser) gewonnen wird. Die Messung wird ebenfalls in einem Blutgasanalysegerät mit Heparin als Antikoagulans durchgeführt.

10.5.3 Klinisch-chemische Untersuchungen

Neben den Blutzellen (korpuskuläre Bestandteile) besteht das Blut aus dem Plasma (Blutflüssigkeit). Das Plasma setzt sich aus vielen Stoffen zusammen. Für diagnostische Untersuchungen im Praxislabor sind von Bedeutung:

Substrate
(Nährstoffe, Grundsubstanzen des Stoffwechsels)
- Gesamtprotein (Albumin, Globuline)
- Glukose (Blutzucker)
- Lipide (Fettstoffe, Cholesterin, Triglyzeride)

Metaboliten (Stoffwechselprodukte)
- Bilirubin (Farbstoff, Abbauprodukt des Hämoglobins)
- Harnstoff (harnpflichtiges Ausscheidungsprodukt)
- Kreatinin (Metabolit des Muskelstoffwechsels, harnpflichtig)
- Laktat (Milchsäure, anaerobes Stoffwechselprodukt)

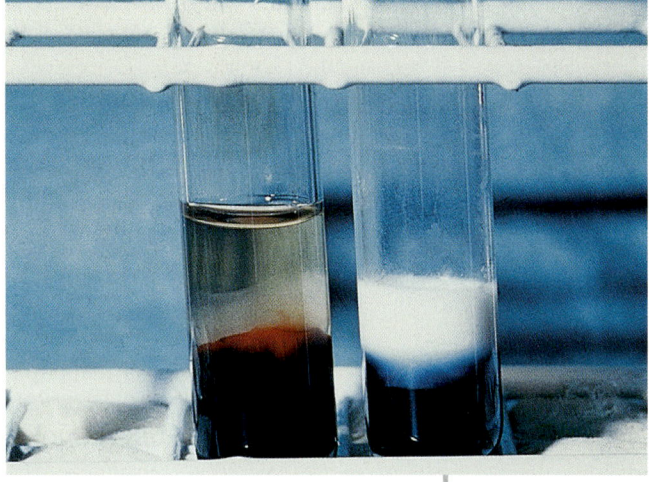

Abb. 10.26: Hoher Triglyzeridgehalt im Blut eines Hundes (lipämisches Serum) – optischer Vergleich mit normalem Serum.

Enzyme
(Reaktionsbeschleuniger im Stoffwechsel, Katalysatoren)
- LDH (Laktatdehydrogenase, unspezifisches Enzym)
- AST (Aspartat-Amino-Transferase, früher GOT, Muskel- und Leberenzym)
- ALT (Alanin-Amino-Transferase, früher GPT, Leberenzym)
- γ-GT (Gamma-Glutamyl-Transferase, Leberenzym)
- AP (alkalische Phosphatase, Knochen- und Leberenzym)
- CK (Kreatinkinase, Muskelenzym)

Elektrolyte
(Mineralstoffe in gelöster Form, elektrisch geladen)
- Natrium (Na^+), extrazellulär
  → Flüssigkeitshaushalt
- Chlorid (Cl^-), extrazellulär
  → Flüssigkeitshaushalt
- Kalium (K^+), intrazellulär
  → u.a. Muskelkontraktion
- Phosphat (PO_4^{--}), intrazellulär
  → Knochenaufbau
- Bikarbonat (HCO_3^-)
  → Puffer im Säure-Basen-Haushalt
- Kalzium (Ca^{++}) → Knochenaufbau
- Magnesium (Mg^{++}) → neuromuskuläre Übertragung
- Eisen (Fe^{++}) → Blutbildung

Zum quantitativen Nachweis der genannten chemischen Blutbestandteile ist zuerst eine Serum- bzw. Plasmagewinnung (siehe Kapitel 10.2.1) erforderlich. Danach wird eine klinisch-chemische Analyse im Fotometer durchgeführt.

Grundsätzlich können die Bestimmungen von Substraten und Enzymen in einem Absorptionsfotometer (nasschemisch) oder in einem Reflexionsfotometer (trockenchemisch mit einem Teststreifen) durchgeführt werden.

Die Bestimmung von Elektrolytkonzentrationen ist in einem Flammenfotometer und zum Teil auch bei der Blutgasanalyse möglich.

10.5.3.1 Absorptionsfotometrie (»Nasschemie«)

Tierärztliche Praxislabors sind heute vielfach mit Fotometern unterschiedlicher Art ausgerüstet. Die Kenntnis des Wirkungsprinzips eines Fotometers ist deshalb auch für die Tierarzthelferin wichtig.

Klinisch-chemische Analysen von Körperflüssigkeiten werden nach bewährter Methode im Fotometer durchgeführt.

Zu untersuchende Substrate, Metaboliten und Enzyme werden entsprechend ihrer Mengen bzw. Aktivität in eine mehr oder weniger intensive Farblösung umgewandelt und fotometrisch gemessen. Es kann aber auch die Eigenfärbung der gelösten Substanz zur Messung herangezogen werden.

Eine Vielzahl von Stoffen, deren Kenntnis für die moderne Diagnostik unentbehrlich ist, lässt sich auf diese Weise im Blut, Harn und Liquor bestimmen.

Messprinzip eines gebräuchlichen Absorptionsfotometers

Das Spektrallinienfotometer hat eine Quecksilberdampflampe als *Lichtquelle*, die im Gegensatz zum Sonnenlicht kein fortlaufendes Spektralfarbenband aufweist, sondern nur einzelne, weiter auseinander liegende Spektrallinien. Durch eine linsenförmige Quarzoptik wird die Mess-Strahlung parallel gerichtet, und durch eine *Blende* wird die Streustrahlung abgehalten.

Das zur fotometrischen Messung benötigte monochromatische (einwellige) Licht wird durch ein für die jeweilige Untersuchung *passendes Filter* geliefert (Beispiele für Filtergrößen: 366 nm (UV-Licht!), 436 nm, 546 nm (Hämoglobin), 578 nm, 772 nm).

> **Merke:**
> Für jede Untersuchung ist die passende Filtergröße zu verwenden. Die Verwechslung von Filtern gilt als grober Fehler.

LABORUNTERSUCHUNGEN

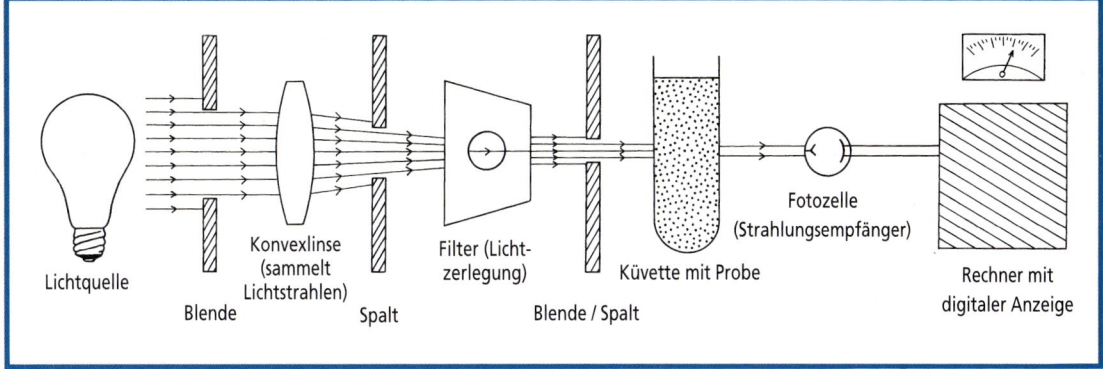

▲ *Abb. 10.27: Prinzip des Absorptionsfotometers (schematische Darstellung).*

Der Mess-Strahl durchdringt dann die mit der Analysenlösung gefüllte *Küvette* und fällt auf die lichtempfindliche Schicht der *Fotozelle* (Strahlungsempfänger, der Lichtenergie in elektrische Energie umwandelt). Die entstandene Stromgröße wird mit einem *Galvanometer* gemessen.

Die *Extinktion* (Zahl, die am Fotometer abgelesen wird) zeigt den Grad der jeweiligen Lichtschwächung an.

Der Extinktionswert aus der Analyse ist ein Zahlenwert, der nun rechnerisch zum Leerwert der Standardprobe in Beziehung gesetzt wird, um die gesuchte Konzentration der Analysenprobe zu erhalten.

Die Veränderung der Lichtintensität beim Durchgang durch ein flüssiges Medium erfolgt nach einem physikalischen Gesetz *(LAMBERT-BEER-Gesetz)*, welches besagt, dass die Strahlungsintensität des Lichtes proportional abhängig ist von der Konzentration der gelösten Substanz und der Schichtdicke der Messprobe (Küvette).

Ist die Farblösung dunkler, wird mehr Licht absorbiert und ergibt höhere Werte als eine hellere Lösung.

Hämoglobin

Zur Hämoglobinbestimmung wird mit einer Hämoglobinpipette Blut aufgezogen und in eine vorbereitete Reaktionslösung zur Auflösung der Erythrozyten und Bildung von Cyanhämiglobin gebracht. Dieser Farbstoff wird dann fotometrisch gemessen.

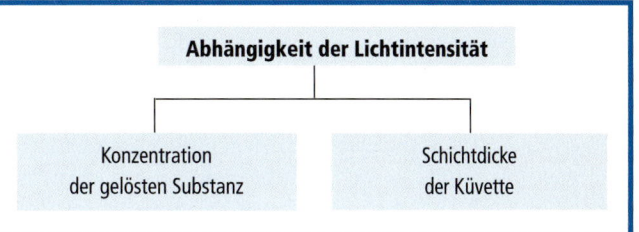

Substrate und Metaboliten

Substrate und Metaboliten werden nach Vorbereitung der Serum- oder Plasmaprobe mit den entsprechenden Testlösungen im Bereich des sichtbaren Lichts (380–780 nm) untersucht und deren Substanzmengen in g/dl (z. B. Hämoglobin, Gesamtprotein), in mg/dl (z. B. Glukose, Cholesterin, Triglyzeride, Bilirubin, Laktat, Harnstoff, Kreatinin) oder nach den neuen SI-Einheiten (siehe Kapitel 13) in Stoffmengenkonzentrationen in mmol/l (Millimol pro Liter) angegeben.

Gesamteiweiß kann auch mit einem Refraktometer (Abb. 10.34) bestimmt werden. Die Auftrennung von Eiweiß in seine Fraktionen Albumin und die verschiedenen Globuline ist durch eine Protein-Elektrophorese möglich.

Harnstoff und *Kreatinin* sind harnpflichtige Stoffe und können bei erhöhten Blutwerten über die Funktionsfähigkeit der Niere aussagen (→ Urämie).

Bilirubin, der gelbbraune Gallenfarbstoff, wird durch den Abbau des Hämoglobins vor allem in der Milz und Leber gebildet.

Erhöhte Werte zeigen einen Ikterus (siehe Kapitel 7.9) an. Pferde haben physiologisch höhere Bilirubinwerte.

Laktat (Milchsäure) wird bei besonderen Belastungen des Organismus (z. B. schwere körperliche Belastung, Schock) vermehrt gebildet und ist so ein empfindlicher Indikator für eine mangelnde Sauerstoffversorgung des Gewebes.

Zu den Analysen werden von den Herstellern Gebrauchsanleitungen (Analysebuch) mitgeliefert, da sie in ihrem Aufbau weitgehend vom jeweiligen Fotometertyp abhängig sind.

Enzymdiagnostik

Enzyme sind Eiweißkörper, die biochemische Reaktionen im Körper steuern. Da sie in lebenden Zellen gebildet werden, treten sie bei Zellschädigungen aus den Zellen aus und können so vermehrt im Serum nachgewiesen werden. Der Nachweis von Enzymen spielt bei vielen inneren Erkrankungen (z. B. Herz-, Muskel-, Leberkrankheiten) eine wichtige diagnostische Rolle.

Häufige in der tierärztlichen Praxis untersuchte Enzyme sind die AST (GOT), die ALT (GPT), die *alkalische Phosphatase* (AP) und das muskelspezifische Enzym *Kreatinkinase* (CK). Bei dystrophischen Lebererkrankungen hat die Gamma-GT hohe Aussagekraft.

Für bestimmte Gewebe spezifisch sind z. B. AST und ALT für die Leber beim Hund, und die CK für die Muskulatur beim Pferd. Andere Enzyme, wie die LDH und die AP kommen unspezifisch in mehreren Körpergeweben vor.

Enzyme arbeiten spezifisch, d. h. sie können nur für sie passende Stoffe (Substrate) umbauen.

Man unterscheidet drei verschiedene Enzymgruppen:
- *Zellspezifische Enzyme*
  Sie werden in Körperzellen entweder im Zytoplasma oder in den Mitochondrien oder auch in beiden gebildet (z. B. AST, ALT, AP, LDH, CK, Gamma-GT).
- *Enzyme exkretorischer Drüsen*
  Sie werden z. B. im Pankreas gebildet und wirken im Duodenum (z. B. Amylase, Lipase).
- *Plasmaspezifische Enzyme*
  Ihr Bildungsort ist die Leber und sie wirken im Blutplasma (z. B. Gerinnungsenzyme, Cholinesterase).

Enzyme sind temperaturabhängig und nicht stabil. Bei Erhöhung der Temperatur beobachtet man ein Ansteigen der Enzymaktivität. Die optimale Reaktionstemperatur liegt bei 25 °C. Bei 56 °C werden Enzyme denaturiert (zerstört).

> **Merke:**
> Eine Temperaturdifferenz von 1 °C kann eine Verfälschung des Ergebnisses um etwa 8 % bringen. Deshalb genau auf die Temperatur achten und auch die Küvetten bei 25 °C halten.

Enzyme werden mit entsprechenden Filtern im ultravioletten, für das Auge nicht sichtbaren Wellenbereich bei 340 oder 366 nm untersucht. Dabei wird jedoch nicht die Menge wie bei Substraten und Elektrolyten, sondern die Aktivität gemessen (kinetische Messung).

Gemäß der Aktivität der Enzyme wird eine zunehmende oder abnehmende Trübung der Analysenlösung am Fotometer registriert und die Extinktionsänderung pro Zeiteinheit bestimmt. Die Umrechnung erfolgt dann in standardisierte Einheiten (Units). Die Aktivität wird in Units pro Liter (U/l) angegeben.

> Ein Unit (U) = diejenige Enzymaktivität, die bei 25 °C und optimalen Testbedingungen 1 µmol Substrat pro Minute umsetzt.

Die Messung der Enzyme erfolgt unter genau festgelegten Analysebedingungen (optimierte Standardmethoden):
- Temperatur 25 °C (teilweise auch abweichend davon 30 °C)
- pH-Optimum
- optimale Substratkonzentration
- optimale Coenzymkonzentration (Coenzym = Hilfsenzym, das fotometrische Messung ermöglicht)
- Vermeidung von Inhibitoren

Inhibitoren sind Substanzen, die Enzyme hemmen können. Deshalb muss beim Auflösen von Kontrollseren u. a. auf Verwendung von sterilem Aqua bidest. geachtet werden.

Zur fotometrischen Bestimmung von Substraten, Metaboliten und Enzymen werden heute vielfach programmierbare, computergesteuerte Geräte verwendet, die Kombinationen des bewährten Spektrallinienfotometers mit einem Mikroprozessor in einer Einheit darstellen.

Der Mikroprozessor steuert und überwacht dabei den Messablauf der fotometrischen Analysen und errechnet das Ergebnis.

Bestimmung von Elektrolyten

Die Bestimmung der Konzentration von Elektrolyten wie Kalium (K^+), Natrium (Na^+) und Kalzium (Ca^{++}) wird in einem so genannten Flammenfotometer durchgeführt. Die Mess-Substanz wird gelöst und fein verteilt in eine »nicht leuchtende« Flamme gebracht. Dabei werden die Substanzen durch das bei Zerstäubung oder Verdampfung in einer Flamme auftretende Spektrum nachgewiesen. Die Berechnung der Konzentration erfolgt aus der jeweiligen Lichtintensität.

Bei allen fotometrischen Untersuchungen ist eine ständige Überprüfung aller benutzten Geräte, einschließlich der Küvetten, unbedingt erforderlich. Störungsmöglichkeiten, die zu falschen Messergebnissen führen, liegen nicht nur am Fotometer,

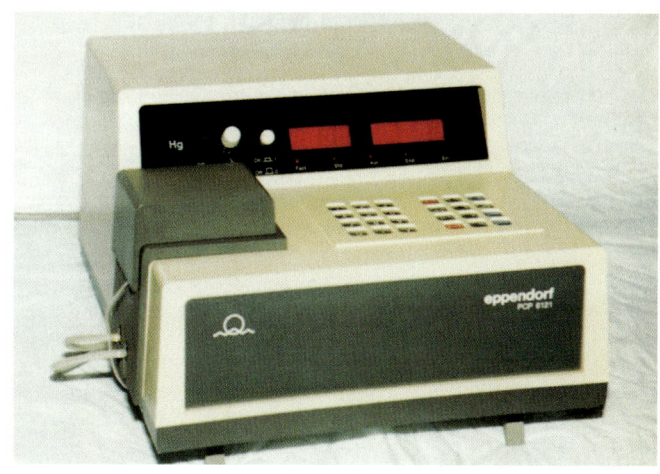

▲ *Abb. 10.28: Computergesteuertes Absorptionsfotometer.*

sondern haben ihre Ursache häufig bereits bei fehlerhafter Vorbereitung und Aufbewahrung der Probe und bei der Analyse (siehe Kapitel 10.4.2).

Die Bestimmung weiterer Plasma- bzw. Serumbestandteile wie **Hormone** (z. B. Kortisol, Thyroxin, Insulin, Progesteron), **Vitamine** (z. B. Vitamin E) oder **Spurenelemente** (z. B. Selen, Zink) gehört nicht zu den üblichen klinisch-chemischen Untersuchungen, die im Praxislabor durchgeführt werden können. Hierzu sind andere technische Voraussetzungen und Apparaturen, wie z. B. Hochdruckflüssigkeits-Chromatographen (HPLC) oder Gaschromatographen mit Massenspektrometrie (GCMS) erforderlich.

Dies gilt auch für Dopingproben oder Untersuchungen (z. B. Screening-Tests) bezüglich missbräuchlichem Arzneimitteleinsatz bei Kaufuntersuchungen des Pferdes. Bei entsprechender Fragestellung werden Untersuchungsanträge mit der Serumprobe zur Bestimmung der jeweiligen Substanz in dafür ausgerüstete Labors für Klinische Diagnostik eingesandt. Auf besondere Anweisungen dieser Labors bezüglich des Probenversands (z. B. erforderlicher tiefgekühlter Versand der Serumprobe) ist zu achten.

10.5.3.2 Reflexionsfotometrie (»Trockenchemie«)

Im Praxislabor werden heute überwiegend quantitative Bestimmungen von Substraten und Metaboliten (z. B. Glukose, Harnstoff, Cholesterin, Triglyzeride, Bilirubin), der Enzymaktivitäten von AST, ALT und der Gamma-GT und auch von Elektrolyten unter Verwendung geeigneter Trockenreagenzträger (Abb. 10.29) auf sehr einfache Weise durchgeführt.

Nach der entsprechenden Reaktionszeit kann die Konzentration des Substrats, die Enzymaktivität oder die Elektrolytmenge durch eine mikroprozessorgesteuerte Messtechnik direkt am Reflexionsfotometer abgelesen werden.

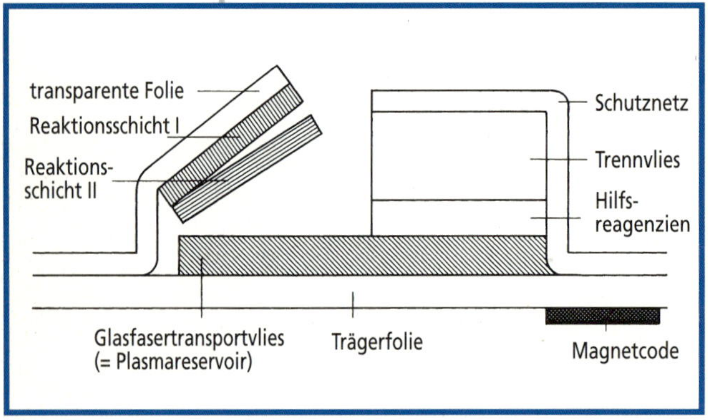

Diese Untersuchungen werden im Gegensatz zur herkömmlichen Absorptionsfotometrie (»Nasschemie«) als »Trockenchemie« bezeichnet. Eine vorherige chemische Vorbereitung der Analysenprobe wie bei der Absorptionsfotometrie ist nicht mehr erforderlich.

Die trockenchemische Untersuchung eignet sich insbesondere für Schnelltests im Sinne einer Sofortdiagnostik und bei geringem Probenanfall. Sind täglich mehr als 20 klinisch-chemische Untersuchungen durchzuführen, ist die Absorptionsfotometrie kostengünstiger.

Ein Magnetband auf der Rückseite jedes Reflotron®-Reagenzträgers enthält alle test- und chargenspezifischen Daten. Durch die Integration eines Plasmagewinnungssystems im Reagenzträger kann neben Plasma und Serum auch Blut mit einer Kolbenhubpipette (32 μl) präzise dosiert – nach Entfernen der Schutzfolie –, zentral auf die rot markierte Auftragszone aufgebracht werden. Die Pipettenspitze soll dabei die Auftragszone nicht berühren. Das Probenmaterial wird vom Testfeld sofort aufgesaugt.

Der Reagenzträger muss innerhalb von 15 Sekunden nach dem Pipettieren waagerecht in die Lade des Gerätes eingelegt werden. Nach Schließen des Schiebers werden die Daten des Magnetcodes zum Mikroprozessor übertragen. Das Ergebnis wird nach wenigen Minuten mit dem Parameterkürzel (z. B. GLU für Glukose) und der Konzentrationseinheit angezeigt.

Bei Enzymen wird zusätzlich die Bezugstemperatur angegeben. Das Mikroprozessorsystem überwacht sämtliche Funktionen, wie Temperierung, automatische Kalibrierung, testspezifische Durchführung und Auswertungen der Messungen einschließlich der Berechnung der Ergebnisse.

Reflotron®-Check, ein Kontrollstreifen, dient zur Funktionskontrolle des Mess-Systems.

▲ Abb. 10.29: Schematischer Aufbau eines Reflotron®-Reagenzträgers.

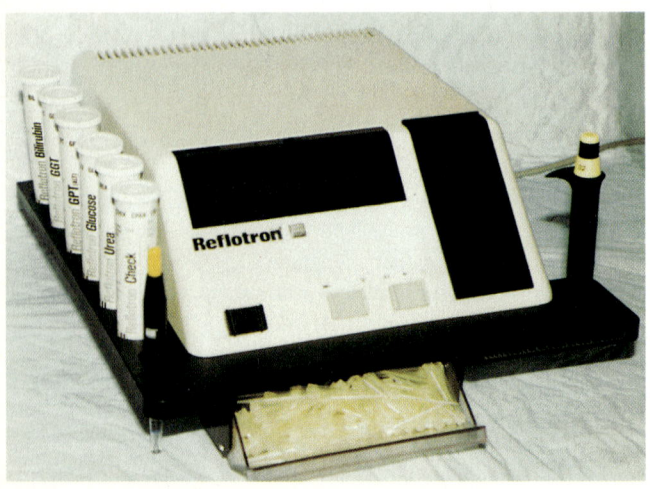

▲ Abb. 10.30: Vollautomatisches Reflexionsfotometer.

Mess-System beim Reflexionsfotometer

Der von der Leuchtdiode kommende Lichtstrahl wird mehrfach an der weißen Kugelinnenwand reflektiert und führt zu einer gleichmäßigen Verteilung des Lichts im Kugelinneren. Dort befinden sich ein Referenz-Empfänger zur Messung der Strahlungsintensität und ein Mess-Empfänger zur Bestimmung der vom Testfeld reflektierten Lichtmenge. Aus dem Verhältnis der beiden Empfänger ergibt sich der Reflexionswert. (Vergleiche das Messprinzip beim Absorptionsfotometer!)

In der tierärztlichen Klinik und Praxis finden auch weitere Trockenchemiegeräte als Analysenautomat (z. B. VetTest 8008) Verwendung. Die diagnostischen Möglichkeiten werden durch ein großes Profil an klinisch-chemischen Parametern (u. a. Elektrolyte, Ammoniak, Harnsäure) erweitert. Mehrere Tests sind gleichzeitig möglich. Das Gerät ist wartungsfrei und kalibriert sich automatisch.

Nach Auswahl des gewünschten Parameters wird ein Testplättchen eingeführt. Die Probennahme findet mit automatischer Pipette statt. Das Ergebnis wird in wenigen Minuten ausgedruckt.

10.5.3.3 Refraktometrische Messung von Plasmaprotein

Der quantitative Nachweis von *Plasmaeiweiß* kann neben der fotometrischen Messung auch mit einem Refraktometer erbracht werden. Darüber hinaus kann mit der entsprechenden Skala eines Refraktometers auch die *Harndichte* (spezifisches Gewicht) gemessen werden.

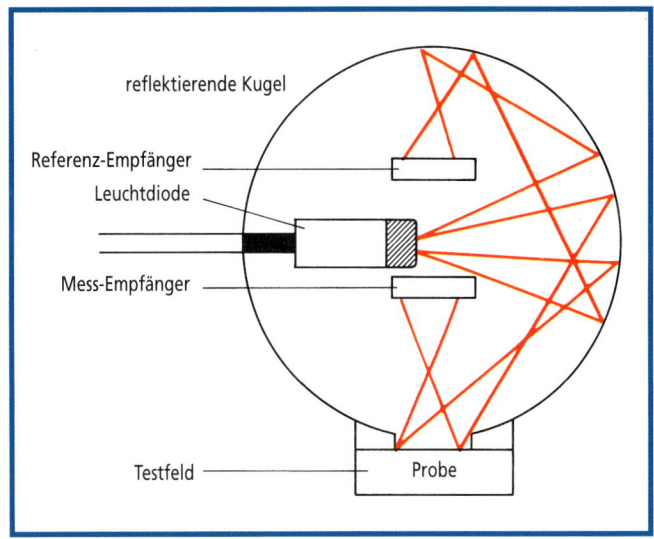

▲ *Abb. 10.31: Ulbrichtsche Kugel zur Reflexionsmessung (schematische Darstellung).*

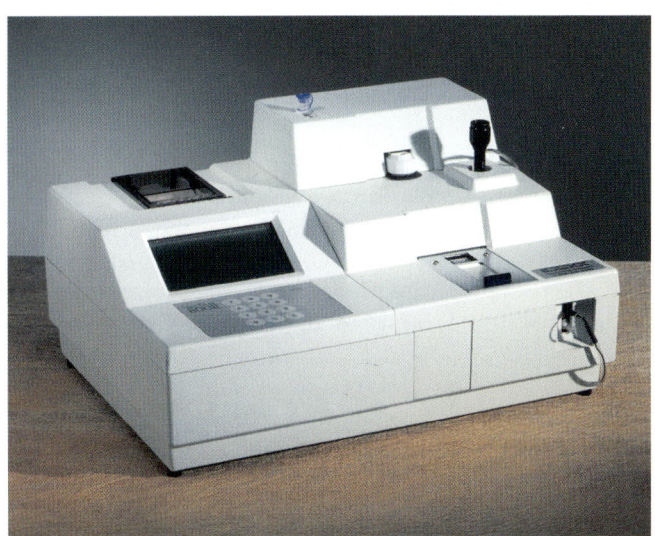

▲ *Abb. 10.32: Analysengerät VetTest 8008.*

◄ *Abb. 10.33: Refraktometer zur Messung von Plasmaeiweiß und der Harndichte.*

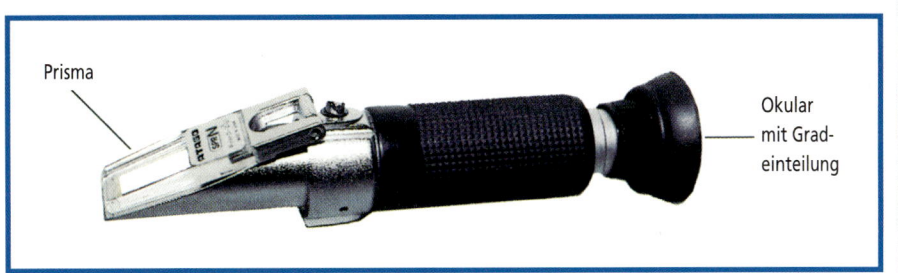

Das Refraktometer ist ein optisches Instrument, das am oberen Ende ein Okular mit Gradeinteilung und am unteren Ende ein Prisma trägt.

Messung
- Auf die sichtbare Fläche des Messprismas bringt man wenige Tropfen der Untersuchungslösung (z. B. Plasma aus einer Hämatokritkapillare) und klappt das Beleuchtungsprisma wieder an.
- Dann wird das Refraktometer gegen das Licht gehalten, bis die Grenzlinie scharf und farblos erscheint. Das Brechungsvermögen (= Eiweißkonzentration) wird dann an der Skala im Sehfeldteil abgelesen.

Das *Prinzip des Refraktometers* beruht darauf, dass beim Benetzen des Prismas mit Untersuchungsflüssigkeit alle in die Flüssigkeit austretenden Lichtstrahlen an der Berührungsstelle von Glas und Flüssigkeit total reflektiert werden. Im Gesichtsfeld des Okulars ergibt dies eine scharfe Schattengrenzlinie.

Temperatur-Korrektion
Das Refraktometer ist bei +20 °C justiert. Die Temperatur beeinflusst den Brechungsindex von Flüssigkeiten. Deshalb sind refraktometrische Messergebnisse, die bei einer anderen Temperatur gemessen werden, zu korrigieren. Entsprechende Korrektionsdaten sind bei den meisten Präzisions-Refraktometern auf der patenten Prismaklappe direkt ablesbar.

Das Refraktometer muss regelmäßig auf Genauigkeit überprüft werden. Insbesondere durch starke Stöße kann es dejustiert werden. Zur Korrektur ist eine Kontrollmessung mit destilliertem Wasser notwendig. Das einzujustierende Messergebnis ist bei medizinisch verwendeten Refraktometern 1,3330 nD (Brechzahl), da destilliertes Wasser von 20 °C diesen Brechungsindex besitzt.

10.5.4 Harnuntersuchungen

Die Untersuchung des Harns oder Urins ist bei allen Erkrankungen der Harnwege und bei einigen Stoffwechselstörungen (z. B. Diabetes mellitus, Azetonämie der Rinder) von diagnostischer Bedeutung. Zur Untersuchung gelangen Sammelharn oder Katheterharn, der nur mit sterilen Kathetern (z. B. Einmalkathetern) entnommen werden darf (siehe auch Kapitel 10.2.2).

Wird der Harn nicht alsbald untersucht, so ist er gekühlt aufzubewahren. Sonst setzt rasch eine rege Bakterienvermehrung ein, die den Harn zersetzt.

In einem so genannten **Harnstatus** werden die Ergebnisse folgender Harnuntersuchungen aufgeführt:
- Bestimmung des spezifischen Gewichts (Harndichte)
- Die chemische Reaktion (pH-Wert)
- Nachweis von Eiweiß, Zucker, Ketonkörpern, Gallenfarbstoffen (Bilirubin, Urobilinogen), Blut, Hämoglobin
- Mikroskopische Untersuchung des Harnsediments

Physikalische Harnuntersuchung

Zuerst wird der Harn einer physikalischen Prüfung auf Farbe, Aussehen, Durchsichtigkeit (Trübung), Geruch und Konsistenz unterzogen.

Die *Harnfarbe* wird in einem Glaszylinder bei auf- und durchfallendem Licht beurteilt. Sie schwankt bei gesunden Säugetieren je nach Harnkonzentration zwischen blassgelb und braungelb. Eine Rotfärbung des Harns entsteht, z. B. durch Blut-, Hämoglobin- oder Muskelfarbstoffbeimengungen. Verfärbungen des Harns treten auch durch verschiedene Arzneimittel auf.

Normalerweise erscheint Fleischfresserharn klar. Der Pferdeharn und der Wiederkäuerharn sind durch Ausfällung von kohlensaurem Kalk (üblich bei Pflanzenfressern) trüb. Sonstige Trübungen des Harns sind immer krankhaft.

Der *Geruch des Harns* ist artspezifisch. Frischer Pferdeharn hat einen aromatischen Geruch. Hundeharn riecht knoblauchartig, während Schweine- und Katzenharn widerlich scharf riechen.

Die *Konsistenz des Harns* ist bei Haussäugetieren normalerweise dünnflüssig, nur Pferdeharn ist durch seinen reichlichen Gehalt an Schleimstoffen (Muzine) dickflüssig bis fadenziehend.

Danach wird das *spezifische Gewicht* des Harns mit einer Harnspindel (Urometer), die frei im Harn schwimmen muss, oder einem Refraktometer gemessen, wobei bereits 1 Tropfen Harn genügt.

Das spezifische Gewicht (Harndichte) gibt Auskunft darüber, um wieviel schwerer der Harn ist als das gleiche Volumen Wasser bei einer Temperatur von 4° C, das ein spezifisches Gewicht von 1000 hat. Das normale spezifische Harngewicht unserer Haustiere beträgt zwischen 1015 und 1050 (Harndichte: 1,015 bis 1,050).

Erniedrigt ist die Harndichte bei verschiedenen Erkrankungen, die mit vermehrtem Harnabsatz (Polyurie) einhergehen (z. B. chronische Nierenerkrankungen). Erhöht ist die Harndichte bei Verminderung der Harnmenge, bei akuten Nierenentzündungen und bei Zuckerkrankheit.

Chemische Harnuntersuchung

Der *chemische Nachweis der Harnreaktion und von Harnbestandteilen* (Nitrit, Eiweiß, Zucker, Keton-(Azeton-)Körper, Gallenfarbstoffe. Blut, Hämoglobin) wird üblicherweise mit Teststreifen (Abb. 10.34) geführt, wobei die Gebrauchsanleitung des Herstellers zu beachten ist.

Die *Harnreaktion* (pH-Wert) kann auch mit einem Spezial-Indikatorpapier bestimmt werden, das sich beim Feuchtwerden verfärbt. Unter der chemischen Reaktion versteht man den Säure- bzw. Alkaliwert, der von der Konzentration der freien Wasserstoff(H^+)- und Hydroxyl-(OH^-)-Ionen abhängt. Die Konzentration der H-Ionen wird abgekürzt als pH-Wert bezeichnet.

pH 7 = neutral
kleiner als pH 7 = sauer
größer als pH 7 = alkalisch oder basisch

Die Harnreaktion ist wesentlich von der Fütterung abhängig. Fleischfresserharn ist normalerweise schwach sauer (pH 5–6); Pflanzenfresserharn leicht alkalisch (pH 8–9).

Krankhafte Veränderungen der Harnreaktion liegen bei Hungerzuständen, Fieber und bestimmten Entzündungen der Harnwege vor.

Das Vorhandensein krankhafter Harnbestandteile ist am Farbumschlag der Reaktionszonen des Teststreifens zu erkennen.

Nitrit
Viele bakterielle Erreger von Harnwegsinfekten reduzieren das im Harn befindliche Nitrat zu Nitrit.

Eiweiß (Albumin)
Das Auftreten von Eiweiß im Harn (Proteinurie) wird z. B. bei Nierenschädigungen und bei Entzündungen der harnabführenden Wege beobachtet. Beim Hund ist das Vorkommen geringer Eiweißmengen noch im physiologischen Bereich.

Zucker (Glukose)
Das Vorkommen von Zucker im Harn (Glukosurie) ist insbesondere bei der Zuckerkrankheit (Diabetes mellitus) gegeben. In diesem Fall muss auch der Blutzuckergehalt bestimmt werden.

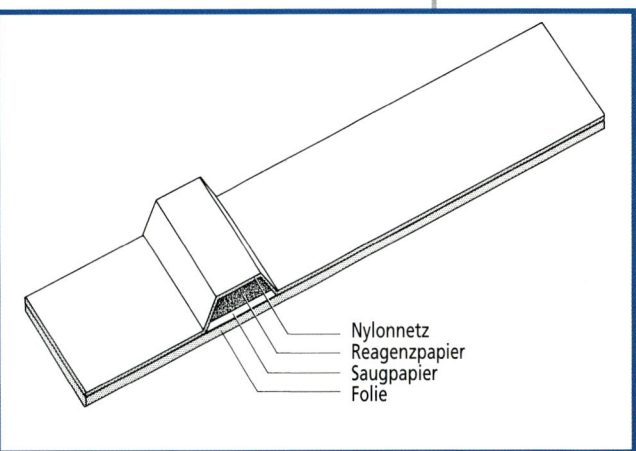

Abb. 10.34: Aufbau eines Harn-Teststreifens.

Nylonnetz
Reagenzpapier
Saugpapier
Folie

Ketonkörper

Ein positiver Ausfall dieser Reaktion ist bei schweren Stoffwechselstörungen der Rinder (Azetonurie) und oft bei der Zuckerkrankheit gegeben. Zur Bestimmung von Azeton im Harn sind auch die entsprechenden Tabletten sehr gebräuchlich.

Gallenfarbstoffe

Bei allen Erkrankungen, die mit schwerem Ikterus verlaufen, können Gallenfarbstoffe (Bilirubin, Urobilinogen) vermehrt im Harn auftreten. Beim Hund kommt es auch unter physiologischen Verhältnissen zu einem geringen Bilirubingehalt im Harn.

Blut, Blut- oder Muskelfarbstoff

Das Auftreten von Blut im Harn (Hämaturie) ist bei vielen schweren Entzündungen der Harnwege (z. B. akute Nieren- oder Blasenentzündung) und bei Bildung von Harnsteinen gegeben. Hämoglobin im Harn (Hämoglobinurie) tritt nach Hämolyse durch Giftstoffe oder bei bestimmten Infektionskrankheiten auf. Muskelfarbstoffe kommen im Harn (Myoglobinurie) besonders bei einer schweren Muskelerkrankung des Pferdes vor, die oft mit Lähmungen einhergeht (Kreuzverschlag, Lumbago).

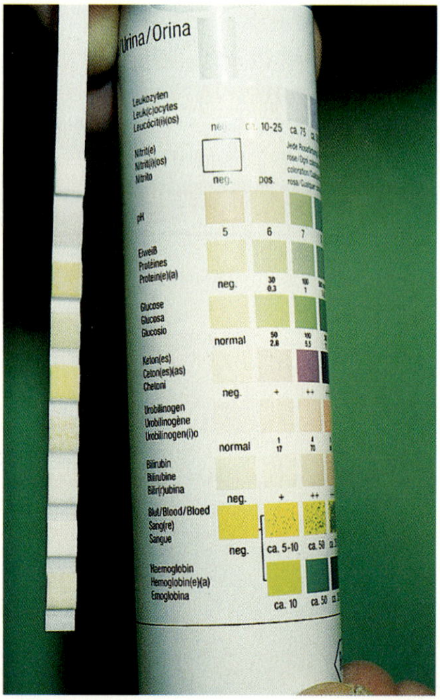

Geeignete Teststreifen (z. B. Combur-10-Test) sind kommerziell erhältlich.

Mikroskopische Harnuntersuchung

Durch Zentrifugieren des Harns (3–5 Minuten bei 1500–3000 U/min, je nach Radius der Zentrifuge) in spitz zulaufenden Zentrifugengläsern gewinnt man den Bodensatz *(Sediment)*.

Davon wird ein Tropfen auf einen Objektträger gegeben und ein Deckglas aufgelegt. Das Sediment sollte nun umgehend – da es leicht eintrocknet – zuerst mit einem Übersichtsobjektiv und dann mit stärkerer Vergrößerung bei tiefgestelltem Kondensor und weggeklappter Frontlinse untersucht werden.

Im **Harnsediment** unterscheidet man
- organische Bestandteile (Epithelien, Blutzellen, Samenzellen, Hefezellen, Bakterien, Zylinder),
- nichtorganische Bestandteile (Harnkristalle oder Salze).

Manche Harnbestandteile findet man auch beim gesunden Tier (z. B. einige Salze), andere sind in geringer Menge normal (z. B. Leukozyten, Plattenepithel). Stets krankhaft und Hinweise für Nieren- und Harnwegserkrankungen sind z. B. Erythrozyten, Rundepithelien und das Auftreten von Zylindern.

Die *Plattenepithelien* sind große, flache und mehreckige Zellen, die einen großen, runden Kern enthalten. Häufig finden sich mehrere Plattenepithelien in einem zusammenhängenden Zellverband. Sie stammen aus den oberflächlichen Schleimhautschichten der ableitenden Harnwege.

Bei Harnwegsentzündungen kommen große Rundepithelien und geschwänzte Epithelien *(Übergangsepithel)* vor, die tieferen Schichten entstammen.

Nierenepithelien sind kleine Rundepithelien mit einem großen, deutlich erkennbaren

▶ Abb. 10.35: Combur-10-Test.

Kern. Sie sind etwas größer als Leukozyten und treten bei Nierenentzündungen auf.

Von den Blutzellen findet man *Erythrozyten* bei akuten Entzündungen und Verletzungen der Harnwege durch Steine oder ein Trauma.

Leukozyten gelten bei vermehrtem Auftreten als Hauptsymptom von Entzündungen der Harn- und Geschlechtsorgane.

Bei vielen Harnwegsentzündungen (besonders Blasenentzündungen) sind *Bakterien* (Kokken und Stäbchen) im Sediment erkennbar.

Das Auftreten von *Zylindern* ist ein Begleitsymptom einer Reihe von Nierenerkrankungen. Zylinder entstehen in den Nierenkanälchen als deren Ausgüsse und werden mit dem Harn herausgespült.

Hyaline Zylinder kommen durch Eiweißgerinnung zustande und entstehen bei Proteinurie.

Granulierte Zylinder entstehen durch Zellentartung aus Epithel und Leukozytenzylindern bei entzündlichen Nierenerkrankungen (relativ häufiges Vorkommen). *Epithelzylinder* entstehen aus abgestoßenen Nierenepithelien. *Blutzellzylinder* kommen durch eng aneinandergekittete Erythrozyten oder Leukozyten zustande *(Detritus = Überreste zerfallener Zellen)*.

Harnkristalle sind Ausfällungen von Salzen aus den Nierenkelchen und nur selten von diagnostischer Bedeutung. *Kohlensaurer Kalk* (Kalziumkarbonat) ist ein normaler Bestandteil des Pflanzenfresserharns bei alkalischer Reaktion (beim Pferd oft massenhaftes Vorkommen bei überwiegender Heufütterung). Er löst sich in Essigsäure unter Aufschäumen. *Oxalsaurer Kalk* (Kalziumoxalat*)* findet sich in geringen Mengen in jedem Harn. *Tripelphosphate* oder Magnesium-Ammonium-Phosphate (so genannte Sargdeckelkristalle) entstehen durch ammoniakalische Gärung. Deren Vorkommen ist charakteristisch bei Blasenentzündungen des Hundes. Ansammlungen von Tripelphosphaten neigen zur Steinbildung bei Hund und Katze. Sie können durch die Röntgenuntersuchung dargestellt werden. *Harnsäurekristalle* treten manchmal bei Fieber auf. Urate sind moos-

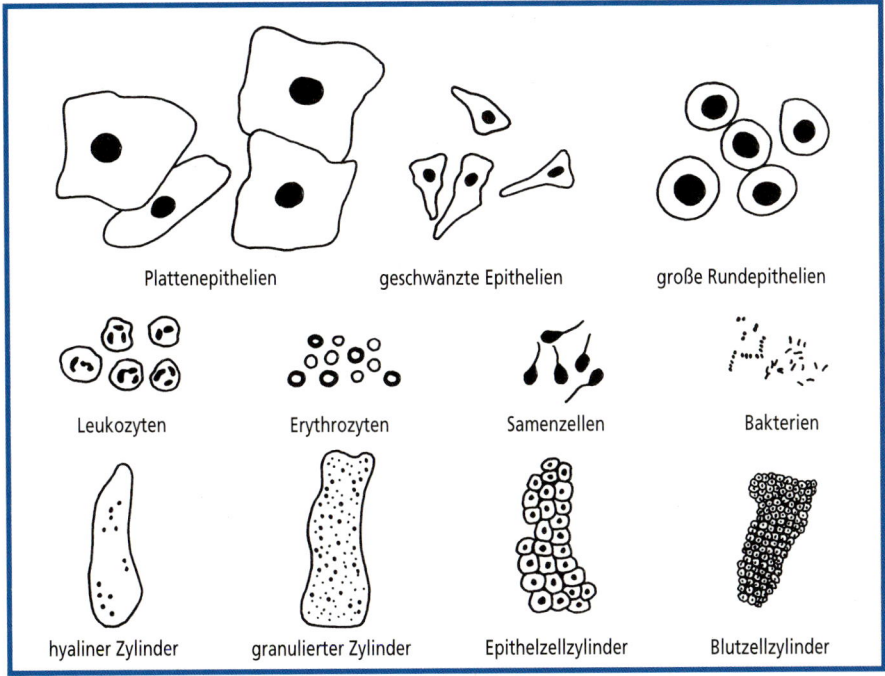

◀

Abb. 10.36: Organische Bestandteile im Harnsediment (schematisch).

Abb. 10.37:
Organische und kristalline Bestandteile des Harnsediments.

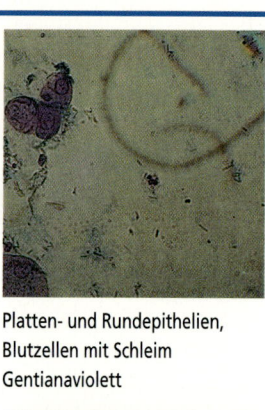
Platten- und Rundepithelien, Blutzellen mit Schleim
Gentianaviolett

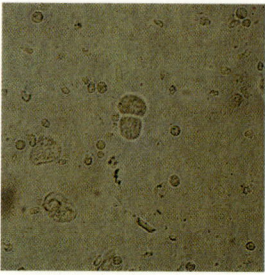
Leukozyten, Platten- und Rundepithelien
ungefärbt

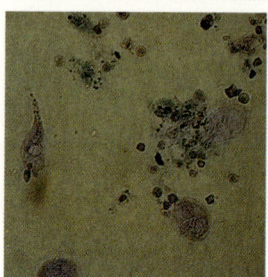
Epithelien aus verschiedenen Zellschichten und Blutzellen
Gentianaviolett

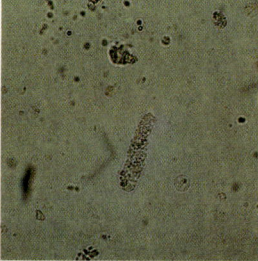
granulierter Zylinder
ungefärbt

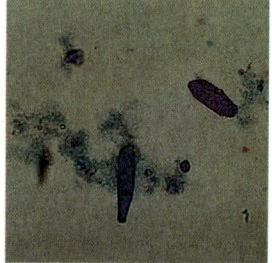
hyaliner Zylinder (überdeckt von Schleim) und granulierter Zylinder, Gentianaviolett

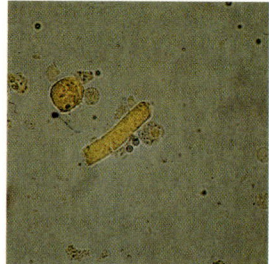
Wachszylinder mit Leukozyten und Detritus durch Bilirubin gefärbt

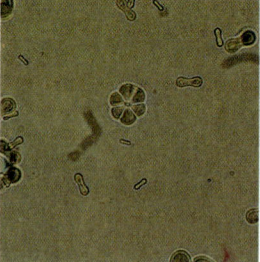
Kalziumkarbonate
Pferd

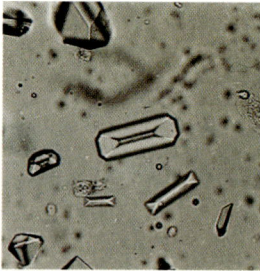
Tripelphosphate
Hund

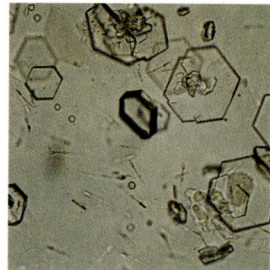
Zystinkristalle und Spermien
Hund

artig gruppierte Körnchen, die sich im Fleischfresserharn finden. *Zystinkristalle* treten in Form sechseckiger Tafeln bei Stoffwechselentgleisungen mancher Hunderassen auf (Zystinurie).

Durch eine **Färbung des Sediments mit Gentianaviolett** können die Harnbestandteile deutlicher und leichter erkennbar gemacht werden. Die zellulären Bestandteile färben sich rotviolett mit Ausnahme der Erythrozyten, die ungefärbt bleiben. Die Schleimstoffe färben sich türkis.

Technik der Färbung
- Einen kleinen Tropfen konzentrierter Gentianaviolett-Lösung auf einen mit einer Bunsenflamme leicht erwärmten Objektträger bringen.
- Mit der Kante eines zweiten Objektträgers einen ganz dünnen Ausstrich herstellen und trocknen lassen.
- Daraufhin einen Tropfen Harnsediment auf den gefärbten Objektträger geben und ein Deckglas aufsetzen.

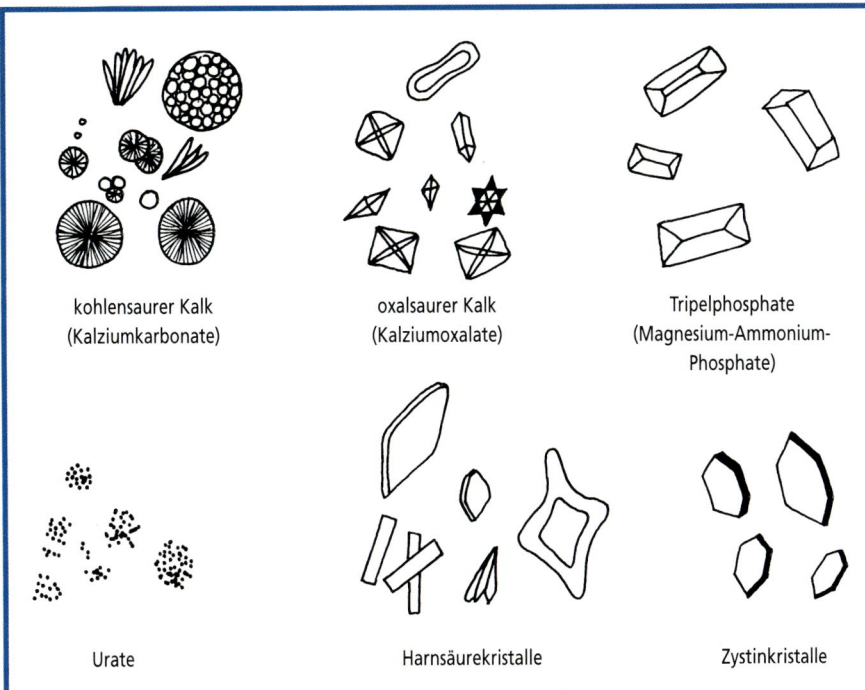

Abb. 10.38: Anorganische (kristalline) Bestandteile im Harnsediment (schematisch).

10.5.5 Kotuntersuchungen

Die Untersuchung von Kotproben auf Parasiten und deren Eier wird häufig in der tierärztlichen Praxis durchgeführt. Mit bloßem Auge (makroskopisch) ist bei der Untersuchung einer Kotprobe auf Rundwürmer (Nematoden) und Beimengungen von Bandwurmgliedern zu achten.

Die mikroskopische Untersuchung auf Parasiteneier und -larven wird nach folgenden Verfahren durchgeführt:
- Nativpräparat
- Flotationsverfahren (nach FÜLLEBORN)
- Sedimentationsverfahren (Abschwemmmethode)
- Auswanderverfahren (Trichterverfahren)

Beim **Nativpräparat** wird etwas Kot mit dem Thermometer oder einem Glasstab entnommen und auf der Mitte eines Objektträgers ausgestrichen. Festere Kotproben müssen mit einigen Tropfen Wasser versehen werden, flüssige oder dünnbreiige Proben können ohne weitere Behandlung verwendet werden. Danach wird die Probe mit einem Objektträger überdeckt, leicht angedrückt und mit Trockensystem unter dem Mikroskop betrachtet (zuerst Übersichtsobjektiv, dann bei stärkerer Vergrößerung). Diese Schnellmethode ist besonders für Untersuchungen bei hochgradigem Parasitenbefall (z. B. bei jungen Fleischfressern) geeignet.

LABORUNTERSUCHUNGEN

Flotationsverfahren

Benötigte Geräte:
- Reibeschale
- Stößel oder Holzspatel
- Haarsieb
- Standgefäß (Ø 30 mm)
- Pinzette
- Objektträger
- Deckgläschen
- Laborwecker
- Gesättigte Kochsalzlösung

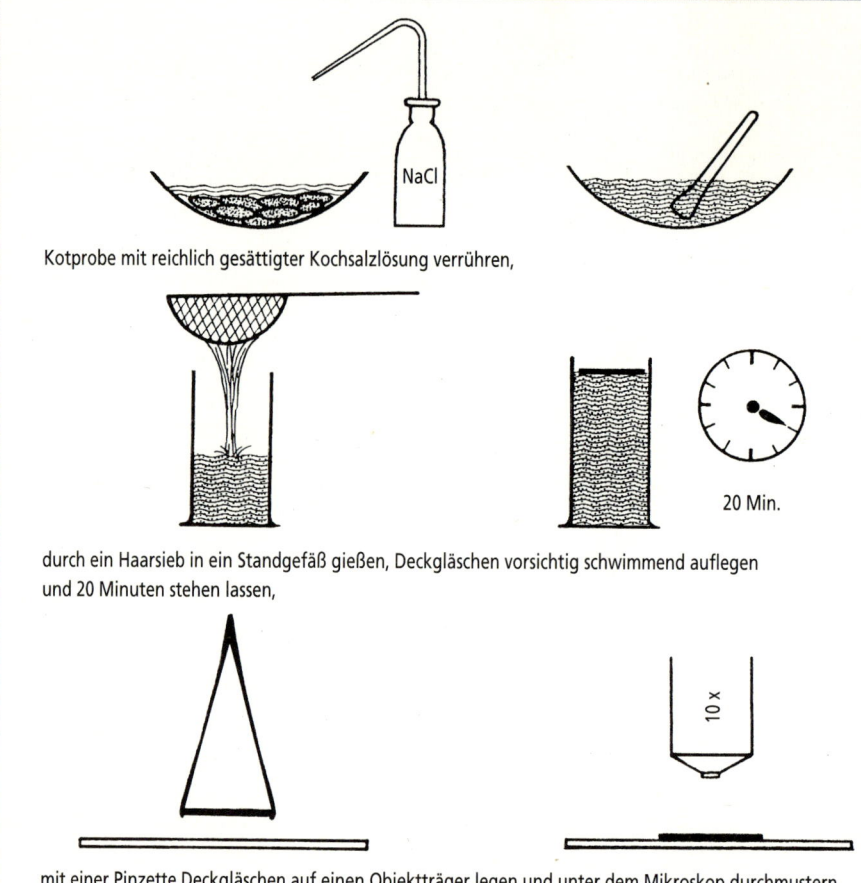

Kotprobe mit reichlich gesättigter Kochsalzlösung verrühren, durch ein Haarsieb in ein Standgefäß gießen, Deckgläschen vorsichtig schwimmend auflegen und 20 Minuten stehen lassen, mit einer Pinzette Deckgläschen auf einen Objektträger legen und unter dem Mikroskop durchmustern.

▶ Abb. 10.39: Flotationsverfahren (schematisch).

Abb. 10.40: Durch Flotation diagnostizierte, häufige Parasiteneier (schematisch).
▼

Spulwurmeier sind dickschalig. Peitschenwurmeier sind ebenfalls dickschalig und mit Polpröpfchen versehen. Strongyliden und Hakenwurmeier sind dünnschalig und gefurcht. Die Eipakete von *Dipylidium caninum* sind bedeutend größer und besitzen Eier mit je 3 Hakenpaaren. Kokzidienoozysten sind klein, oval oder rundlich mit einer Furchungszelle.

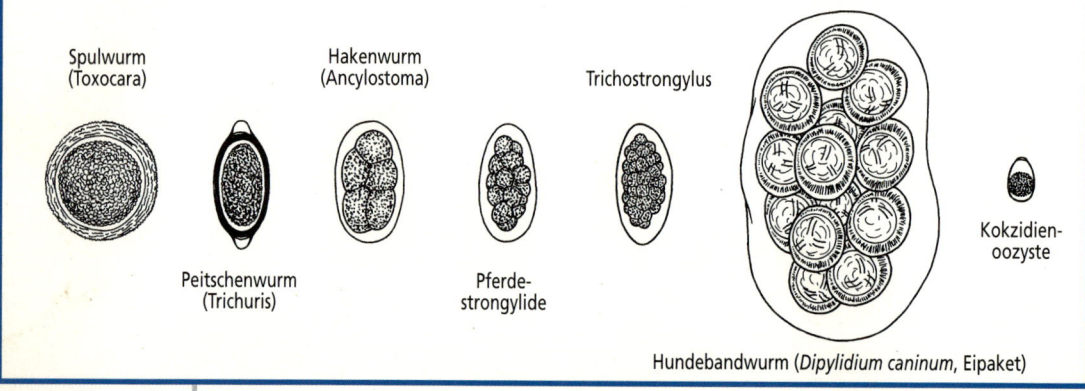

Sedimentationsverfahren

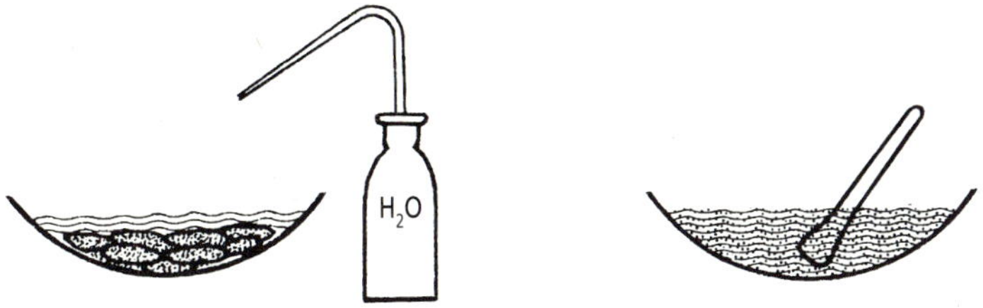

Kotprobe mit Wasser versetzen und gut mischen,

durch ein Haarsieb in ein Becherglas oder eine Petrischale gießen, 30 Minuten stehen lassen,

dann Überstand abgießen und Bodensatz unter dem Mikroskop mit 10er Objektiv durchmustern.

Benötigte Geräte:

- Reibeschale
- Stößel oder Holzspatel
- Haarsieb
- Becherglas
- Petrischale
- Deckgläschen
- Laborwecker

Abb. 10.41: Sedimentationsverfahren (schematisch).

Mit diesem Verfahren werden Leberegeleier angereichert, die schwerer als Nematodeneier sind.

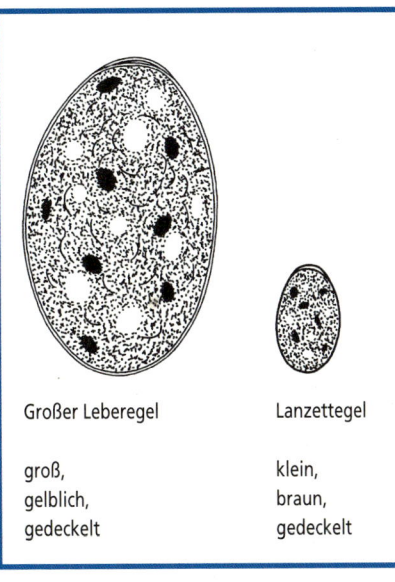

Abb. 10.42: Leberegeleier (schematisch).

Großer Leberegel

groß,
gelblich,
gedeckelt

Lanzettegel

klein,
braun,
gedeckelt

Abb. 10.43:
Endoparasiteneier verschiedener Tierarten.

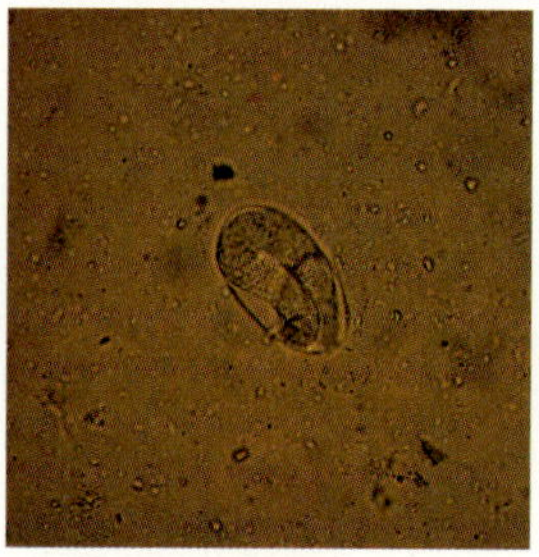

Strongyloides westeri
(Zwergfadenwurm)
Pferd

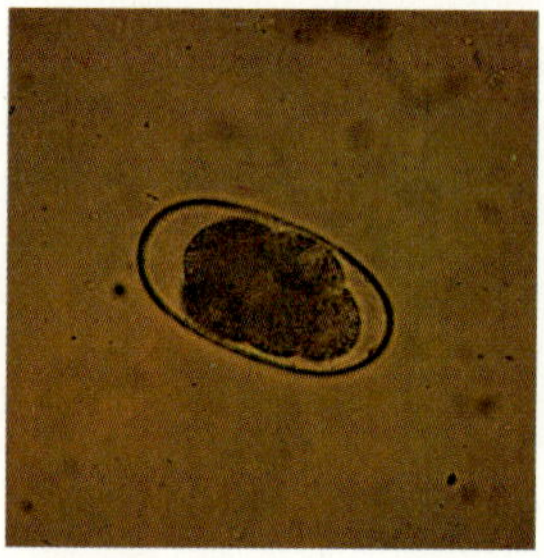

Strongylus vulgaris
(Palisadenwurm)
Pferd

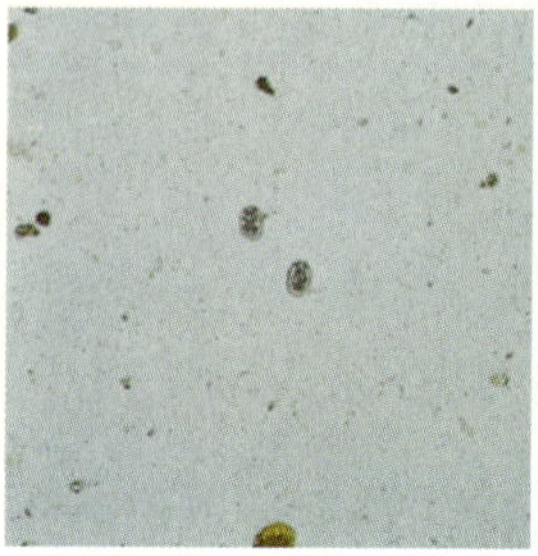

Ankylostoma caninum
(Hakenwurm)
Hund

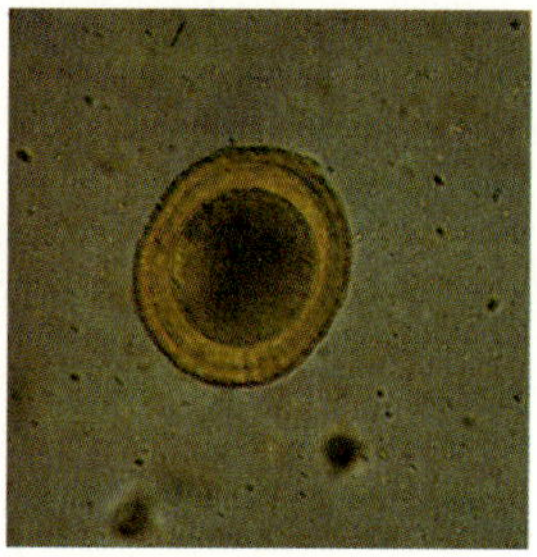

Toxocara cati
(Spulwurm)
Katze

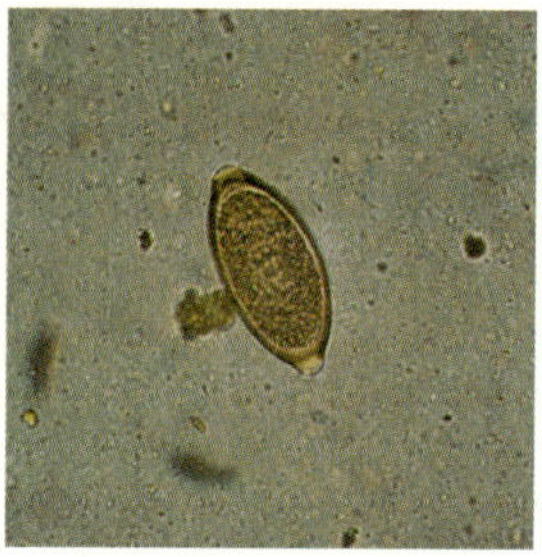

Trichuris vulpis
(Peitschenwurm)
Hund

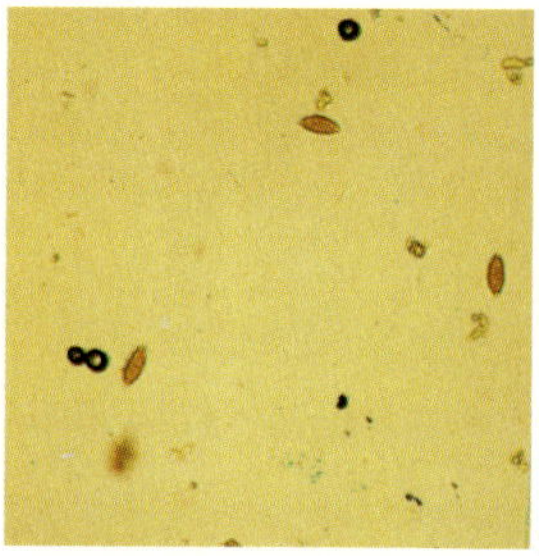

Capillaria sp.
(Haarwurm)
Igel

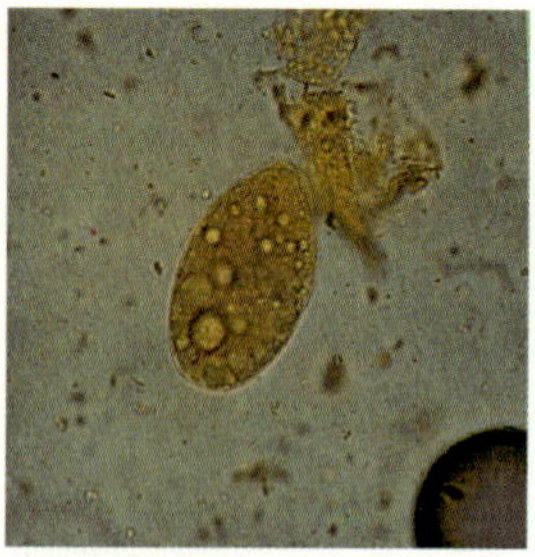

Fasciola hepatica
(Leberegel)
Rind

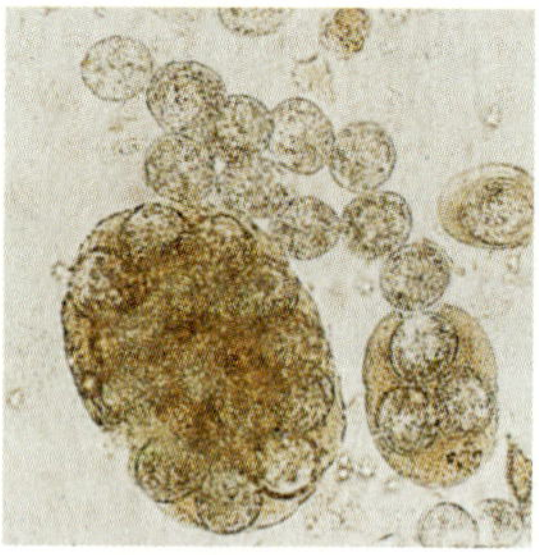

Dipylidium caninum
(Bandwurm)
Hund

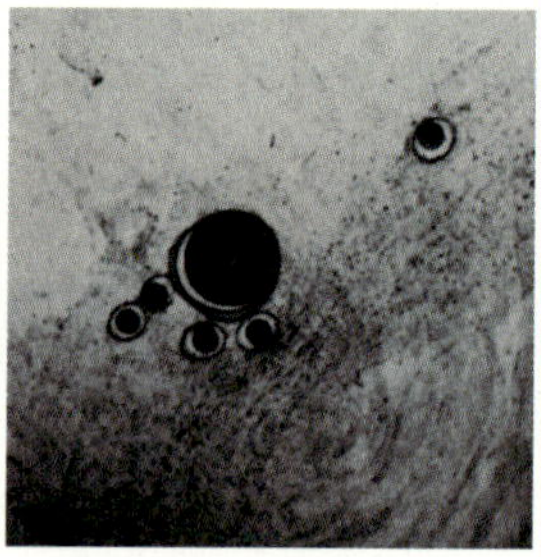

Isospora felis (Kokzidien) und
Toxocara cati (Spulwurm)
Katze

Mikroskopische Unterscheidungsmerkmale von Endoparasiten

Nematodenlarven	■ granuliert (Dictyocaulus, Metastrongylus)	Lungenwürmer
	■ nicht granuliert (Protostrongylus)	
Nematodeneier	■ dünnschalig	
	a) embryoniert, granuliert	Habronema (Magenwurm) Oxyuris (Pfriemenschwanz) Strongyloides (Zwergfadenwurm)
	b) gefurcht	Strongyliden (Palisadenwürmer) Trichostrongylus (Magenwurm) Nematodirus (Dünndarmwurm) Ankylostoma (Hakenwurm)
	■ dickschalig	
	a) Oberfläche glatt oder gewellt	Askariden (Spulwürmer)
	b) mit 2 Polpfröpfen	Trichuris (Peitschenwurm) Capillaria (Haarwurm)
Trematodeneier	■ groß, gelblich, gedeckelt	Fasciola (Leberegel)
	■ klein, bräunlich, gedeckelt	Dicrocoelium (Lanzettegel)
Zestodeneier	■ mit 3 Hakenpaaren	
	a) einzeln liegend	Taenia (bei Fleischfressern, Geflügel)
	b) in Eipaketen	Dipylidium (bei Fleischfressern)
	c) drei- oder viereckig	Moniezia (bei Wiederkäuern) Anoplocephala (beim Pferd)
	d) oval, gedeckelt	Diphyllobothrium (bei Fleischfressern und Schwein)
Protozoenzysten	■ klein, oval oder rund	Kokzidienoozysten (bei vielen Tierarten)

LABORUNTERSUCHUNGEN

Auswanderverfahren

Benötigte Geräte:
- Stativ
- Trichter mit Schlauchstück und Klemme
- Verbandmull (doppellagig; etwa 15 x 15 cm groß)
- Objektträger; Deckgläschen

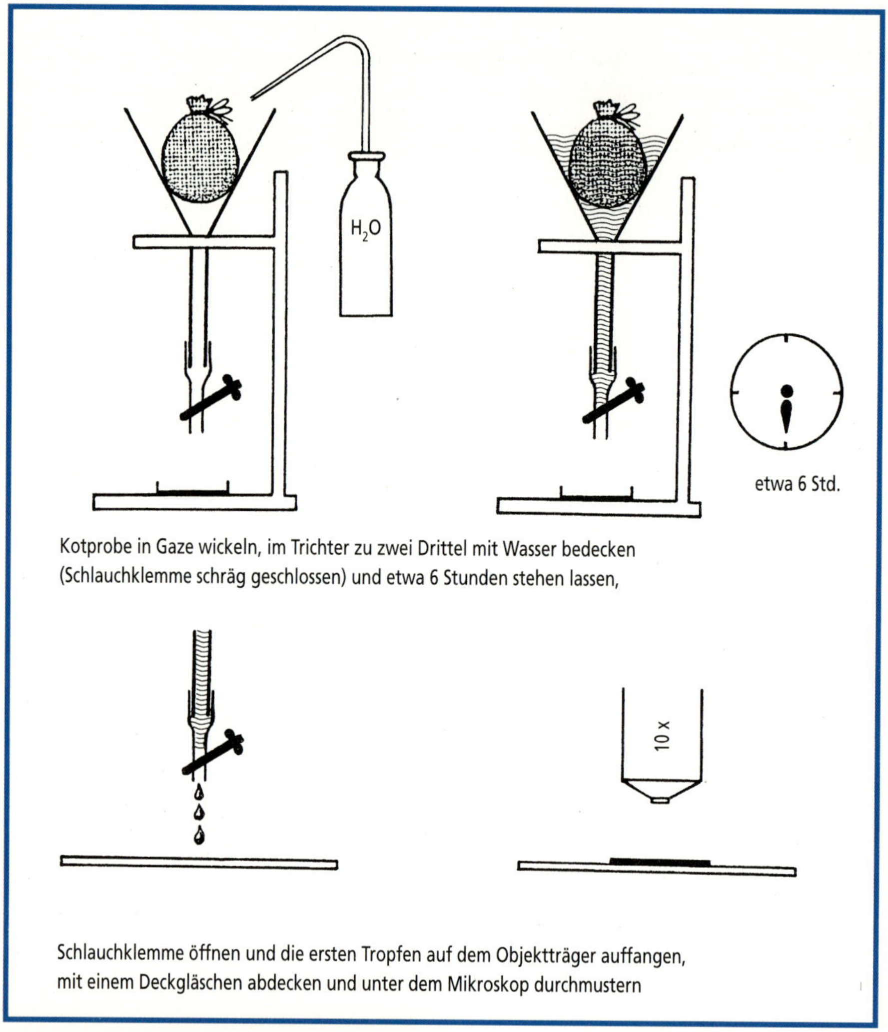

Kotprobe in Gaze wickeln, im Trichter zu zwei Drittel mit Wasser bedecken (Schlauchklemme schräg geschlossen) und etwa 6 Stunden stehen lassen,

etwa 6 Std.

Schlauchklemme öffnen und die ersten Tropfen auf dem Objektträger auffangen, mit einem Deckgläschen abdecken und unter dem Mikroskop durchmustern

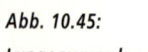

Abb. 10.44: Auswanderverfahren für Lungenwurmlarven.

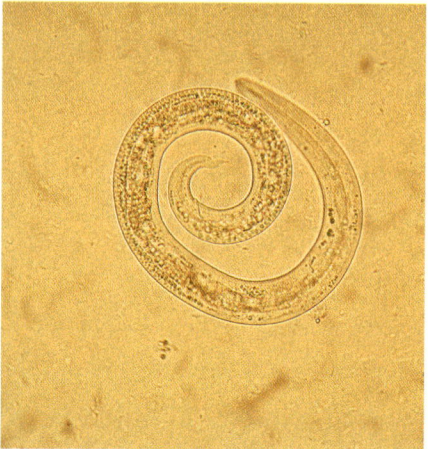

Abb. 10.45: Lungenwurmlarve.

Zum Nachweis von Lungenwurmlarven geeignet.

Die beschriebenen Parasiten dürfen nicht mit pflanzlichen Gebilden wie z. B. Pflanzenhaaren, Pollen und Pilzsporen verwechselt werden.

Die mikroskopische Untersuchung sollte immer erst mit schwacher Vergrößerung vorgenommen werden. Gutes Abblenden ist dabei zu beachten. Die Durchmusterung aller Gesichtsfelder im Deckglaspräparat wird – wie beim Blutausstrich und Harnsediment – mäanderförmig durchgeführt.

10.5.6 Hautuntersuchungen

Die *Untersuchung auf Hautparasiten* wird in der tierärztlichen Praxis oftmals verlangt, da unsere Haustiere nicht selten mit diesen Schmarotzern behaftet sind.

Auf der Haut sitzende Parasiten wie Flöhe, Läuse, Zecken, Haarlinge oder Herbstgrasmilben können meistens schon mit dem bloßen Auge nachgewiesen werden.

Flöhe können auch indirekt durch Flohkot nachgewiesen werden. Mit einem Staubkamm werden verdächtige Stellen ausgekämmt und die anhaftenden Teile auf feuchtes Papier gebracht. Ist Flohkot vorhanden, löst er sich und ergibt einen rötlichen Fleck.

Nicht geflügelte Hautparasiten wie Zecken, Herbstgrasmilben, Haarlinge, Läuse, Flöhe können im Allgemeinen durch Ablesen mit einer Uhrfederpinzette oder mit einem befeuchteten Pinsel direkt nachgewiesen werden.

In der Haut sitzende Milben (z. B. die Grabmilbe »Sarcoptes« und die Haarbalgmilbe »Demodex«) können nur durch ein Hautgeschabsel entnommen und mikroskopisch diagnostiziert werden.

Die einfachste Möglichkeit der Untersuchung ist es, einen Tropfen Paraffinöl auf die zu untersuchende Hautstelle zu bringen und anschließend mit einer stumpfen Skalpellklinge zu schaben. Das gewonnene Material ist sogleich auf einen Objektträger auszustreichen, mit einem Deckgläschen abzudecken und unter dem Mikroskop mit Trockensystem zu untersuchen (siehe auch Kapitel 10.2.3).

Der Nachweis von Ohrmilben ist ebenfalls nur mikroskopisch möglich.

Eier der Dasselfliege werden im Sommer häufig beim Pferd fest haftend im Mittelfußbereich der Vordergliedmaßen vorgefunden. Nach oraler Aufnahme dieser Eier entwickeln sich im Herbst Gasterophiluslarven im Magen des Pferdes.

Hautproben zur *Untersuchung auf Viren, Bakterien und Pilze* (Proben von Krusten, Bläscheninhalt, Pustelinhalt, ausgezupfte Haare vom Rand der Hautveränderungen) werden als Untersuchungsmaterial an ein virologisches, bakteriologisches bzw. mykologisches Institut eingesandt.

Abb. 10.46: Häufige, makroskopisch erkennbare Ektoparasiten beim Hund.

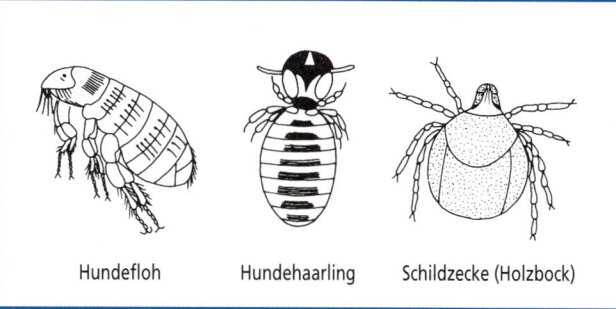

Hundefloh   Hundehaarling   Schildzecke (Holzbock)

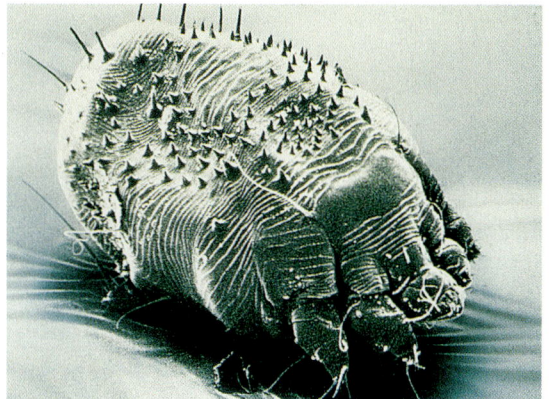

Abb. 10.47: Elektronenmikroskopische Aufnahme einer Sarkoptesmilbe des Pferdes (Vergrößerung 15 000x).

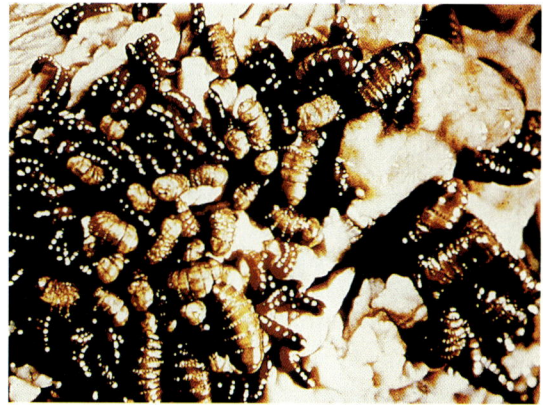

Abb. 10.48: Gasterophiluslarven auf der Magenschleimhaut eines Pferdes.

Bestimmte Pilzarten *(Microsporum canis)* können auch durch Betrachtung der erkrankten Hautoberfläche mit der so genannten WOODschen Lampe (UV-Lampe mit Nickeloxidglas) in einem verdunkelten Raum nachgewiesen werden.

Ist eine *histologische Untersuchung* für die Diagnose der Hauterkrankung (z. B. tief greifende Entzündung, Tumorbildung) erforderlich, wird eine Gewebeprobe der Haut mit einer Drillstanze entnommen (Stanzbiopsie). Diese wird in ein Probengefäß gegeben, das zur Fixierung der Probe 10-prozentige Formalinlösung enhält. In einem pathologischen Labor wird die Biopsieprobe schließlich nach Aufbereitung mit histologischen Spezialverfahren beurteilt.

Zum Nachweis von allergischen Stoffen (Allergene) werden vom Tierarzt Hautquaddeln mit bestimmten Testlösungen gespritzt (sog. *Intrakutantest)*.

▶ *Abb. 10.49:* Verschiedene Ektoparasiten einiger Haustiere.

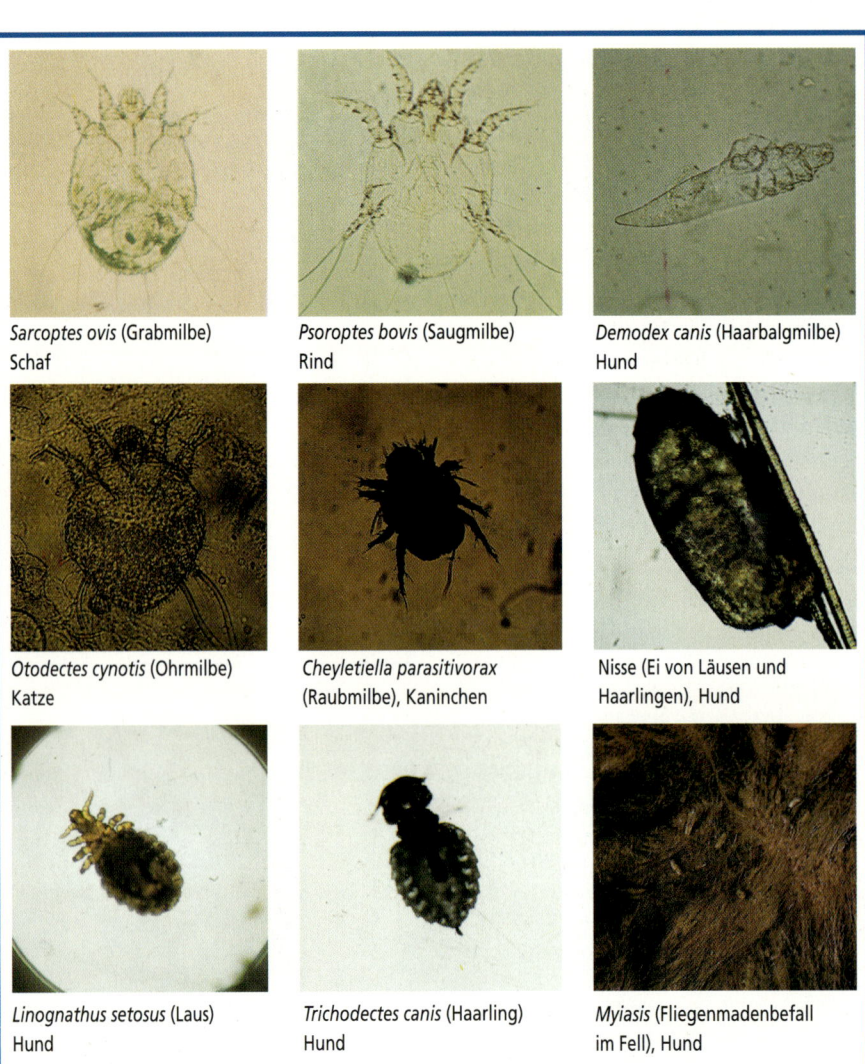

Sarcoptes ovis (Grabmilbe)
Schaf

Psoroptes bovis (Saugmilbe)
Rind

Demodex canis (Haarbalgmilbe)
Hund

Otodectes cynotis (Ohrmilbe)
Katze

Cheyletiella parasitivorax (Raubmilbe), Kaninchen

Nisse (Ei von Läusen und Haarlingen), Hund

Linognathus setosus (Laus)
Hund

Trichodectes canis (Haarling)
Hund

Myiasis (Fliegenmadenbefall im Fell), Hund

10.5.7 Zytologische Untersuchungen

Einfache zytologische Untersuchungen können auch im Praxislabor nach einiger Übung und Erfahrung durchgeführt werden.

Das Auftreten und der Zustand krankhafter Zellen sind wichtige diagnostische Hilfen bei Erkrankungen der Atemwege (Sekretzytologie) bei Pferd, Hund und Katze, bei Erkrankungen der Körperhöhlen (Zellausstrich bei Brust- oder Bauchhöhlenerguss), Gelenkserkrankungen mit Untersuchung der Gelenksflüssigkeit (Synovia) und im Zyklusgeschehen der Hündin durch Untersuchung des Zellbildes im Vaginalsekret.

Werden Zellen durch Feinnadelbiopsie aus Lymphknoten oder inneren Organen gewonnen, muss im Allgemeinen die zytologische Untersuchung und Beurteilung durch ein Spezialinstitut vorgenommen werden (siehe auch Kapitel 10.2.3).

Sekretproben aus den Atemwegen

Diese sind innerhalb von 30 Minuten nach der Entnahme auf Objektträgern je nach Konsistenz als Quetsch- oder *Ausstrichpräparate* auszustreichen. Die Präparate werden durch mindestens *halbstündige Lufttrocknung* fixiert. Zur *Anfärbung* wird zuerst die panoptische Färbung nach PAPPENHEIM durchgeführt, die eine gute Unterscheidung von Makrophagen und Leukozyten ermöglicht und zudem eine Differenzierung von Epithelzellen erlaubt.

Für besondere Fragestellungen (bessere Darstellung von Mastzellen, eosinophilen Granulozyten, Pilzsporen, phagozytiertem Material) werden die Präparate mit Spezialfärbungen, z. B. einer modifizierten GIEMSA-Färbung angefärbt (siehe auch einschlägige Lehrbücher der Zytologie). Färbungen des Tracheobronchialsekrets werden auch mit handelsüblichen Farblösungen (VentiKit®-Boehringer Ingelheim) durchgeführt.

Die mikroskopische Untersuchung der Sekretinhalte wird auf Menge, Form und pathologische Veränderungen von Epithelzellen, Makrophagen und Granulozyten sowie das Vorhandensein nichtzellulärer Bestandteile vorgenommen.

Mikroskopische Untersuchung:
- Der gefärbte Ausstrich wird zunächst bei 200facher Vergrößerung im Lichtmikroskop (20er Objektiv) nach der Zelldichte, der Menge und Struktur der mukösen Grundmasse untersucht.
- Das Vorkommen der einzelnen Zellpopulationen wird nach mäanderförmiger Durchmusterung von jeweils 10 Geraden semiquantitativ geschätzt und beurteilt.
- Danach werden bei Ölimmersion (500- bis 1000fache Vergrößerung) die einzelnen Zellen auf ihren Funktionszustand und auf Besonderheiten untersucht.

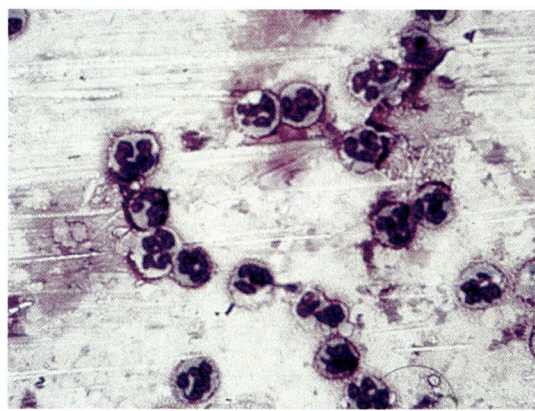

▲ Abb. 10.50: Neutrophile Granulozyten im Tracheobronchialsekret eines Pferdes mit chronischer Bronchitis.

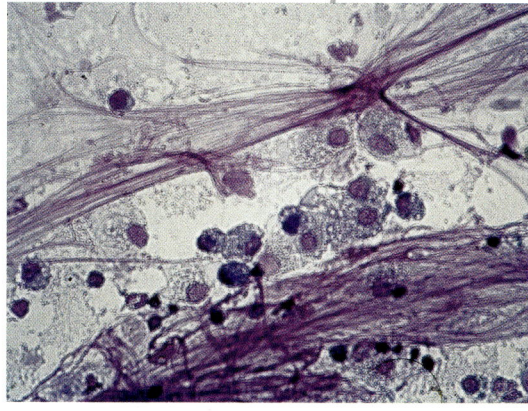

▲ Abb. 10.51: Makrophagen im Tracheobronchialsekret eines Pferdes.

Zytologische Untersuchung des Thoraxpunktates bzw. des Aszites

Liegt ein Brust- oder Bauchhöhlenerguss vor, kann nach Punktion der Flüssigkeit ein Objektträgerausstrich – wie oben beschrieben – angefertigt und gefärbt werden.

Das vermehrte Vorliegen von neutrophilen Granulozyten und Makrophagen weist auf entzündliche Veränderungen hin. Abnorme Veränderungen der Zellen bezüglich Größe und Form, ortsfremde Zellen und sichtbare Veränderungen von Kern und Plasma dieser Zellen sind wichtige Hinweise auf tumoröse Prozesse in den Körperhöhlen.

Zytologische Untersuchung der Synovia

Synovia wird an den geeigneten Gelenksstellen gewonnen. Sie ist physiologischerweise blassgelb, klar bis gelegentlich geringgradig trüb und besitzt eine hohe Viskosität.

Die Auszählung der Leukozyten hat umgehend in der FUCHS-ROSENTHAL-Zählkammer (siehe Kapitel 10.5.8) zu erfolgen. Zur besseren Darstellung der Leukozyten wird eine 1-prozentige Kristallviolettlösung in physiologischer Kochsalzlösung bzw. in 0,3-prozentiger Kochsalzlösung zur Hämolyse bei stark vermehrter Erythrozytenzahl verwendet.

Im gesunden Gelenk werden unter 1000 Zellen/µl gezählt.

Zur Differenzierung der Leukozyten wird Synovia wie ein Blutausstrich fixiert und ebenso gefärbt. Das Differentialzellbild des gesunden Gelenks weist über 90 % mononukleäre Zellen (Lymphozyten und Monozyten) und unter 10 % Granulozyten auf. Eine erhebliche Vermehrung der Gesamtzellzahl und der Granulozyten (über 90 % Anteil) zeigt eine eitrige Gelenksentzündung an.

Vaginalzytologie bei der Hündin

Die Entnahme einer Schleimhautprobe aus der Scheide erfolgt bei der Hündin meist unter Sicht mit Hilfe eines Vaginoskops.

Das Untersuchungsmaterial wird mit einer ausgeglühten Drahtöse oder einem sterilen Wattestäbchen auf einen entfetteten Objektträger aufgebracht. Nach Fixierung durch 12-stündige Lufttrocknung oder mittels eines handelsüblichen Fixiersprays wird der Ausstrich mit einer speziellen Färbung nach PAPANICOLAOU gefärbt.

Anhand des Zellbildes können die Zyklusphasen unterschieden werden und Hinweise auf Störungen der Läufigkeit und Entzündungen der Genitalschleimhäute und der Gebärmutter gewonnen werden.

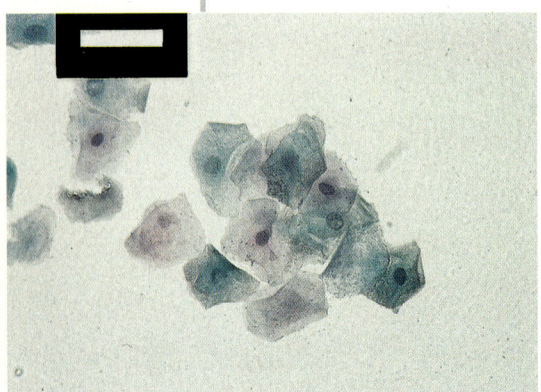

▲ Abb. 10.52: Scheidenschleimhautabstrich im Proöstrus (8. Läufigkeitstag).
Oberflächenzellen sind rosa und bläulich angefärbt.
(Azidophilie-Index 50 Prozent) Vergrößerung 400x.

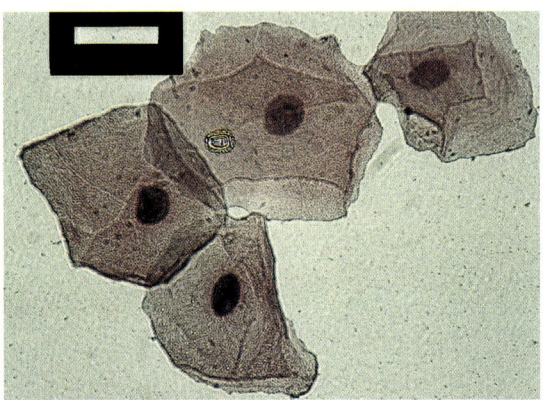

▲ Abb. 10.53: Scheidenschleimhautabstrich im Östrus (12. Läufigkeitstag).
Alle Oberflächenzellen sind rot gefärbt.
(Azidophilie-Index 100 Prozent) Vergrößerung 800x.

10.5.8 Liquoruntersuchungen

Die Untersuchung der Gehirn-Rückenmarks-Flüssigkeit (Liquor cerebrospinalis) ist bei entzündlichen Erkrankungen des Zentralnervensystems (ZNS) eine wichtige neurodiagnostische Maßnahme. Der Liquor umgibt Gehirn und Rückenmark und fließt von den Hirnventrikeln in den Subarachnoidalraum.

Die Liquorentnahme erfolgt bei Hund und Katze ausschließlich durch Okzipitalpunktion im Hinterhauptsbereich (Spatium occipitale) in Narkose. Bei Pferd und Rind kann die Punktion sowohl okzipital in seitlicher Lagerung in Narkose als auch durch Lumbalpunktion im Stehen erfolgen.

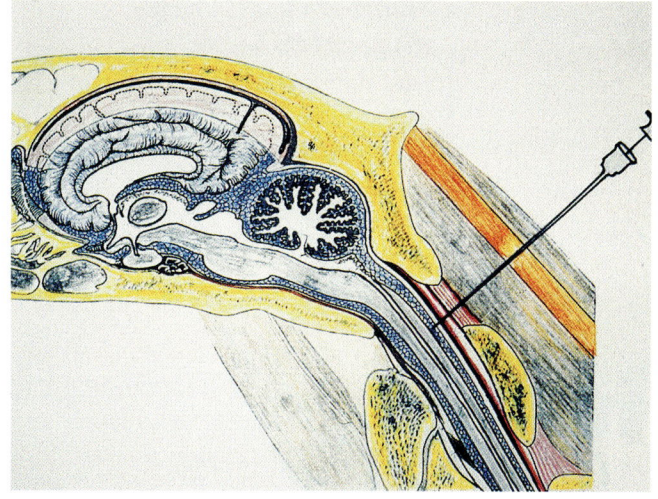

▲ Abb. 10.54: *Liquorpunktion beim Pferd im Spatium occipitale (schematische Darstellung, nach NICKEL, SCHUMMER, SEIFERLE).*

Makroskopische Beurteilung

Der Liquor wird zuerst makroskopisch auf eine Farbveränderung oder Trübung hin beurteilt. Normaler Liquor ist wasserklar, farblos und wässerig.

Eine Rotfärbung weist auf eine Blutung in den Subarachnoidalraum (Ort der Liquorentnahme) oder auf eine Blutbeimengung während der Punktion hin. Eine Gelbfärbung ist auf eine Bilirubinvermehrung im Liquorraum zurückzuführen. Diese entstehen meist nach Blutungen, die durch traumatische Einwirkungen oder pathologisch durch erhöhte Blutungsbereitschaft (Gerinnungsstörung) entstehen. Eine Trübung des Liquors weist auf eine erhöhte Zahl an Entzündungszellen (Granulozyten) hin.

Proteinbestimmung

Eine Proteinbestimmung mit Harnteststreifen ist sehr ungenau und nicht zu empfehlen. Exakte Proteinwerte im Liquor erhält man nur über einen handelsüblichen Testkit zur Mikroproteinbestimmung, die dann fotometrisch durchgeführt wird. Die Mikroproteinkonzentration ist normal bis 30 mg/dl. Erhöhte Werte können auf Entzündungen des Gehirns oder der Hirnhäute (Enzephalitis bzw. Meningitis) hinweisen.

Eine einfache Methode zum Nachweis von Globulinen im Liquor ist der PANDY-Test:
- Etwa 1 ml PANDY-Reagenz (gesättigte Karbolsäurelösung) wird in ein Uhrgläschen gegeben.
- Auf dunklen Untergrund stellen.
- Wenige Tropfen Liquor langsam von der Seite zufließen lassen.
- Die Stärke der Trübung beurteilen.

Deutliche Trübungen des Liquors weisen ebenfalls auf entzündliche Veränderungen im ZNS hin.

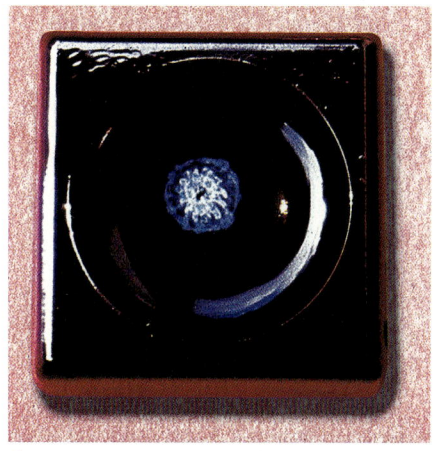

▲ Abb. 10.55: *PANDY-Reaktion zum Nachweis von Globulinen im Liquor.*

Zytologische Untersuchung

Neben der Bestimmung der Gesamtzellzahl wird eine Zelldifferenzierung durchgeführt.

Zur *Zellzählung* ist frischer Liquor (Neigung zur Zytolyse!) und eine Leukozytenpipette erforderlich. Die Zählung erfolgt in der FUCHS-ROSENTHAL-Zählkammer, die 4 x 4 Großquadrate aufweist.

Die Verdünnung des Liquors erfolgt in der Leukozytenpipette:
- Aufziehen der Liquorverdünnungsflüssigkeit bis Marke 1.
- Aufziehen des Liquors bis Marke 11. (genau umgekehrt wie bei der Leukozytenzählung!)
- Ampulleninhalt gut mischen.
- Im Kapillarteil der Pipette befindliche Tropfen verwerfen.
- Zählkammer mit einem Tropfen des Ampulleninhalts füllen.
- Einige Minuten sedimentieren lassen.
- Alle Zellen in den 16 Großquadraten auszählen.

Anfertigung eines Ausstrichs und Differenzierung der Zellen:
- Vorsichtige Zentrifugation des Liquors (800 U/min ca. 5 min).
- Sediment (ca. 500 µl) auf einen Objektträger ausstreichen.
- Fixierung durch Lufttrocknung.
- Nach PAPPENHEIM färben (siehe Kapitel 10.5.2).

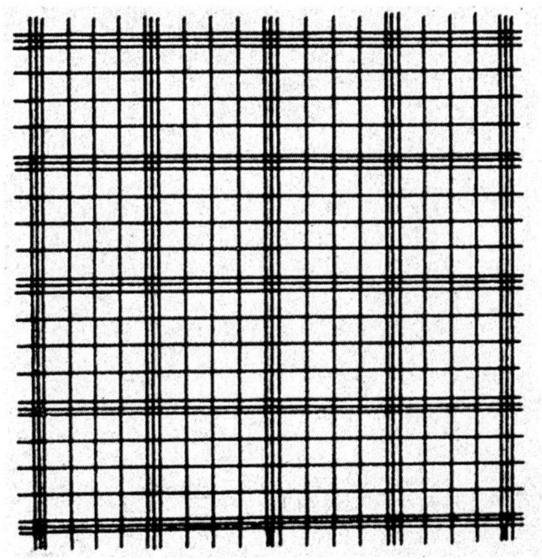

▶ Abb. 10.56: Zählnetz der FUCHS-ROSENTHAL-Zählkammer.

Ein erhöhter Zellgehalt an Granulozyten weist auf eine bakteriell-eitrige Entzündung hin. Liegen überwiegend Lymphozyten und Monozyten (mononukleäre Zellen) vor, ist dies ein Hinweis auf eine nichteitrige Entzündung.

10.5.9 Spezielle Laboruntersuchungen

10.5.9.1 Untersuchung von Körperhöhlenpunktaten

Körperhöhlenergüsse kommen bei verschiedenen Krankheiten, z. B. infektiöse Entzündungen wie FIP bei der Katze, bakterielle Entzündungen in den Körperhöhlen, Herzinsuffizienz, Leberzirrhose, Harnblasenruptur, bösartigen Tumoren (Malignome) vor.

Die Untersuchung des Bauchhöhlen- oder Brusthöhlenpunktates auf nichtentzündliche Ergüsse (*Transsudat*) und entzündliche, zellhaltige Ergüsse (*Exsudat*) wird nach der so genannten RIVALTA-Probe durchgeführt.
- Reagenzröhrchen mit Aqua dest. füllen.
- Einen Tropfen Eisessig zumischen.
- Punktattropfen vorsichtig zupipettieren.

Entsteht eine schlierige oder rauchige Trübung, spricht man von Exsudat, entsteht keine Trübung, ist ein Transsudat vorhanden.

Ein Anstieg des Gesamteiweißes weist auf einen hohen Gehalt an Entzündungsstoffen hin. Sehr hoher Eiweißgehalt im Punktat bei FIP, bei bakterieller Pleuritis und bei malignen Tumoren.

Das Enzym LDH steigt in seiner Aktivität deutlich bei FIP, bakterieller Peritonitis und bei malignen Ergüssen an.

Bei einer Ruptur der Harnblase beim neugeborenen Fohlen ist die Untersuchung des Kreatinins in der Bauchhöhlenflüssigkeit von Bedeutung. In diesem Fall weist dieser harnpflichtige Stoff in der Bauchhöhle eine höhere Konzentration als im Serum auf.

Bei entzündlichen Krankheiten infektiöser oder tumoröser Entstehung sind neutrophile Granulozyten und Makrophagen besonders zahlreich im Punktat verhanden. Zytologische Untersuchungen sind in vielen Fällen eine wichtige diagnostische Hilfe zur Differenzierung der Ursachen der Körperhöhlenergüsse.

10.5.9.2 ELISA (Untersuchung auf FeLV und FIV)

Der ELISA (enzyme linked immunosorbent assay) ist ein Testverfahren, bei dem Enzyme an eine Immunreaktion (Antigen-Antikörper-Verbindung) gekoppelt werden.

Dieses Testverfahren wird zur Erkennung einer Infektion mit dem Leukämievirus der Katze (FeLV) und Immunschwächevirus der Katze (FIV) von mehreren Herstellern angeboten.

Prinzip des Virusantigen-Nachweises (FeLV) mittels ELISA:
- Bindung virusspezifischer Antikörper an einen Träger (Wand des Probenröhrchens)
- Untersuchungsmaterial mit Virusantigen wird an die Antikörper gebunden → Antigen-Antikörper-Komplexe.
- Zugabe Enzym-markierter Antikörper, die gegen das Virusantigen gerichtet sind (Bindung des Konjugats).
- Durch Zugabe eines Substrates wird dieses hydrolisiert (Enzymwirkung) → Farbumschlag zeigt Antigennachweis an.

Die deutlich erkennbare Farbreaktion kann nur nach stattgehabter Immunreaktion auftreten.

Zum Nachweis der FIV-Infektion erfolgt keine Antigen- sondern eine Antikörper-Testung.

In verschiedenen Testverfahren ist auch ein kombinierter Nachweis einer FeLV-Infektion und FIV-Infektion möglich.

10.5.9.3 Mikrobiologische Untersuchungen in der Praxis

In der tierärztlichen Praxis werden bereits mehrfach bakteriologische und mykologische Untersuchungen mit handelsüblichen Bakterien- und Pilznährböden durchgeführt. Es sind praxisgerechte, so genannte Eintauchnährböden oder flüssige Nährmedien ebenso erhältlich wie in Petrischalen ausgegossene Agarplatten.

Mit einer zuvor ausgeglühten und wieder erkalteten Metallöse oder einem sterilen Wattetupfer wird das zu untersuchende Material auf festen Nährböden (Agarplatten) mit Hilfe der so genannten Drei-Ösen-Technik ausgestrichen. Die Bebrütung der beimpften Agarplatten sowie der flüssigen Nährböden erfolgt in praxisrechten Kleinbrutschränken (Abb. 10.58) bei 37 °C über mindestens 18 bis 24 Stunden (Bakterienwachstum). Die meisten pathogenen Mikroorganismen haben ihr Temperaturoptimum im Bereich der Körpertemperatur des jeweiligen Wirtes.

Zur groben Unterscheidung von Bakterien können in der Praxis spezielle Färbungen auf einem Objektträger (z. B. Methylenblaufärbung, GRAM-Färbung) zur mikroskopischen Betrachtung durchgeführt werden.

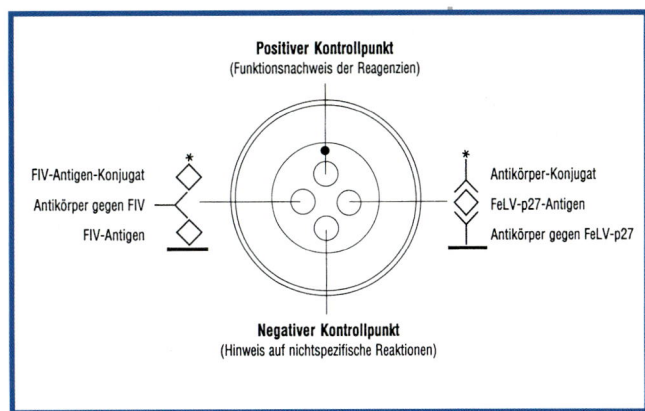

Abb. 10.57: CITE-Test (Nachweis einer FeLV- und FIV-Infektion).

LABORUNTERSUCHUNGEN

▶ Abb. 10.58: Kleinbrutschrank mit Agarplatte (Nährboden zur Bebrütung von Bakterien).

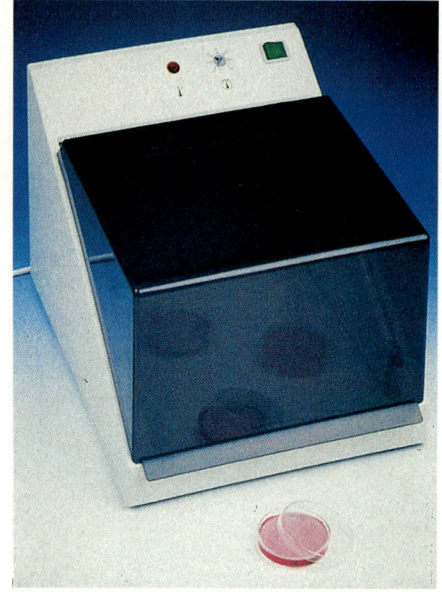

Abb. 10.59: Testscheiben und Testblättchen zur Resistenzprüfung von Bakterien.
▼

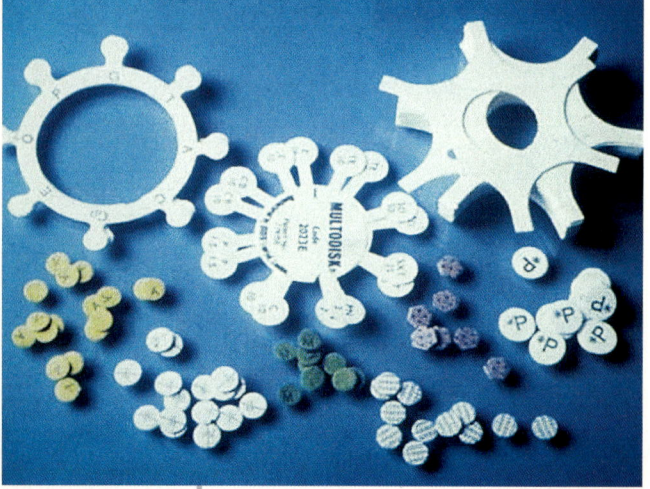

Die *Resistenzprüfung von Bakterien* gegenüber Antibiotika und Sulfonamiden (Resistenztest, Antibiogramm) erfolgt mit zahnradförmigen Testscheiben oder Testblättchen, die auf einen Nährboden (Nähr- oder Blutagar) gelegt werden. Dieser ist mit einer im Brutschrank bei 37 °C gezüchteten Bakterienkultur beimpft worden. Zur Bakterienanzüchtung wird vorher bakterienhaltiges Material (z. B. Milch, Harn, Kot, Nasenschleim, Eiterprobe) mit einer abgeflammten Drahtöse auf einen Nährboden ausgestrichen. Sind die gezüchteten Bakterien gegenüber einem Antibiotikum resistent, so bildet sich um das Testblättchen kein Hemmhof aus.

Die Beurteilung von Antibiogrammen verlangt große Erfahrung im Umgang mit Bakterienkulturen. Falschbeurteilungen können zu fehlerhaftem und ungerechtfertigtem Antibiotikaeinsatz beim Patienten führen.

Es ist ratsam, Proben zur bakteriologischen und mykologischen Untersuchung in die jeweiligen Untersuchungsinstitute zu übersenden, deren Personal Erfahrung und Routine im Umgang mit pathogenen Keimen aufweist.

Auch weitergehende bakteriologische Untersuchungen zur genauen Differenzierung der Keime, ebenso wie Virusuntersuchungen (z. B. des Kotes auf Parvovirus), führen die entsprechenden Untersuchungsstellen durch.

Da sich im Untersuchungsmaterial auch menschenpathogene Infektionserreger befinden können, sind beim mikrobiologischen Arbeiten stets einige wichtige, hygienische Verhaltensregeln zu beachten. So ist auch darauf hinzuweisen, dass gewachsene Bakterien- oder Pilzkulturen unschädlich beseitigt werden müssen. Erst nach Abtötung der Mikroorganismen und Inaktivierung der Nährböden durch Erhitzen im Autoklaven (mindestens 30 Minuten bei 120 °C) und auch ersatzweise der Behandlung mit Desinfektionsmitteln können die betreffenden Agarplatten oder Flüssignährböden mit dem üblichen Hausmüll verworfen werden.

10.5.9.4 Serologische Untersuchungen

Neben dem direkten Nachweis von Infektionserregern durch mikroskopische Untersuchung und kulturelle Anzüchtung gibt es den indirekten Nachweis von Antikörpern im Serum (serologische Untersuchungen) bei bestimmten viralen, bakteriellen oder parasitären Infektionskrankheiten.

Dieser Antikörpernachweis ist die Immunantwort des Tierorganismus auf einen Kontakt mit dem Infektionserreger. Antikörper können grundsätzlich vorhanden sein, wenn eine aktuelle Infektionskrankheit vorliegt oder nur eine Infektion, die klinisch unbemerkt verläuft (klinisch inapparente Infektion). Antikörper bleiben beim Tier oft lange nachweisbar, auch wenn keine aktuelle Infektion mehr besteht. Zur Feststellung einer aktuell ablaufenden Infektion ist meist eine zweimalige Untersuchung im Abstand von 14 Tagen notwendig (Serumpaar).

Serologische Untersuchungen zum Nachweis von anzeigepflichtigen Tierseuchen (z. B. Infektiöse Anämie des Pferdes – Cogginstest) und meldepflichtigen Tierkrankheiten (z. B. Bornasche Krankheit beim Pferd; Listeriose beim Rind) müssen von Veterinäruntersuchungsämtern oder entsprechenden zugelassenen Laboratorien durchgeführt werden.

Um eine schnelle und sichere Diagnose zu erhalten, ist in diesen Fällen nach sachgerechter Entnahme eine sofortige und richtige Einsendung von Untersuchungsmaterial notwendig. Bei allen Arbeiten mit Krankheitserregern ist auf peinliche Sauberkeit und Hygiene zu achten.

10.5.9.5 Weitere Laboruntersuchungen

Weitere einfach in der tierärztlichen Praxis durchführbare Laboruntersuchungen sind der SCHALM-Mastitis-Test, die Untersuchung des Pansensaftes, die Untersuchung zum Nachweis chronischer Entzündungsprozesse (Glutarsel-Test) und der Cite-Test zur Messung des Immunglobulingehalts im Blut des neugeborenen Fohlens

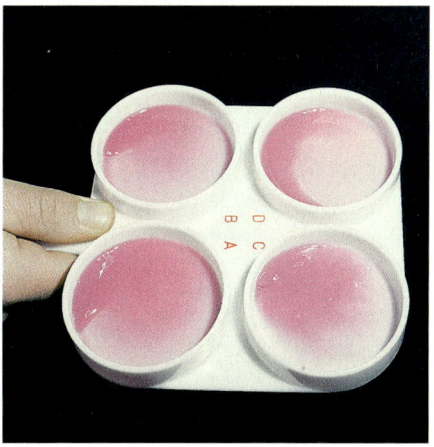

Abb. 10.60: SCHALM-Test zur indirekten Bestimmung des Zellgehalts in der Milch.

Zur **Untersuchung der Milch** bei Verdacht auf eine Euterentzündung gibt es einen einfachen Test zur Anwendung im Stall (SCHALM-Test).

In eine Testschale mit vier Aufsätzen wird aus den verdächtigen Eutervierteln etwas Milch gemolken und mit Testflüssigkeit versehen. Nach Mischen der Flüssigkeit kann die Reaktion sofort durch eine Gelbildung und Farbveränderung abgelesen werden.

Prinzip des SCHALM-Tests:
Die Testflüssigkeit ist ein oberflächenaktiver Stoff, der DNS aus Zellen freisetzt. DNS und das Reagens bilden einen Komplex, der als Gel sichtbar wird.

Bei der **Untersuchung des Pansensaftes,** der mit einer Sonde entnommen wird, ermittelt man zuerst den pH-Wert mit einem Indikatorpapier. Dann wird ein Tropfen Pansensaft auf einen Objektträger gebracht und unter einem Deckglas mikroskopisch auf Infusorien (für die Pansentätigkeit notwendige tierische Einzeller) untersucht. Im physiologischen Pansensaft findet man unterschiedlich große Infusorien.

Die *Untersuchung zum Nachweis chronischer Entzündungsprozesse bei Rind und Schwein* (**Glutarsel-Test**) zeigt die Erhöhung von Gammaglobulinen und Fibrinogen an. Nach Mischen von Blut und Reaktionslösung wird durch Kippen des Testgefäßes der Zeitpunkt des Gerinnungseintrittes überprüft.

Der **Snap®-Fohlen-IgG-Testkit** ist ein Schnelltest zur semiquantitativen Bestimmung von Immunglobulin G. Das neugeborene Fohlen besitzt keine oder nur geringe Anteile zirkulierender Immunglobuline (IgG). Deshalb ist das Fohlen auf die Antikörper der Mutterstute aus dem Kolostrum angewiesen. Ein Mangel an IgG führt bei Fohlen unter 2 Wochen häufig zu einer schweren Infektion. Deshalb ist eine frühzeitige Erkennung des Mangels an IgG dringend erforderlich, um therapeutische Maßnahmen zur Stützung der Körperabwehr (Immunität) einleiten zu können. Das Testprinzip beruht auf einer enzymchemischen Immunreaktion (Enzymimmunoassay). Für den Test kann Vollblut, Serum oder Plasma verwendet werden. Die Testdurchführung erfolgt nach der Arbeitsanleitung des Herstellers. Die Kalibrierungsfelder im Snap-Test entwickeln eine Farbe, die den IgG-Gehalten von 400 mg/dl und 800 mg/dl entspricht. Ein Intensitätsvergleich der Farbentwicklung des Probenfeldes und der Kalibrierungsfelder erlaubt es, den IgG-Spiegel in der Testprobe festzustellen.

Bewertung:
- Absoluter IgG-Mangel < 200 mg/dl
- Relativer IgG-Mangel 200–400 mg/dl
- Subnormale IgG-Spiegel 400–800 mg/dl

11 Arzneimittelkunde

11.1 Arzneimittel

Arzneimittel sind – im Sinne des Arzneimittelgesetzes – Stoffe oder Zubereitungen von Stoffen, die bei Anwendung am menschlichen oder tierischen Organismus zur Vorbeugung, Linderung, Heilung, Diagnostik oder Betäubung dienen. Ihr Einsatz als Therapeutika gilt der Beeinflussung von Zuständen oder Funktionen des Körpers, dem Ersatz gering vorhandener oder fehlender, sonst natürlicherweise gebildeter Körperflüssigkeiten oder Wirkstoffe und zur Bekämpfung von Krankheitserregern und Parasiten.

Als Beispiele für den Einsatz von Therapeutika seien genannt:
- Zustände des Körpers:
  Anfälle, Schwächezustände
- Funktionen des Körpers:
  Störungen der Herz- oder Nierenfunktion
- Mangel an Körperflüssigkeiten:
  Gesamtblut oder Plasma
- Mangel an Wirkstoffen:
  Insulin, Vitamine, Mineralstoffe
- Krankheitserreger:
  Bakterien, Pilze, Einzeller
- Parasiten:
  Würmer, Hautparasiten

Synonyma (gleichbedeutende Begriffe) für ein Arzneimittel sind Medikament, Pharmakon oder auch Heilmittel im engeren Sinn. Es gibt Arzneimittel die entweder nach ärztlicher Anweisung (Rezept) hergestellt werden oder Erzeugnisse der pharmazeutischen Industrie sind. Diese Industrieprodukte werden als Fertigpräparate bezeichnet, deren Zusammensetzung stets gleich bleibend ist. Sie müssen beim Bundesamt für gesundheitlichen Verbraucherschutz und Lebensmittelsicherheit (BVL) registriert sein und kommen außerdem unter einem bestimmten Handelsnamen (®) in den Verkehr. Der Handelsname muss selbst auf der kleinsten Verpackungseinheit (z. B. Ampulle, Tablettenfilm) vorhanden sein.

Fertigarzneimittel müssen – laut Arzneimittelgesetz – auf der Verpackung oder dem Flaschenetikett folgende Angaben haben:
- Name der Herstellerfirma oder Vertriebsgesellschaft und deren Anschrift;
- Bezeichnung der Fertigarzneimittel (Handelsname);
- Zulassungsnummer des BVL (Zul.-Nr.);
- Chargennummer oder Herstellungsdatum;
- Inhaltsangabe der Packung nach Gewicht, Milliliter oder Stückzahl;
- Darreichungsform (z. B. Tabletten, Tropfen, Zäpfchen, Injektionslösung);
- Art der Anwendung (z. B. per os, i. m. Injektion);
- Angabe der wirksamen Bestandteile mit den im Deutschen Arzneibuch aufgeführten Namen und Mengenangaben;
- »Verschreibungspflichtig« oder »Apothekenpflichtig«. Verschreibungspflichtig bedeutet, dass das Medikament nur auf Rezept in der Apotheke abgegeben wird. Apothekenpflichtig bedeutet, dass das Medikament zwar ohne Rezept, jedoch nur in der Apotheke abgegeben wird;
- Verfallsdatum, wenn das Arzneimittel nur beschränkt haltbar ist;
- Handelt es sich bei einem Präparat um ein Ärztemuster, so muss die Packung außerdem noch den Aufdruck »Unverkäufliches Muster« tragen.

Weitere Angaben, die notwendig sein können:
- Warnhinweise, die sich auf mögliche Nebenwirkungen beziehen; z. B. bei Anwendung während einer Trächtigkeit.
- Lagerungshinweise beziehen sich auf Temperatur-, Licht- und Luftverhältnisse, deren Beachtung verhindern soll, dass ein Arzneimittel vorzeitig unbrauchbar wird.
- Virusimpfstoffe müssen mit dem Wirtssystem, das zur Virusvermehrung gebraucht wurde, gekennzeichnet sein. Bei Seren muss das Spendertier angegeben sein.

Freie Abgabe außerhalb von Apotheken ist bei verschiedenen Arzneimitteln möglich, z. B. Desinfektionsmittel, Pflanzensäfte, Pflanzenteile (zur Bereitung von Tees), Mineralwasser, Heilerden, Pflaster.

Homöopathische Arzneimittel werden aus pflanzlichen oder tierischen Stoffen oder Mineralien und Chemikalien in abgestuften Verdünnungen hergestellt. Sie sind als Homöopathika gekennzeichnet. Statt der »Zul.-Nr.« tragen sie eine »Reg-Nr.«, wenn sie in das Register der homöopathischen Arzneimittel eingetragen sind.

Tierarzneimittel müssen ebenfalls vom BLV zugelassen sein und neben der für alle Arzneimittel vorgeschriebenen Kennzeichnung den Vermerk »Für Tiere« (oder Benennung der Tierart) tragen. Außerdem ist, falls notwendig, anzugeben:
- Wartezeit.
  Bei allen Arzneimitteln, die bei Lebensmittel liefernden Tieren angewendet werden, muss vermerkt sein, ob eine Wartezeit einzuhalten ist oder nicht. Wartezeit ist die Zeitspanne zwischen letzter Anwendung eines Arzneimittels und Schlachtung des Tieres. Durch die Zeitangabe soll gewährleistet sein, dass in den gewonnenen Lebensmitteln keine oder nur gesundheitlich unbedenkliche Rückstände von Arzneimitteln enthalten sind.
- Hinweis »Nicht bei Tieren anwenden, die der Gewinnung von Lebensmitteln dienen«.
- »Arzneimittelvormischung«, wenn es sich um ein Mittel zur Herstellung eines Fütterungsarzneimittels handelt.

Fütterungsarzneimittel bestehen aus einer Arzneimittelvormischung und einem Futtermittel. In homogener und stabiler Mischung wird das Fütterungsarzneimittel in den Verkehr gebracht und ist in dieser Form auch fertig zur Verfütterung. Wenn ein Arzneimittel oder auch eine Vormischung im Stall dem Futter oder Trank zugegeben wird, spricht man nicht von einem Fütterungsarzneimittel. Fertige Fütterungsarzneimittel sind als solche gekennzeichnet. Eine Bevorratung ist nicht möglich und die therapeutische Anwendung ist auf die in der Packungsbeilage der Arzneimittelvormischung angegebenen Indikationen beschränkt.

Rezepturarzneimittel sind Arzneien, die erst auf besondere Anforderung und nach Anweisung des Arztes oder Tierarztes hergestellt werden. Nach meist überlieferten Rezepturen vermischt der Apotheker therapeutisch wirksame Grundsubstanzen mit formgebenden Mitteln, z. B. mit bestimmten Fetten zur Herstellung von Salben.

Heil- und Hilfsmittel sind *in der Humanmedizin* unverzichtbar. In einer Verordnung sind die Richtlinien genau festgelegt.

Als *Heilmittel* werden bezeichnet:
- äußerlich anzuwendende Mittel, z. B. Verbandsmaterial, Schienen,
- Maßnahmen der physikalischen Therapie, z. B. Massagen, Bestrahlungen, medizinische Bäder,
- Sprachtherapie durch Logopäden,
- Beschäftigungstherapie mittels aktivierender Methoden zur Verbesserung der körperlichen und geistigen Verfassung des Patienten.

Als *Hilfsmittel* gelten alle Mittel, die den Erfolg einer Behandlung sichern, einer Behinderung vorbeugen oder eine körperliche Behinderung ausgleichen. Zu diesen Mitteln zählen vor allem Körperersatzstücke, Hilfsmittel zur Krankenpflege und Seh- und Hörhilfen (z. B. Brillen und Hörgeräte).

Arzneimittel werden aus unterschiedlichen Substanzen hergestellt:
- chemisch (synthetisch):
z. B. Sulfonamide
- tierische Substanzen:
z. B. Hormone
- pflanzliche Substanzen:
z. B. Digitalispräparate
- Mikroorganismen oder deren Bestandteile:
z. B. Antibiotika
- Substanzen von Viren und Bakterien:
z. B. Impfstoffe

Tabelle 11.1: Darreichungsformen der Arzneimittel

Aggregatzustand	Arzneimittelform	Begriffsbestimmung
gasförmig	Gas	freie Verteilung der Gasmoleküle im Raum; z. B. Narkosegas
	Inhalat	Arzneimittelwirkstoffe in feinster Tröpfchenform, vernebelt
	Aerosol	feste oder flüssige Wirkstoffe in Luft oder Treibgas feinst verteilt z. B. Spray
flüssig	Solution	Wirkstoff in Wasser oder Öl gelöst; z. B. Tropfen, Injektions- und Infusionslösung
	Tinktur	Wirkstoff in Alkohol gelöst
	Mixtur	Mischung und Lösung mehrerer Wirkstoffe
	Emulsion (Liniment)	Wirkstoff in zwei nicht miteinander mischbaren Flüssigkeiten (z. B. Öl in Wasser) stabilisiert durch Emulgator
	Suspension	Aufschwemmung nicht löslicher, fester Wirkstoffe in Flüssigkeit; Entmischung beim Stehenlassen
	Lotion	»Schüttelmixtur«, eine wässrige Suspension aus Wirkstoff, Wasser, Glyzerin
halbfest	Paste	hoher Anteil von Wirkstoffsubstanzen in fetthaltiger Grundlage
	Salbe	Wirkstoff in Salbengrundlage (Vaseline, Lanolin) fein verteilt
	Creme	Wirkstoff in Salbengrundlage und Wasser
	Gel	Wirkstoff in Wasser mit Gelbildner, fettfrei
	Suppositorium	Wirkstoff in Fetten, die bei Körpertemperatur im Mastdarm schmelzen
fest	Puder	pulverförmiger Wirkstoff mit Zusatzstoffen
	Pulver	sehr fein zerkleinerter Wirkstoff
	Tablette	festgepresstes Pulver mit Zusatz von Füll-, Binde- oder Gleitmitteln
		Filmtablette: mit magensaftresistentem Überzug
		Retard-Tablette: für die verzögerte Freigabe des Wirkstoffes
	Dragée	linsenförmige Tablette mit Wirkstoffkern und glattem Überzug
	Bolus und Globulus	große Tablette in Kugel- oder Eiform; zur Anwendung bei Großtieren
	Kapsel	flüssiger, granulierter oder pulverförmiger Wirkstoff in Gelatineumhüllung
	Granulat	Wirkstoff in grobkörnigem Pulvergemisch

Arzneimittelgruppen (im Plural angegeben)

Anabolika	Eiweißstoffwechsel anregende Mittel
Anästhetika	(Betäubungsmittel) Empfindungslosigkeit bewirkende Mittel
Analeptika	Weckmittel, zentral erregende Mittel
Analgetika	Schmerzmittel
Anthelminthika	Wurmmittel
Antibiotika	Mittel gegen bakterielle Infektionen
Antidota	Gegengiftmittel
Antimykotika	Mittel gegen Pilzbefall
Antiparasitaria	Ektoparasitenmittel
Antiphlogistika	entzündungshemmende Mittel
Antiseptika	keimtötende Mittel
Chemotherapeutika	(synthetische) Wirkstoffe gegen Krankheitserreger oder Tumorzellen
Diuretika	harntreibende Mittel
Emetika	Brechmittel
Expektorantia	sekretlösende Hustenmittel
Herzglykoside	Herzmittel
Hämostyptika	blutstillende Mittel
Hypnotika	Schlafmittel
Kardiaka	Herzmittel
Laxantia	Abführmittel
Narkotika	Narkosemittel
Ophthalmika	Augenmittel
Otologika	Ohrenmittel
Sedativa	Beruhigungsmittel
Spasmolytika	krampflösende Mittel
Styptika	stopfende Mittel
Sulfonamide	bakterienhemmende Mittel
Tranquillantia	Beruhigungsmittel
Urologika	Mittel zur Behandlung von Harnwegserkrankungen
Vitamine	stoffwechselfördernde Mittel
Zytostatika	das Zellwachstum hemmende Stoffe

11.1.1 Das Rezept

Es ist die schriftliche Anweisung an den Apotheker, ein Arzneimittel abzugeben. Diese Anweisung – das Rezeptformular – muss in folgender Weise aufgegliedert sein:
1. Name und Adresse des verschreibenden Tierarztes oder der Praxis, in der das Rezept ausgestellt wird.
2. Anrede an den Apotheker:
Rp = Recipe = Nimm!
3. Datum.
4. Eigentliche Verordnung. Bei Fertigarzneimitteln wird der Handelsname des Mittels, die gewünschte Arzneiform und die erforderliche Packungsgröße angegeben.

Kurzbezeichnungen
- N1 für die kleinste Packung
- N2 für die mittelgroße Packung
- N3 für die große Packung

Die großen Packungen sind dabei für die Dauertherapie einer Krankheit gedacht. Fehlt die Angabe der abzugebenden Menge, so gilt die kleinste Packung als verschrieben.
Bei Rezepturarzneimitteln werden hier die einzelnen Grundstoffe mit den erforderlichen Gewichtsmengen angegeben. Werden mehrere Arzneimittel auf einem Formular verordnet, sind sie durch ein Doppelkreuz (#) voneinander zu trennen.

5. Anweisungen an den Apotheker, was er mit den Grundsubstanzen machen soll: mischen, abfüllen in besondere Gefäße, evtl. aufteilen in mehrere, gleichgroße Mengen und schließlich die Gebrauchsanweisung für die Anwendung am Patienten. Diese Anweisung darf auch bei Verordnung von Fertigarzneimitteln nicht fehlen.
6. Eigenhändige Unterschrift des verschreibenden Tierarztes.

Bis auf diese Unterschrift dürfen alle anderen Angaben des Rezeptes auch von der Tierarzthelferin geschrieben werden. Das

Rezept ist eine Urkunde. Der Tierarzt haftet mit seiner Unterschrift für die Richtigkeit der Angaben. Eine wiederholte Belieferung des gleichen Rezeptes ist unzulässig. Eine Verschreibung hat eine Gültigkeitsdauer von sechs Monaten. Bei Betäubungsmitteln findet keine Belieferung statt, wenn das Betäubungsmittelrezept vor mehr als sieben Tagen ausgestellt wurde.

11.1.2 Arzneiwirkungen

Ihre Wirkung können die Arzneimittel örtlich, am Ort der Auftragung entfalten oder entfernt, durch Resorption von der Haut oder Schleimhaut und Weiterleitung über die Blut- und Lymphbahnen zum erkrankten Organ.

Ein Arzneimittel kann nur dann therapeutisch effektvoll sein, wenn es am Ort seiner Wirkung eine entsprechende Konzentration erreicht. Diese Konzentration ist einerseits dosisabhängig, andererseits sind verschiedene biologische Vorgänge im Körper notwendig, um das Arzneimittel für die gewünschte Wirkung verfügbar zu machen. Als *Pharmakokinetik* wird dieser zeitliche Ablauf mit Resorption, Verteilung, Umwandlung und Ausscheidung des Wirkstoffes bezeichnet. Wird ein Medikament appliziert, z. B. durch orale Gabe, so muss es zuerst im Magen-Darm-Kanal resorbiert werden, gelangt in die Blutbahn und wird über das Blut im Organismus verteilt, wobei es sich in den Geweben unterschiedlich stark anreichert. Im Blut ist das Medikament teilweise an Eiweiß gebunden und teilweise frei. Dieser freie Anteil gelangt bis zum Erfolgsorgan, also dem Ort seiner Wirkung. Über das Blut gelangt das Arzneimittel auch in Leber und Nieren als wichtige Organe für die Elimination. Ist das Medikament wasserlöslich, kann es gut über die Nieren ausgeschieden werden, andernfalls muss es erst metabolisiert werden. Die Geschwindigkeit, mit der ein Medikament eliminiert, d. h. unwirksam und ausgeschieden wird, hängt weitgehend von der Funktionstüchtigkeit von Leber und Nieren ab. Leistungsminderungen bei Erkrankungen dieser Organe können deshalb zu einer Ausscheidungsverzögerung und damit Wirkungsverlängerung des Arzneimittels führen. Für die verschiedenen Wirkstoffe sind sog. Halbwertszeiten bekannt; das sind Zeiten, in denen nur noch die Hälfte der Ausgangskonzentration vorhanden ist. Durch Bestimmung des Wirkstoffgehalts im Serum kann diese Konzentrationsminderung überprüft werden und ist ein wichtiger Hinweis für die weitere Dosierung des Medikamentes.

Bei der Anwendung von Tierarzneimitteln können trotz klinischer Prüfung im Zulassungsverfahren und kunstgerechter Anwendung *unerwünschte Arzneimittelwirkungen* auftreten.

Unerwünschte Arzneimittelwirkungen und -mängel:
- Nebenwirkungen
- Wechselwirkungen mit anderen Arzneimitteln
- Gegenanzeigen
- Resistenzbildung von Bakterien gegenüber Antibiotika
- Missbrauch, Fehlgebrauch
- Mängel der Qualität
- Mängel der Behältnisse und äußeren Umhüllung
- Mängel der Kennzeichnung und Gebrauchsinformation
- nicht ausreichende Wartezeit

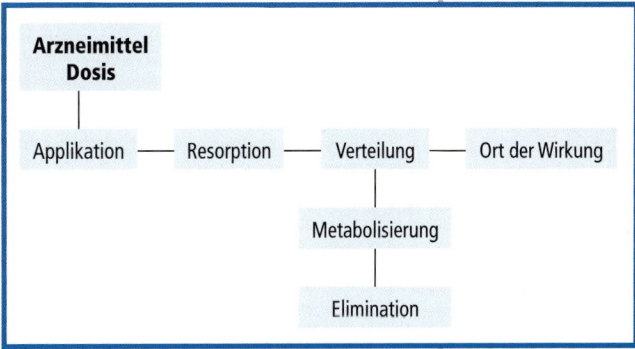

Um diese unerwünschten Arzneimittelwirkungen, auch die Verdachtsfälle, zu erfassen, werden die Tierärzte zur Meldung – mittels eines Berichtsbogens – an die Arzneimittelkommission der Bundestierärztekammer aufgefordert. Durch die Auswertung der Berichte können ursächliche Zusammenhänge und ein mögliches Arzneimittelrisiko erfasst werden.

11.1.3 Packungsbeilage der Fertigarzneimittel

Sie wird auch als Beipackzettel oder umgangssprachlich als »Waschzettel« bezeichnet und dient zur Information des Verbrauchers. Alle Packungen der Fertigarzneimittel müssen diese Beilage mit der Bezeichnung »Gebrauchsinformation« enthalten. Neben dem Namen des Mittels, der Herstellerfirma, den wirksamen Bestandteilen, gibt sie Auskunft über die Anwendungsgebiete, Gegenanzeigen, Nebenwirkungen und Wechselwirkungen der Arznei mit anderen Mitteln.

Anwendungsgebiet (Indikation, Anzeige) bezeichnet die krankhaften Zustände, die durch das Arzneimittel beeinflusst werden sollen.

Gegenanzeige (Kontraindikation) bedeutet, dass das Arzneimittel bei bestimmten Organerkrankungen oder einer Überempfindlichkeit gegen die Inhaltsstoffe des Medikaments nicht angewendet werden darf. Auch Anwendungsbeschränkungen werden angegeben, z. B. »nicht bei laktierenden Tieren anwenden«.

Nebenwirkungen sind unerwünschte Reaktionen, die bei sachgemäßer Anwendung des Arzneimittels auftreten können, z. B. Erbrechen. Meistens wird noch vermerkt, ob diese Nebenwirkungen nur sehr selten, gelegentlich oder häufiger zu beobachten sind. Am bekanntesten sind die Reaktionen durch Sensibilisierung (allergische Reaktionen). Teilweise ist die Nebenwirkung eine Begleiterscheinung, die von der Hauptwirkung nicht zu trennen ist; z. B. tritt bei Sedierung mit einem bestimmten Mittel gleichzeitig eine Blutdrucksenkung auf. Teilweise kommen Nebenwirkungen erst bei zusätzlicher Störung anderer Organe zustande.

Wechselwirkungen (Interaktionen) mit anderen Mitteln, bei gleichzeitiger oder aufeinander folgender Verabreichung mehrerer Medikamente. Dies kann eine Verstärkung oder Abschwächung der Wirkung des Arzneimittels bedeuten. Es ist aber auch eine Verlängerung oder Verkürzung der Wirkung möglich.

Dosierungsanleitung; hier wird die Einzel- und Tagesdosis sowie die Dauer der Anwendung angegeben. Unterschiede in der Dosierung für einzelne Tierarten sind vermerkt.

Weitere Hinweise beziehen sich auf die Aufbewahrung des Arzneimittels, z. B. »unzugänglich für Kinder« und darauf, dass das Arzneimittel bei Erreichen des Verfallsdatums nicht mehr angewendet werden soll, oder eine angebrochene Packung innerhalb einer bestimmten Zeit aufgebraucht sein muss.

11.1.4 Aufbewahrung und Betreuung von Arzneimitteln

Medikamente werden grundsätzlich im *Medikamentenschrank*, der abschließbar sein sollte, aufbewahrt. Werden Arzneien auf offenen Regalen im Praxisraum bereitgehalten, muss gesichert sein, dass Unbefugte keinen Zugang haben. Größere Vorräte – vor allem in der Großtierpraxis – werden im Allgemeinen in gesonderten Praxisräumen gelagert.

Wichtig ist, dass die Medikamente vor Frost und Hitze, übermäßiger Sonnenbestrahlung und hoher Feuchtigkeit geschützt aufbewahrt werden.

Verschiedene Arzneimittel verlangen eine Lagerung im *Kühlschrank*, z. B. Impfstoffe, Sera, einige Hormonpräparate. Eine Unterbringung im Kühlschrank, der gleichzeitig Lebensmittel enthält, ist unzulässig.

Auf jeden Fall sollten die Packungshinweise bezüglich der *Lagerungstemperatur* beachtet werden. Sind keine Temperaturen angegeben, sondern z. B. nur »kühl« oder »Raumtemperatur«, so sind damit folgende Temperaturspannen gemeint:
- Kühlschrank: 0 bis 6 °C
- kühl: 6 bis 15 °C
- Raumtemperatur: 15 bis 25 °C

Arzneimittel dürfen nicht bei mehr als 30 °C gelagert werden, was besonders in den so genannten Autoapotheken zu kontrollieren ist.

Es hat sich bewährt, Medikamente im Schrank entweder alphabetisch oder nach ihrem Wirkungsbereich zu sortieren. Sind mehrere Abpackungen eines Medikamentes vorhanden, stehen die angebrochenen Packungen oder Flaschen vorn, damit sie zügig verbraucht werden können. Uneingeschränkte Sterilität besteht z. B. nur bei unangebrochenen Injektionsflaschen.

Haben die Medikamente ein *Verfallsdatum,* sind sie entsprechend der Laufzeit zu ordnen.

Arzneimittel dürfen – falls sie umzufüllen sind – nie in Behältnisse getan werden, die ursprünglich für Lebensmittel in Verkehr gebracht wurden (z. B. Bier- und Limonadenflaschen, Teedosen usw.).

Lagerraum
- Für den Zweck kenntlich gemachte Betriebsräume. Sie müssen trocken, sauber, gut belüftbar und ausreichend beleuchtet sein. Ein Wasseranschluss und elektrische Anschlüsse müssen vorhanden sein. Eine Kühlvorrichtung ist notwendig. Die Räume dürfen nicht praxisfremd genutzt werden.
- *Behandlungsraum* (für kleinere Vorratsmengen)
- *»Autoapotheke«* (in der Außenpraxis dürfen Arzneimittel auch im Auto mitgeführt und aufbewahrt werden). Die Transportbehältnisse müssen allseits geschlossen, formbeständig und abschließbar sein, um eine Verschmutzung oder Beeinträchtigung durch nachteilige Witterungseinflüsse zu verhindern. Fertigarzneimittel müssen für den Transport in ihren Originalbehältnissen verbleiben. Die Art und Menge der mitgeführten Arzneimittel dürfen den für gewöhnlich notwendigen täglichen Bedarf nicht überschreiten. Das bedeutet eine tägliche Überprüfung und Auffüllung der »Autoapotheke«.

Aufbewahrung
- keine gleichzeitige Lagerung von praxisfremden Mitteln;
- übersichtlich geordnet;
- deutliche Kennzeichnung aller Vorratsbehälter (Glas- und Porzellangefäße, Dosen, Eimer, Folienbeutel);
- Vermeidung von Beschädigung, Verschmutzung, Witterungseinflüssen zur Wahrung der einwandfreien Beschaffenheit;
- Lagerungshinweise der Herstellerfirma beachten;
- Betäubungsmittel (nach BtMG) in gesondertem Schrank unter Verschluss und diebstahlsicher aufbewahren.

Betreuung
- Überprüfung der Arzneimittelvorräte auf ihre einwandfreie Beschaffenheit;
- Fertigarzneimittel werden stichprobenweise von Zeit zu Zeit auf Aussehen und Geruch geprüft;
- Verfallsdatum beachten; Arzneimittel, die kein Verfallsdatum haben, sind länger als drei Jahre haltbar;
- Etiketten und Beschriftungen der Vorratsbehälter kontrollieren;
- leicht verderbliche Arzneimittel oder Stoffe (Leinöl, Olivenöl, Lebertran) häufiger prüfen;
- bei Unsicherheit Arzneimittel durch eine entsprechende Behörde prüfen lassen;
- verdorbene, verschmutzte, »namenlose« Arzneimittel aussortieren und zur Beseitigung als Sondermüll abgeben. Nicht in den Hausmüll oder in die Kanalisation schütten!

11.1.5 Vorschriften zum Umgang mit Arzneimitteln

Tierimpfstoff-Verordnung

Es ist die Verordnung über Sera, Impfstoffe und Antigene nach dem Tierseuchengesetz.

Sera (deutsch: Seren) sind Mittel, die von Lebewesen gewonnen werden, spezifische Antikörper enthalten und deshalb am Tier angewendet werden.

Impfstoffe sind Mittel, die Antigene enthalten und an Tieren zur Erzeugung spezifischer Abwehr- und Schutzstoffe angewendet werden.

Antigene – ausgenommen Impfstoffe – sind Mittel, die bei Anwendung am oder im Tier Reaktionen des Immunsystems auslösen (Antigen-Antikörper-Reaktion, siehe Kapitel 8.2.2).

Außerdem gehören zu den Mitteln im Sinne der Verordnung alle Testseren, Testantigene und Testallergene.

Die Zulassung der Impfstoffe wird von der Bundesforschungsanstalt für Viruskrankheiten der Tiere (Paul-Ehrlich-Institut) vorgenommen.

Sera, Impfstoffe und Antigene dürfen nur von Tierärzten angewendet werden. Auf das Verfallsdatum der Mittel ist besonders zu achten. Nach Ablauf des Datums dürfen sie in keinem Fall verwendet werden.

Verordnung über tierärztliche Hausapotheken (TÄHAV)

Für den Betrieb einer tierärztlichen Hausapotheke müssen geeignete Räume vorhanden sein, d. h. es muss gewährleistet sein, daß in den Räumen eine einwandfreie Herstellung, Aufbewahrung und Abgabe von Arzneimitteln möglich ist.

Die arzneimittelrechtlichen Vorschriften, die Gebührenordnung für Tierärzte, die Arzneimittelpreisverordnung und die geltende Ausgabe des Deutschen Arzneibuches (DAB) müssen zur Verfügung stehen.

Werden Arzneimittel hergestellt, sind deren Art, Menge und das Herstellungsdatum zu notieren. Für *Fütterungsarzneimittel* (zugelassene Arzneimittelvormischung + Mischfuttermittel), die in anerkannten Betrieben hergestellt werden, ist eine schriftliche Auftragserteilung durch den Tierarzt erforderlich. Der Herstellungsauftrag gilt höchstens drei Wochen und darf nur einmal ausgeführt werden. Für die Aufbewahrung der Durchschriften von Herstellungsaufträgen gilt eine Frist von drei Jahren ab Ausstellungsdatum.

Tierärztliches Dispensierrecht

Das Recht zu dispensieren gibt dem Tierarzt die Möglichkeit, Arzneimittel selbst herzustellen, zu lagern und abzugeben. Er ist auch berechtigt, Arzneimittel direkt vom Hersteller, Großhändler oder über die Apotheke zu erwerben.

Abgabe von Arzneimitteln

Verschreibungs- und apothekenpflichtige Arzneimittel werden vom Tierarzt erst nach einer durchgeführten Untersuchung des Tieres oder des Tierbestandes abgegeben.

Die Tierarzthelferin darf Arzneimittel *nie* ohne Anweisung des Tierarztes abgeben!

Vom Tierarzt hergestellte Arzneimittel und auch in Teilmengen abgefüllte Fertigpräparate müssen unbedingt gekennzeichnet sein, d. h. werden z. B. eine geringe Menge Salbe oder einige Tabletten abgegeben, so muss die Verpackung den Namen des Medikamentes tragen und möglichst auch die Anwendungsweise. Der Tierbesitzer oder die mit der Behandlung des Tieres betraute Person wird genau über Art, Dosis, Zeitpunkt und Dauer der Verabreichung des abgegebenen Medikamentes unterrichtet.

ARZNEIMITTELKUNDE

Anlage 1
(zu den §§ 6 und 7)

Vom Tierarzt auszufüllen	Zutreffendes bitte ankreuzen ☐
1 Name und Anschrift des Tierarztes	2 Datum
3 **Auftrag zur Herstellung** ☐ **Verschreibung** ☐ **eines Fütterungsarzneimittels** (3 Jahre aufzubewahren)	
4 Name und Anschrift des Herstellers	
5 Name und Anschrift des Tierhalters	6 Kreis
7 Tierart 8 Tierzahl 9 Durchschnittliches Alter oder Gewicht der Tiere	
10 Indikation	11 Behandlungsdauer (Tage) 12 Wartezeit (Tage)
13 Hersteller und Bezeichnung der Arzneimittel-Vormischung	14 Menge 15 Lieferant*)
16 Bezeichnung des Mischfuttermittels*)	17 Menge
18 Prozentsatz, zu dem das Fütterungsarzneimittel die tägliche Futterration, bei Rindern und Schafen ggf. den täglichen Bedarf an Ergänzungsfuttermitteln, zu decken bestimmt ist: .... %	
19 Anleitung für die Verwendung (z. B. Beginn, Ende, Gegenanzeigen, Nebenwirkungen, Wechselwirkungen mit anderen Mitteln):	
20 Anschrift der für den Tierhalter zuständigen Arzneimittelüberwachungsbehörde	
21 Beaufsichtigung des technischen Ablaufs der Herstellung*) Durch Tierarzt ☐ Vertreter des Tierarztes ☐ Anerkannten Hersteller ☐	
22 .... Eigenhändige Unterschrift	
Vom Tierarzt unvollständig ausgefüllte Aufträge dürfen nicht ausgeführt werden.	
Vom Hersteller auszufüllen	
23 Hergestellt am*) 24 Ausgeliefert am 25 Haltbar bis	
26 Name der Person, die die Herstellung beaufsichtigt hat*)	27 Chargen Nr. (zugleich Nr. der Chargenprobe)

28 Ordnungsgemäße Ausführung wird bestätigt.
 	
         ....
         Eigenhändige Unterschrift desjenigen, der die Herstellung beaufsichtigt hat
         (im Falle der Verschreibung des Herstellers)	

*) Muß bei Verschreibung nicht ausgefüllt werden.
    Hinweis für den Tierarzt: Original und drei Durchschriften an Hersteller
    Hinweis für den Hersteller: Original verbleibt beim Hersteller

1. Durchschrift (rot) an Tierhalter
2. Durchschrift (blau) an zuständige Behörde
3. Durchschrift (grün) zurück an Tierarzt
4. Durchschrift (gelb) verbleibt beim Tierarzt

▲ *Abb. 11.1: Herstellungsauftrag für Fütterungsarzneimittel.*

Anlage 1

Bestandsbuch über die Anwendung von Arzneimitteln

Anzahl, Art und Identität der Tiere	Standort der/s Tiere/s zum Zeitpunkt der Behandlung/ in der Wartezeit	Arzneimittelbezeichnung, Nr. des tierärztlichen Anwendungs- und Abgabebelege	Datum der Anwendung / Art der Verabreichung und verabreichte Menge des Arzneimittels	Wartezeit in Tagen	Name der anwendenden Person

Anlage 2

Tierärztlicher Arzneimittel-Anwendungs- und Abgabebeleg

Nr.

Name und Anschrift des Tierarztes | Name und Anschrift des Tierhalters | Fortlaufende Belegnummer des Tierarztes im jeweiligen Jahr

Anzahl, Art und Identität der Tiere	Diagnose	Angewendete/Abgegebene Arzneimittel/Behandlungsanweisung						
		Arzneimittel-bezeichnung	Chargen-bezeichnung	Anwendungs-menge; Art der Verabreichung	Abgabemenge	Dosierung pro Tier und Tag	Dauer der Anwendung	Wartezeit

Anwendungs-/Abgabedatum   Unterschrift des Tierarztes oder seines Beauftragten

Original Tierhalter

Dieser Beleg ist mindestens 5 Jahre aufzubewahren

▲

Abb. 11.2: Bestandsbuch.

Verschiedene Arzneimittel dürfen nicht abgegeben werden, da sie nur vom Tierarzt am Tier angewendet werden. Dazu gehören z. B. Impfstoffe, Stoffe mit hormoneller Wirkung (östrogene, gestagene, androgene Wirkung), Betäubungsmittel (nach BtM-VV) und Mittel für die Anästhesie warmblütiger Tiere (Tierschutzgesetz).

Werden Medikamente für die Anwendung an Lebensmittel liefernden Tieren abgegeben, ist ein Abgabebeleg (nach Formblatt) auszufüllen. Der Tierhalter ist verpflichtet, ein Bestandsbuch (Abb. 11.2) zu führen und dieses zusammen mit den Arzneimittel-, Anwendungs- und Abgabebelegen 5 Jahre aufzuheben.

Wartezeit

Bei Abgabe und Anwendung von Arzneimitteln zur Behandlung von Lebensmittel liefernden Tieren müssen die Tierhalter auf die Einhaltung der Wartezeiten hingewiesen werden.

Auf Fertigarzneimitteln ist die Wartezeit für die betreffende Tierart im Allgemeinen vermerkt. Andernfalls gelten folgende Mindestwartezeiten:

- 28 Tage für essbares Gewebe von Geflügel und Säugetieren
- 7 Tage für Milch
- 10 Tage für Eier
- unterschiedlich für essbares Gewebe von Fischen.

Diese Mindestwartezeiten dürfen nicht unterschritten werden.

Nachweispflicht

Über den Verbleib hergestellter und erworbener Arzneimittel hat der Tierarzt Nachweise zu führen. Die Nachweise müssen Angaben über Art, Menge, Chargenbezeichnung, Liefer- oder Herstellungsdatum der Arzneimittel enthalten und sind drei Jahre lang aufzubewahren.

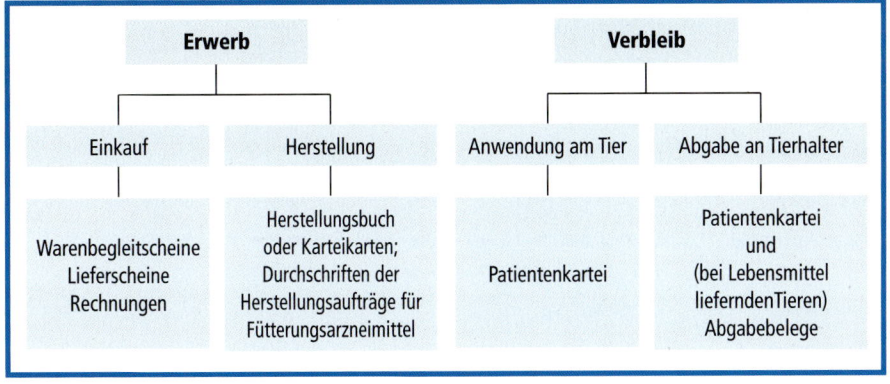

11.1.6 Arzneimittellisten

Rote Liste; Verzeichnis von humanmedizinischen Fertigarzneimitteln des Bundesverbandes der pharmazeutischen Industrie und anderer Verbände. Dieses Verzeichnis wird jährlich neu und aktualisiert herausgegeben. Es dient der Information der Fachkreise über die in Praxis und Klinik zur Anwendung und Verordnung in Betracht kommenden *Fertigpräparate*. Jedes im Hauptteil der Liste genannte Präparat wird mit einer kurzgefassten Basisinformation samt Dosis für den Menschen aufgeführt. Darreichungsformen, Packungsgrößen und Preise werden ebenfalls angegeben.

Weitere Verzeichnisse der Roten Liste sind u. a.:

- Zusammenstellung der Gegenanzeigen, Anwendungsbeschränkungen, Nebenwirkungen und Wechselwirkungen der Präparate;
- Nennung der *Notfalldepots* für Seren und Plasmaderivate;
- *Antidotarium;* das ist eine Aufzählung der Antidote (Gegengifte), die für den Einsatz bei Vergiftungen notwendig, zum Teil lebensrettend sind;
- Angabe der *Informationszentren* für Vergiftungsfälle in der Bundesrepublik Deutschland und anderen europäischen Ländern. Diese Zentren können im 24-Stunden-Dienst in Anspruch genommen werden und informieren bereitwillig auch Tierärzte bei Vergiftungsfällen mit unbekannten Giften.

Delta-Liste; bietet als sogenanntes kaufmännisches Verzeichnis von veterinärmedizinischen Präparaten und einigen Tierpflegemitteln vor allem die Einkaufspreise ab Hersteller, die Verkaufspreise laut Arzneimittelpreisverordnung (AMPreisV) und die Endpreise mit gültiger Mehrwertsteuer.

Delta-Index; Veterinär-Wirkstoffverzeichnis mit Aufzählung der Wirkstoffe, ihrer Art und Anwendung sowie Hinweisen auf entsprechende Tierarzneimittel. Es werden auch homöopathische Wirkstoffe aufgezählt.

Lila Liste (früher Lexikon der Tierarzneimittel); gibt fachliche Informationen über Tierarzneimittel. Berücksichtigt werden auch Futterzusatzstoffe, Diätfutter und Tierpflegemittel.

Barsoi-Liste ad us. vet.; Verzeichnis der deutschen Veterinärpräparate, bietet Informationen über Zusammensetzung, Anwendungsgebiete, Dosierungen und gegebenenfalls Kontraindikationen, Neben- und Wechselwirkungen der Präparate.

Ergänzt wird das Präparateverzeichnis durch eine Preisliste, die vierteljährlich auf den aktuellen Preisstand gebracht wird. Neben den Verkaufspreisen (Höchstpreise nach AMPreisV) für ganze Packungen des jeweiligen Präparats werden zusätzlich die Höchstpreise für Teilmengen (z. B. pro Stück, Milliliter, Tablette, Beutel) angegeben.

Wichtige Begriffe zu den Arzneimitteln

Pharmakologie	Arzneimittellehre
Toxikologie	Lehre von den Giften und Vergiftungen
Pharmazie	Lehre von der Zubereitung der Arzneimittel
Allopathie	Heilmethode mit Arzneimitteln, die gegen die Krankheit wirken
Homöopathie	Heilmethode mit kleinsten Dosen von Stoffen, die bei Gesunden gleiche Krankheitserscheinungen hervorrufen würden.
Therapie	Behandlung
Prophylaxe	Vorbeugung
Indikation	»Anzeige«, Beweggrund, eine bestimmte Therapie anzuwenden
Applikation	Verabreichung eines Arzneimittels
Dosis	Menge des zu verabreichenden Arzneimittels (tierartlich verschieden; Einzel- oder Tagesdosis)
Substitution	Ersatz eines dem Körper fehlenden Stoffes
Antidot	Gegengift

11.2 Betäubungsmittel (BtM)

Betäubungsmittelgesetz (BtMG)

Aufzählung aller Stoffe und ihrer Zubereitungen, die als Suchtstoffe im Sinne des Gesetzes gelten. Ihre Einfuhr, Ausfuhr, der Erwerb und Anbau sowie Verarbeitung, Aufbewahrung und Abgabe unterstehen der Aufsicht. Betäubungsmittel müssen gesondert und vor allem diebstahlsicher aufbewahrt werden (abschließbares Fach im Medikamentenschrank). Zu diesen Betäubungsmitteln im engeren Sinn zählen nicht die Narkosemittel und Mittel zur örtlichen Betäubung anderer Zusammensetzung.

Das Bundesinstitut für Arzneimittel und Medizinprodukte (BfArM) mit der Bundesopiumstelle überwacht den Verkehr mit Betäubungsmitteln. Jeder Tierarzt kann am Verkehr mit Betäubungsmitteln teilnehmen und bekommt nach Anzeige beim BfArM eine an seine Person und seine Betriebsstätte gebundene BtM-Nummer, sowie nach Anforderung Betäubungsmittelrezepte. Mit Hilfe der BtM-Nummer ist er auch berechtigt, Betäubungsmittel als Handelspräparat direkt vom Hersteller zu beziehen.

In den Anlagen I bis III des Betäubungsmittelgesetzes sind alle Stoffe und Zubereitungen aufgeführt, die auf Grund ihrer Wirkungsweise beim Menschen zur Abhängigkeit und Gesundheitsgefährdung führen können.

- Anlage I:
  Nicht verkehrsfähige und nicht verschreibungsfähige Betäubungsmittel, z. B. Marihuana, Haschisch, Mescalin.
- Anlage II:
  Verkehrsfähige aber nicht verschreibungsfähige Betäubungsmittel, z. B. Kokablätter, Dextromoramid, Oxycodon.
- Anlage III:
  Verkehrs- und verschreibungsfähige Betäubungsmittel, z. B. Fentanyl (Thalamonal®), Levomethadon (Polamivet®), Opium (z. B. Opiumtinktur), Pentobarbital (Narcoren®, Eutha®77).

Abb. 11.3:
Amtliches Formblatt zum Nachweis von Betäubungsmitteln.

Betäubungsmittel-Verschreibungsverordnung (BtMVV)

Betäubungsmittel dürfen nur von Ärzten, Zahnärzten und Tierärzten verschrieben werden.

Die Verordnung regelt die Verschreibung, Abgabe und den Nachweis des Verbleibs von Betäubungsmitteln. Die in Anlage III des BtMG aufgeführten Betäubungsmittel dürfen nur als Zubereitungen (meistens Fertigpräparate als Injektionslösungen oder Tabletten) verschrieben werden.

- Eine Abgabe von Betäubungsmitteln – auch leihweise – an andere Personen (Tierärzte, Ärzte) ist nicht gestattet.
- Der Tierarzt darf Betäubungsmittel nur an von ihm behandelten Tieren anwenden.
- Zur Verschreibung ist in der Tierarztpraxis nur der Tierarzt berechtigt.
- Der Tierarzt darf für die Behandlung eines Tieres – falls notwendig – den Bedarf eines Betäubungsmittels (mit entsprechend festgesetzten Höchstmengen) für 30 Tage auf einem Rezept verschreiben.
- In besonders schwerem Krankheitsfall darf der Tierarzt unter Wahrung der notwendigen Sicherheit vom gesetzlich festgelegten Zeitraum, den Höchstmengen und der Zahl der Betäubungsmittel abweichen. Das Rezept wird mit dem Buchstaben »A« gekennzeichnet.
- Bei Betreiben einer Tierklinik erfolgt die Verschreibung für den Klinik- oder Stationsbedarf auf einem amtlichen Betäubungsmittelanforderungsschein (Bezug über die Bundesopiumstelle in Berlin).
- Betäubungsmittel werden nur auf amtlichen Formblättern (Betäubungsmittelrezepten) verschrieben.
- Datum, Name des Mittels, sein Betäubungsmittelgehalt sowie die Menge und die Gebrauchsanweisung sind vom Tierarzt auf dem Rezept handschriftlich und unterschrieben vorzunehmen. Eine

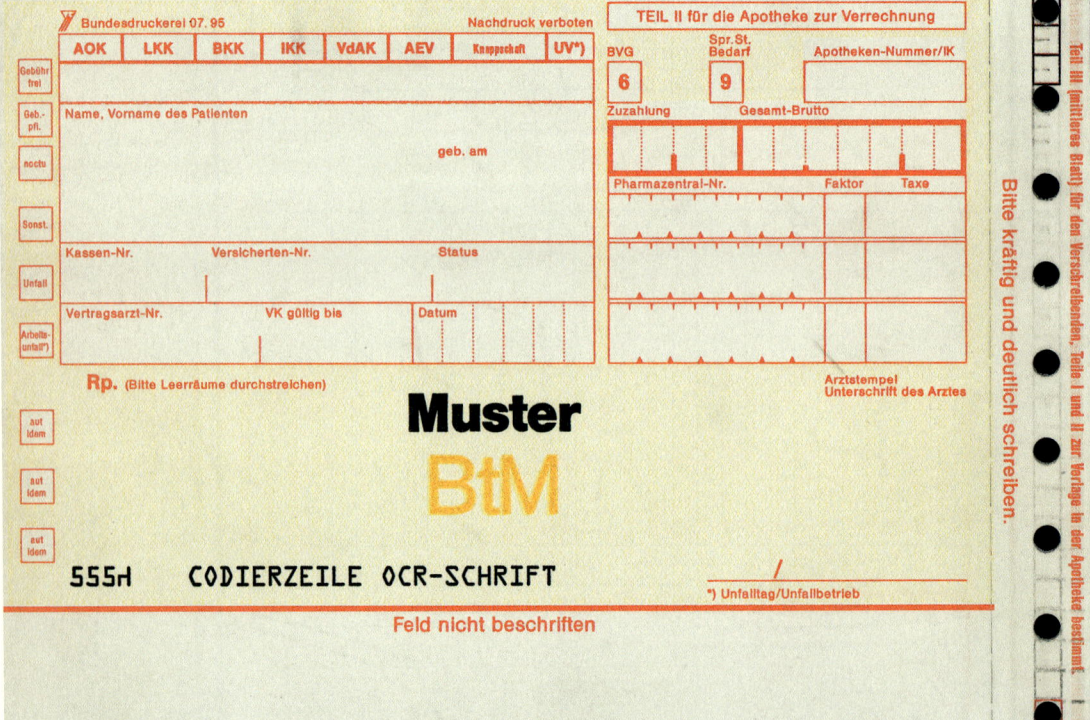

Abb. 11.4: Betäubungsmittel-Rezept.

Vor- oder Nachdatierung ist nicht zulässig. Das Rezept verliert sieben Tage nach Ausstellungsdatum seine Gültigkeit.
- Betäubungsmittelrezepte müssen diebstahlsicher aufbewahrt werden.
- Bei Direktbezug der Betäubungsmittel vom Hersteller muss die Empfangsbestätigung spätestens einen Tag nach Erhalt der Ware zurückgesandt werden.
- Die Vorratshaltung soll für jedes Betäubungsmittel den Monatsbedarf der Praxis nicht übersteigen.
- Verbleib (Verbrauch) und Bestand der Betäubungsmittel sind durch fortlaufende Eintragungen auf Karteikarten nach amtlichem Formblatt nachzuweisen. Die Eintragungen können auch in BtM-Büchern mit fortlaufend nummerierten Seiten vorgenommen oder mittels EDV gespeichert werden, wenn die Angaben jederzeit abrufbar sind.
- Diese Nachweise und Teil III des Betäubungsmittelrezeptes oder des BtM-Anforderungsscheines müssen drei Jahre lang aufbewahrt werden.
- Auch fehlerhaft ausgefüllte Rezepte oder Anforderungsscheine (Teil I–III) müssen drei Jahre lang aufbewahrt werden.

Für die Arbeitsbereiche Praxisverwaltung und Datenverarbeitung, Buchführung und Zahlungsverkehr ist die Fachliteratur des Unterrichtsfaches »Praxisverwaltung und Rechnungswesen« heranzuziehen.

Im folgenden Kapitel wird ausschließlich das Abrechnungs- und Gebührenwesen in der tierärztlichen Praxis behandelt, um den berufsspezifischen Merkmalen der tierärztlichen Gebührenordnung im Rahmen der Ausbildung zur Tierarzthelferin Rechnung zu tragen.

12 Abrechnungs- und Gebührenwesen

Hans-Joachim Schäfer

Die tierärztliche Kostenrechnung (Liquidation) umfasst die Rechnungslegung für die tierärztliche Leistung nach den rechtlichen Grundsätzen der Gebührenordnung für Tierärzte (GOT) und für Arzneimittel nach der Arzneimittelpreis-Verordnung (AMPreisV) sowie Kosten für Futter- und Pflegemittel, für angewandtes oder abgegebenes Material und sonstige Auslagen.

Betreuungsverträge, die zwischen der Tierärztin/dem Tierarzt und einem (landwirtschaftlichem) Betrieb abgeschlossen werden, können die Gebühren für planbare tierärztliche Leistungen bei landwirtschaftlichen Nutztieren und anderen geschlossenen Tierbeständen regeln.

Besonders geregelt ist die Abrechnung der amtlichen Schlachttier- und Fleischuntersuchung, die Besamungsabrechnung sowie die Abrechnung für staatlich angeordnete Impfungen, Blutprobenentnahmen und Untersuchungen zur Tierseuchenbekämpfung.

12.1 Gebührenordnung für Tierärzte (GOT)

Die zurzeit gültige Gebührenordnung für Tierärzte trat am 28. Juli 1999 in Kraft und wurde am 27. April 2005 per Verordnung geändert. Die Gebührenpositionen der GOT enthalten keine Leistungsbeschreibung. Für die korrekte Abrechnung ist deshalb zur Vermeidung von Doppelbewertung einerseits und Nichtberechnen andererseits entsprechender tiermedizinischer Sachverstand sowie die Kenntnis der grundlegenden Literatur notwendig.

§ 1 Grundsatz

(1) Den Tierärzten stehen für ihre Berufstätigkeit Vergütungen (Gebühren, Entschädigungen, Barauslagen sowie Entgelte für Arzneimittel und Verbrauchsmaterialien) nach dieser Verordnung, insbesondere nach dem in der Anlage vorgeschriebenen Gebührenverzeichnis zu. Die in der Anlage zu dieser Verordnung aufgeführten Gebührensätze entsprechen dem 1-fachen Satz. Eine Vereinbarung oder Forderung geringerer Gebühren ist nur unter den Voraussetzungen des § 4 Abs. 1 zulässig; § 4 Abs. 2 und 3 bleibt unberührt.

Anmerkung:
Der Tierarzt darf nach GOT liquidieren:
- Gebühren für Leistungen,
- Entschädigungen (Wegegeld und Reisekostenentschädigung),
- Entgelte für Arzneimittel einschließlich Diagnostika sowie für Material,
- Barauslagen (z. B. Portokosten, Kosten für Untersuchungen in Fremdlabors) Bei Barauslagen werden nur die tatsächlich entstandenen Kosten *ohne Aufschlag* abgerechnet.

(2) In den Gebührensätzen des anliegenden Gebührenverzeichnisses ist die Umsatzsteuer nicht enthalten.

Anmerkung:
Für Gebühren nach GOT, Entschädigungen, Entgelte für Arzneimittel und Material gilt zurzeit der Umsatzsteuersatz (Mehrwertsteuer) von 16 %.

Für Futtermittel gilt ein reduzierter Steuersatz von 7 %.

Was darf der Tierarzt berechnen?

Gebühren	Arzneimittel	Verbrauchsmaterialien	Barauslagen	Fahrtkosten	Mehrwertsteuer
tierärztliche Leistungen laut Gebührenverzeichnis der GOT (Grundleistungen, besondere Leistungen, Organsysteme) zusätzliche Zeitgebühr ist möglich 1- bis 3-facher Gebührensatz	angewendete und abgegebene Arzneimittel und Diagnostika	Beispiele: Einmalspritzen Kanülen Tupfer Röntgenfilme Nahtmaterialien	Beispiele: Portogebühren z. B. für Laborversand Externe Laborkosten	für die Fahrt zum Patienten nach GOT	zzgl. zu den Gebühren der GOT und allen anderen berechneten Beträgen außer bei Porti

§ 2 Gebührenhöhe

Die Höhe der einzelnen Gebühr bemisst sich, so weit nicht anderes bestimmt ist, nach dem Einfachen bis Dreifachen des Gebührensatzes. Die Gebühr ist innerhalb dieses Rahmens unter Berücksichtigung der besonderen Umstände des einzelnen Falles, insbesondere der Schwierigkeit der Leistungen, des Zeitaufwandes, des Wertes des Tieres sowie der örtlichen Verhältnisse nach billigem Ermessen zu bestimmen. Bemessungskriterien, die bereits in der Leistungsbeschreibung berücksichtigt worden sind, haben hierbei außer Betracht zu bleiben.

Anmerkung:
Abgerechnet werden kann nach dem Einfachen bis Dreifachen des Gebührensatzes und zwar stufenlos. Das heißt, dass neben den 1-, 2- und 3-fachen Sätzen auch z. B. 1,3-, 1,9- oder 2,3-fache Sätze berechnet werden können.

Die Tierärztin und der Tierarzt können den Satz nach eigenem Ermessen und zwar für jede Position gesondert festlegen. Dabei müssen die besonderen Umstände des einzelnen Falles (der einzelnen Leistung) berücksichtigt werden, wie
- die besondere Schwierigkeit der Leistung (z. B. bei Komplikationen),
- ein besonderer Zeitaufwand für bestimmte Leistungen,
- der Wert des Tieres.

Es können aber auch die örtlichen Verhältnisse für die Festlegung des Gebührensatzes herangezogen werden. Schließlich beeinflusst der regionale Markt die Kostenstruktur einer tierärztlichen Praxis. Deshalb ist es auch unabhängig von dem entsprechenden Fall möglich, alle Gebühren gleichermaßen auf einen Satz von z. B. 1,4 zu heben.

§ 3 Gebührenhöhe in besonderen Fällen

(1) Gebühren sind nach den 1-fachen Gebührensätzen des Gebührenverzeichnisses zu berechnen, wenn der Tierhalter auf Grund einer allgemeinen öffentlich-rechtlichen Anordnung oder im Rahmen eines mit öffentlichen Mitteln geförderten Verfahrens, für das eine Kostenvereinbarung zwischen Kostenträger und Tierärztekammer getroffen worden ist, tierärztliche Leistungen in Anspruch nimmt. Die 1-fachen Gebührensätze sind auch dann zu berechnen, wenn tierärztliche Leistungen an Tieren erbracht werden, die zur Erfüllung hoheitlicher Aufgaben gehalten werden und für die Bund, Länder,

Gemeinden oder andere öffentlich-rechtliche Kostenträger die Zahlung leisten. Die Regelungen über die Gebühren für amtstierärztliche Verrichtungen und solche tierärztlichen Leistungen, die ein Tierarzt in amtlicher Eigenschaft erbringt, bleiben unberührt.

(2) Absatz 1 Satz 2 findet nur Anwendung, wenn dem Tierarzt vor der Inanspruchnahme eine von dem Zahlungspflichtigen ausgestellte Bescheinigung vorgelegt wird; dies gilt nicht, wenn dem Tierarzt die Besitzverhältnisse oder die Umstände der Tierhaltung nach Abs. 1 Satz 2 persönlich bekannt sind. In dringenden Fällen kann die Bescheinigung auch nachgereicht werden.

(3) So weit besondere Schwierigkeiten der tierärztlichen Leistung oder ein erheblicher Zeitaufwand dies rechtfertigen, kann in den Fällen des Absatzes 1 Satz 2 eine höhere Gebühr berechnet werden.

(4) Einfache Gebührensätze nach Absatz 1 erhöhen sich um 100 von Hundert, bei landwirtschaftlich genutzten Tieren um 50 von Hundert, für Leistungen, die auf Verlangen des Tierbesitzers bei Nacht (zwischen 19.00 und 7.00 Uhr), an Wochenenden (samstags 13.00 bis montags 7.00 Uhr) und an Feiertagen erbracht werden.

Anmerkung:
Wenn Tiere wie z. B. Polizeihunde in der Praxis vorgestellt werden, deren Behandlungskosten durch öffentlich-rechtliche Kostenträger bezahlt werden, gilt in der Regel der 1-fache Gebührensatz, sofern eine entsprechende Bescheinigung von dem Zahlungspflichtigen vorgelegt wird.

Nachts, an Wochenenden sowie an Feiertagen wird der 2-fache Satz, bei landwirtschaftlich genutzten Tieren der 1,5-fache Satz berechnet. Diese Regelung gilt jedoch nur für Tiere, deren Behandlungskosten durch die öffentliche Hand getragen werden.

Bei Tieren, die von Privatpersonen vorgestellt werden, besteht dazu keine Verpflichtung. Es ist jedoch sinnvoll, zu diesen Sonderzeiten auch für in Privatbesitz befindlichen Patienten einen höheren als den 1-fachen Gebührensatz zu verlangen.

§ 4 Abweichende Gebührensätze

(1) Überschreitungen des Dreifachen der Gebührensätze oder eine Unterschreitung der 1-fachen Gebührensätze sind im begründeten Einzelfall vor Erbringung der Leistung des Tierarztes in einem Schriftstück zu vereinbaren. Der Tierarzt hat dem Zahlungspflichtigen ein Doppel der von ihm und dem Zahlungspflichtigen unterschriebenen Vereinbarung auszuhändigen.

Anmerkung:
Eine der wichtigsten Neuerungen in der geltenden GOT ist, dass die Unterschreitung des 1-fachen Satzes grundsätzlich unzulässig ist. Nur in begründeten Einzelfällen darf der 1-fache Satz unterschritten werden. Ein Grund kann z. B. eine Behandlung sein, die aus tierschützerischen Gründen notwendig ist und sich die Tierbesitzer in einer besonderen sozialen Notsituation befinden. Wichtig ist in diesen Einzelfällen die schriftliche Vereinbarung *vor* der Behandlung. Es empfiehlt sich außerdem, schriftliche Belege zur Begründung der Notsituation vorlegen zu können.

Eine Zuwiderhandlung hätte nicht nur wettbewerbsrechtliche Konsequenzen, sondern stellt auch einen Verstoß gegen die tierärztliche Berufsordnung dar.

(2) Verträge, die sich auf die langfristige Betreuung geschlossener Tierbestände mit regelmäßigen Untersuchungen erstrecken (Betreuungsverträge) einschließlich der Vereinbarungen über abweichende Gebührensätze, bedürfen der Schriftform.

Anmerkung:
Zu den geschlossenen Tierbeständen können landwirtschaftliche Betriebe, Tierheime oder sonstige Tierhaltungen gehören.

(3) In den Fällen des § 3 Abs. 1 können die Zahlungspflichtigen Vereinbarungen über abweichende Gebührensätze mit den Tierärztekammern treffen. Die für die betreffenden Leistungen vereinbarten Gebührensätze gelten in dem vereinbarten Umfang als 1-fache Gebührensätze im Sinne des § 3 Abs. 1 Satz 1.

§ 5 Verbot von Doppelbewertungen

Eine Gebühr darf für eine Leistung nicht berechnet werden, die nach den Leistungssätzen des Gebührenverzeichnisses Teil einer anderen Leistung ist, wenn für letztere eine Gebühr berechnet wird.

Beispiel: Wird ein weibliches Tier mit dem Ziel einer Ovarektomie (Kastration) operiert, darf die Eröffnung der Bauchhöhle (Laparotomie) und der anschließende Verschluss der Bauchhöhle durch eine chirurgische Naht nicht gesondert in Rechnung gestellt werden, weil die Position G5 (Kastration und Sterilisation) des Gebührenverzeichnisses diese Leistungen einschließt.

§ 6 Gebühren- und Rechnungsbestandteile

(1) Die allgemeinen Praxiskosten und die durch die Anwendung von tierärztlichen Instrumenten und Apparaturen entstehenden Kosten werden mit den Gebühren abgegolten, so weit nicht etwas anderes bestimmt ist.

(2) Neben den Gebühren der Grundleistungen, besonderer Leistungen und Leistungen nach Organsystemen können die Tierärzte nur Entschädigungen, Barauslagen, Entgelte für Arzneimittel sowie für verbrauchtes oder abgegebenes Material berechnen.

(3) Die Rechnung soll mindestens enthalten:
1. das Datum der Erbringung der Leistung;
2. die Tierart, für die die Leistung erbracht worden ist;
3. die Diagnose;
4. die berechnete Leistung;
5. den Rechnungsbetrag;
6. die Umsatzsteuer.

Entschädigungen, Barauslagen, Entgelte für Arzneimittel und verbrauchtes oder abgegebenes Material nach Absatz 2 sowie Wegegelder sind, so weit sie nicht in den Gebührensätzen des Gebührenverzeichnisses enthalten sind, gesondert auszuweisen. Im Übrigen ist die Rechnung auf Verlangen des Zahlungspflichtigen aufzugliedern.

Anmerkung:
In diesem Paragraphen der GOT werden alle Positionen gelistet, die eine tierärztliche Rechnung enthalten muss. Die Tierarztpraxis ist jedoch nicht automatisch verpflichtet, z. B. bei Barzahlung, regelmäßig eine Rechnung auszustellen.

Es ist jedoch sinnvoll, auf freiwilliger Basis aufgegliederte Rechnungen auszustellen, die sehr viel detaillierter die tierärztlichen Leistungen, die Medikamente und das benötigte Material auflisten. Damit ist die tierärztliche Rechnungsstellung für die Tierhalter wesentlich transparenter. Die Leistung kann bei gleichem Betrag preiswerter erscheinen, wenn der Tierbesitzer so den ganzen Umfang der Leistung erkennt. Außerdem wird durch eine aufgegliederte Rechnung Missverständnissen und Streitereien vorgebeugt.

Für die Tierarztpraxis hat der geringe Mehraufwand für eine detaillierte Rechnungsstellung den Vorteil, dass hiermit eine Überprüfung auf Vollständigkeit der in Rechnung gestellten GOT-Positionen zuzüglich sonstiger Posten möglich ist. Positionen werden so nicht so schnell »vergessen«, es wird vollständiger abgerechnet.

§ 7 Außerordentliche Leistungen

Bei Leistungen, die in dem Gebührenverzeichnis nicht aufgeführt sind, richten sich die Gebühren nach den Gebührensätzen, die für gleichwertige Leistungen gewährt werden, wobei insbesondere Schwierigkeit und erforderlicher zeitlicher und technischer Aufwand zu berücksichtigen sind.

Anmerkung:
Bereits bei Erscheinen der GOT fehlten einige für die Liquidation wichtige Positionen. Dafür ist dieser Paragraph wichtig: Suchen Sie einfach eine der erfüllten Leistung gleichwertige, im Gebührenverzeichnis beschriebene Position, und nehmen Sie in der Rechnung Bezug darauf.

§ 8 Arzneimittelpreise

Die in der Arzneimittelpreisverordnung vom 14. November 1980 (BGBl. I S. 2147) in ihrer jeweils geltenden Fassung enthaltenen Vorschriften über die von Tierärzten abgegebenen Arzneimittel gelten entsprechend für die von Tierärzten angewandten Arzneimittel.

§ 9 Entschädigungen, Wegegeld

(1) Als Entschädigungen für Besuche erhalten die Tierärzte Wegegeld oder Reiseentschädigung; hierdurch sind Zeitversäumnisse und die durch den Besuch bedingten Mehrkosten abgegolten.

(2) Das Wegegeld beträgt bei Benutzung eines eigenen Kraftfahrzeuges je Doppelkilometer bei Tag 2,05 €, mindestens jedoch 7,67 €, bei Nacht (zwischen 19.00 und 7.00 Uhr), an Feiertagen und an Wochenenden 3,07 €, mindestens jedoch 10,23 €. Werden auf einer Fahrt mehrere Tierhalter aufgesucht, so ist das Wegegeld anteilig zu berechnen. Bei Fußmärschen oder besonders aufwendigen Fahrten, bedingt durch widrige Verkehrsverhältnisse, bemisst sich das Wegegeld nach dem Einfachen bis zum Dreifachen der Gebührensätze nach Satz 1.

(3) Bei Benutzung öffentlicher Verkehrsmittel erhalten die Tierärzte, so weit nicht anders vereinbart, als Reiseentschädigung:
1. Erstattung der tatsächlich entstandenen Reisekosten (Eisenbahn und Schiff 1. Klasse; Flugzeug Touristenklasse; notwendige Übernachtungen);
2. Tagegeld für die Dauer der Abwesenheit in Höhe der Gebühr nach lfd. Nummer 40 des Gebührenverzeichnisses.

Anmerkung:
Wegegeld darf, da es sich nicht um eine Gebühr im Sinne der GOT handelt, berechnet werden, muss nach dieser Verordnung aber nicht. Eine Anfrage des Bundesverbandes Praktizierender Tierärzte e.V. bei der Zentrale zur Bekämpfung unlauteren Wettbewerbs e.V. kam nach Prüfung zu dem Ergebnis, dass die Nichtberechnung von Wegegeld auch nach Wegfall der Zugabeverordnung am 25. 7. 2001 wettbewerbsrechtlich relevant und unzulässig ist.

Da das Wegegeld keine gebührenpflichtige Leistung im Sinne der §§ 2 und 4 ist, muss es in den neuen Bundesländern und Ostberlin nicht entsprechend § 10 gemindert werden.

§ 10 Gebühren für im Beitrittsgebiet erbrachte Leistungen

(1) So weit eine nach dieser Verordnung gebührenpflichtige Leistung in dem in Artikel 3 des Einigungsvertrages genannten Gebiet erbracht worden ist, sind die nach den §§ 2 oder 3 errechneten Gebühren um 10 von Hundert zu mindern.

(2) Anlage I Kapitel X Sachgebiet G Abschnitt III Nr. 1 Buchstabe a Doppelbuchstabe aa des Einigungsvertrages vom 31. August 1990 in Verbindung mit Artikel 1 des Gesetzes vom 23. September 1990 (BGBl. 1990 II S. 885, 1093) ist nicht mehr anzuwenden.

Anmerkung:
Entsprechend der Ersten Verordnung zur Änderung der Tierärztegebührenordnung vom 27. April 2005 sind die Gebühren in den neuen Bundesländern einschließlich Ostberlin um 10 % zu mindern. Dennoch kann in diesen Bundesländern z. B. der normale 1- oder 2-fache Satz entsprechend § 2 GOT berechnet werden. Die Untergrenze ist jedoch der 1-fache Satz minus 10 %, die Obergrenze der 3-fache minus 10 %.

§ 11 In-Kraft-Treten

Die Verordnung tritt am ersten Tag des auf die Verkündung folgenden Monats in Kraft.

Gleichzeitig tritt die Gebührenordnung für Tierärzte vom 2. September 1971 (BGBl. I S. 1520) in der Fassung der Bekanntmachung vom 23. Februar 1988 (BGBl. I S. 191) außer Kraft.

Gliederung des Gebührenverzeichnisses

Zeitgebühr

Der für die Erbringung der Leistung erforderliche Zeitaufwand ist mit der Gebühr für die Leistung im Regelfall abgegolten. Eine zusätzliche Zeitgebühr kann nicht neben Wegegeld oder Reiseentschädigung nach § 9 berechnet werden. Eine zusätzliche Zeitgebühr kann nur berechnet werden,

– wenn der Tierarzt nach Durchführung der Leistung auf Wunsch des Tierhalters länger verweilt oder
– wenn die Lage des Falles oder fehlerhafte Hilfestellung durch den Tierhalter bei der Fixierung zu behandelnder Tiere einen das gewöhnliche Maß übersteigenden Zeitaufwand erfordern oder
– in den mit »Z« gekennzeichneten Fällen, in denen der Umfang der Leistung wesentlich durch den Zeitfaktor bestimmt ist, so dass ein zusätzlicher Zeitaufwand notwendig ist, der den üblichen Zeitaufwand erheblich überschreitet und der Leistungsnehmer vor der Behandlung auf den möglicherweise entstehenden zusätzlichen Zeitaufwand hingewiesen wurde.

Die Zeitgebühr beträgt je 15 Minuten 12,78 €.

Anmerkung:
Nach §2 GOT kann der 1- bis 3-fache Satz auch für die Zeitgebühr erhoben werden.

Teil A: Grundleistungen

10 Beratung im einzelnen Fall ohne Untersuchung
11 Eingehende Anamneseerhebung
20 Allgemeine Untersuchung mit Beratung
   Beispiele im 1-fachen Gebührensatz:
   20 a) Pferd 15,34 €;
      b) Rind 10,23 €;
      ca) Zuchtschwein 10,23 €;
      cb) Mastschwein 7,67 €;
      d) Kalb 10,23 €;
      e) Ferkel, Schaf, Ziege 6,14 €;
   20 f) Hund 10,74 €;
      g) Katze 7,16 €;
      l) Heimtiere 7,67 €;
      m) Ziergeflügel 5,62 €
21 Folgeuntersuchung im gleichen Behandlungsfall mit Beratung
22 Eilbesuche
31 Bestandsuntersuchung
40 Anwesenheit bei Veranstaltungen
50 Stationäre Unterbringung
60 Überwachung von Intensivpatienten Tag/Nacht

Teil B: Besondere Leistungen

I. Bescheinigungen und Gutachten
II. Sonstige Untersuchungen
III. Sonstige Laboratoriumsdiagnostik in der Praxis des praktischen Tierarztes
IV. Sonstige physikalische Diagnostik und Therapie
V. Sonstige Behandlungen und Verrichtungen
VI. Impfungen
VII. Bestandsbetreuung

Teil C: Organsysteme

1. Atmungsapparat (A)
2. Augen (Au)
3. Bewegungsapparat (B)
4. Blut (Bl)
5. Geschlechtsapparat, Milchdrüse (G)
6. Haut (H)
7. Harnapparat (Ha)
8. Herz, Kreislauf, Gefäße, Thorax (He)
9. Ohr, Luftsack (O)
10. Verdauungsapparat, Hernien, Bauchorgane, Schilddrüse (V)
11. ZNS, Wirbelsäule, Nervensystem, Anästhesie, Narkose (Z)

12.2 Arzneimittelpreisverordnung (AMPreisV)

Diese Verordnung regelt die Preisspannen der tierärztlichen Hausapotheken und der öffentlichen Apotheken für die im Wiederverkauf abgegebenen *verschreibungspflichtigen Arzneimittel*.

Für *verschreibungspflichtige Tierarzneimittel* gelten die in der nebenstehenden Tabelle ausgewiesenen Höchstzuschläge zuzüglich Umsatzsteuer. Geringere Zuschläge sind statthaft aber aus wirtschaftlichen Gründen nicht unbedingt zu empfehlen. Höhere Zuschläge sind in keinem Falle erlaubt (s. Beispiele 1 und 2).

Für *verschreibungspflichtige Humanarzneimittel* darf zur Berechnung des Abgabepreises höchstens ein Zuschlag von 3 Prozent zuzüglich 8,10 Euro sowie die Umsatzsteuer erhoben werden (s. Beispiel 3).

Maßgeblich für die Berechnung des Verkaufspreises an den Tierhalter sind die marktdurchschnittlichen Einkaufspreise zum Zeitpunkt der Belieferung mit dem Arzneimittel. Die in der Praxis festgelegten Preisaufschläge sollten demnach bei jeder Lieferung kontrolliert werden. Preis-

Höchstzuschläge für verschreibungspflichtige Tierarzneimittel für tierärztliche Hausapotheken:

Einkaufspreis ohne Umsatzsteuer (€)	Zuschlag €	Zuschlag %
bis 1,22		68
1,23 – 1,34	0,83	
1,35 – 3,88		62
3,89 – 4,22	2,41	
4,23 – 7,30		57
7,31 – 8,67	4,16	
8,68 – 12,14		48
12,15 – 13,55	5,83	
13,56 – 19,42		43
19,43 – 22,57	8,35	
22,58 – 29,14		37
29,15 – 35,94	10,78	
35,95 – 51,13		30

Für die 51,13 € übersteigenden Beträge sind folgende Höchstzuschläge zu berechnen:
- von über 51,13 € bis 127,82 € : 25 %
- über 127,82 € : 20 %

Beispiel 1: Verschreibungspflichtige Tierarzneimittel

Einkaufspreis ohne Umsatzsteuer (netto):	10,00 €
Aufschlag von 48 %:	4,80 €
Maximaler Abgabepreis (netto):	14,80 €
Umsatzsteuer von zurzeit 16 %:	2,37 €
Maximaler Abgabepreis (brutto):	17,17 €

Beispiel 2: Verschreibungspflichtige Tierarzneimittel

Einkaufspreis ohne Umsatzsteuer (netto):	300,00 €
Betrag bis 51,13 € zuzüglich 30 % (= 15,34 €):	66,47 €
Betrag von über 51,13 bis 127,82 € (= 76,69 € zuzgl. 25 % = 19,17 €):	95,86 €
Betrag von über 127,82 bis 300,00 € (= 172,18 € zuzgl. 20 % = 34,44 €):	206,62 €
Maximaler Abgabepreis (Addition der 3 Beträge, netto):	368,95 €
Umsatzsteuer von zurzeit 16 %:	59,03 €
Maximaler Abgabepreis (brutto):	427,98 €

Beispiel 3: Verschreibungspflichtige Humanarzneimittel

Einkaufspreis ohne Umsatzsteuer (netto):	10,00 €
Höchstzuschlag von 3 %:	0,30 €
Zwischensumme:	10,30 €
Zuzüglich höchstens:	8,10 €
Maximaler Abgabepreis (netto):	18,40 €
Umsatzsteuer von zurzeit 16 %:	2,94 €
Maximaler Abgabepreis (brutto):	21,34 €

senkungen müssen unmittelbar weitergegeben werden, sofern der zulässige Höchstsatz berechnet wird. Preissteigerungen sollten ebenfalls zügig umgesetzt werden, um wirtschaftliche Verluste zu vermeiden.

Einfacher geht es mit dem PC und guter Software für Tierarztpraxen, die unter Berücksichtigung der AMPreisV die Abgabepreise einschließlich Umsatzsteuer automatisch errechnet. Hilfreich sind auch die Barsoi-Liste und die Berechnungstabelle für Tierarzneimittel der Firma Albrecht.

Hinweis: Nach Auslegung der Bundestierärztekammer (BTK) und des Bundesverbandes Praktizierender Tierärzte e.V. (bpt) kann die Tierärztin / der Tierarzt in folgenden Fällen entsprechend § 4 AMPreisV auch auf apotheken- und verschreibungspflichtige Arzneimittel 100 % zuzüglich Umsatzsteuer auf den Nettoeinkaufswert aufschlagen:
- für Arzneimittel, die in der Praxis direkt an den Patienten verabreicht werden,
- für an Patientenbesitzer abgegebene Arzneimittel-Teilmengen aus Originalpackungen (z. B. eine abgezählte Menge an Tabletten aus einer Großpackung).

In den nachfolgenden Beispielen wurden die angewandten Arzneimittel lediglich aus didaktischen Gründen und rechtsunverbindlich entsprechend § 3 AMPreisV berechnet (s. Tabelle).

12.3 Abrechnung von Produkten, die nicht der Verschreibungspflicht unterliegen

12.3.1 Freiverkäufliche und apothekenpflichtige Arzneimittel

Freiverkäufliche und apothekenpflichtige Arzneimittel unterliegen nicht der Regelung durch die AMPreisV. Sie dürfen je nach Marktlage frei kalkuliert werden. Es ist z. B. statthaft, Aufschläge von z. B. 50 % oder 100 % auf den Einkaufspreis zuzüglich Umsatzsteuer zu berechnen.

Es empfiehlt sich daher, in der Liste aller in der Praxis verfügbaren Arzneimittel alle freiverkäuflichen und apothekenpflichtigen zu markieren und deren Abgabepreis individuell, z. B. nach Marktsituation, festzulegen.

12.3.2 Sonstige Produkte

Auch in der Praxis angewandtes oder abgegebenes Material wird in der Regel mit einem ebenfalls frei kalkulierten Aufschlag von z. B. 100 % zuzüglich zurzeit 16 % Umsatzsteuer versehen. Dazu gehören zum Beispiel folgende Artikel: in Operationen angewandtes Material wie Einmalabdecktücher, -mundschutz, -haube, OP-Handschuhe, Nahtmaterial, angewandtes Verbandmaterial oder abgegebene Halskrägen und Pflegemittel.

12.3.3 Futtermittel

Die Preisspanne für Futtermittel wie zum Beispiel Allein-, Ergänzungs-, Diät- und Mineralfuttermittel wird natürlich ebenfalls nicht durch die AMPreisV geregelt. Die Abgabepreise dürfen je nach Marktsituation frei kalkuliert werden. Zu dem individuell festzulegenden Preisaufschlag sind auch wieder die Umsatzsteuern zu addieren. Die Umsatzsteuer für alle Futtermittel beträgt zurzeit 7 %. Deswegen müssen Futtermittel in der Rechnung an den Tierbesitzer separat ausgewiesen und die Umsatzsteuer gesondert berechnet werden, bevor die Endsumme (der zu zahlende Gesamtbetrag) gebildet wird.

Beispiel:

Einkaufspreis ohne Umsatzsteuer (netto):	10,00 €
Aufschlag von 100 %:	10,00 €
Abgabepreis an den Tierhalter (netto):	20,00 €
Umsatzsteuer zurzeit 16 %:	3,20 €
Abgabepreis an den Tierhalter (brutto):	23,20 €

12.4 Berechnungsbeispiele

Die folgenden Beispiele berücksichtigen den 1-fachen Gebührensatz der GOT für die tierärztlichen Leistungen. Die Arzneimittel werden nach AMPreisV berechnet. Futtermittel und Material erhalten in diesen Beispielen einen Aufschlag von 100 %. Je nach Art, Aufwand und Steigerungssatz für die tierärztlichen Leistungen nach GOT sowie Menge und Wert der eingesetzten Arzneimittel, Futtermittel und Material sowie des unterschiedlichen Wegegeldes und sonst. Auslagen variieren die Rechnungsbeträge zwischen den tierärztlichen Praxen.

Die Erstellung einer aufgegliederten Rechnung braucht einige Minuten Zeit. Diese Zeit kann wesentlich verkürzt werden, wenn für alle regelmäßig vorkommenden Untersuchungen und Behandlungen allgemeine Rechnungsvorlagen erstellt werden, die dann nur um die individuellen Patientendaten ergänzt bzw. geändert werden müssen. Eine gute Praxissoftware ist dabei hilfreich.

12.4.1 Pferd, Kolik (Bauchschmerzen)

GOT-Position	tierärztliche Leistung	Anzahl	Gebühr	Summe
20 a	Allgemeine Untersuchung mit Beratung		15,34 €	
G 1.8 a	rektale Untersuchung		17,90 €	
Bl 5 a	Blutprobenentnahme		5,11 €	
Bl 7 c	Hämatokritbestimmung		4,09 €	
504 b	Injektion, intravenös		6,14 €	
				48,58 €
Tierarzneimittel	**Einkauf netto**		**Verkauf netto**	
30 ml Novaminsulfon	1,20 €		2,02 €	
5 ml Vet-Sept® Spray	0,14 €		0,24 €	
				2,26 €
Material	**Einkauf netto**		**Verkauf netto**	
Spritze	0,09 €	1	0,18 €	
Kanüle	0,03 €	2	0,12 €	
Mullkompresse	0,02 €	1	0,04 €	
EDTA-Röhrchen	0,08 €	1	0,16 €	
Rektalhandschuh	0,09 €	1	0,18 €	
				0,68 €
Wegegeld nach § 9 GOT für 10 Doppelkilometer				20,50 €
Zwischensumme netto				72,02 €
16 % Umsatzsteuer				11,52 €
Rechnungsbetrag brutto				**83,54 €**

12.4.2 Kalb, Diarrhoe und Exsikkose (Durchfall und Austrocknung)

GOT-Position	tierärztliche Leistung	Anzahl	Gebühr	Summe
20 d	Allgemeine Untersuchung mit Beratung		10,23 €	
V 1.1.7	Kotprobe entnehmen		5,11 €	
V 1.1.8	Kotprobe untersuchen, Flotation		8,69 €	
504 ba	Venenkatheter einlegen		12,27 €	
504 g	Infusion		10,23 €	
				46,53 €

Tierarzneimittel	Einkauf netto		Verkauf netto	
2000 ml Elektrolytlösung	8,70 €		12,88 €	
5 ml Vet-Sept® Spray	0,14 €		0,24 €	
				13,12 €

Material	Einkauf netto		Verkauf netto	
Mullkompresse	0,08 €	1	0,16 €	
Venenverweilkanüle	1,07 €	1	2,14 €	
100 cm Klebeb. 5 cm	0,36 €		0,72 €	
Infusionssystem	0,56 €	1	1,12 €	
Fecalyzer®	0,66 €	1	1,32 €	
20 ml Flotationslösung	0,17 €	1	0,34 €	
				5,80 €

Wegegeld nach § 9 GOT (Mindestsatz)		7,67 €
1. Zwischensumme netto		73,12 €
16 % Umsatzsteuer		11,70 €
1. Zwischensumme brutto		84,82 €

Futtermittel	Einkauf netto		Verkauf netto	
1 kg Floracid® novo	11,66 €	1	23,32 €	
1 kg Lytafit®	8,79 €	1	17,58 €	

2. Zwischensumme netto		40,90 €
7 % Umsatzsteuer		2,86 €
2. Zwischensumme brutto		43,76 €
Rechnungsbetrag brutto (Addition von 1. und 2. Zwischensumme brutto)		**128,58 €**

12.4.3 Hund, Kastration einer Hündin (25 kg)

GOT-Position	tierärztliche Leistung	Anzahl	Gebühr	Summe
20 f	Allgemeine Untersuchung mit Beratung		10,74 €	
504 ba	Venenkatheter einlegen		12,27 €	
Bl 7 c	Hämatokritbestimmung		4,09 €	
Bl 2	Harnstoffbestimmung		4,60 €	
Z 4.3 e	Injektionsnarkose		15,34 €	
Z 4.4	Monitorüberwachung		30,68 €	
504 g	Infusion		10,23 €	
G 5.3 b	Kastration Hündin		127,82 €	
				215,77 €

Tierarzneimittel	Einkauf netto		Verkauf netto	
500 ml Elektrolytlösung	2,53 €		4,10 €	
5 ml Polamivet®	1,74 €		2,82 €	
0,25 ml Vetranquil®	0,03 €		0,05 €	
0,38 ml Xylazin 2%	0,10 €		0,17 €	
0,75 ml Ketamin Gräub	0,34 €		0,57 €	
20 ml Vet-Sept® Spray	0,55 €		0,92 €	
2 ml Rimadyl®	2,76 €		4,47 €	
				13,10 €

Material	Einkauf netto	Anzahl	Verkauf netto	
Paar OP-Handschuhe	0,46 €	2	1,84 €	
OP-Mundschutz	0,15 €	2	0,60 €	
OP-Haube	0,13 €	2	0,52 €	
OP-Abdecktuch	0,97 €	1	1,94 €	
Mullkompresse	0,08 €	5	0,80 €	
50 cm Klebeband	0,08 €		0,16 €	
200 cm PGA®-Naht	3,40 €		6,80 €	
50 cm Supramid®	0,08 €		0,16 €	
Spritze	0,06 €	3	0,36 €	
Kanüle	0,02 €	4	0,16 €	
Venenverweilkatheter inkl. Mandrin	1,56 €	1	3,12 €	
EDTA-Röhrchen	0,08 €	1	0,16 €	
Heparin-Röhrchen	0,11 €	1	0,22 €	
Reflotron®-Stik	1,08 €	1	2,16 €	
Infusionssystem	0,56 €	1	1,12 €	
Halskragen 25 cm	3,02 €	1	6,04 €	
				26,16 €

Zwischensumme netto		255,03 €
16 % Umsatzsteuer		40,80 €
Rechnungsbetrag brutto		**295,83 €**

12.5 Betreuungsverträge

Die Addition tierärztlicher Einzelleistungen in größeren Tierbeständen ergibt besonders bei Reihenuntersuchungen und -behandlungen größere Summen. Um einerseits der Landwirtschaft eine ökonomische aber intensive tierärztliche Betreuung und andererseits Tierärztinnen und Tierärzten ein angemessenes Einkommen für Ihre Leistung zu ermöglichen, gibt es den Betreuungsvertrag. § 4 Abs. 2 der GOT ist die rechtliche Grundlage für den Abschluss eines schriftlichen Vertrages zwischen Landwirt und Tierärztin/Tierarzt, der der Landestierärztekammer vorgelegt werden muss.

Es empfiehlt sich, dafür die vom Bundesverband Praktizierender Tierärzte (bpt) vorbereiteten Musterbetreuungsverträge für die Rinder- und die Schweinepraxis heranzuziehen.

Danach sollten folgende Punkte im Vertrag beachtet werden:
- Für jeden Besuch ist ein einheitliches Wegegeld nach § 9 Abs. 2 GOT zu berechnen, mindestens aber 7,67 €.
- Alle planbaren, regelmäßigen Tätigkeiten in geschlossenen Tierbeständen werden im Stundensatz abgerechnet. Die Tierärztin/der Tierarzt sollte vor Aushandlung dieses Stundensatzes genau wissen, welche Kosten für eine Tierarztstunde anfallen und welcher Ertrag erforderlich ist, um die Praxis solide zu führen. Der bpt sieht dabei einen Satz in Höhe von etwa 20,– € je 15 Minuten als dringend geboten an. Zu den planbaren Tätigkeiten gehören z. B. zuchthygienische Untersuchungen und Behandlungen, Kastration mehrerer Binneneber, Klauenbehandlung bei mehreren Tieren, regelmäßige Kontrollen der Eutergesundheit und Gesundheitskontrollen neu eingestellter Tiere.
- Alle nicht planbaren Untersuchungen und Behandlungen z. B. bei akut erkrankten Tieren, die in der Regel mit einer gesonderten Anfahrt des Betriebs verbunden sind, werden nicht auf der Grundlage eines Betreuungsvertrages, sondern nach den Einzelgebühren der GOT berechnet.
- Ebenfalls nicht eingeschlossen sind Leistungen, bei denen eine von der GOT abweichende Vereinbarung zwischen Tierseuchenkasse und Landestierärztekammer besteht.
- Alle im Rahmen einer vertraglich gebundenen Bestandsbetreuung eingesetzten apotheken- und verschreibungspflichtigen Arzneimittel sind gemäß AMPreisV zu berechnen. Sonstige Arznei-, Futter- und Pflegemittel sowie Material werden angemessen kalkuliert und die Umsatzsteuer addiert.

12.6 Abrechnung besonderer Leistungen

12.6.1 Abrechnung für die amtliche Schlachttier- und Fleischuntersuchung

Die Abrechnung der Schlachttier- und Fleischuntersuchung erfolgt nach der Fleischhygieneverordnung (FlHV). Die durchgeführten Untersuchungen werden dazu auf amtlichen Formblättern mit Angabe der Nummer des amtlichen Tierarztes/der amtlichen Tierärztin und der Nummer des Schlachtbetriebes eingetragen. Ebenfalls statistisch erfasst wird die Beurteilung der Schlachttiere und ggf. zusätzlich durchgeführte bakteriologische Untersuchungen (BU) oder Untersuchungen auf Rückstände wie z. B. Hemmstoffe (Antibiotika) oder andere Arzneimittel. Für die Abrechnung ist das Landratsamt des jeweiligen Bezirks zuständig.

12.6.2 Abrechnung für die künstliche Besamung

Die Abrechnung der Gebühren für die instrumentelle Samenübertragung beim Rind erfolgt in der Regel durch die Besamungsstationen. Der Tierhalter ist dazu Mitglied in einem Besamungsverein bzw. einer EG-eingetragenen Besamungsgenossenschaft.

Nach erfolgter Besamung füllt die Tierärztin/der Tierarzt bzw. der Besamungstechniker einen Besamungsschein für den jeweiligen Betrieb des Tierhalters aus, auf dem das Datum, der Besamungsbulle und das besamte Rind eingetragen werden. Die Belege werden mit der Post als Monatsbericht oder in regelmäßigen Abständen per E-Mail an die Besamungsstationen zur Abrechnung weitergeleitet. Entsprechend erfolgt auch die Abrechnung für die künstliche Besamung der Schweine.

Künstliche Besamungen beim Pferd werden meist privat mit dem Tierhalter nach GOT Position G 2.6 verrechnet.

12.6.3 Abrechnung für staatlich angeordnete Maßnahmen

Die Gebühren für tierärztliche Verrichtungen im öffentlichen Auftrag werden gesondert geregelt und regelmäßig durch die Tierseuchenkasse mitgeteilt und durch die Tierärztekammern z. B. im Deutschen Tierärzteblatt veröffentlicht.

Zurzeit gelten festgelegte Bestandsgebühren für angeordnete Besuche eines Tierbestandes z. B. für BHV 1 (= Bovines Herpesvirus, Rind), Leukose (Rind) und Aujeszky (Schwein).

Die Gebühren für angeordnete Blutentnahmen (z. B. Rind: BHV 1, Leukose und Schwein: Aujeszky) werden ebenso wie die Impfgebühren (z. B. gegen Maul- und Klauenseuche und gegen infektiöse Rindererkrankungen wie BHV 1) sowie die Gebühren für angeordnete Untersuchungen (z. B. Tuberkulose) zwischen Tierseuchenkasse und Landestierärztekammer ausgehandelt.

Je nach Art der Leistung kann entweder die Tierseuchenkasse, das Bundesland oder der Tierhalter Kostenträger sein.

12.7 Zahlungsverkehr in der Tierarztpraxis

Einerseits soll der Klientel die Bezahlung einfach gemacht werden, andererseits sollte die Honorierung der tierärztlichen Leistung schnell und sicher erfolgen, um Außenstände zu minimieren. Nachfolgend werden die Zahlungsmöglichkeiten und deren Besonderheiten aufgeführt:

12.7.1 Barzahlung

Die Barzahlung wird auch in Zukunft eine große Rolle bei der Bezahlung der tierärztlichen Leistung spielen. Die sofortige Barabrechnung nach jedem Termin hat sich in vielen Praxen zur Sicherstellung der Zahlung bewährt. Der Umgang mit größeren Bargeldmengen erfordert Verantwortung und Sicherheitsvorkehrungen gegen unbefugten Zugriff. Außerdem muss das Bargeld regelmäßig zur Bank getragen werden. Es empfiehlt sich, der Klientel neben der Barzahlung weitere Optionen zur Zahlung anzubieten.

12.7.2 Karte mit Geldchip

Bank- und Sparkassenkarten verfügen über einen aufladbaren Geldchip. Über ein in der Praxis vorhandenes Terminal wird der in Rechnung gestellte Betrag von dem Guthaben auf der Karte des Tierbesitzers in elektronischer Form in die Praxiskasse übertragen. Dieses der Barzahlung ähnliche Zahlungssystem hat zurzeit noch keine weite Verbreitung gefunden, könnte jedoch in Zukunft auch für die Tierarztpraxis interessanter werden.

12.7.3 Zahlung mit Debit-/Maestro-Karte (electronic cash)

Mit der Debitkarte und der persönlichen Geheimzahl (PIN) ist die schnelle und garantierte Zahlung möglich. Dazu benötigt die Praxis ein Zahlungsterminal mit Tastatur zur Eingabe der PIN (PIN-Pad) und Anschluss an das Telefonnetz. Es erfolgt eine automatische Bonitätsprüfung der Karte vor der Zahlung.

Mit der Debitkarte ist über ein Terminal und Telefonanschluss auch das *nicht* garantierte Bezahlen nach Sperrabfrage mit Unterschrift des Zahlungspflichtigen möglich. Hierfür ist ein PIN-Pad nicht erforderlich. Mit der Unterschrift auf dem Rechnungsbeleg genehmigt der Patientenbesitzer den einmaligen Lastschrift-Einzug des ausgewiesenen Betrags von seinem Konto. Dabei muss die Unterschrift auf dem Rechnungsbeleg mit der Unterschrift auf der Kartenrückseite verglichen werden.

Es empfiehlt sich, vor der Installation der für die Kartenzahlung notwendigen Geräte mehrere Angebote mit Einbindung der Hausbank einzuholen und auch das Kleingedruckte in den Verträgen sowie Klauseln zur Vertragsbindung genau zu lesen.

12.7.4 Kreditkarten

Die Zahlungsmöglichkeit mit Kreditkarte erfordert geringeren technischen Aufwand, jedoch werden bis zu 4 % des Rechnungsbetrages vom Finanzdienstleister einbehalten. Auch bei der Kreditkartenzahlung muss bei allen unbekannten Patientenbesitzern die Unterschrift verglichen werden.

12.7.5 Einzug durch Lastschrift

Beim Lastschrift-Einzug kann die Tierarztpraxis (Zahlungsempfänger) über ihre Hausbank bzw. -sparkasse sofort fällige Geldforderungen vom Konto des Tierbesitzers (Zahlungspflichtiger) durch Lastschrift abbuchen. Dazu schließt die Tierarztpraxis zuerst mit ihrer Hausbank (erste Inkassostelle) eine Vereinbarung über den Einzug von Forderungen durch Lastschriften ab. Die Bank hält für die Lastschrift-Einzüge zwei verschiedene Formulare bereit, eines für die Einzugsermächtigung und eines für den Abbuchungsauftrag. Bei jedem Tierbesitzer kann dann entweder der eine oder der andere Lastschrift-Einzug zur Anwendung kommen, die dann bis auf Widerruf auch für zukünftige Forderungen gültig bleiben. Auf dem entsprechenden Formular muss der Tierbesitzer mit Angabe seiner Bankverbindung (von der EC-Karte ablesen) unterschreiben. Gerade auch in der Großtierpraxis, wo es oft unpraktikabel ist, sofort bar oder mit Karte abzurechnen, bietet sich der Lastschrifteinzug in Verbindung mit der Zustellung aufgegliederter Rechnungen an.

Die *Einzugsermächtigung* ist von der Tierarztpraxis beim ersten Lastschrift-Einzug der eigenen Hausbank vorzulegen. Der einzuziehende Betrag muss auf einem gesonderten Lastschrift-Einzugsschein eingetragen werden. Bei allen weiteren Forderungen braucht die Tierarztpraxis ohne eine weitere Legitimation durch den Tierbesitzer nur die selbst ausgefüllten Einzugsscheine bei der eigenen Bank abzugeben. Die Einzugsermächtigung ist das übliche Verfahren, jedoch kann der Zahlungspflichtige Belastungen widersprechen und so Rückbuchungen veranlassen. Es handelt sich deshalb um eine einfache aber nicht sichere Zahlungsweise.

Beim *Abbuchungsauftrag* muss das entsprechende vom Tierbesitzer unterzeichnete Formular von der Tierarztpraxis an das Kreditinstitut (Zahlstelle) des Tierbesitzers einmalig gesandt werden, was den etwas größeren Aufwand gegenüber der Einzugsermächtigung ausmacht. Der mit dem jeweiligen einzufordernden Betrag versehene Lastschrift-Einzugsschein wird dann einfach bei der Hausbank der Praxis abgegeben. Da bei diesem Verfahren eine Rückbuchung durch den Tierbesitzer nicht direkt veranlasst werden kann, eignet es sich besonders bei höheren Beträgen bzw. unsicheren Zahlern. Wenn das Konto des Tierbesitzers bereits überzogen ist, führt aber auch der Abbuchungsauftrag nicht zur Gutschrift auf dem Praxiskonto.

12.7.6 Scheckzahlung

Seit dem 1. 1. 2002 ist die Gutschrift bei Einreichen eines Eurocheques auch in Verbindung mit einer gültigen EC-Karte nicht mehr garantiert. Deshalb ist die Bezahlung per Scheck ein Auslaufmodell und sollte nur in von der Praxisleitung genehmigten Ausnahmefällen akzeptiert werden.

12.7.7 Rechnung

Falls eine Rechnung gewünscht wird, geben Sie diese dem Patientenbesitzer am besten gleich nach der Behandlung mit Überweisungsträger mit. Dies spart nicht nur Kosten, sondern garantiert den Empfang, und eventuelle Fragen zu einzelnen Rechnungspositionen können gleich geklärt werden. Bei umfangreichen Untersuchungs- und Behandlungsmaßnahmen ist eine aufgegliederte Rechnung mit Bezug auf die einzelnen Positionen der Tierärztlichen Gebührenordnung empfehlenswert.

Die Rechnung soll nach § 6 GOT mindestens enthalten:
- Datum der Erbringung der Leistung
- Tierart
- Diagnose
- berechnete Leistung
- Rechnungsbetrag
- Umsatzsteuer

Nach dem am 1. Juli 2004 in Kraft getretenen Steueränderungsgesetz muss eine Rechnung zusätzlich zu diesen Punkten folgende Angaben enthalten:
- Name und vollständige Anschrift der Tierarztpraxis
- Name und vollständige Anschrift des Patientenbesitzers
- Rechnungsdatum (zusätzlich auch wenn mit Datum der Leistungerbringung identisch)
- einmalig vergebene fortlaufende Rechnungsnummer
- Zeitpunkt eines Zahlungseingangs vor Rechnungsstellung, wenn zutreffend
- Bezeichnung von Leistungen und Waren mit handelsüblichen Bezeichnungen und Mengen
- Steuersatz (Zusammenfassung der Nettosummen von Leistungen und Waren nach Steuersätzen)
- Rabatte und Skonti, wenn zutreffend mit Skontosatz und Skontofrist (Achtung: Rechnungen mit 1-fachen GOT-Sätzen dürfen im Regelfall weder rabattiert noch skontiert werden)
- wahlweise Umsatzsteuernummer oder Umsatzsteuer-Identifikationsnummer bei Beträgen über 100 €

Aus Datensicherheitsgründen sollte die USt-ID genannt werden. Diese kann per Fax unter Angabe von Praxisname und Anschrift, des zuständigen Finanzamtes sowie der Umsatzsteuernummer beim Bundesamt für Finanzen, Außenstelle in Saarlouis, beantragt werden (Fax-Nr.: 0 68 31/456 120).

Sinnvoll ist die Angabe eines Zahlungsziels in der Rechnung, z. B.: »Der Rechnungsbetrag ist sofort fällig«. Folgender Hinweis schafft weiterhin Klarheit: »Diese Rechnung wurde auf der Grundlage der Gebührenordnung für Tierärzte vom 28. Juli 1999 erstellt«.

Nach dem Gesetz zur Verbesserung der Zahlungsmoral vom 1. Mai 2000 tritt »der Verzug« automatisch 30 Tage nach Erhalt der Rechnung beim Patientenbesitzer ein. Ab diesem Zeitpunkt können – auch ohne vorherige Zustellung einer Mahnung – Verzugszinsen berechnet werden. Der Verzugszins liegt 5 Prozentpunkte über dem von der Europäischen Zentralbank (EZB) festgelegtem Basiszinssatz. Dieser wird über die Medien bzw. durch die Hausbank mitgeteilt. Bei einem Basiszinssatz von z. B. 2,5 % beträgt der berechenbare Verzugszins als 7,5 %.

12.7.8 Tierärztliche Verrechnungsstellen und andere Anbieter

Tierärztliche Verrechnungsstellen haben sich darauf spezialisiert, aus den von der Tierarztpraxis über die bei einem oder mehreren Patienten eines Tierhalters erbrachten tierärztlichen Leistungsdaten sowie Informationen über abgegebene Medikamente und Futtermittel Rechnungen zu erstellen. Diese werden dann von der tierärztlichen Verrechnungsstelle im Auftrag der Tierarztpraxis an den Patientenbesitzer gesandt. Bei vielen Vereinbarungen wird gleichzeitig ein Teil der Rechnungssumme an die Praxis (Zahlungsempfänger) überwiesen, der Rest mit Abzug eines vereinbarten Prozentsatzes nach Eingang der Zahlung durch den Tierbesitzer an die Verrechnungsstelle.

Ein Vorteil der Rechnungsstellung über eine Verrechnungsstelle ist, dass über sie ebenfalls das Mahnwesen erfolgt, das häufig viel Zeit in Anspruch nimmt.

Zur Auswahl einer geeigneten Verrechnungsstelle muss neben der Höhe der Provision auch der Service wie z. B. Erstellen von individuellen Vorlagen für die Leistungserfassung nach der GOT oder die Vermittlung günstiger Praxissoftware verglichen werden.

Neben den tierärztlichen Verrechungsstellen bieten inzwischen weitere Finanzdienstleister entsprechende Dienstleistungen an.

12.8 Außenstände und Mahnverfahren

12.8.1 Außenstände vermeiden

Bereits beim ersten persönlichen Kontakt mit dem Tierbesitzer an der Anmeldung werden über ein *Anmeldeformular* die Weichen für die ordnungsgemäße Bezahlung der tierärztlichen Leistung gestellt. Die für diesen Zweck wichtigen Punkte sind:

- Angaben zum Tierbesitzer (Vor- und Nachname, vollständige Anschrift, Telefonnummer, Bankverbindung einschließlich Kontonummer und Bankleitzahl);
- Angaben zum Patienten (Tierart, Rasse, Name, Transponder-/Tätowiernummer, Geschlecht, Geburtsdatum, Krankenkasse);
- Hinweis, dass tierärztliche Leistungen, Medikamente, Futter- und Pflegemittel unmittelbar im Anschluss an die Behandlung zu zahlen sind;
- Erläuterungen der von der Praxis akzeptierten *Zahlungsarten* mit Wahlmöglichkeit, z. B.
  – Ich zahle bar
  – Ich zahle per EC-Karte mit Eingabe der pers. Geheimnummer (PIN)
  – Die Zahlung erfolgt über die Tierkrankenversicherung
- Unterschrift des Tierbesitzers.

Natürlich ist das Anmeldeformular auch gut für die Frage nach Impfungen, Vorerkrankungen, Arzneimittelunverträglichkeiten, Ernährung, weitere Tiere im Haushalt, Auslandsreisen etc. geeignet.

Weitere Hinweismöglichkeiten auf die von der Praxis akzeptierten Zahlungsarten sind:

- Hinweisschild im Wartezimmer
- Praxisbroschüren mit Informationen für die Praxis-Klientel
- Wartezimmerordner mit Informationen für die Praxis-Klientel

In Notdiensten empfiehlt es sich, bei unbekannten Tierbesitzern bereits telefonisch auf die Zahlungsmöglichkeiten hinzuweisen.

Es ist ratsam, die Tierbesitzer über die voraussichtlichen Kosten bereits vor der kompletten Untersuchung und der einzuleitenden Behandlung zu informieren, um Kostentransparenz zu schaffen. Dazu erstellt die Tierärztin / der Tierarzt einen diagnostischen bzw. therapeutischen Plan, bespricht die empfohlenen Maßnahmen und die voraussichtlichen Kosten mit den Patientenbesitzern und holt ihre Einwilligung ein.

Nach Erbringung der tierärztlichen Leistung oder bei Medikamentenabgabe sollte die zuvor vom Patientenbesitzer schriftlich akzeptierte Zahlungsweise konsequent gefordert werden.

Doch selbst in Praxen, in denen der Zahlungsverkehr vorbildlich geregelt ist, kann es hin und wieder vorkommen, dass ein Patientenbesitzer – aus welchen Gründen auch immer – nicht in der Lage ist, sofort für die erbrachte Leistung zu zahlen.

12.8.2 Teilzahlungsservice

Für Tierbesitzer, die tatsächlich knapp bei Kasse aber grundsätzlich zahlungswillig sind, hat sich das Angebot eines Teilzahlungsservice bewährt (Quelle: FACHPRAXIS Nr. 35):

Ab einem Rechnungsbetrag von 100,– € können Sie gegen einen geringen Aufschlag in 7-, 5- oder 3-monatlichen Teilbeträgen bezahlen:

	monatlicher Aufschlag	effektiver Jahreszins
7 Beträge	0,66 %	14,4 %
5 Beträge	0,69 %	14,1 %
3 Beträge	0,75 %	13,7 %

Berechnungsbeispiel:

3 Teilbeträge, Aufschlag 3 x 0,75 % = 2,25 %	
Rechnungsbetrag:	300,- €
Aufschlag:	300 x 2,25 : 100 = 6,75 €
Sie zahlen:	306,75 €
in 3 Teilbeträgen von	102,25 €

Nach diesem Schema lassen sich die monatlichen Raten wie gewünscht im Nu errechnen. Der zahlungspflichtige Klient willigt mit seiner Unterschrift ein. Der vorgeschlagene Teilzahlungsservice muss nicht unbedingt jedem Tierbesitzer angeboten werden, sondern kann gezielt auf solche beschränkt werden, die einen höheren Betrag nicht sofort begleichen können.

12.8.3 Zahlungserinnerung

Bei der korrekt erstellten und übergebenen / versandten Rechnung ist eine Zahlungserinnerung nicht erforderlich. Doch auch zahlungswillige Klientel kann eine Rechnung übersehen oder vergessen. Daher empfiehlt es sich, 3 bis 4 Wochen nach Rechnungsversand ein freundlich formuliertes Erinnerungsschreiben zu senden. Darin sollte Bezug auf Rechnungsdatum und -nummer genommen sowie alle Rechnungsbestandteile wiederholt werden. Geben Sie ein neues, auf ein konkretes Datum festgelegtes Zahlungsziel, z. B. 11 Tage nach Versand der Erinnerung, an. Sollte inzwischen der Verdacht bestehen, dass der Patientenbesitzer zahlungsunwillig ist, sollte von einer Zahlungserinnerung abgesehen und direkt eine Mahnung zugestellt werden.

12.8.4 Mahnung

Ist auch auf die Zahlungserinnerung keine Zahlung erfolgt, wird den Zahlungspflichtigen in der Regel 3 bis 4 Wochen nach Versand der Erinnerung eine Mahnung per Einschreiben / Rückschein zugestellt. Die Mahnung muss auf Rechnungsdatum / -nummer Bezug nehmen. Spätestens jetzt sollte die tierärztliche Leistung detailliert aufgegliedert und alle weiteren Rechnungsbestandteile angefügt werden. Tragen Sie wieder explizit ein Datum als Zahlungsziel ein (11 Tage nach Versand der Mahnung). Weisen Sie die Zahlungspflichtigen deutlich darauf hin, dass bei Nichteingang der Zahlung bis zum angegebenen Zeitpunkt gerichtliche Schritte eingeleitet werden durch die weitere Kosten für sie entstehen sowie die Verzugszinsen nach § 288 BGB zusätzlich in Rechnung gestellt werden. Bei korrekt erstellter und versandter / übergebener Rechung, ggf. Zahlungserinnerung und Mahnung und dennoch ausbleibender Zahlung führen weitere schriftliche Mahnungen oft auch nicht zum Erfolg. Sie können folgen, müssen aber nicht.

12.8.5 Der persönliche Kontakt

Bleibt auch die Mahnung ohne Erfolg, empfiehlt es sich, bei der Schuldnerkartei des für den Wohnort des Patientenbesitzers zuständigen Amtsgerichts zu erfragen, ob der Schuldner eine »Eidesstattliche Versicherung« abgegeben hat (EVAN-Anfrage). Ist dies der Fall, ist der Schuldner praktisch zahlungsunfähig, was das weitere Vorgehen entscheidend beeinflussen kann. Entsprechende Auskünfte über die Bonität des Schuldners können auch gegen ein Entgelt oder eine Mitgliedschaft von örtlichen Inkassobüros eingeholt werden.

Bevor jedoch gerichtliche Schritte, das Hinzuziehen eines Rechtsanwaltes oder eines Inkassobüros erwogen werden, kann ein persönlicher Kontakt sehr hilfreich sein. Rufen Sie an, fragen Sie, warum noch nicht bezahlt wurde. Missverständnisse in Bezug auf die Rechnung können so auf kurzem Wege geklärt werden. Falls bisher nicht geschehen, kann auch die Teilzahlungsmöglichkeit offeriert werden, was oft erfolgversprechend ist.

12.8.6 Gerichtliche Mahnverfahren

Zuständig für die Einleitung des *gerichtlichen Mahnverfahrens* ist das Amtsgericht Ihres Praxisortes. Dort erhalten Sie auch die dafür erforderlichen Vordrucke und Hinweise zur Durchführung. Bei Widerspruch des Schuldners gegen den gerichtlichen Mahnbescheid kann es auch bei diesem Verfahren zu einer Gerichtsverhandlung kommen, der dann Ihren Anspruch auf Vergütung klärt. Schließlich kann so ein rechtskräftiger Schuldtitel mit einer Gültigkeit von 30 Jahren erworben werden. Andernfalls würden die Ansprüche bereits nach 2 Jahren verjähren. Mit den Schuldtiteln besteht auch ein Anspruch auf Zwangsvollstreckung (z. B. Kontopfändung, Lohnpfändung), falls der Schuldner nun nicht freiwillig zahlt.

Zur *Klageerhebung* hingegen ist das Gericht am Wohnort des Schuldners zuständig. In der Klageschrift werden die tierärztlichen Behandlungen mit genauen Daten beschrieben. Dabei hilft Ihnen die sorgfältig ausgefüllte Patientenkartei. Die detaillierte Rechnung und – falls erstellt – die Erinnerung und Mahnung bilden weitere Beweisstücke.

Inkassobüros bieten die Durchführung der Mahnverfahren bis zur Vollstreckung als Dienstleistung für die Praxis an. Praxen, die mit *Tierärztlichen Verrechnungsstellen* zusammenarbeiten, brauchen sich ohnehin nicht selbst um das Mahnverfahren zu kümmern, haben aber Entscheidungsrecht in der Vorgehensweise.

13 Wichtige Daten in der tierärztlichen Praxis

13.1 Normbereiche
Einzelne Laborinstitute geben in geringen Schwankungen unterschiedliche Richtwerte an.

13.1.1 Physiologische Werte am Tier

Tabelle 13.1: Physiologische Daten (erwachsene Tiere im Ruhezustand)

Tierart	Rektale Temperatur (in Grad Celsius)	Puls (Schläge pro Minute)	Atmung (Atemzüge pro Minute)
Pferd	37,0–38,0	28–40	9–14
Rind	38,0–39,0	65–80	15–35
Schwein	38,3–38,8	66–72	13
Schaf und Ziege	38,5–39,5	70–80	12–25
Hund	37,5–39,0	80–120	10–30
Katze	38,0–39,3	100–120	20–30
Kaninchen	38,5–39,5	120–150	50–60

Tabelle 13.2: Brunst der Haustiere

Tierart	1. Brünstigkeit im Alter von	Brunstzyklus	Brunstdauer
Pferd	1–3 Jahren	alle 3–4 Wochen im Frühjahr und Herbst	8–10 Tage
Rind	8–10 Monaten	alle 20–22 Tage	1–2 Tage
Schwein	4–5 Monaten	alle 3–4 Wochen	2–5 Tage
Schaf	7–8 Monaten	alle 17 Tage	3 Tage
Ziege	7–9 Monaten	alle 17–21 Tage von Sept. bis Febr.	1–3 Tage
Hund	7–9 Monaten	2-mal im Jahr, meistens im Frühjahr und Herbst	3 Wochen
Katze	6–8 Monate	2- bis 3-mal oder häufiger im Jahr	3–15 Tage
Kaninchen	3–4 Monaten	Befruchtungsbereitschaft während des ganzen Jahres	im Frühjahr und Sommer besonders ausgeprägt

Tabelle 13.3: Trächtigkeitsdauer und Säugezeit bei den Haustieren

Tierart	Trächtigkeitsdauer (durchschnittlich, in Tagen)	Säugezeit (in Wochen)
Pferd	336	12–20
Rind	280–285	8–10
Schwein	114	8–10
Schaf	150	6–12
Ziege	150	bis 12
Hund	63	6
Katze	56–60	4–6
Kaninchen	28–33	8

Tabelle 13.4: Physiologische Daten bei Kleinsäugern (I)

Tierart	Ausgewachsen mit	Fortpflanzungsfähig mit	Dauer des Geschlechtszyklus (in Tagen)	Trächtigkeitsdauer (in Tagen)	Wurfgröße	Öffnen der Augen (nach Tagen)	Absetzen der Jungen (nach Tagen)
Kaninchen	12 Mon.	6–9 Mon.	kontinuierliche Follikelreifung	28–33	6–12	10–16	50–60
Meerschweinchen	8–9 Mon.	♂: 2 Mon. ♀: 35 Tage	14–18	58–72	4–7	sehend geboren	14–21
Hamster	6 Mon.	6–8 Wochen	4–7	16–18	6–14	15–16	20–25
Ratte	6 Mon.	5–9 Wochen	4–5	21–23	8–14	15–16	21–35
Maus	5–6 Mon.	6–7 Wochen	4–5	18–21	4–12	15–16	20–28

Tabelle 13.5: Physiologische Daten und Haltungsbedingungen bei Kleinsäugern (II)

		Höchst-alter (Jahre)	Gewicht ♂	Gewicht ♀	Körper-temperatur (in °C)	Raum-temperatur (in °C)	Luft-feuchtig-keit (in %)	Einstreu
Kaninchen	Erdbewohner, Nesthocker	10–12	Rassenunterschiede		38,5–39,5	18–20	50–70	Heu, Stroh
Meer-schweinchen	Rudeltyp, Höhlen-bewohner	8–15	1,0–1,8 kg	0,7–1,0 kg	37,8–39,5	16–18	45–60	Sägemehl, Stroh, Heu
Hamster	Einzelgänger, nachtaktiv	3 (–4)	130–170 g	165–185 g	36,5–37,5*	21–26	40–60	Sägemehl, Zellstoff, Packpapier
Ratte	nachtaktiv	2,5–3	300–400 g	250–300 g	35,9–37,5*	20–22	45–55	Sägemehl, Hobelspäne
Maus	Rudeltyp, nachtaktiv	3–4	50–60 g	–		20–23	50–60	Sägemehl, Zellstoff, Packpapier

* = Schwanken der Körpertemperatur am Tag

13.1.2 Laborwerte

Tabelle 13.6: Hämatologische Untersuchungen (Richtwerte)

	Maßeinheit	Pferd	Rind	Hund	Katze
Leukozyten	x10^3 / µl	5–10	4–10	6–12	5–11
Erythrozyten	x10^6 / µl	6–10	5–8	5,5–8,5	5–10
Hämoglobin	g / dl	11–17	9–14	15–19	8–17
Hämatokrit	%	32–46	28–39	44–52	27–47
Thrombozyten	x10^3 / µl	100–300	200–800	200–460	180–430
Blutkörperchensenkungs-geschwindigkeit in mm (WESTERGREN senkrecht)	nach 1 h	30–80		0–3	0–3
	nach 24 h	110–155		8–25	20–30
Differentialblutbild (relative Werte in %)					
Granulozyten					
■ neutrophile *segmentkernige*		55–78	20–50	55–75	53–79
■ neutrophile *stabkernige*		bis 4	bis 2	bis 4	bis 4
■ eosinophile		bis 4	1–10	bis 5	bis 6
■ basophile		bis 1	bis 2	bis 1	bis 1
Lymphozyten		25–45	45–65	13–30	15–30
Monozyten		bis 4	2–6	bis 5	bis 4
Quick-Test	(% der Norm)	70–120		75–130	60–150
Fibrinogen	mg / dl	150–300	160–550	120–290	100–300

Tabelle 13.7: Klinisch-chemische Untersuchungen (Richtwerte) – Substrate

	Maßeinheit	Pferd	Rind	Hund	Katze
Bilirubin (gesamt)	mg / dl	0,5–2,8	bis 0,5	bis 0,2	bis 0,2
Blutzucker	mg / dl	55–90	45–60	60–90	55–130
Harnstoff	mg / dl	20–40	25–35	20–50	20–65
Kreatinin	mg / dl	bis 2,0	bis 1,5	bis 1,6	bis 1,6
Gesamt-Eiweiß	g / dl	5,5–7,5	6–8	5,5–7,5	5,5-7,8
Laktat (Milchsäure)	mmol / l	bis 1	bis 1,3	bis 1	bis 1

Tabelle 13.8: Klinisch-chemische Untersuchungen (Richtwerte) – Enzymaktivität in U / l (Units / Liter) Blut

	Pferd	Rind	Hund	Katze
AST (GOT) optim.	bis 240	bis 50	bis 40	bis 40
ALT (GPT) optim.		3–10	bis 50	bis 50
AP	bis 250 (350)	bis 200	bis 130 (190)	bis 70
GLDH	bis 8	bis 7	bis 6	bis 6
Gamma-GT	bis 20	bis 27	bis 6	
CK aktiv.	bis 80	bis 40	bis 50	bis 50

Tabelle 13.9: Klinisch-chemische Untersuchungen (Richtwerte) – Elektrolyte

	Maßeinheit	Pferd	Rind	Hund	Katze
Chlorid	mmol/l	95–105	90–110	96–113	110–130
Natrium	mmol/l	125–150	135–157	140–155	145–158
Kalium	mmol/l	2,8–4,5	3,5–4,5	3,5–5,2	3,0–4,8
Kalzium	mmol/l	2,5–3,2	2,5–3,0	2,0–3,0	2,0–3,0
Phosphor (anorg.)	mg/dl	1,5–4,0	4,0–7,0	2,9–5,0	2,5–5,0
Magnesium	mmol/l	0,7–0,9	0,8–1,0	0,6–1,3	0,6–1,3

13.2 Maßeinheiten

13.2.1 Maße und Gewichte (Einheiten)

Tabelle 13.10: Maße und Gewichte

Hohlmaße

l	= Liter	1 l	= 1000 ml	= 1 000 000 µl
ml	= Milliliter	1 ml	= 0,001 l	= 1000 µl
µl	= Mikroliter	1 µl	= 0,001 ml	= 10^{-6} l

Längenmaße

km	= Kilometer	1 km	= 1000 m	=100 000 cm	=1 000 000 mm
m	= Meter	1 m	= 0,001 km	=100 cm	=1000 mm =1 000 000 µm
cm	= Zentimeter	1 cm	= 0,01 m	=10 mm	=10 000 µm
mm	= Millimeter	1 mm	= 0,1 cm	=0,001 m	=1000 µm
µm	= Mikrometer	1 µm	= 0,001 mm	=10^{-4} cm	=10^{-6} m
nm	= Nanometer	1 nm	= 0,001 µm	=10^{-7} cm	=10^{-9} m

Gewichte

kg	= Kilogramm	1 kg	= 1000 g	= 1 000 000 mg
g	= Gramm	1 g	= 0,001 kg	= 1000 mg = 1 000 000 µg
mg	= Milligramm	1 mg	= 0,001 g	= 1000 µg = 10^{-6} kg
µg	= Mikrogramm	1 µg	= 0,001 mg	= 10^{-6} g = 10^{-9} kg

Stoffmengen

mol	= Mol (Molekulargewicht eines Stoffes in Gramm ausgedrückt)	
mmol	= Millimol	(10^{-3} mol)
µmol	= Mikromol	(10^{-6} mol)
nmol	= Nanomol	(10^{-9} mol)

Stoffmengenkonzentration

mol/l	= Mol pro Liter
mmol/l	= Millimol pro Liter (in der Klinischen Chemie gebräuchliche Untereinheit)

Einheit der Enzymaktivität

1 U/l	= 1 Internationale Einheit (unit) pro Liter (siehe auch Kapitel 10.5.3.1)

13.2.2 SI-Einheiten

Seit 1978 gibt es in den Naturwissenschaften und in der Medizin neue Maßeinheiten, die im Système International d'Unités aufgestellt sind. Ihre Anwendung soll die bisherige Vielzahl von Maßeinheiten verringern, sie international vergleichbar und verständlich machen. Allerdings setzt sich die Umstellung auf SI-Einheiten in der Medizin nur sehr zögernd durch, wie aus den Laborwerttabellen und der Literatur neueren Datums ersichtlich ist. Die 7 »Basiseinheiten« des Systems sind:

Tabelle 13.11: Basisgrößen und Basiseinheiten im internationalen Einheitssystem (DIN 1301)

Einheit	Abkürzung	Messgröße
Meter	m	Länge
Kilogramm	kg	Masse
Ampere	A	Stromstärke
Sekunde	s	Zeit
Kelvin	K	Thermodynamische Temperatur
Mol	mol	Stoffmenge
Candela	cd	Lichtstärke
Weitere für die Medizin wichtige Einheiten:		
Liter	l	Volumen
Joule	J	Energie, Arbeit, Wärmemenge
Pascal	Pa	Druck
Watt	W	Leistung, Energie, Wärmestrom
Becquerel	Bq	Aktivität einer radioaktiven Substanz

Bei Verwendung der SI-Einheiten können u. U. Zahlenwerte auftreten, die schlecht wiederzugeben sind. Man bedient sich deshalb, besonders auch in der Medizin, einer Reihe von Vorsilben, die (vor dem Namen der Einheit) das dezimale Vielfache oder Teil der Einheit bezeichnen (Tabelle 13.12). Für die Umrechnung der herkömmlichen, alten Maßeinheiten in SI-Einheiten stehen weitere Tabellen mit Umrechnungsfaktoren zur Verfügung. Dies kann bei der Beurteilung gleichwertiger Laborwerte notwendig sein. Ganz besonders wichtig ist aber, dass alle Laborwerte mit ihren Maßeinheiten angegeben werden! Nackte Zahlen könnten sonst nach der diagnostischen Bewertung zu verhängnisvollen Folgen führen.

Beispiele für konventionelle und SI-Einheiten in der Labordiagnostik:
- 5000 Leukozyten /µl
  = 5 Giga Leukozyten/l
- 100 mg Glukose /dl
  = 5,55 mmol Glukose/l
- 10 g Hämoglobin (Hb) /dl
  = 6,21 mmol Hb/l

13.2.3 Messbehelfe in der Praxis

Nach der TÄHAV ist für die Herstellung von Arzneimitteln und ihre Verordnung die Benutzung einer Waage vorgeschrieben. Teilmengen der Tagesdosis eines festen Arzneimittels (eines Pulvers z. B.) lassen sich auf diese Weise genau abwiegen und abgeben. Bei Flüssigkeiten ist dies schwierig, weshalb die Benutzung von Messbehelfen notwendig sein kann.

Dosierung nach Tropfenzahl:
- wässrige Lösungen: 1 g = 20 Tropfen
- Tinkturen: 1 g = 55 bis 60 Tropfen
- ölige Lösungen: 1 g = 25 Tropfen
- Sirup: 1 g= 18 Tropfen

Dosierung mit Hilfsmitteln
(bezogen auf wässrige Lösungen):
- 1 Teelöffel voll = 3 bis 5 g
- 1 Esslöffel voll = 12 bis 15 g
- 1 Tasse voll = 120 bis 150 g
- 1 Weinflasche voll = 700 bis 750 g
- 1 Eimer voll = 10 bis 15 Liter

Tabelle 13.12: Vorsilben für dezimale Vielfache und Teile von Einheiten (DIN 1301)

Vorsilbe	Kurzzeichen	Bedeutung		
Exa	E	Trillionenfach	10^{18}	1 000 000 000 000 000 000
Peta	P	Billiardenfach	10^{15}	1 000 000 000 000 000
Tera	T	Billionenfach	10^{12}	1 000 000 000 000
Giga	G	Milliardenfach	10^{9}	1 000 000 000
Mega	M	Millionenfach	10^{6}	1 000 000
Kilo	k	Tausendfach	10^{3}	1 000
Hekto	h	Hundertfach	10^{2}	100
Deka	da	Zehnfach	10^{1}	10
Dezi	d	Zehntel	10^{-1}	0,1
Zenti	c	Hundertstel	10^{-2}	0,01
Milli	m	Tausendstel	10^{-3}	0,001
Mikro	µ	Millionstel	10^{-6}	0,000 001
Nano	n	Milliardstel	10^{-9}	0,000 000 001
Piko	p	Billionstel	10^{-12}	0,000 000 000 001
Femto	f	Billiardstel	10^{-15}	0,000 000 000 000 001
Atto	a	Trillionstel	10^{-18}	0,000 000 000 000 000 001

13.3 Aufbewahrungsfristen

Aufbewahrungsfristen für Praxisunterlagen

Tierärztliche Aufzeichnungen:	Patientenkartei		5 Jahre
	Befunde (Laborbuch, Institutsschreiben)		5 Jahre
Röntgen:	Röntgen-Tagebuch		10 Jahre
	Röntgen-Aufnahmen		10 Jahre
	Messergebnisse (Überwachungsbogen für Personen)		30 Jahre
	Belehrungsbögen		5 Jahre
	Prüfungsergebnisse (Abnahme- und Zustandsprüfungen des Röntgen-Gerätes)		10 Jahre
Arzneimittel:	Anwendungs- und Abgabebelege		5 Jahre
	Herstellungsaufträge für Fütterungsarzneimittel		3 Jahre
Betäubungsmittel:	Empfangsbestätigung (Durchschlag)		3 Jahre
	BtM-Rezept (Teil III)		3 Jahre
	Verbrauchsnachweis (Formblatt oder Buch)		3 Jahre
Buchführung:	Bücher		10 Jahre
	Belege	ab Jahresende:	6 Jahre

Literatur

APOTHEKERVEREINE (Hrsg.) (1981–1983): Gesundheit durch Aufklärung. Wort & Bild Verlag, München.

AUSWERTUNGS- UND INFORMATIONSDIENST FÜR ERNÄHRUNG, LANDWIRTSCHAFT UND FORSTEN (AID) e. V. (1987): Gefahren beim Umgang mit Nutztieren. AID 1047/1987

BARSOI-LISTE (1992): Präparate ad us. vet. Verzeichnis der deutschen Veterinärpräparate. Barsoi System GmbH, Lindau.

BAYERISCHE LANDESTIERÄRZTEKAMMER (1990): Richtlinien für die Entnahme und Einsendung von Untersuchungsmaterial. Demeter Verlag, Gräfelfing.

BERNDT, R. und W. MEISE (1966): Naturgeschichte der Vögel. Kosmos / Franckh'sche Verlagsbuchhandlung, Stuttgart.

BERUFSGENOSSENSCHAFT FÜR GESUNDHEITSDIENST UND WOHLFAHRTSPFLEGE (Hrsg.): Sicherheitsregeln für Abfallbehandlung in Einrichtungen des Gesundheitsdienstes. Gentner Verlag, Stuttgart.

BUDRAS, K.-D., W. FRICKE, R. RICHTER (Hrsg.) (2000): Atlas der Anatomie des Hundes. 6. Auflage. Schlütersche Verlag und Druckerei, Hannover.

BUDRAS, K.-D., S. RÖCK (Hrsg.) (2000): Atlas der Anatomie des Pferdes. 4. Auflage. Schlütersche Verlag und Druckerei, Hannover.

BUNDESVERBAND DER UNFALLKASSEN e. V. (BUK) (1998): Regeln für Sicherheit und Gesundheitsschutz für Laboratorien. München.

BUNDESVERBAND DER UNFALLKASSEN e. V. (BUK) (1997): Laserstrahlung. München.

BUNDESVERBAND DER UNFALLKASSEN e. V. (BUK) (1992): Erste Hilfe, Anleitung zur Ersten Hilfe bei Unfällen, GUV 20.5, 30.1, 30.10. München.

BUNDESVERBAND DER UNFALLKASSEN e. V. (BUK) (1991): Unfallverhütungsvorschrift, allgemeine Vorschriften. München.

BUNDESVERBAND DER UNFALLKASSEN e. V. (BUK) (1997): Gefahrstoffe, GUV 39.2. München.

BUNDESGESETZBLATT (1987): Verordnung über den Schutz vor Schäden durch Röntgenstrahlung (Röntgenverordnung, RÖV). Bundesanzeiger Verlag, Köln.

BUNDESGESETZBLATT (1998): Neufassung des Tierschutzgesetzes (TSchG). Bundesanzeiger Verlag, Köln.

BUNDESTIERÄRZTEKAMMER (1999): Gebührenordnung für Tierärzte (GOT).

DEUTSCHES TIERÄRZTEBLATT (1985): Verordnung über die Berufsausbildung zum Tierarzthelfer / zur Tierarzthelferin (Tierarzthelfer-Ausbildungsverordnung, TierarztHAusbV). Schlütersche Verlag und Druckerei, Hannover.

DEUTSCHES TIERÄRZTEBLATT (2001): Verordnung »Bestandsbuch«. Schlütersche Verlag und Druckerei, Hannover.

DIETZ, O., B. HUSKAMP (Hrsg.) (1999): Handbuch Pferdepraxis. 2. Auflage. Enke Verlag, Stuttgart.

EFFEM-FORSCHUNG FÜR KLEINTIERNAHRUNG (Hrsg.): Zwanzig Fragen und Antworten zur Hundeernährung, Hamburg.

ELLENBERGER, W. und H. BAUM (1943): Handbuch der vergleichenden Anatomie der Haustiere. Springer Verlag, Berlin.

FORSCHUNGSKREIS HEIMTIERE IN DER GESELLSCHAFT (Hrsg.): Wenn es um den Hund geht, Fragen an den Tierarzt. Hamburg.

GABRISCH, Z. und P. ZWART (Hrsg.) (2001): Krankheiten der Heimtiere. 5. Auflage. Schlütersche Verlag und Druckerei, Hannover.

GABRISCH, Z. und P. ZWART (Hrsg.) (1987): Krankheiten der Wildtiere. Schlütersche Verlag und Druckerei, Hannover.

GRÜNBAUM, E. G. (1982): Ernährung und Diätetik bei Hund und Katze. VEB Gustav Fischer Verlag, Jena.

HOLLMANN, P. (1988): Tierschutzgerechte Unterbringung von Heimtieren – Tipps für die Beratung in der Kleintiersprechstunde. Tierärztl. Prax. **16**, 227–236.

HOLLMANN, P. (1989): Besonderheiten der Heimtiere in der Mensch-Haustier-Beziehung. Tierärztl. Prax. **17**, 1–11.

KALETA, E. F., M. E. KRAUTWALD-JUNGHANS (Hrsg.) (1999): Kompendium der Ziervogelkrankheiten. Schlütersche Verlag und Druckerei, Hannover.

KIENZLE, E. (1995): Computergestützte Rationsberechnung in der Kleintierpraxis. Kurs-Skriptum aus dem Institut für Physiologie, Physiologische Chemie und Tierernährung der LMU, München.

KNOELLINGER, S. und K. BERGER (1993): Die Pharmazeutisch-kaufmännische Angestellte. Deutscher Apotheker-Verlag, Stuttgart.

KOLB, E (Hrsg.) (1998): Lehrbuch der Physiologie der Haustiere. 5. Auflage. Gustav Fischer Verlag, Stuttgart.

KRAFT, H. und D. SCHILLINGER (1989): Klinische Labormethoden der Veterinärmedizin bei Haussäugetieren. 3. Auflage. Enke Verlag, Stuttgart.

KRAFT W., U. M. DÜRR (Hrsg.) (1999): Klinische Labordiagnostik in der Tiermedizin. 5. Auflage. Schattauer Verlag, Stuttgart.

KRAFT W. und U. M. DÜRR (1996): Katzenkrankheiten. 4. Auflage. Verlag M. & H. Schaper, Hannover.

KRAHMER, R. und L. SCHRÖDER (1985): Anatomie der Haustiere. Hirzel Verlag, Leipzig.

KÜMMEL, W. F. und H. SIEFERT (1999): Kursus der medizinischen Terminologie. 7. Auflage. Schattauer Verlag, Stuttgart

LEGRAND-DEFRETIN, V. (1994): Die Ernährung des Hundes in verschiedenen Lebensstadien. Waltham Focus, Jhrg. 4, Heft 1.

LEWIS, L. D., M. L. MORRIS und M. S. HAND (1990): Klinische Diätetik für Hund und Katze. Schlütersche Verlag und Druckerei, Hannover.

LIMBACH, B. (1993): Die praktische Anwendung von Naturheilverfahren beim Tier. Diss. med. vet., LMU, Tierärztl. Fak., München.

LÖFFLER, K. (1983): Anatomie und Physiologie der Haustiere. 6. Auflage. Verlag Eugen Ulmer, Stuttgart.

MEYER, H., K. BRONSCH, J. LEIBETSEDER (Hrsg.) (1989): Supplemente zu Vorlesungen und Übungen in der Tierernährung. Verlag M & H Schaper, Hannover.

NICKEL, R., A. SCHUMMER und E. SEIFERLE (1999): Lehrbuch der Anatomie der Haustiere. Band 1–5. Paul Parey Verlag, Berlin.

NIEMAND, H. G., P. F. SUTER (Hrsg.) (2001): Praktikum der Hundeklinik. 9. Auflage. Paul Parey Verlag, Berlin.

NUSS, K. (1998): Veterinärmedizinische Instrumentenkunde. Schattauer Verlag, Stuttgart.

PAUL HARTMANN AG: Verbandstoffe und moderne Wundversorgung. Eine Schriftenreihe. Heidenheim / Brenz.

PRICE, C. (1985): Practical Veterinary Nursing. Copyright BSAVA, Gloucester, GB.

RATSCHKO, K. W. (1999): Die Arzthelferin, Ausbildung und Beruf. 32. Auflage. Schlütersche Verlag und Druckerei, Hannover.

ROCHE-LEXIKON MEDIZIN. (1998). 4. Auflage. Urban & Schwarzenberg, München.

ROTE LISTE 2000. ECV, Editio Cantor, Aulendorf/ Württemberg.

ROLLE, M., A. MAYR (Hrsg.) (2001): Medizinische Mikrobiologie, Infektions- und Seuchenlehre. 7. Auflage. Enke Verlag, Stuttgart.

SCHEBITZ, H., W. BRASS und H. J. WINTZER (1993): Allgemeine Chirurgie für Tierärzte und Studierende. 2. Auflage. Paul Parey Verlag, Berlin.

SCHNORR, B. (1996): Embryologie der Haustiere. 3. Auflage. Ferdinand Enke Verlag, Stuttgart.

SCHOON, D., J. SEEGER und F. A. SALOMON (1998): Veterinärmedizin für Tierarzthelfer/innen, Kompendium. Verlag Wissenschaftliche Skripten, Zwickau.

SCHUBERT, F. (1988): Fachkunde für Arzthelferinnen. Cornelsen Verlag, Düsseldorf.

WIESNER, E. und R. RIBBECK (2000): Lexikon der Veterinärmedizin. 4. Auflage. Ferdinand Enke Verlag, Stuttgart.

ZOLLINGER, H. (1969): Allgemeine Pathologie. Georg Thieme Verlag, Stuttgart.

ZRENNER, K. M.: Veterinärvorschriften des Bundes. Verlagsgruppe Jehle-Rehm GmbH, München.

Abbildungsnachweise

Alle nicht gesondert aufgeführten Abbildungen stammen von den Autoren.

APOTHEKERVEREIN (1981– 1983): 6.10

BERNDT, MEISE (1966): 7.65

BOEHRINGER INGELHEIM: Prospekte zu chronischen Lungenkrankheiten des Pferdes: 7.41, 7.42, 9.34, 10.23

BUDRAS, FRICKE, RICHTER (2000): 7.1; 7.2, 7.3, 7.39, 7.40

BUDRAS, RÖCK (2000): 7.4, 7.6, 7.30, 7.67

BUNDESVERBAND DER UNFALLKASSEN (BUK): Seiten 40, 41, 82, 83, 282

BYK-GULDEN: Reklamedruck »Veterinärmedizin«, Colleg Vet. (1982): Seite 6

CHIRURGISCHE TIERKLINIK, PFERDEABTEILUNG DER LMU MÜNCHEN: 9.1b, 9.46

FA. BRAND, Wertheim / Main: Generalkatalog 200: 10.8

FA. IDEXX, Wörrstadt: Sofortlabor: 10.13, 10.32, 10.57

GYNÄKOLOGISCHE UND AMBULATORISCHE TIERKLINIK DER LMU MÜNCHEN: 10.60

INSTITUT FÜR MEDIZINISCHE MIKROBIOLOGIE DER LMU MÜNCHEN: 8.10, 8.11, 8.12

INSTITUT FÜR PARASITOLOGIE UND TROPENMEDIZIN DER LMU MÜNCHEN: 8.17, 8.18, 8.19, 8.20, 8.21, 10.45, 10.47, 10.48

KLINIK FÜR FORTPFLANZUNG DER HAUSTIERE DER FU BERLIN: 9.40, 10.52, 10.53

KLINIK FÜR PFERDE, ALLGEMEINE CHIRURGIE UND RADIOLOGIE DER FU BERLIN: 4.10, 9.12, 9.13, 9.14, 9.15, 9.37, 9.43

KRAHMER, SCHRÖDER (1985): 7.12

I. MEDIZINISCHE TIERKLINIK DER LMU MÜNCHEN: 7.51, 9.2, 9.3, 9.4, 9.16, 9.17, 9.18, 9.19, 9.20, 9.21, 9.22, 9.23, 9.26, 9.27, 9.28, 9.29, 9.30, 9.33, 9.36, 9.41, 9.42, 10.18, 10.19, 10.20, 10.21, 10.22, 10.23, 10.24, 10.25, 10.31, 10.37, 10.43, 10.49

POULSEN NAUTRUP, C.: 9.38

RATSCHKO (1999): 7.48

TEUNIS, BAS: 4.9, 6.2, 6.3, 6.4, 6.5, 6.6, 6.7, 6.8, 7.7, 7.8, 7.11, 7.12, 7.41, 7.42, 7.45, 7.51, 7.63, 7.65, 7.74, 7.76, 8.4, 9.9, 9.24, 9.44, 9.45, 9.49, 9.50, 9.51, 9.52, 10.5, 10.9, 10.10, 10.11, 10.14, 10.27, 10.40, 10.42

Ein besonderer Dank gilt der Firma EICKEMEYER, Tuttlingen, für die Bereitstellung von Bildmaterial der überwiegenden Mehrzahl der abgebildeten Instrumente im Kapitel 9.5.
Unterstützung kam darüber hinaus von der Firma HAUPTNER, Solingen, und der WDT, Garbsen.

Stichwortverzeichnis

A

Abdomen 90
Abduktor 122
Abfallbeseitigung 84ff.
Abomasum 139
Abort 180, 185
Absorber 286
Absorptionsfotometer 360ff.
Abszess 207
Abzeichen 247
Acetabulum 115
Achillessehne 123
ACTH 187
Adaptation 198
Adduktor 122
Adenom 214
ADH (Vasopressin) 174, 186
Adipositas 67, 248
Adrenalin 188
Adspektion 252
Aerosoltherapie 283
Afterzehen 115
Agarplatten 233
Agglutination 170
Agonie 64
Agranulozytose 171
AIDS-Virus 221
Akkommodation 197
Akne 130
Aktionspotential 120
Aktionsstrom 120
Akupunktur 284
Akustische Impedanz 272
Akzessorische Genitaldrüsen 176f.
Albumin 146
Aldosteron 174
Alkalireserve 165
Alkalische Phosphatase (AP) 166, 360
Allantois 180
Allergen 215
Allergie 130, 215
Allgemeininfektion 217, 232
Allopathie 284
Alopezie 130
ALT (GPT) 166, 360
Alveolen 111, 135, 156
Amaurosis 199
Aminosäuren 141
Amnesie 289
Amnion 180
Amöben 236
Ampullen 81
Amputation 291
Amylase 148
Anabolie 146
Anabolika 390
Anämie 171, 355
Anaerobier 230
Anästhesie 195, 285
Analbeutel 126
Analgesie 289
Analgetika 390
Anamnese 247
Anaphylaxie 215
Anastomose 291
Androgene 183
Andrologie 185
Aneurisma 208
Angina 158
Angiographie 256
Angussverband 295
Anisozytose 357, 171
Ankylostoma 375
Anode 255
Anorexie 64
Antagonisten 122, 148, 187
Anthelminthika 390
Anthrax (Milzbrand) 231, 242
Antibiogramm 232, 384
Antibiotika 390
Antidot 390, 397
Antigen 220, 383
Antikoagulans 335, 337
Antikörper 169, 173, 220, 383
Antikörper-Nachweis 385
Antisepsis 71
Anus 141
Anwendungs- und Abgabebeleg 396
Anzeigepflicht 244
Aorta 158
Aortenklappe 161
Apoplexie 194
Apothekenzuschläge 409
Applikation 277f., 398
Approbation 16, 23
Arbeitsschutz 79
Areflexie 65
Arretierung 307
Arteriitis 164, 208
Arteriolen 158
Arteriosklerose 164
Arthropoden 238
Arthrose 124
Arthroskopie 271
Articulatio 117
Arzneidosierung 278
Arzneimittel 387
Arzneimittelabgabe 388, 394
Arzneimittelgesetz (AMG) 284
Arzneimittellisten 397
Arzneimittelpreisverordnung (AMPreisV) 409f.
Arzneimittelvormischung 388
Asepsis 71
Askariden 238, 375
Asphyxie 287
Aspiration 336f.
Assistenz 47, 53ff.
AST (GOT) 166, 360
Aszites 209, 258
Ausbildungsvertrag 30f.
Ätiologie 216
Ataxie 194
Atemdepression 56
ATF 26
Atlas 112
Atmung 156
ATP 96, 121
Atrioventrikularklappen 161
Atrium 161
Atrophie 210f.
Äußere Atmung 156
Aufbewahrungsfrist 393, 427
Aufhellung 257
Aujeszkysche Krankheit 227
Auskultation 252
Auswanderverfahren 376
Autoaggression 215
Autoimmunkrankheit 215
Autoklav 75
AV-Knoten 162
Axis 112
Axon 105
Azeton 368
Azetonämie 172
Azidose 165, 359

B

B-Lymphozyten 167ff., 173, 221
Babesien 237, 357
Backhaus-Klemme 308
Bakteriämie 217
Bakterien 229
Bakteriologische Untersuchung 341
Bakteriostatische Wirkung 232
Bakterizide Wirkung 75, 232
Bandscheibe 112
Bandwürmer 237
Bangsche Krankheit (Bruzelose) 231
Barsoi-Liste 397
Basenabweichung 359
Basophilie 171
Bauchfell 133
Bauchfellsäcke 133
Bauchhöhle 132f.
Bauchpresse 157
Bazillen 231
Beatmung 62
Becherzellen 101, 140, 154
BdA 31
Befruchtung 179
Begleitschreiben 342
Berichtsheft 33, 40
Berufsbildungsgesetz 30
Besamungswart 19
Bestandsbuch 396
Betäubungsmittel (BtM) 398ff.
Betreuungsvertrag 84, 414
Bewusstlosigkeit 61
Bicuspidalis 161
Bifurkation 155
Bikarbonat 141, 148, 359
Bilirubin 147, 166
Bindegewebe 101

Bindehaut (Konjunktiva) 198
Biopsie 270, 340
Biopsiezange 302, 328
Blättermagen 139
Blende 333, 361
Blepharitis 199
Blesse 247
Blinddarm 141
Blinder Fleck 197
Blinzknorpel 199
Blutadern 159
Blutausstrich 354ff.
Blutbildung 167
Blutdruck 163
Blutdruckmessung 253
Blutanalyse 359
Blutgerinnsel 209
Blutgerinnung 170
Blutgruppen 169
Blutkörpersenkungs-reaktion 358
Blutkreislauf 158ff.
Blut-Liquor-Schranke 191
Blutmauserung 167, 173
Blutplasma 165
Blutserum 165
Blutstatus 350
Bluttransfusion 169
Blutungen 60, 64, 209f.
Blutvergiftung 206
Blutzellen 167
Blutzählgerät 351
Blutzucker 148
BMVL 20
Bogengänge 200
Bornasche Krankheit 218, 226
Borrelien 230
Borreliose 232, 235
Botulismus 231
Bovine Herpesvirus Infektion (BHV) 227
Bowmannsche Kapsel 174
Bradykardie 251
Bradypnoe 251
Braunüle 324
Brennen 282
Brennfleck 255
Bries 173
Bright-Mode (B-Mode) 275
Brillantkresylblaufärbung 357
Bronchialbaum 155

Bronchien 156
Bronchoskopie 269
Bronchospasmus 158
Brunst 178
Brustfell 132
Brusthöhle 132
Bruzellose 231, 242
BSE 216, 228, 248
Bürzeldrüse 128
Buffy coat 351
Bulbus oculi 196
Bundestierärztekammer (BTK) 25f.
Bundestierärzteordnung 24
Bundesseuchengesetz 15, 244
Bundesverband Praktizie-render Tierärzte (bpt) 26
Bursa Fabricii 144, 167, 173f.
Bursitis 124
Butterfly-Kanüle 324
BVL 14f., 20, 387

C

Caecum 141
Calcaneus 115
Caninus 135, 137
Capillaria 238
Cardia 138
Carpus 91, 114
Cauda equina 112
Cerclage 312
Cerebellum 190
Cerebrum 190
Cerumen 126, 200
Chemotherapeutika 232
Chlamydia psittaci 232
Choane 154
Cholelithiasis 147
Cholesterin 359
Cholinesterase 362
Chorioidea 196
Choriomeningitis (LCM) 242
Chorion 180
Chromosomen 95, 98, 176
Chylus 174
CITE-Test 385f.
CK siehe Kreatinkinase
Clostridien 231
Colibakterien 231
Compacta 110

Computer-Tomographie (CT) 261
Conjunctivitis follicularis 199
COP (Pneumopathie) 158
Corium 126
Cornea 196
Corpus luteum 178
Costa 113
Coxarthrose 124
CRH 186
Cushing-Syndrom 188
Cyanhämiglobin 354

D

Dackellähme 124
Dämpfigkeit 158
Dampfsterilisation 75
Darmflora 142, 219
Darmparasiten 219
Darmzotten 140
Dasselfliege 239, 377
Dauerausscheider 225
Deckepithel 99
Deckgläschen 349, 354
Degeneration 210f.
Dekantierverfahren 373
Dekubitus 291
Delta-Liste 397
Demodexmilbe 239, 378
Demodikose 240
Dendrit 105
Dentin 104, 135
Dermatitis 130
Dermatomykose 130
Deschamps-Unter-bindungsnadel 317
Desinfektion 74ff.
Detoxikation 146
Detritus 369
Deutsches Arzneibuch (DAB) 74, 284, 292
Deutsche veterinärmedizi-nische Gesellschaft (DVG) 26
Diabetes mellitus 149, 211, 367
Diagnose 203
Diagnostik 247
Diaphragma 132
Diaphyse 109
Diarrhö 142

Diastole 162
Diathermie 281
Differentialblutbild 167, 354f.
Diffusion 156, 160
Digestionsapparat 134ff.
Digitale Radiographie 261
Digitus 91, 115
Dilatator 197
Dipylidium caninum 237, 372
Diskopathie 124
Diskus 112
Dispensette 349
Dispensierrecht 17, 394
Disposition 204, 216
Dissertation 23
Distorsion 124
Diuretika 390
Divertikel 133
DNS 95, 222, 385
Doping 68, 363
Dopplerverfahren 273
Dornfortsatz 112
Dosimeter 262
Dosis 278f.
Dotterkugel 184
Drainage 290, 312, 325
Drosseladerrinne 90
Drüsenepithel 101
Ductus thoracicus 172
Dummkoller 194
Dunkelfeldverfahren 334
Duodenum 141
Dyspnoe 251
Dysproteinämie 172

E

Echinococcus granulosus 147, 237
Echinococcus multilocularis 237
Echinokokkose 243
Echographie 272
Echokardiographie 273
EDTA-Blut 336f.
Effloreszenz 127
Eichgesetze 344
Eierstock 177
Eihäute 180
Eintrittspforte 217
Eisprung 178f.

Eiter 207
Eizahn 128, 184
Ejakulat 177, 179
EKG-Ableitungen 265
Ektoparasiten 128, 234, 377
Ektropium 199
Ekzem 130
Elektroden 265
Elektromagnetische Strahlen (-Wellen) 255, 279f.
Elektronen 255
Elektroenzephalogramm (EEG) 121
Elektrokardiogramm (EKG) 121, 263
Elektrokauter 316
Elektrolyte 165, 360
Elektromyogramm (EMG) 121
Elektronenmikroskop 334
Elektrotherapie 279
Elimination 391
ELISA-Test 383
Ellenbogen 114
Email 135
Embolie 163
Embryo 181, 185
Embryotransfer 181
Emphysem 158
Empyem 207
Endemie 218
Endokard 161
Endokrine Drüsen 186
Endolymphe 201f.
Endometritis 185
Endoparasiten 234, 371
Endoplasmatisches Retikulum 96
Endoskop 269, 302
Endotoxine 62
Endotrachealkatheter 54, 286, 329
Endwirt 234, 240
Energiebedarf 153
Enteritis 145
Enterokokken 230
Entropium 199
Entwesung 78
Entzündung 205 ff.
Enzephalitis 194
Enzyme 141, 148, 166, 360, 362f.

Enzymaktivität 362
Enzymdiagnostik 362
Eosin 167
Eosinophilie 171
Epidemie 218
Epidermis 125
Epididymis 177
Epiglottis 134, 155
Epikard 161
Epilepsie 194
Epiphyse 109, 186
Epiphysenfuge 109
Epistropheus 112
Epithelgewebe 99
Epithelkörperchen 188
Epulis 145
Equidenpass 248
Erbschaden 203, 213
Erregungsleitung (Herz) 162
Erste Hilfe 48, 62
Erythem 130
Erythropoese 167
Erythrozyten 167f.
Erythrozytenzählung 353
Essentielle Aminosäuren 149
Eustachische Röhre 138, 155, 201
Euthanasie (Tötung) 64, 68
Exanthem 130
Exkretorische Drüsen 147
Expektorantia 390
Exsikkose 254
Exspiration 157
Exstirpation 291
Exsudat 382
Exsudation 205f.
Extensor 122
Extinktion 361
Extremitäten 113
Exzitation 287

F

Fachtierarzt 23
Fadenwürmer 237
Faradisation 281
Faszien 120, 123
Fecalyzer 339
Fehlwirt 234, 238, 240
Federspule 129

FeLV 216, 219, 225, 383
Femur 115
Fermente (Enzyme) 141, 148, 166
Fersenbein 115
Fertigarzneimittel 387
Fesselbein 91, 117
Fettgewebe 102
Fetotom 327
Fetus (Fötus) 181, 185
Fiberskop 270
Fibrin 170
Fibrinogen 165, 359
Fibula 115
Fieber 217, 250
Fieberthermometer 250
Filarien 238
Finne 147, 237, 240
FIP 216, 219, 225
Fissur 124
Fistel 291
FIV 219, 225, 383
Fixierungsmaßnahmen 48f.
Flammenphotometer 360, 363
Flehmen 194
Flessa-Hohlnadel 319
Flexor 122
Fliegenmaden 378
Flimmerepithel 99
Flöhe 238, 377
Flotationsverfahren 372
Fluoreszenz 234
Fluoreszenzmikroskopie 334
Follikel 179
Formalinlösung 76, 340, 378
Fötus *siehe* Fetus
Fotometrie 360
Fotozelle 361
Fraktur 124
Freßzellen 169
Frequenz 250, 272, 279
Fruchtschaden 203, 213
FSH 187
FSME 235
Fuchsbandwurm *siehe* Echinococcus multilocularis)
Fütterungsarzneimittel 388, 395
Fugen 117
Fundusdrüsen 138
Fung-Assay 341

G

Galle 141
Gallen 123
Gallenfarbstoffe 147
Galvanisation 281
Gammaglobuline 146, 165, 220
Gamma-Glutamyl-Transferase (γ-GT) 360
Gammastrahlung 276
Ganglienzellen 105
Ganglion 194
Gangrän 207, 212
Gasaustausch 156ff.
Gassterilisation 75
Gasterophilus 377
Gastritis 145
Gastroskopie 145, 269
Gaumensegel 134
Gaumenstaffeln 134
Gebärmutter 177ff.
Gebührenordnung (GOT) 403ff.
Gedächtniszellen 220
Geflügelpest 242
Gehörsinn 200
Geißeltierchen 236
Gekröse 133
Gelbkörper 178
Gelenkkapsel 117f.
Generationszyklus 98
Gerinnung 170, 209, 358
Gerinnungsgefahr 337
Gerinnungshemmer 335
Gesamteiweiß 359, 361
Geschmacksknospen 195
Geschwür 214
Geschwulst 213
Gestagene 183
Gesundheit 13
Gesundheitsamt 16
Gewährsmängel 380
Gewebe 99
Gewebeflüssigkeit 72
Gewölle 144
Gicht 205
Giemsa-Färbung 355, 357
Gingiva 135
Glaskörper 197
Glaukom 197, 199
GLDH 424
Gleichbeine 116

STICHWORTVERZEICHNIS

Gleichgewichtssinn 202
Gliazellen 107
Gliederfüßer 238
Globulin 146
Glomeruläre Filtration 174
Glomerulum 174
Glukagon 148
Glukose 147ff.
Glukosurie 367
Glutarseltest 385f.
Glykogen 97, 105, 121, 146ff.
Glykolyse 121
GnRH 178, 186
Golgi-Apparat 96
Gonadotropine 186f.
Gonarthrose 124
GOT (AST) 166
GPT (ALT) 166
Grabmilbe 239, 378
Gram-Färbung 229, 383
Granulationsgewebe 207, 213
Granulom 207
Granulozyten 169, 379
Grauer Star 199
Gravidität 180
Griffelbein 114
Grimmdarm 141
Großhirn 190
Grüner Star 199
Grundimmunisierung 222
Grundpflichten 32
Grundumsatz 153
Gynäkologie 185

H

Haarbalgmilbe 239, 378
Haarfollikel 126
Haargefäß 159
Haarling 238f., 377
Haarwürmer 238
Hcc (Hepatitis contagiosa canis) 219, 224
HD *siehe* Hüftgelenks-dysplasie
Hämatokrit 350
Hämatologische Untersuchungen 350
Hämatom 163, 210
Hämatopoese 167
Hämaturie 176, 210, 368
Hämoglobin 167, 354
-bestimmung 354

Hämokonzentration 170
Hämolyse 167, 171, 335ff.
Hämorrhagie 163, 209
Hämostase 170, 358
Haftung 32
Hagelschnüre 184
Hakenwürmer 238
Halbwertszeit 391
Harndichte 365, 367
Harnkristalle 368
Harnreaktion (pH-Wert) 367
Harnsediment 368
Haarspindel 367
Harnstatus 366
Harnsteine 176, 211
Harnstoff 147, 359
Harn-Teststreifen 367
Harnzylinder 369
Haube (Netzmagen) 139
Hauptwirt (Endwirt) 234, 240
Hausapotheken-Verordnung (TÄHAV) 394
Haut
-geschabsel 127, 339
-krankheiten 127
-mykosen 243
Hautuntersuchung 377
Hayemsche Lösung 353
Hcc 219, 224
Hefen 234
Heilberufe 16
Heilimpfung 222
Heil- und Hilfsmittel 388
Heißluftsterilisation 75
Helminthen 237
Hemisphäre 189
Hemmstoffe 170
Hepar 145
Heparin 170, 209, 336
Hepatitis 147
Hepatitis contagiosa canis *siehe* Hcc
Herbstgrasmilbe 239, 377
Hernie 133
Herpesvirus 224
Herstellungsauftrag 395
Hertz (Hz) 272, 280
Herz
-insuffizienz 164, 208
-klappen 161
-kranzgefäße 161
-stromkurve 263
-töne 162

His-Bündel 162
Hitzschlag 61, 204
Höchstzuschläge 409
Hörtrompete 138, 155
Hohlvenen 159
Holzbock 377
Homöopathie 284, 388
Hormone 148, 177
Hornhaut 196
Hüftdarm 141
Hüftgelenksdysplasie (HD) 124
Hülsenbandwurm 237
Hufbein, 91, 117
Hufrolle 117
Humerus 113
Hydroperikard 209
Hydrozephalus 191
Hydrothorax 209
Hygiene 74
Hygieneplan 72f.
Hyperämie 208, 279
Hyperästhesie 195
Hyperbilirubinämie 172, 337
Hypergranulation 282
Hyperlipämie 172, 337
Hypermetropie 198
Hyperplasie 212
Hyperthermie 61, 275
Hypertonie 163
Hypertrophie 212
Hypoglykämie 172
Hypophyse 178, 182, 186
Hypothalamus 177, 182, 186f.
Hypoxie 57, 62, 194, 212
Hysterektomie 291
Hysteroskopie 270

I

Ikterus 147, 172, 211
Ileum 141
Ileus 145, 255
Immersionsöl 333
Immunglobuline 165, 220f.
Immunisierung 221f.
Immunität 173, 214, 220
Immunkörper 169, 182
Immunoblasten 221

Immunprophylaxe 221ff.
Immunschwäche 215
Immunsystem 220
Impfplan 221f.
Impfung 221
Implantation 314
Inapparente Infektion 216, 231, 385
Incisivus 135, 137
Indikation 392
Infarkt 161, 163
Infektiöse Anämie (EIA) 226
Infektion 216
Infektionsabwehr 220
Infektionserreger 216ff.
Infektionskrankheit 216
Infektketten 240f.
Inflammatio 205
Influenza 226
Infusion 52, 279
Infusionsbesteck 51, 54, 324
Infusorien 139, 385
Inhalation 283
Inhibitoren 170, 363
Injektionen 279
Inkretorische Drüsen 147, 185
Inkubationszeit 216
Innere Atmung 156
Insekten 238f.
Insektenstiche 60
Insemination 181
Inspiration 157
Instrumentenpflege 297
Insuffizienz (Herz) 208
Insufflation 270, 302
Insulin 148
Intensivbehandlung 63
Interaktionen 392
Interferon 220
Interstitium 145
Intestinum 140
Intoxikation 205
Intrakutantest 378
Intubation 54, 63
Invagination 145
Iontophorese 281
Iris 197
Irisblende 334
Ischämie 208, 212
Isotonische Lösung 165

434

J

Janet-Spritze 320
Jejunum 141
Jochbogen 111, 154
Joule 281
Jugendarbeitsschutz-
  gesetz 29

K

Kachexie 205, 248
Kaiserschnitt 290
Kalium 120, 150
Kalkbeinmilbe 239
Kallus 110
Kalzitonin 187
Kalzium 104, 150, 170,
  187
Kalziumkarbonat 369
Kalziumoxalat 369
Kammergesetz 15, 25
Kapillaren 158
Kapillarfüllungszeit (KFZ)
  53, 57, 250
Kapillarröhrchen 350
Kapnometrie (-graphie)
  57
Karpus *siehe* Carpus
Kardiomyopathie 164,
  264
Karzinom 214
Kassette 256
Kastanie 126
Kastration 185, 291,
  315
Katabolismus 146
Katalysator 150
Katarakt 199
Katarrh 206
Katgut 330f.
Katheter 325
Kathode 255
Katzenschnupfen 225
Katzenseuche (Panleuko-
  penie) 225
Kauplatte 136
Kaustik 282
Kehldeckel 155
Kehlkopfpfeifen 158
Keimblase 178
Keimscheibe 183
Keimschichten 180
Keratitis 199
Kernspindel 98

Kernspin-Tomographie
  276
Ketonkörper 172
Kleinhirn 190
Klinisch-chemische
  Untersuchungen 359
Kloake 144, 176
Knochengewebe 103
Knochenmark 110, 167
Koagulation 170
Koagulometer 358
Koagulopathie 359
Körpertemperaturen 129,
  250
Körperkreislauf 158
Kohlendioxid 153, 156
Kohlenhydrate 146, 149
Kokken 229f.
Kokzidien 236, 240, 375
Kolbenhubpipette 356
Kolik 145, 254
Kollaps 163
Kolon 141
Kolostralmilch
  (Kolostrum) 183, 215
Koma 64, 248
Kondensor 333
Kondition 204
Konstitution 204, 216
Kontamininierung 218, 335,
  336
Kontraindikation 392
Kontraktilität 120
Kontraktion 120
Kontrastmittel 256
Kontrollbereich 262
Kontrollkarte 347
Kontusion 124
Konzeption 179
Koprostase 145, 255
Korium 126
Kortisone 187
Koronararterien 161
Kotuntersuchung 371
Kotyledonen 180
Krämpfe 61
Krankheit 203
Krankheitszeichen 217
Krankheitsursache 203
Kreatinin 359, 166
Kreatinkinase (CK) 166,
  360
Kreislaufstörungen 163f.,
  208
Kreislaufsystem 158f.
Kronbein 91, 117

Kropf 142
Kropfmilch 143
Kruppe 90, 92
Kryotherapie 282
Kryptorchismus 185
Künstliche Besamung
  181
Küretten 312
Küvetten 350, 361
Kugelpipetten 350
Kurative Medizin 13f.
Kurzwellentherapie 281

L

Labferment 139
Labmagen 138ff.
Labyrinth 201
Läuse 238, 377
Laktat 359, 362
Laktatdehydrogenase
  (LDH) 336, 360
Laktation 181
Laktogenese 180
Lambert-Beer-Gesetz 361
Langerhanssche Inseln 148
Laparoskopie 145, 270
Laparotomie 145, 291
Larve 240
Laryngoskopie 269
Larynx 155
Laser-Therapie 281, 284
Lauf 120
Laxantien 390
LCM 242
Leberegel 147, 237, 373
Leberzirrhose 147
Lederhaut 117, 126
Leerdarm 141
Legedarm 183
Leistungsumsatz 153
Leptospiren 232
Leptospirose 242
Letalität 219
Leukopenie 170
Leukopoese 167
Leukose (Leukämie) 171,
  225, 227
Leukozyten-Differen-
  zierung 167ff.
Leukozytenkurve 220
Leukozytenzählung 352
Leukozytose 170
LH 187
Lidbindehaut 198

Ligatur 291
Lingua 135
Linksverschiebung 169,
  171
Lipase 148
Lipide 149, 359
Liquor cerebrospinalis
  191
Liquoruntersuchung 381
Listeriose 231, 242
Lithiasis 176
Lithium-Heparinat 336
Lokalanästhesie 285f.
Lokalinfektion 217, 232
LTH 187
Luer-Konus 321
Luftinsufflation 270
Luftkapillaren 157
Luftsack 133, 138, 155,
  157f.
Lumbago 124, 368
Lungenemphysem 158
Lungenfell 132
Lungenkreislauf 159
Lungenödem 61
Lungenwurmlarve 376
Luxatio femoris 124
Lymphe 172
Lymphknoten 172
Lymphozyten 167ff.
Lymphozytose 171
Lysosomen 96

M

Made 240, 378
Magenschleimhaut 138f.
Magnesium 150
Magnetfeldtherapie 281
Magnetresonanz-
  Tomographie (MRT)
  276
Makrophagen 169, 379
Mamma 183
Mammogenese 181
Mandibula 111
Mandrin 324
Manometer 253
Manteltarifvertrag 79
Mastdarm 141
Mastitis 185
Maternale Antikörper 182,
  215, 222
Maul- und Klauenseuche
  216, 218, 227, 242

Mauser 129
Maxilla 111
Mazeration 340
Mediastinum 132
Medizingeräte-
  verordnung 52
Medulla oblongata
  190
Medulla ossium 110
Medulla spinalis 189f.
Megakaryozyt 167f.
Meiose 98
Meläna 210
Melanin 97, 125
Meldepflicht 244, 246
Mengenelemente 150
Meningitis 194
Meniskus 115
Mesenchym 102
Mesenterium 133
Messbehelf 426
Metabolisierung 391
Metabolit 335, 338, 359
Metacarpus 91, 114
Metaphyse 109
Metaplasma 97
Metastasen 214
Metastasierung 213
Metatarsus 91, 116
Methylenblau 167
Metric 330
Metzenbaum-Schere
  305
Mikrometerschraube
  334
Mikrophagen 169
Mikroskop 333
Mikrosporie 234
Mikrowellentherapie
  281
Mikrozentrifuge 350
Mikulicz-Klemme 308
Milben 238f.
Milchbrustgang 172
Milchgebiß 136f.
Milchsäure 121, 359
Milzbrand 231, 242
Milzpulpa 173
Mineralstoffe 99, 104,
  150, 360
Minimalinvasives
  Verfahren 269
Miosis 197, 288
Mischinfektion 216
Missbildungen 213
Mitochondrien 96

Mitose 98
Mitralis 161
Mittelfell 132
Mittelhirn 190
Mittelwert 346
Molar 135, 137
Mondblindheit 199
Monofiler Faden 330
Monosaccharide 141, 146,
  149
Monovetten 336
Monozyten 168f.
Morbidität 219
Morbus Addison 188
Moribunder Zustand 64
Mortalität 219
Mosquito-Klemme 307
Motorik 142
Motorische Endplatte
  105
Mucosal disease 227
Mukosa 130
Muskelbinde 120
Muskelgewebe 104
Muskelkontraktion 120
Muskelrelaxation 286,
  289
Muskeltonus 121
Muto-Spritze 320
Muzin 135, 367
Mydriasis 64, 197, 288
Myelitis 194
Myiasis 239, 378
Mykoplasmen 232
Mykose 232
Myofibrillen 104
Myoglobin 105
Myokard 161
Myokardiopathie 264
Myopie 198
Myositis 124
Myxomatose 218, 228

N

Nährboden (Nähragar)
  229, 383
Nahtdehiszenz 291
Narbenbildung 212
Narkose 286
Narkoseprämedikation 57,
  289
Narkoseprotokoll 57f.
Narkosestadien 287
Narkoseüberwachung 56ff.

Narkosetiefe 56
Nasenschlundsonde 326
Nasschemie 360
Nationale 247
Nativblut 341
Nativpräparat 371
Natrium 120, 150
Natriumzitrat 336
Natrium-Fluorid 336
Naturheilverfahren 284
Nebenniere 188
Nebenschilddrüse 188
Nebenwirt 234, 240
Nekrose 210, 212
Nematoden 237, 371
Neoplasie 213
Nephron 174
Nephrose 176
Nervengewebe 105
Netz (Omentum) 133
Netzhaut 197f.
Netzmagen 139
Neuralgie 194
Neurektomie 290
Neurit 105
Neuritis 194
Neurofibrillen 97
Neuroleptanalgesie 289
Neuron 105
Neurozyt 105
Neutrophilie 171
Nickhaut 199, 202, 288
Nidation 182
Nierenepithelien 369
Nisse 378
Normalwerte 423f.
Normoblast 167f., 356
Notfälle 47
Notfallpatient 59ff.
Notimpfung 222
Nucleus pulposus 112
Nukleus 95
Nutritive Versorgung 146,
  161
Nutzstrahlen 262
Nystagmus 201, 288

O

Objektiv 333
Objektträger 334, 349
Obstipation 145
Ödem 163, 209
Ödemkrankheit 231
Ohrmilbe 239, 378

Okular 333
Olekranon 114
Ölimmersion 333, 355
Oligurie 176
Omasum 139
Omentum 133
Oophoritis 185
Oozyste 236
Operationsfeld 55
Operationsvorbereitung
  53ff.
Ophthalmoskop 199,
  300
Orchitis 185
Organismus 89
Ornithose 232, 242
Ösophagus 138
Osmotischer Druck 165
Östrogene 182f.
Östrus 178
Osteoblasten 109
Osteoklasten 110
Osteomyelitis 124
Osteon 104
Osteosynthese 291,
  312ff.
Otitis 201
Otodectesmilbe 239,
  378
Otoskop 201
Ovariektomie 291
Ovarieller Zyklus 178f.
Ovarium 177
Ovassay® 339
Ovidukt 184
Ovulation 179
Oxytozin 181, 186
Oxyuris (Pfriemen-
  schwanz) 375

P

Palisadenwürmer 375
Palpation 252
Panaritium 124
Pandy-Test 381
Pankreas 147
Pankreasinsuffizienz 149
Pankreassaft 141
Panleukopenie 225
Panoptische Färbung
  355
Pansenflora 139, 219
Pansensaftuntersuchung
  385

Papanicolaou-Färbung 380
Papel 127
Papillen 194
Pappenheim-Färbung 355, 379, 382
Parabronchien 157
Paralyse 194
Parameter 336, 365
Paraplasma 97
Parasiten 234
Parasympathikus 142, 162, 192, 251
Parathormon 188
Parathyreoidea 188
Parenchym 145
Parenterale Verabreichung 278
Parese 194
Parotis 134
Partielle Thromboplastinzeit (PTT) 359
Partus 180
Parvovirose 224
Patella 115
Patenz 235
Pathogenese 216
Pathogenität 223
Paukenhöhle 200
Péan-Klemme 307
Peitschenwürmer 238
Pelvis 115
Pepsin 141
Perforation 145
Perikard 160
Periost 109
Peripheres Nervensystem 189, 191
Peristaltik 141f.
Peritoneum 133
Peritonitis 145
Perkussion 252
Permeabilität 95, 208
Petrischale 349
Pferdegrippe (Influenza) 226
Pfortader 145
Pfortaderkreislauf 159
pH-Wert 165, 174, 359
Phagozytose 97, 102, 169, 219
Phalanx 91, 114
Pharmakokinetik 391
Pharmazie 398
Pharynx 134, 138, 155
Phasenkontrastverfahren 334

Phlebitis 164, 208
Phlegmone 207
Phonendoskop 252
Phosphor 104, 187
Phytotherapie 284
Piephacke 123
Pigmente 97, 210
Pigmentschicht 125
Pili 126
Pilze 232
Pinozytose 97
Pipetten 349
Pipettierhilfe 81, 349
Piroplasmen 237
Plasmaeiweiß 365
Plasmagewinnung 335
Plasmazellen 168f., 173, 207, 221
Plastik 291
Plattenepithel 99
Plattenepithelien 368
Plattwürmer 237
Plausibilitätskontrolle 346
Plazenta 179
Plazentation 180, 190
Plessimeter 252
Pleura 132, 156
Pneumonie 158
Pneumothorax 258
Pocken 242
Podotrochlose 124, 258
Poikilozytose 171
Polansky-Spekulum 328
Polyarthritis 124
Polychromasie 171
Polydipsie 64, 176
Polyurie 64, 176
Poschen 141
Potentialdifferenz (EKG) 265
Präanalytische Phase 345
Prämedikation 290
Prämolar 135, 137
Präpatentperiode (Präpatenz) 235, 240
Präputialkatarrh 185
Präputium 177
Prävention 13, 279
Präzisionskontrolle 344ff.
Prionen 218, 228
Prisma 365
Probengewinnung 335
Probenversand 341ff.
Progesteron 178f.

Prognose 203
Prolaktin 181, 187
Prolaps 319
Proliferation 206
Promotion 23
Prophylaxe 221f.
Prostata 177, 255
Prostatitis 185
Proteine 149
Prothrombin 170
Protozoen 235
Pruritus 130
Psalter 139
Pseudoeosinophile Granulozyten 170
Pseudowut 227
Psittakose 232, 242
Psoroptesmilbe 239, 378
Ptyalin 135
Puerperium 181
Puffersystem 165
Pulmo 155ff.
Pulmonalklappe 161
Punktion 51, 322
Pulpa 136
Puls 163, 250
Pulsoximeter 57
Pupille 197
Purkinje-Fasern 105, 162
Pustel 127
Pyelonephritis 176
Pygostyl 118
Pylorus 138
Pyometra 185

Q

Q-Fieber 242
QBC-System 352
Quaddel 127, 215
Qualitätskontrolle 344
Quarantäne 245
Quickwert 358

R

Rachen 138
Rachitis 205
Radiographie 261
Radionuklid 276
Radius 114
Räude 130, 240

Raster 256
Raubmilbe (Cheyletiella) 378
Rauschbrand 231
Reanimation 63
Rechtsverschiebung 171
Reflexe 193, 289
Reflexionsmessung 365
Reflexionsphotometer 360, 364f.
Reflotron 364
Refraktionsanomalien 198
Refraktometer 350, 361, 365f.
Regenbogenhaut 196
Regeneration 213
Rehabilitation 13, 18, 279
Rehe 124
Reifeteilung 98, 179
Reizbildung (Herz) 162
Reizstromtherapie 281
Rektale Temperatur 250
Rektale Untersuchung 254
Rektoskopie 145
Rektum 141
Relaxation 289
Releasinghormon 185
Reparation 213
Reposition 313
Resektion 291
Resistenz 204, 214, 216, 219
Resistenzbestimmung 384
Resorption 97, 142
Respiration 141f., 153
Reststickstoff 166
Retentio secundinarum 185
Retikulozyten 167, 356
Retikulozytenfärbung 357
Retikulum 139
Retina 197f.
Rezept 390
Rezeptoren 189, 193, 195
Rezepturarzneimittel 388
Rezidiv 214
RHD (Kaninchenseuche) 228
Rhinopneumonitis (Herpes) 226
Rhinoskopie 270
RHS 146, 167

Rhythmus 251
Ribonukleinsäure 95
Ribosomen 96
Richtigkeitskontrolle 344ff.
Rickettsien 242
Riechzellen 196
Rippenfell 132
Risikopatient 59
Rivalta-Probe 382
RNS (Ribonukleinsäure) 95, 222
Robert-Jones-Verband 295
Röhrbein 114
Röhrenknochen 109
Röntgen 255
Röntgenverordnung 29, 261
Roh-Nährstoffe 152
Rote Liste 397
Rotlauf 231, 242
Rückenmark 190
Rückkoppelung 182
Ruhepotential 120
Rumen 139
Rumination 139
Rundepithelien 369
Rundwürmer 237, 371

S

Saccharide 149
Säugezeit 180
Säure-Basen-Haushalt 359
Saliva 135
Salmonellen 231
Salmonellose 242
Salpingitis 185
Sarcoptesmilbe 239, 377
Sarkoplasma 104
Sarkom 214
Sauerstoff 153
Saugmilbe 239, 378
Saugwürmer 237
Scanner 275
Scanning 276
Scapula 113
Schächten 69
Schallkopf 272f.
Schalm-Mastitis-Test 385
Scham (Vulva) 176ff.
Schilddrüse 188

Schlagadern 159
Schlangenbisse 61
Schleimbeutel 123
Schleimhaut (Mukosa) 130f.
Schlundkopf 138
Schlundrinne 139
Schmelz 135
Schmerzausschaltung 285ff.
Schnecke 200
Schock 62, 163, 210, 215
Schrittmacher 162
Schrumpfniere 176
Schutzimpfung 221
Schutzkleidung 79
Schwarzer Star 199
Schweigepflicht 32, 48
Schweinepest 226
Schweißdrüsen 126
Scrapie 228
Sebum 126
Sectio caesarea 290
Sedation 290
Sedativa 390
Sediment 368.
Sedimentationsverfahren 373
Sehnenscheiden 123
Sehpurpur 198
Sehstäbchen 198
Sehzäpfchen 198
Sekretion 97, 142
Sekretproben 379
Sekundärinfektion 216
Semilunarklappen 161
Senkspindel 350
Sensibilisierung 215
Sensibilität 195
Sepsis 206, 217
Septikämie 206
Septum 161
Serologische Untersuchungen 385
Serosa 131ff.
Serumgewinnung 335
Sesambeine 115f.
Seuche 218
SI-Einheiten 426
Siebbein 111, 154
Sievert (Sv) 262
Signalement 247
Simultanimpfung 222
Sinnesepithel 101
Sinus 111, 154
Sinushaare 127

Sinusknoten 162
Skalpell 311
Skelett 109
Sklera 196
Sklerose 208
Skrotum 177
Snap-Test 386
Sohlengänger 116
Solluxlampen 282
Sonnenstich 204
Sonographie 272f.
Soor 234
Sorgfaltspflicht 32
Spasmolytika 390
Spat 124
Speicheldrüsen 134
Speiseröhre 138
Spekulum 302, 328
Spermagewinnung 181
Spermien 177
Spermiogenese 177
Spezifisches Gewicht 365, 367
Sphinkter 122, 175, 197
Spinalnerven 112
Spindelzellen 170, 356
Spinnentiere 238f.
Spirochäten 232
Splen 173
Splenomegalie 174
Spondylose 124
Spongiosa 110
Sporenbildner 230
Sporentierchen 236
Sporn 126
Sprunggelenk 115
Spulwürmer 238
Spurenelemente 150f.
Squama 127
Stammzellen 167f., 221
Standardabweichung 346
Staphylokokken 230
Staupe 224
Steingalle 123
Stellknorpel 155
Sterilisation 74ff., 185
Sterilität 185
Sternum 113
Stethoskop 253
STH 187
Stimmband 155
Stoffwechsel 152f.
Strabismus 199
Strahlbein 116, 258
Strahlenexposition 262f.

Strahlenkörper 197
Strahlenschäden 204
Strahlenschutz 29, 261ff.
Streptokokken 230
Streustrahlen 256, 262
Strongyliden 238, 374f.
Strongyloides (Zwergfadenwurm) 374f.
Stützgewebe 101
Stützverband 295
Subfebrile Temperatur 250
Subkutis 126
Substitution 398
Substrate 335, 359
Sulfonamide 390
Suppositorien 389
Sutur 117
Symbiose 219
Sympathikus 142, 162, 192
Symphyse 111, 115
Symptome 203
Synapse 107, 194
Synergisten 122
Synovia 117, 123, 380
Syrinx 157
Systole 162, 263
Szintigraphie 276

T

T-Lymphozyten 167f., 173, 221
Tachykardie 57, 251
Tachypnoe 251
Taenia saginata 237
Tagesdosis 278
Talgdrüsen 126
Tarsalgelenk 115
Tarsus 91, 115
Tastsinn 194, 202
Tawara-Schenkel 162
Tenazität 219, 229
Tendinitis 124
Tenotom 311
Tenside 75
Terminologie 87
Testis 177
Testosteron 177
Testsimplet 356
Teststreifen 367
Tetanus 231
Therapie 203
Thermographie 275

Thermokaustik 282
Thorax 113
Thromboembolie 209
Thrombinzeit 359
Thrombophlebitis 164
Thrombose 163
Thrombozyten 167ff.
Thrombozytenzählung 358
Thrombus 163, 209
Thymus 167, 173
Thyreoidea 188
Tibia 115
Tierärztekammer 25
Tierarzt 23ff.
Tierarztfachhelferin 42
Tierarzthelferin 29ff.
-Arbeitsbereiche 45f.
Tiergesundheitsdienst 20
Tierhaltung 20, 65, 70
Tierheilpraktiker 17
Tierimpfstoffverordnung 394
Tierkörperbeseitigung 86
Tierpfleger 19
Tierschutz 20, 67
Tierseuchen 245
Tierseuchengesetz 244
Tierversuche 69
Time-Motion-Mode 275
Tollwut 228, 240ff.
Tollwut-Verordnung 245
Tomographie 261
Tonsillen 134f., 155
Tonus 121
Torsio ventriculi 61, 145
Toxikologie 398
Toxine 204
Toxascaris 238
Toxocara 238
Toxocariasis 243
Toxoplasmose 236, 240, 243
Trachea 155
Tracheobronchialsekret 379
Trächtigkeit 180
Tragrand 117
Transferasen 166
Transducer 272f.
Transfusion 169
Transmitter 107
Transponder-Mikrochip 248
Transsudat 382
Traubenkörner 197

Trauma 124, 204
Trematoden 237
Tremor-Filter 267
Trepanation 291
Trichinen 238
Trichinose 240, 243
Trichomonaden 236
Trichophytie 234
Trichuris (Peitschenwurm) 375
Tricuspidalis 161
Triglyzeride 361
Tripelphosphate 369
Trockensysteme 333
Trockenchemie 364
Trokar 322
Trommelfell 199
Trypanosomen 236
Trypsin 148
TSE 228
TSH 187f.
Tuberkulose 231, 243
Tubuläre Resorption 175
Tubulus 174
Türksche Lösung 352
Tumor 213f.
Tympanie 145

U

Überempfindlichkeitsreaktion 215
Überwachungsbereich 262
Ulbrichtsche Kugel 365
Ulkus 214
Ulna 114
Ultraschalldiagnostik 272
Ultraschalltherapie 275
Ultraschallvernebler 283
Umwelthygiene 21
Unfallverhütung 79 ff.
Untersuchungsantrag 342
Untersuchungsmaterial 335, 341
Urämie 64, 172, 176
Urate 371
Ureter 175
Urethra 175
Uricult 339
Urobilinogen 368
Urographie 176
Urolithiasis 172, 176

Urometer 367
Uteriner Zyklus 178
Uterus 177f.
Urolithiasis 176

V

Vagina 177
Vaginalzytologie 178, 380
Vagus 142, 162, 191, 251
Vakzine 221
Variationskoeffizient 347
Varizen 164, 208
Vasokonstriktion 170
Vasopressin 186
Vegetatives Nervensystem 189, 192
Vektoren 218, 238
Venenkatheter 54
Venenklappen 160
Venenverweilkanülen 52, 324
Venolen 159
Ventilation 158
Ventrikel 161
Verbandstoffe 292
Verbrennungen 60, 204
Verbraucherschutz 20f.
Verdampfer 287
Verdauung 141
Verdünnungspipetten 352
Vergiftungen 60, 64, 203f.
Verhaltenstherapie 285
Verrechnungsstellen 417
Verschattung 257
Verschreibungspflicht 387
Vertebra 112
Vesica 127, 175
Vestibularapparat 201
Veterinäramt 20
Veterinäruntersuchungsämter 20
Vet-Test 8008 365
Virämie 217
Virologische Untersuchung 340
Virus 222
Virulenz 223
Virusabort 226
Vitalfunktionen 61
Vitamine 142, 150
Vliesstoffe 294
VMTA 18f.

Volvulus 145
Vomitus 142
Vorbericht 247
Vorhof 161
Vormägen 139
Vulva 177

W

Wachshaut 128
Wärmeregulation 165
Wartezeit 388
Wechselspannung 266
Wegegeld 407
Weiße Linie 117
Weisungsgebundenheit 32
Westergren-Methode 358
Widerrist 112
Wiederbelebung 63
Wiederkäuer 139
Wirbelsäule 112
Wirtsorganismus 234
Wolfskralle 116
Woodsche Lampe 234, 378
Würmer 237
Wundheilung 213
Wundinfektion 217
Wundrevision 291
Wundstarrkrampf 229
Wundtoilette 290
Wurmaneurysma 164

Z

Zählkammer 350, 352f., 380, 382
Zähne 134ff.
Zahnbein 135
Zahnformeln 137
Zäkum *siehe* Caecum
Zecken 235, 238f, 377
Zehengänger 116
Zehenspitzengänger 116
Zellorganellen 96
Zellstoffwechsel 96f.
Zellteilung 98
Zellulose 142
Zement 135
Zentralnervensystem 189ff.
Zentrifuge 350
Zentriolen 97
Zerumen 200

Zervix 177
Zestoden 237
Zirbeldrüse 186
Zirkulationsapparat 158f
Zitratblut 336
Zitze 182

Zoonose 15, 231ff., 240ff.
Zotten 139f
Zottenhaut 180
Zwerchfell 132
Zwingerhusten 224

Zwischenhirn 182, 190
Zwischenträger 218
Zwischenwirt 234, 238, 240
Zwölffingerdarm 141
Zyanose 57, 254

Zylinderepithel 99
Zystitis 176
Zystozentese 339
Zytologische Untersuchung 340, 379
Zytostatika 390